Erros Inatos da Imunidade

Erros Inatos da Imunidade

Editores
Ekaterini Goudouris
Anete Sevciovic Grumach
Antonio Condino Neto
Carolina Aranda
Dirceu Solé

ASBAI
Associação Brasileira de Alergia e Imunologia

Atheneu
Rio de Janeiro • São Paulo
2023

EDITORA ATHENEU

São Paulo	—	*Rua Maria Paula, 123 – 13° andar* *Conjuntos 133 e 134* *Tel.: (11) 2858-8750* *E-mail: atheneu@atheneu.com.br*
Rio de Janeiro	—	*Rua Bambina, 74* *Tel.: (21) 3094-1295* *E-mail: atheneu@atheneu.com.br*

CAPA: Paulo Verardo
PRODUÇÃO EDITORIAL: Villa

CIP-BRASIL. CATALOGAÇÃO NA PUBLICAÇÃO
SINDICATO NACIONAL DOS EDITORES DE LIVROS, RJ

E68

Erros inatos da imunidade / Ekaterini Goudouris ... [et al.]. - 1. ed. - Rio de Janeiro : Atheneu, 2023.

Inclui bibliografia e índice.
ISBN 978-65-5586-778-7

1. Imunologia. 2. Imunidade. 3. Sistema imunológico. 4. Doenças imunológicas. I. Goudouris, Ekaterini.

23-85658 CDD: 616.97
CDU: 616-022

Meri Gleice Rodrigues de Souza - Bibliotecária - CRB-7/6439
16/08/2023 21/08/2023

Goudouris E, Grumach AS, Neto AC, Aranda C, Solé D.
Erros Inatos da Imunidade

Editores

Ekaterini Goudouris

Professora do Departamento de Pediatria da Faculdade de Medicina da Universidade Federal do Rio de Janeiro (UFRJ). Médica do Serviço de Alergia e Imunologia do Instituto de Puericultura e Pediatria Martagão Gesteira da UFRJ (IPPMG/UFRJ). Responsável pelo Ambulatório de Imunodeficiências do IPPMG/UFRJ.

Anete Sevciovic Grumach

Livre-Docente e Responsável pela Disciplina de Imunologia Clínica do Centro Universitário da Faculdade de Medicina do ABC (FMABC). Mestre e Doutora pela Faculdade de Medicina da Universidade de São Paulo (FMUSP). Pós-Doutorado no Instituto de Imunologia da Universidade de Heidelberg (Alemanha). Coordenadora do Departamento Científico de Erros Inatos da Imunidade (EII) da Associação Brasileira de Alergia e Imunologia (ASBAI). Membro do Conselho Diretor do Programa de Cuidado em Angioedema Hereditário (ACARE). Membro dos Comitês do Latin American Society Immunodeficiencies (LASID) e World Allergy Organization (WAO).

Antonio Condino Neto

Professor Titular de Imunologia e Medicina Experimental do Instituto de Ciências Biomédicas da Universidade de São Paulo (ICB-USP). Diretor do Centro Jeffrey Modell de Imunodeficiências de São Paulo. Presidente do Departamento de Imunologia da Sociedade Brasileira de Pediatria (SBP). Diretor de Relações Internacionais da Associação Brasileira de Alergia e Imunologia (ASBAI).

Carolina Aranda

Mestre e Doutora em Pediatria. Professora Adjunta da Disciplina de Alergia, Imunologia Clínica e Reumatologia da Universidade Federal de São Paulo (UNIFESP).

Dirceu Solé

Professor Titular e Livre-Docente da Disciplina de Alergia, Imunologia Clínica e Reumatologia do Departamento de Pediatria da Escola Paulista de Medicina da Universidade Federal de São Paulo (EPM-UNIFESP). Diretor Científico da Sociedade Brasileira de Pediatria (SBP). Diretor de Pesquisas da Associação Brasileira de Alergia e Imunologia (ASBAI).

Colaboradores

Adriana Azoubel Antunes

Especialista em Alergia e Imunologia Clínica pela Escola Paulista de Medicina da Universidade Federal de São Paulo (EPM/UNIFESP). Mestre em Ciências pela UNIFESP e Doutora em Saúde da Criança e do Adolescente pela Universidade Federal de Pernambuco (UFPE). Professora Adjunta do Centro de Ciências Médicas da UFPE. Médica Preceptora do Centro de Pesquisas em Alergia e Imunologia Clínica do Hospital das Clínicas da UFPE. Experiência na área de Medicina, com ênfase em Pediatria, Alergia e Imunologia Clínica.

Adriana Gut Lopes Riccetto

Professora Doutora na área de Alergia e Imunologia Pediátrica do Departamento de Pediatria da Faculdade de Ciências Médicas da Universidade Estadual de Campinas (FCM-UNICAMP).

Alessandra Miramontes Lima

Especialista em Alergia e Imunologia pela Associação Brasileira de Alergia e Imunologia (ASBAI) e Associação Médica Brasileira (AMB). Membro do Comitê Científico de Alergia da Infância e pela Adolescência da ASBAI. Cursando Mestrado Profissional de Ensino em Saúde no Instituto Israelita de Ensino e Pesquisa Albert Einstein (IIEP).

Alessandra Pontillo

Professora do Instituto de Ciências Biomédicas da Universidade de São Paulo (ICB-USP). Coordenadora do Laboratório de Imunogenética do Instituto de Ciências Biomédicas IV (ICB-USP).

Alex Isidoro Ferreira Prado

Médico Imunologista e Alergista Titulado pela Associação Brasileira de Alergia e Imunologia (ASBAI). Ex-Preceptor da Disciplina de Imunologia Clínica e Alergia do Hospital das Clínicas da Faculdade de Medicina da Universidade de São Paulo (HCFMUSP). Colaborador do Ambulatório de Doenças Autoinflamatórias e Autoimunidades do HCFMUSP. Médico da Equipe de Doenças Raras e da Imunidade do Hospital 9 de Julho.

Allan Chiaratti de Oliveira

Professor Adjunto da Disciplina de Pediatria Neonatal do Departamento de Pediatria da Escola Paulista de Medicina da Universidade Federal de São Paulo (EPM/UNIFESP).

Almerinda Maria do Rêgo Silva

Professora Adjunta da Área Acadêmica de Pediatria do Centro de Ciências Médicas da Universidade Federal de Pernambuco (UFPE). Alergoimunologista pela Associação Brasileira de Alergia e Imunologia (ASBAI). Coordenadora do Ambulatório de Erros Inatos da Imunidade (EII) do Hospital das Clínicas da Universidade Federal de Pernambuco (HC-UFPE).

Ana Carla Augusto Moura Falcão

Preceptora da Residência Médica em Alergia e Imunologia do Hospital das Clínicas da Universidade Federal de Pernambuco (HC-UFPE). Preceptora do Departamento de Infectologia Pediátrica do Hospital Universitário Oswaldo Cruz da Universidade de Pernambuco (HUOC-UPE). Residência em Pediatria, Alergia e Imunologia pelo Instituto da Criança e do Adolescente do Hospital das Clínicas da Faculdade de Medicina da Universidade de São Paulo (ICR-HCFMUSP). Título de Especialista pela Associação Brasileira de Alergia e Imunologia (ASBAI).

Ana Cristina Sidrim de Carvalho

Psicóloga. Mestre em Psicologia Clínica e Cultura pela Universidade de Brasília (UNB). Psicóloga pediátrica do Hospital da Criança de Brasília José Alencar (HCB), atuando nas áreas de Alergia e Imunologia, Neurologia e em Contexto de Reabilitação.

Ana Karolina Barreto Berselli Marinho

Médica Especialista em Imunologia e Alergia pela Associação Brasileira de Alergia e Imunologia (ASBAI). Mestre e Doutora em Ciências pela Faculdade de Medicina da Universidade de São Paulo (USP). Coordenadora do Ambulatório de Eventos Adversos Pós-Vacinais e Vacinação do Imunossuprimido do Hospital das Clínicas da Faculdade de Medicina da Universidade de São Paulo (HCFMUSP).

Anete Sevciovic Grumach

Livre-Docente e Responsável pela Disciplina de Imunologia Clínica do Centro Universitário da Faculdade de Medicina do ABC (FMABC). Mestre e Doutora pela Faculdade de Medicina da Universidade de São Paulo (FMUSP). Pós-Doutorado no Instituto de Imunologia da Universidade de Heidelberg (Alemanha). Coordenadora do Departamento Científico de Erros Inatos da Imunidade (EII) da Associação Brasileira de Alergia e Imunologia (ASBAI). Membro do Conselho Diretor do Programa de Cuidado em Angioedema Hereditário (ACARE). Membro dos Comitês do Latin American Society Immunodeficiencies (LASID) e World Allergy Organization (WAO).

Anna Clara Pereira Rabha

Pediatra pela Sociedade Brasileira de Pediatria (SBP). Alergista e Imunologista pela Associação Brasileira de Alergia e Imunologia (ASBAI). Mestranda pela Universidade Federal de São Paulo (UNIFESP).

Antonio Carlos Pastorino

Doutor em Ciências pela Faculdade de Medicina da Universidade de São Paulo (FMUSP). Chefe da Unidade de Alergia e Imunologia do Departamento de Pediatria. Membro da Associação Brasileira de Alergia e Imunologia (ASBAI) e da Sociedade Brasileira de Pediatria (SBP).

Antonio Condino Neto

Professor Titular de Imunologia e Medicina Experimental do Instituto de Ciências Biomédicas da Universidade de São Paulo (ICB-USP). Diretor do Centro Jeffrey Modell de Imunodeficiências de São Paulo. Presidente do Departamento de Imunologia da Sociedade Brasileira de Pediatria (SBP). Diretor de Relações Internacionais da Associação Brasileira de Alergia e Imunologia (ASBAI).

Antonio Vaz de Macedo

Mestre em Ciências da Saúde de Infectologia e Medicina Tropical da Faculdade de Medicina da Universidade Federal de Minas Gerais (UFMG). Chefe da Clínica de Hematologia do Hospital da Polícia Militar (HPM) e Médico do Serviço de Transplante de Medula Óssea do Hospital Luxemburgo do Instituto Mário Penna – Belo Horizonte. Assistente de Ensino Sênior do Principles and Practice of Clinical Research Program, Harvard. T.H. Chan School of Public Health, Boston, MA, EUA.

Bruno Acatauassu Paes Barreto

Professor Adjunto de Pediatria da Universidade do Estado do Pará (UEPA). Coordenador da Residência de Pediatria e do Programa de Mestrado Profissional em Ensino e Saúde do Centro Universitário do Estado do Pará (CESUPA). Membro do Núcleo de Desenvolvimento Docente na UEPA e na CESUPA. Tem experiência em Educação Médica, sobretudo na área de Metodologias Ativas de Aprendizagem, com ênfase em Aprendizagem Baseada em Problemas.

Camila Teles Machado Pereira

Especialista em Alergia e Imunologia Clínica pela Associação Brasileira de Alergia e Imunologia (ASBAI). Mestre em Ciências da Saúde pela Universidade Federal de São Paulo (UNIFESP). Responsável Técnica pelo Serviço de Imunologia Clínica do Hospital Universitário de Brasília (HUB).

Carmem Maria Sales Bonfim

Professora do Programa de Pós-Graduação da Universidade Federal do Paraná (UFPR). Diretora do Programa de Transplante Pediátrico de Células-Tronco Hematopoiéticas do Hospital Pequeno Príncipe (HPP). Professora do Instituto de Pesquisa Pelé Pequeno Príncipe, Faculdades Pequeno Príncipe – Curitiba.

Carolina Sanchez Aranda

Mestre e Doutora em Pediatria. Professora Adjunta da Disciplina de Alergia, Imunologia Clínica e Reumatologia da Universidade Federal de São Paulo (UNIFESP).

Carolina Cardoso de Mello Prando

MD, PhD. Coordenadora do Serviço de Imunologia do Hospital Pequeno Príncipe (HPP). Professora do Programa de Pós-Graduação em Biotecnologia Aplicada à Saúde da Criança e do Adolescente da Faculdades Pequeno Príncipe (FPP). Diretora de Medicina Translacional do Instituto de Pesquisa Pelé Pequeno Príncipe.

Cláudia França Cavalcante Valente

Médica Pediatra, Alergista e Imunologista. Coordenadora da Alergia e Imunologia do Hospital da Criança de Brasília José Alencar (HCB). Preceptora do Programa de Residência Médica em Alergia e Imunologia do HCB. Diretora Científica da Associação Brasileira de Alergia e Imunologia (ASBAI). Especialista em Alergia e Imunologia pela ASBAI. Especialista em Pediatria pela Sociedade Brasileira de Pediatria (SBP). Coordenadora do Serviço de Alergia e Imunologia do HCB.

Cristina Frias Sartorelli De Toledo Piz

Especialista em Pediatria pela Sociedade Brasileira de Pediatria (SBP). Especialista em Alergia e Imunologia Clínica pela Associação Brasileira de Alergia e Imunologia (ASBAI). Mestre em Saúde da Criança e do Adolescente pela Universidade Estadual de Campinas (UNICAMP). Professora Assistente de Pediatria da Faculdade de Medicina São Leopoldo Mandic – Campinas. Preceptora Didática Voluntária do Ambulatório de Imunologia pela Universidade Federal de São Paulo (UNIFESP).

Cristina Maria Kokron

Especialista em Imunologia Clínica e Alergia pela Associação Brasileira de Alergia e Imunologia (ASBAI). Mestre e Doutora na Escola Paulista de Medicina da Universidade Federal de São Paulo (EPM/UNIFESP). Médica Assistente do Serviço de Imunologia Clínica e Alergia do Hospital das Clínicas da Faculdade de Medicina da Universidade de São Paulo (HCFMUSP). Responsável pelo Ambulatório de Alergia Pediátrica e Co-Responsável pelo Ambulatório de Imunodeficiências do HCFMUSP.

Danielli Christinni Bichuetti Silva Diniz

Doutora em Ciências da Saúde pela Universidade Federal de São Paulo (UNIFESP). Mestre em Ciências da Saúde pela UNIFESP. Alergista e Imunologista pela UNIFESP e pela Associação Brasileira de Alergia e Imunologia (ASBAI).

Dewton de Moraes Vasconcelos

Médico Formado pela Faculdade de Medicina de Marília (FAMEMA). Especialista em Alergia e Imunologia pelo Hospital do Servidor Público Estadual de São Paulo (HSPE-FMO) e pela Associação Brasileira de Alergia e Imunologia (ASBAI). Mestre em Alergia e Imunopatologia pela Faculdade de Medicina da Universidade de São Paulo (FMUSP). Doutor em Imunologia pelo Instituto de Ciências Biomédicas da Universidade de São Paulo (ICB-USP). Livre-Docente em Dermatologia Translacional pela FMUSP.

Diogo Cordeiro de Queiroz Soares

Médico Geneticista e Doutor em Ciências pela Faculdade de Medicina da Universidade de São Paulo (FMUSP). Membro Titular da Sociedade Brasileira de Genética Médica e Genômica (SBGM). Médico Geneticista do Núcleo de Medicina Avançada do Hospital Sírio-Libanês (HSL). Responsável pelo Serviço de Genética Médica do Real Hospital Português de Beneficência (RHP) – Pernambuco.

Ekaterini Goudouris

Professora do Departamento de Pediatria da Faculdade de Medicina da Universidade Federal do Rio de Janeiro (UFRJ). Médica do Serviço de Alergia e Imunologia do Instituto de Puericultura e Pediatria Martagão Gesteira (IPPMG) da UFRJ. Responsável pelo Ambulatório de Imunodeficiências do IPPMG/UFRJ.

Eli Mansour

Médico (MD, PhD), Alergia e Imunologia da Faculdade de Ciências Médicas da Universidade Estadual de Campinas (FCM-UNICAMP). LASID Website & Communications Committee. Membro Fundador do Grupo de Estudos Brasileiro para Angioedema Hereditário (GEBRAEH). Diretoria de Mídias, DC de Urticária e Diretoria de Apoio ao Associado e Ouvidoria da Associação Brasileira de Alergia e Imunologia (ASBAI). Comitê de Angioedema Hereditário (AEH) da Sociedade Latino-Americana de Alergia, Asma e Imunologia (SLaii).

Eliana Toledo

Médica Alergista e Imunologista pela Associação Brasileira de Alergia e Imunologia (ASBAI). Professora Adjunta da Faculdade de Medicina de São José do Rio Preto (FAMERP). Responsável pelo Serviço de Alergia e Imunologia Clínica do Departamento de Pediatria da FAMERP.

Elisabete da Silva Blanc

Especialista em Alergia e Imunologia pela Associação Brasileira de Alergia e Imunologia (ASBAI). Membro da comissão de Erros Inatos da Imunidade da ASBAI-RJ. Médica no Hospital Universitário Clementino Fraga Filho da Universidade Federal do Rio de Janeiro (HUCFF-UFRJ) de 1981 a 2019. Professora do Curso de Especialização em Imunologia Clínica do HUCFF-UFRJ até 2019. Ex-chefe do Serviço de Imunologia do HUCFF-UFRJ.

Ellen de Oliveira Dantas

Mestre em Pediatria pela Universidade Federal de São Paulo (UNIFESP). Professora na Faculdade de Medicina do Centro Universitário Lusíada (UNILUS).

Erica Gomes do Nascimento Cavalcante

Serviço de Pediatria do Ambulatório de Alergia, Imunologia e Reumatologia Pediátrica do Centro Universitário do Estado do Pará (CESUPA).

Eveline Medeiros Nóbrega

Médica Hematologista Pediatra. Especialista pela Sociedade Brasileira de Pediatria (SBP) e Associação Brasileira de Hematologia e Hemoterapia (ABHH). Médica Assistente do Hospital Infantil Albert Sabin (HIAS – Fortaleza-CE).

Fabiana Mascarenhas Souza Lima

Doutorado em Alergia e Imunopatologia pela Faculdade de Medicina da Universidade de São Paulo (FMUSP). Título de Especialista em Alergia e Imunologia pela Associação Brasileira de Alergia e Imunologia (ASBAI). Médica Assistente do Serviço de Imunologia Clínica e Alergia do Hospital das Clínicas da FMUSP.

Fabíola Scancetti Tavares

Médica Pediatra, Alergista e Imunologista, Supervisora do Programa de Residência Médica em Alergia e Imunologia do Hospital da Criança de Brasília José Alencar (HCB). Responsável pelo Ambulatório de Imunologia do HCB e pelo Ambulatório de Infecções de Repetição do Hospital Universitário de Brasília (HUB). Mestre em Ciências pela Escola Paulista de Medicina da Universidade Federal de São Paulo (EPM/UNIFESP). Responsável pelo Ambulatório de Imunologia do HCB. Responsável pelo Ambulatório de Infecções de Repetição do HCB. Supervisora do Programa de Residência Médica em Alergia e Imunologia Pediátrica do HCB.

Faradiba Sarquis Serpa

Especialista em Alergia e Imunologia pela Associação Brasileira de Alergia e Imunologia (ASBAI). Doutorado pela Universidade Federal do Espírito Santo (UFES). Mestre pela Universidade Federal do Rio de Janeiro (UFRJ). Professora da Escola Superior de Ciências da Santa Casa de Misericórdia de Vitória (ISCMV).

Fátima Rodrigues Fernandes

Diretora do Serviço de Alergia e Imunologia do Hospital do Servidor Público Estadual de São Paulo do Instituto de Assistência Médica ao Servidor Público Estadual (HSPE-SP/IAMSPE) e do Instituto de Pesquisa Pensi do Hospital Infantil Sabará (HIS). Membro do Departamento Científico de Imunizações da Associação Brasileira de Alergia e Imunologia (ASBAI). Mestre em Alergia e Imunologia. MBA em Gestão em Saúde pela Ibmec/Insper.

Fernanda Gontijo Minafra

Alergista e Imunologista pela Associação Brasileira de Alergia e Imunologia (ASBAI). Mestre e Doutora em Pediatria (sub-área Alergia e Imunologia) pela Universidade Federal de Minas Gerais (UFMG). Professora do Departamento de Pediatria da UFMG.

Fernanda Patini Furlan

Alergista e Imunologista pela Associação Brasileira de Alergia e Imunologia (ASBAI). Mestre em Ciências da Saúde pela Universidade Federal de São Paulo (UNIFESP).

Fernanda Pinto Mariz

Professora Associada de Pediatria da Faculdade de Medicina da Universidade Federal do Rio de Janeiro (FM-UFRJ). Serviço de Alergia e Imunologia do Instituto de Puericultura e Pediatria Martagão Gesteira da Universidade Federal do Rio de Janeiro (IPPMG/UFRJ). Especialista em Alergia e Imunologia pela Associação Brasileira de Alergia e Imunologia (ASBAI). Membro do Departamento Científico de Imunodeficiências da ASBAI e Membro da Comissão de Imunodeficiências Primárias da ASBAI-RJ.

Filipe Wanick Sarinho

Alergologista e Imunologista, Titulado pela Associação Brasileira de Alergia e Imunologia (ASBAI). Mestre em Ciências da Saúde pela Universidade Federal de Pernambuco (UFPE). Preceptor do Ambulatório de Autoimunidade do Hospital das Clínicas da Universidade Federal de Pernambuco (HC-UFPE).

Flavia Amendola Anisio de Carvalho

Mestre em Ciências pelo Instituto Nacional de Saúde da Mulher, da Criança e do Adolescente Fernandes Figueira (IFF-Fiocruz). Membro da Comissão de Erros Inatos da Imunidade (EII) da Associação Brasileira de Alergia e Imunologia (ASBAI). Responsável pelo ambulatório de EII do IFF-Fiocruz. Especialista em Alergia e Imunologia pela ASBAI e em Pediatria pela Sociedade Brasileira de Pediatria (SBP) e pela Associação Médica Brasileira (AMB).

Gabriela Assunção Goebel

Médica Residente de Alergia e Imunologia Pediátrica pelo Hospital das Clínicas da Universidade Federal de Minas Gerais (HC-UFMG). Pediatra pelo HC-UFMG. Alergista e Imunologista no Ambulatório de Imunodeficiências Primárias da Prefeitura de Belo Horizonte em convênio com o HC-UFMG. Mestranda em Ciências da Saúde da Criança e do Adolescente.

Gabriele Zamperlini Netto

Oncologista Pediátrico do Instituto de Tratamento do Câncer Infantil do Instituto da Criança e do Adolescente do Hospital das Clínicas da Faculdade de Medicina da Universidade de São Paulo (ITACI-ICR-HCFMUSP). Oncologista Infantil e Membro da Equipe de Transplante de Medula Óssea Pediátrica do Hospital Israelita Albert Einstein (HIAE). Ex-*Fellow* Clínico no The Hospital for SickKids – Universidade de Toronto.

Gerusa Ninos Feitosa

Graduação em Medicina pela Universidade Federal do Pará (UFPA). Residência Médica pelo Hospital Universitário João de Barros Barreto (HUJBB). Mestre em Doenças Tropicais pelo Núcleo de Medicina Tropical da UFPA. Professora Universitária do Centro Universitário do Estado do Pará (Cesupa) e Centro Universitário Metropolitano da Amazônia (Unifamaz). Chefe do Serviço de Infectologia do Hospital de Pronto Socorro Mário Pinotti.

Gesmar Rodrigues Silva Segundo

Professor Associado do Departamento de Pediatria da Universidade Federal de Uberlândia (UFU).

Giovanni Marcelo Siqueira Di Gesu

Especialista em Alergia e Imunologia pela Associação Brasileira de Alergia e Imunologia (ASBAI) e pela Associação Médica Brasileira (AMB). Mestre em Ciências Médicas pela Fundação Faculdade Federal de Ciências Médicas de Porto Alegre (FFFCMPA). Médico do Núcleo de Alergia e Imunologia do Hospital Moinhos de Vento. Médico Alergista e Imunologista da Santa Casa de Porto Alegre.

Guacira Rovigatti Franco

Residência Médica em Imunologia Clínica e Alergia pelo Hospital das Clínicas da Faculdade de Medicina da Universidade de São Paulo (HCFMUSP). Título de Especialista em Alergia e Imunologia Clínica pela Associação Brasileira de Alergia e Imunologia (ASBAI). Membro da ASBAI.

Helena Fleck Velasco

Médica Pediatra, Alergista e Imunologista. Título de Especialista em Alergia e Imunologia pela Associação Brasileira de Alergia e Imunologia (ASBAI). Mestre em Ciências da Saúde pela Universidade Federal de Ciências da Saúde de Porto Alegre (UFCSPA). Doutora em Pediatria pela Universidade Federal de São Paulo (UNIFESP). Médica do Núcleo de Alergia e Imunologia do Hospital Moinhos de Vento.

Herberto José Chong Neto

Professor Associado de Pediatria da Universidade Federal do Paraná (UFPR). Pós-Doutorado em Saúde da Criança e do Adolescente da UFPR. Vice-Coordenador da Residência Médica em Alergia e Imunologia Pediátrica do Complexo Hospital de Clínicas da UFPR. Presidente do Departamento Científico de Alergia da Sociedade Brasileira de Pediatria (SBP). Diretor de Educação Médica à Distância da Associação Brasileira de Alergia e Imunologia (ASBAI).

Irma Cecília Douglas Paes Barreto

Pediatra/Alergista e Imunologista pela Universidade Federal de São Paulo (UNIFESP) e pela Associação Brasileira de Alergia e Imunologia (ASBAI). Mestre em Ensino/Educação Médica do Centro Universitário do Estado do Pará (CESUPA). Membro do Departamento de Imunologia da Sociedade Brasileira de Pediatria (SBP) e do Departamento de Imunodeficiências da ASBAI. Professora da Disciplina de Alergia e Imunologia Pediátrica do CESUPA.

Janaira Fernandes Severo Ferreira

Pediatra e Alergista e Imunologista pela Universidade de São Paulo (USP) – Ribeirão Preto. Médica Assistente do Serviço de Alergia e Imunologia Pediátrica do Hospital Albert Sabin (HAS) – Fortaleza. Mestre em Saúde da Criança e do Adolescente pela Faculdade de Medicina de Ribeirão Preto da Universidade de São Paulo (FMRP-USP). Professora do Curso de Medicina da Universidade Estadual Ceará (UECE).

Janete Kamikawa

Médica Pediatra. Especialização em Infectologia Pediátrica pela Universidade de São Paulo (USP). Mestre em Medicina. Pediatria pela USP. Doutorado em Ciências e Infectologia pela Universidade Federal de São Paulo (UNIFESP).

Jaqueline Cubo Brandão

Especialista em Pediatria pela Sociedade Brasileira de Pediatria (SBP). Especialista em Imunologia Clínica e Alergia pela Associação Brasileira de Alergia e Imunologia (ASBAI).

José Roberto Mendes Pegler

Médico Pediatra, Alergista e Imunologista pela Faculdade de Medicina da Universidade de São Paulo (FMUSP). Médico Colaborador do Departamento de Alergia e Imunologia Pediátrica do Instituto da Criança e do Adolescente do Hospital das Clínicas da Faculdade de Medicina da Universidade de São Paulo (ICR-HCFMUSP).

Juliana Folloni Fernandes

Médica formada pela Faculdade de Medicina da Universidade de São Paulo (FMUSP). Residência de Pediatria e Onco-Hematologia Pediátrica pela FMUSP. Especialização em Transplante de Células-Tronco Hematopoéticas pela Universidade Paris VII (Hôpital Saint-Louis) e Transplante de Células-Tronco Hematopoéticas em Imunodeficiências Primárias pela Universidade Paris V (Hôpital Necker Enfants-Malades). Médica Coordenadora da Unidade de TCTH do Instituto da Criança e do Adolescente do Hospital das Clínicas da Faculdade de Medicina da Universidade de São Paulo (ICR-HCFMUSP). Médica do Serviço de Hematologia e TMO do Hospital Israelita Albert Einstein (HIAE).

Laire Schidlowski Ferreira

Bióloga formada pela Pontifícia Universidade Católica do Paraná (PUCPR). Especialista em Biologia Molecular pela Faculdades Pequeno Príncipe (FPP). Mestre em Biotecnologia Aplicada à Saúde da Criança e do Adolescente pela FPP.

Laís Sezini de Lima

Médica formada na Universidade Federal de Minas Gerais (UFMG). Pediatra formada no Hospital das Clínicas da Universidade Federal de Minas Gerais (HC-UFMG). Pediatra do Corpo Clínico do HC-UFMG-Ebserh. Médica Residente de Alergia e Imunologia Pediátrica do HC-UFMG.

Leila Vieira Borges Trancoso Neves

Médica em Alergia e Imunologia pela Universidade Federal de São Paulo (UNIFESP). Título de Especialista pela Associação Brasileira de Alergia e Imunologia (ASBAI). Presidente da Associação Baiana de Alergia e Imunologia. Membro do Grupo de Urticária da ASBAI. Médica Alergista e Imunologista da Universidade Federal da Bahia (UFBA).

Leonardo Oliveira Mendonça

Médico Imunologista e Alergista pelo Hospital das Clínicas da Faculdade de Medicina da Universidade de São Paulo (HCFMUSP). Médico Imunologista e Alergista pelo HC-FMUSP. *Fellow* em Doenças Autoinflamatórias e Síndromes Imunodesregulatórias pelo Istituto Giannina Gaslini – Gênova, Itália. Coordenador da Divisão de Imunologia e Alergia do Centro de Doenças Raras e da Imunidade do Hospital 9 de Julho.

Ligia Maria de Oliveira Machado

Coordenadora da Equipe de Alergia e Imunologia Pediátrica da A Beneficência Portuguesa de São Paulo (BP). Preceptor Afiliado da Imunologia da Disciplina de Alergia, Imunologia Clínica e Reumatologia.

Lillian Nunes Gomes

Doutorando em Ciências e Imunologia pelo Instituto de Ciências Biomédicas da Universidade de São Paulo (ICB-USP). Mestre em Ciências da Saúde pela Universidade de Federal do Maranhão (UFMA). Graduação em Ciências Biológicas (Bacharel e Licenciatura) pela UFMA.

Líllian Sanchez Lacerda Moraes

Médica Pediatra Alergista e Imunologista. Título de Especialista em Alergia e Imunologia pela Associação Brasileira de Alergia e Imunologia (ASBAI). Doutorado em Ciências da Saúde pela Universidade Federal de São Paulo (UNIFESP). Professora Adjunta do Centro Universitário de Várzea Grande (UNIVAG). Professora Adjunta Aposentada da Universidade Federal de Mato Grosso (UFMT).

Luciana Araújo Oliveira Cunha

Especialista em Alergia e Imunologia pela Associação Brasileira de Alergia e Imunologia (ASBAI). Doutora em Saúde da Criança e do Adolescente pela Faculdade de Medicina da Universidade Federal de Minas Gerais (UFMG).

Lucila Akune Barreiros

Bacharel em Ciências pelo Instituto de Biociências da Universidade de São Paulo (IB-USP). Mestre em Ciências pelo Instituto de Ciências Biomédicas da Universidade de São Paulo (ICB-USP), com Foco de Estudo em Triagem Neonatal e Investigação Genético-Molecular de Pacientes com Imunodeficiência Combinada Grave.

Luís Felipe Ramos Berbel Angulski

Professor Substituto e Preceptor de Residência do Departamento de Pediatria da Faculdade de Medicina de Botucatu da Universidade Estadual Paulista (FMB-UNESP). Especialista em Pediatria e Alergia e Imunologia. Titulado pela Associação Brasileira de Alergia e Imunologia (ASBAI) e Sociedade Brasileira de Pediatria (SBP). Certificado com Área de Atuação em Emergência Pediátrica. Doutorando de Doenças Tropicais pela FMB-UNESP. Membro do Núcleo Hospitalar de Epidemiologia e do Centro de Referência para Imunobiológicos Especiais (NHE/CRIE) do Hospital das Clínicas da Faculdade de Medicina de Botucatu (HCFMB).

Luiz Fernando Job Jobim

Professor Titular de Medicina Interna da Universidade Federal do Rio Grande do (UFRGS). Especialista em Alergia e Imunologia pela Associação Brasileira de Alergia e Imunologia (ASBAI). Doutor em Medicina com Pós-Graduação na Universidade do Texas (EUA) e de Oxford (UK).

Luiza Salvador Schmid

Graduada em Medicina pela Universidade do Sul de Santa Catarina (UNISUL). Residência Médica em Pediatria e Alergia e Imunologia Pediátrica na Universidade Federal da Fronteira Sul (UFFS). Certificado na área de atuação em Alergia e Imunologia Pediátrica pela Sociedade Brasileira de Pediatria (SBP) e Título de Especialista em Alergia e Imunologia Clínica pela Associação Brasileira de Alergia e Imunologia (ASBAI). Aluna do Programa de Mestrado em Pediatria e Ciências Aplicadas à Pediatra pela Universidade Federal de São Paulo (UNIFESP).

Maiana Darwich Mendes Guerreiro

Médica pela Universidade do Estado do Pará (UEPA). Pediatra pela Universidade Federal de São Paulo (UNIFESP). Neonatologista e Mestre em Ciências Aplicadas à Pediatria pela UNIFESP.

Maine Bardou

Doutoranda em Ciências da Saúde do Centro Universitário da Faculdade de Medicina do ABC (FMABC). Alergista e Imunologista Pediátrica pelo Centro Universitário FMABC.

Marcos Tadeu Nolasco da Silva

Professor Doutor do Departamento de Pediatria da Faculdade de Ciências Médicas da Universidade Estadual de Campinas (FCM-UNICAMP). Coordenador do Centro de Investigação em Pediatria da Faculdade de Ciências Médicas da Universidade Estadual de Campinas (FCM-UNICAMP).

Maria Andreina Cabrera Dominguez

Médica Imunologista e Alergista pelo Instituto da Criança e do Adolescente do Hospital das Clínicas da Faculdade de Medicina da Universidade de São Paulo (ICR-HCFMUSP). Coordenadora da Divisão de Imunologia e Alergia do Hospital Menino Jesus de São Paulo. Médica da Divisão de Imunologia e Alergia e do Centro de Doenças Raras do Hospital 9 de Julho.

Maria Cândida Varanda Rizzo

Pediatra, Alergista e Imunologista. Mestre e Doutora em Medicina pela Universidade Federal de São Paulo (UNIFESP). Coordenadora do Departamento Científico de Rinite da Associação Brasileira de Alergia e Imunologia (ASBAI). Pesquisadora Associada à Disciplina de Alergia e Imunologia do Departamento de Pediatria da UNIFESP.

Maria Eduarda Pontes Cunha de Castro

Residência Médica em Pediatria e em Alergia e Imunologia pela Faculdade de Medicina de Ribeirão Preto da Universidade de São Paulo (FMRP-USP). Título de Especialista em Alergia e Imunologia pela Associação Brasileira de Alergia e Imunologia (ASBAI). Mestre em Saúde da Criança e Adolescente pela FMRP-USP. Docente de Pediatria do Curso de Medicina na Universidade Federal de Sergipe (UFS-Campus Lagarto).

Maria Elisa Bertocco Andrade

Chefe do Ambulatório de Alergia e Imunologia do Hospital do Servidor Público Estadual de São Paulo do Instituto de Assistência Médica ao Servidor Público Estadual (HSPE-SP/IAMSPE). Mestre em Imunologia e Microbiologia pela Universidade Federal de São Paulo (UNIFESP).

Maria Isabel Valdomir Nadaf

Professora Doutora do Departamento de Pediatria da Faculdade de Medicina da Universidade Federal de Mato Grosso (UFMT).

Maria Luiza Oliva Alonso

Mestre em Medicina pela Universidade Federal do Rio de Janeiro (UFRJ). Especialista em Alergia e Imunologia pela Associação Médica Brasileira (AMB) e Associação Brasileira de Alergia e Imunologia (ASBAI). Coordenadora do Ambulatório de Erros Inatos da Imunidade (EII) do Serviço de Imunologia do Hospital Universitário Clementino Fraga Filho da Universidade Federal do Rio de Janeiro (HUCFF-UFRJ). Membro do Departamento Científico de Alergia e Imunologia na Infância e na Adolescência e Coordenadora da Comissão de Imunodeficiências da ASBAI-RJ. Diretora Tesoureira da ASBAI-RJ.

Maria Marluce dos Santos Vilela

Professora Titular de Pediatria e Imunologia do Departamento de Pediatria da Faculdade de Ciências Médicas da Universidade Estadual de Campinas (UNICAMP). Pesquisadora do Centro de Investigação em Pediatria (CIPED) da Faculdade de Ciências Médicas (FCM-UNICAMP). Diretora de Certificação e Qualificação em Pediatria da Sociedade Brasileira de Pediatria (SBP).

Mariana de Gouveia Pereira Pimentel

Mestre em Pediatria e Ciências Aplicadas a Pediatra pela Universidade Federal de São Paulo (UNIFESP). Título de Especialista em Alergia e Imunologia pela Associação Brasileira de Alergia e Imunologia (ASBAI), e em Pediatria pela Sociedade Brasileira de Pediatria (SBP).

Mariana de Sampaio Leite Jobim Wilson

Médica Alergista e Imunologista do Hospital de Clínicas de Porto Alegre (HCPA). Mestre e Doutora pela Universidade Federal do Rio Grande do Sul (UFRGS). Título de Especialista pela Associação Brasileira de Alergia e Imunologia (ASBAI).

Marina Teixeira Henriques

Especialista em Alergia e Imunologia pela Associação Brasileira de Alergia e Imunologia (ASBAI). Pós-Graduanda em Ciências da Saúde do Centro Universitário da Faculdade de Medicina do ABC (FMABC).

Mateus da Costa Machado Rios

Imunologista do Serviço de Imunologia Clínico do Hospital das Clínicas da Universidade Federal de Pernambuco (HC-UFPE). Mestre pela Universidade Federal de Pernambuco (UFPE). Vice-Coordenador do Programa de Residência Médica de Alergia e Imunologia Clínica da UFPE.

Mayara Madruga Marques

Médica Formada pela Faculdade de Ciências Médicas da Paraíba (FCMPB). Alergista e Imunologista pelo Hospital das Clínicas da Universidade Federal de Pernambuco (UFPE). Especialista em Alergia e Imunologia pela Associação Brasileira de Alergia e Imunologia (ASBAI).

Mayra de Barros Dorna

Médica Assistente da Unidade de Alergia e Imunologia do Instituto da Criança e do Adolescente do Hospital das Clínicas da Faculdade de Medicina da Universidade de São Paulo (ICR-HCFMUSP). Mestre em Ciências pela FMUSP.

Monica Soares de Souza

Chefe do Setor de Alergia e Imunologia Pediátrica do Hospital Federal dos Servidores do Estado (HFSE) – Rio de Janeiro. Responsável pela Residência Médica em Alergia e Imunologia Pediátrica do HFSE. Membro do Departamento de Erros Inatos da Imunidade (EII) da Associação de Alergia e Imunologia Regional (ASBAI) – RJ. Membro da Comissão de Alergia e Imunologia da Sociedade de Pediatria do Estado do Rio de Janeiro (SOPERJ).

Myrthes Anna Maragna Toledo Barros

Doutora em Infectologia e Imunologia pela Universidade Federal de São Paulo (UNIFESP). Médica do Serviço de Imunologia Clínica e Alergia do Hospital das Clínicas da Faculdade de Medicina da Universidade de São Paulo (HCFMUSP). Coordenadora do Departamento de Alergia e Imunidade do Idoso da Associação Brasileira de Alergia e Imunologia (ASBAI).

Nádia Dias Gruezo

Nutricionista. Doutora em Nutrição Humana. Mestre em Saúde da Família. Gerente da Assistência Complementar Essencial do Hospital da Criança de Brasília José Alencar (HCB). Doutora em Nutrição Humana. Mestre em Saúde Coletiva. Especialista em Nutrição Oncológica e Vigilância Sanitária. Sócia-Fundadora da Sociedade Brasileira de Nutrição Oncológica (SBNO). Gerente da Assistência Complementar Essencial do HCB.

Nyla Thyara Melo Lobão Fragnan

Doutoranda em Ciências da Saúde do Centro Universitário da Faculdade de Medicina do ABC (FMABC). Mestre em Ciências da Saúde pelo Centro Universitário FMABC. Alergista e Imunologista Clínica e Pediátrica pelo Centro Universitário FMABC e pela Associação Brasileira de Alergia e Imunologia (ASBAI) e Associação Médica Brasileira (AMB).

Octavio Grecco

Mestre em Medicina pela Faculdade de Medicina da Universidade de São Paulo (FMUSP). Responsável pelos Ambulatórios de Imunomodulação e Dermatite de Contato do Hospital das Clínicas da Faculdade de Medicina da Universidade de São Paulo (HCFMUSP). Médico Assistente do Ambulatório de Imunodeficiências Primárias do HCFMUSP.

Olga Akiko Takano

Professora Titular de Pediatria do Departamento de Pediatria da Faculdade de Medicina da Universidade Federal de Mato Grosso (FAMED-UFMS). Graduação em Medicina pela Faculdade de Medicina de São José do Rio Preto (FAMERP). Mestre em Medicina (Pediatria) pela Universidade de São Paulo (USP). Doutora em Medicina (Pediatria) pela USP. Alergista e Imunologista pela Associação Brasileira de Alergia e Imunologia (ASBAI).

Paula Teixeira Lyra

Médica Assistente do Serviço de Imunologia Clínica do Instituto de Medicina Integral Professor Fernando Figueira (IMIP) e do Ambulatório de Doenças Infecto-Parasitárias do Hospital Universitário Oswaldo Cruz da Universidade de Pernambuco (HUOC-UPE). Doutorado em Saúde Materno-Infantil do IMIP.

Pedro Fiorini Puccini

Graduação em Medicina. Residência Médica em Pediatria e em Infectologia Pediátrica pela Escola Paulista de Medicina da Universidade Federal de São Paulo (EPM/UNIFESP). Médico Assistente da Disciplina de Pediatria Geral e Comunitária e da Disciplina de Infectologia Pediátrica da EPM/UNIFESP.

Pérsio Roxo Júnior

Professor e Chefe da Divisão de Imunologia e Alergia do Departamento de Pediatria da Faculdade de Medicina de Ribeirão Preto da Universidade de São Paulo (FMRP-USP). Membro do Departamento Científico da Sociedade Brasileira de Imunologia e da Sociedade de Pediatria de São Paulo (SBP).

Rachel Sayuri Honjo Kawahira

Médica Geneticista. Residência em Genética Médica pelo Hospital das Clínicas Faculdade de Medicina de Ribeirão Preto da Universidade de São Paulo (HCFMRP-USP). Doutorado pela Universidade de São Paulo (USP). Médica Assistente da Unidade de Genética do Instituto da Criança e do Adolescente do Hospital das Clínicas da Faculdade de Medicina da Universidade de São Paulo (ICR-HCFMUSP). Responsável pela Genética no Núcleo de Pediatria do Hospital Sírio-Libanês (HSL).

Rafaela Rola Leite Guimarães

Mestranda em Pediatria e Ciências Aplicadas à Pediatria da Escola Paulista de Medicina da Universidade Federal de São Paulo (EPM/UNIFESP). Médica Colaboradora do Setor de Imunologia Clínica da Disciplina de Alergia, Imunologia Clínica e Reumatologia da EPM/UNIFESP. Especialista em Pediatria, Alergia e Imunologia Pediátrica pela Associação Médica Brasileira (AMB) e pela Sociedade Brasileira de Pediatria (SBP).

Rafaella Ribas Muratori

Médica Pediatra. Especialista em Oncologia e Transplante de Medula Óssea. Mestranda em Saúde da Criança e do Adolescente pelo Hospital de Clínicas da Universidade Federal do Paraná (HC-UFPR). Membro do Trainee Committee do EBMT, European Society for Immunodeficiencies (ESID) e Latin American Society Immunodeficiencies (LASID Junior), onde atua em conjunto para ampliar acesso ao conhecimento em Erros Inatos da Imunidade (EII) e Transplante de Medula Óssea (TMO) em países em desenvolvimento.

Ranieri Coelho Salgado

Biomédico formado pela Universidade Estadual de Santa Cruz (UESC). Especialista em Análises Clínicas. Mestre em Imunologia pelo Departamento de Imunologia do Instituto de Ciências Biomédicas da Universidade de São Paulo (ICB-USP), com Ênfase e Conhecimento Especializado em Imunodeficiências Primárias e Suscetibilidade a Infecções Fúngicas. Possui experiência em análise de dados de transcriptoma.

Regina Sumiko Watanabe Di Gesu

Pediatra pela Sociedade Brasileira de Pediatria (SBP). Alergia e Imunologia Clínica pela Associação Brasileira de Alergia e Imunologia (ASBAI). Mestrado Profissional em Avaliação e Produção de Tecnologias para o Sistema Único de Saúde do Hospital Nossa Senhora da Conceição (SUS-HNSC). Médica Alergista e Imunologista do Hospital Criança Conceição (HCC).

Renan Augusto Pereira

Alergista e Imunologista pela Associação Brasileira de Alergia e Imunologia (ASBAI). Mestre em Pediatria pela Universidade Federal de Ciências da Saúde de Porto Alegre (UFCSPA).

Rhaianny Gomes de Souza Mariano

Pediatra, Alergista e Imunologista pela Associação Brasileira de Alergia e Imunologia (ASBAI). Apoio Médico no Programa de Triagem Neonatal de Minas Gerais (PTN-MG) para Imunodeficiências combinadas graves (SCID).

Rosemeire Navickas Constantino da Silva

Doutorado pela Faculdade de Medicina da Universidade de São Paulo (FMUSP). Biologista e Pesquisadora responsável pelo Laboratório de Imunologia Clínica do Centro Universitário da Faculdade de Medicina do ABC (FMABC). Pesquisadora Doutora no Centro Universitário FMABC. Responsável Técnica do Laboratório de Imunologia Clínica da FMABC.

Samar Freschi de Barros

Mestre em Imunologia. Doutora em Ciências. Bióloga pela Universidade Estadual Paulista (UNESP), Rio Claro. Doutorado pela Universidade de São Paulo (USP). Pesquisadora do LIM-19 do Instituto do Coração do Hospital das Clínicas da Faculdade de Medicina da Universidade de São Paulo (InCor-HCFMUSP).

Sarah Maria da Silva Napoleão

Bacharel em Biomedicina pelo Centro Universitário de Brasília (UniCEUB). Patologista Clínica pelo UniCEUB. Especialista em Biotecnologia pela Universidade de Brasília (UNB). Mestranda em Imunologia no Instituto de Ciências Biomédicas da Universidade de São Paulo (ICB-USP).

Simone Pestana da Silva

Médica do Setor de Alergia Pediátrica do Hospital Universitário Antônio Pedro da Universidade Federal Fluminense (Huap-UFF). Mestre em Ciências Médicas pela UFF. Especialista em Alergia e Imunologia pela Associação Brasileira de Alergia e Imunologia (ASBAI).

Stéfanne Maria Jeha Bortoletto

Biomédica formada pela Faculdades Pequeno Príncipe (FPP). Mestre em Biotecnologia Aplicada a Saúde da Criança e do Adolescente pela FPP.

Tábata Takahashi França

Bacharel em Biomedicina pela Universidade Paulista (UNIP). MSc e PhD em Ciências pela Universidade de São Paulo (USP). Especialista em Imunologia e Erros Inatos da Imunidade (EII).

Tainá Mosca

Graduação em Ciências Biológicas pela Universidade de São Paulo (USP). Mestre em Imunologia pela USP. Doutorado em Ciências da Saúde pela Faculdade de Ciências Médicas da Santa Casa de São Paulo (FCMSCSP). Professora Assistente da FCMSCSP. Biologista Corresponsável pelo Laboratório de Imunologia da FCMSCSP.

Tatyana Borges da Cunha Kock

Professora Assistente de Pediatria da Faculdade de Medicina da Universidade Federal de Uberlândia (FAMED/UFU). Preceptora Responsável pelo Ambulatório de Doenças Inflamatórias Intestinais em Pediatria da FAMED/UFU. Doutoranda do Programa de Pós-Graduação em Ciências da Saúde da FAMED/UFU. Mestre em Ciências Aplicadas à Pediatria pela Escola Paulista de Medicina da Universidade Federal de São Paulo (EPM/UNIFESP).

Thalita Rodrigues Dias

Médica Pediatra do Hospital Universitário de Brasília (HUB). Médica Alergista Imunologista no Hospital de Base do Distrito Federal (HBDF). Mestre em Saúde da Criança e Adolescente pela Universidade Federal de Minas Gerais (UFMG).

Tiago Santos de Oliveira

Mestre em Ciências e Imunologia pelo Instituto de Ciências Biomédicas da Universidade de São Paulo (USP). Bacharelado em Biomedicina pela Universidade Estadual de Santa Cruz (UESC). Licenciatura em Biologia pela Faculdade de Tecnologia e Ciências (FTC).

Vânia D'Almeida

Professora Associada do Departamento de Psicobiologia da Universidade Federal de São Paulo (UNIFESP). Graduação em Ciências Biológicas pela Universidade Presbiteriana Mackenzie (UPM). Mestre e Doutora em Ciências Biológicas (Biologia Molecular) pela UNIFESP. Realizou Pós-Doutorado no Instituto de Química da Universidade de São Paulo (USP) e Livre-Docência pelo Departamento de Morfologia e Genética da UNIFESP.

Vinícius Cotta de Almeida

Bacharel em Farmácia-Bioquímica pela Universidade Federal de Juiz de Fora (UFJF). Mestre em Biologia Parasitária e Doutor em Biologia Molecular e Celular (área de Imunologia) pelo Instituto da Fundação Oswaldo Cruz (IOC/Fiocruz). Pós-Doutorado no Massachusetts General Hospital, Harvard Medical School. Pesquisador da Fiocruz, onde desenvolve projetos sobre os temas: migração de células T, imunodesregulação e imunodeficiências primárias. Professor de Imunologia Médica do Curso de Medicina do Instituto de Educação Médica (IDOMED).

Viviany de Oliveira Viana

Cancerologista e Hematologista Pediátrica. Médica Assistente do Serviço de Oncologia do Hospital Infantil Albert Sabin (HIAS), Fortaleza – CE.

Wilma Carvalho Neves Forte

Professora Titular de Imunologia da Faculdade de Ciências Médicas da Santa Casa de São Paulo (FCMSCSP). Mestre e Doutora pela Faculdade de Medicina da Universidade de São Paulo (FMUSP). Coordenadora da Disciplina de Imunologia e Responsável pelo Laboratório de Imunologia da FCMSCSP. Membro do Grupo Brasileiro de Imunodeficiências da Associação Brasileira de Alergia e Imunologia (ASBAI). Physician Recognition Award from the American Academy of Pediatrics.

Dedicatória

À Professora Beatriz Tavares Costa Carvalho

Os editores

Agradecimentos

A nossos colaboradores e a nossos pacientes e seus familiares.

Os editores

Prefácio

Este compêndio foi construído com a qualidade da Associação Brasileira de Alergia e Imunologia (ASBAI) e fez-se necessário para integrar e valorizar essa temática da nossa especialidade. Foi elaborado para ajudar os especialistas em alergia e imunologia a cuidar de seus pacientes, bem como para difundir, entre os colegas médicos de especialidades afins interessados no tema, conhecimento sobre os erros inatos da imunidade.

O compêndio é composto de seis Partes: Imunologia Básica; A Suspeita de Erros Inatos de Imunidade (EII); Imunologia Clínica; Avaliação do Sistema Imune; Medidas Terapêuticas; e Manejo Além dos Medicamentos. Ao passo que é bastante abrangente e profundo, fornece instrumentalização, como já mencionado, para a abordagem, o manejo e o cuidado desses pacientes tão complexos e especiais.

A parte sobre imunologia básica, escrita segundo uma visão médica, explica a imunidade inata, a imunidade adaptativa e a memória imunológica com foco translacional para a prática clínica diária. O tema suspeita de EII aborda a associação com infecções, alergias, doenças inflamatórias e de autoimunidade e como é importante estar atento para essas condições clínicas desde o período neonatal até a idade adulta. Na parte sobre imunologia clínica, são descritas as principais síndromes e os principais defeitos da imunidade de acordo com o que existe de mais robusto na pesquisa científica e mais atualizado na classificação das doenças do sistema imunológico. Na avaliação do sistema imune, encontra-se explicitado o caminho complementar para a avaliação desse sistema no que se refere à imunidade inata e à imunidade adaptativa, bem como a necessidade de estudo genético e a importância da interpretação do teste de triagem neonatal. O conteúdo das medidas terapêuticas discorre sobre o uso de imunoglobulinas, a quimioprofilaxia, a imunização ativa, as citocinas e as enzimas recombinantes já disponíveis para uso terapêutico, as pequenas moléculas, o transplante de medula óssea, o transplante de timo e as terapias gênicas. Por fim, mas não menos importante, a última parte descreve a abordagem geral do paciente, o aconselhamento genético, os cuidados pré e pós-transplantes e a importância da abordagem interdisciplinar.

Gostaria de agradecer aos editores e a todos os autores do livro, com uma menção especial a Ekaterini Goudouris, pela condução com maestria do Departamento de Erros Inatos da Imunidade, na gestão 2021-2022, e pelo trabalho árduo na construção deste livro; assim como faço um agradecimento ao Professor Dirceu Solé, um dos idealizadores desta obra e que fez a excelente revisão técnica do texto.

Este livro é um avanço para a valorização cada vez maior da ciência em nossa especialidade e muito contribuirá para a aprendizagem e, assim, ajudará a salvar vidas e a cuidar da complexidade dos nossos pacientes: eles que são o nosso princípio, o meio e o fim de sermos médicos especialistas.

Emanuel Sarinho
Presidente ASBAI 2021-2022

Apresentação

Desde a descrição das primeiras deficiências imunológicas, no século passado, o conhecimento acumulado sobre as doenças inicialmente denominadas imunodeficiências primárias avançou rapidamente. A identificação de situações de desregulação imunológica e inflamação motivou sua redenominação como erros inatos da imunidade. O volume de conhecimento adquirido nos últimos anos é tão significativo quanto a percepção do quanto ainda é preciso conhecer.

A demanda para publicar um livro em português que pudesse ser fonte de consulta não somente para especialistas na área, como para outros profissionais de saúde, se impôs. Assim, com este livro, esperamos oferecer aos leitores bases sólidas sobre as quais se possa apor as informações que nos chegam incessantemente sobre os erros inatos da imunidade.

A **Parte 1** é composta por capítulos sobre imunologia básica e aplicada.

Na **Parte 2**, há capítulos dedicados às principais manifestações clínicas desse grupo tão heterogêneo de doenças.

A **Parte 3** engloba síndromes clínico-laboratoriais e as diferentes doenças classificadas como erros inatos da imunidade.

A **Parte 4** dedica-se às ferramentas diagnósticas mais comumente utilizadas.

Na **Parte 5**, apresenta-se o tratamento medicamentoso e imunológico.

A **Parte 6** é dedicada ao manejo não medicamentoso dos pacientes com erros inatos da imunidade.

Desejamos que este livro, fruto de um trabalho realizado com muito carinho e dedicação por tantos colegas, seja útil e igualmente inspirador para os "iniciados" e os "não iniciados" neste belíssimo mundo dos defeitos primários do sistema imune.

Os editores

Sumário

Parte 1 – Imunologia Básica

Parte 2 – A Suspeita de Erros Inatos da Imunidade

Parte 3 – Imunologia Clínica

Parte 5 – Medidas Terapêuticas

Parte 6 – Manejo Além dos Medicamentos

Parte 1
Imunologia Básica

1

Visão Geral do Sistema Imunológico

Antonio Condino Neto | Ranieri Coelho Salgado | Sarah Maria da Silva Napoleão

Introdução

O sistema imunológico está presente em todo o organismo e é composto por um conjunto de células, órgãos, tecidos e moléculas que atuam de maneira orquestrada para preservar a homeostase, a chamada "resposta imunológica". Há células circulantes no sangue e linfa, células teciduais em órgãos linfoides primários (medula óssea e timo) e secundários (gânglios linfáticos, baço e sistema imune das mucosas), além de células nos diversos tecidos do corpo humano. À semelhança do sistema nervoso, o sistema imunológico reconhece e organiza aferências e eferências.[1]

O sistema imune

Didaticamente, o sistema imune é classificado em sistema imune inato e sistema imune adaptativo. O **sistema imune inato** é a primeira linha de defesa do organismo contra infecções. É mediado por mecanismos preexistentes e envolve o reconhecimento de estruturas padrão existentes na natureza, tornando mais rápida sua ação contra patógenos. A imunidade inata dispõe de barreiras físicas, oriundas do aparato epitelial; e barreiras moleculares, oriundas de substâncias antimicrobianas, produzidas naturalmente por células do tecido epitelial. Dispõe também de proteínas séricas (sistema complemento), mediadores inflamatórios e células fagocíticas. O sistema imune inato reconhece estruturas comuns a diversos micro-organismos, os padrões moleculares associados a patógenos (*pathogen-associated molecular patterns* (PAMPs)) assim como a presença de dano tecidual por meio de padrões moleculares associados a dano tecidual (*damage-associated molecular patterns* (DAMPs)).[1] A concepção de que a resposta inata não produz memória tem sido questionada mais recentemente, ainda que esta seja menos duradoura e específica do que aquela da imunidade adaptativa, e tem sido denominada "imunidade treinada".[2]

A **imunidade adaptativa,** por sua vez, necessita de um tempo maior para se desenvolver. Como o próprio nome sugere, a imunidade adaptativa promove respostas mais adaptadas para o antígeno ao qual está sendo exposta. Consegue reconhecer uma grande quantidade de antígenos próprios (*self*) e não próprios (*non-self*), além de promover uma resposta específica e eficaz, mediada por mecanismos celulares específicos (linfócitos T) e anticorpos (linfócitos B).[1,3] Tem ampla diversidade e capacidade de gerar memória imunológica que potencializa respostas futuras a um mesmo antígeno, além de apresentar reatividade ao próprio (*self*).

Os **leucócitos** são as principais células do sistema imunológico. É na medula óssea que ocorre o processo de produção de diversas células, denominado "hematopoiese" (Figura 1.1). A partir de células-tronco pluripotentes indiferenciadas, diferenciam-se linhagens progenitoras mieloides e progenitoras linfoides. As hemácias e os megacariócitos (que originam as plaquetas) também são produzidas na medula óssea.

A linhagem mieloide promove a formação das células fagocíticas mononucleares denominadas "monócitos". Também originam as células polimorfonucleares granulares denominadas "neutrófilos", "eosinófilos" e "basófilos". No tecido, os monócitos se diferenciam em macrófagos. Entretanto, existem células imunes residentes em outros órgãos, desenvolvidas ainda no período embrionário. Os macrófagos do cérebro (microglia), do fígado (células de Kupffer), dos ossos (osteoclastos) e os alveolares do pulmão são alguns exemplos dessas células residentes.[3]

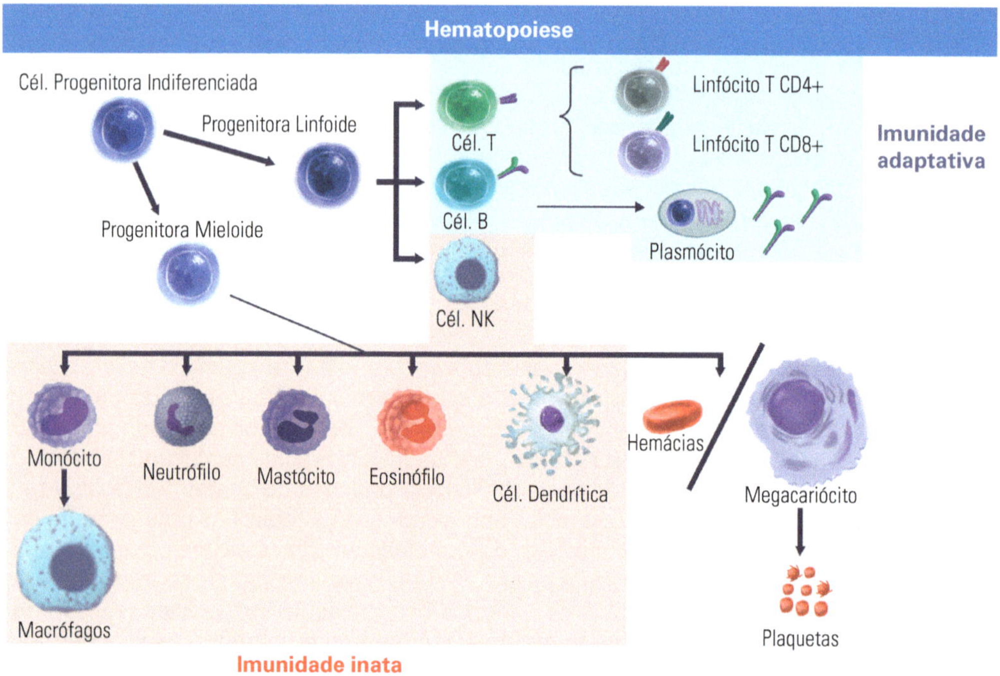

Figura 1.1. Hematopoiese sanguínea, em destaque as células atuantes da imunidade inata e adaptativa. Criado com BioRender.

Fonte: Desenvolvida pela autoria.

Os **macrófagos** compõem o sistema mononuclear fagocitário. São células-chaves, tanto na imunidade inata como na adaptativa, em um contexto sistêmico, pois são capazes de fagocitar e destruir patógenos; além de apresentarem antígenos e de secretarem citocinas que orquestram o processo inflamatório e de migração de células da circulação para o sítio de inflamação. Macrófagos são capazes, quando ativados de forma alternativa, de promover o reparo tecidual por meio da secreção de fatores angiogênicos e da remoção de células mortas locais.

As **células dendríticas** também são originadas de um precursor mieloide. Têm uma função crucial no processo de apresentação de antígenos e de ativação de linfócitos, promovendo um elo entre a resposta imune inata e a adquirida. Da mesma forma que os macrófagos, as células dendríticas são mononucleares fagocíticas, dotadas de projeções membranosas que possibilitam a captura de diversas partículas. Estão amplamente distribuídas em diversos tecidos, como os linfoides, o epitélio mucoso e no parênquima dos órgãos.

Os **neutrófilos** pertencem ao grupo de células polimorfonucleares granulares, capazes não somente de eliminar patógenos por fagocitose, tal qual os macrófagos, mas também dotadas de grânulos citoplasmáticos aurofílicos ricos em moléculas com capacidade microbicida, juntamente com grânulos contendo colagenase e elastase, que, fundidos ao núcleo dos neutrófilos, formam uma rede de captura extracelular de patógenos denominada *neutrophils extracellular traps* (NETs). Os neutrófilos são as primeiras células a serem recrutadas na circulação para o sítio de inflamação porque eles têm um tempo de vida curto, se comparado com o das demais células imunes.

Os **mastócitos** derivam da linhagem mielocítica e são ricos em grânulos contendo, principalmente, histamina e heparina, além de outros mediadores inflamatórios que afetam a função dos vasos e tecidos. Desempenham papel fundamental nas reações de hipersensibilidade na pele e nas mucosas, na medida em que expressam receptores de alta afinidade para anticorpos imunoglobulina E (IgE).

Os **eosinófilos** são células que contêm grânulos citoplasmáticos ricos em moléculas capazes de causar danos na superfície dos parasitas. Apresentam também substâncias aptas a afetar as células do próprio organismo e as paredes dos vasos que contêm afinidade de ligação com ácidos. São células presentes nas reações de hipersensibilidade mediadas por IgE.

Os progenitores da linhagem linfoide promovem a formação dos linfócitos e das **células *natural killer*** (NK). As células NK são células que têm atividade citotóxica similar àquela dos linfócitos T, porém fazem parte da imunidade inata e detêm um papel relevante nas respostas imunes contra neoplasias e infecções virais. Isso ocorre, especialmente, por sua gama de receptores distintos, que reconhecem quando as células do organismo não estão em seu estado "normal", fato comum em processos oncogênicos, ou quando param de expressar moléculas próprias, como a molécula de histocompatibilidade (MHC), uma característica comum em infecções virais.

Os **linfócitos** são os personagens principais na resposta imune adaptativa, pois constituem entre 25% e 35% dos leucócitos e expressam receptores específicos para diferentes antígenos. São divididos em duas grandes categorias: linfócitos B e linfócitos T. Os linfócitos se desenvolvem na medula óssea, porém terminam seu processo de desenvolvimento e maturação em locais distintos; os linfócitos T, no timo; os linfócitos B, na medula e nos órgãos linfoides secundários.

Os linfócitos que nunca foram apresentados a um antígeno são denominados *naïve*. Eles circulam pela linfa e pelo sangue e residem em diversos órgãos linfoides secundários, como o baço e os linfonodos. Os linfonodos, por exemplo, são locais repletos de linfócitos T *naïve* que aguardam apresentação pelas células dendríticas para serem ativados. Os linfócitos também são os responsáveis pela manutenção da memória imunológica como células que já tiveram contato com antígeno, foram ativadas e sobreviveram ao final da resposta, mantendo-se em estado quiescente, possibilitando uma resposta eficaz mais rápida, caso haja exposição repetida ao mesmo antígeno.

Os **linfócitos B** são células que, em sua fase efetora (plasmócitos), produzem glicoproteínas séricas denominadas de anticorpos ou imunoglobulinas (Ig), principais mediadores da resposta imune adaptativa humoral eficiente contra patógenos extracelulares. As Ig também têm grandes grupos de classificação, de acordo com suas cadeias principais de recombinação. São elas: IgA, IgD, IgE, IgG e IgM. Apresentam diversos subgrupos com funções distintas, como as habilidades de neutralização de toxinas, a opsonização de patógenos e o início da transdução de sinal em algumas células. Há também alguns subtipos de linfócitos B, por exemplo: as células B foliculares, mais presentes no baço, que são capazes de produzir anticorpos e têm receptor do tipo Ig de superfície com especificidade diversa; as células B da zona marginal, presentes no baço e produtoras de anticorpos, apesar de terem receptores com especificidade limitada e as células B1, cujo receptor tem especificidade limitada, mas que produzem os anticorpos circulantes (ou naturais) e localizam-se mais comumente na cavidade peritoneal e nos tecidos mucosos.

Os **linfócitos T** são células mediadoras da resposta imune adaptativa celular, capazes de eliminar infecções por patógenos intracelulares. Além disso, orquestram a ativação de outras células para uma ação efetiva conjunta. Os linfócitos T reconhecem e respondem majoritariamente aos antígenos associados apresentados via complexo principal de histocompatibilidade-peptídeo (MHC). A ativação dos linfócitos segue uma série de etapas sequenciais que se iniciam com a síntese de novas proteínas, como as citocinas, necessárias para ativação de diversas outras células quando se ligam a seus receptores específicos.

Há diversos grupos de linfócitos T, entre eles estão os linfócitos T CD8+, habilitados para ações citotóxicas e os linfócitos T CD4+, auxiliares (*helper*). Os linfócitos T citotóxicos (CTLs) compreendem um grupo celular com receptor TCR heterodimérico alfa-beta (α/β), de especificidade diversa para o complexo MHC classe I-peptídeo apresentado pelas células apresentadoras de antígeno (*antigen presenting cells* (APCs)), capaz de desencadear a morte da célula-alvo, incitando vias intrínsecas e extrínsecas de apoptose de células infectadas por patógenos intracelulares.

Os linfócitos T auxiliares (Th) englobam células que têm receptores TCR heterodimérico alfa-beta (α/β), dotados de especificidade diversa para o complexo MHC classe II-peptídeo. Os linfócitos Th, pelas citocinas produzidas, orquestram uma gama de ações celulares efetivas contra patógenos intra e extracelulares e células neoplásicas. Entre suas funções estão: ativação clássica e alternativa dos macrófagos; ativação de neutrófilos e eosinófilos; estimulação da inflamação e da produção de anticorpos por linfócitos B. Os linfócitos Th dispõem de diversos subgrupos, destacam-se, sobremaneira, os Th1, Th2, Th17. Atuam habilmente na defesa contra diferentes patógenos e são responsáveis por causar lesões teciduais em doenças, caracteristicamente, imunológicas. Os subgrupos distinguem-se, sobretudo, pelas citocinas produzidas e sua maneira de afetar os fatores de transcrição expressos de uma célula para outra.[1]

As células Th1 efetoras produzem citocinas denominadas "interferon gama" (IFN-γ), que incitam ações decisivas em macrófagos e sua ativação clássica para destruição de patógenos intracelulares. Os linfócitos Th1 participam ativamente no desenvolvimento de doenças autoimunes e de inflamações crônicas. As células Th2 efetoras produzem citocinas como as interleucinas (IL)-4, IL-5 e IL-13, que atuam em eosinófilos e mastócitos contra parasitas e helmintos; agem também na ativação alternativa de macrófagos para um perfil mais reparador. Os linfócitos Th2 são peças-chaves nas doenças alérgicas. Os linfócitos Th17 produzem citocinas IL-17 e IL-22 e influenciam principalmente na ativação e no recrutamento de neutrófilos, células eficazes contra patógenos extracelulares. Além disso, as células Th17 também estão ativas em doenças autoimunes e inflamação.[1,3]

Reações de hipersensibilidade

Sabe-se que as respostas desencadeadas pelo sistema imunológico têm função primordial na defesa do organismo. O processo defensivo, porém, pode provocar danos tecidual, especialmente por causa de uma resposta inflamatória exagerada, contra um patógeno ou contra um grupo destes antígenos ambientais ou, até mesmo, antígenos endógenos – do próprio indivíduo. A essas reações exacerbadas denominou-se "reações de hipersensibilidade".[4]

A primeira categorização para este conjunto de reações, e que é utilizada até hoje, foi desenvolvida por Phillip Gel e Robin Coombs, em 1963. Gel e Coombs tipificaram as quatro diferentes categorias de hipersensibilidade, levando em consideração a duração e a origem da reação.[5] É a partir dessa classificação que o conjunto de reações de hipersensibilidade será abordado e, na Figura 1.2, observam-se os mecanismos associados a essas reações.

Reação de hipersensibilidade do tipo I

A hipersensibilidade do tipo I, ou reação do tipo imediata, é mediada via anticorpos IgE, previamente produzidos durante o período conhecido como "sensibilização". Neste período, o organismo é exposto a alérgenos, como ácaros, pelos/epitélio de animais ou polens. Essa exposição desencadeia ativação e resposta de linfócitos B para iniciarem a produção de anticorpos IgE específicos ao alérgeno em questão; e a produção de células B residuais de memória, que permanecem em latência para exposições subsequentes.[6]

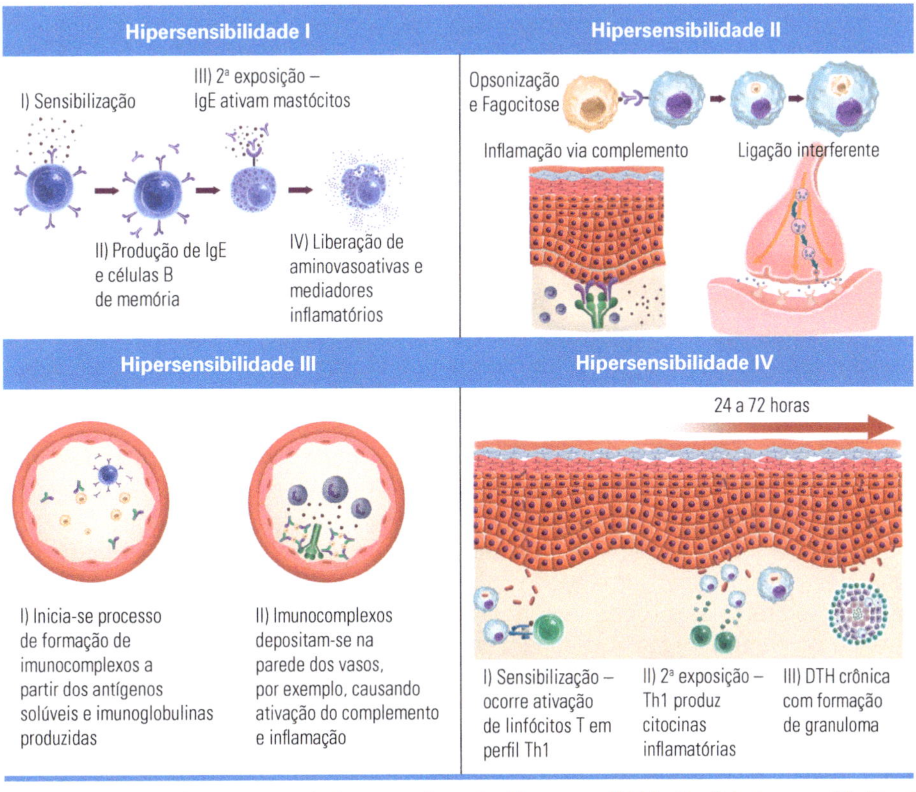

Figura 1.2. Mecanismos associados aos tipos de hipersensibilidade. Criado com BioRender.

Fonte: Desenvolvida pela autoria.

A reação de hipersensibilidade acontece em uma segunda exposição ao alérgeno, ou seja, as células B de memória sofrem rápida ativação e expansão clonal, passando a produzir grande quantidade de IgE. Esses anticorpos ligam-se a receptores FcεRI presentes na superfície de basófilos e de mastócitos, gerando uma cascata de sinalização que culmina na degranulação e, portanto, na liberação de mediadores. Os diferentes fatores liberados estão associados às duas fases da reação – imediata e tardia.

Mediadores como histamina, prostaglandina D_2, leucotrienos D_4 e fator ativador de plaquetas são liberados dos grânulos celulares e tornam-se responsáveis pela resposta vascular imediata, que se caracteriza pela formação de pápula local e de eritema, que ocorre minutos após a exposição ao alérgeno. Entre os efeitos biológicos desses e outros mediadores liberados estão a vasodilatação, o aumento da permeabilidade vascular, a contração da musculatura lisa e brônquica, além de certo grau de quimiotaxia.

Além de fatores imediatos que geram a resposta descrita anteriormente, há ainda fatores produzidos e liberados de modo mais lento – em torno de 2 a 4 horas depois – e que compõem as reações de fase tardia. Os mastócitos ativados liberam citocinas como o fator de necrose tumoral (TNF), que promove o aumento de moléculas de adesão ao endotélio vascular e a migração leucocitária para o sítio de reação. Entre os leucócitos, estão linfócitos Th2 ativados, produtores de citocinas IL-4, IL-5 e IL-13, importantes estímulos para ativação e recrutamento de eosinófilos, bem como para o aumento da produção de IgE por linfócitos B. Assim, o resultado é um infiltrado inflamatório caracterizado pela presença de eosinófilos, linfócitos Th2, e outros tipos celulares, como neutrófilos. Essa reação inflamatória tardia tem potencial para causar dano ao tecido, com pico em até 24 horas.

As formas mais comuns de alergia são a asma, a rinite alérgica, a dermatite atópica, além de alergias a alimentos e a fármacos.[7] Há susceptibilidade genética a essas e a outras doenças alérgicas, sendo essa de caráter multigênico, um exemplo de prevalência de resposta Th2, bem como de suas citocinas de assinatura.

Reação de hipersensibilidade do tipo II

A hipersensibilidade do tipo II, também denominada "citotoxicidade mediada por anticorpos", constitui-se em respostas imunes desencadeadas em caráter protetivo, seja contra infecções variadas, seja contra células que se apresentam defeituosas. Essa resposta advinda de anticorpos pode ser danosa ao tecido, quando anticorpos IgG e IgM são direcionados a antígenos endógenos, presentes na membrana celular. O dano ao tecido, ou às funções celulares, pode ser provocado por três mecanismos principais: opsonização e fagocitose; inflamação; e ligação interferente.

Esses anticorpos contra os antígenos de superfície celular são capazes de opsonizá-los, bem como ativar o sistema complemento. O resultado é a fagocitose da célula e posterior destruição celular por fagócitos que têm receptores para porção Fc de imunoglobulinas ou para proteínas do complemento. Além disso, a inflamação também é decorrente da ativação do complemento; produtos dessa ativação são capazes de promover o recrutamento de macrófagos e fagócitos que, no local da reação, geram produtos lesivos ao tecido, como espécies reativas de oxigênio. Esses mecanismos estão envolvidos na anemia hemolítica autoimune, na qual os anticorpos reagem a proteínas eritrocíticas, por exemplo.

Com relação ao mecanismo de ligação interferente, os anticorpos podem ser específicos para receptores e estes podem interferir na função do mesmo, seja por ocupação do sítio de ligação, seja por ativação constitutiva, a exemplo da miastenia grave, em que o anticorpo é específico ao receptor de acetilcolina, impedindo a ligação desse neurotransmissor e, consequentemente, impedindo o desempenho de sua função.[8]

Reação de hipersensibilidade do tipo III

A reação de hipersensibilidade do tipo III, também denominada "mediada por complexos imunes", envolve, como o nome sugere, mecanismo de deposição de complexos antígeno-anticorpo com posterior inflamação e ativação do sistema complemento. Em geral, os imunocomplexos formados são solubilizados e removidos da circulação por mecanismo envolvendo o próprio complemento. Os fragmentos gerados durante a ativação desse sistema ligam-se aos anticorpos, impedindo as interações não covalentes que os mantêm próximos. Além disso, os eritrócitos têm receptores para fragmentos do complemento e, assim, carregam-nos pela corrente sanguínea até o baço ou fígado, onde serão removidos por fagócitos.[9]

Durante a produção excessiva de imunocomplexos, quando há alta carga antigênica, haverá favorecimento de precipitação dos complexos imunes na parede dos vasos sanguíneos e dos tecidos. A deposição de imunocomplexos pode ocasionar ativação de leucócitos, além do próprio sistema complemento, com liberação de fatores inflamatórios, enzimas e radicais livres; gerando inflamação no sítio de deposição e, inclusive, uma alça de amplificação para formação de mais imunocomplexos. Isso possibilita o desenvolvimento de lesões teciduais que podem ser graves e de longa duração, frequentemente associadas a locais de filtração, como nas sinóvias e glomérulos renais.

Reação de hipersensibilidade do tipo IV

As reações de hipersensibilidade do tipo IV são mediadas, principalmente, por linfócitos T. Essas reações, usualmente, desenvolvem-se depois da fase inicial de sensibilização, em torno de 24 horas após o contato com o antígeno, razão pela qual também são denominadas "hipersensibilidade do tipo tardio" (DTH).

Durante a fase de sensibilização, ocorre o primeiro contato com o antígeno, que pode ter origem microbiana, de produtos químicos, bem como em outros antígenos do ambiente. As células T CD4+ com TCR específico para o antígeno em questão, após apresentação antigênica via MHC de classe II presente em células apresentadoras de antígeno (APCs), são ativadas em células efetoras de memória. Dessa forma, durante uma segunda exposição, a reação de hipersensibilidade é montada, produzindo um efeito clássico, como observado na dermatite de contato.[10]

Entretanto, quando há caráter de cronicidade (DTH crônica), esse processo pode resultar na formação de granulomas, em que as células T presentes, bem como os macrófagos, continuam produzindo e secretando citocinas e fatores de crescimento. Isso proporciona inflamação crônica com alteração da morfologia tecidual, na qual o tecido sofre processo de fibroplasia. Ademais, alterações celulares em macrófagos também podem ocorrer, pois estes podem se fundir formando células gigantes multinucleadas. Essa reação granulomatosa é uma tentativa de controlar o processo desencadeador da inflamação, mas termina por se tornar uma causa de lesão tecidual.[10]

Considerações finais

Em resumo, a imunologia básica estuda um conjunto de células, órgãos, tecidos e moléculas, e seus respectivos papéis fundamentais, no processo de resposta imune.

O sistema imune inato é a primeira e mais imediata defesa do organismo, enquanto o sistema imune adaptativo demanda mais tempo para desenvolver sua resposta, constituindo-se em uma resposta mais especializada e eficaz.

A imunologia clínica procura estudar as disfunções hereditárias ou adquiridas do sistema imune, como as imunodeficiências e as doenças autoimunes. As imunodeficiências primárias ou os erros inatos da imunidade (EII) compreendem um conjunto de mais de 480 doenças monogênicas que envolvem maior susceptibilidade a infecções, desregulação imunológica (autoimunidade, autoinflamação, formas extremas de alergia), susceptibilidade ao câncer e, muitas vezes, associação a síndromes amplas e complexas.[11] O estudo desse grupo de doenças tem ampliado o conhecimento sobre o funcionamento do sistema imune, sendo estas consideradas verdadeiros experimentos da natureza.[12]

Referências bibliográficas

1. Abbas AK, Lichtman AH, Pillai S. Imunologia celular e molecular. 9. ed. Rio de Janeiro: Elsevier, 2019.
2. Netea MG, Domínguez-Andrés J, Barreiro LB, Chavakis T, Divangahi M, Fuchs E, et al. Defining trained immunity and its role in health and disease. Nature Reviews Immunology. 2020;20(6):375-88.
3. Male D, Brostoff J, Broth D, Roitt I. Imunologia. 8th ed. Rio de Janeiro: Elsevier, 2014.
4. Basu S, Banik BK. Hypersensitivity: an overview. Immunol Curr Res. 2018;2(1). [2023 Mai. 17]. Disponível em: http://www.rnlkwc.ac.in/pdf/study-material/zoology/hypersensitivity-an-overview.pdf.
5. Uzzaman A, Cho SH. Chapter 28: classification of hypersensitivity reactions. Allergy Asthma Proc. 2012;33(Suppl 1):96-9. doi: 10.2500/aap.2012.33.3561.
6. Chen CB, Abe R, Pan RY, Wang CW, Hung SI, Tsai YG, et al. An updated review of the molecular mechanisms in drug hypersensitivity. J Immunol Res. 2018;2018:6431694. doi: 10.1155/2018/6431694.
7. Vaillant AAJ, Zito PM. Immediate hypersensitivity reactions. In: StatPearls [Internet]. Treasure Island (FL): StatPearls Publishing; 2022. [2023 Mai. 17]. Disponível em: https://pubmed.ncbi.nlm.nih.gov/30020687/.
8. Castro-Suarez Sheila, Caparó-Zamalloa César, Meza-Vega María. Actualización en Miastenia gravis: an Update. Rev Neuropsiquiatr [Internet]. 2017 Oct [citado 2022 Ago 01]; 80(4): 247-60. [2023 Mai. 17]. Disponível em: http://www.scielo.org.pe/scielo.php?script=sci_arttext&pid=S0034-85972017000400004&lng=es. http://dx.doi.org/https://doi.org/10.20453/rnp.v80i4.3239.
9. Aibara N, Ohyama K. Revisiting immune complexes: key to understanding immune-related diseases. Advances in Clinical Chemistry. 2020;96:1-17.
10. Czarnobilska E, Obtułowicz K, Wsołek K. Type IV of hypersensitivity and its subtypes. Przegląd lekarski. 2007;64(7-8):506-8.
11. Tangye SG, Al-Herz W, Bousfiha A, et al. Human inborn errors of immunity: 2022 update on the classification from the international union of immunological societies expert committee. [published online ahead of print, 2022 Jun 24]. J Clin Immunol. 2022;1-35. doi: 10.1007/s10875-022-01289-3.
12. Fischer, A. Human primary immunodeficiency diseases: a perspective. Nature Immunology. 2004; 5(1):23-30.

2

Ontogenia do Sistema Imune e Imunossenescência

Maria Cândida Varanda Rizzo | Carolina Sanchez Aranda | Maria Elisa Bertocco Andrade | Ekaterini Goudouris

O presente capítulo abordará o desenvolvimento do sistema imunológico e sua senescência. Entende-se por ontogenia o estudo do processo evolutivo do desenvolvimento biológico de determinado organismo, desde o seu nascimento até seu amadurecimento. A partir desse (do amadurecimento), se inicia o processo de envelhecimento que, no caso do sistema imunológico, denomina-se "imunossenescência".

Ontogenia do sistema imunológico

Introdução

O sistema imunológico está em constante amadurecimento, desde a concepção, durante o período neonatal e na infância. Seu desenvolvimento é um processo contínuo em que tanto sua construção acelerada como a lenta podem prejudicar a criança.[1] A maior parte do amadurecimento se efetiva antes da idade escolar, mas a plena capacidade do sistema imunitário se estabelece na adolescência.[2]

O desenvolvimento do sistema imunológico humano inicia-se nos primeiros estágios da embriogênese. A hematopoiese se inicia na membrana do saco vitelínico, nas primeiras semanas da vida embrionária. A partir do 3° mês de gestação, essa função passa a ser desempenhada pelo fígado e pelo baço fetal e, ao nascimento, pela medula óssea. O timo fetal desenvolve-se a partir do 3° arco faríngeo, dando origem ao epitélio tímico e à medula tímica, com o completo desenvolvimento se dá por volta da 20ª semana de gestação.[3] Os órgãos linfoides secundários como o baço, linfonodos e placas de Peyer são encontrados em fetos de 12 semanas de gestação.[4]

Os linfócitos T (LT) aparecem nos linfonodos fetais na semana 14 do período gestacional e na semana 17, os linfócitos B (LB) também são encontrados nos folículos primários.[4]

A maturação e a diferenciação dos LB fetais envolvem a ativação de fatores de transcrição e a recombinação somática dos exons variável (V, do inglês *variable*), junção (J, do inglês *joining*) e, em alguns casos, diversidade (D, do inglês *diversity*) dos genes de imunoglobulinas (Ig), gerando a ligação de moléculas de IgD e de IgM na superfície de LB.[5] A recombinação V(D)J ocorre nos órgãos linfoides primários e, de forma semialeatória, rearranja os segmentos gênicos V, D, J. É importante ressaltar que todo o rearranjo gênico ocorre no início da maturação do LB, no estágio pré-B, ainda na medula óssea, e de modo totalmente independente de qualquer contato com antígeno.[6] O mesmo ocorre com os LT, no timo, mas nesse caso há exposição a antígenos do complexo maior de histocompatibilidade, no processo de seleção negativa e positiva dos clones celulares.

Após o nascimento, o sistema imunológico do recém-nascido adquire características adaptativas como resultado da exposição aos diferentes patógenos.[1] Diante disso, como os recém-nascidos têm pouca memória imunológica e um sistema imunológico em desenvolvimento, existe relevante vulnerabilidade a agentes infecciosos.[7] Com o passar dos anos, o sistema imunológico se aperfeiçoa, mesmo que muitos marcos desse desenvolvimento ainda não sejam conhecidos. Deste modo, a imunidade inata tem papel primordial nos primeiros anos de vida, enquanto a resposta adaptativa amadurece e completa-se após a 1ª década de vida.

Características do sistema imunológico

As células-tronco pluripotentes da medula óssea (CD34+) dão origem a células progenitoras mieloides e linfoides. Os progenitores linfoides, por sua vez, dão origem aos LB, LT e às células NK (do inglês *natural killers*). As células que se diferenciarão em LT deixam a medula óssea e migram para o timo, onde se efetiva todo o processo de seleção e maturação. Apenas os LT maduros (*naïve*) deixam o timo e entram na circulação. Paralelamente, as células que se diferenciarão em LB permanecem na medula óssea e, ao final de sua maturação, deixam-na e adentram a circulação, migrando para os órgãos linfoides secundários.

Imunidade inata

O sistema imunológico inato consiste em granulócitos (principalmente neutrófilos), células apresentadoras de antígenos (CAAs), células NK e células T ($\gamma\delta$). Essas células são imediatamente disponíveis para eliminar, de forma eficiente, uma ampla gama de patógenos. Dadas a exposição limitada a antígenos no útero e a resposta imunológica adaptativa neonatal imatura, os recém-nascidos dependem fortemente de sua resposta imunológica inata para proteção contra infecções.[7]

A imunidade inata envolve mecanismos de defesa imediata, que não requerem exposição prévia a um patógeno específico. Pelos mecanismos inatos, o reconhecimento dos patógenos ocorre por padrões biológicos expostos ou liberados pelos agentes infecciosos (PAMPs, do inglês *pathogen-associated molecular patterns*). Estes padrões são reconhecidos por receptores do hospedeiro (PRRs, do inglês *pattern recognition receptors*) como os receptores TLR (do inglês *toll-like receptors*), os receptores NOD (do inglês *nucleotide oligomerization domain*)-*like* (NLR) e os receptores RIG I-*like* (do inglês *retinoic acid-inducible gene I*). As células do sistema inato produzem citocinas e apresentam os antígenos às células B e T, auxiliando o início e a subsequente resposta imune adaptativa.[1]

Imunidade adaptativa

Em contraste ao sistema inato, o sistema adaptativo é voltado à eliminação de patógenos específicos e conta com a atuação de vários tipos de linfócitos T e B, com especificidade e com memória adquirida.

Existem dois subconjuntos distintos de células T que expressam os receptores de células T (TCRs) γ/δ e α/β. As células que expressam TCRs γ/δ do fígado fetal não migram para o timo para maturação, mas desempenham um papel importante na proteção contra infecções microbianas em um estágio inicial de desenvolvimento. As células T α/β migram para o timo para maturação, o que envolve uma série de eventos orquestrados de desenvolvimento que resultam em timócitos TCR+ comprometidos com a linhagem CD4 ou CD8, e esse processo representa um papel vital no reconhecimento de antígenos e na ativação de células T. As células T saem do timo e passam a se diferenciar e a se proliferar na periferia.[7,8]

Em humanos, as células do sangue do cordão CD4+ proliferam em resposta à interleucina 7 (IL-7), na ausência de estimulação de TCR. Estudos experimentais de células T CD4+ neonatais demonstram polarização para respostas T *helper* 2 – Th2 (IL-4, IL-5, IL-10) com uma produção diminuída de citocinas Th1 (IFN-γ, IL-2 e fator de necrose tumoral alfa (TNF-α). Experimentos usando células do sangue do cordão umbilical mostraram que neonatos têm uma frequência muito baixa ou ausência completa de células Th17.[7,9]

As células Th1/Th17 e Th2 desempenham um papel importante no desenvolvimento da imunidade contra, respectivamente, patógenos intracelulares e parasitas extracelulares, enquanto as células T regulatórias (Treg) são essenciais para a tolerância imunológica e desempenham um papel crucial na limitação das respostas imunes excessivas orquestradas pelas células Th1, Th2 e Th17.[7,9]

Há evidências crescentes que sugerem que a sinalização defeituosa da ativação e da proliferação das células T gera respostas imunológicas reduzidas, inclusive na ativação das células T CD8+ neonatais.[8]

Os LB são responsáveis pela imunidade humoral que se caracteriza pela produção e liberação de anticorpos capazes de neutralizar ou, até mesmo, destruir os antígenos (Ag) contra os quais foram gerados.[1]

As deficiências observadas na produção de anticorpos neonatais podem ser resultantes de várias características intrínsecas, como imaturidade das células B, repertório pobre de células B ou força reduzida da sinalização de receptores de células B (BCR).[7,9]

As Ig exercem sua função por neutralização direta de patógenos, ligando-se a eles e inibindo sua interação com as células humanas, o que evita a infecção. No processo de ligação a partículas estranhas, as Ig também facilitam o processo de opsonização por células fagocíticas que expressam receptores *fragment crystallizable* (Fc). A IgA protege as superfícies mucosas envolvendo-as, e isso previne danos às barreiras epiteliais e a invasão de patógenos.[10] Após o encontro com o antígeno, a IgM é o primeiro anticorpo a ser secretado seguido por IgG e ou IgA.[11]

A Figura 2.1 apresenta de forma resumida o desenvolvimento do sistema imunológico da concepção até a idade adulta.[12]

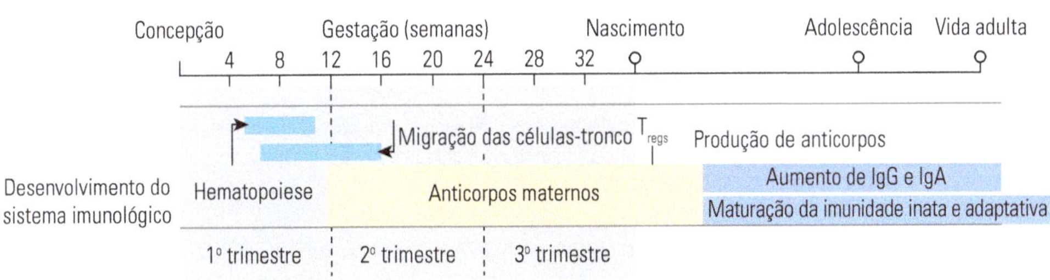

Figura 2.1. Desenvolvimento do sistema imunológico da concepção até a idade adulta.
Fonte: Adaptada de Pan-Hammarström Q, Zhao Y, Hammarström L, 2007.

No Quadro 2.1, descrevemos os marcos conhecidos do desenvolvimento das imunidades inata e adaptativa.

Quadro 2.1. Passos mais conhecidos e/ou relevantes do desenvolvimento dos sistemas imune inato e adaptativo após o nascimento.

Sistema imune inato	
Pele e mucosas	Maduras, com todas as camadas celulares ao nascimento Aumento da espessura e amadurecimento das funções de 1 até os 20 anos Perda transepidérmica de água semelhante aos valores de adultos ao fim do 1° ano (muito variável entre os indivíduos) O amadurecimento *tight junctions* da mucosa GI ocorre na 1ª semana de vida em um processo acelerado pelo colostro O pH da mucosa gástrica tem níveis de acidez aos 2 anos de idade semelhantes aos do adulto *Clearance* mucociliar maduro na idade escolar
Microbioma	Colonização estável e semelhante à do adulto por volta dos 3 anos de vida
Componentes do sistema complemento	Valores do adulto entre 6 e 18 meses de vida CH50 em valores de adulto aos 6 meses
Fagócitos	Produção de superóxido eficiente desde o nascimento
Macrófagos e monócitos	Aumentam no 1° mês de vida e depois diminuem até alcançar níveis de adultos aos 5 meses de vida Quimiotaxia e fagocitose mais limitadas até 1 ano de idade, depois se aprimoram até os 10 anos Expressão de moléculas de superfície amadurecem entre 3 e 6 meses de vida
Granulócitos (neutrófilos, eosinófilos e basófilos)	Aumento no número de neutrófilos após nascimento, com normalização em 72 horas pós-parto e, depois, seguem diminuindo até a adolescência Predomínio de neutrófilos em relação a linfócitos, semelhante ao característico de adultos na adolescência Basófilos estáveis após 6 meses de vida e diminuem dos 4 até os 19 anos Eosinófilos mais elevados no RN e diminuem com a idade
	Produção de TNF e IL-6 em níveis de adultos aos 3 anos
	Produção de IFN-γ e IL-12 em níveis de adultos na adolescência
	Fagocitose semelhante à de adultos ao fim do 1° ano
	Migração semelhante à de adultos aos 5 anos de idade
Células dendríticas	Dobro de células aos 5 anos Relação células plasmocitoides e circulantes invertida em relação à do adulto até os 10 anos de idade Expressão de moléculas de superfície amadurecem entre 3 e 6 meses de vida
Células NK	Em número bastante elevado no sangue do cordão, diminuem em duas a três vezes nos primeiros dias de vida e seguem em redução para alcançar, por volta dos 5 anos, valores semelhantes aos dos adultos Aos 4 anos de idade, citotoxicidade do adulto Expressão decrescente de NKG2A (receptor inibitório) até os 10 anos e expressão crescente de KIR (receptor imunoglobulina-símile) principalmente nos primeiros 2 anos
Células inatas linfoides	Presentes desde o nascimento com predomínio inicial de ILC2

(*Continua*)

Quadro 2.1. Passos mais conhecidos e/ou relevantes do desenvolvimento dos sistemas imune inato e adaptativo após o nascimento. (*Continuação*)

Sistema imune adaptativo	
Anticorpos	
IgG	Atinge 70% dos níveis dos adultos com 1 ano de idade
IgG1 e IgG3	Com 1 ano de idade, atingem 70% dos níveis dos adultos Aos 8 anos, semelhantes aos níveis dos adultos
IgG2 e IgG4	Entre 3 e 7 anos de idade, atingem 60% dos valores do adulto Entre os 10 e os 12 anos, níveis semelhantes aos de adultos
IgM	Presente desde o nascimento e, na adolescência, chega aos níveis de adultos
IgA	Com 1 ano de idade, atinge 30% do valor de adultos Entre os 10 e os 12 anos, valores semelhantes aos dos adultos
IgA secretora	Aparece com 2 a 3 semanas de vida, aumenta progressivamente até, entre os 6 e os 8 anos de idade, alcançar os níveis dos adultos
Resposta a antígenos proteicos	Presente desde o nascimento, mas limitada no lactente
Resposta a antígenos polissacarídeos	Presente a partir dos 2 anos de idade
Células	
Linfócitos	Aumento do número nas primeiras semanas após nascimento e, depois, lenta redução até, na adolescência, chegar aos níveis dos adultos
T	Até os 2 anos, subpopulações distintas das do adulto Menor produção de IFN-γ e IL-17A até a adolescência Entre os 4 e 5 anos, relação CD4:CD8 2:1, igual à do adulto Predomínio de Th2 até os 2 anos Treg entre 10% e 20% das células TCD4 nos primeiros 2 anos e, depois, vai diminuindo até os 5% do adulto Função se aprimora durante o 1º ano de vida, mas inexperiência persiste durante toda a infância Predomínio de resposta T efetora sobre célula T de memória durante a infância precoce
B	Células *naïve* diminuem até atingir 20% entre 5 e 10 anos Valores de adultos (10%) alcançados na adolescência *Switch* de classes limitado até os 6 meses de vida Hipermutação somática de BCR em taxas de adultos aos 2 anos de idade em células B sem *switch* de classes e, aos 3 anos, 60% a 75% das taxas de adultos em células B com *switch* de classes Comprimento de CDR3 da cadeia pesada de BCR alcança nível de adultos aos 5 meses de vida Células B de memória, com e sem *switch* de classes aumentam até atingir níveis de adultos entre 10 e 15 anos de idade

BCR: receptores de células; BGI: gastrointestinal; ILC2: células inatas linfoides 2; RN: recém-nascido; Th2: células T *helper* 2.
Fonte: Adaptado de Ygberg, 2011; Georgountzou, 2017; Semmes, 2020.[13]

Suscetibilidades no processo de ontogenia do sistema imunológico

Ao definir suscetibilidades a infecções, leva-se em consideração a idade do indivíduo, uma vez que a maturação do sistema imunológico, como já visto, se dá por etapas.

Desta forma, a ocorrência de determinado processo infeccioso pode ser esperada em determinada idade e servir como fator de alerta de um defeito imunológico em outra.

Os recém-nascidos (RN) contam predominantemente com as defesas da imunidade inata à medida que a adaptativa amadurece.[14] O desenvolvimento da imunidade neonatal é influenciado por múltiplos fatores, entre eles, citocinas maternas, exposição a antígenos e alérgenos, estado nutricional e microbiota maternos.

Os monócitos de crianças a partir de 3 anos têm a capacidade de produzir fator de necrose tumoral (TNF) e IL-6 nos mesmos níveis de adultos.[15] Os componentes do complemento em neonatos são reduzidos em 10% a 80% dos níveis de adulto e atingem valores do adulto entre 12 e 18 meses de vida.[8] Os níveis séricos de *mannan-binding lectin* (MBL), ficolinas e de proteases associadas ao MBL são baixos ao nascimento e positivamente associados com a idade gestacional e com o peso de nascimento.[16] A triagem para defeitos no complemento faz-se necessária em neonatos com história familiar positiva e infecções graves por bactérias encapsuladas, por exemplo estreptococos, meningococos ou *H. influenzae* tipo B, mas é importante considerar que os valores são fisiologicamente mais baixos do que em adultos.[17]

Apesar de os neonatos apresentarem um grande número de LT, a sua funcionalidade é baixa por diversos fatores, incluindo anergia frente a superantígenos.[18] Ao nascimento, os LT *naïve* apresentam uma limitada polarização Th1, com produção reduzida de IL2 e IFN, o que contribui para infecções por patógenos intracelulares, como *Listeria monocytogenes, Mycobacterium tuberculosis* e herpesvírus simples.[19] Em contraste, as células regulatórias, que funcionam suprimindo as respostas imunológicas, estão presentes em grande quantidade no sangue do cordão.[20] As células T citotóxicas no neonato apresentam resposta mais lenta e necessitam de estímulos mais potentes.[21] As células NK participam na resolução de infecções respiratórias virais agudas causadas por influenza ou por vírus sincicial respiratório, mas apresentam capacidade citotóxica reduzida. As células Th17 são importantes na imunidade neonatal para agentes como Klebsiella sp., *E. coli,* Citrobacter sp., Salmonella sp. e Candida sp.[22]

A limitação dos LB do neonato para responder a estímulos antigênicos pode estar, em parte, relacionada à grande expressão de reguladores inibitórios na sinalização do receptor de LB (BCR) ou pela ligação cruzada do antígeno às moléculas BCR.[1] Ao nascimento, a análise fenotípica por citometria de fluxo mostra que a maioria das células B é de *naïves* (95%).[23] Entre 5 e 10 anos, os LB *naïves* caem a 20% do total, mas ainda não atingem os níveis de adultos (10%). Somente entre 10 e 15 anos de idade, as células B de memória terão quantidade comparável à do adulto.

Os neonatos apresentam, então, maior suscetibilidade a infecções pela imaturidade de seus linfócitos, incluindo baixo número de LT efetores e de memória, menor produção de citocinas do padrão Th1 e força reduzida de sinalização do receptor de células B. Além disso, os neonatos apresentam menor desenvolvimento dos centros germinativos nos linfonodos e baço e menor expressão de BCR e moléculas coestimulatórias (CD21, CD40, CD80 e CD86), com consequente diminuição dos níveis de IgG em resposta a infecções e a estímulos vacinais.

É importante considerar o *switch* de classe de Ig em relação à estrutura do antígeno porque as crianças pequenas apresentam uma pobre resposta de anticorpos aos antígenos polissacarídeos, como os presentes em *Streptococcus pneumoniae, Haemophilus influenzae* e *Neisseria meningitidis.* A resposta de anticorpos aos polissacarídeos é uma resposta T independente e ocorre principalmente na zona marginal do baço (zona desenvolvida em torno dos 2 anos de idade).[24] Outra causa de resposta diminuída aos polissacarídeos em crianças pequenas advém dos baixos níveis de receptores de complemento CD21 nas células B e baixa atividade de complemento.

Após os 2 anos, a resposta adaptativa começa a se organizar melhor, com estabelecimento de completo funcionamento ao fim da 1ª década de vida.

No Quadro 2.2, descrevemos as principais características dos sistemas inato e adaptativo em recém-nascidos prematuros, a termo e lactentes pequenos.

Quadro 2.2. Características dos sistemas imunológico inato e adaptativo no recém-nascido prematuro e a termo e no lactente.

Sistema imune inato	
Pele e mucosas	Todas as camadas presentes, mas espessura diminuída, principalmente em prematuros Maior perda transepidérmica de água em pele pH próximo do neutro na pele pH gástrico maior Menor *clearance* mucociliar Maior permeabilidade intestinal Produção de moléculas antimicrobianas variável, pouco conhecida
Microbioma	Transmissão vertical intraútero e exposição crítica ao nascimento Colonização insipiente
Sistema do complemento	Componentes com valores 10% a 80% dos valores do adulto no RN
Monócitos e macrófagos	Menor produção de citocinas inflamatórias por conta de fatores solúveis no sangue do RN – adenosina no plasma limita resposta de TNF e não de IL-6 Menor expressão de moléculas de histocompatibilidade de classe II Menor expressão de moléculas coestimulatórias (CD80/CD86)
Granulócitos	Menor *pool* de reserva de neutrófilos, ainda menor em prematuros Neutropenia ocorre em 1/5 dos RN com peso < 1.500 g Neutrófilos com menor quimiotaxia, menor capacidade de aderir e sair da circulação, que demora meses para se normalizar em prematuros. Menor expressão de moléculas de adesão Prematuros com menores níveis de CR3 Menor expressão de TLR Menor capacidade de produzir lactoferrina Sem capacidade de gerar NET
Células dendríticas	Maior proporção de células plasmocitoides Menor produção de IL-12 por cDC Menor produção de TNF-α por pDC IL-12 Menor expressão de moléculas coestimulatórias (CD80/CD86)
Células NK	Número elevado, mas com menor citotoxicidade por conta de baixos níveis de citocinas ativadoras e maior expressão de receptores inibitórios
Células linfoides inata	ILC maternas presentes no leite materno, auxiliam o RN Presentes no epitélio do RN, com predomínio de ILC2
Sistema imune adaptativo	
IgM	Secretada desde o nascimento
IgG	Produção reduzida nos primeiros 3 a 6 meses de vida Níveis de IgG materna menores nos prematuros Diversidade do repertório de IgG aumenta mais lentamente nos prematuros

(*Continua*)

Quadro 2.2. Características dos sistemas imunológico inato e adaptativo no recém-nascido prematuro e a termo e no lactente. (*Continuação*)

Sistema imune adaptativo	
IgA	Valores séricos baixos ou ausentes IgA secretora ausente nas primeiras semanas de vida
Resposta a antígenos proteicos	Presente no RN e no lactente jovem, mas limitada em intensidade e no desenvolvimento de memória
Resposta a antígenos polissacarídeos	Não existe no RN e no lactente jovem, por conta de níveis reduzidos de CD21 (receptor de complemento) e subdesenvolvimento da zona marginal do baço
Células T	Número aumenta ao longo do 1° ano Maioria é de células *naïve* e emigrantes recentes do timo Função prejudicada por baixos níveis de IL-2 Baixa resposta a superantígenos TCD8+ necessitam de maior estímulo para responder Polarização das células TCD4+ para Th2 Células Treg em maior número (10% a 20% das células TCD4+) e com função aumentada
Células B	Número aumenta ao longo do 1° ano Maioria é de células imaturas *naïve* Maior proporção de células B de memória indiferenciadas Baixas taxas de hipermutação somática de BCR CDR3 da cadeia pesada de Ig é mais curta

BCR: receptor de células B; cDC: célula dendrítica convencional; CR3: receptores de complemento 3; ILC: célula linfoide inata; NET: armadilhas extracelulares; pDC: célula dendrítica plasmocitoide; RN: recém-nascido; TLR: receptores *toll-like*.
Fonte: Adaptado de Ygberg, 2011; Georgountzou, 2017; Semmes, 2020; Yu, 2018.[25]

Imunossenescência

Introdução

O envelhecimento não é uniforme entre tecidos ou indivíduos. Pessoas com a mesma idade cronológica podem ter diferentes taxas de envelhecimento em virtude de uma interação de fatores intrínsecos e extrínsecos (genéticos e ambientais) que ocorre por toda a vida e determina a idade biológica.[26] Esses processos biológicos complexos, interconectados e dinâmicos impactam nas funções de muitos órgãos e sistemas e desempenham um papel crítico em muitas doenças crônicas em idosos.[26] Entre eles, destacam-se a adaptação ao estresse, mecanismos epigenéticos, aumento da inflamação, danos macromoleculares, alteração do metabolismo, mudanças na proteostase (o processo que controla as proteínas), esgotamento de células-tronco e regeneração celular.[27]

Mudanças ao longo da vida resultam na remodelação do sistema imune (SI) inato e adaptativo, em um processo que denominamos "imunossenescência". Várias funções do SI são reduzidas, enquanto outras permanecem inalteradas ou aumentam. As respostas imunes são individuais e heterogêneas e resultam da capacidade de adaptação/resiliência ou de má adaptação a vários fatores e estímulos presentes desde a vida intrauterina, o que se denomina "imunobiografia" ou "imunoadaptação".[26]

Características do sistema imune do idoso

Uma das marcas do envelhecimento do sistema imune é a diminuição da capacidade regenerativa das células hematopoiéticas, com redução na hematopoiese, maior diferenciação para linhagem mieloide e produção diminuída de células imunes adaptativas, influenciando o repertório e o número de células T e B.[26]

Alterações na imunidade inata associadas à idade

Os desafios constantes ao longo da vida, tanto de antígenos exógenos como oriundos de organelas, fragmentos celulares e macromoléculas danificadas e padrões moleculares associados a danos (DAMPs), podem ativar a imunidade inata por meio da via NF-κB e NLRP3 no inflamassoma e ocasionam uma elevada ativação basal no SI, com prejuízo para a saúde e com redução da expectativa de vida.[26]

As células inatas sofrem modificações profundas com a idade e desempenham um papel crucial na indução de inflamação e no processo de envelhecimento, que tem sido denominado *inflammaging*.[26] Células inatas, em particular macrófagos, que exibem uma forma de memória mais limitada (imunidade treinada), são capazes de respostas inflamatórias aumentadas após ativação por DAMPs ou alarminas. Com a idade, há um aumento progressivo de células do sistema imune inato, uma profunda desregulação das funções imunes inatas, resultando em um aumento na produção basal de citocinas pró-inflamatórias por diferentes tipos de células.[26] As principais alterações no SI inato estão resumidas no Quadro 2.3.

Em idosos, alterações nas funções dos neutrófilos são responsáveis pelo aumento da frequência de infecção.[26] A atividade microbicida é significativamente reduzida pela diminuição da fagocitose, da degranulação, da atividade de NADPH-oxidase e da mieloperoxidase (MPO) e da produção de ROS.[26] O aumento da liberação de elastase reduz a formação de NET (armadinhas extracelulares de neutrófilos) e o acúmulo de mediadores solúveis com efeito pró-inflamatório e indução da liberação de IL-17.[26,28]

No envelhecimento, apesar de não haver mudanças significativas no número absoluto e na frequência de monócitos e macrófagos, observa-se alterações na função e na distribuição relativa de seus subconjuntos.[26] Ocorre uma redução acentuada do subconjunto clássico (CD14+ CD16-) com aumento no número de monócitos intermediários (CD14+ CD16+) e não clássicos ($CD14^{dim}$ CD16+).[26]

Avaliação dos perfis inflamatório (M1-CD80+) e anti-inflamatório (M2 – CD163+) nos três subconjuntos de monócitos indica uma proporção reduzida de monócitos M2.[26] A polarização pró-inflamatória de monócitos e o consequente desequilíbrio M1/M2 poderiam desempenhar um papel na patogênese de doenças cardiovasculares.[26]

Ocorre aumento de endotoxinas, outros PAMPS e células senescentes metabolicamente ativas e produtoras de fatores imunomoduladores, que aumentam a expressão de CD38 em macrófagos pró-inflamatórios do tipo M1. Deste modo, ativam outras células imunes inatas e promovem alterações imunometabólicas no tecido adiposo branco visceral e fígado, também fonte de citocinas pró-inflamatórias.[26,28] Ocorre aumento da liberação de citocinas pró-inflamatórias, como TNF-α, IL-6 e IL-1β e outros mediadores (proteína C reativa, fatores de coagulação). Os elevados níveis plasmáticos de TNF-α promovem a saída de monócitos imaturos da medula óssea que, ao serem estimulados, produzem e aumentam os níveis de TNF-α, reforçando o processo inflamatório.[26] Ocorre redução significativa da produção de espécies reativas de oxigênio (ROS) e na capacidade de fagocitose.[26,28]

Quadro 2.3. Alterações na imunidade inata relacionadas à idade.

Células	Alterações relacionadas à imunossenescência
Neutrófilos	Nº circulante normal Expressão basal de TLR2/4 mantida Fagocitose normal ou ↓ Função ↓: quimiotaxia, recrutamento de TLR, toxicidade tumoral, eliminação de patógeno, geração de ROS, degranulação, formação de NET; morte intra e extracelular, morte dependente de FcR ↑ Apoptose
Macrófagos	Nº circulante mantido, ↓ Macrófago CD68+ na medula óssea ↓ Expressão: MHC II, CD14, CD80 ↓ Recrutamento e expressão de TLR1, 4 ↓ Função: ↓ INFγ, resposta a LPS ↓ produção de ROS; NO, IL-6, TNF-α; fagocitose; ↓ expressão TLR ↑ Citocinas inflamatórias e↑ PgE2
Eosinófilos	↓ Degranulação, produção de superóxido por eosinófilos normal
Basófilos	Função dos basófilos – controversa Atividade ↓ ↑ Liberação de mediadores após ativação imunoglobulinas IgE mediada
Células NK	↓ $CD56^{dim}$ CD57+ ↑ $CD56^{bright}$ INF-γ Número aumentado ou normal NK e ↓ NKT ↓ Expressão de CD69 ↓ Produção de IL-2 e IL-12 ↓ Produção de IL-2 INF dependente ↓ Mobilização de CA ↓ atividade antitumoral Sem alteração de ADCC, citotoxicidade e produção de citocinas inflamatórias
Células dendríticas	↓ Precursor CD ↓ CD plasmocitoide ↓ TNFα, IL-6, IL-12, INFs ↓ Estímulo de LB ↓ Sinalização TLR7,8,9 ↓ Coestimulação (CD80, CD86)

MHC: *major histocompatibility complex* (complexo principal de histocompatibilidade); NET: *neutrophil extracellular traps* (armadilhas extracelulares de neutrófilos); ROS: *reactive oxygen species* (espécies reativas de oxigênio); TLR: *toll-like receptors*.

Fonte: Adaptado de Santoro A, Bientinesi E, Monti D, 2021.

Os macrófagos também apresentam desregulação na expressão de TLRs (receptores semelhantes a *Toll*). Após estimulação de TLR4, existe aumento da liberação de TNF-α e de IL-8. No entanto, a produção de IL-6 e TNF-α está diminuída após estimulação de TLR1/2. Agonistas de TLR4, TLR7/8 e RIG-I provocam menor liberação de IFN-α, IFN-γ, IL-1β, CCL20 e CCL8 e maior expressão de CX3CR1.[26]

Em idosos, foram encontrados porcentagem e número absoluto de basófilos significativamente menores, o que se acentua com o avançar da idade.[29] O número de estudos que investigam o papel dos basófilos no envelhecimento é limitado. Resultados contraditórios foram relatados quanto à sua função, ora mostrando uma degranulação retardada, ora maior liberação de histamina após estimulação IgE mediada.

As análises das citocinas Th2 (IL-4, IL-10 e IL-13), de IgE e da expressão de CD23 não mostraram diferenças significativas. Em modelos animais, foi observado comprometimento da resposta do tipo 2, com aumento da incidência de doenças induzidas por citocinas Th1 e redução na resposta antiparasitária adequada e menos manifestações de alergia.[29]

Existem poucos estudos sobre a influência do envelhecimento no número e na função dos eosinófilos. Em estudos sobre envelhecimento, mortalidade e fragilidade, não foram identificadas alterações nos eosinófilos. Outro grupo encontrou uma diminuição significativa no número de eosinófilos em idosos (entre 79 e 87 anos). Os eosinófilos não diferiram quanto à adesão e às capacidades quimiotática, mas apresentaram diminuição da produção de ânion superóxido e atraso na degranulação induzida por IL-5.[29]

O envelhecimento parece não alterar a citotoxicidade total das células NK, mas mudanças no seu fenótipo e na sua função foram relatadas. Existe aumento no número de células NK maduras (NK 56^{dim} $CD57^{+}$) com capacidade citotóxica por contato direto, e redução significativa no subconjunto de células NK imaturas (NK 56^{bright}) que secretam citocinas e quimiocinas, provavelmente consequente à produção prejudicada de novas células NK.[26,28] Essas mudanças podem ser interpretadas como um mecanismo adaptativo à diminuição de células T ocasionada pela involução tímica e infecção persistente por citomegalovírus (CMV).[26]

Várias características do processo de envelhecimento, como eficácia reduzida da vacinação, aparecimento de células senescentes e taxas mais elevadas de infecção fúngica, podem ser parcialmente atribuídas ao declínio da função das células NK.[26]

Em indivíduos mais velhos, as células dendríticas (DCs) apresentam um comprometimento significativo na secreção de TNF-α, IL-6 e IL-12 em resposta a estímulos em TLRs. Existe maior produção basal de citocinas pró-inflamatórias na ausência de estímulo, e limitação na ativação adicional de TLR (com menor liberação de IFNs e citocinas pró-inflamatórias em resposta à ativação).[26,28]

Com o avançar da idade, a função das células dendríticas foliculares (CDFs) diminui, comprometendo a geração de células B de memória e induzindo um número reduzido de centros germinativos. Os defeitos podem ser intrínsecos às CDFs ou por falha das interações celulares.[30]

Além de genes e hormônios, fatores ambientais podem modular o funcionamento do sistema imune de forma diferenciada entre homens e mulheres, e um deles é a microbiota.[26] A microbiota está continuamente se adaptando ao seu ambiente ao longo da vida e é amplamente heterogênea entre os indivíduos em razão de fatores genéticos e relacionados ao estilo de vida, como dieta, local e país de residência, atividade física, tabagismo, qualidade do sono, saúde mental e medicamentos.[26]

A disbiose intestinal, ou seja, alterações na composição e função da microbiota intestinal (MI) que ocorrem durante o envelhecimento e doenças relacionadas à idade, pode estimular continuamente o SI e impactar na inflamação da imunossenescência.[26]

A composição MI de adultos saudáveis é constituída em 90% por Bacteroides e Firmicutes, e 10% por actinobactérias, proteobactérias e *Verrucomicrobia filos*.[26] Essa composição muda drasticamente no envelhecimento, com diminuição da biodiversidade e perda progressiva de ácidos graxos de cadeia curta (SCFAs) produzidos por bactérias com habilidades anti-inflamatórias e um aumento de patobiontes (bactérias potencialmente nocivas).[26]

Essas modificações criam um círculo vicioso, potencializando a inflamação e reduzindo a capacidade dos idosos de se adaptarem positivamente aos diferentes eventos ambientais em virtude do declínio das alternativas metabólicas.[26]

Alterações na imunidade adaptativa associadas à idade

As alterações do sistema imune adaptativo relacionadas à imunossenescência estão resumidas no Quadro 2.4.

Quadro 2.4. Alterações na imunidade adaptativa relacionadas à idade.

Subtipo de linfócito		Alterações associadas à imunossenescência
Células B		↓ Célula B circulantes ↑ Células memória ↓ Células B *naïve*; diversidade ↑ Células B IgD – CD27– ↓ Células B CD19 + CD27 + ↑ Células B de memória CD19 +, CD38–, CD24– ↓ Célula B CD5 + CD40+ Produção de IL-10 e TNF-α por células B *naïve* Sem alterações quantitativas de Acs ↓ Eficácia e avidez de resposta de Acs ↓ Produção de Acs Ag-específicos ↑ Concentração sérica de auto-Acs ↑ Auto-Acs não órgão-específicos ↑ Níveis séricos de IgA e subclasse IgG1,2,3, ↓ IgD ↓ Repertório de BCR, expansão monoclonal de linfócitos B e ↑ de Igs monoclonais Regulação negativa de E2A, AID e mudança de classe Ig
Células T	Total	Declínio de células T *naïve*, ↓ Produção de IL-2 e resposta comprometida ↓ Potencial de proliferação de células T *naïve* Acúmulo de células T de memória; ↓ *naïve* ↓ Treg ↓ TREC ↓ CD40L ↑ Homeostase e renovação de células T Razão CD4/CD8 invertida ↑ Mediadores inflamatórios ↑ Th17/Treg ↑ T memória senescente CD28-CTLA4+ PD1+KLRG1+ ↑ Células T exaustas

(*Continua*)

Quadro 2.4. Alterações na imunidade adaptativa relacionadas à idade. (*Continuação*)

Subtipo de linfócito		Alterações associadas à imunossenescência
Células T	CD8+	Restrição repertório de TCR, expansão clonal de células TCD8 + ↑ T CD8 + de memória com fenótipo *naïve* ↑ de CD57+ em T CD28 – e T CD28 + Células TEMRA CD8 + (subconjunto de T de memória efetora CD45RA +), expressão alterada de CD127 e ↓ resposta à IL-7 ↓ Função efetora de célula T CD8+
	CD4+	↓ Capacidade e expressão de marcadores de diferenciação e ativação (CD40L e CD25) Estado pró-inflamatório ↑ Produção de TNF-α ↑ Diferenciação Th2 ↑ Produção de IL-4 e citocinas Th2 ↑ Th17 induzido por citocinas pró-inflamatórias (IL-6)
Célula T Reg		↑ Número de células Treg periféricas Acúmulo de Treg natural e redução de células Treg induzíveis ↓ Treg *naïve* ↑ Treg de memória ↑ Proporção Treg/T CD4+ efetora ↓ Relação Th17/Treg após estímulo Função supressora ↓ ou normal Supressão mais potente em T CD4 + produtora de IL-10 Falha na geração células Treg CD8+ CCR7 + e deficiência de NADPH oxidase 2
T γδ		Proporção de células T γδ e αβ normal ↓ células T Vδ2 Subconjunto Vδ1 inalterado Inversão relação Vδ2/Vδ1 ↓ Capacidade proliferativa no subconjunto Vδ2
NK		↓ Gradual em células NK $CD56^{bright}$ Células NK $CD56^{dim}$ CD16 + – n° mantido/↑/↓ Expansão preferencial do subconjunto NK CD16 + $CD56^{dim}$, CD57 + ↓ Secreção do o IFN-γ em resposta a IL-2 ↓ Secreção de quimiocina em resposta à IL-12 ou IL-2 ↓ Resposta IFN-α/β ↑ Produção de IFN-γ por estímulo com PMA/ionomicina ↓ Citotoxicidade ↑ Expressão de KIR e ↓ de CD94/NKG2A ↓ Expressão de perforina em homens em comparação com mulheres Mulher – maior proporção de células NK $CD56^{bright}$ imaturo/NK $CD56^{dim}$ maduro e funções efetora NK maduras Biodisponibilidade reduzida, associada à função de célula NK preservada
MAIT		Redução progressiva de circulação MAIT

(*Continua*)

Quadro 2.4. Alterações na imunidade adaptativa relacionadas à idade. (*Continuação*)

Subtipo de linfócito	Alterações associadas à imunossenescência
NKT invariante (iNKT)	↓ Células iNKT $V\alpha24V\beta11$ Função inalterada em mulheres e ↓ homens. ↑ Células T CD4-, CD8 + $V\alpha24$ + e subconjunto CD4 + ↓ Subconjunto DN ↓ Potencial proliferativo de células iNKT $V\alpha24$ + $V\beta11$ + Predomínio de citocinas Th2

Acs: anticorpos; Ag: antígeno; MAIT: células T invariantes associadas à mucosa; TREC: círculos de excisão de receptores de células T; Treg: T reguladores.

Fonte: Santoro A, Bientinesi E, Monti D, 2021; Bianchini E, Pecorini S, De Biasi S, Gibellini L, Nasi M, Cossarizza A, *et al.*, 2019.[31]

Entre as alterações das respostas adaptativas no envelhecimento, o compartimento das células T é o mais afetado, o que contribui para a inflamação.[26] Duas mudanças principais no SI adaptativo caracterizam o envelhecimento: diminuição nas células T *naïve* com encolhimento do repertório de TCR e aumento nas células T de memória para diferentes antígenos e regulação positiva de moléculas pró-inflamatórias.

A atrofia do timo começa com 1 ano de idade, com perda de espaços epiteliais e o volume diminui cerca de 3%/ano até a meia-idade e menos de 1%/ano durante o resto da vida. Os espaços epiteliais são progressivamente perdidos e preenchidos pelos espaços perivasculares não epiteliais e adipócitos que produzem IL-6. A timopoiese continua a ocorrer a taxas muito baixas nos restos de tecido funcional durante a idade avançada. A involução do timo tem um impacto direto na geração de timócitos duplos positivos e perda de rearranjos de TCR *in situ,* essenciais para o repertório de células T cuja diversidade é mais dramática nas subpopulações de CD8, em oposição à das subpopulações de CD4.

A timopoiese é regulada por citocinas produzidas pelas células do estroma do timo, sendo citocinas centrais para a hematopoiese o GM-CSF, G-CSF, M-CSF, IL-1, IL-13, IL-6, IL-7, fator de células-tronco (SCF), oncostatina M e fator inibidor de leucemia (LIF). Com a idade, ocorrem mudanças nos padrões de citocinas, afetando a maturação, bem como a educação de células no timo, afetando predominantemente o padrão de expressão de LIF, oncostatina M, o fator de células-tronco, IL-6 e M-CSF. A citocina IL-7 permanece essencialmente inalterada com o avançar da idade. A família de citocinas IL-6 e outras citocinas, como TGFβ, LIF e hormônios, a exemplo de corticosteroides, têm sido implicados diretamente na involução do timo.[28]

A expressão de círculos de excisão de rearranjo de TCR (TREC) é uma forma de quantificar emigrantes tímicos recentes e a produção tímica. Células T maduras que saem do timo podem apresentar TREC em mais de 70% dos casos, TREC foram detectados em pessoas com 80 anos e em alguns centenários, indicando que, mesmo em idade avançada, pode haver uma saída tímica contínua de células T *naïve* derivadas de ilhotas linfopoiéticas tímicas residuais.[26]

No envelhecimento saudável, a proliferação homeostática mantém a riqueza do repertório por um *pool* efetivo de células T CD4 + *naïve*, e menor de T CD8 + *naïve*.[26]

Ocorre expansão de células T de memória para vírus latentes como o CMV, que podem se reativar ao longo da vida, afetando a diversidade do repertório de células T e causando o preenchimento do espaço imune com uma população de linfócitos T com fenótipo tardio diferenciado e o encolhimento do repertório de células T.[26] A infecção por CMV tem um impacto mais significativo do que a idade na expansão das células T efetoras de memória CD4+ e CD8+ CD28- diferenciadas tardiamente, incrementando a oligoclonalidade durante o envelhecimento humano.[26]

A capacidade de diferenciação das células T CD4+ em subconjuntos funcionais está comprometida e com respostas desreguladas, favorecendo um estado pró-inflamatório basal, com aumento de células Th17 pró-inflamatórias em relação às células T reguladoras supressoras, além de redução no auxílio às células B.[26]

Na Suécia, o estudo *OCTO/NONA* identificou marcadores imunes associados à mortalidade por todas as causas em idosos com mais de 85 anos de idade acompanhados por 2, 4 e 6 anos.[26] Foram identificados como marcadores de um fenótipo de risco imune (IRP):

1) Excesso de células T CD8 + CD27- CD28 – altamente diferenciadas e reativas a antígenos de citomegalovírus (CMV).
2) Redução da resposta proliferativa de células T a mitógenos.
3) Inversão na razão CD4:CD8.
4) Soropositividade para CMV.
5) Déficit de células B.

O IRP não foi confirmado no estudo *Leiden 85-Plus*, de coorte prospectivo de base populacional, com indivíduos de 85 anos que vivem em Leiden, Holanda. Esse estudo indica que diferenças entre os indivíduos dependem de fatores associados às suas imunobiografias, pois a imunossenescência é extremamente heterogênea e representa uma remodelação contínua em resposta a exposições imprevistas de longa duração a estressores externos e/ou internos.[26] Menor sobrevida foi vista com maiores níveis séricos de IL-6 e comprometimento cognitivo, sendo estes fatores mais associados à mortalidade do que o IRP.[26]

O CMV está associado à diminuição nas células T de memória central e aumento de células T de memória efetoras altamente diferenciadas e de células T de memória efetoras que reexpressam CD45RA (TEMRA), tanto em células T CD8+ como nas CD4+. Inicialmente acreditava-se que o CMV acelerava a imunossenescência, mas hoje ele pode ser considerado um estímulo recorrente que mantém um alerta imune sustentado que pode favorecer uma melhor resposta imune, não sendo necessariamente prejudicial. A resposta global aos vários antígenos de CMV foi associada a uma maior sobrevivência.[26]

As células T senescentes são células T CD28- diferenciadas, em estágio final de desenvolvimento e induzidas por estímulo antigênico repetido durante o envelhecimento cronológico. São caracterizadas por redução progressiva do comprimento dos telômeros e parada proliferativa e tendem a se acumular. São metabolicamente ativas e produzem grandes quantidades de citocinas pró-inflamatórias (fenômeno denominado fenótipo secretor associado a senescência (SASP)). [26]

A estimulação antigênica crônica provoca tanto o fenômeno de inflamação como o aumento do número de células T senescentes e o fenômeno de exaustão, com respostas inadequadas a estímulos proliferativos e a expressão de receptores inibitórios como PD-1, CTLA-4, KLRG1 e outros em subconjuntos de células T.[26]

Principal característica da medula óssea (MO) dos idosos é a redução da celularidade com substituição por gordura. A ocupação por tecido hematopoiético passa dos 40% a

60%, no adulto jovem, para 20% a 40% no idoso. No entanto, na ausência de doenças, a capacidade de proliferação e de maturação celular encontra-se preservada até idades bastante avançadas.[32]

A senescência imune não altera o número total de células B, mas há diminuição significativa do número e porcentagens de células B periféricas com a idade, afetando a diversidade do seu repertório e os isotipos de imunoglobulina.[26]

Essas alterações são relacionadas a vários mecanismos, entre eles a regulação negativa do fator de transcrição E47 e de AID (citidina deaminase induzida por ativação) que comprometem a recombinação de classe e hipermutação somática de Ig, o que colabora para reduzir a avidez de anticorpos. Há ainda redução da interação das células B com as células T auxiliares que apresentam redução na expressão CD40L, tão necessária para a cooperação entre elas.[26]

Foram identificados diminuição em subconjuntos de células B circulantes *naïve* (IgD + CD27-)[26] e aumento geral nas células de memória CD27+.[30] Um subconjunto de células B de memória, as células B de memória tardia/esgotada e pró-inflamatórias (IgD- e CD27-) que já passaram pela recombinação gênica e troca de classes de Ig, produz pouca IgM e apresenta aumento de CD86, MHC e CD40 na sua superfície. São designadas células B esgotadas, com perda da capacidade de resposta.[30]

As células B reguladoras, são potentes supressores de respostas imunes, agem por mecanismos dependentes de contato e secreção de IL-10. Estudos indicam que a produção de IL10 de todas as células B diminui com a idade, enquanto a capacidade de produzir TNF-α não é afetada.[30]

Os níveis elevados de TNF-α, típicos de inflamação, podem induzir a maior liberação de IL-6 e TNF-α por células B não estimuladas e de memória e torná-las não responsivas a antígenos exógenos, mitógenos ou vacinas e contribuir para o ambiente inflamatório. As células B senescentes pró-inflamatórias têm parada do ciclo celular, telômeros mais curtos, secretam citocinas pró-inflamatórias e não trocam de classe quando estimuladas com antígenos e mitógenos *in vitro*.[26,30]

Uma possível explicação para a redução de anticorpos específicos é um defeito no processo de maturação por afinidade, que ocorre no centro germinativo (CG) dos tecidos linfoides secundários e é dependente de células acessórias, células T e células dendríticas foliculares (CDFs). O tamanho e o número total de folículos de células B no baço humano, placas de Peyer e linfonodos não demonstraram diferenças relacionadas à idade,[30] mas existe alteração em moléculas coestimulatórias e sinalização de citocinas.

Células B de memória aumentam e podem povoar os CG, reduzindo a diversidade de células B neste local. Evidências indicam que células B recém-chegadas a um CG de idosos podem já ter passado por maturação de afinidade em resposta a um antígeno, e sua capacidade de resposta a um novo antígeno pode estar comprometida.[30]

Em idosos, o repertório de células B da memória antígeno-específicas são expandidas e, em alguns casos, sofrem maturação por afinidade no centro germinativo. A perda de capacidade de seleção clonal permite permanência de clones com uma região CDRH3 maior e prejudicial, com potencial aumento anticorpos autorreativos.[30]

Entre os 70 e 89 anos, é descrito aumento do nível da subclasse IgG2, que responde a antígenos T independentes, mas a capacidade efetora é limitada por sua baixa afinidade pelos receptores Fcγ. O repertório de IgG1 em idosos é alterado e indica uma possível mudança nos mecanismos de ativação/tolerância. A maior produção de IL-10 e de IFN se correlaciona a uma diminuição nos níveis de IgG em resposta à vacinação contra influenza em humanos. A resposta sérica de IgA e IgM à vacina de pneumococo em idosos diminui com a idade.[30]

Inflammaging

A inflamação é um processo fisiológico sistêmico que envolve a maioria das células e órgãos do corpo, sendo que os tecidos contribuem de forma diferente para o início e progressão da inflamação produzindo efeitos restritos a determinados locais ou sistêmicos.[26]

O nível de inflamação é fortemente associado à idade biológica, e não à cronológica, e representa um fator crítico na grande variabilidade entre os idosos, podendo promover desde um envelhecimento saudável e uma imunossenescência bem-sucedida, até uma inflamação patogênica associada à ampla gama de doenças.[26]

Vários mecanismos biológicos básicos contribuem para a inflamação no idoso (e resumidos no Quadro 2.5).

Quadro 2.5. Características da *inflammaging*.

Presença de debris celulares, PAMPs, DAMPs, mtDNA e miRNA inflamatórios
Aumento de N-glicanas agalactosiladas
Via de coagulação alterada
Disfunção mitocondrial
Presença de células senescentes
Citocinas inflamatórias aumentadas
Autofagia prejudicada
Atividade do proteassoma prejudicada
Diminuição da via de regulação do complemento
Disbiose
Metainflamação

DAMPs: padrões moleculares associados a perigo; miRNA: microRNA; mtDNA: DNA mitocondrial; PAMPs: padrões moleculares associados a patógenos.

Fonte: Santoro A, Bientinesi E, Monti D, 2021.

1) Acúmulo de mediadores pró-inflamatórios derivados de células senescentes de vários tecidos, que podem disseminar o fenótipo senescente para células vizinhas e promover doenças relacionadas à idade.[26]
2) Aumento da produção de resíduos celulares e resultantes da morte ou dano celular (DAMPs) reconhecidos por TLRs, receptores semelhantes a NOD (NLR) e cGMP-AMP-sintase (cGAS) e que podem estimular a imunidade inata e consequente aumento na produção de citocinas pró-inflamatórias.[26]
3) Capacidade de descarte diminuída. Redução das vias que regulam a proteostase, como autofagia, e da atividade do proteassoma resultando em acúmulo de agregados de proteínas mal dobrados.[26] A autofagia degrada constituintes celulares obsoletos ou danificados e gera reservas moleculares para novos componentes. Por meio desse processo, as células envelhecidas atualizam seu equipamento molecular e limpam proteínas e organelas danificadas, implicadas em doenças

relacionados à idade, de cardiomiopatia à neurodegeneração. A ativação direta do fluxo autofágico pode significar aumento do tempo de vida e a expectativa de saúde.[33]

4) Encurtamento do telômero e dano ao DNA nuclear, mediado por ROS e outros agentes, desencadeando resposta de reparo do DNA e produção de compostos pró-inflamatórios.[26] Telômeros mais curtos nos linfócitos têm sido associados a maior risco de desenvolvimento de carcinomas e maiores chances de mortalidade por doenças infecciosas e doença cardíaca em maiores de 60 anos. O comprimento dos telômeros diminui com a idade nas células T e em menor grau nas células B.[30]
5) Aumento de microRNA pró-inflamatório circulante (inflammaMIR).[26]
6) Acúmulo no sangue de N-glicanos agalactosilados pró-inflamatórios – um dos mais poderosos marcadores de idade biológica em humanos.[26]
7) Ativação intensa da via de coagulação com aumento da inflamação e do risco de trombose arterial e venosa.
8) Regulação prejudicada da via do complemento que pode induzir uma reação inflamatória local em doenças degenerativas.[26]
9) Excesso de energia/nutrientes que ocasiona um processo inflamatório coordenado por células metabolicamente ativas denominado "metainflamação" ou "inflamação metabólica".[26] A sinalização de mTOR controla o acúmulo da biomassa, modulando os principais processos celulares, incluindo a síntese de proteínas. As células alternam a atividade de mTOR em resposta a oscilações de nutrientes ou jejum. Um programa anabólico intenso e inibição da autofagia ocorre quando a energia, fatores de crescimento e fatores macromoleculares são abundantes. Em condições de escassez de energia ou oxigênio, as reservas de ATP se esgotam e o complexo proteinaquinase ativada por AMP (AMPK), um regulador de energia celular, é ativado, inibe mTOR e reprograma o metabolismo para longe das vias anabólicas. A desregulação da sinalização de mTOR tem sido implicada em distúrbios metabólicos, neurodegeneração, câncer e envelhecimento.[34] A sinalização de mTOR contribui para a exaustão de *pools* de células-tronco e dificulta a autorrenovação do tecido em idosos. A hiperatividade de mTOR é uma característica das células senescentes, que sintetizam e secretam citocinas pró-inflamatórias.[33]
10) Disbiose intestinal – importante para a homeostase do SI e fonte de estímulos inflamatórios durante o envelhecimento.[26] A fisiologia do intestino sofre mudanças significativas com a idade, sendo necessário entender a complexa relação entre fisiologia intestinal, microbiota e o sistema imune da mucosa no envelhecimento. Mudanças nutricionais afetam a disponibilidade de triptofano e a diversidade microbiana, refletindo na imunidade.[30]
11) Mediadores fisiológicos homeostáticos, como o cortisol, variam com o tempo e o estresse, o que pode diminuir a eficácia do sistema imune na terceira idade. Diferentes aspectos da imunidade são afetados por um desequilíbrio de DHEA/cortisol, incluindo a redução da produção de anticorpos a partir de células B.[30]

Os gatilhos mais comuns para a inflamação incluem infecções crônicas (infecção viral persistente por CMV), inatividade física, obesidade (visceral), disbiose intestinal, dieta inadequada, isolamento social, estresse psicológico, adversidades no início da vida, sono e ritmo circadiano perturbados e exposição a xenobióticos, como poluentes atmosféricos, resíduos perigosos, produtos químicos industriais e tabagismo.[26]

A estimulação inflamatória crônica, se mantida abaixo de certo limiar, gera a ativação de redes anti-inflamatórias adaptativas secundárias, em um processo dinâmico e ativo capaz de desencadear vias moleculares específicas destinadas a inibir e resolver inflamações perigosas.[26] Por um lado, indivíduos com atividade anti-inflamatória bem preservada e organizada são capazes de neutralizar o aumento de marcadores inflamatórios relacionados à idade (inflamação); por outro lado, o desenvolvimento de doenças relacionadas à idade é resultado da estimulação excessiva de respostas pró-inflamatórias e/ou reação anti-inflamatória ineficaz. A *inflammaging*, portanto, é resultado da remodelação desequilibrada entre as redes inflamatórias e anti-inflamatórias.[26]

Idosos produzem mais citocinas pró-inflamatórias, como IL-1β, IL-6, IL-15 e TNF-α que, com IL-8 e proteína C-reativa (PCR), são considerados biomarcadores circulantes de inflamação.[26] Também são biomarcadores moléculas inflamatórias presentes no plasma, com a proteína de ligação às IL-18, IL-22 e proteína sérica amiloide A, aos fibrinogênio e fator de Von Willebrand, à resistina (expressa no tecido adiposo branco e relacionada à resistência à insulina) e aos leucotrienos.[26]

A quimiocina CXCL9 produzida por neutrófilos, macrófagos e células endoteliais tem ação quimiotática para células T e foi identificada como assinatura imune para inflamação crônica relacionada à idade, indicativa de imunossenescência e de múltiplas doenças.[26]

Algumas variantes genéticas tendem a aumentar as citocinas anti-inflamatórias e outras, associadas ao envelhecimento bem-sucedido e mais comuns entre pessoas que atingem as idades mais avançadas, tendem a diminuir as citocinas pró-inflamatórias.[26] Associados à inflamação, foram identificados polimorfismos de nucleotídeo único (SNPs) nas regiões promotoras dos genes que codificam a IL-6 e o IFN-γ.

Indivíduos do sexo masculino geneticamente predispostos à longevidade e que produzem baixos níveis de IL-6 apresentam citosina no lócus 174 de IL-6 (indivíduos C+). Menor sobrevida foi associada à ausência de citosina (indivíduos C-) no lócus 174 de IL-6. Em mulheres, os níveis de IL-6 aumentam em idade posterior à dos homens e são independentes da atividade do lócus C/G–174.[26]

A baixa produção de IFN-γ e a longevidade em centenários (homens e mulheres) estão associadas ao alelo + 874 A (adenina) para o gene IFN-γ.[26]

Macrófagos desempenham papel fundamental na resposta inflamatória, pois expressam muitos receptores para DAMPs e estão presentes em quase todos os órgãos e tecidos do corpo. A liberação de citocinas por monócitos e macrófagos pode ser modulada também por adipocinas e hormônios adrenais, cujos níveis circulantes são alterados com a idade.[26]

Células imunocompetentes, incluindo células T e B, se infiltram e proliferam no tecido, contribuindo significativamente para gerar inflamação crônica e de baixo grau, regulando o recrutamento de células imunes inatas para o tecido adiposo e produção de citocinas pró-inflamatórias.[34] As células B de memória senescentes contribuem com o ambiente inflamatório geral, pois secretam níveis mais altos de IL-6 e TNF-γ.[30]

No envelhecimento, ocorre uma complexa interação de fatores imunes, hormonais e neuroendócrinos.[26] No geral, a composição corporal muda com a idade, ocorrendo uma perda gradual de massa magra, combinada com o acúmulo de tecido adiposo em diferentes locais.[34] O aumento do tecido adiposo branco visceral ocasiona alterações imunometabólicas substanciais. Diferentes tipos de células, como adipócitos, são fonte endócrina de mediadores pró-inflamatórios (hormônios, proteínas de fase aguda, citocinas, adipocinas e fatores de crescimento), estabelecendo e sustentando uma inflamação crônica de baixo grau e contribuindo para o desenvolvimento de doenças metabólicas.[26]

Além disso, o aumento do número de adipócitos nos órgãos linfoides primários produz perda de nichos celulares e de função, com mudança na taxa de produção de novos linfócitos, repercussão na longevidade de clones de linfócitos específicos, menor tempo de vida replicativa e limitação funcional.[34]

As mudanças relacionadas à idade no SI são diferentes entre homens e mulheres e acentuam-se após os 65 anos.[26] A imunossenescência se desenvolve mais cedo nos homens do que nas mulheres, que, apesar de terem uma expectativa de vida maior, apresentam maior prevalência de padrões de multimorbidade.[26]

Durante a menopausa, as mulheres têm marcadores pró-inflamatórios mais elevados, como PCR e GM-CSF, mas os hormônios femininos favorecem o aparecimento de Treg e maior produção de IL-10, neutralizando os efeitos adversos da inflamação relacionada com a idade. Em homens, há maior expressão de genes relacionados a células mieloides, maior atividade de monócitos e inflamação e uma diminuição mais rápida do número e a atividade das células B e T.[26]

Suscetibilidades no processo de imunossenescência

À medida que a imunossenescência avança, os idosos também se tornam mais suscetíveis a doenças infecciosas, presença de autoanticorpos e câncer.[27] Pessoas idosas têm risco aumentado de desenvolver e morrer de infecções virais, como influenza e COVID-19, risco este que tende a crescer com o aumento da idade.[26,27]

Os idosos são geralmente os primeiros a serem afetados pelas epidemias de infecções respiratórias e, com frequência, sofrem as piores condições clínicas.

As diferentes remodelações e reações adaptativas do sistema imune desencadeadas pela inflamação podem explicar a suscetibilidade diferente ao COVID-19 entre os idosos. Má remodelação e má adaptação do sistema imune, desencadeadas por um alto índice de inflamação, podem aumentar o risco de infecção por SARS-CoV-2, assim como a gravidade da doença.[26]

Com o evoluir da idade, existe produção de autoanticorpos por relaxamento dos mecanismos de tolerância, tendência à polirreatividade de IgM ou IgG2. Muitos anticorpos autorreativos surgem ou aumentam no envelhecimento, mas não são necessariamente patogênicos.[30]

O aumento do fator reumatoide ocorre independentemente de o indivíduo ter artrite reumatoide. Os anticorpos antinucleares (ANA) estão aumentados no idoso (acima de 65 anos) na ausência de doença; sem associação ou correlação com outros fatores de risco de natureza imune como proporção de células T CD4/CD8, soropositividade para CMV, correlação com a sobrevida ou com os níveis séricos de marcadores de inflamação. Outros autoanticorpos como anti-ssDNA, cardiolipina e dsDNA também sofrem aumentos relacionados à idade.[30]

Com relação à vasculite associada ao ANCA (anticorpos citoplasmáticos antineutrófilos) cujos alvos mais comuns são mieloperoxidase (MPO-ANCA) e proteinase 3 (PR3-ANCA), existe maior possibilidade de falha nos mecanismos de tolerância das células B com a idade, com pico incidência entre 65 e 74 anos e caracterizada por ativação de neutrófilos e inflamação sistêmica que afeta articulações, pulmões, rins e outros tecidos.[30]

A *inflammaging* está relacionada ao desenvolvimento de doenças associadas à idade, particularmente doenças metabólicas.

Considerações finais

O conhecimento da ontogenia do sistema imune e do seu processo de envelhecimento facilita a compreensão das vulnerabilidades a processos infecciosos, nas várias fases da vida, assim como a compreensão do aparecimento de doenças de natureza inflamatória e de malignidades.

A necessidade de realizar avaliações do sistema imunológico depende do quadro clínico, do tipo de infecção, da recorrência, da gravidade, dos agentes envolvidos, assim como das idades de aparecimento, considerando-se que os erros inatos da imunidade (EII) podem ter início em qualquer idade, ainda que sejam mais comuns na infância.

Referências bibliográficas

1. Ygberg S, Nilsson A. The developing immune system – from foetus to toddler. Acta Pædiatrica. 2012;101(2)120-7. doi: 10.1111/j.1651-2227.2011.02494.x.
2. Georgountzou A, Papadopoulos NG. Postnatal innate immune development: from birth to adulthood. Front Immunol. 2017;8:957. doi: 10.3389/fimmu.2017.00957.
3. Haynes BF, Hale LP. The human thymus. A chimeric organ comprised of central and peripheral lymphoid components. Immunol Res. 1998;18(2):175-92.
4. Park JE, Jardine L, Gottgens B, Toichmann SA, Haniffa M. Prenatal development of human immunity. Science. 2020;368(6491):600-3. doi: 10.1126/science.aaz9330.
5. Haddad R, Guardiola P, Izac B, Thibault C, Radich J, Delezoide AL, et al. Molecular characterization of early human T/NK and B-lymphoid progenitor cells in umbilical cord blood. Blood 2004;104(13):3918-26. doi: 10.1182/blood-2004-05-1845.
6. Janeway CA, Murphy K, Weaver C (eds). Immunobiology. Basic concepts in Immunology. 9. ed. United States: Garland Science, 2017. Cap 1. p. 1-36.
7. Basha S, Surendran N, Pichichero M. Immune responses in neonates. Expert Rev Clin Immunol. 2014;10(9):1171-84. doi: 10.1586/1744666X.2014.942288.
8. Levy O. Innate immunity of the newborn: basic mechanisms and clinical correlates. Nat Rev Immunol. 2007;7(5):379-90. doi: 10.1038/nri2075.
9. Rechavi E, Lev A, Lee YN, Ju A, Yinon Y, Lipitz S, et al. Timely and spatially regulated maturation of B and T cell repertoire during human fetal development. Sci Transl Med. 2015;7(276):276ra25.
10. Strugnell RA, Wijburg OLC. The role of secretory antibodies in infection immunity. Nat Rev Microbiol 2010;8(9):654-67. doi: 10.1038/nrmicro2384.
11. Pan-Hammarström Q, Zhao Y, Hammarström L. Class-switch recombination: a comparison between mouse and human. Adv Immunol. 2007;93:1-61.
12. Estes ML, McAllister AK. Maternal immune activation: Implications for neuropsychiatric disorders. Science. 2016;353(6301):772-77.
13. Semmes EC, Chen JL, Goswami R, Burt TD, Permar SR, Fouda GG. Understanding early-life adaptive immunity to guide interventions for pediatric health. Front Immunol. 2021;11:595297. doi: 10.3389/fimmu.2020.595297.
14. Siegrist CA, Aspinall R. B cell responses to vaccination at the extremes of age. Nat Rev Immunol. 2009;9(3):185-94. doi: 10.1038/nri2508.
15. Yerkovich ST, Wikstrom ME, Suriyaarachchi D, Prescott SL, Upham JW, Holt PG. Postnatal development of monocyte cytokine responses to bacterial lipopolysaccharide. Pediatr Res. 2007;62(5): 547-52. doi: 10.1203/PDR.0b013e3181568105.
16. Frakking FN, Brouwer N, Zweers D, Merkus MP, Kuijpers TW, Offringa M, et al. High prevalence of mannose-binding lectin (MBL) deficiency in premature neonates. Clin Exp Immunol. 2006;145(1):5-12. doi: 10.1111/j.1365-2249.2006.03093.x.
17. Sharma AA, Jena R, Butlera A, Lavoiea PM. The developing human preterm neonatal immune system: a case for more research in this area. Clin Immunol. 2012;145(1):61-8. doi: 10.1016/j.clim.2012.08.006.

18. Takahashi N, Kato H, Imanishi K, Ohki T, Uehara R, Momoi MY, et al. Change of specific T cells in an emerging neonatal infectious disease induced by a bacterial superantigen. Microbiol Immunol. 2009;53(9):524-30. doi: 10.1111/j.1348-0421.2009.00155.x.
19. Adkins B, Leclerc C, Marshall-Clarke S. Neonatal adaptive immunity comes of age. Nat Rev Immunol. 2004;4(7):553-64. doi: 10.1038/nri1394.
20. Tolar J, Hippen KL, Blazar BR. Immune regulatory cells in umbilical cord blood: T regulatory cells and mesenchymal stromal cells. Br J Haematol. 2009;147(2):200-6. doi: 10.1111/j.1365-2141.2009.07781.x.
21. Risdon G, Gaddy J, Horie M, Broxmeyer HE. Alloantigen priming induces a state of unresponsiveness in human umbilical cord blood T cells. Proc Natl Acad Sci USA. 1995;92:2413-7. doi: 10.1073/pnas.92.6.2413.
22. Kollmann TR, Levy O, Montgomery RR, Goriely S. Innate immune function by Toll-like receptors: distinct responses in newborns and the elderly. Immunity. 2012;37(5):771-83. doi: 10.1016/j.immuni.2012.10.014.
23. Walker JC, Smolders MA, Gemen EF, Antonius TA, Leuvenink J, de Vries E. Development of lymphocyte subpopulations in preterm infants. Scand J Immunol. 2011;73:53-8. doi: 10.1111/j.1365-3083.2010.02473.x.
24. Zandvoort A, Tiemens W. The dual function of the splenic marginal zone; essential for the initiation of anti-TI-2 responses but also vital in the general first-line defense against blood-bourn antigens. Clin Exp Immunol. 2002;130:4-11. doi: 10.1046/j.1365-2249.2002.01953.x.
25. Yu JC, Khodadadi H, Malik A, Davidson B, Salles ÉDSL, Bhatia J, et al. Innate immunity of neonates and infants. Front Immunol. 2018;9:1759. doi: 10.3389/fimmu.2018.01759.
26. Santoro A, Bientinesi E, Monti D. Immunosenescence and inflammaging in the aging process: age-related diseases or longevity? Ageing Res Rev. 2021;71:101422. doi: 10.1016/j.arr.2021.101422.
27. Kennedy BK, Berger SL, Brunet A, Campisi J, Cuervo AM, Epel ES, et al. Geroscience: linking aging to chronic disease. Cell. 2014;159(4):709-13. doi: 10.1016/j.cell.2014.10.039.
28. Ponnappan S, Ponnappan U. Aging, and immune function: molecular mechanisms to interventions. Antioxid Redox Signal. 2011;14(8):1551-85. doi: 10.1089/ars.2010.3228.
29. Uciechowski P, Rink L. Neutrophil, basophil, and eosinophil granulocyte functions in the elderly. In: Fulop T, Franceschi C, Hirokawa K, Pawelec G. (eds) Handbook of immunosenescence. New York: Springer, 2019. p. 863-89. https://doi.org/10.1007/978-3-319-64597-1_22-1.
30. Dunn-Walters DK, O'Hare JS. Older human B cells and antibodies. In: Fulop T, Franceschi C, Hirokawa K, Pawelec G (eds) Handbook of immunosenescence. New York: Springer, 2019. p. 785-819. https://doi.org/10.1007/978-3-319-99375-1_21.
31. Bianchini E, Pecorini S, De Biasi S, Gibellini L, Nasi M, Cossarizza A et al. Lymphocyte subtypes and functions in centenarians as models for successful aging. In: Fulop T, Franceschi C, Hirokawa K, Pawelec G (eds) Handbook of immunosenescence. New York: Springer, 2019. p. 3-38. https://doi.org/10.1007/978-3-319-99375-1_2.
32. Longo DL. Bone marrow in aging: changes? Yes; clinical malfunction? Not so clear. Blood. 2008;112(11):sci-1. doi: https://doi.org/10.1182/blood.V112.11.sci-1.sci-1.
33. Liu GY, Sabatini DM. mTOR at the nexus of nutrition, growth, ageing and disease. Nat Rev Mol Cell Biol. 2020;21:183-203. https://doi.org/10.1038/s41580-019-0199-y.
34. Aspinall R, Lang PO. Interventions to restore appropriate immune function in the elderly. Immun Ageing. 2018;15:5. doi: 10.1186/s12979-017-0111-6.

3

Imunidade Inata

Luiz Fernando Job Jobim | Mariana de Sampaio Leite Jobim Wilson

Introdução

Uma boa prática em Medicina é a de esperar que uma infecção viral se resolva naturalmente. O paciente recupera-se em poucos dias por conta da imunidade inata ou natural decorrente de defesas que agem por intermédio das barreiras físicas e químicas da pele e das mucosas, assim como por células especializadas e moléculas como as do sistema do complemento. A superfície da pele e das mucosas produzem substâncias com atividade antimicrobiana enquanto o estômago libera ácido clorídrico com prejuízo aos patógenos. No entanto, alguns desses micro-organismos conseguem ultrapassar esses obstáculos, infectando células e eventualmente espalhando-se, mas podem ser contidos pela resposta imune inata celular. Essa resposta é representada pelos macrófagos, neutrófilos e células *natural-killer* (NK) que têm receptores para reconhecer componentes moleculares nos micróbios, em associação ou não com moléculas do antígeno leucocitário humano (HLA, do inglês *human leukocyte antigen*), assim como receptores para as frações do sistema do complemento ou para a porção *fragment crystallizable* (Fc) de IgG e IgA, que se acoplam na superfície dos invasores, seguindo-se de ativação e rápida destruição por intermédio da fagocitose.

Outros receptores induzem a produção de diferentes proteínas e substâncias com efeito benéfico, incluindo-se a atividade antimicrobiana e o recrutamento de outras células, fluidos e moléculas para o local da inflamação. A atividade da resposta inflamatória inata é usualmente rápida e benéfica, eliminando patógenos e células mortas e promovendo a cura sem deixar memória imunológica, na concepção clássica. Entretanto, observou-se que os invertebrados apresentam rejeição de aloenxerto após transplante de tecido, um fenômeno atribuído à memória imunológica. Também se verificou a indução de uma resposta inata mais intensa e rápida nas reinfecções de invertebrados. Esse tipo de resposta foi denominado "imunidade treinada". Modificações da cromatina resultam em mudança do fenótipo das células imunes inatas durante a resposta imune.[1,2]

Ao mesmo tempo que essas atividades se desenvolvem, as células dendríticas viajam para os linfonodos e apresentam os peptídeos antigênicos dos micro-organismos aos linfócitos, ativando a resposta imune adaptativa. Anteriormente, estruturas moleculares produzidas apenas pelos patógenos microbianos, não pelo hospedeiro, essenciais para sobrevivência do microrganismo, podem ser reconhecidas por receptores das células. Os denominados "padrões moleculares associados a patógenos" (PAMP) são compartilhados por vários grupos de micro-organismos. As proteínas transmembrana presentes em macrófagos, neutrófilos e células dendríticas, que reconhecem estes PAMP são denominados "receptores de padrão de reconhecimento" (PRR) ou TLR (do inglês, *Toll-like* receptor).[3] Dessa maneira, a imunidade inata é considerada a primeira barreira contra as infecções, sendo também responsável pela continuidade da defesa imunológica por intermédio da interação efetiva com as células próprias da imunidade celular e humoral do sistema imune adaptativo.

O estudo dos *erros inatos da imunidade* foi por muito tempo relacionado às doenças que convencionalmente foram denominadas "imunodeficiências primárias" (IDP) nas quais os defeitos genéticos conferiam susceptibilidade para infecções por inúmeros patógenos e decorrentes de mutações bem definidas em genes que afetam o número e a função das células responsáveis pela defesa imunológica. O exemplo clássico é a agamaglobulinemia ligada ao X (XLA) decorrente da mutação no gene da Bruton tirosinaquinase (BTK), ocasionando ausência de linfócitos B e, consequentemente, de imunoglobulinas (Ig).[4]

Nas últimas décadas, foi reconhecida a variabilidade natural de susceptibilidade do hospedeiro às infecções para agente único ou para poucos patógenos, tendo sido estas referidas como IDP "não convencionais", abrangendo diversas doenças conhecidas na esfera dos *erros inatos da imunidade inata*. Um exemplo clássico foi o relato de um menino de 6 anos que apresentou meningite meningocócica sensível à ampicilina, em que foram identificados três processos infecciosos consecutivos durante o mesmo mês.[5] A bactéria isolada *Neisseria meningitis*, grupo Y, tipo IV, era sensível à terapêutica usada e a concentração sérica do antibiótico estava adequada. Altos níveis de anticorpos específicos foram formados, porém não protegeram o paciente. A investigação do complemento hemolítico e de sua atividade bactericida era totalmente deficiente e atribuída à ausência da fração C6. A recorrência da meningite nesse paciente suporta o conceito do papel do complemento sérico na resistência a certas bactérias, existindo a necessidade de um estudo completo desse sistema de imunidade natural em indivíduos com infecções repetitivas. O Capítulo 33 é dedicado a defeitos do sistema do complemento.

Outros exemplos de susceptibilidade monogênica com defeitos da imunidade inata são a doença pneumocócica invasiva (DPI) e a susceptibilidade mendeliana para micobacterioses, para encefalite por herpesvírus simples tipo I (HSV1) e para infecções fúngicas, em especial para a candidíase mucocutânea crônica (CMC). Na maioria das patologias, podem existir defeitos que abranjam inicialmente a imunidade inata seguida da adaptativa, exemplificando-se pela ausência ou diminuição na produção de linfocinas, essenciais para o desenvolvimento, a proliferação e a sobrevida dos linfócitos T e B.

Barreiras físicas, químicas e microbianas contra a infecção

Nossos órgãos internos estão protegidos da invasão dos agentes infecciosos pelas membranas mucosas e epiteliais localizadas estrategicamente no nível da pele, das mucosas digestivas, dos epitélios urogenitais, ductos de glândulas salivares, lacrimais, saliva e leite. Essas barreiras são mais do que simples envelopes protetores, pois elaboram defesas químicas, sintetizando moléculas com atividade antimicrobiana.

A pele é uma barreira física com duas camadas de células epiteliais e derme. A primeira, denominada "queratina", tem diversas camadas de células mortas e de proteína à prova de água; a segunda, a derme, é composta de tecido conjuntivo, contendo vasos sanguíneos, folículos de pelos, glândulas sebáceas e de suor, além de células dendríticas, macrófagos e mastócitos carregados de histamina. O trato respiratório e urogenital tem uma barreira com camadas de células epiteliais que não permite a passagem de bactérias, além de cílios e muco que bloqueiam e afastam esses agentes infecciosos. A tosse complementa essas últimas defesas, expulsando o muco infectado para o exterior.

As principais proteínas com propriedades antibacterianas são a lisozima produzida pela saliva, pelas lágrimas e por outros fluidos respiratórios capazes de clivar componentes da parede bacteriana (peptidoglicano). A lactoferrina liga-se e sequestra íons metálicos, importantes para o desenvolvimento de fungos e bactérias. O psoriasin é produzido pela pele e tem efeito protetor contra a *Escherichia coli*. Existem outros peptídeos com atividade antibacteriana, como as defensinas e catelecidinas, sendo produzidos pelas células epiteliais de vários tecidos, incluindo as células de Paneth encontradas no fundo das criptas, entre os vilos intestinais. Essa última linha de defesa permite a manutenção de flora bacteriana adequada e necessária para a proteção imunológica do trato intestinal. Não se pode esquecer que o epitélio respiratório produz o surfactante, conjunto de proteínas e lipídios lubrificantes que aderem na membrana de bactérias e ajudam na prevenção por estímulo à fagocitose. Por último, o trajeto do alimento deglutido tem, na acidez do estômago, um forte componente de destruição dos patógenos, do mesmo modo que a flora bacteriana intestinal exerce importante barreira para que bactérias indesejáveis ali não se estabeleçam.[6]

A interação complexa entre a microbiota das superfícies cutânea e de mucosas e o sistema imune inato constitui relevante barreira protetora mais recentemente estudada.[7]

Sinalização, transcrição e fagocitose

Quando os patógenos conseguem penetrar em nosso organismo, apesar das barreiras naturais existentes, a resposta imune inata-celular pode destruí-los. Os macrófagos, neutrófilos e células dendríticas teciduais assim como os monócitos do sangue são responsáveis pela fagocitose e pelo início da resposta imune inata e, em seguida, pela resposta imune adaptativa com o auxílio dos linfócitos T e B. Essas células são as sentinelas de nossas defesas e reconhecem os micróbios por meio de receptores de membrana para moléculas ligantes na superfície desses agentes, induzindo a extensão da membrana plasmática que permite engolfar os invasores e formar um fagossoma. Os lisossomos circundam e fundem-se com o fagossoma, liberando enzimas que destroem os micróbios no interior do fagolisossoma. As moléculas ligantes existentes nos micróbios são, em sua maioria, carboidratos, lipopolissacarídeos (LPS), flagelina e betaglucans. Elas também são denominadas PAMP, expressando-se nas espécies patogênicas e não patogênicas.

Os receptores de nossas células que identificam os PAMP são os PRR, dos quais existem cinco famílias: a dos receptores Toll (receptores do tipo Toll), a dos receptores do tipo lectina, receptores do tipo NOD (NLR), a dos receptores RIG-I e a dos sensores citossólicos de ácido desoxirribonucleico (DNA). As diferentes famílias de PRR têm propriedades distintas, embora semelhantes na transdução de sinal. Os receptores Toll fazem parte da primeira família descoberta de PRR, tendo sido caracterizada sua estrutura de ligação com os PAMP e de indução da resposta imune inata. Os estudos em drosófilas esclareceram que mutações em alguns genes de TLR proporcionavam susceptibilidade para infecção fatal pelo fungo *Aspergillus fumigatus*.

Muitos receptores Toll foram identificados como capazes de sinalizar ou de detectar uma variedade de PAMP em bactérias, fungos, vírus e parasitas assim como as moléculas associadas com células necróticas (DAMP) ou estruturas moleculares endógenas existentes em células mortas, expostas quando há lesão tecidual. Os TLR são proteínas da membrana celular da maioria das células de origem mieloide que compartilham um elemento denominado "repetições ricas em leucina" (LRR) em sua estrutura celular, sendo que múltiplos LRR conferem um formato de ferradura para esse domínio ligante extracelular da cadeia de polipeptídeos dos TLR. A parte intracelular dos TLR é denominada "domínio TIR", local de ligação com as moléculas adaptadoras que ativam a sinalização. Quando os TLR aderem aos seus ligantes PAMP ou DAMP nas bactérias ou células mortas, via seus domínios extracelulares LRR, eles são induzidos a dimerizarem consigo mesmos, formando um homodímero. O TLR2 pode formar heterodímeros com TLR1 e TLR6. Os TLR4/4 são os receptores da imunidade inata que reconhecem os LPS das bactérias Gram-negativas e as proteínas virais na membrana celular e nos endossomos; o TLR5/5 identifica as bactérias flageladas; o TLR11/11, as bactérias urogenitais, o TLR2/6, os Gram-positivos; o TLR7/7 e o TLR8/8, o ácido ribonucleico (RNA) viral; o TLR9/9, o DNA bacteriano e viral.

Os receptores Toll não existem somente na membrana plasmática das células da imunidade inata, mas também na membrana dos endossomos e dos lisossomos que, por sua vez, identificam componentes internos dos micróbios após a sua degradação. Esses TLR sinalizam e induzem a expressão de proteínas efetivas no combate aos vírus, como interferon alfa (IFN-α) e beta (INF-β).[8]

Os estudos da sinalização via TLR revelam que a ativação acontece por muitos dos mesmos genes. Um importante exemplo é o fator de transcrição NF-κβ, reconhecido como chave para a indução de muitos genes inatos da inflamação, incluindo os que codificam defensinas, enzimas como sintetase induzida pelo óxido nítrico (iNOS), quimiocinas e citocinas como as pró-inflamatórias produzidas por macrófagos e células dendríticas, entre elas o fator de necrose tumoral alfa (TNF-α) e as interleucinas IL-1 e IL-6.

Outra família de receptores de superfície celular PRR que sinaliza e ativa a imunidade inata e a resposta inflamatória é a dos receptores de lectinas do tipo C (CLR), existentes na membrana plasmática de monócitos, macrófagos, células dendríticas, neutrófilos, linfócitos B e T. Esses receptores reconhecem componentes de carboidratos, como manose, fucose (Dectin-2) e glucans (Dectin-1) em fungos, micobactérias, parasitas, vírus e alguns alérgenos (proteínas de ácaros). A sinalização via CLR ocasionam eventos de sinalização similares aos dos TLR com ativação do NF-κβ e AP-1, cooperando na expressão de citocinas inflamatórias e INF-β para proteção contra infecções.

Moléculas anti-inflamatórias como IL-10 podem também ser produzidas pela ligação de PAMP com CLR em células dendríticas. Em alguns casos, esse efeito modulador pode ser favorável, desviando a resposta inflamatória prejudicial para um estímulo com ativação de linfócitos T protetores. A família dos receptores do tipo NOD (domínio de oligomerização rico em leucina) é ativada por diversos PAMP e DAMP. Os mais estudados entre esses receptores são o NOD1 e o NOD2. O primeiro é importante na proteção contra o *Trypanossoma cruzi*, que causa a doença de Chagas, e o segundo, na proteção contra alguns vírus como o da influenza. A sinalização por esses receptores provoca a ativação dos conhecidos fatores de transcrição NF-κβ e AP-1 com a produção de TNF-α, IL-1, e IL-6, assim como de outros mediadores antimicrobianos e da produção de INF-α e β.

NF-κβ na resposta imune e na inflamação

A inflamação é uma resposta do hospedeiro às infecções e à lesão dos tecidos, resultante de reações como a vasodilatação e o recrutamento de células imunes e de proteínas plasmáticas para o local da infecção. A inflamação costuma ser benéfica, se resolvida a seu tempo, entretanto sua desregulação pode causar dano excessivo e prolongado, contribuindo para o desenvolvimento de doenças inflamatórias crônicas. O fator nuclear de cadeia leve κ, estimulador da ativação de linfócitos B (NF-κβ) é o mediador central na indução e no funcionamento de genes pro-inflamatórios nas células da imunidade inata e adaptativa e representa uma família de fatores de transcrição induzidos pela ação da sinalização que regula a ativação de genes envolvidos nos mais diversos processos de resposta imune e inflamatória, incluindo os que codificam as citocinas e participam da regulação do inflamasoma.[9] A desregulação da ativação de NF-κβ contribui para os processos inflamatórios crônicos.

São cinco os membros estruturados do NF-κβ, incluindo o NF-κβ1 (que codifica a proteína p105, precursora da p50), o NF-κβ2 (que codifica a p100, precursora da p52), o RelA (p65), RelB e c-Rel, responsáveis pela transcrição de genes-alvo pela ligação com DNA específico e amplificador de κβ. As proteínas NF-κβ estão normalmente sequestradas no citoplasma por uma família de inibidores que são os membros da família Iκβ, entre eles o Iκβα. A ativação de NF-κβ envolve dois tipos de caminhos de sinalização na superfície do fagócito, o canônico e o não canônico (ou alternativo), ambos importantes na regulação da resposta imune e inflamatória. Ambos respondem a diversos estímulos inflamatórios, incluindo vários receptores de citocinas, TLR, receptor de IL-1, membros da superfamília de receptores de TNF (RANK e CD40), assim como receptor de linfócitos T (TCR) e de linfócitos B, por meio de um adaptador de TLR, fator de diferenciação mieloide (MyD88) e de uma quinase associada ao receptor IL-1 (complexo IRAK), dímero de duas quinases ativas (IRAK-1 e IRAK-4).

O mecanismo de ativação canônica é a degradação do inibidor Iκβα desencadeada pela fosforilação de seu sítio específico por um complexo de subunidades de enzimas Iκβ quinases (IKK) (Figura 3.1). A IKK é composta de duas subunidades catalíticas, IKKα e IKKβ, assim como de uma subunidade regulatória modulador essencial do NF-κβ (NEMO). O complexo IKK pode ser ativado por estímulos como citocinas, fatores de crescimento, mitógenos, componentes microbianos (TLR) e agentes de estresse. Após a ativação, o IKK realiza a fosforilação de Iκβα, resultando em sua degradação no proteassoma e a translocação rápida do NF-κβ (moléculas P65 e P50) para o núcleo para a transcrição de diversos genes.[10]

Quando a infecção é viral, o NF-κβ opera após a corrente de sinalização do receptor TLR3 e TLR4, localizados dentro do citoplasma no nível dos endossomas, indicando a existência de peptídeos virais por intermédio de outro adaptador denominado TRIF. A sinalização do NF-κβ via TRIF resulta na indução de genes produtores de (IFN com a finalidade de neutralizar os vírus. Essa via envolve o recrutamento de proteínas TRAF, particularmente TRAF3, com ativação de TBK1 (quinase de ligação TANK) e IKKε com posterior fosforilação do fator de transcrição IRF3 e indução da transcrição de INF tipo 1, INF-α e INF-β. O IRF3 é necessário na proteção do hospedeiro contra infecções virais como o HSV1.

As bactérias piogênicas como o *Streptococcus pneumoniae* e *Staphylococcus aureus* e os fungos como a *Candida albicans* são comensais da pele e mucosas e raramente ocasionam doença severa. A ativação da via do NF-κβ é a chave da resposta imune inata para esse grupo de agentes infecciosos, sendo que os defeitos imunes proximais relacionados ao reconhecimento por receptores de padrões (PPR) associam-se com infecções de espectro infeccioso reduzido, ao passo que os defeitos distais ocasionam infecções com fenótipos mais amplos, incluindo a susceptibilidade a diversos agentes infecciosos. Paralelamente à resposta imune regulada pela via de transcrição NF-κβ, a fagocitose é também fundamental na destruição dos agentes invasores, por meio de macrófagos, células dendríticas e neutrófilos, células participantes da imunidade inata e do processo de inflamação. Essas células expressam PRR que detectam vários componentes microbianos PAMP e DAMP.

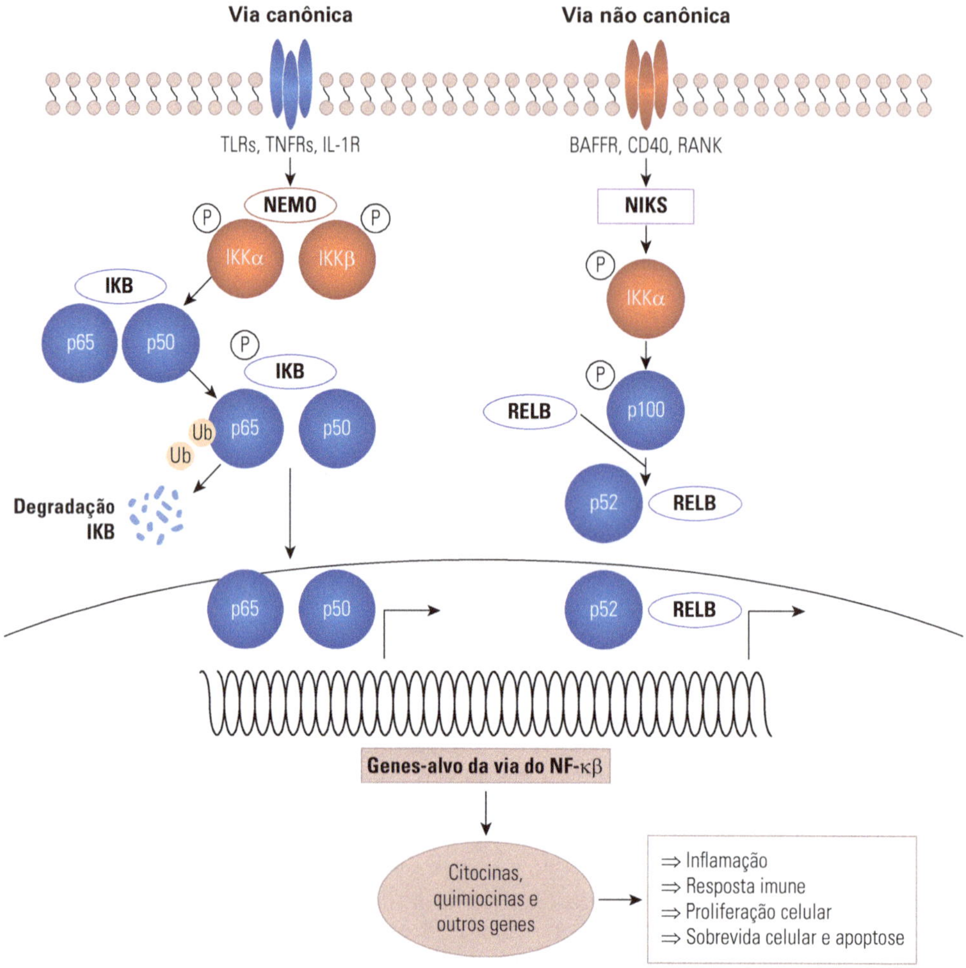

Figura 3.1. Vias de sinalização do NF-κβ. A via canônica é induzida pelo reconhecimento na membrana celular de PRR (receptores de reconhecimento de padrões) de bactérias e fungos pelos receptores (TLRs, TNFRs e IL-1R). A ativação dessa cascata é auxiliada pela subunidade regulatória NEMO (modulador essencial do NF-κβ), ocasionando a fosforilação e a degradação da proteína inibidora IkB. O NF-κβ é ativado pela liberação do complexo Iκβ, translocando-se (p65 e p50) para o núcleo. A via não canônica é dependente da ativação do complexo NF-κβ2 (p100)/RelB pelos receptores de membrana BAFFR, CD40 e RANK. Essa cascata induz a fosforilação de NIK (quinase indutora de NF-κβ) com subsequente fosforilação de IKKα. O heterodímero p52 é ativado e transloca-se para o núcleo. A ativação de NF-κβ pelas suas duas vias regula vários processos celulares, finalizando com a expressão de diversas citocinas, quimiocinas e outros genes importantes no processo inflamatório e anti-infecioso.

Fonte: Desenvolvida pela autoria.

A função pró-inflamatória do complexo NF-κβ tem sido intensamente estudada em macrófagos, linha de frente da resposta imune inata contra as infecções. Após ativação, além de secretarem citocinas e quimiocinas, são capazes de se diferenciar em macrófagos M1 e M2. Os primeiros são funcionalmente pró-inflamatórios e produzem as seguintes citocinas IL-1, IL-6, IL-12, TNF-α e outras quimiocinas, além de promoverem a diferenciação de linfócitos T, incluindo Th1 e Th17 que medeiam a inflamação. Em contraste, os M2 produzem outras citocinas como as IL-10 e IL-13, importantes na resolução da inflamação e da cicatrização.

A sinalização alternativa (não canônica) do NF-κβ é dependente da ativação do complexo NF-κβ2 (p100)/RelB (p65) que responde especificamente a receptores de membrana como BAFF (fator ativador de linfócitos B, pertencente à família do receptor de TNF), CD40 e RANK (receptor ativador do NF-κβ. O NIK (quinase indutora de NF-κβ é o componente principal dessa via). O Ikkα é ativado por NIK e fosforila p100 que será processado em sua forma ativa (p52), formando um dímero com RelB (p65), translocando-se para o núcleo. As duas vias são responsáveis pela inflamação em resposta a uma infecção (Figura 3.1).

Diversos medicamentos têm sido propostos para inibir a transcrição de genes via NF-κβ em virtude de sua importante função como mediador central da inflamação. As terapias anti-inflamatórias procuram bloquear a sinalização ou inibir a atividade catalítica pela prevenção da fosforilação de Iκβα. A aspirina e os salicilatos inibem IKK e o bortezomibe e OS-341 bloqueiam Iκβα, entretanto é necessário cautela no balanço entre sua eficácia e seus prejuízos.

Mediadores da imunidade inata

As citocinas com papel importante no sistema imune inato incluem TNF-α, IL-1, IL-10, IL-12, IL-18, interferons tipo I (IFN-α e IFN-β), IFN-γ e quimiocinas.

TNF-α

O fator de necrose tumoral alfa é produzido por macrófagos ativados em resposta a micróbios, especialmente ao lipopolissacarídeos (LPS) de bactérias Gram-negativas. É um mediador importante em inflamação aguda. Ele medeia o recrutamento de neutrófilos e macrófagos para os locais da infecção por meio da estimulação das células endoteliais que produzem moléculas de adesão e pela produção de quimiocinas, que são citocinas quimiotácticas. TNF-α também age no hipotálamo para produzir febre e promove a produção de proteínas de fase aguda.

Interleucina 1

A IL-1 é outra citocina inflamatória produzida pelos macrófagos ativados. Seu efeito é similar ao do TNF-α e ajuda a ativar células T.

Interleucina 10

A IL-10 é produzida pelos macrófagos ativados e células Th2. É predominantemente uma citocina inibidora. Ela inibe a produção do IFN-γ pelas células Th1, que muda as respostas imunes para um tipo Th2. Ela também inibe a produção de citocina por macrófagos ativados e a expressão de moléculas de hemoglobina corpuscular média (MHC, do inglês

Major Histocompatibility Complex) classe II e moléculas coestimulatórias em macrófagos bloqueando a resposta imune.

Interleucina 12

A IL-12 é produzida pelos macrófagos ativados e células dendríticas. Ela estimula a produção de IFN-γ e induz a diferenciação de células T auxiliar para se tornarem células Th1. Além disso, ela aumenta as funções citolíticas de T citotóxico em células NK.

Interleucina 18

A IL-18 atua para promover a ativação de células Th1 e aumentar a atividade citotóxica de células T CD8+ e células NK pela regulação positiva de FasL. É um forte indutor de citocinas inflamatórias, especialmente IFN-γ.

Interferons do tipo I

Interferons tipo I (IFN-α e IFN-β) são produzidos por muitos tipos de células e funcionam inibindo a replicação viral. Eles também aumentam a expressão de moléculas de MHC classe I em células, tornando-as mais susceptíveis à morte pelas CTL (Células T citotóxicas). Os interferons tipo I também ativam células NK.

Interferon gama

Interferon gama (INF-γ) é uma citocina importante produzida primariamente pelas células Th1, embora ela possa também ser produzida pelas células Tc e NK em uma extensão menor. Ela tem numerosas funções tanto no sistema imune inato como no sistema adaptativo, especialmente na defesa contra micobactérias.

Quimiocinas

Quimiocinas são citocinas quimiotáticas produzidas por muitos tipos de leucócitos e outros tipos celulares. Elas representam uma grande família de moléculas que funcionam no recrutamento de leucócitos para os locais da infecção e participam no tráfico de linfócitos.

Complemento (e fagocitose)

O sistema do complemento é de grande importância na fagocitose, por isso pretendemos identificar as suas principais atividades. A ativação da fagocitose pode ocorrer também pelo reconhecimento de proteínas solúveis que aderiram a receptores na membrana dos patógenos, amplificando a capacidade de fagocitose por intermédio da opsonização. Como exemplo, os anticorpos específicos que aderem aos micróbios ativam o sistema do complemento e o agente fica recoberto de moléculas de C3b, IgG e IgA, reconhecidas opsoninas que serão identificadas pelos receptores para a porção Fc da IgG e da IgA e de receptores para C3b existente na superfície das células fagocitárias[11,12] (Figura 3.2). Outra molécula importante é a lectina ligadora de manose (MBL) que identifica o açúcar manose na superfície das bactérias como os estreptococos, promovendo a fagocitose por opsonização.

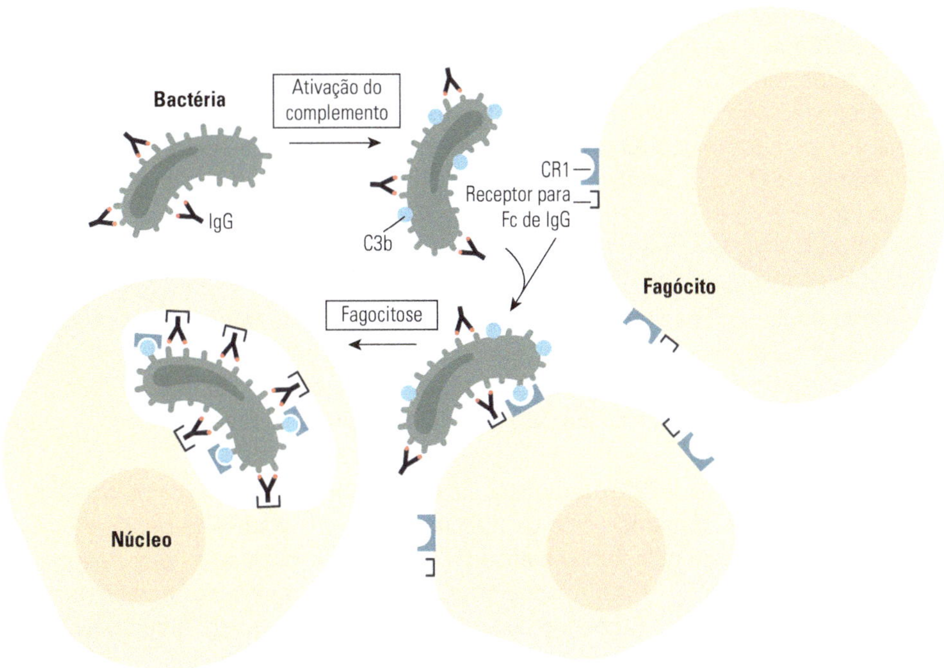

Figura 3.2. Opsonização das bactérias pela ligação de C3b e IgG em sua superfície, seguida da aderência aos fagócitos por intermédio de receptores específicos existentes na membrana celular (CR1 que liga C3b e o receptor de Fc de IgG). As bactérias são fagocitadas ativamente por esse mecanismo.

Fonte: Desenvolvida pela autoria.

Outras moléculas como C3a e C5a da cascata do complemento também ajudam na fagocitose por serem anafilatoxinas que permitem o aumento da permeabilidade vascular e realizam a quimiotaxia de outras células fagocitárias para o local da inflamação. As proteínas do complemento finalizam seu trabalho de auxílio na destruição dos agentes infecciosos por intermédio de suas últimas frações que formam o MAC (C7, C8, C9) ou complexo de ataque à membrana, quando promovem perfurações na parede das bactérias o que resulta na destruição destas.

A ligação de bactérias, fungos, protozoários e vírus aos fagócitos, pelo reconhecimento de diversos receptores e por opsoninas, ativa as vias de sinalização. Elas estimulam a polimerização da actina, resultando na extensão da membrana celular ao redor das partículas microbianas e na internalização do patógeno no fagossomo. Na sequência, acontece a sua fusão com os lisossomos, dando origem aos fagolisossomos que contêm um arsenal de agentes antimicrobianos que destroem e degradam os patógenos. Entre eles, encontramos proteínas e peptídeos (defensinas e catelicidinas), enzimas como a lisozima, as proteases e as moléculas especializadas no ataque oxidativo.

O ataque oxidativo aos micróbios fagocitados acontece nos neutrófilos, macrófagos e células dendríticas, utilizando espécies de oxigênio reativo tóxico (ROS) e espécies de nitrogênio reativo (RNS) com dano aos componentes infecciosos. Os primeiros são gerados pelo complexo enzimático NADP-oxidase, ativado quando os micróbios se ligam aos receptores fagocitários. O consumo de oxigênio pelos fagócitos é providenciado por um processo conhecido como explosão respiratória. A NADPH-oxidase converte o oxigênio em íon superóxido (O_2^-) e em outras moléculas geradas pelo ROS, o peróxido de hidrogênio (H_2O_2) e o ácido hipoclorito (HCLO), componente ativo (detergente) da água sanitária.[13]

Os principais defeitos da fagocitose compreendem distúrbios no número e na função de suas células (adesão, quimiotaxia e destruição), que serão aqui brevemente tratados e abordados em capítulos específicos. Os defeitos quantitativos compreendem a neutropenia congênita responsável por infecções piogênicas e fúngicas, existindo mutações no gene ELANE em 50% dos casos. Um segundo defeito é responsável pela falta de adesão, de quimiotaxia ou de motilidade observadas na doença de adesão leucocitária (LAD).

Existem importantes defeitos genéticos na eliminação dos micróbios pelo ataque oxidativo. A doença granulomatosa crônica (CGD) é uma rara doença genética da infância (1/200.000) caracterizada pela falha na ativação da NADPH-oxidase e na correspondente produção de superóxido O_2^-, H_2O_2 e hipoclorito, resultando na incapacidade de destruição de agentes infecciosos pelos fagócitos. Ela resulta de mutação no gene de uma das cinco proteínas do complexo NADPH-oxidase durante a ativação de leucócitos. Há nessa doença a suscetibilidade às infecções por micro-organismos de baixa virulência, iniciando-se os sintomas no 1° ano de idade com pneumonias, linfadenites bacterianas, hepatoesplenomegalia, abscessos, osteomielite entre outros.

Imunidade inata contra micobactérias, salmonelas e cândida ou eixo interleucina 12 e interferon gama

O mapeamento de doenças genéticas que predispõem o organismo às infecções por micobactérias permitiu o conhecimento da resposta imune específica contra essa espécie de micro-organismo, assim como contra espécies de salmonela e cândida. O eixo da IL-12 e INF-γ é responsável por essa defesa que acontece em um elo entre as células apresentadoras de antígenos (APC) e as células T/NK. As APC, quando infectadas por uma micobactéria, produzem e exportam moléculas de IL-12, especialmente a proteína p40. a IL-12 tem como alvo a membrana dos LT/NK onde existe seu receptor específico (IL-12R), sendo desencadeada uma reação intracitoplasmática após esse acoplamento, com a fosforilação de JAK2 (janusquinase) e a ativação da proteína transdutora de sinal STAT4 que se transloca como homodímero para núcleo, agindo como ativadora de transcrição de diversos genes, entre eles o INF-γ. Este será exportado com a finalidade de encontrar seus receptores específicos na membrana das APC. Quando o ciclo se completar, com o reconhecimento do INF-γ pelas APC, elas serão ativadas, destruindo os micro-organismos fagocitados (Figura 3.3).

A suscetibilidade mendeliana à micobacteriose está presente em pacientes com mutações na IL-12 p40, em seu receptor IL-12R e nos receptores do INF (INFGR1, INFGR2).[14] Os pacientes sofrem de infeções crônicas e debilitantes, abordadas em outros capítulos.

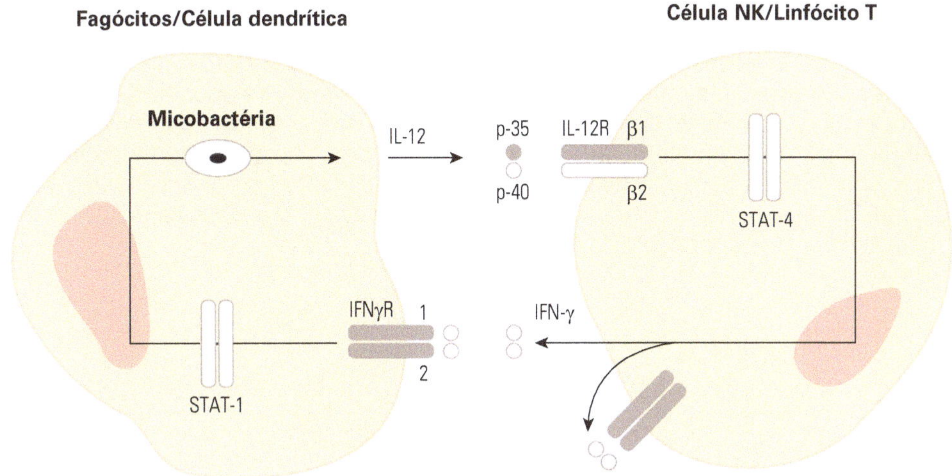

Figura 3.3. O eixo da IL-12 e IFN-γ proporciona a defesa contra as micobactérias, salmonelas e outros agentes. As células dendríticas quando infectadas produzem IL-12 (proteínas p35 e p40), que são exportadas e ativam as células NK e linfócitos T auxiliares por intermédio do reconhecimento por receptores de membrana para IL-12 e automática produção de IFN-γ. Este é exportado e reconhecido por seus receptores específicos nas células fagocitárias que, assim, são ativadas, destruindo os patógenos.

Fonte: Desenvolvida pela autoria.

Células *natural-killer* e genes KIR

As células NK são fundamentais na vigilância imunológica do organismo. Elas representam cerca de 10% dos linfócitos circulantes, sendo encarregadas, junto com as células fagocitárias (macrófagos, células dendríticas, neutrófilos e monócitos), pela eliminação dos agentes infecciosos por um dos ramos da imunidade natural. Diferem funcionalmente dos linfócitos T e B, responsáveis pela imunidade adaptativa, pois agem de maneira rápida (poucas horas) durante a invasão do organismo por vírus, bactérias, fungos, células transplantadas ou infectadas, ao contrário dos linfócitos T e B que podem levar vários dias para agir contra os invasores. Elas não apresentam receptores de linfócitos T, mas receptores *killer* do tipo imunoglobulina (KIR), expressão dos genes de mesmo nome no nível do cromossomo 19.

A imunidade inata, regulada pelas células NK, é de grande importância em Pediatria, pois muitas doenças infecciosas são combatidas com eficiência, mesmo quando o sistema imune adaptativo ainda não está definitivamente desenvolvido. Esse tipo de defesa acontece pela deficiência na expressão das moléculas do sistema de antígenos leucocitários humanos (HLA) de classe I na superfície das células com ativação das NK e defesa natural do organismo.

As células NK secretam citocinas, como IFN-γ e TNF-α que atuam em outras células do sistema imunológico, como macrófagos e células dendríticas, amplificando a resposta imunológica. Durante a patrulha, as células NK comunicam-se constantemente com outras células. A célula NK as matará ou não dependendo de um equilíbrio de sinais de receptores ativadores e inibidores na sua superfície. Os receptores ativadores reconhecem ou não moléculas HLA, expressas na superfície de células tumorais ou infectadas. No caso de as reconhecerem, o que seria normal, nada acontece, mas caso a célula perca a capacidade de expressar o HLA, as NK são ativadas para sua destruição, sendo o desejável nas infecções. Os receptores inibidores agem de maneira oposta. As células NK reconhecem, por intermédio do KIR, as moléculas HLA de classe I na superfície de outras células (Figura 3.4). A expressão adequada do HLA inibe a atividade das NK, entretanto, caso essas células sejam estranhas (transplantadas) ou infectadas por algum vírus, a falta ou diminuição da expressão do HLA próprio (*self*) ativa as NK que destroem (lise) as invasoras ou as infectadas por citotoxicidade.[15]

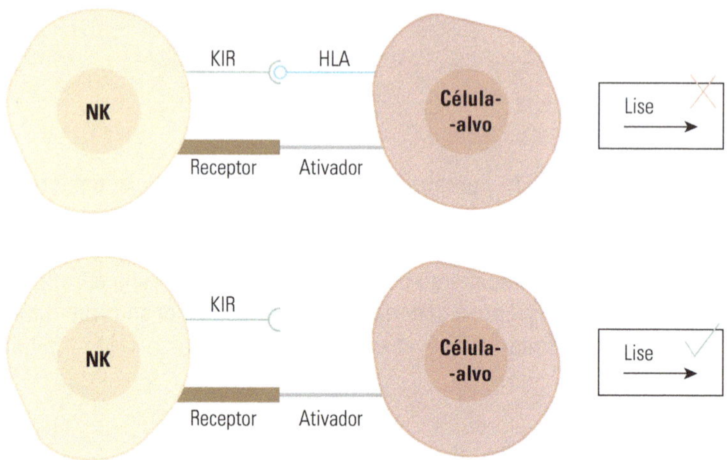

Figura 3.4. Atividade das células NK que lisam as células-alvo (infectadas, tumorais ou transplantadas) por não expressarem adequadamente o HLA. No caso de existir HLA expresso na superfície, a célula não é destruída.

Fonte: Adaptada de Jobim M, Jobim LFJ, 2008.

As células NK circulam no sangue em um estado praticamente ativado, preparadas para entrarem em ação quando os macrófagos soarem o alarme de invasão. Para que elas se mantenham nesse estado, existe um sistema de receptores que liberam sinais de ativação e inibição.

Além de proteger contra doenças, as células NK especializadas também são encontradas na placenta e podem desempenhar um papel importante na gravidez.

A nomenclatura dos receptores KIR está baseada na sua estrutura proteica extra e intracelular, existindo os inibidores e os ativadores. Essas moléculas apresentam-se semelhantes às Ig com dois ou três domínios extracelulares (TM) e uma cauda intracitoplasmática (CIT) que pode ser curta (S ou *short*) ou longa (L ou *long*).

Existem 17 genes e pseudogenes KIR localizados no cromossomo humano 19q13.4. Oito receptores KIR são inibidores (2DL1, 2DL2, 2DL3, 2DL5A, 2DL5, 3DL1, 3DL2 e 3DL3), sete são ativadores (2DL4, 2DS1, 2DS2, 2DS3, 2DS4, 2DS5, 2DS5 e 3DS1) e dois são pseudogenes (2DP1 e 3DP1). Os genes KIR (3DL3, 3DP1, 2DL4, 3DL2) estão sempre presentes e são considerados genes estruturais (Figura 3.5).

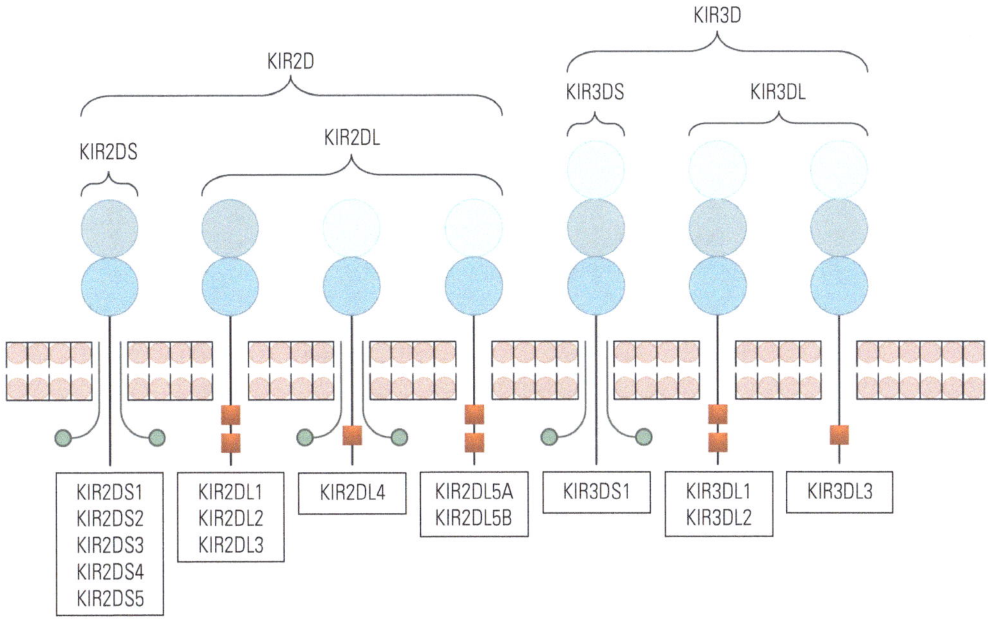

Figura 3.5. Os receptores KIR apresentam domínios extracelulares (2D ou 3D) e domínios intracelulares (L – long ou S – short). Os KIR L são imunorreceptores inibidores baseados em tirosina (ITIM). Quando fosforilados, sinalizam e promovem inibição. Praticamente todas as células apresentam no mínimo um KIR inibidor em sua membrana celular. Os KIR S são receptores ativadores (ITAM) baseados em tirosina. Sinalizam e promovem a ativação.

Fonte: Desenvolvida pela autoria.

Os genes KIR são herdados em bloco ou em haplótipos assim como o HLA. Embora exista um grande número de haplótipos KIR, alguns são mais prevalentes, entre eles os haplótipos A e o B. O primeiro apresenta sete lócus e tem como característica a expressão de genes para receptores inibitórios, sendo que o único gene ativador no haplótipo A é o KIR2DS4. O haplótipo B tem mais genes ativadores e teoricamente um indivíduo homozigoto para o haplótipo B teria maior possibilidade de resposta inata KIR do que um indivíduo homozigoto para o haplótipo A. Na população, encontramos 25% de indivíduos homozigotos para o haplótipo A e 75% de homozigotos para o B.

A maioria das células normais expressa moléculas HLA-A, B ou C (MHC-I) e são reconhecidas como "próprias". Os receptores inibitórios na superfície da célula NK reconhecem o MHC I próprio, inibindo e impedindo a morte celular. Células doentes, como as cancerosas e as células infectadas, geralmente perdem suas moléculas HLA de classe I, ficando vulneráveis ao ataque das células NK. Uma vez tomada a decisão de matar, a célula NK libera grânulos citotóxicos contendo perforinas e granzimas, o que ocasiona a lise da célula-alvo (Figura 3.6). Os genes para os receptores ativadores e inibidores das células NK variam muito entre os indivíduos e estão associados à capacidade de combater infecções, inclusive pelo HIV, e ao risco de predispor para algumas doenças autoimunes.[16-22]

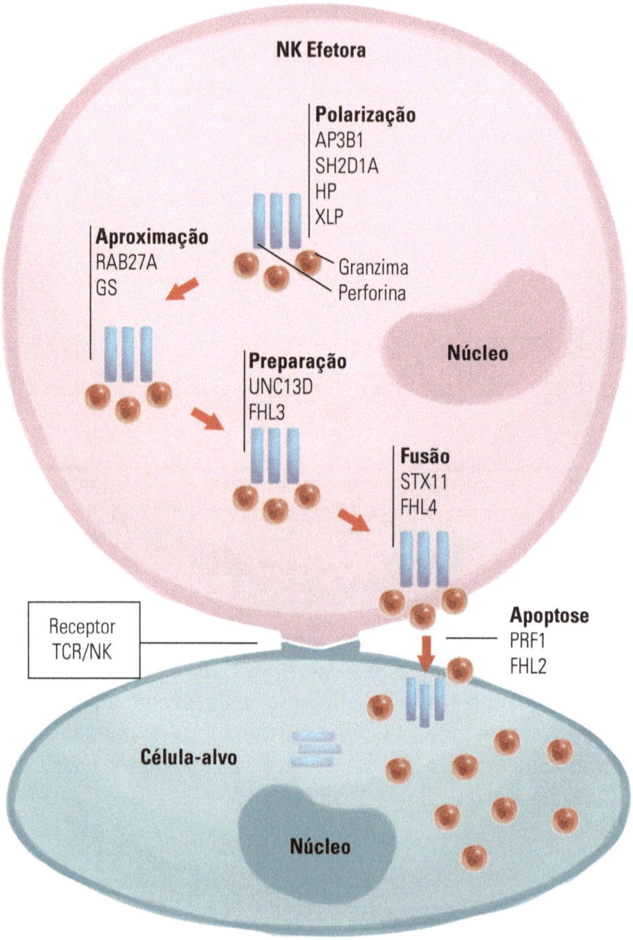

Figura 3.6. As células NK efetoras, após identificarem as células-alvo como não próprias ou modificadas (HLA diferente ou ausente), ligam-se às últimas pelos receptores TCR/KIR e iniciam a apoptose com a aproximação dos grânulos citoplasmáticos que contêm perforinas e granzimas, finalizando com a fusão desses grânulos com a membrana da NK e a perfuração da célula-alvo, causando a apoptose.

Fonte: Desenvolvida pela autoria.

Inflamassoma e infecções virais (COVID-19)

O inflamassoma é um complexo multiproteico formado na matriz citoplasmática (citosol) em resposta da imunidade natural contra infecções virais, bacterianas e fúngicas, podendo aparecer também em processos autoimunes.[23] Cada inflamassoma é ativado por diferentes ligantes que podem ser endógenos DAMP ou exógenos PAMP. Sua função é gerar as formas ativas das citocinas IL-1β e IL-18 que, antes de serem liberadas das células, são clivadas pela caspase-1, tornando-se ativas para promoverem a resposta inflamatória. A ativação do inflamassoma tem como consequência a piroptose, uma forma inflamatória de morte celular programada de macrófagos caracterizada pelo inchaço das células, perda da integridade da membrana plasmática e liberação de citocinas pró-inflamatórias (IL-1β, IL-18, TNF-α, IL-6 e IL-8).

Diversos estudos estão em acordo acerca da relação entre a magnitude da ativação do inflamassoma e a COVID-19 grave.[24] Os autores relatam que a defesa inicial inata é importante na resposta dos pacientes contra o SARS-CoV-2. Porém, o encontro de níveis elevados de caspase-1, de IL-1β e de IL-18 está associado à gravidade da doença e ao desfecho clínico insatisfatório. A piroptose desencadeada pela infecção pelo SARS-CoV-2 e a consequente liberação de LDH e de citocinas pró-inflamatórias, detectados no soro dos pacientes, sugerem envolvimento do inflamassoma na tempestade de citocinas. Além disso, pacientes com a forma grave da doença apresentam um número maior do inflamassoma de NLRP3 (receptor do tipo NOD), indicando presença de inflamassomas ativos em casos letais de COVID-19. Os resultados sugerem que os inflamassomas participam da fisiopatologia da COVID-19, assim como de muitas doenças virais. A sinalização por esses receptores causa a ativação dos conhecidos fatores de transcrição NF-κβ e AP-1 com a produção de TNF-α, IL-1, e IL-6 assim como de outros mediadores antimicrobianos e da produção de INF-α e β.

Na realidade, os inflamassomas deveriam gerar um processo inflamatório que promove o controle de infecções. Mas se o processo inflamatório for muito forte e descontrolado, pode gerar uma resposta exacerbada, causar danos aos tecidos e piorar o quadro clínico em algumas doenças. Esse parece ser o caso de pacientes com quadros moderados e graves de COVID-19.

Mutações no gene GATA2 predispõe a diversas doenças

O reconhecimento de novas doenças com alterações na imunidade inata ocorre concomitantemente com a avaliação de pacientes com múltiplas infecções e distúrbios da imunidade e da hematopoiese.[21] As mutações em heterozigose no gene GATA2 resultam em haploinsuficiência responsável por alterações autossômicas dominantes, resultando em monocitopenia, diminuição de células NK, de linfócitos B e de Ig (síndrome de monocitopenia e infecção micobacteriana (MonoMac)). Acompanham essas alterações, infecções fúngicas, virais (papilomatose) e por micobactérias assim como a síndrome de Emberger, a leucemia mieloide aguda, a mielodisplasia familiar, a proteinose alveolar, a perda de audição e o risco de aborto. A síndrome de Emberger expressa-se com angioedema de extremidades, assim como eritema nodoso em diversas regiões.

O estudo dessas síndromes permitiu reconhecer o papel do gene GATA2 na codificação de fatores de transcrição da hematopoiese, representada por uma proteína com dois *zink fingers* que se ligam a sequências regulatórias de outros genes, controlando a transcrição de informações genéticas. Essa proteína regula outras sequências de DNA, ativando e desligando genes, possibilitando que estes sejam expressos ou não em determinadas células. Uma mutação nesse gene pode ocasionar uma haploinsuficiência em virtude da diminuição da transcrição de outros genes com correspondente síntese insuficiente de proteínas, alterando a função celular. O gene GATA2 controla a divisão, o crescimento e a morte celular, sendo fundamental para a manutenção e a proliferação de células tronco hematopoiéticas.

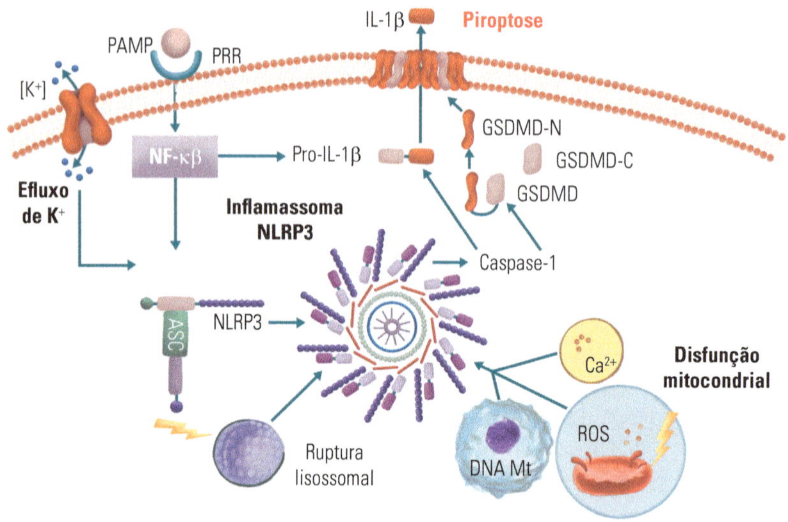

Figura 3.7. Mecanismos de ativação do inflamassoma na COVID-19. A ativação do inflamassoma, em geral, depende de dois sinais para sua ativação. Primeiro, o SARS-CoV-2 (PAMP) se liga a um PRR, resultando na síntese de NLRP3 e pro-IL-1β. A sinalização por esses receptores provoca a ativação dos conhecidos fatores de transcrição como o NF-κβ com a produção de TNF-α, IL-1, e IL-6, assim como de outros mediadores antimicrobianos. Em seguida, um segundo sinal promove a montagem do inflamassoma, o que ocasiona a ativação da caspase-1, do processamento de pro-IL-1β em IL-1β e da piroptose. O segundo sinal pode depender de uma variedade de vias, incluindo efluxo de K^+, ruptura lisossomal ou disfunção mitocondrial. A disfunção mitocondrial resulta na liberação de ROS, $Ca2^+$ e DNA mitocondrial (mtDNA), todos os quais ativam o inflamassoma. A piroptose ocorre como resultado da clivagem pela caspase-1 da gasdermina D (GSDM-D), que é uma proteína codificada pelo gene de mesmo nome (cromossomo 8). Após a clivagem de GSDM-D, o seu produto de clivagem aminoterminal (GSDM-D-N) forma um poro não seletivo na membrana celular, causando inchaço e lise celular por meio da qual a IL-1β é, então, liberada no espaço extracelular para recrutar e ativar células imunes para o local da infecção, além de causar febre.

Fonte: Desenvolvida pela autoria.

Erros inatos da imunidade mediada pela interleucina 17

A imunidade mediada pela IL-17 pertence à defesa imune adaptativa, no entanto os defeitos também afetam a imunidade em tecidos não controlados pelas células hematopoiéticas, e sim pelas células associadas à imunidade inata, como fibroblastos, queratinócitos e células epiteliais. A candidíase mucocutânea crônica (CMC) é uma doença caracterizada pela infecção crônica e persistente da pele, unhas e mucosas. Pode estar associada às imunodeficiências que afetam a imunidade celular como se constata na síndrome da imunodeficiência humana (AIDS) e na imunodeficiência combinada grave em suas diversas formas, sendo classificada como CMC doença. A CMC sindrômica

(CMCS) ocorre quando está associada com outras manifestações clínicas infecciosas e autoimunes. Nesses pacientes, existe um distúrbio da imunidade mediada pela IL-17, citocina reconhecida como responsável pela defesa contra a cândida e outros fungos como o *Microsporum* sp. A neutralização da IL-17 com anticorpos monoclonais usados para tratamento da psoríase tem como efeito colateral a possibilidade de desencadear candidíase. Mutações em diversos genes podem interferir na imunidade mediada pela IL-17, podendo ser encontradas também em imunodeficiências primárias sem aparente distúrbio da imunidade celular.[25]

A imunodeficiência com mutação AD, com ganho de função (GOF) no gene *STAT1* (*signal transducer and activator of transcription-1*) é a mais frequente doença genética responsável por CMC sindrômica relacionada à disfunção da imunidade atribuída às células Th17 produtoras de IL-17. Os pacientes apresentam também outras infecções mucocutâneas bacterianas, virais e fúngicas, assim como predisposição à autoimunidade.[26] Nesses pacientes, observa-se aumento da fosforilação do *STAT1* e deficiência da desfosforilação nuclear, resultando na diminuição da transcrição que afeta a liberação de IL-17A e IL-17F e outras citocinas.[27]

Na última década, foram descritos muitos pacientes com mutação do tipo GOF no gene *STAT1*, e um estudo internacional analisou 274 pacientes de 167 famílias. As mutações ocorreram principalmente no domínio de dupla espiral (*double coiled-coil domain*) em 62% dos pacientes e no domínio de ligação com o DNA (*DNA-binding domain*) em 35%. A média de idade foi de 22 anos, sendo que 98% dos pacientes apresentavam CMC. Frequentemente, tiveram infecções por *Staphylococcus aureus* na pele e no aparelho respiratório (36%), assim como infecções virais, na maioria, herpéticas (38%). Alguns pacientes foram acometidos por autoimunidade (37%), como hipotireoidismo (22%) e diabetes tipo I (4%). Aneurisma cerebral (6%) e câncer (6%) foram as comorbidades de pior prognóstico.[28]

Definiu-se como CMC doença (CMCD) a patologia que afeta os pacientes na ausência de outros sinais clínicos proeminentes, referindo-se os pacientes com CMC como fenótipo clínico principal. A etiologia não está relacionada com genes que causam imunodeficiência severa combinada ou com outras imunodeficiências, nem com os genes responsáveis pela CMC sindrômica. Quatro tipos de alterações genéticas existem associadas com esse fenótipo: deficiência autossômica recessiva do receptor de IL-17A, de IL-17C e do ACT1, além da deficiência autossômica dominante de IL-17F. Cada um desses defeitos tem impacto na sinalização de IL-17 com diminuição da imunidade à cândida e CMCD.

Outra doença responsável por quadro sindrômico de CMC é a imunodeficiência primária autossômica recessiva, conhecida por "síndrome de hiper-IgE (SHIE)", que se origina de mutação no gene *STAT3*. Nessa patologia, existe diminuição importante de células Th17 e da IL-17A e IL-22 decorrente da sinalização inadequada de *STAT3*. Os pacientes são suscetíveis à CMC, infecções da pele e do pulmão com estafilococo, além de eczema, IgE elevada, retenção dentária e face característica.

Referências bibliográficas

1. Netea MG, Quintin J, van der Meer JW. Trained immunity: a memory for innate host defense. Cell Host Microbe. 2011;9(5):355-61.
2. Netea MG, Domínguez-Andrés J, Barreiro LB, et al. Defining trained immunity and its role in health and disease. Nat Rev Immunol. 2020;20:375-88.

3. Medzhitov R, Janeway C Jr. Innate immune recognition: mechanisms and pathways. Immunol Rev. 2000;173:89-97. doi: 10.1034/j.1600-065x.2000.917309.x.
4. Bruton OG. Agammaglobulinemia. Pediatrics. 1952;9(6):722-28.
5. Lim D, Gewurz A, Lint TF, Ghaze M, Sepheri B, Gewurz H. Absence of the sixth component of complement in a patient with repeated episodes of meningococcal meningitis. J Pediatrics. 1976;89(1):42-7. doi: 10.1016/s0022-3476(76)80924-9.
6. Owen J, Punt J, Stranford S. Kuby Immunology. 7. ed. New York: McMillan Higher Education, 2013. p. 691.
7. Coates M, Lee MJ, Norton D, MacLeod AS. The Skin and Intestinal Microbiota and Their Specific Innate Immune Systems. Front Immunol. 2019;10:2950. doi: 10.3389/fimmu.2019.02950.
8. Fitzgerald KA, Kagan JC. Toll-like Receptors and the Control of Immunity. Cell. 2020;180(6):1044-66. doi: 10.1016/j.cell.2020.02.041.
9. Liu T, Zhang L, Joo D, Sun SC. NF-κβ signaling in inflammation. Signal Transduct Target Ther. 2017;2:17023. doi: 10.1038/sigtrans.2017.23.
10. Pires BRB, Silva RCMC, Ferreira GM, Abdelhay E. NF-kappaB: Two sides of the same coin. Genes (Basel). 2018;9(1):24. doi: 10.3390/genes9010024.
11. Sarma JV, Ward PA. The complement system. Cell Tissue Res. 2011;343(1):227-35. doi: 10.1007/s00441-010-1034-0.
12. Merle NS, Noe R, Halbwachs-Mecarelli L, Fremeaux-Bacchi V, Roumenina LT. Complement system part II: role in immunity. Front Immunol. 2015;26;6:257. doi: 10.3389/fimmu.2015.00257.
13. Gordon S. Phagocytosis: an immunobiologic process. immunity. 2016;44(3):463-75. doi: 10.1016/j.immuni.2016.02.026.
14. Bustamante J. Mendelian susceptibility to mycobacterial disease: recent discoveries. Hum Genetics. 2020;139:993-1000. doi: 10.1007/s00439-020-02120-y.
15. Jobim M, Jobim LFJ. Natural killer cells and immune surveillance. J Pediatr (Rio J). 2008;84(4):58-67. doi: 10.2223/JPED.1780.
16. Wilson TJ, Jobim M, Jobim LF, Portela P, Salim PH, Rosito MA, et al. Study of killer immunoglobulin-like receptor genes and human leukocyte antigens class I ligands in a Caucasian Brazilian population with Crohn's disease and ulcerative colitis. Hum Immunol. 2010;71(3):293-7. doi: 10.1016/j.humimm.2009.12.006.
17. Salim PH, Jobim M, Bredemeier M, Chies JAB, Schlottfeldt J, Brenol JCT, et al. Killer cell immunoglobulin-like receptor (KIR) genes in systemic sclerosis. Clin Exp Immunol. 2010;160(3):325-30. doi: 10.1111/j.1365-2249.2010.04095.x.
18. Jobim M, Chagastelles P, Salim PH, Portela P, Wilson TJ, Curti AG, et al. Association of killer cell immunoglobulin-like receptors and human leukocyte antigen-C genotypes in South Brazilian with type 1 diabetes. Hum Immunol. 2010;71(8):799-803. doi: 10.1016/j.humimm.2010.05.014.
19. Salim PH, Jobim M, Jobim LF, Xavier RM. Autoimmune rheumatic diseases and their association with killer immunoglobulin-like receptor genes. Rev Bras Reumatol. 2011;51(4):351-6.
20. Portela P, Jobim LF, Salim PH, Koff WJ, Wilson TJ, Jobim MR, et al. Analysis of KIR gene frequencies and HLA class I genotypes in prostate cancer and control group. Int J Immunogenet. 2012;39(5):423-8. doi: 10.1111/j.1744-313X.2012.01115.x.
21. Fernandes-Cardoso J, Süffert TA, Correa MDG, Jobim LFJ, Jobim M, Salim PH, et al. Association between KIR genotypes and HLA-B alleles on viral load in Southern Brazilian individuals infected by HIV-1 subtypes B and C. Hum Immunol. 2016;77(10):854-60. doi: 10.1016/j.humimm.2016.06.013.
22. de Rivero Vaccari JC, Dietrich WD, Keane RW, de Rivero Vaccari JP. The Inflammasome in Times of COVID-19. Front Immunol. 2020;11:583373. doi: 10.3389/fimmu.2020.583373.
23. de Sena ILG, Cardoso MTL, Lima GRP, da Silva SFR. Relação entre o inflamassoma e a COVID-19 grave. Rev Multidiscip Saúde. 2021;2(2):44-5.
24. Oleaga-Quintas C, Borges de Oliveira-Júnior E, Rosain J, Rapaport F, Deswarte C, Guérin A, et al. Inherited GATA2 deficiency is dominant by haploinsufficiency and displays incomplete clinical penetrance. J Clin Immunol. 2021;41:639-57. doi: 10.1007/s10875-020-00930-3.

25. Jobim M, Puel A, Ewald G, Gil B, Migaud M, Jobim L. Nova mutação no gene STAT1 associada com candidíase mucocutânea crônica. Arq Asma Alerg Immunol. 2020;4(3):365-70.

26. Okada S, Puel A, Casanova J-L, Kobayashi M. Chronic mucocutaneous candidiasis disease associated with inborn errors of IL-17 immunity. Clin Transl Immunol. 2016;5(12):e114. doi: 10.1038/cti.2016.71.

27. Toubiana J, Okada S, Hiller J, Oleastro M, Gomez ML, Becerra JCA, et al. Heterozygous STAT1 gain-of-function mutations underlie an unexpectedly broad clinical phenotype. Blood. 2016;127(25):3154-64. doi: 10.1182/blood-2015-11-679902.

28. Okada S, Puel A, Casanova JL, Kobayashi M. Chronic mucocutaneous candidiasis disease associated with inborn errors of IL-17 immunity. Clin Transl Immunol. 2016;5(12):e114. doi: 10.1038/cti.2016.71.

4

Imunidade Adaptativa

Dewton de Moraes Vasconcelos

Introdução

O sistema imunológico tem duas funções precípuas: 1) defesa contra agressões geradas por algum agente patogênico externo (vírus, bactérias, fungos, parasitas etc.) ou interno (neoplasia); 2) manutenção da homeostase do organismo.

Didaticamente, podemos dividir os mecanismos de defesa em dois grandes ramos: inato ou natural (independentemente de reconhecimento prévio por parte do sistema imune) e adaptativo (caracterizado pela capacidade de reconhecer os patógenos e adaptar-se, de modo a aumentar a capacidade de reconhecimento e de destruição em um segundo contato com esses agentes patogênicos).[1]

Podemos ainda classificar a resposta imune em celular (dependente de células que destruirão o agente patogênico após fagocitose ou outro tipo de interação célula de defesa-patógeno) e humoral (dependente de fatores solúveis, presentes no plasma e nas secreções, com capacidade de destruição ou inativação do agente patogênico) (Quadro 4.1).

Quadro 4.1. Características gerais da resposta inata e da resposta adaptativa.

Imunidade	Inata	Adaptativa
Humoral	Cininas Complemento Defensinas Lisozima Proteína C reativa Proteína ligadora de LPS (LBP) Citocinas (IL, IFN, CSF, TNF) Quimiocinas	Imunoglobulinas (Ig) IgA1 e IgA2 IgD IgE IgG1, IgG2, IgG3 e IgG4 IgM
Celular	Fagócitos polimorfonucleares Basófilos/mastócitos Eosinófilos Neutrófilos Fagócitos mononucleares Monócitos Macrófagos (variados) Células dendríticas (variadas) Células linfoides inatas Células citotóxicas naturais (NK)	Linfócitos T CD4 – Th1, Th2, Th9, Th17, Th22, Treg, Tfh etc. CD8 – Tc1, Tc2, Tc17, Tc22 etc.

Fonte: Desenvolvido pela autoria.

Essa divisão, como já citado, é meramente didática, em razão das íntimas relações entre os diversos ramos da resposta imunológica (Figura 4.1).

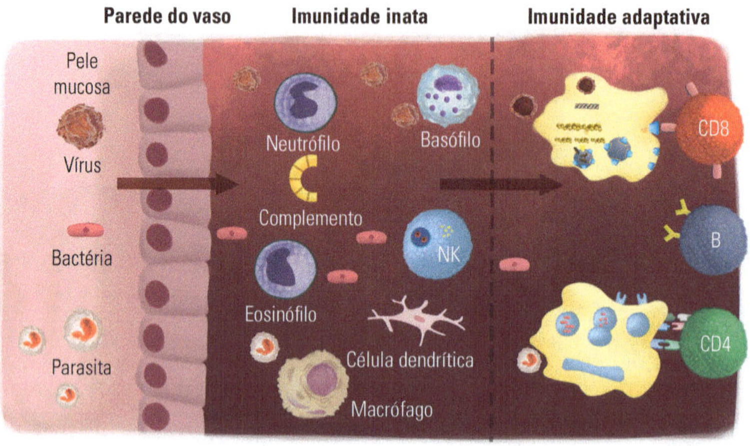

Figura 4.1. Compartimentalização da resposta imunológica. A primeira barreira às infecções compreende os epitélios (pele e mucosas) e seus mecanismos acessórios, como os cílios e o muco no trato respiratório, o ácido e as enzimas no trato digestivo, o peristaltismo no trato geniturinário e digestivo, a lisozima na saliva e lágrima etc.; caso haja ruptura dessa barreira, existe ativação da imunidade inata, que depende dos fagócitos mono e polimorfonucleares, de sistemas amplificadores da inflamação como a coagulação e fibrinólise, a via das cininas e a cascata de complemento, além das células citotóxicas naturais (NK, do inglês *natural-killers*). Caso esse sistema seja insuficiente para eliminar o patógeno, ocorre ativação da imunidade adaptativa, que tem um braço celular dependente de linfócitos T e um ramo humoral, que compreende as Ig.

Fonte: Desenvolvida pela autoria.

No capítulo anterior, discutiu-se a resposta imunológica inata. Apresentaremos a seguir, a resposta adaptativa que se efetiva de maneira seletiva frente a antígenos (Ag) para montar uma resposta imunológica. A resposta imune adaptativa é muito mais lenta frente a ameaças e infecções do que a resposta imune inata, que está preparada e pronta para lutar o tempo todo.[2]

Ao contrário do sistema imunológico inato, que reconhece motivos moleculares associados aos patógenos (PAMP), a imunidade adaptativa é ativada pela exposição a peptídeos de patógenos, gera uma memória imunológica aos antígenos do agente agressor e melhora a resposta imune para os encontros subsequentes a esse agressor ou a outros antigenicamente similares. Para esse fim, as células responsáveis pela resposta imune adaptativa utilizam-se de um receptor "específico".

Três aspectos diferenciam a resposta imune adaptativa dos mecanismos de defesa inato:

- Especificidade imunológica, a capacidade das células da resposta adaptativa de reconhecer diferenças sutis entre os patógenos.

- Autodiscriminação, a capacidade de as células da resposta adaptativa de reconhecer e agir contra moléculas não próprias (*non-self*) enquanto permanecem inativas contra si mesmas.
- Memória, o potencial de as células da resposta adaptativa lembrar um encontro anterior com um patógeno e reagir de forma amplificada após a reexposição a ele.

A imunidade inata é composta por diversos tipos celulares, como os fagócitos polimorfonucleares e as células mononucleares. Por sua vez, a imunidade adaptativa compreende apenas dois tipos celulares, os linfócitos T e B. Além disso, estão envolvidos os fatores secretados pelos linfócitos T, como as citocinas e quimiocinas, responsáveis pela imunidade mediada por células e direcionada a vírus, micobactérias, fungos, parasitos intracelulares e células neoplásicas. Os linfócitos B produzem e secretam Ig, moléculas com função anticórpica.

Essas moléculas derivadas de linfócitos em harmonia com diferentes componentes da imunidade inata (p. ex., fagócitos) eliminam a maioria dos patógenos invasores.

De forma geral, podemos dizer que a resposta imune frente a um agente patogênico qualquer é dependente de diversos passos (Figura 4.1):[2]

- **Fase de bloqueio:** exercida pelos sistemas de barreiras e por sistemas da resposta inflamatória. Podemos citar como exemplos a formação de um trombo sanguíneo após um ferimento, que, por um lado, bloqueia o sangramento e impede a perda de sangue e, por outro, contém a disseminação de algum possível agente patogênico que porventura tenha penetrado pela lesão. Células da imunidade inata como os fagócitos polimorfonucleares são altamente eficientes na captura e destruição de agentes patogênicos como as bactérias e os fungos. Células citotóxicas naturais (*natural-killers* – NK), além de exercerem citotoxicidade em células-alvo infectadas por agentes intracelulares ou alteradas por uma neoplasia, também produzem e secretam citocinas pró-inflamatórias como os interferons do tipo I e do tipo II, servindo como células acessórias da apresentação antigênica que ocorre a seguir, na fase cognitiva.
- **Fase cognitiva:** quando ocorrem o estabelecimento do processamento e a apresentação de Ag pelas células apresentadoras de Ag. Para esse trabalho complexo, as células fagocíticas mononucleares são menos eficientes que os polimorfonucleares neutrófilos na destruição de patógenos. No entanto, essa menor eficiência de seus sistemas proteolíticos as torna capazes de apresentar esses segmentos peptídicos (de pouco menos de uma dezena até aproximadamente 20 aminoácidos) no contexto das moléculas de histocompatibilidade de classe II e de classe I para os linfócitos T $CD4^+$ e $CD8^+$, respectivamente. Os linfócitos B apresentam a capacidade de reconhecimento de antígenos livres e solúveis. Em sua configuração natural (não precisam ser peptídeos lineares como para os linfócitos T) e por expressarem moléculas de complexo maior de histocompatibilidade (MHC, do inglês *Major Histocompatibility Complex*) de classe II, também exercem a função de células apresentadoras de antígenos. Na realidade, as células B são as mais eficientes apresentadoras de antígenos de memória e as células dendríticas, as mais eficazes apresentadoras de antígenos novos.
- **Fase de ativação celular:** ocorre por meio da interação de receptores presentes na membrana citoplasmática dos diversos tipos celulares envolvidos na resposta imunológica com seus agonistas por meio de contatos célula-célula ou mediador

solúvel-célula. Esses contatos resultarão, por sua vez, na internalização dos sinais gerados na membrana, por cascatas de proteínas transdutoras que, por fim, ativarão estruturas nucleares específicas para a transcrição do ácido desoxirribonucleico (DNA) e subsequente síntese proteica. As proteínas geradas podem ser importantes na divisão celular ou, por outro lado, na sua diferenciação. Caso haja secreção desses fatores proteicos, pode haver interação com novos tipos celulares e subsequente amplificação dessa resposta imunológica.

- **Fase de amplificação e direcionamento:** ocorre pela interação celular de linfócitos T indutores/auxiliadores (T *helper ou Th*), geralmente CD4+, que secretarão citocinas. Em diversas combinações, o padrão de citocinas caracteriza uma diversidade de células denominadas Th1 e Th17, Th2 e Th9, Th22 e Treg ou Th0, responsáveis por tipos diferentes respostas, fundamentais para a defesa a diversos tipos de patógenos intracelulares como vírus, bactérias e fungos, helmintos e processos alérgicos, imunomodulação geral e inespecífica, respectivamente.
- **Fase efetora:** ocorre também de forma interativa, variando de acordo com o estímulo provindo dos linfócitos T auxiliadores. No braço celular, estão envolvidos linfócitos T citotóxicos específicos, células NK e macrófagos ativados. No ramo humoral, participam o sistema complemento, ativado em sua via clássica pelas Ig dos isótipos IgM, IgG1, IgG2 e IgG3, assim como os fagócitos, tanto mononucleares como polimorfonucleares neutrófilos e eosinófilos, que têm receptores para as regiões *fragment crystallizable* (Fc) das Ig e para diversas frações do sistema complemento. Dessa forma, a ativação dessas células efetoras promove grande especificidade e amplificação da fagocitose, além de uma resposta inflamatória concomitante, dependente parcialmente da produção de radicais reativos, como os superóxidos, peróxidos, oxigênio *singlet* e haletos metálicos. Esses compostos provocarão extenso dano principalmente a bactérias e fungos, e o NO_2, dano a parasitas. É importante ressaltar que esses fagócitos "profissionais" têm também diversas enzimas proteolíticas e nucleolíticas, que potencializam sobremaneira sua capacidade de destruir os mais variados tipos de patógenos.

Uma série de eventos sequenciais desempenha um papel central em reações específicas de linfócitos a antígenos. Essa série inclui reconhecimento de antígenos, ativação e expansão de linfócitos, eliminação de antígenos, contração celular e formação de memória.

Uma vez que clones específicos de linfócitos virgens reconheçam um antígeno estranho, começam a ativação e proliferação em grande número de células que expressam receptores idênticos para o antígeno e, portanto, pertencem a um clone.[3] A expansão de clones de linfócitos com a mesma especificidade de antígeno também é conhecida como expansão clonal.

Alguns dos descendentes desses linfócitos ativados e expandidos diferenciam-se em células efetoras. Os linfócitos efetores têm vida útil limitada e, uma vez eliminado o antígeno, a maior parte dos clones de linfócitos antígeno-específicos sofre apoptose, provavelmente por causa da eliminação do antígeno como sinal de sobrevivência, regulação negativa das proteínas antiapoptóticas Bcl-2 e Bcl-XL e regulação das proteínas pró-apoptóticas Bax e Bim.[4] Um pequeno número de linfócitos específicos para o antígeno continua a sobreviver após sua eliminação (linfócitos de memória).

Uma das principais características da resposta imunológica é sua capacidade de discriminar o próprio (*self*) do não próprio (*non-self*). No contexto dos linfócitos T, esse aprendizado ocorre no timo, onde os precursores dos linfócitos T encontrarão as moléculas do MHC de classe I (HLA-A, B e C) e de classe II (HLA-DP, DQ e DR) nas células epiteliais tímicas (Figura 4.2).

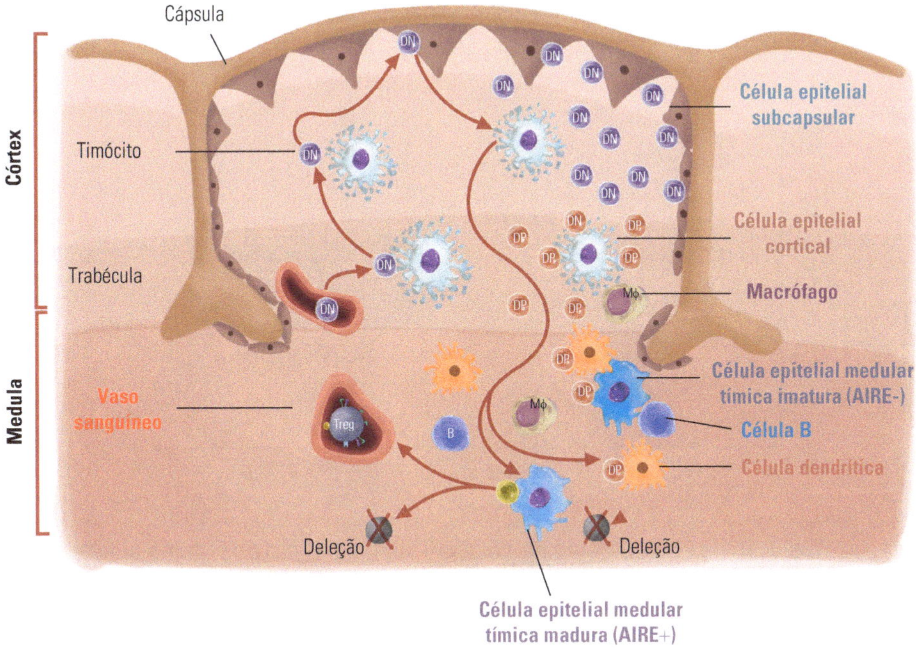

Figura 4.2. Composição celular do timo. Os principais tipos celulares e as interações sequenciais ao longo da migração dos timócitos são mostrados. Os estágios sequenciais de diferenciação dos timócitos duplo negativo (DN); duplo positivo (DP) e simples positivo (SP) são assinalados. As células epiteliais medulares tímicas AIRE+ apresentam um papel essencial na indução de autotolerância aos antígenos próprios restritos a alguns tecidos deletando as células T com elevada avidez ou induzindo a diferenciação de células T reguladoras.

Fonte: Adaptada de Moraes-Vasconcelos, *et al.*, 2008.[5]

No timo, as células T progenitoras, recém-chegadas a partir da medula óssea, dirigem-se à córtex tímica e rapidamente expandem-se e diferenciam-se sob o efeito de interleucina 7 (IL-7) e vários outros receptores de superfície celular,[6] selecionadas pelo reconhecimento das moléculas do MHC pelos TCR (receptores de linfócitos T). Esses eventos não apenas induzem a expressão de Notch-1 e outros reguladores transcricionais específicos (p. ex., GATA3) que conduzem progenitores a um destino de linhagem de células T, como também promovem a expressão de genes importantes no rearranjo do gene TCR.[7] Caso o TCR dos precursores reconheça o MHC, as células proliferam e, quando não reconhecem, morrem por um mecanismo apoptótico por falta de ativação. Essa fase é denominada "seleção positiva das células T". O número de receptores expressos nessas células precursoras aumenta durante esse período, aumentando a avidez pelos antígenos expressos no timo. Caso a avidez seja muito elevada, essas células tornam-se deletérias e são eliminadas por apoptose (seleção negativa) ou transformadas em células T reguladoras inatas na medula tímica. Nessa fase de seleção negativa, uma molécula expressa nas células epiteliais medulares tímicas, denominada AIRE (do inglês *autoimmune regulator*), é fundamental, pois apresenta os antígenos expressos em todos os órgãos do corpo humano (Figura 4.3). Na deficiência de AIRE, os indivíduos apresentam diversas manifestações autoimunes em diferentes órgãos.

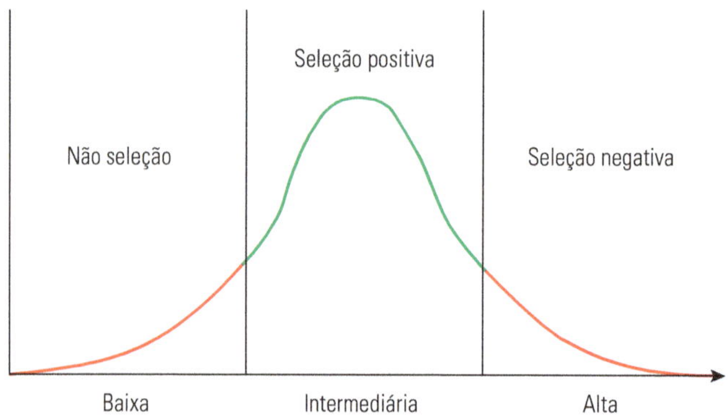

Figura 4.3. Seleção dos precursores de células T no timo. O sistema imune adaptativo exige que haja uma supressão ativa das células T e B para evitar fenômenos autoimunes. Na verdade, a autorreatividade é inerente à resposta dos linfócitos T, que precisam reconhecer o *self* para serem positivamente selecionados. No entanto, quando essa autorreatividade é muito intensa, dois fenômenos ocorrem: 1) agressão ao *self*, gerando manifestações de autoimunidade; 2) ligação de um peptídeo antigênico às moléculas do MHC que não aumentará a afinidade por essa molécula de MHC alterada pela molécula estranha (*non-self*), sendo inútil para proteger os indivíduos das agressões dos agentes patogênicos ou dos antígenos alterados das células neoplásicas.

Fonte: Desenvolvida pela autoria.

É muito importante compreender como é gerada a diversidade necessária para que os linfócitos T e B consigam reconhecer não somente o *self*, mas também qualquer variedade de antígeno que possa existir no ambiente, incluindo todos os agentes patogênicos aos quais estamos expostos.

Os receptores de células T (TCR) e os receptores de células B (BCR) são gerados por um mecanismo de recombinação gênica (determinado por uma enzima denominada "recombinase", codificada pelos genes *RAG1* e *RAG2*), que combinarão os diversos segmentos expressos nos genes do TCR e do BCR (Figura 4.4). Os genes do TCR e do BCR são compostos de inúmeras sequências variáveis (denominadas V), acompanhadas de segmentos geradores de diversidade (D) e, a seguir, segmentos que codificam as regiões de junção (J) e dos segmentos relacionados à formação da região constante (que apresentam a função efetora).

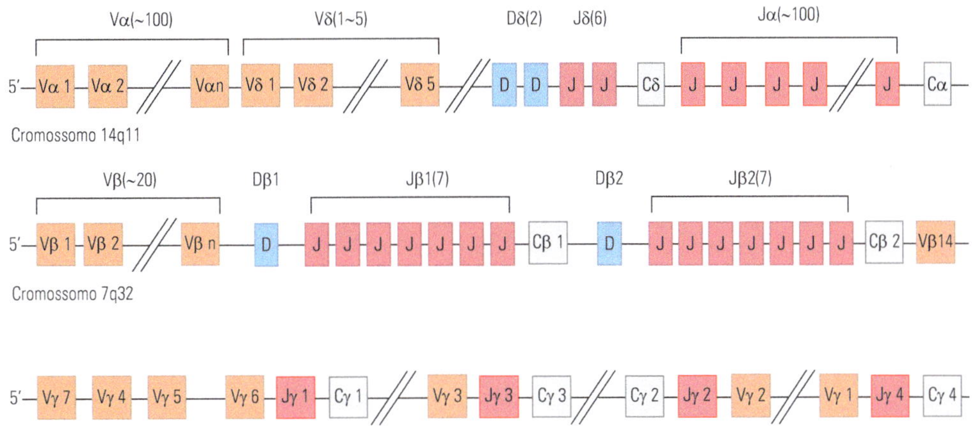

Figura 4.4. Organização dos genes de receptores das células T. Os genes das cadeias beta e delta apresentam todos os segmentos para geração de variabilidade (V, D e J) e os genes das respectivas regiões constantes, sendo que os genes que codificam a cadeia delta estão inclusos no meio dos genes que codificam a cadeia alfa. Os genes das cadeias alfa e gama expressam os segmentos para a geração de diversidade V e J e os segmentos para a geração das regiões constantes dessas proteínas. O mecanismo presente nos linfócitos B é virtualmente idêntico.

Fonte: Adaptada de Janeway CA; Travers P; Walport M; Schlomchik MJ, 2005.[13]

No processo de recombinação, as recombinases fazem uma dupla quebra do DNA em locais que expressam segmentos palindrômicos (que podem ser lidos de ambos os lados dando a mesma sequência de leitura). Essas sequências palindrômicas ocorrem em ambos os lados desses segmentos gênicos, favorecendo a ligação de um segmento com o segmento da região subsequente, gerando enorme diversidade, da ordem de 10^{16} regiões variáveis de reconhecimento antigênico a partir de menos de 10.000 (10^4) segmentos gênicos. A emenda entre os segmentos se utiliza dos mecanismos de reparo de DNA. Nesse processo, entram as enzimas Artemis e DNA-PK (*DNA dependent protein kinase*) que criam os grampos modificados por exonucleases; estas, por sua vez, inserem ou retiram nucleotídeos da sequência, gerando mais diversidade. A seguir, as enzimas Cernunnos e a DNA-PK promovem a emenda dos segmentos cortados, gerando o gene recombinado que será transcrito e traduzido em um peptídeo que origina as cadeias do TCR e do BCR. Defeitos nessas enzimas resultam em quadros de imunodeficiência combinada grave (SCID).

Rearranjos dos segmentos V e J nas cadeias α e γ e segmentos V, D e J nas cadeias β e δ ocasionam a geração de genes TCR funcionais e *in-frame*. Da mesma forma, rearranjos de segmentos V e J ocorrem nos genes de cadeias leves κ e λ e rearranjos V, D e J no gene de cadeia pesada das Ig, que têm segmentos responsáveis pela geração das regiões constantes de todos os isótipos de Ig. Em sequência, é gerado DNA recombinado que será transcrito e traduzido para os peptídeos das diversas cadeias desses receptores de antígenos de nossa imunidade adaptativa (Figura 4.5).

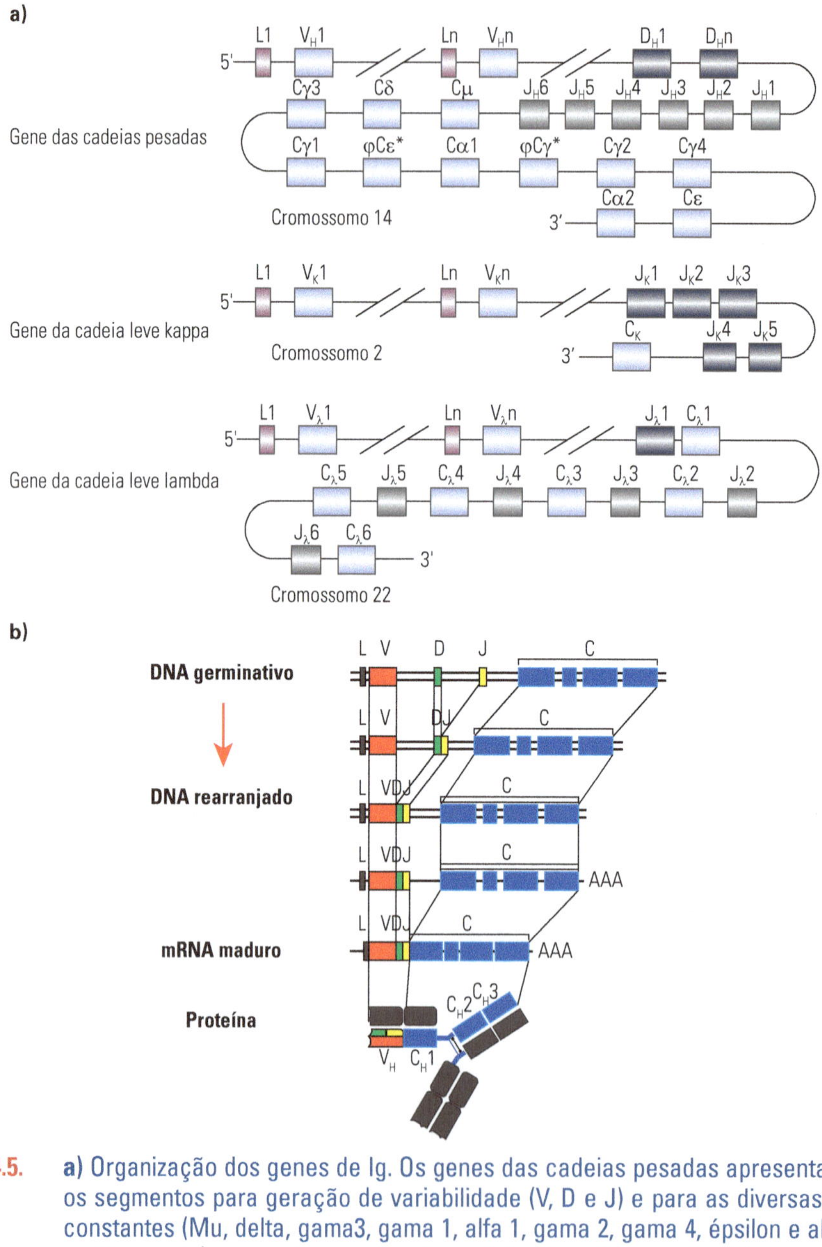

Figura 4.5. **a)** Organização dos genes de Ig. Os genes das cadeias pesadas apresentam todos os segmentos para geração de variabilidade (V, D e J) e para as diversas cadeias constantes (Mu, delta, gama3, gama 1, alfa 1, gama 2, gama 4, épsilon e alfa2, respectivamente), enquanto os genes das cadeias leves kappa e lambda expressam os segmentos para a geração de diversidade (V e J) e os segmentos para a geração das regiões constantes dessas proteínas. **b)** Modelo demonstrativo da recombinação gênica nos genes de Ig com a união de um segmento D a um segmento J (vide Figura 4.7) ao acaso, seguido da união a um segmento V no gene de cadeia pesada e, na sequência, a união ao segmento C mais próximo (Cμ), gerando o DNA rearranjado que será transcrito a RNA mensageiro e traduzido como proteína μ completa.

Fonte: Adaptada de Abbas AK;[14] Lichtman AH; Pober JS; Janeway CA; Travers P; Walport M; Schlomchik MJ, 2005.

A principal diferença entre os BCR e os TCR é que os BCR conseguem reconhecer os antígenos livres no plasma e nas secreções, enquanto os TCR somente reconhecem os peptídeos antigênicos ancorados nas células-alvo, ou seja, os TCR somente são capazes de reconhecer antígenos celulares. Outra diferença que ocorre entre os linfócitos T é a expressão de receptores com TCRαβ ou TCRγδ. Os TCRαβ somente reconhecem os peptídeos quando apresentados na fenda das moléculas do MHC, mecanismo denominado "restrição pelo complexo de histocompatibilidade". Esse mecanismo de restrição é fundamental para que o risco de autorreatividade patogênica seja reduzido ao mínimo. As células Tγδ são encontradas em pequena quantidade no sangue, existindo primordialmente nas mucosas dos tratos digestivo e respiratório, no útero e na pele. Essas células são envolvidas na iniciação e na expansão da resposta imunológica celular.

Na Figura 4.6, é apresentado um esquema didático da diferenciação dos precursores dos linfócitos B na medula óssea. Há recombinação dos genes das cadeias pesadas e das cadeias leves das Ig como sinais para a progressão do programa de diferenciação ontogenética dessas células até sua liberação na periferia como células B maduras *naïve*, prontas para reconhecer diferentes antígenos e ativarem-se por esse reconhecimento antigênico pelos seus receptores (Ig de membrana).

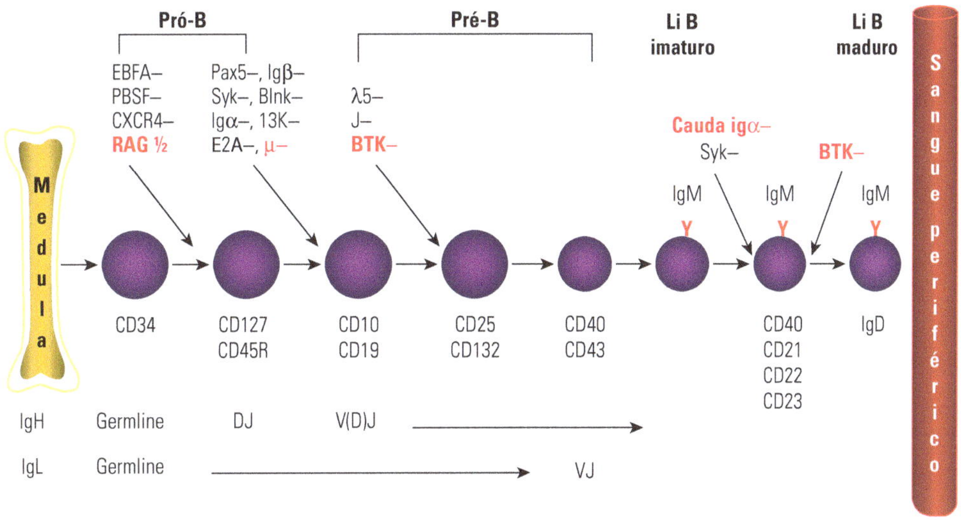

Figura 4.6. Esquema simplificado da ontogênese dos linfócitos B, desde a célula progenitora linfoide na medula até o linfócito B maduro.

Fonte: Desenvolvida pela autoria.

As células T e B maduras e virgens (*naïve*) são liberadas do timo e da medula óssea, respectivamente, para o sangue periférico e migram para os tecidos linfoides secundários, como o baço, os linfonodos e os tecidos linfoides. Nesses locais, essas células são expostas aos antígenos e passam por um segundo *round* de ativação induzida pelos antígenos e maturação para subtipos diversos, com diferentes características e funções (Quadro 4.2 e Figura 4.7).[8]

Quadro 4.2. Subtipos de células T ativadas e de memória.

Subtipo	Função efetora	Potencial proliferativo	Tráfego	Função
T_{SCM}	+	++	Linfonodo e em menor intensidade no baço e medula óssea	Reconstitui o espectro total de células de memória e efetoras
T_{CM}	+	+/-	Linfonodo e circulação	Confere imunidade mais potente a patógenos
T_{EM}	+	+	Tecidos e circulação	Principal responsável pela citotoxicidade a patógenos
T_{RM}	+	+	Tecidos – não circulatória	Resposta rápida a patógenos que atinjam os epitélios e qualquer patógeno relevante
T_{EMRA}	-	+/-	Tecidos e circulação	Redução da resposta aos antígenos e entrada em apoptose

Tcm: T memória central; Tem: T memória efetora; Temra: T memória efetora terminalmente diferenciada (exaurida); Trm: T de memória residente nos tecidos (pele, mucosas etc.); Tscm: T *stem cell memory* – célula de memória primordial.

Fonte: Adaptado de Meraviglia S, Di Carlo P, Pampinella D, *et al.*, 2019.

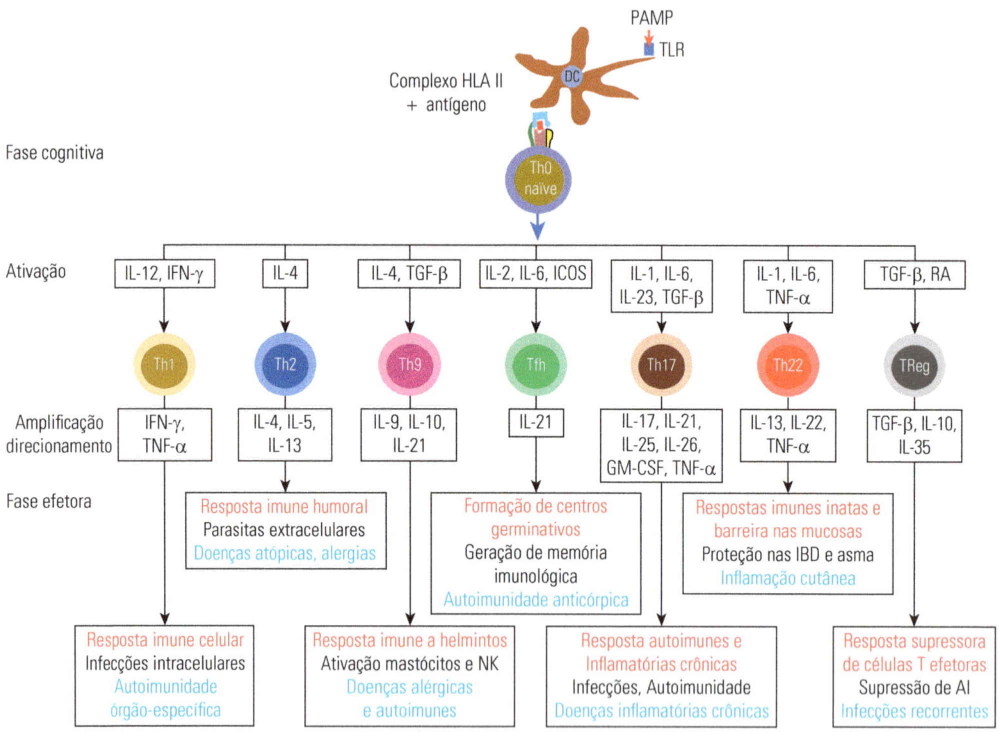

Figura 4.7. Fases da resposta imune adaptativa: fase cognitiva, com processamento e apresentação antigênica; fase de ativação: sinalização intracelular e comunicação por contato célula a célula e liberação de mediadores solúveis; fase de amplificação e direcionamento: ativação de células auxiliadoras e secreção de citocinas direcionadoras da resposta imune adequada para o momento; fase efetora: ativação dos diversos sistemas efetores da resposta imunológica, tanto mediada por células como humoral.

Fonte: Adaptada de Saravia J, Chapman NM, Chi H, 2019.

Linfócitos T

Assim que os precursores dos linfócitos T tenham conseguido montar seu receptor da célula T e essas células tenham passado pelo crivo da seleção positiva no córtex tímico e da seleção negativa na medula tímica, serão liberados como células T CD4+ ou CD8+.

Uma vez na periferia, essas células T podem ser ativadas por células apresentadoras de antígenos, por meio de suas moléculas do MHC conjugadas aos peptídeos antigênicos gerados a partir da endocitose de antígenos externos. Por um lado, a expressão nas moléculas de MHC de classe II (nos humanos HLA-DP, DQ e DR) produz ativação de células T CD4+; por outro lado, as moléculas de MHC de classe I (HLA A, B e C) apresentam antígenos endógenos gerados a partir de infecções virais ou neoplasias para células T CD8+. Uma característica importante é que as moléculas de MHC de classe I são ubiquitárias, ou seja, expressas em todas as células nucleadas do organismo, sendo alvos potenciais para as células T citotóxicas, que precisam ter a capacidade de reconhecer quaisquer células infectadas ou alteradas que precisem ser eliminadas. Por sua vez, as moléculas de MHC de classe II são restritas às células apresentadoras de antígenos, o que é importante para garantir que não ocorram reações imunológicas desencadeadas por nenhum estímulo, amplificadas e gerando dano em células, órgãos e sistemas.

A ativação do complexo do TCR (TCR mais as proteínas do complexo CD3) depende do reconhecimento do complexo MHC/peptídeo de uma célula apresentadora de antígenos, processo denominado "apresentação antigênica". Diversos complexos TCR/MHC/peptídeo juntam-se na membrana, formando uma sinapse imunológica que aumenta a avidez da ligação junto com outras moléculas coestimulatórias: CD4, no contexto de moléculas de MHC de classe 2 presentes nas células apresentadoras de antígenos; CD8 para as moléculas do MHC de classe 1 presentes nas células-alvo; CD28 e moléculas acessórias de adesão. Dessa forma, a ativação das células T ocorre por meio de diversas vias de sinalização iniciadas por essas moléculas expressas na membrana celular. Diferentes vias de sinalização em diferentes subtipos de células T produzem diferentes citocinas que promovem a ativação de linfócitos B, induzindo a comutação isotípica (troca de classes de Ig), e a ativação de macrófagos para a eliminação de agentes patogênicos intracelulares e intravesiculares, como as micobactérias, os protozoários intracelulares e os fungos das micoses profundas. As principais funções dos linfócitos T são observadas na Figura 4.7. O direcionamento da resposta T depende do tipo de célula apresentadora de antígeno, assim como as citocinas presentes no momento da apresentação antigênica. As células T geradas nesse momento expressam o mesmo TCR da sua precursora virgem (*naïve*), mas expressam diferentes fatores transcripcionais, citocinas e moléculas acessórias que medeiam sua função efetora.

Existem diversos tipos de células T auxiliadoras, com funções de amplificação e direcionamento de diversos tipos de reações imunológicas, que podem ser mais facilmente compreendidos observando-se a Figura 4.7.[9]

O mesmo pode ser dito em relação às células TCD8+ (citotóxicas) que podem também produzir as mesmas citocinas, embora em menor quantidade e menor diversidade, e exercem a função de citotoxicidade nas células-alvo alteradas por uma infecção intracelular ou uma neoplasia.[10] A função citotóxica dessas células é exercida por três mecanismos básicos: 1) secreção de citocinas com efeito antiviral ou antitumoral; 2) produção de grânulos citotóxicos e inserção dessas enzimas proteolíticas e nucleolíticas, para destruir as proteínas e o material genético dessas células alteradas; 3) indução de apoptose nas células-alvo por meio das interações Fas/FasL e de outras moléculas da família do TNF.

Além desses tipos principais de linfócitos T, outros tipos presentes em menor quantidade existem para exercer funções específicas na resposta imunológica. Os dois tipos principais são as células T$\gamma\delta$ e as células NKT, que, na verdade, ficam na interface entre a imunidade inata e a adaptativa.

As células T$\gamma\delta$ são geradas da mesma forma que as T$\alpha\beta$, por recombinação dos segmentos gênicos dos genes gama e delta. A diversidade desses genes é significativamente menor que a dos genes alfa e beta, mas essas células são bastante eficazes na eliminação de patógenos comuns nas barreiras epiteliais. Há expansão dessas células nas infecções crônicas por agentes intracelulares intravesiculares. A principal diferença entre essas duas subpopulações compreende a necessidade de apresentação antigênica no contexto das moléculas do MHC para as células T$\alpha\beta$, o que não é necessário para as células T$\gamma\delta$, que reconhecem principalmente proteínas de choque térmico e antígenos lipídicos. Essas células são usualmente duplo-negativas, ou seja, não expressam CD4 nem CD8.

As células NKT compartilham características das células T, assim como das células NK. O repertório do TCR dessas células também é bem mais restrito que o das células T, reconhecendo glicolipídios e lipídios por meio da apresentação por uma molécula de MHC de classe I não clássica e monomórfica, denominada CD1d. As células NKT são capazes de responder rapidamente a um estímulo antigênico e produzir citocinas de padrão Th1 ou Th2, podendo ativar, modular e recrutar diversos tipos de células, tanto da imunidade inata como da adaptativa.

Linfócitos B

Estas células têm como principal função a produção de Ig a partir do reconhecimento pelo BCR de antígenos extracelulares livres no plasma e nas secreções (lágrimas, saliva, muco do trato respiratório, digestivo e genital). Promovem, portanto, o reconhecimento dos agentes patogênicos extracelulares e dos agentes intracelulares antes que estes consigam penetrar suas células-alvo. Isso significa que os anticorpos direcionados aos vírus e outros agentes intracelulares têm função como um auxiliar das barreiras físicas e como potencializadores da imunidade inata. A outra forma de reconhecimento dos linfócitos B é de antígenos ligados à superfície de outra célula, usualmente dentro dos folículos linfoides encontrados nos linfonodos e no baço.[11]

Existem alguns subtipos de linfócitos B: o primeiro deles é denominado B1, que tem um papel similar ao de uma célula da imunidade inata, principalmente nas cavidades peritoneal e pleural. Essas células são independentes de linfócitos T e promovem uma resposta rápida diferenciando-se em plasmócitos de vida curta secretores de IgM e de IgA nas mucosas. Um segundo tipo são as células B da zona marginal entre as áreas da polpa branca e da polpa vermelha do baço, que tem como principal função agir numa resposta rápida a antígenos bacterianos circulantes no sangue, de uma forma também independente de linfócitos T. Estas células podem sofrer certa maturação de resposta e recirculação, gerando plasmócitos secretores de IgM de vida curta. Outra função importante dessas células é promover auxílio aos linfócitos T, transferindo imunocomplexos da zona marginal para as células B foliculares ou ativando diretamente as células T auxiliadoras. Um terceiro tipo são as células B reguladoras, produtoras de IL-10 e que suprimem a resposta inflamatória inata e a atividade de células dendríticas. Essas células também desempenham um papel de interface das respostas inatas e adaptativas. Um quarto tipo são as células B2, o subtipo mais frequente, mais conhecido e mais importante de linfócito B. Os linfócitos B são maturados inteiramente dentro da medula óssea, saindo como células B virgens (*naïve*), capazes de serem ativadas pelo contato com o antígeno e passando por uma segunda fase de expansão e diferenciação nos diferentes subtipos de linfócitos B, dentro dos folículos linfoides dos linfonodos e do baço (Figura 4.8).

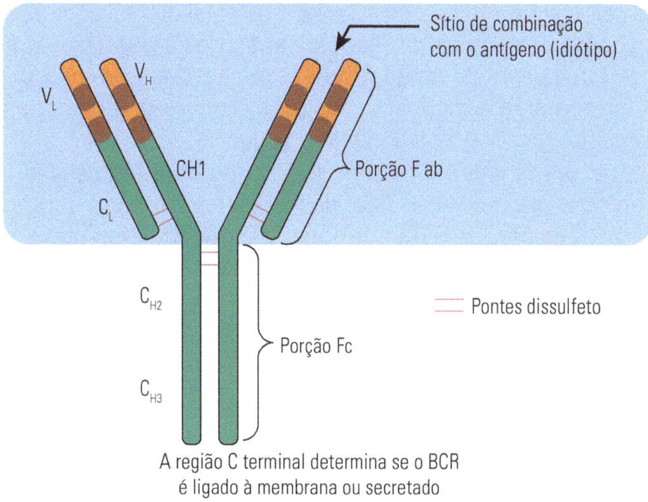

Figura 4.8. Figura esquemática de um BCR ou de uma Ig. V_H: região variável da cadeia pesada; V_L: região variável das cadeias leves; C_H: região constante da cadeia pesada (composta por três ou quatro domínios C_H – quatro domínios na IgM e IgE); C_L: região constante das cadeias leves; as cadeias pesadas são unidas por pontes dissulfeto, assim como as cadeias leves às cadeias pesadas. Nas regiões variáveis, efetua-se o reconhecimento dos determinantes antigênicos (epítopos).

Fonte: Adaptada de Janeway CA; Travers P; Walport M; Schlomchik MJ, 2005.

É importante ressaltar que os linfócitos B e os linfócitos T ocupam diferentes locais nos órgãos linfoides secundários: células B nos folículos e as células T nas bainhas linfoides periarteriolares. A anatomia dos órgãos linfoides secundários, como a circulação sinusoidal esplênica e as vênulas de endotélios altos nos linfonodos, provê uma maior chance de contato dos linfócitos B com os antígenos.

Existe um tipo específico de célula dendrítica, as células dendríticas foliculares, que se encontram nos folículos linfoides primários apresentando antígenos aos linfócitos B *naïve* e nos centros germinativos, promovendo a maturação da afinidade anticórpica. Essas células também estão em íntimo contato com os linfócitos T auxiliadores foliculares, que produzem IL-21 e IL-4 e expressam CD40L, sendo fundamentais na formação e manutenção dos centros germinativos e para a geração de memória imunológica humoral nos folículos linfoides. Nesse local, ocorrem simultaneamente a comutação isotípica, ou seja, a troca de classes das Ig, e a hipermutação somática que promove a maturação da resposta anticórpica.

As células B maduras que saem da medula óssea chegando à periferia são linfócitos B *naïve*, que, ao encontrar os antígenos contra os quais apresentam reatividade, transformam-se em células B transicionais que adentram os órgãos linfoides secundários.

Uma vez dentro do baço ou dos linfonodos, dirigem-se aos folículos primários ou secundários. Nos folículos primários, transformar-se-ão em linfócitos B da zona marginal, que podem ter contato com um antígeno e transformarem-se em um plasmócito de vida curta produtor de IgM. Se forem aos folículos secundários, podem ser diretamente ativados em plasmócitos de vida curta produzindo IgM, ou terão contato com dois tipos de células fundamentais, as células dendríticas foliculares e as células T foliculares no centro germinativo, e poderão sofrer maturação da resposta anticórpica por hipermutação somática e troca de isótipo de Ig. A partir de então, podem gerar células de memória e plasmócitos de vida longa, que retornarão à medula óssea para produzir grandes quantidades de anticorpos de alta afinidade das diferentes classes de Ig.

Dentro do centro germinativo, ocorrem interações entre as células B e as coparticipantes da ativação com diferenciação final das células B2 e surgimento de duas populações de linfócitos B: 1) as células B de memória que podem recircular e novamente apresentar o antígeno para as células T foliculares auxiliares (Tfh), gerando mais plasmócitos em uma resposta imunológica secundária; 2) os plasmócitos de vida curta já comutados isotipicamente. Alguns desses plasmócitos migram de volta para a medula, tornando-se plasmócitos de vida longa que sofreram hipermutação somática, apresentam alta afinidade para o antígeno e podem rapidamente produzir grandes quantidades de anticorpos já em seu isótipo definitivo.

As células B autorreativas são eliminadas na medula óssea de várias formas: edição do receptor ocasionando uma célula menos autorreativa, apoptose promovendo a eliminação daquele clone, ou indução de anergia. Estas últimas Elas podem ser liberadas para a periferia, mas não respondem à estimulação por antígenos que se ligam ao seu BCR. Nesse ponto, essas células saem do folículo linfoide e são eliminadas por apoptose, estimuladas tanto pela via extrínseca via Fas, quanto pela via intrínseca por modulação da ativação de moléculas da família bcl. Células autorreativas que chegam à periferia também podem ser eliminadas por não receberem auxílio dos linfócitos ou serem mantidas "ignorantes", sem contato com seu autoantígeno.

O produto das células B são as Ig secretadas que apresentam função de anticorpos e são geradas a partir da recombinação de diversos segmentos gênicos nos genes das diferentes cadeias que originarão uma proteína multimérica com duas cadeias pesadas, que define o isótipo (classe e subclasse) da Ig, e de uma cadeia leve (kappa ou lambda) que se combina por intermédio de ligações dissulfeto unindo as quatro cadeias (Figura 4.8).

Cada um dos isótipos de Ig tem propriedades e funções características, respondendo a tipos de antígenos diversos e exercendo capacidade de ativar diferentes vias para eliminar ou neutralizar os agentes patogênicos (Quadro 4.3).

A IgM é o primeiro isótipo de Ig a surgir durante a diferenciação das células B na medula óssea, antes do contato com qualquer antígeno externo. Como esse isótipo não passou pelos folículos linfoides e não sofreu hipermutação somática nem comutação isotípica, a sua afinidade pelos antígenos é menor. No entanto, esse isótipo apresenta-se em forma pentamérica, aumentando a avidez da ligação e a capacidade de se ligar e ativar a cascata do complemento, elevando sua eficiência.

O segundo isótipo expresso nos linfócitos B é a IgD, que também é expressa quando o linfócito B sai da medula óssea. Sua principal função é auxiliar na ativação do linfócito B pelo antígeno exógeno. Provavelmente tem função na manutenção da homeostase.

Os isótipos seguintes são produzidos apenas depois da comutação isotípica e sofrem hipermutação somática e consequente maturação da afinidade.

Quadro 4.3. Características gerais dos diferentes isótipos de Ig. A ativação do sistema complemento pela via clássica ocorre somente com a IgM e as IgG1, 2 e 3. A IgA é responsável pela nossa proteção nas membranas mucosas. A IgD tem papel na diferenciação dos linfócitos B, mas seu papel no plasma não é bem compreendido. A IgE é fundamental na resposta aos helmintos, tendo papel importante nas respostas alérgicas.

%	IgG					IgA			IgM	IgD	IgE
Quantidade	IgG	IaG1	IaG2	IaG3	IaG4	IgA	IgA1	IgA2	10	0,2	0,004
Relativa no Soro	75	60 a 70	14 a 20	4 a 8	2 a 6	15					
Vida Média no Soro (dias)											
s/Imunodef.	23	23	23	7	23	6			5	3	2
c/Imunodef.	26 a 40	30 a 35	27 a 45	16 a 30	16 a 38						
Funções biológicas	Proteção do neonato Fixação de complemento (C') Citotoxicidade Opsonização					Proteção das mucosas Imunidade antiviral			Resposta precoce Fixação de complem.	? Diferenciação de células B	Resposta alérgica Imunidade antiparasitas

Fonte: Adaptado de Janeway CA; Travers P; Walport M; Schlomchik MJ, 2005.

O terceiro isótipo, produzido em grandes quantidades livre no soro, em forma monomérica, é a IgG, que tem quatro subclasses. Juntas, somam aproximadamente 75% das Ig no plasma. Todas têm a função de transferir passivamente a imunidade para o feto por meio de passagem placentária e podem neutralizar vírus e toxinas. As três primeiras subclasses – IgG1, IgG2 e IgG3 – têm a capacidade de se ligar ao componente C1 do sistema complemento, ativando essa cascata pela via clássica e promovendo a opsonização (facilitação da fagocitose), principalmente de bactérias encapsuladas. A IgG4 não ativa complemento pela via clássica, mas tem importante papel na homeostase da resposta imunológica, incluindo as reações mediadas pela IgE.

O quarto isótipo, a IgA, tem duas subclasses e seu principal papel está na imunidade das mucosas, neutralizando vírus, bactérias e inclusive alguns parasitos, ou impedindo que se liguem à superfície das células das mucosas do trato respiratório e digestivo. No plasma, as duas subclasses perfazem 15% das Ig, mas a quantidade de IgA produzida nas secreções é maior que a soma de todos os isótipos de Ig no plasma. A IgA é encontrada em forma monomérica no plasma e dimérica nas secreções, ligada à cadeia J que a protege da digestão enzimática pelas enzimas proteolíticas do trato digestivo.

O quinto isótipo é a IgE, produzida em quantidades ínfimas, mas que ativa um sistema altamente potente de indução de inflamação para a eliminação de helmintos. A IgE encontra-se principalmente ligada a receptores específicos para esse isótipo nos mastócitos e nos basófilos. Essas células, uma vez ativadas pelo contato com um antígeno, sofrem degranulação liberando histamina, prostaglandinas e leucotrienos, proteases, citocinas e fatores quimiotáticos para eosinófilos, que, por sua vez, têm diversas enzimas proteolíticas e neurotoxinas capazes de matar os helmintos. Esse tipo de Ig está relacionado às reações alérgicas.

Considerações finais

Classicamente, descreve-se o sistema imunológico constituído por dois braços, denominados "resposta inata" e "resposta adaptativa". A resposta inata se caracteriza por reação rápida, pela ativação de uma resposta inflamatória pouco específica, com baixa seletividade e ausência de mecanismos bem definidos de memória imunológica duradoura. Diversas variações nos mecanismos de imunidade inata ocorrem entre os diversos tipos de eucariotas, contudo "somente os vertebrados" desenvolveram os mecanismos de defesa extremamente sofisticados que apresentam a capacidade de adaptarem-se para reconhecer uma multitude de agentes patogênicos mais eficientemente. A imunidade adaptativa cria uma memória imunológica bastante seletiva e duradoura após uma exposição inicial a um patógeno específico, promovendo uma resposta potencializada em encontros subsequentes com esse. Esse processo é utilizado como base para as vacinações.

Referências bibliográficas

1. Moticka EJ. Hallmarks of the adaptive immune responses. In: Moticka EJ. A historical perspective on evidence-based immunology. Amsterdam: Elsevier, 2015. Cap 2. p. 9-19. doi: 10.1016/B978-0-12-398381-7.00002-2.
2. Mirzaei HR. Adaptive immunity. In Rezaei N (ed). Encyclopedia of infection and immunity. New York: Elsevier, 2022. vol. 1. section 1. p. 39-55.
3. Huppa JB, Davis MM. The interdisciplinary science of T-cell recognition. Adv Immunol. 2013;119:1-50. doi: 10.1016/B978-0-12-407707-2.00001-1.
4. McKinstry KK, Strutt TM, Swain SL. Regulation of CD4+ T-cell contraction during pathogen challenge. Immunol Rev. 2010;236:110-124. doi: 10.1111/j.1600-065X.2010.00921.x.
5. Moraes-Vasconcelos D, Costa-Carvalho BT, Torgerson TR, Ochs HD. Primary immune deficiency disorders presenting as autoimmune diseases: IPEX and APECED. J Clin Immunol. 2008;28(Suppl 1):S11-9. doi: 10.1007/s10875-008-9176-5.
6. Hosokawa H, Rothenberg EV. Cytokines, transcription factors, and the initiation of T-cell development. Cold Spring Harbor Perspec Biol. 2018;10:a028621. doi: 10.1101/cshperspect.a028621.
7. Taniuchi I. CD4 Helper and CD8 Cytotoxic T Cell Differentiation. Ann Rev Immunol. 2018;36(1):579-601. doi: 10.1146/annurev-immunol-042617-053411.
8. Meraviglia S, Di Carlo P, Pampinella D, Guadagnino G, Presti EL, Orlando V, et al. T-cell subsets (T_{CM}, T_{EM}, T_{EMRA}) and poly-functional immune response in patients with human immunodeficiency virus (HIV) Infection and Different T-CD_4 Cell Response. Ann Clin Lab Sci. 2019;49(4):519-28.
9. Saravia J, Chapman NM, Chi H. Helper T cell differentiation. Cell Mol Immunol. 2019;16: 634-43. doi: 10.1038/s41423-019-0220-6.
10. Verdon DJ, Mulazzani M, Jenkins MR. Cellular and molecular mechanisms of CD8+ T cell differentiation, dysfunction and exhaustion. Int J Mol Sci. 2020;21(19):7357. doi: 10.3390/ijms21197357.
11. Merlo LMF, Mandik-Nayak L. Adaptive immunity: B cells and antibodies. In: Prendergast GC, Jaffee EM (ed). Cancer immunotherapy. 2. ed. Washington: Academic Press, 2013. p. 25-40.
12. Cruvinel WM, Mesquita Jr D, Araújo JAP et al. Sistema imunitário parte 1: Rev. Bras. Reumatol. 50(4) Ago 2010.
13. Janeway CA, Travers P, Walport M, Schlomchik MJ. Immunobiology: the immune system in health and disease. Garland Science Publishing. 6 ed. 2005(4)139.
14. Abbas AK; Lichtman AH; Pober JS: Cellular and molecular immunology, 2 ed. WB Saunders Company, (4)74.

5

Memória Imunológica

Wilma Carvalho Neves Forte | Tainá Mosca

Introdução

A memória imunológica caracteriza-se por uma melhor resposta do sistema imunológico ao antígeno após um primeiro contato. A resposta secundária ou depois de um contato prévio é mais rápida e mais intensa, permitindo uma melhor defesa. A memória imunológica para linfócitos foi descrita há muitos anos. Atualmente sabe-se que o sistema imunológico inato também apresenta memória denominada "treinada". Um excelente exemplo é a aplicação de vacinas, estabelecida na capacidade de memória imunológica. Administra-se um patógeno atenuado ou morto ou uma porção antigênica deste para que o sistema imunológico construa uma resposta para a defesa. Em contatos subsequentes, a resposta será mais bem orquestrada com consequente defesa mais efetiva.

Memória imunológica inata

Durante muito tempo acreditava-se que a memória imunológica fosse uma característica própria de linfócitos, presente apenas na resposta imunológica adaptativa. Observações feitas inicialmente em vegetais e em invertebrados, que não têm resposta adaptativa, mudaram esse conceito, consequentemente identificando a memória imunológica inata ou imunidade treinada. Atualmente, sabe-se que essa imunidade treinada acontece pelo encontro entre partes de patógenos, venenos ou decorrente de danos teciduais com receptores da imunidade inata. O reencontro com os receptores resulta em uma resposta acelerada e amplificada. Identificou-se ainda que a memória adaptativa pode ser ampliada e até mesmo induzida pela memória inata treinada.[1]

Diferentes estudos observaram, no ser humano, que diferentes patógenos e vacinas induzem a memória imunológica treinada. Esse fenômeno tem sido visto na defesa contra bactérias contendo lipopolissacarídeos (LPS), *Mycobacterium tuberculosis*, *Candida albicans*, *Schistosoma mansoni*, além de descrito após vacinas com bacilo de Calmette-Guérin (BCG), poliomielite oral, sarampo e varicela.[2,3] Os efeitos protetores inespecíficos da BCG, mediados por células da imunidade inata, foram associados à redução da mortalidade em crianças abaixo de 5 anos, assim como foi descrito para outras vacinas atenuadas.[4,5]

Características da imunidade treinada

De forma geral, a memória treinada persiste por menos tempo que a memória adaptativa. O tempo de sua duração é descrito entre 3 meses e 5 anos.[6,7] Especula-se que a memória imunológica inata em células residentes teciduais seja mais duradoura quando comparada à memória de células da resposta inata da circulação periférica.

A imunidade treinada caracteriza-se ainda por apresentar uma menor especificidade antigênica quando comparada à adaptativa. Acredita-se que a memória obtida contra diferentes infecções secundárias após BCG seja resultante da memória treinada. Sabe-se que a vacinação contra BCG gera proteção contra *Mycobacterium tuberculosis*, mas também contra outras espécies de micobactéria. Esses achados não são característicos de linfócitos T de memória e não foram totalmente esclarecidos, aventando-se a hipótese de uma memória treinada, não tão específica. Da mesma forma, os possíveis efeitos imunomoduladores após BCG em relação a linfomas, leucemias, melanoma e neoplasia de bexiga estariam associados à indução de imunidade treinada em monócitos e macrófagos.

A memória imunológica inata pode apresentar-se de forma hiper ou hiporreativa, conforme sua magnitude individual seja maior ou menor. Na hiporreatividade da memória imunológica inata, o indivíduo apresenta menor defesa ao agente patogênico, mesmo que a imunidade adaptativa esteja conservada. Alguns patógenos, em especial vírus, como o vírus da influenza e vírus sincicial respiratório, podem determinar em indivíduos predispostos um estado de tolerância imunológica, com demora para eliminação desses vírus e tendência a infecções bacterianas secundárias.[8] Esse fato foi observado também em alguns animais após a infecção por influenza. Casos de tolerância imunológica inata por exposição prévia à influenza podem resultar em infecções bacterianas graves, frequentemente por *Streptococcus pneumoniae*, *Staphylococcus aureus* e *Haemophilus influenzae*, com respostas celulares inatas exageradas e alterações pulmonares acentuadas.[8] Esses achados podem ter semelhança ao que ocorre em imunossuprimidos, com replicação bacteriana descontrolada. É possível que uma hiporreatividade da memória imunológica inata possa ocorrer em relação ao SARS-CoV-2, em indivíduos predispostos.

Na maioria das vezes, a hiper-reatividade da memória imunológica inata gera uma melhor defesa do hospedeiro contra o patógeno.[8] Entretanto, casos de hiper-reatividade da memória treinada podem coincidir com excesso de processos inflamatórios iniciados por células da resposta inata e mantidos pela adaptativa ou pelo excesso de síntese de citocinas inflamatórias, situação que também poderia ocorrer na COVID-19.

Componentes da imunidade treinada

A imunidade treinada é mediada por células e citocinas da imunidade inata. As células da imunidade inata, em especial monócitos, macrófagos,[9] células NK (do inglês *natural-killers*) e células linfoides inatas, após uma primeira exposição a patógenos, desenvolvem memória, o que lhes permite uma melhor reação defensiva frente a um contato subsequente.

Citocinas inflamatórias e anti-inflamatórias, como interferon alfa (IFN-α) e interleucina 10 (IL-10), são mais prontamente sintetizadas após uma reexposição.[9] Essas citocinas rapidamente sintetizadas promovem uma resposta mais rápida por células tanto da imunidade inata como da adaptativa. Assim, o IFN-α, sintetizado por monócitos e macrófagos, parece atuar de forma mais rápida em uma reinfecção viral. Outras citocinas também produzidas prontamente por células da resposta inata durante uma reinfecção contribuem para uma defesa imunológica mais rápida: o fator de necrose tumoral (TNF) aumenta a atividade de várias células inflamatórias, como neutrófilos, monócitos/macrófagos e linfócitos T e B; a CXCL-8 (IL-8) atrai neutrófilos, que passam a ter um afluxo mais rápido para o local agredido na reinfecção; a IL-12 ativa células NK que começam a atuar de forma mais precoce e a sintetizar interferon gama (IFN-γ) ativador de células inflamatórias; a IL-10 pode diminuir a atividade inflamatória na dependência do microambiente.

Em monócitos e macrófagos residentes em tecidos especializados também se desenvolve a memória treinada. Assim, macrófagos alveolares apresentam memória treinada de longo prazo, após infecção por adenovírus.[10] Células microgliais apresentaram memória treinada após uma única exposição a LPS.[11]

Da mesma forma que a memória adaptativa, na treinada há necessidade que as células imunes inatas sejam ativadas. Mas ao contrário da memória adaptativa, a imunidade treinada apresenta reprogramação epigenética, ocasionando reprogramações metabólicas das células da imunidade inata.[12] Assim, o estímulo indutor da resposta inata promove alterações celulares nos níveis genético, metabólico e funcional. Podem ocorrer mudanças como metilação e acetilação de determinadas histonas repressivas ou potencializadoras de genes codificadores de produtos imunológicos.[7] Após a infecção por *Mycobacterium tuberculosis* ou após aplicação da BCG, monócitos e macrófagos podem ser reprogramados funcionalmente e passam a exibir uma resposta defensiva aumentada inclusive contra infecções menos relacionadas.[1]

Perspectivas de aplicação da imunidade treinada

É provável que novas vacinas afetem de forma inespecífica o estado imunológico geral dos indivíduos de uma maneira clinicamente relevante, tendo em vista a menor especificidade da memória treinada.

Constatou-se ainda que substâncias solúveis induzem de forma mais eficiente a memória imunológica inata. Assim, bactérias que habitualmente não estimulam ou estimulam pouco a resposta inata quando particuladas, resultando em substâncias solúveis e ativam diretamente a imunidade inata.[13] Pesquisas avaliando a capacidade indutora de memória de duas moléculas antigênicas de *Schistosoma mansoni* na forma solúvel em comparação com as mesmas moléculas acopladas a vesículas de membrana externa de *Neisseria lactamica* mostraram uma eficiência muito maior de moléculas solúveis na indução da memória treinada.[9]

Há um futuro promissor na utilização de antígenos nanoparticulados em estratégias para alcançar melhores efeitos em vacinações, assim como a possibilidade de modular reações imunológicas, reações inflamatórias anômalas e crônicas, doenças autoimunes, além de outras doenças relacionadas ao sistema imunológico.

Enfim, o maior conhecimento da imunidade treinada e o aprimoramento de imunizações indutoras desta imunidade tendem a ser promissores para a melhor defesa do hospedeiro e talvez até para contribuir para o controle de desregulações imunológicas.

Memória imunológica adaptativa

A resposta adaptativa envolve o reconhecimento específico de diferentes patógenos e substâncias estranhas, usando receptores gerados pela recombinação de genes de receptores de linfócitos T (TCR) e de linfócitos B (BCR), resultando no desenvolvimento de uma memória imunológica.[9,12,14]

A memória imunológica adaptativa é caracterizada pela habilidade de componentes do sistema imunológico em responder de forma específica e mais rápida a um subsequente encontro com um patógeno ou antígeno. É mediada por linfócitos T e B e anticorpos especializados, gerados durante uma resposta imunológica primária e ativados em respostas secundárias.[14-16]

A memória adaptativa é a principal resposta gerada após vacinação, garantindo proteção contra os patógenos contidos nas preparações vacinais. A quantidade de células e anticorpos de memória induzidos por processos vacinais permanece constante por longos períodos. Estudos indicam que os anticorpos produzidos após vacinação contra varíola podem ser encontrados no sangue por mais de 60 anos. A resposta imune de memória, gerada por exposição a patógenos ou a seus antígenos, foi observada 65 anos após manifestações do sarampo, 75 anos após febre amarela e 40 anos após poliomielite. Está ainda bem caracterizado que indivíduos que se recuperaram do sarampo e de caxumba na infância não sucumbem à infecção quando reexpostos.[17]

Os linfócitos de memória são gerados após contato com antígenos, desde o nascimento, havendo grande aumento desses tipos celulares durante a 1ª década de vida. No final da 2ª década de vida, os linfócitos T de memória representam cerca de 35% de todos os linfócitos circulantes. Crianças pequenas são mais susceptíveis a infecções, enquanto durante as 2ª e 3ª décadas de vida a frequência de linfócitos T de memória estabelece um platô que permanece estável ao longo da vida adulta, processo denominado "homeostase de memória", que induz uma maior proteção contra possíveis infecções. A partir das 6ª e 7ª décadas de vida, inicia-se o processo de imunossenescência, passando a haver diminuição da funcionalidade de linfócitos T de memória, com maior susceptibilidade a infecções.[18]

A maioria dos estudos mostra que os mecanismos mantenedores da memória imunológica podem ser divididos em dependentes ou independentes da presença de antígeno. A reexposição periódica a patógenos ou antígenos derivados destes pode manter a imunidade em altos níveis. A reinfecção serviria com uma forma de reforço natural do sistema imunológico, sendo esta geralmente assintomática ou com poucos e moderados sintomas.[17] Por sua vez, as células de memória podem ser mantidas vivas por longos períodos ou sofrerem proliferação homeostática, na ausência de antígenos. Isso ocorre por ação de diferentes citocinas e contato intercelular, que resultam em alterações epigenéticas, sendo esse mecanismo considerado o responsável pela geração da "real" memória imunológica.[14,19,20]

Linfócitos T de memória

Na maioria dos estudos, a memória imunológica mediada por linfócitos $TCD4^+$ ou $TCD8^+$ é compartimentalizada em residente e circulante.

Os linfócitos T circulantes de memória ($TCD4^+$ ou $TCD8^+$) podem ser divididos de acordo com suas funções, capacidade proliferativa e de migração, em duas subpopulações: células T de memória central (T_{MC}) e T de memória efetora (T_{ME}). As T_{MC} migram para os tecidos linfoides, enquanto as T_{ME} dirigem-se para os tecidos periféricos, por meio da circulação sanguínea.[18,21,22] Assim, os T_{MC} são células que sintetizam IL-2, IL-4, IFN-γ e o TNF e permitem o aparecimento de CD40L. Migram para os órgãos linfoides secundários e podem ser identificados pela presença de moléculas de superfície CD45RO, CCR7, CD62L, CD44, CD28, CD95, CD122 e antígeno-1 associado à função leucocitária (LFA-1), moléculas que interagem com células apresentadoras de antígeno (APCs).[23,24] Os T_{ME}, por seu turno, sintetizam IL-4, IL-5 e IFN-γ, migrando em especial para pulmões, fígado, intestino e medula óssea. Apresentam capacidade de recirculação entre o sangue e os tecidos. Os T_{ME} se caracterizam por serem células CD45RA⁻CCR7⁻CD62L⁻. A comparação da capacidade proliferativa das T_{MC} e T_{ME} mostra que as T_{MC} apresentam capacidade proliferativa (dependente das citocinas IL-7 e IL-15) maior que as T_{ME}. As T_{MC} são ainda as prováveis responsáveis pelo aporte de células T de memória.[17,24,25]

Além das subpopulações de linfócitos T de memória circulantes, recentemente, foram descritas as células T de memória que residem de modo permanente nos tecidos periféricos, mesmo após a erradicação de uma infecção. Estas células foram denominadas "células T de memória residentes em tecidos" (T_{MR}), sendo células $CD62^-CCR7^-CD69^+$. Foi descrita a presença das T_{MR} em tecidos epiteliais e de mucosas, órgãos linfoides secundários e medula óssea.[21,22]

Apesar de haver muitos estudos sobre a ontogenia das subpopulações de células T de memória, ainda não há clareza completa sobre o tema. O modelo atual (Figura 5.1) e mais aceito sugere que, após contato com antígeno e passagem pelas fases de expansão, proliferação e contração dos linfócitos T, é iniciada a formação do *pool* de células de memória. Nesta fase, os linfócitos T *naïve* originam linfócitos progenitores de células de memória (*stem cell memory* T) que, por sua vez, originam os linfócitos de T_{MC} e T_{ME}, aparentemente, nesta sequência. Os T_{MC} e T_{ME}, então, originam os linfócitos de T_{MR}.[18,22,25]

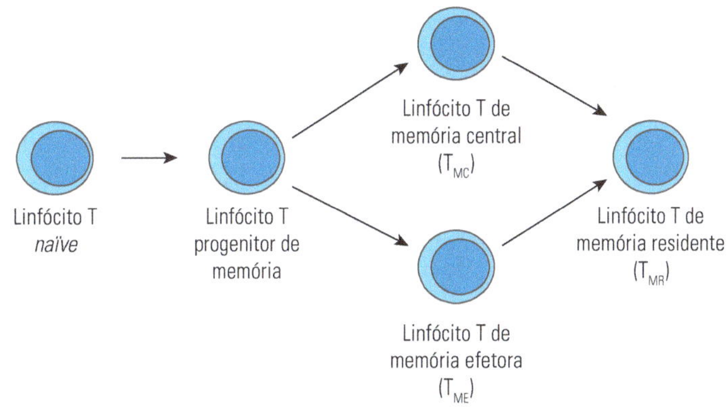

Figura 5.1. Etapas de geração dos linfócitos T de memória.
Fonte: Desenvolvida pela autoria.

Linfócitos B de memória

Assim como a ontogenia e a manutenção dos linfócitos T de memória não estão totalmente elucidadas, o conhecimento sobre os linfócitos B de memória ainda está em construção. Os estudos mais recentes mostram que a resposta imunológica de memória mediada por linfócitos B é dependente da geração de plasmócitos de vida longa e células B de memória, desenvolvidos nos centros germinativos nos órgãos linfoides secundários (Figura 5.2). A produção dessas células ocorre em duas etapas. Inicialmente, linfócitos B *naïve* dependentes de T reconhecem a presença do antígeno, interagem com células dendríticas foliculares (CDF), internalizam o antígeno, apresentam para linfócitos T auxiliares do folículo linfoide (Tfh) e há proliferação. A ativação dos linfócitos B *naïve* independente de T necessita somente do reconhecimento do antígeno via BCR e ativação de correceptores, como os TLR (do inglês *toll like receptors*).[15,26]

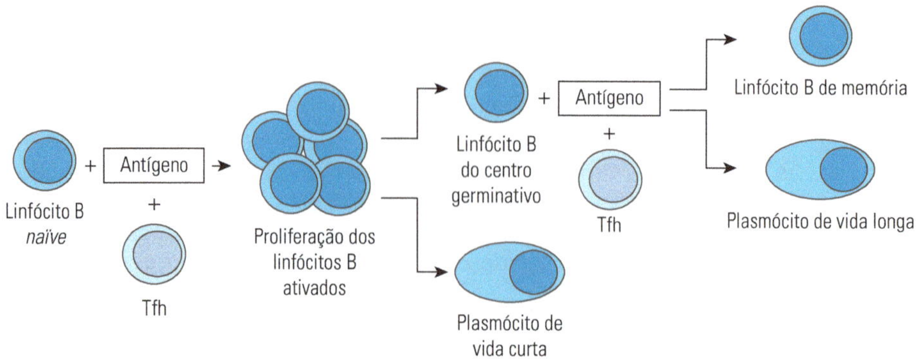

Figura 5.2. Etapas de desenvolvimento dos linfócitos B de memória. Tfh: células T do folículo.
Fonte: Desenvolvida pela autoria.

A resposta dependente de T ocorre no folículo linfoide, na zona rica em células T e B. Durante a interação dos linfócitos B e Tfh, há participação de várias moléculas como ligante de ICOSL (do inglês *inducible T cell coestimulator*), SLAM (do inglês *signaling lymphocytic activation molecule*), PD1 (do inglês *programmed cell death protein 1*) e a crucial ligação de ligante de CD40L (CD40L) a CD40. Durante essa interação celular, os Tfh secretam IL-4 e IL-21 que induzem a diferenciação de linfócitos B em plasmócitos de meia-vida curta e de células B do centro germinativo, além de sua proliferação. Em uma segunda etapa, as células B do centro germinativo trocam de classe de anticorpo de IgM/IgD para IgG ou IgA ou IgE, mecanismo mediado pela ação de diferentes citocinas, além de ocorrer a maturação de afinidade desses anticorpos. As células B do centro germinativo interagem novamente com o antígeno em CDF e com Tfh, diferenciando-se em plasmócitos de meia-vida longa e em linfócitos B de memória. Os fatores que determinam a diferenciação das células B em plasmócitos ainda estão em investigação, mas sabe-se que são influenciados por uma variedade de sinais gerados por BCR, moléculas correceptoras e citocinas.[20,26-29]

Assim como os linfócitos T de memória, as células B de memória são compartimentalizadas. Os plasmócitos de vida longa ficam alocados na medula óssea e, ativamente, mesmo na ausência de antígenos, sintetizam grandes quantidades de imunoglobulinas (Ig) por longos períodos e, potencialmente, por toda a vida. Os linfócitos B de memória gerados atuam como células sentinelas, quiescentes, residentes em tecidos.[15,30] Assim, linfócitos B de memória IgA^+ localizam-se nas superfícies mucocutâneas, os IgG^+ são encontrados nos linfonodos de drenagem, os IgM^+ permanecem na medula óssea e na zona marginal do baço.[20] Essas células sentinelas, que foram geradas nos órgãos linfoides secundários, migram para os diversos nichos por ação de receptores de quimiocina, como CXCR3, CXCR4 e CCR6 e por intermédio de moléculas de adesão como as L-selectinas.[20,30]

Considerações finais

O conhecimento dos mecanismos que produzem e mantêm as respostas imunológicas de memória são cruciais para o desenvolvimento de novas estratégias para prevenção, controle e erradicação de infecções e para a melhora de doenças autoimunes e de neoplasias. Acredita-se que todas essas subpopulações de linfócitos T e B de memória descrita sejam mecanismos desenvolvidos ao longo da evolução para aumentar a habilidade protetora do sistema imunológico frente a diferentes patógenos. É possível que, compartimentalizando a resposta de memória, haja maior garantia de que o hospedeiro responda de forma mais rápida e mais eficaz contra a invasão por patógenos.

Referências bibliográficas

1. Töpfer E, Boraschi D, Italiani P. Innate immune memory: the latest frontier of adjuvanticity. J Immunol Res. 2015;2015:478408. doi: 10.1155/2015/478408.
2. Aaby P, Roth A, Ravn H, Napirna BM, Rodrigues A, Lisse IM, et al. Randomized trial of BCG vaccination at birth to low-birth-weight children: beneficial nonspecific effects in the neonatal period? J Infect Dis. 2011;204:45-52. doi: 10.1093/infdis/jir240.
3. Kleinnijenhuis J, Quintin J, Preijers F, Joosten LAB, Jacobs C, Xavier RJ, et al. BCG-induced trained immunity in NK cells: role for non-specific protection to infection. Clin Immunol. 2014;155(2):213-9. doi: 10.1016/j.clim.2014.10.005.
4. Netea MG, van Crevel R. BCG-induced protection: effects on innate immune memory. Semin Immunol. 2014;26:512-7. doi: 10.1016/j.smim.2014.09.006.
5. Mina MJ, Metcalf CJ, de Swart RL, Osterhaus AD, Grenfell BT. Long-term measles-induced immunomodulation increases overall childhood infectious disease mortality. Science. 2015;348:694-9. doi: 10.1126/science.aaa3662.
6. Netea MG, Joosten LA, Latz E, Mills KH, Natoli G, Stunnenberg HG, et al. Trained immunity: a program of innate immune memory in health and disease. Science. 2016;352(6284)aaf1098. doi: 10.1126/science.aaf1098.
7. Dominguez-Andres J, Netea MG. Long-term reprogramming of the innate immune system. J Leukoc Biol. 2019;105(2):329-38. doi: 10.1002/JLB.MR0318-104R.
8. Xing Z, Afkhami S, Bavananthasivam J, Fritz DK, D'Agostino MR, Vaseghi-Shanjani M, et al. Innate immune memory of tissue-resident macrophages and trained innate immunity: Re-vamping vaccine concept and strategies. J Leukoc Biol. 2020;108(3):825-34. doi: 10.1002/JLB.4MR0220-446R.
9. Barbosa MMF, Kanno AI, Farias LP, Madej M, Sipos G, Sbrana S, et al. Primary and memory response of human monocytes to vaccines: role of nanoparticulate antigens in inducing innate memory. Nanomaterials (Basel). 2021;11(4):931. doi: 10.3390/nano11040931.
10. Yao Y, Jeyanathan M, Haddadi S, Barra NG, Vaseghi-Shanjani M, Damjanovic D, et al. Induction of autonomous memory alveolar macrophages requires T cell help and is critical to trained immunity. Cell. 2018;175(6):1634-50. doi: 10.1016/j.cell.2018.09.042.
11. Wendeln AC, Degenhardt K, Kaurani L, Gertig M, Ulas T, Jain G, et al. Innate immune memory in the brain shapes neurological disease hallmarks. Nature. 2018;556:332-8. doi: 10.1038/s41586-018-0023-4.
12. Netea MG, Domínguez-Andrés J, Barreiro LB, Chavakis T, Divangahi M, Fuchs E, et al. Defining trained immunity and its role in health and disease. Nat Rev Immunol. 2020;20(6):375-88. doi: 10.1038/s41577-020-0285-6.
13. Italiani P, Della Camera G, Boraschi D. Induction of innate immune memory by engineered nanoparticles in monocytes/macrophages: from hypothesis to reality. Front Immunol. 2020;11:566309. doi: 10.3389/fimmu.2020.566309.
14. Netea MG, Schlitzer A, Placek K, Joosten LAB, Schultze JL. Innate and adaptive immune memory: an evolutionary continuum in the host's response to pathogens. Cell Host Microbe. 2019;25(1):13-26. doi: 10.1016/j.chom.2018.12.006.
15. Bonilla FA, Oettgen HC. Adaptive immunity. J Allergy Clin Immunol. 2010;125(2 Suppl 2):S33-40. doi: 10.1016/j.jaci.2009.09.017.
16. Forte WCN. Órgãos linfoides e subpopulações de linfócitos. In: Forte WCN. Imunologia do básico ao aplicado. 3. ed. São Paulo: Atheneu, 2015; p. 35-50.

17. Gourley TS, Wherry EJ, Masopust D, Ahmed R. Generation and maintenance of immunological memory. Semin Immunol. 2004;16(5):323-33. doi: 10.1016/j.smim.2004.08.013.
18. Farber DL, Yudanin NA, Restifo NP. Human memory T cells: generation, compartmentalization and homeostasis. Nat Rev Immunol. 2014;14(1):24-35. doi: 10.1038/nri3567.
19. Chang HD, Tokoyoda K, Radbruch A. Immunological memories of the bone marrow. Immunol Rev. 2018;283(1):86-98. doi: 10.1111/imr.12656.
20. Chang HD, Radbruch A. Maintenance of quiescent immune memory in the bone marrow. Eur J Immunol. 2021;51(7):1592-601. doi: 10.1002/eji.202049012.
21. Mueller SN, Gebhardt T, Carbone FR, Heath WR. Memory T cell subsets, migration patterns, and tissue residence. Annu Rev Immunol. 2013;31:137-61. doi: 10.1146/annurev-immunol-032712-095954.
22. Jameson SC, Masopust D. Understanding subset diversity in T cell memory. Immunity. 2018;48(2):214-26. doi: 10.1016/j.immuni.2018.02.010.
23. Crotty S, Ahmed R. Immunological memory in humans. Semin Immunol. 2004;16(3):197-203. doi: 10.1016/j.smim.2004.02.008.
24. Davenport MP, Smith NL, Rudd BD. Building a T cell compartment: how immune cell development shapes function. Nat Rev Immunol. 2020;20(8):499-506.
25. Wakim LM, Bevan MJ. From the thymus to longevity in the periphery. Curr Opin Immunol. 2010;22(3):274-8.
26. Akkaya M, Kwak K, Pierce SK. B cell memory: building two walls of protection against pathogens. Nat Rev Immunol. 2020;20(4):229-238. doi: 10.1038/s41577-019-0244-2.
27. Ratajczak W, Niedźwiedzka-Rystwej P, Tokarz-Deptuła B, Deptuła W. Immunological memory cells. Cent Eur J Immunol. 2018;43(2):194-203. doi: 10.5114/ceji.2018.77390.
28. Cyster JG, Allen CDC. B cell responses: cell interaction dynamics and decisions. Cell. 2019;177(3):524-540. doi: 10.1016/j.cell.2019.03.016.
29. Inoue T, Shinnakasu R, Kurosaki T. Generation of high quality memory b cells. Front Immunol. 2022;12:825813. doi: 10.3389/fimmu.2021.825813.
30. Tokoyoda K, Hauser AE, Nakayama T, Radbruch A. Organization of immunological memory by bone marrow stroma. Nat Rev Immunol. 2010;10(3):193-200. doi: 10.1038/nri2727.

6

Vias Imunológicas da Resposta Inflamatória

Leonardo Oliveira Mendonça | Alessandra Pontillo | Samar Freschi de Barros | Maria Andreina Cabrera Dominguez

Introdução

A palavra inflamação deriva do latim *inflammatĭo, -ōnis- inflammatione* e significa "atear fogo", ou seja, conter de forma agressiva aquilo que causa algum problema.

As primeiras descrições do processo que hoje conhecemos como inflamação são atribuídas aos gregos e egípcios. Hipócrates, 500 anos a.C., introduziu o termo "edema", reconhecendo-o como um marco do sofrimento do corpo. Apenas entre os anos de 30 e 45 d.C., Aulus Celsus, um romano, descreveu os quatro principais processos envolvidos na inflamação: o edema, a dor, o calor e o rubor.[1] Neste momento, a inflamação deixou de ser como uma "foto" e passou a ser observada como um "filme", como um processo. O quinto aspecto da inflamação, a perda de função, só foi descrito 200 anos d.C., por Galeno, médico do imperador Marcus Aurelius. O conhecimento sobre o processo inflamatório avançou no século XVI, após o desenvolvimento do microscópio. A observação de inúmeras estruturas microscópicas que estavam envolvidas na origem da dor, do calor e do rubor impulsionou o conhecimento dos processos imunológicos envolvidos em cada fase desse "filme".[2]

O processo inflamatório é a maneira como o sistema imune inato reage a infecções e a danos teciduais, promovendo afluxo de células, proteínas plasmáticas e líquido para o local lesado, por meio de mediadores secretados por suas células, quimiocinas e citocinas pró-inflamatórias, principalmente o fator de necrose tumoral alfa (TNF-α) e interleucinas (IL) 1, 6, 12, 18 e 23. Existem também mecanismos para regular essa atividade inflamatória, como a IL-10, um antagonista do receptor de IL-1 (IL-1RA) e proteínas supressoras da sinalização de citocinas (SOCS), que são inibidores das vias de sinalização JAK-STAT ligadas aos receptores de citocinas.[3] As citocinas são tema do Capítulo 7.

Até há pouco mais de 20 anos, os eventos danosos do corpo contra ele mesmo eram denominados "autoimunes". Contudo, nos últimos 23 anos, o conceito de autoinflamação revolucionou o nosso entendimento sobre a inflamação estéril.[2] A observação clínica de que fenômenos biológicos envolvidos no processo inflamatório podem não contemplar a participação de antígenos infecciosos, tampouco neoplásicos, autoimunes ou alérgicos, foi o que possibilitou o conceito de inflamação estéril.

O objetivo deste capítulo é apresentar o conceito de autoinflamação e descrever as estruturas envolvidas no processo inflamatório, com foco nas vias de inflamação da imunidade inata, relacionadas às doenças autoinflamatórias.

Inflamação, autoimunidade e autoinflamação

Didaticamente, dividimos o sistema imunológico em dois grandes grupos: inato; e adaptativo. O sistema imune inato, ou natural, é o mais antigo na escala de evolução e é caracterizado por ter respostas rápidas (em minutos a horas), de especificidade limitada para o antígeno e por não formar memória imunológica robusta ou duradoura. Ele é composto pelas barreiras naturais do corpo, como a pele e as membranas mucosas, sistema do complemento e seus componentes celulares que são os fagócitos, as células (NK, do inglês *natural-killers*) e as células inatas linfoides.[3]

O sistema imune inato reconhece padrões moleculares de agentes infecciosos (PAMPs, do inglês *pathogen-associated molecular patterns*) e não infecciosos (DAMPs, do inglês *danger-associated molecular patterns*) por meio de receptores de reconhecimento de padrões (PRRs). A resposta inflamatória aguda se inicia quando células da imunidade inata como macrófagos, células dendríticas e mastócitos reconhecem micro-organismos ou tecidos lesados por meio dos PRRs. Uma série de substâncias é liberada, como histamina e prostaglandinas, promovendo vasodilatação e aumento da permeabilidade vascular, com incremento do fluxo sanguíneo para o local, assim como o afluxo de proteínas plasmáticas (pentraxinas e colectinas – proteínas solúveis que reconhecem estruturas de agentes infecciosos, e proteínas do sistema do complemento). Esse aumento do fluxo sanguíneo, aliado ao aumento da expressão de moléculas de adesão no endotélio vascular e à liberação de quimiocinas por estímulo de citocinas como IL-1 e TNF-α, promove recrutamento de neutrófilos e monócitos. A ação dessas citocinas e de IL-6 na medula óssea, em conjunto com fatores estimuladores de colônias, estimula a produção de neutrófilos. Há opsonização de micro-organismos pelo complemento e outras proteínas da imunidade, com fagocitose, morte intracelular de micro-organismos e maior secreção de citocinas e quimiocinas. A morte intracelular de agentes infecciosos fagocitados acontece por meio de espécies reativas de oxigênio (ROS) e de nitrogênio (NO), assim como enzimas proteolíticas lisossômicas. Os neutrófilos também podem eliminar micro-organismos por meio de armadilhas que secretam para o meio extracelular, as *neutrophil extracellular traps* (NETs), processo que resulta na morte do neutrófilo (NETose). A liberação de citocinas no processo inflamatório (principalmente IL-1, IL-6 e TNF-α) promove uma série de efeitos sistêmicos como febre, leucocitose, produção de proteínas de fase aguda pelo fígado, que podem culminar em um quadro de sepse, caracterizado por febre, taquicardia, taquipneia, alterações metabólicas e de sensório.[3]

O sistema imune adaptativo, ou adquirido, é mais recente na escala evolutiva e caracteriza-se por ter resposta mais lenta (em horas a dias), antígeno-específica, além de formar memória imunológica mais duradoura. O sistema adaptativo é composto pelos linfócitos T e B, que reconhecem antígenos por meio dos receptores de células T (TCR) e receptores de células B (BCR), protegendo o corpo humano por meio de anticorpos (linfócitos B) e pela ação de linfócitos T auxiliares e citotóxicos.[4]

Todos os linfócitos imaturos, autorreativos ou não, derivam da medula óssea e devem passar por etapas de maturação que ocorrem no timo, para os linfócitos T; e em órgãos linfoides periféricos, para os linfócitos B. Os linfócitos T derivam da medula óssea e entram no timo sem expressão de moléculas de superfície e, dentro do córtex tímico, proliferam e, por rearranjos genéticos, formam as cadeias α e β dos TCR, passando a expressar também CD4 e CD8 (células duplo-positivas). Ainda no córtex, em contato com células epiteliais tímicas corticais, esses linfócitos sofrem um processo de seleção positiva para garantir que sejam capazes de reconhecer moléculas de complexo maior de histocompatibilidade (MHC, do inglês *major histocompatibility complex*) próprias, o que é fundamental para que sejam ativados no futuro. Células capazes de reconhecer MHC de classe I passam a expressar CD8 apenas, e células que reconhecem moléculas de MHC de classe II passam a expressar apenas CD4. A seguir, ambas as células migram para a medula do timo, onde, pelo contato com células epiteliais tímicas medulares e dendríticas tímicas, ocorre o processo de seleção negativa, no qual são eliminados os linfócitos que reconhecem fortemente antígenos teciduais próprios. Nesse processo, o fator de transcrição AIRE é fundamental, pois permite expressão na superfície das células epiteliais medulares de muitos antígenos teciduais não presentes no tecido tímico de modo a testar os linfócitos no processo de seleção negativa. Células T com alta afinidade por antígenos próprios sofrem apoptose ou diferenciam-se em células reguladoras. No timo, diferenciam-se também as células TCD4+ que expressam FOXP3 (Treg) que atuam na periferia, evitando a ativação (e promovendo anergia) de células T que possivelmente tenham escapado da seleção tímica.

Um mecanismo semelhante de seleção negativa de células B, cujos receptores BCR reconhecem antígenos próprios, ocorre na medula óssea, no entanto essas células B autorreativas apresentam uma segunda chance e podem reeditar seus receptores de modo a modificar sua especificidade. Caso a autorreatividade persista, essas células sofrem apoptose. Após liberadas como células B imaturas, essas células se diferenciam em células B *naïve* no baço. Nos tecidos linfoides periféricos, a anergia de células B autorreativas decorre da ausência de antígenos próprios opsonizados que possam ser reconhecidos pelos BCR e de células T helper foliculares que as auxiliam no reconhecimento antigênico.[5]

Por um lado, os fenômenos autoimunes surgem de falhas nos mecanismos centrais ou periféricos que geram tolerância imunológica, caracterizando uma desregulação da imunidade adaptativa. Por outro lado, a autoinflamação está relacionada a uma desregulação da imunidade inata. Nesta, a capacidade do organismo humano de diferenciar o que é próprio do que não é próprio acontece por PRRs. Ao menos dois padrões podem ser reconhecidos, os associados a patógenos PAMPs e os associados a dano tecidual DAMPs. Ao serem reconhecidos e apresentados, inicia-se uma cascata de eventos intracelulares que promovem a liberação de citocinas pró-inflamatórias, quimiocinas, assim como proteínas regulatórias.[3]

Até o momento, cinco compartimentos da imunidade inata que funcionam como geradores de mediadores da inflamação (citocinas e quimiocinas) são reconhecidos: quatro citoplasmáticos (inflamassoma, citoesqueleto celular, sistema de controle de proteínas não formadas e proteassoma); e um nuclear (sistema NF-κβ). A atividade desses compartimentos produz diferentes tipos de morte celular, patológicas e não patológicas (Figura 6.1).

Diversos erros nessa complexa estrutura da imunidade inata constituem a base da autoinflamação. Transtornos que permitem que DAMPs ou PAMPs escapem do controle imunológico gerando uma resposta exacerbada ou que dificultem o controle de uma resposta exagerada representam as duas formas principais de produção de autoinflamação.

As inflamossomopatias decorrem da desregulação de complexos multiproteicos, denominados "inflamassomas", que culminam com secreção exagerada de interleucinas IL-1β e IL-18. O acúmulo de proteínas malformadas, que resultam no estresse do retículo endoplasmático, gera um grupo de doenças denominadas "imunoproteinopatias". Os defeitos genéticos que comprometem a polimerização da actina, produzindo mau funcionamento do citoesqueleto celular, originam as denominadas "imunoactinopatias". Defeitos de sinalização celular, via sistema do fator nuclear kappa B (NF-κβ) ou defeitos na ubiquitinização do proteassoma, são reconhecidas como relopatias. Por fim, um grupo de doenças cursa com defeitos na regulação do proteassoma, denominadas "interferonopatias".[6]

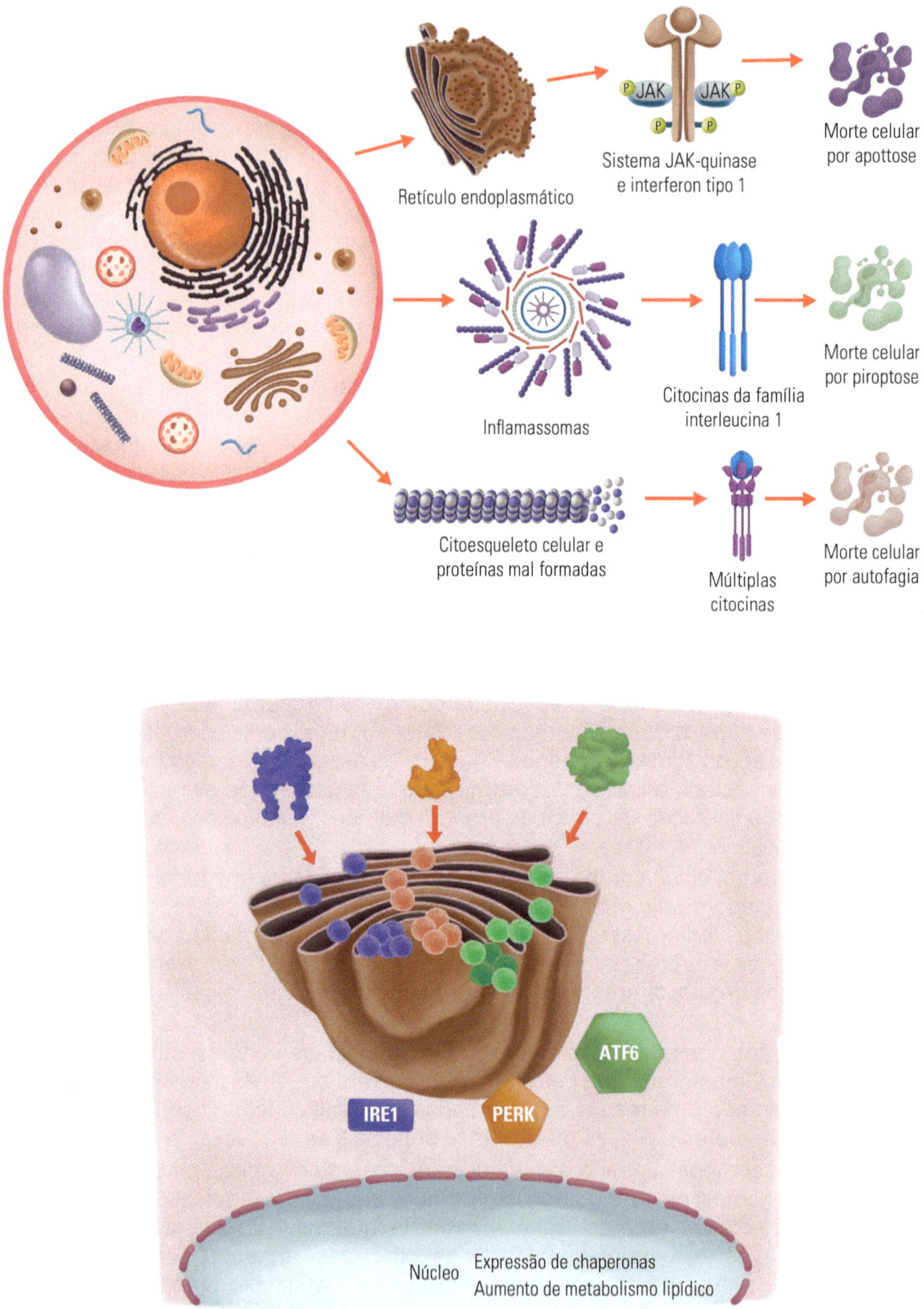

Figura 6.1. Complexos intracelulares (citoplasmáticos e nucleares) responsáveis pelas vias inflamatórias.

Fonte: Desenvolvida pela autoria.

Inflamassomas

Os inflamassomas são as plataformas multiproteicas citoplasmáticas mais bem estudadas da imunidade inata. Essas estruturas são ativadas após o contato da célula com padrões moleculares PAMPs ou DAMPs. Após esse primeiro contato, o inflamassoma se organiza e inicia-se uma cascata de eventos que promove secreção de citocinas específicas e que finaliza com um processo peculiar de morte celular que é a piroptose, ou seja, morte celular por aumento de temperatura.

A montagem do inflamassoma requer a ligação de pelo menos três estruturas cardinais comuns a todos eles: receptor NLR (do inglês *nucleotide oligomerization domain*), ASC (do inglês *apoptosis-associated speck-like protein containing caspase activation and recruitment domains*) e caspase-1. O primeiro compreende a ativação e a oligomerização da proteína adaptadora ASC, composta por dois domínios: o domínio pirina (PYD); e o domínio recrutador de caspase (CARD). Esses domínios, quando ligados, possibilitam ao complexo ASC construir e amplificar uma ponte com a caspase 1. A proximidade e a intensidade da ligação iniciam o processo de desligamento da plataforma iniciada, provoca a liberação das citocinas classicamente ativadas pelo inflamassoma, a IL-1 e a IL-18. Consequentemente, ocorre lise da parede celular e morte da célula no processo denominado "piroptose". Esse processo de morte acontece pela formação de poros na parede celular e é dependente de um domínio conhecido como gasdermina.[7]

Pelo menos 22 inflamassomas são conhecidos e, com base na literatura atual, somente cinco deles são capazes de montar o complexo inflamatório anteriormente citado. Esses cinco inflamassomas são o NLRP1, NLRP3, NLRC4, AIM2 e a pirina; sendo o NLRP3 o mais estudado. A literatura mais recente traz avanços no conhecimento de outros complexos como NLRP12, NLRP7 e proteína 16 induzida por interferon tipo gama (IFN-γ), contudo, apesar de algumas poucas correlações clínicas, pouco ainda se sabe sobre sua composição, forma de montagem e repercussões imunológicas após ativação.[7]

Proteassomas

São estruturas citoplasmáticas trituradoras de proteínas inúteis ou danificadas geradas dentro da célula, quebrando-as em peptídeos e aminoácidos que serão reaproveitados pelo retículo endoplasmático.[8]

O sistema proteassoma-ubiquitina é a principal via de degradação de proteínas não localizadas nos lisossomas e está envolvido em múltiplas funções, principalmente regulação da homeostase de proteínas e processamento do MHC de classe I. Há proteassomas padrão expressos em praticamente todas as células, os proteassomas tímicos, envolvidos no processo de seleção positiva de células T e há os imunoproteassomas, expressos em células imunes e naquelas que sofreram a ação de interferons (IFN) do tipo I.[8]

Mutações com perda de função nessa estrutura produzem acúmulo de proteínas poliubiquitiladas gerando estresse no retículo endoplasmático e acionamento do sistema de resposta a proteínas não formadas. O mecanismo de aumento de IFN do tipo I não é bem esclarecido.[8]

IFN tipo I, II e III

Os IFNs foram descritos há mais de 50 anos como fatores capazes de interferir na replicação viral em células de mamíferos. Atualmente, sabe-se que, além de atuarem como citocinas antivirais, têm um importante papel na modulação do sistema imune, agindo nas respostas inata e adaptativa. Os IFNs podem ser divididos em três classes – IFNs tipo I, II e III –, com base em suas homologias estruturais, receptores a que se associam e em suas atividades biológicas. Entre eles, o IFN tipo I e o IFN tipo II são os mais estudados.[9]

- **Interferon tipo I:** compreende a maior família de IFNs em humanos, composta por IFN-α (compreendendo 13 subtipos), IFN-β, IFN-ε, IFN-κ e IFN-ω. A produção de IFN-κ e IFN-ε é tecido-específica, enquanto IFN-α/β são produzidos por todas as células, sendo que as dendríticas plasmocitoides e os fibroblastos produzem a grande maioria de IFNs-α. Todos os IFNs do tipo I sinalizam por meio do mesmo receptor de superfície celular, o receptor de IFN tipo I (IFNAR). Esse receptor é composto de duas cadeias denominadas "cadeia 1 do receptor de IFN tipo I" (IFNAR1) e "cadeia 2 do receptor de IFN tipo I" (IFNAR2).
- **Interferon tipo II:** inclui apenas o IFN-γ, produzido por células NK e células T, que sinaliza por meio da interação com um complexo transmembrana composto por duas cadeias dos receptores de alta afinidade (IFNGR1) e duas cadeias dos receptores de baixa afinidade (IFNGR2). O IFNGR1 é expresso constitutivamente em todos os tipos de células, enquanto o IFNGR2 é ausente em células Th1 e pouco expresso em alguns tipos celulares. Ambos os componentes dos receptores são necessários para a atividade do IFN-γ. De modo geral, o IFN-γ desempenha um papel fundamental na regulação da função imunológica e na ponte entre as respostas inata e adaptativa.
- **Interferon tipo III:** o interferon λ é produzido por quase todos os tipos celulares e pode ser dividido em quatro subtipos distintos IFN-λ1, IFN-λ2 e IFN-λ3, ou IL-29, IL-28A e IL-28B, respectivamente, e IFN-λ4. Por um lado, esses IFNs sinalizam por meio de um complexo monomérico e compartilham a mesma subunidade do receptor de baixa afinidade (IL-10R2) das citocinas IL-10, IL-22 e IL-26. Por outro lado, a subunidade do receptor de alta afinidade (receptor 1 do IFN-λ, IFNLR1) é utilizada exclusivamente pelos IFNs do tipo III (Figura 6.2) e sua expressão tem uma distribuição limitada, principalmente em células endoteliais e células dendríticas plasmocitoides (pDCs).[10]

A ligação dos IFNs dos tipos I e III aos seus receptores, IFNAR1/2 ou IL-10R2/IFNLR1, respectivamente, desencadeia a fosforilação de janusquinase 1 (JAK1) e tirosinaquinase 2 (TYK2). Estas, por sua vez, recrutam e fosforilam os transdutores de sinal e ativadores de transcrição 1 e 2 (STAT1 e 2) que dimerizam e reúnem-se com o fator 9 regulador de IFN (IRF9) para formar um complexo denominado "fator 3 do gene estimulado por IFN" (ISGF3). Já a ligação do IFN tipo II ao complexo IFNGR1/2 ativa as tirosinaquinases JAK1 e JAK2, causando o recrutamento e a fosforilação de STAT1 que formará os homodímeros STAT1-STAT1. Ainda, por sua vez, esses homodímeros fosforilam e formam o fator de ativação IFN-γ (GAF). Ambos ISGF3 e GAF translocam-se para o núcleo e induzem os genes regulados por elementos de resposta estimulados por IFN (ISRE) e elementos promotores de sequência ativada por gama (GAS), respectivamente, resultando na expressão de centenas de genes estimulados por IFN (ISG).

A produção dos interferons tipo I culmina no desencadeamento de uma cascata de sinalização que pode ser induzida pelo reconhecimento de diversos PAMPs e DAMPs como o ácido desoxirribonucléico (DNA) e o ácido ribonucleico (RNA) simples fita e dupla fita, por meio de PRRs especializados. Esses receptores incluem os TLRs (receptores *Toll-like*), que são proteínas transmembrana encontradas na membrana plasmática e na dos endossomos, bem como PRRs intracelulares, como os receptores RIG-I (receptor semelhante ao gene I induzível por ácido retinoico), MDA5 (gene associado à diferenciação de melanoma 5) e cGAS (GMP-AMP cíclico sintetase).[11]

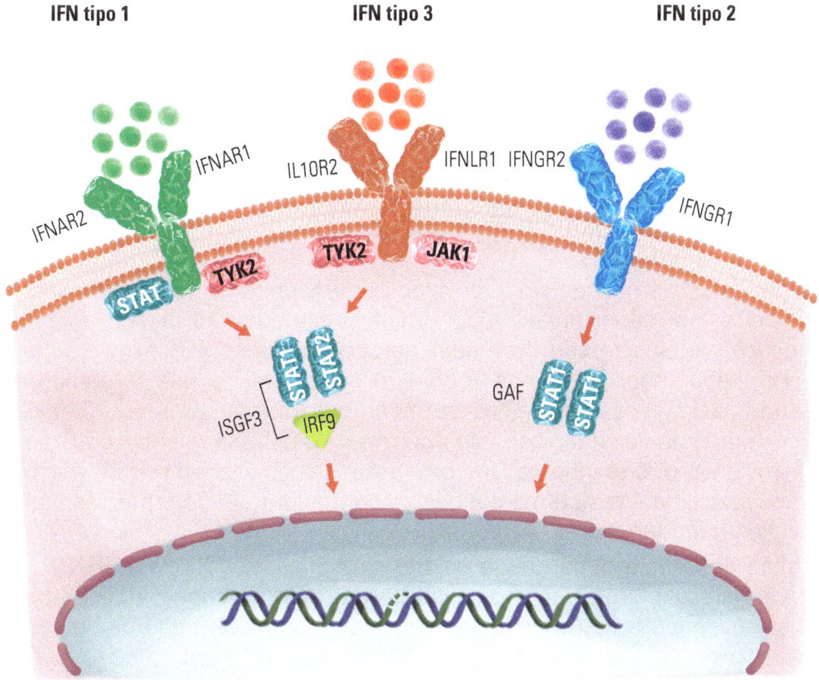

Figura 6.2. Vias de ativação dos interferons tipo I.
Fonte: Desenvolvida pela autoria.

A cascata de sinalização ativada pelos IFNs tipo I culmina na expressão de centenas de ISG genes que codificam proteínas envolvidas em mecanismos de defesa antiviral, inflamação, imunidade adaptativa, angiogênese e outros processos.

Sistema NF-κB

O fator nuclear kappa B, como o próprio nome diz e diferente dos outros dois sistemas anteriormente citados, é um mecanismo nuclear-chave para o desenvolvimento da resposta imune em geral. Representa uma família de fatores de transcrição que regulam a expressão de muitos genes envolvidos na resposta imune e inflamatória. Seu funcionamento baseia-se na interação de três principais proteínas: os dímeros κB; reguladores κB; e o sistema IKK. Nos mamíferos, o sistema NF-κB tem, ainda, cinco proteínas-chaves que se ligam de forma dimérica ou não para a formação de uma rede inflamatória. Essa rede de proteínas formadas pode interagir pela via de ativação canônica, que é NEMO (*nuclear factor-kappa B essential modulator*) (*NFKB essential modulator*) dependente, ou pela via não canônica (alternativa), que é NEMO-independente.[12]

A via canônica responde a uma diversidade de estímulos como receptores de citocinas, TCR, BCR, PRRs e é formada pela interação entre o NEMO (ou IKK gama), que é uma proteína adaptadora, e duas outras quinases, que são a IKK 1(α) e 2 (β). Como consequência, ocorre a ativação da transcrição principalmente dos genes de TNF e IL-1, além de vários outros genes dependentes do sistema NF-κB.[10]

A via não canônica ou alternativa é dependente de NIK e IKKα e apresenta resposta a estímulos mais restritos, particularmente relacionados à ativação do receptor de TNF (BAFFR, CD40, LTβR, RANK, TNFR2, Fn14, entre outros).[12]

A via canônica de NF-κB está envolvida em praticamente todos os processos imunológicos, inclusive na regulação da inflamação. A via alternativa parece ter atividade suplementar na regulação de alguns processos da imunidade adaptativa.[12]

Sistema de proteínas não degradadas

O retículo endoplasmático (RE) é formado por uma extensa trama reticulonodular que é separada do restante do citoplasma por uma fina camada lipídica. A função principal do RE é receber as proteínas recém-formadas pelos ribossomas e, por meio de um sistema baseado em chaperonas, fazer uma "correção" de proteínas não formadas adequadamente. Sendo assim, essas proteínas erroneamente formadas devem ser degradadas de forma correta, uma vez que, isso não ocorrendo, o estresse dentro do RE aumenta e, consequentemente, ocorre inflamação com morte celular. No sentido de manutenção do equilíbrio do RE, existe um sistema conhecido como controle de proteínas não formadas (UPR, do inglês *unfolded protein response*).[13]

A ativação do UPR é dependente de três proteínas, sendo elas: ERN1; EIF2AK3; e ATF6 alfa. Como essas proteínas são ativadas, qual compartimento do RE ocupam, bem como quais proteínas ativam o UPR, ainda não está bem claro. O que se sabe é que o mecanismo compensatório do UPR é a autofagia, ou seja, "digerir o que não foi bem formado". Similar aos outros sistemas de morte celular, a morte por autofagia pode resultar em sobrevivência ou morte da célula. Uma das principais funções imunológicas no erro do UPR é a ativação desregulada de células B, com repercussões tanto em quantidade como em qualidade das células plasmáticas.[13]

Citoesqueleto celular

O citoesqueleto é formado por microtúbulos, filamentos de actina e filamentos intermediários. Essas estruturas são responsáveis por fornecer forma às células e organizar as estruturas celulares, sendo intimamente associadas ao processo de divisão celular, endocitose, transporte intracelular, mobilidade.[14]

Esse sistema é, portanto, muito importante para as funções que desempenham as células dos sistemas inato e adaptativo, particularmente as interações celulares.[14] Sua função nos mecanismos da resposta adaptativa foi primeiramente identificada. No entanto, atualmente se reconhece que diferentes patógenos e danos celulares promovem alterações no citoesqueleto que são reconhecidas e ativam a imunidade inata. A actina tem sido reconhecida como parte importante dos processos moleculares que modificam a homeostase e que ativam a imunidade inata.[15] Diferentes defeitos relacionados à ativação, alongamento, ramificação, protusão e transcrição envolvendo componentes da estrutura do citoesqueleto têm sido associados a diversos erros inatos da imunidade, incluindo doenças autoinflamatórias.

Considerações finais

Conhecer as vias imunológicas responsáveis pela inflamação é fundamental para que se compreendam e manejem-se melhor as opções terapêuticas há muito estabelecidas, assim como as novas que são propostas e recém incorporadas.

Referências bibliográficas

1. Historical Perspectives. In: Granger DN, Senchenkova E (eds.). Inflammation and the Microcirculation. San Rafael, Morgan & Claypool Life Sciences, 2010. [2023 Mai. 24]. Disponível em: https://www.ncbi.nlm.nih.gov/books/NBK53379/.
2. Masters SL, Simon A, Aksentijevich I, Kastner DL. Horror autoinflammaticus: the molecular pathophysiology of autoinflammatory disease. Annu Rev Immunol. 2009;27:621-68. doi: 25.022106.141627.
3. Innate Immunity. In: Abbas AK, Lichtman AH, Pillai S (eds.). Cellular and molecular immunology. 10. ed. Philadelphia: Saunders Elsevier, 2022; cap 4.
4. Faenza I, Blalock WL. Innate immunity: a balance between disease and adaption to stress. Biomolecules. 2022;12(5):737. doi: 10.3390/biom12050737.
5. Sompayrac L. How the Immune System Works. 6. ed. Oxford: Wiley-Blackwell, 2019;87-97.
6. Savic S, Coe J, Laws P. Autoinflammation: interferonopathies and other autoinflammatory diseases. J Invest Dermatol. 2022;142(3 Pt B):781-92. doi: 10.1016/j.jid.2021.07.189.
7. Challagundla N, Saha B, Agrawal-Rajput R. Insights into inflammasome regulation: cellular, molecular, and pathogenic control of inflammasome activation. Immunol Res. 2022;70(5):578-606. doi: 10.1007/s12026-022-09286-9.
8. Goetzke CC, Ebstein F, Kallinich T. Role of proteasomes in inflammation. J Clin Med. 2021;10(8):1783. doi: 10.3390/jcm10081783.
9. Crow YJ, Stetson DB. The type I interferonopathies: 10 years on. Nat Rev Immunol. 2021; 20:1-13. doi: 10.1038/s41577-021-00633-9.
10. Kalliolias GD, Ivashkiv LB. Overview of the biology of type I interferons. Arthritis Res Ther. 2010;12(Suppl 1):S1. doi: 10.1186/ar2881.
11. Walter MR. The Role of structure in the biology of interferon signaling. Front Immunol. 2020;11:606489. doi: 10.3389/fimmu.2020.606489.
12. Liu T, Zhang L, Joo D, Sun SC. NF-κB signaling in inflammation. Signal Transduct Target Ther. 2017;2:17023. doi: 10.1038/sigtrans.2017.23.
13. Ebstein F, Poli Harlowe MC, Studencka-Turski M, Krüger E. Contribution of the unfolded protein response (UPR) to the pathogenesis of proteasome-associated autoinflammatory syndromes (PRAAS). Front Immunol. 2019;10:2756. doi: 10.3389/fimmu.2019.02756.
14. Hohmann T, Dehghani F. The cytoskeleton-A complex interacting meshwork. Cells. 2019;8(4):362. doi: 10.3390/cells8040362.
15. Tur-Gracia S, Martinez-Quiles N. Emerging functions of cytoskeletal proteins in immune diseases. J Cell Sci. 2021;134(3): jcs253534. doi: 10.1242/jcs.253534.

7

Citocinas e Vias de Sinalização

Fernanda Pinto Mariz | Simone Pestana da Silva | Vinícius Cotta de Almeida

Introdução

O genoma humano codifica mais de 60 citocinas com função central nas interações celulares que impactam diversos processos biológicos, atuando de forma relevante nos principais mecanismos de imunoproteção envolvidos nas respostas efetoras contra patógenos e tumores. Nesse sentido, vias de sinalização intracelular ativadas por interações mediadas por citocinas são imunologicamente relevantes em condições fisiológicas e patológicas. Atualmente, sabe-se que as citocinas, seus receptores e as vias de sinalização intracelular, além de estarem envolvidos nos mecanismos fisiopatológicos de uma série de doenças, são considerados alvos importantes nos tratamentos relacionados à Medicina de precisão. Neste capítulo, abordaremos as principais citocinas, seus receptores e as vias de sinalização envolvidos na fisiopatologia e no tratamento dos erros inatos da imunidade.

Citocinas

As citocinas podem ser definidas como glicoproteínas solúveis capazes de regular e coordenar, particularmente, muitas das atividades das células da imunidade inata e adaptativa. Essas moléculas medeiam a comunicação das células do sistema imune entre si e com outras células do organismo, influenciando a imunidade desde o início da resposta imune, passando por seus estágios efetores, até sua finalização. Entre as múltiplas funções das citocinas estão a proliferação, sobrevivência, diferenciação, ativação, inibição e apoptose das células do sistema imune.[1] Portanto, as citocinas são componentes fundamentais da imunologia, com ações essenciais na homeostasia, assim como nos mecanismos de defesa do hospedeiro, inflamação, vigilância tumoral, regulação e tolerância imunológica. Também participam da embriogênese, hematopoiese, angiogênese e reparo tecidual.[1]

A maioria das citocinas exerce suas atividades locais de forma autócrina (produzida por uma célula e que atua na mesma célula) ou parácrina (produzida por uma célula e atua em células vizinhas). Algumas entram na corrente sanguínea e atuam à distância, de forma endócrina. Caracteristicamente, por um lado, as citocinas têm efeitos pleiotrópicos, com uma única citocina agindo em mais do que um tipo de célula. Por outro lado, diferentes citocinas podem ter atividades biológicas similares ou que se sobrepõem por compartilharem subunidades comuns em seus receptores, sugerindo que suas funções possam ser parcialmente redundantes.[2]

Citocinas com atividade quimiotática, as quimiocinas, atuando em seus receptores celulares, induzem o movimento direcionado de leucócitos na circulação e a migração intratecidual.[3] As quimiocinas homeostáticas são constitutivamente expressas em microambientes específicos dentro dos órgãos linfoides primários e secundários, atuando no desenvolvimento e na manutenção da arquitetura dos tecidos do sistema imune. Já as quimiocinas inflamatórias são induzidas em diversas células teciduais e leucócitos após estímulo nocivo, atuando nas respostas imunes e inflamatórias.[4] É a expressão de quimiocinas, receptores e moléculas de adesão particulares que contribui para a migração seletiva e especificidade tecidual dos leucócitos.[5]

Receptores de citocinas

Uma vez secretadas, as citocinas interagem com os seus receptores, o que possibilita uma ação específica sobre determinada célula. Os receptores de citocinas são constituídos por uma ou mais proteínas transmembranas que carreiam distintamente uma atividade transdutora de sinal, compartilhada pelos membros de uma mesma família, e uma atividade interativa específica para cada citocina. A porção extracelular é responsável pela ligação específica à citocina, e a porção intracelular, uma vez ativada, inicia a cascata de sinalização que possibilita a ativação de diversos genes.[4]

Os receptores de citocinas podem ser classificados em famílias de acordo com a homologia da estrutura do sítio de ligação à citocina (localizado na região extracelular) e com a via de sinalização intracelular envolvida.[1] São atualmente descritas as seguintes famílias: receptores de citocinas do tipo I (família de receptores de hematopoietina); receptores de citocinas do tipo II (família de receptores de interferon); superfamília do receptor de necrose tumoral (TNF); família do receptor de interleucina 1 (IL-1); família do receptor de IL-17; e receptores acoplados à proteína G (Quadro 7.1).[1,6] A família dos receptores do tipo I pode ser dividida em subfamílias: família da cadeia gama comum; família do receptor de fator estimulador de colônias de granulócitos e macrófagos (GM-CSF); e família do receptor de IL-6.[1,6]

Além dos receptores transmembrana, também existem os receptores solúveis de citocinas que podem ser gerados por três mecanismos distintos: 1) clivagem do receptor transmembrana (*ectodomain shedding*): uma vez expresso na superfície da célula, o receptor sofre a ação de metaloproteinases como a ADAM (do inglês *a disintegrin and metalloproteinase*) 10 e 17, possibilitando sua clivagem; 2) *splicing* alternativo: o éxon que codifica a região transmembrana não é transcrito, possibilitando a geração de um receptor solúvel; 3) vesículas extracelulares expressando o receptor são secretadas pela célula, possibilitando que o receptor circule na superfície de exossomos.[7]

Interessante ressaltar que, por um lado, os receptores secretados via exossomos mantêm a sua estrutura de proteína transmembrana íntegra, e a fusão do exossoma com diferentes tipos celulares possibilita a transferência do receptor, que passa a ser expresso via transmembrana na célula. Esse mecanismo amplia a ação de determinada citocina para outras células-alvo. Por outro lado, também vem sendo descrito que o receptor presente nos exossomos pode sofrer a ação de metaloproteinases, possibilitando a clivagem do receptor transmembrana.[7]

Quadro 7.1. Famílias dos receptores e as principais citocinas ligantes.

Família dos receptores de citocinas	Citocinas
Receptores do tipo I	IL-11, IL-12, IL-13, IL-23, IL-31 e IL-35. GH, prolactina, eritropoietina, trombopoietina, G-CSF, leptina e linfopoietina do estroma tímico
Subfamílias:	
Cadeia gama comum	IL-2, IL-4, IL-7, IL-9, IL-15, IL-21
Receptor de GM-CSF	IL-3, IL-5, GM-CSF
Receptor de IL-6	IL-6, IL-27, oncostatina M, fator neurotrófico ciliar, fator inibidor de leucemia, neurotropina-1 e cardiotropina-1
Receptores do tipo II	IFN do tipo I, II, III e citocinas relacionadas à IL-10: IL-10, IL-19, IL-20, IL-22, IL-24 e IL-26
Superfamília do receptor de TNF	TNF, NGF
Família do receptor de IL-1	IL-1, IL-18, IL-33
Família do receptor de IL-17	IL-17A, B, C, D, E (também denominada IL-25) e F
Receptores acoplados à proteína G	Quimiocinas

G-CSF: fator estimulador de colônias de granulócitos; GH: hormônio do crescimento; GM-CSF: fator estimulador de colônias de granulócitos e macrófagos; IFN: interferon; IL: interleucinas; NGF: fator de crescimento neural; TNF: fator de necrose tumoral.

Fonte: Desenvolvido pela autoria.

Independentemente do mecanismo de geração envolvido, os receptores solúveis mantêm a função dos domínios extracelulares intacta, sendo capazes de se ligar à citocina. Uma vez ocorrendo essa interação, esses receptores solúveis podem exercer uma função de antagonista competindo com o receptor transmembrana na superfície da célula-alvo ou uma função de agonista. Nesse caso, a citocina ligada ao receptor solúvel é carreada até o receptor transmembrana, possibilitando que a citocina exerça sua função sobre a célula-alvo.[7]

Vias de sinalização celular

De forma geral, após a interação da citocina com seu receptor específico na superfície da célula-alvo, ocorre a ativação de uma quinase que é capaz de fosforilar e ativar um domínio intracelular do receptor de citocina, possibilitando que fatores de transcrição sejam recrutados e ativados. Uma vez ativados, são capazes de migrar para o núcleo da célula possibilitando a ativação de genes responsivos à citocina.

Interessante ressaltar que receptores de citocinas constituídos por proteínas diferentes (heterodímeros) podem ser capazes de ativar vias de sinalização celular distintas. Um exemplo é o receptor de IL-2 que, ao interagir com a IL-2, é capaz de ativar as vias da janusquinase/fatores ativadores da transcrição e transdução de sinais (JAK/STAT), MAP-quinase dependente de Ras (Ras/MAPK) e PI3K/AKT.[8]

A Figura 7.1 ilustra as vias de sinalização intracelular mais relevantes para a compreensão dos mecanismos comprometidos nos erros inatos da imunidade, assim como aquelas utilizadas como estratégia terapêutica neste grupo de doenças.

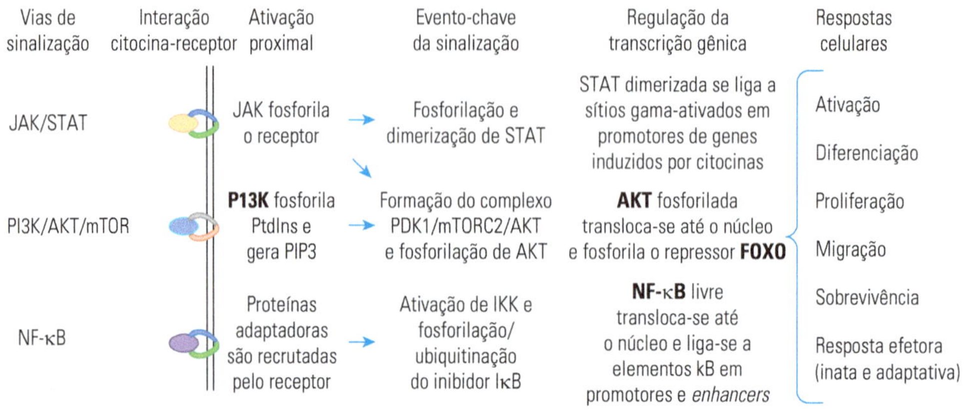

Figura 7.1. Eventos centrais na transdução do sinal de citocinas em células do sistema imunitário. As principais vias de sinalização em resposta à ativação de receptores de citocinas destacam os eventos proximais e distais que culminam com a regulação da transcrição gênica e as subsequentes respostas celulares. Está salientada também a observação de vias de sinalização distintas serem ativadas por uma mesma citocina, ampliando a noção de alteração da expressão de diferentes genes que integram o conjunto de respostas imunoprotetoras.

Fonte: Desenvolvida pela autoria.

A seguir, serão detalhadas as vias de sinalização intracelular relevantes para o estudo dos erros inatos da imunidade, assim como as funções das principais citocinas.

Via da JAK/STAT

Esta via está envolvida com a sinalização de mais de 50 citocinas e fatores de crescimento, relacionando-se com hematopoiese, crescimento e desenvolvimento, metabolismo, resposta imune inata e adaptativa.[9] Atualmente, componentes dessa via são dos principais alvos terapêuticos na Medicina de precisão para o tratamento de pacientes com erros inatos da imunidade, doenças alérgicas, malignidades ou doenças autoimunes.[3,6]

Fazem parte dessa via, as citocinas que sinalizam por meio das famílias de receptor do tipo I e de receptor do tipo II, os respectivos receptores dessas citocinas, membros da família da JAK (JAK1, JAK2, JAK3 e Tyk2) e os membros da família dos fatores ativadores da transcrição e transdução de sinais (STAT: STAT1, STAT2, STAT3, STAT4, STAT5a, STAT5b e STAT6).[6]

Após a interação das citocinas com seus respectivos receptores, ocorre a ativação de um ou mais membros da família da JAK, o que possibilita a fosforilação do domínio intracelular do receptor de citocinas. A partir desse momento, os fatores de transcrição da família das STATs são recrutados para o domínio intracelular do receptor de citocinas e fosforilados, possibilitando a formação de homo ou heterodímeros capazes de migrar para o núcleo e ativar diversos genes[6] (Figura 7.2).

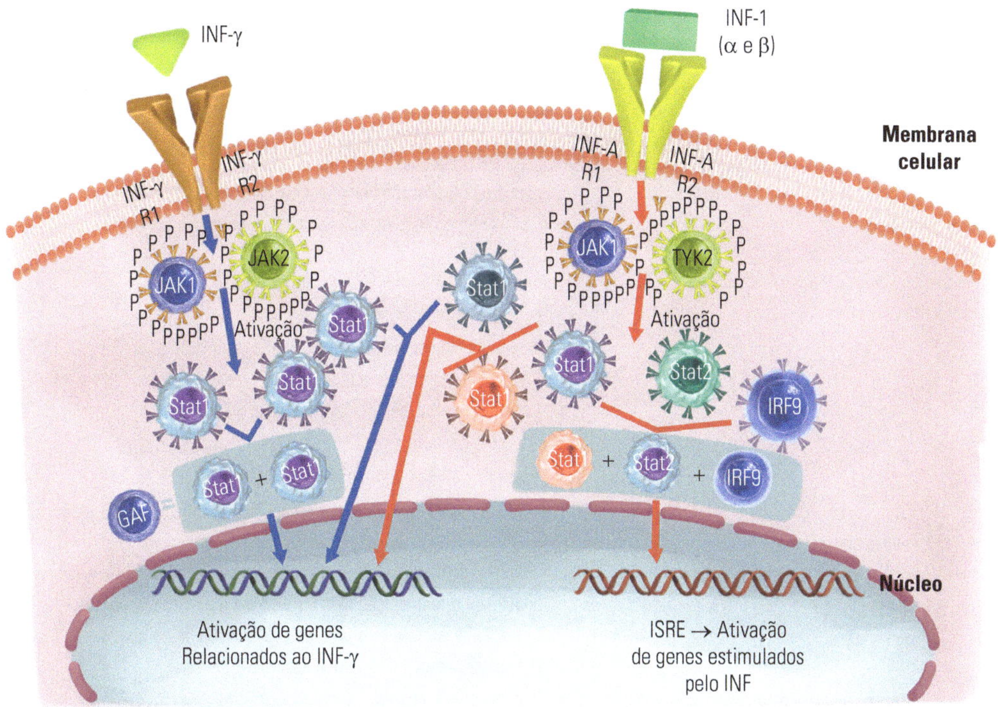

Figura 7.2. Vias de ativação JAK-STAT.

P: Fosforização

Fonte: Desenvolvida pela autoria.

Os componentes das famílias das JAKs e das STATs que serão recrutados dependem das citocinas e dos receptores de citocinas envolvidos (Quadros 7.2 e 7.3).[6] Neste sentido, sabe-se que diversos receptores dos tipos I e II são constituídos por heterodímeros, possibilitando que cada domínio intracelular da proteína ative JAKs diferentes e, consequentemente, diferentes STATs. Dessa forma, diversas combinações de JAKs e de STATs possibilitam que essa via de sinalização intracelular exerça uma série de funções.[10]

Quadro 7.2. Citocinas e respectivos componentes das vias de sinalização intracelular associadas a funções da imunidade inata

Imunidade Inata		
Citocina (células produtoras)	**Sinalização intracelular**	**Funções**
IFN tipo I α (pDC e mφ) β (pDC e fibroblastos)	JAK1, TYK2 STAT1, STAT2, IRF9	Inibição da replicação viral em células infectadas e não infectadas Inibição da proliferação celular Aumento da expressão de MHC I Aumento da citotoxicidade de *natural-killer* (NK) Ação antiproliferativa e pró-apoptótica, com efeito antiviral e antitumoral

(*Continua*)

Quadro 7.2. Citocinas e respectivos componentes das vias de sinalização intracelular associadas a funções da imunidade inata. (*Continuação*)

Imunidade Inata		
Citocina (células produtoras)	**Sinalização intracelular**	**Funções**
IL-1 α e β (principal) (mφ, DC, fibroblastos, células endoteliais, queratinócitos, hepatócitos)	MyD88 IRAK TRAF6 NFκB	Indução da expressão de moléculas de adesão endoteliais Estímulo à secreção de quimiocinas atraentes de neutrófilos e monócitos Promoção da diferenciação CD4 para Th17 Indução da produção de IL-6 Estímulo à síntese de reagentes da fase aguda no fígado Ação no hipotálamo com produção de prostaglandinas e febre Aumento da produção de neutrófilos na MO Efeito pró-coagulante Importante mediador da inflamação aguda
IL-6 (mφ, DC, células endoteliais, células T)	JAK1 (dominante) JAK2 TYK2 STAT3	Promoção do crescimento e diferenciação de células B e da produção de Ac Promoção do crescimento e diferenciação de células T; ativação de CD8 Indução da diferenciação CD4 para Th17 Promoção da síntese de reagentes da fase aguda no fígado e da febre Estímulo à produção de neutrófilos na MO Regulação da homeostasia óssea Importante citocina na inflamação aguda
TNF-α (mφ, células NK, células T)	TRADD TRAF2 RIP1 NFκB (inflamação) TRADD TRAF RIP1 FADD Caspase (apoptose)	Indução da expressão de moléculas de adesão pelas células endoteliais Estímulo à secreção de quimiocinas que atraem neutrófilos e monócitos Aumento da expressão de MHC classes I e II Ativação de mφ e estímulo à produção de IL-1, IL-6, quimiocinas e TNF Ação citotóxica para células tumorais e apoptose de monócitos Ação na secreção de IFN-γ por células T de memória Ação no hipotálamo ocasionando aumento da temperatura Aumento da produção de neutrófilos na MO Ativação do sistema de coagulação, diminuição da contratilidade cardíaca Promoção do catabolismo, ocasionando caquexia Importante contribuinte da inflamação. Principal mediador do choque séptico. Também atua na imunidade contra micobactéria
IL-12 (mφ, DC)	JAK2 TYK2 STAT4	Estímulo à produção de IFN-γ por ILCs, NK e células T Aumento da citotoxicidade mediada CD8 e NK Direcionamento para a diferenciação Th1 Importante para a resistência do hospedeiro a patógenos intracelulares
IL-18 (monócitos, mφ, DC, células Kupffer, queratinócitos, condrócitos, fibroblastos sinoviais, osteoblastos)	MyD88 IRAK TRAF6 NFκB	Aumento da síntese de IFN-γ por células T e NK em sinergia com IL-12 Aumenta a função de células NK Ativação de neutrófilos e liberação de suas citocinas Indução da expressão de TNF, GM-CSF e IL-1β por monócitos

(*Continua*)

Quadro 7.2. Citocinas e respectivos componentes das vias de sinalização intracelular associadas a funções da imunidade inata. (*Continuação*)

Imunidade Inata		
Citocina (células produtoras)	**Sinalização intracelular**	**Funções**
TSLP (queratinócito, célula epitelial brônquica, célula muscular lisa, célula endotelial, mastócitos, mφ, granulócito, DC)	JAK1 JAK2 STAT5	Ativação de células dendríticas e eosinófilos Direcionamento para o desenvolvimento de células Th2
IL-23 (mφ, DC)	JAK2 TYK2 STAT3	Promoção da diferenciação CD4 para Th17 Proliferação e manutenção das células Th17 Regulação da produção de IL-17 Indução da produção de INF-γ, com sinalização semelhante à da IL-12 Importante papel em doenças autoimunes
IL-15 (mφ)	JAK1 JAK3 STAT5	Estímulo ao crescimento e função de NK, células T e ILC1 Promoção da sobrevivência de NK e CD8 de memória Similaridades com IL-2
IL-1Ra (mφ)		Inibição competitiva de IL-1 Homólogo estrutural de IL-1, biologicamente inativo

Ac: anticorpos; DC: célula dendrítica; ILC: célula linfoide inata; ILC1: célula linfoide inata tipo1; mφ: macrófagos; MO: medula óssea; pDC: célula dendrítica plasmocitoide; NK: *natural-killers*.

Fonte: Desenvolvido pela autoria.

Quadro 7.3. Citocinas e respectivos componentes das vias de sinalização intracelular associadas a funções da imunidade adaptativa.

Imunidade Adaptativa			
Célula produtora	**Citocina**	**Sinalização intracelular**	**Função**
Th1	IL-2	JAK1 JAK3 STAT5 SHC1 Ras/MAPK STAT3 PI3K/AKT/mTOR	Proliferação, diferenciação e sobrevivência de células T Aumento da produção de IFN-γ e IL-4 por células T Aumento da citotoxicidade CD8 e NK Proliferação de células B e indução de TC Inibição da diferenciação Th17 e Tfh Programação de CD8 de memória Ativação de mφ Importante na sobrevivência e função de Treg
	IFN-γ (também produzida por células NK, CD8 e ILC1)	JAK1 JAK2 STAT1	Indução da diferenciação Th1; inibição da diferenciação Th2 e Th17 Grande ativador de mφ; aumento da atividade microbicida Aumento da expressão MHC II e da apresentação de Ag Aumento da produção de TNF por mφ e de IL-12 por DC e mφ Maturação de CD8 em efetores citotóxicos Aumento da atividade citolítica NK Importante na imunidade contra micobactérias e outros patógenos IC

(*Continua*)

Quadro 7.3. Citocinas e respectivos componentes das vias de sinalização intracelular associadas a funções da imunidade adaptativa. *(Continuação)*

Imunidade Adaptativa			
Célula produtora	**Citocina**	**Sinalização intracelular**	**Função**
Th2	IL-4 (outras fontes: células Tfh e mastócito)	JAK1 JAK3 STAT6	Indução da diferenciação Th2; inibição da diferenciação Th1 e Th17 Proliferação Th2 Proliferação de células B e direcionamento da TC para IgE e IgG4 Promoção da diferenciação Th9 Supressão da ativação dos mφ pelo IFN-γ Ativação dos mφ para síntese de colágeno e fibrose Recrutamento de eosinófilos Estímulo à peristalse no trato gastrointestinal Importante nas respostas alérgicas e na defesa contra helmintos
	IL-13 (outras fontes: células NKT, ILC2, mastócito)	JAK1 JAK2 STAT6	Estruturalmente e funcionalmente semelhante à IL- 4
	IL-5 (outras fontes: ILC2)	JAK2 STAT5	Diferenciação e crescimento dos eosinófilos Ativação dos eosinófilos maduros
Th17	IL-17A IL-17F (outras fontes: ILC3)	MAPKs PI3K NFκB	Recrutamento de neutrófilos aos sítios de infecção e inflamação Indução da produção de G-CSF e GM-CSF Estímulo à produção de peptídeos antimicrobianos Proliferação de queratinócitos Importantes na defesa contra bactérias comuns e fungos Essenciais na imunidade cutânea para *Candida albicans*
	IL-22 (outras fontes: ILC3)	JAK1 TYK2 STAT3	Promoção da função de barreira epitelial cutânea e do TGI Induz produção de peptídeos antimicrobianos
	IL-21 (outras fontes: células Th2 e Tfh)	JAK1 JAK3 STAT3	Diferenciação de Tfh; ativação de células B no CG; produção de Ac Diferenciação Th17 (amplificação autócrina de Th17) Inibição da diferenciação Treg Repressão na produção de IgE Proliferação e ativação de CD8 e NK Importante na resposta de anticorpos no CG
Treg	IL-10 (também produzida por mφ)	JAK1 TYK2 STAT3	Diminuição da expressão MHC II e apresentação de Ag por DC e mφ; inibição da produção de IL-1, TNF e IL-12 Supressão da ativação de células T Importante citocina imunossupressora e anti-inflamatória
	TGF-β (também produzida por mφ)	SMADs	Inibição da proliferação de Th1, Th2 e células B Promoção da diferenciação Treg e Th17 (ação anti e pró-inflamatória) Inibição da maturação de CD8 Inibição da ativação clássica de macrófagos Indução da TC para IgA Ação na hematopoiese, embriogênese, síntese de colágeno, angiogênese, regeneração e remodelamento teciduais

Ac: anticorpos; Ag: antígeno; CG: centro germinativo; DC: célula dendrítica; IC: intracelulares; ILC: célula linfoide inata (tipo 1, 2 ou 3); mφ: macrófago; TC: troca de classes; Tfh: célula T *helper* folicular; TGI: trato gastrointestinal.

Fonte: Desenvolvido pela autoria.

A seguir, serão abordadas algumas citocinas e as moléculas envolvidas na via de sinalização.

IFN do tipo I (IFN-α e β)

Uma vez secretados, IFNs do tipo I interagem com seu receptor na superfície das células (heterodímero formado por IFNAR1 e INFAR2), acarretando ativação e fosforilação de JAK1 e TYK2, o que, consequentemente, possibilita a fosforilação e a ativação principalmente das STAT1 e STAT2.[9]

O dímero STAT1/STAT2 associa-se ao fator de transcrição (proteína que se liga ao DNA, em regiões reguladoras (promotores e *enhancers*), promovendo a iniciação e a regulação da transcrição de genes).

IRF9 (fator regulador de IFN) no citoplasma, formando o *IFN-stimulated gene factor 3* (ISGF3) que migra para o núcleo e liga-se aos elementos reguladores estimulados pelo IFN (ISRE), possibilitando que diversos genes estimulados pelo IFN (ISGs) sejam transcritos.[9]

IFN do tipo II

Também conhecido por "interferon gama" (IFN-γ), essa citocina é secretada principalmente por linfócitos T e células *natural-killer* (NK), e a interação com seus receptores (IFNGR1 e IFNGR2) promove fosforilação e ativação de JAK1 e JAK2. Uma vez ativadas, essas quinases são capazes de fosforilar STAT1 resultando na formação de homodímeros, conhecidos como "fator ativado pelo IFN-γ" (GAF), que, por sua vez, ativarão a sequência de ativação do IFN-γ (GAS) no núcleo da célula, possibilitando a ativação de diversos genes.[9]

De forma alternativa, a interação dos IFNs do tipo I com seus receptores também pode promover a formação de homodímeros de STAT1 (GAF) e, consequentemente, ativar os genes relacionados ao IFN-γ.[9]

IL-2

Uma vez secretada, a IL-2 pode atuar de forma autócrina ou parácrina por meio da interação com o receptor de IL-2, que pode ser constituído por até três subunidades denominadas α (CD25), β (CD122) e γ (CD132).[11] Essas subunidades são expressas de forma diferenciada entre as células, sendo a cadeia γ detectada em praticamente todas as células da linhagem hematopoiética, a β em linfócitos T e NK e a cadeia α em timócitos na fase inicial de desenvolvimento, de forma transitória em linfócitos T ativados e estável nas células T regulatórias. Atualmente, sabe-se que outros tipos celulares também expressam as cadeias relacionadas ao receptor de IL-2.[12]

A combinação dessas subunidades na superfície da célula definirá a formação de um receptor de IL-2 de afinidade intermediária (βγ) ou alta (αβγ), o que tem implicação nos processos de ativação linfocitária, homeostasia e terapias utilizando a IL-2.[12] Apesar de a IL-2 ser reconhecida por todas as subunidades de forma individual, a sinalização intracelular ocorre após a interação com o receptor em sua forma dimérica (βγ) ou trimérica (αβγ), possibilitando a ativação de JAK1 (associada à cadeia β), JAK3 (associada à cadeia γ) e das vias Ras/MAPK e PI3K/AKT[13] (Figura 7.3).

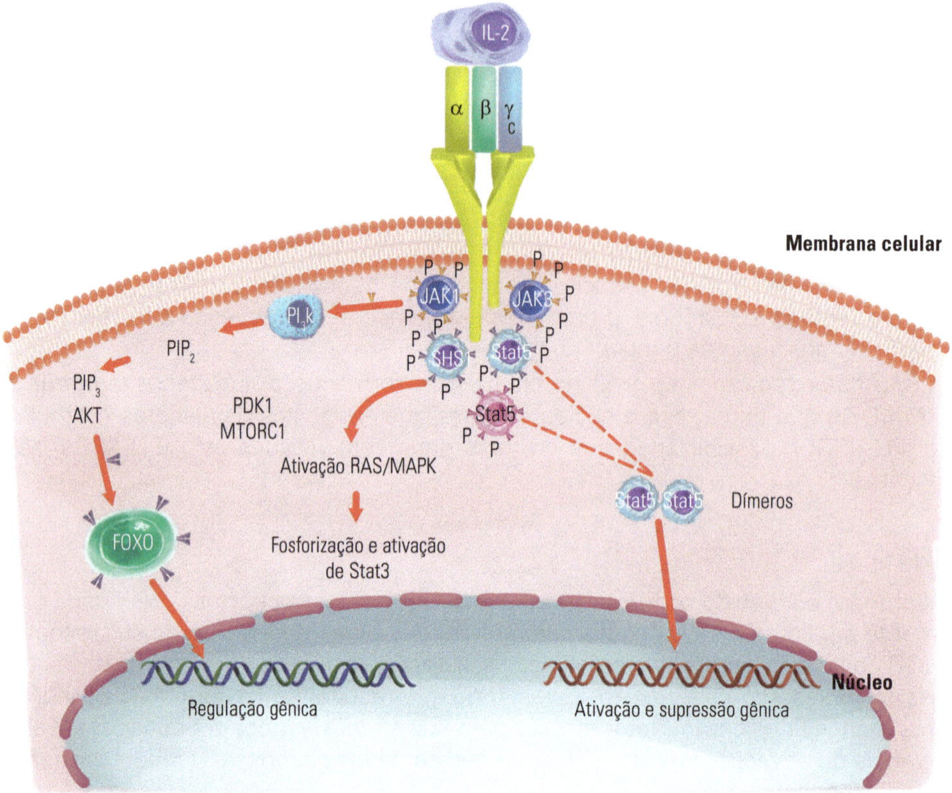

Figura 7.3. Via de ativação da IL-2.

P: Fosforização

Fonte: Desenvolvida pela autoria.

Após a interação da IL-2 com seu receptor (dímero ou trímero), ocorre a fosforilação da JAK3 e da JAK1 e, consequentemente, da cadeia β do receptor, que, uma vez fosforilada, torna-se sítio de ligação para STAT5a, STAT5b e SHC1 (*SHC transforming protein 1*).[13] A fosforilação da STAT5 possibilita a dissociação com a cadeia β e formação de dímeros que migram para o núcleo da célula, possibilitando a ativação de genes como IL-2, IL-2RA, CTLA-4, FASL, FOXP3, BCL-2, SOCS1 e 2 e supressão de genes como IL17A e BCL6.[11]

Por sua vez, a fosforilação de SHC1 possibilita a ativação da via Ras/MAPK e, consequentemente, fosforilação e ativação de STAT3.[12]

A via PI3K/AKT/mTOR também pode ser ativada após interação de IL-2 com seu receptor e será detalhada posteriormente.[11]

Regulação da via JAK/STAT

A ativação da via JAK/STAT pode ser controlada por diversos mecanismos regulatórios. Entre eles, destacam-se as proteínas supressoras da sinalização de citocinas (SOCS). A interação entre SOCS/JAK e SOCS/STAT possibilita a degradação desses componentes por meio do proteassoma, permitindo um *feedback* negativo da via JAK/STAT. Sabe-se que os níveis citoplasmáticos de SOCS podem ser regulados, por exemplo, pelas próprias citocinas e por ligantes dos receptores do tipo TOLL, o que possibilita um mecanismo de autorregulação.[10,11]

Tirosinas fosfatases (p. ex., SHP1 e SHP2) e a proteína inibitória da STAT ativada (PIAS) também participam da regulação da via JAK/STAT por meio de mecanismos que possibilitam a inativação da JAK e da STAT, respectivamente. Além disso, a ação das fosfatases regula a atividade transcricional de STAT por meio do controle da exportação de dímeros fosforilados mediada por receptores nucleares.[11]

Via do NF-κβ (*nuclear factor K-light-chain-enhancer of activated B cells*)

A ativação do fator de transcrição NF-κβ pode ser deflagrada por um vasto grupo de estímulos, como os componentes de patógenos, por reconhecimento via receptores de reconhecimento de padrões (PRRs) ou receptores antigênicos em linfócitos, e as citocinas, que exercem um papel central nessa sinalização. De fato, citocinas inflamatórias como IL-1 e necrose tumoral (TNF) têm sido reportadas como estímulos prototípicos para a ativação da via NF-κβ.[14] Essa ativação tem a capacidade de regular rapidamente centenas de genes, particularmente de citocinas, como a IL-2 e as pró-inflamatórias, além de fatores de sobrevivência e proliferação celular. O NF-κβ tem sido demonstrado como diretamente implicado em eventos centrais para a função imunitária inata e adaptativa. Esse fator é relevante para a regulação da formação de órgãos linfoides periféricos, para a geração dos processos inflamatórios e nas etapas de ativação linfocitária e a subsequente resposta imune efetora. Além disso, está envolvido em processos patogênicos linfocitários, como a geração de leucemias e linfomas.[14]

A família NF-κβ de fatores de transcrição é composta pelas proteínas p50, p52, p65 (RelA), c-Rel e RelB, codificadas respectivamente pelos genes *NFKB1, NFKB2, RELA, REL* e *RELB*. Essas proteínas se organizam em estruturas homo e heterodiméricas na formação do NF-κβ funcional e compõem diferencialmente as vias canônica e não canônica. As citocinas inflamatórias ativam a via canônica (via preferencial, primordial, inicialmente conhecida; via não canônica, via alternativa, não clássica, conhecida posteriormente) do NF-κβ, sendo a forma predominante do fator de transcrição composta pelas proteínas p50 e RelA.[15]

A complexidade dos múltiplos sinais e o vasto número de genes e processos biológicos associados à ativação de NF-κβ são biologicamente viabilizados pelo compartilhamento de proteínas adaptadoras/sinalizadoras e pela modularidade nas vias de sinalização.[15] Nesse sentido, os sinais mediados por um ou mais receptores de citocinas envolvem similaridades nas moléculas funcionalmente relevantes para o evento central na regulação dessa via de sinalização: a ativação do complexo IKK (*IkB kinase*).

Assim, a sinalização via os receptores de citocinas inflamatórias, como o TNF e a IL-1, envolvem as famílias de proteínas RIP (proteína que interage com o receptor, do inglês *receptor interacting protein*) e TRAF (fator associado ao receptor de TNF, do inglês *TNFR-associated factor*), que desempenham papéis similares nas vias de ativação do IKK. A ligação do TNF ao seu receptor TNFR1 (*type 1 TNF receptor*) recruta a proteína adaptadora (molécula não enzimática com domínios de ligação a outras proteínas, o que possibilita que funcionem como organizadoras de complexos de proteínas durante a sinalização intracelular) TRADD (domínio de morte associado ao TNFR, do inglês *TNFR-associated death domain*) que permite a interação direta com os fatores RIP e TRAF2 (fator 2 associado ao receptor de TNF, do inglês *TNFR-associated factor 2*).[14]

Por seu turno, a ligação de IL-1α ou IL-1β ao seu receptor IL1RI (interleukin-1 receptor type I) recruta a molécula adaptadora MyD88 (*myeloid differentiation factor 88*) e membros da família IRAK (*Interleukin-1 receptor-associated kinases*), e estes se associam ao fator TRAF6 (*TNFR-associated factor 6*). Ambos os eventos de sinalização proximal resultam na subsequente ativação do IKK, sendo esse processo a etapa determinante para a ativação do NF-κβ.[16] Isso ocorre porque esse fator de transcrição é fisiologicamente mantido em estado inativo no citosol por meio de sua associação com as proteínas inibidoras (IkB, do inglês *inhibitors of NFkB*), que incluem a IkBα, a IkBb e a IkBε.[17]

O complexo de sinalização IKK é composto pelas subunidades catalíticas IKK-α e IKK-β e pela subunidade reguladora IKK-g/NEMO (*NF-κβ essential modulator*). Esta última exerce a função de componente interativo com os componentes a montante das vias de sinalização. Essas interações dependem de eventos prévios de ubiquitinação (processo bioquímico intracelular de ligação da proteína ubiquitina em outras proteínas, resultando geralmente em degradação das proteínas ubiquitinadas no proteassoma) de componentes centrais nas vias de sinalização por TNF e IL-1, como RIP1 e TRAF6, e também permitem a interação com proteinaquinases, como TAK1 (*TGF-β-activated kinase*) ou MEKK3 (*mitogen-activated protein kinase kinase 3*), além de possível autofosforilação em trans, que culmina com a fosforilação de serina da subunidade IKK-β. Em conjunto, esses eventos definem a ativação do complexo IKK que ocasiona, por fim, a fosforilação seletiva de resíduos de serina do inibidor IkBα e sua consequente ubiquitinação e degradação pelo proteassoma.[14] Na ausência de inibidores, o NF-κβ transloca-se até o núcleo, onde passa a exercer sua função central de regulador transcricional pela propriedade de ligação a elementos kB em promotores e *enhancers* de genes-alvo.[14]

Regulação da via do NF-κβ

Diferentes mecanismos colaboram para a regulação negativa da atividade transcricional mediada pelo NF-κβ. Assim, alguns mecanismos associados à ativação do NF-κβ em resposta a citocinas inflamatórias também exercem função reguladora em nível nuclear. O IkBα recém-sintetizado entra no núcleo e associa-se com dímeros p50:RelA não ligados ao ácido desoxirribonucleico (DNA), provocando a inativação e a exportação do NF-κβ para o citoplasma. Além disso, o RelA associado a regiões gênicas regulatórias pode ser direcionado à degradação no proteassoma. Outro mecanismo regulatório relevante envolve a interação direta do RelA nuclear com a proteína PIAS1 (*protein inhibitor of activated STAT1*), o que resulta em bloqueio da ligação de RelA ao DNA.[15] Esse conjunto de mecanismos envolvidos na ativação e regulação da via do NF-κβ aponta para a relevância do controle refinado dessa ativação, visto que respostas NF-κβ-dependentes desreguladas têm o potencial de gerar danos teciduais e maior risco ao desenvolvimento de neoplasias e autoimunidade.[16]

Via da PI3K/AKT/mTOR (*Phosphatidylinositol-3-kinase/AKT/mammalian target of rapamycin*)

As fosfatidilinositol 3-quinases (PI3Ks) compreendem uma importante família de moléculas de sinalização intracelular em resposta a citocinas, como a IL-2 e o TGFβ (*transforming growth factor* β), controlando diversas funções centrais das células do sistema imunitário. Assim, estão diretamente implicadas nos processos de recrutamento de células inflamatórias, assim como nos eventos de maturação, ativação, diferenciação e migração de linfócitos.[19]

Estão descritas oito PI3Ks em mamíferos são classificadas em três subfamílias: quatro isoformas classe I (PI3Kα, β, γ e δ); três isoformas classe II (PI3KC2α, C2β e C2γ); e uma isoforma classe III. Particularmente, as PI3Ks da classe I são proteínas heterodiméricas constituídas por um domínio regulatório e um domínio catalítico. É importante destacar que, embora essas isoformas tenham funções redundantes, cada uma está relacionada à sinalização por diferentes tipos de receptores. Nesse sentido, destacamos a PI3Kγ e a PI3Kδ, que estão altamente expressas em leucócitos.[19]

A PI3Kγ é ativada principalmente por receptores acoplados a proteína G, como é o caso de receptores de quimiocinas, por exemplo, a IL-8, com papel relevante no recrutamento e na ativação de células da imunidade inata, particularmente neutrófilos, para os sítios inflamatórios. A sinalização por meio desses receptores denota que PI3Kγ é central na mediação de efeitos relacionados à inflamação, como a adesão mediada por selectinas e integrinas, e os subsequentes eventos de polarização e motilidade celular dependente do rearranjo do citoesqueleto de actina. Além disso, essas células fagocíticas presentes no sítio inflamatório são ativadas via PI3Kγ, com regulação positiva de funções efetoras microbicidas, como a geração intrafagossomal de espécies reativas de oxigênio (ROS).[18]

A PI3Kδ é ativada pelos receptores antigênicos, TCR e BCR, e por receptores de citocinas (do tipo tirosinaquinases), com função central no desenvolvimento, ativação e função efetora de linfócitos T e B. Assim, a sinalização pelo receptor de IL-7 (IL-7R) via PI3K regula a progressão das etapas de células pró-B e pré-B na medula óssea. Além disso, essa via parece ser crucial para diversas etapas das respostas efetoras humoral e celular, como na atividade de células T *helper* para uma eficiente reação de centro germinativo.[20] A importância dessa isoforma pode ser verificada pelos estudos da síndrome de PI3Kδ ativada (APDS), na qual os pacientes apresentam a proteína constitutivamente ativa, com acúmulo de células B transitórias e células T senescentes, linfadenopatia e imunodeficiência. Além disso, já se demonstrou que o tratamento com um inibidor seletivo de PI3Kδ (leniolisib/CDZ173) conteve a hiperativação da via PI3K/AKT e reverteu parte da disfunção imune celular em pacientes com APDS.[21]

Essas PI3Ks fosforilam a posição 3 no anel inositol dos fosfoinositídeos (PtdIns) presentes na face interna da membrana plasmática. A fosforilação do fosfatidil-inositol-4,5-bifosfato (PIP2) gera o fosfatidil-inositol-3,4,5-trifosfato (PIP3), que permite o recrutamento e a interação direta com proteínas ligadoras de PIP3, particularmente aquelas contendo o domínio *pleckstrin homology* (PH). Dessa forma, o fosfoinositídeo PIP3 representa um componente-chave dessa via de sinalização, atuando como mensageiro secundário dos receptores de citocinas, recrutando PDK1 (*3-phosphoinositide-dependent protein kinase-1*), mTORC2 (*mTOR complex 2*) e AKT. A organização desse complexo na membrana celular interna permite a fosforilação de AKT, uma serinatreoninaquinase, que, ao se translocar para o núcleo, fosforila os membros da família dos fatores de transcrição FOXO. Em consequência, esses fatores de transcrição são inibidos via indução de sua exportação do núcleo e subsequente degradação.[19]

Regulação da via PI3K/AKT

O fosfoinositídeo PIP3 é suscetível de ação de inositol fosfatases, como a PTEN (*phosphatase and tensin homolog*), resultando em reversão da ativação AKT e, assim, criando importante alça de regulação da via de sinalização de PI3K/AKT. Outro eixo de regulação envolve a geração de PI3K via sinalização pelo receptor de TGFβ (TGFβR). O TGFβ liga e ativa os receptores transmembrana dos tipos I e II, com atividade de serinatreoninaquinase, e subsequente ativação dos fatores de transcrição SMAD2/3 e formação de complexos com o fator mediador comum, SMAD4. Assim, além da ativação dessa via canônica de SMAD, o TGFβR pode agir na via de sinalização pela PI3K/AKT.[23] Esse receptor parece potencializar a fosforilação da subunidade reguladora de PI3K, reduzindo a ativação das proteínas ligadoras de PIP3, assim como resulta em aumento dos níveis de PTEN e de PIP2. Essa alça reguladora influencia a ativação inicial de células T.[20,22]

De forma interessante, células T reguladoras (Treg) parecem modular a atividade de PI3K nas células-alvo efetoras, constituindo um importante mecanismo imunossupressor. Por meio da sinalização pela citocina imunossupressora IL-10, as células Treg induzem a fosforilação e ativação da fosfatase SHP-1 (*SH2 domain-containing protein tyrosine 1*), que inibe o recrutamento of PI3K e regula, assim, a ativação de células imunoefetoras.[20]

Em conjunto, essas vias de ativação e regulação de PI3K/AKT reforçam a relevância das vias de sinalização mediadas por receptores transmembrana, como os receptores de citocinas, para o controle de diversos processos celulares, como ativação, diferenciação, crescimento, sobrevivência e migração.

Função das citocinas

As principais funções de algumas citocinas de interesse na imunologia e suas vias de sinalização estão apresentadas nos Quadros 7.2 e 7.3.[2,23-25]

Nesses quadros, as citocinas foram dispostas em grupos funcionais que abrangem a imunidade inata e adaptativa. Entretanto, esses grupos não são excludentes, pois uma mesma citocina pode ser produzida por diferentes tipos celulares, atuar em diferentes etapas da resposta imune e envolver-se em diferentes papéis. Portanto, citocinas listadas como produzidas pela resposta imune adaptativa podem igualmente ser secretadas por células da resposta imune inata. Um exemplo são as células linfoides inatas dos tipos 1, 2 e 3 (ILC1, ILC2, ILC3) que secretam citocinas do mesmo padrão dos linfócitos Th1, Th2 e Th17, respectivamente.

É necessário mencionar também as citocinas com função hematopoiética. Entre elas, podem ser citados os fatores estimuladores de colônia de granulócito e macrófago, que atuam sobre progenitores hematopoiéticos comprometidos e a IL-7, citocina essencial na promoção do desenvolvimento e diferenciação dos timócitos e que também promove a sobrevivência de células T. Por fim, uma sucinta relação de quimiocinas, seus respectivos receptores e suas funções imunológicas mais relevantes está disposta no Quadro 7.4.[4,5,26]

Quadro 7.4. Quimiocinas e respectivos receptores associados a funções imunitárias.

Quimiocina	Receptor	Função
CCL2 (MCP-1)	CCR2	Recrutamento de monócitos aos sítios de infecção
CCL5 (RANTES)	CCR1 CCR3 CCR5	Recrutamento misto de leucócitos (células T, eosinófilo, basófilo, DC)
CCL11 (EOTAXINA)	CCR3	Recrutamento de eosinófilos e basófilos
CCL19 (MIP-3β) CCL21	CCR7	Direcionamento de células T *naïve*, células T de memória e DC para o linfonodo
CCL20 (MIP-3α; LARC)	CCR6	Direcionamento de DC às placas de Peyer
CCL17 (TARC) CCL22	CCR4	Recrutamento de células Th2

(*Continua*)

Quadro 7.4. Quimiocinas e respectivos receptores associados a funções imunitárias. (*Continuação*)

Quimiocina	Receptor	Função
CXCL8 (IL-8)	CXCR1 CXCR2	Recrutamento de neutrófilos precocemente aos sítios de infecção; mediadora crítica da inflamação
CXCL1	CXCR2	Semelhante à IL-8
CXCL9 CXCL10	CXCR3	Recrutamento de células Th1 efetoras
CXCL12	CXCR4	Mielopoiese e linfopoiese de células B; endereçamento de neutrófilos na MO
CXCL13	CXCR5	Posicionamento de células B e Tfh nos folículos dos linfonodos

Cel: células; DC: célula dendrítica; MO: medula óssea; Tfh: célula T *helper* folicular.

Fonte: Desenvolvido pela autoria.

Considerações finais

As interações mediadas por citocinas participam de forma relevante dos processos de desenvolvimento e de respostas efetoras de células do sistema imune. A participação de diferentes citocinas e famílias de receptores, a ativação de diferentes vias de sinalização intracelular e os efeitos biológicos resultantes, sejam os seletivos ou os pleiotrópicos, apontam para regulações complexas que operam essas interações.

Conforme descrito anteriormente para os principais grupos de citocinas, as vias de sinalização ativadas após a ligação dessas moléculas aos seus respectivos receptores são componentes centrais para as respostas imunoprotetoras contra agentes infecciosos e células tumorais. Eventos de desregulação nessas vias estão implicados em condições inflamatórias, de autoimunidade e desenvolvimento de neoplasias.[16,22,27] Além disso, mutações em genes que codificam vários componentes dessas vias, produzindo ganho ou perda de função, resultam em diferentes erros inatos da imunidade.[28,29]

Os efeitos de uma determinada citocina são regulados inicialmente pela sua biodisponibilidade e interação com o microambiente tecidual, que podem ter a capacidade de prender a citocina no tecido. A seguir, a ligação de uma citocina ao seu receptor específico inicia a sinalização, que é regulada sequencialmente em nível da membrana plasmática, no citoplasma e no núcleo. Essa interação citocina-receptor ativa distintas vias de sinalização intracelular, a partir da ação de quinases ou fosfatases associadas ao receptor e do recrutamento de moléculas adaptadoras e a consequente ativação de outras proteínas com ação de quinases e fosfatases. Finalmente, culminando com a ativação de fatores de transcrição e a subsequente ação em nível nuclear.[11]

Nesse contexto, é relevante o conceito de que uma mesma citocina é capaz de ativar diferentes vias de sinalização e, consequentemente, modificar a expressão de diferentes genes. Outro aspecto central na biologia dos receptores de citocinas refere-se ao efeito pleiotrópico de uma determinada citocina ao ligar-se seletivamente a um mesmo receptor em diferentes tipos celulares, gerando respostas biológicas bastante distintas. Além disso, ainda que a ação seja em um mesmo tipo celular, as respostas a uma dada citocina podem variar dependendo da localização da célula e das características de seu microambiente.[30,31]

A integração de distintas vias disparadas por um mesmo receptor e de vias ativadas pela ação simultânea de citocinas em distintos receptores definem as respostas celulares centrais, como na geração de um processo inflamatório ou na resposta imune efetora específica. Dessa forma, os estudos mais detalhados dos componentes das vias de sinalização mediadas por citocinas contribuem não somente para a melhor compreensão de mecanismos fisiológicos, mas também de mecanismos patológicos, formando as bases de abordagens terapêuticas.

Referências bibliográficas

1. Cells and tissues of the Immune system. In Abbas A, Lichtman A, Pillai S (eds.). Cellular and molecular immunology. 10. ed. Philadelphia: Elsevier, 2021(2):13-41.
2. Lin JX, Leonard WJ. Fine-tuning cytokine signals. Annu Rev Immunol. 2019;37:295-324.
3. Properties and overview of the immune response. In Abbas A, Lichtman A, Pillai S (eds.). Cellular and molecular immunology. 10. ed. Philadelphia: Elsevier, 2021(1):1-11.
4. Murphy, PM. Chemokines and chemokine receptors. In: Clinical immunology. Murphy PM, Rich RR, Fleisher TA, Shearer WT, Schroeder HW, Frew AJ, Weyand CM (eds). 5. ed. London: Elsevier, 2019(10):157-70.e1.
5. Turner MD, Nedjai B, Hurst T, Pennington DJ. Cytokines and chemokines: at the crossroads of cell signalling and inflammatory disease. Biochim Biophys Acta. 2014;1843(11):2563-82. doi: 10.1016/j.bbamcr.2014.05.014.
6. Gadina M, Le MT, Schwartz DM, Silvennoinen O, Nakayamada S, Yamaoka K, et al. Janus kinases to jakinibs: from basic insights to clinical practice. Rheumatology. 2019;58(Suppl 1):14-16. doi: 10.1093/rheumatology/key432.
7. Lokau J, Garbers C. Biological functions and therapeutic opportunities of soluble cytokine receptors. Cytokine Growth Factor Rev. 2020;55:94-108. doi: 10.1016/j.cytogfr.2020.04.003.
8. Casanova JL, Holland SM, Notarangelo LD. Inborn errors of human JAKs and STATs. Immunity. 2012;36(4):515-28. doi: 10.1016/j.immuni.2012.03.016.
9. Mogensen TH. IRF and STAT transcription factors – from basic biology to roles in infection, protective immunity, and primary immunodeficiencies. Front Immunol. 2018;9:3047. doi: 10.3389/fimmu.2018.03047.
10. Morris R, Kershaw NJ, Babon JJ. The molecular details of cytokine signaling via the JAK/STAT pathway. Protein Sci. 2018;27(12):1984-2009. doi: 10.1002/pro.3519.
11. Immune receptors and signal transduction. In Abbas A, Lichtman A, Pillai S (ed). Cellular and molecular immunology. 10. ed. Philadelphia: Elsevier, 2021(7):151-85.
12. Pol JG, Caudana P, Paillet J, Piaggio E, Kroemer G. Effects of interleukin-2 in immunostimulation and immunosuppression. J Exp Med. 2020;217(1):e20191247. doi: 10.1084/jem.20191247.
13. Ross SH, Cantrell DA. Signaling and function of interleukin-2 in T Lymphocytes. Annu Rev Immunol. 2018;36:411-33. doi: 10.1146/annurev-immunol-042617-053352.
14. Vallabhapurapu S, Karin M. Regulation, and function of NF-kappaB transcription factors in the immune system. Annu Rev Immunol. 2009;27:693-733. doi: 10.1146/annurev.immunol.021908.132641.
15. Hayden MS, Ghosh S. Shared principles in NF-kappaB signaling. Cell. 2008;132(3):344-62. doi: 10.1016/j.cell.2008.01.020.
16. Jain A, Kaczanowska S, Davila E. IL-1 receptor-associated kinase signaling and its role in inflammation, cancer progression, and therapy resistance. Front Immunol. 2014;5:553. doi: 10.3389/fimmu.2014.00553.
17. Chadha A, Chadee K. The NF-β pathway: modulation by entamoeba histolytica and other protozoan parasites. Front Cell Infect Microbiol. 2021;11:748404. doi: 10.3389/fcimb.2021.748404.
18. Okkenhaug K. Signaling by the phosphoinositide 3-kinase family in immune cells. Annu Rev Immunol. 2013;31:675-704. doi: 10.1146/annurev-immunol-032712-095946.
19. Hawkins PT, Stephens LR. PI3K signalling in inflammation. Biochim Biophys Acta. 2015;1851(6):882-97. doi: 10.1016/j.bbalip.2014.12.006.
20. Han JM, Patterson SJ, Levings MK. The Role of the PI3K signaling pathway in CD4(+) T cell differentiation and function. Front Immunol. 2012;3:245. doi: 10.3389/fimmu.2012.00245.

21. Rao VK, Webster S, Dalm VASH, Šedivá A, van Hagen PM, Holland S, et al. Effective "activated PI3Kδ syndrome" – targeted therapy with the PI3Kδ inhibitor leniolisib. Blood. 2017;130(21):2307-16. doi: 10.1182/blood-2017-08-801191.
22. Zhang L, Zhou F, ten Dijke P. Signaling interplay between transforming growth factor-β receptor and PI3K/AKT pathways in cancer. Trends Biochem Sci. 2013;38(12):612-20. doi: 10.1016/j.tibs.2013.10.001.
23. Leonard WJ, Lin JX, O'Shea JJ. The γ_c Family of cytokines: basic biology to therapeutic ramifications. Immunity. 2019;50(4):832-50. doi: 10.1016/j.immuni.2019.03.028.
24. Floss DM, Moll JM, Scheller J. IL-12 and IL-23-close relatives with structural homologies but distinct immunological functions. Cells. 2020;9(10):E2184. doi: 10.3390/cells9102184.
25. O'Shea JJ, Gadina M, Siegel RM. Cytokines and cytokine receptors. In Clinical Immunology. Rich RR, Fleisher TA, Shearer WT, Weyand CM (eds.). 5. ed. London: Elsevier, 2019(9):127-155.e1.
26. Leukocyte circulation and Migration into Tissues. Abbas A, Lichtman A, Pillai S (eds). Cellular and Molecular Immunology. 10. ed. Philadelphia: Elsevier, 2021(3):43-61.
27. Gorby C, Martinez-Fabregas J, Wilmes S, Moraga I. Mapping determinants of cytokine signaling via protein engineering. Front Immunol. 2018;9:2143. doi: 10.3389/fimmu.2018.02143.
28. Kovanen PE, Leonard WJ. Cytokines and immunodeficiency diseases: critical roles of the gamma(c)-dependent cytokines interleukins 2, 4, 7, 9, 15, and 21, and their signaling pathways. Immunol Rev. 2004;202:67-83. doi: 10.1111/j.0105-2896.2004.00203.x.
29. Bousfiha A, Jeddane L, Picard C, Al-Herz W, Ailal F, Chatila T, et al. Human inborn errors of immunity: 2019 Update of the IUIS Phenotypical Classification. J Clin Immunol. 2020;40(1):66-81. doi: 10.1007/s10875-020-00758-x.
30. Ishihara K, Hirano T. Molecular basis of the cell specificity of cytokine action. Biochim Biophys Acta. 2002;1592(3):281-96. doi: 10.1016/s0167-4889(02)00321-x.
31. Ozaki K, Leonard WJ. Cytokine and cytokine receptor pleiotropy and redundancy. J Biol Chem. 2002;277(33):29355-8. doi: 10.1074/jbc.R200003200.

8

Mecanismos de Regulação Imunológica

Ekaterini Goudouris

Introdução

Após a ativação do sistema imune, deve haver uma regulação de sua atividade, de maneira a evitar danos a nosso organismo. Além disso, em muitas situações, uma resposta imune muito intensa não é desejável. Os mecanismos regulatórios da imunidade inata e da imunidade adaptativa são bastante complexos e ainda pouco conhecidos. Existem, para estabelecer esse controle, mecanismos que atenuam a atividade do sistema imune, que o desativam, e há mecanismos de esgotamento espontâneo da sua atividade[1] e que entram em ação ao mesmo tempo ou pouco após o estímulo inicial.[2] Neste capítulo, apresentaremos uma visão geral sobre os mecanismos regulatórios, utilizando essa classificação, apesar de suas limitações.

Mecanismos que atenuam a atividade do sistema imune

A interleucina (IL) 10 é produzida por macrófagos e células dendríticas ativadas e age inibindo a ativação dessas células, funcionando como um regulador de *feedback* negativo. Essa citocina é capaz de inibir a produção de muitas citocinas inflamatórias, incluindo IL-1, interferon alfa (IFN-α) e IL-12, por macrófagos e células dendríticas. A IL-10 também é produzida por células não hematopoiéticas como os queratinócitos e por células T reguladoras (Treg)[2] (Figura 8.1).

Os macrófagos produzem também um antagonista natural da IL-1, que é biologicamente inativo e liga-se aos mesmos receptores, funcionando como um inibidor competitivo, o antagonista de receptor de IL-1 (IL-1RA). Os mesmos estímulos que induzem a produção de IL-1, induzem a produção de seu antagonista. Outro mecanismo de regulação da IL-1 é o aumento da expressão de seu receptor tipo II que não realiza transdução de sinal após a ligação com o IL-1[2] (Figura 8.1).

Há uma série de vias de regulação negativa que bloqueiam sinais de ativação gerados pelos receptores de reconhecimento de padrões da imunidade inata (PRR) e citocinas pró-inflamatórias. Muitas moléculas da superfície celular e do citosol regulam a sinalização dos PRRs: correceptores (CD14), receptores solúveis (sTLR), proteínas transmembrana (ST2L, SIGIRR, TRAILR), reguladores intracelulares (SOCS1, MyD88s, TOLLIP, IRAK-M, A20, CYLD, TRIMs, proteínas reguladoras de NOD). Algumas dessas moléculas atuam como ubiquitinases ou deubiquitinases, promovendo degradação de proteínas ou bloqueando vias de sinalização.[3] Uma das principais formas de degradar proteínas nucleares e citosólicas é ligá-las covalentemente a resíduos de ubiquitina. A ubiquitinação de proteínas causa, em geral, sua degradação nos proteassomas.[4]

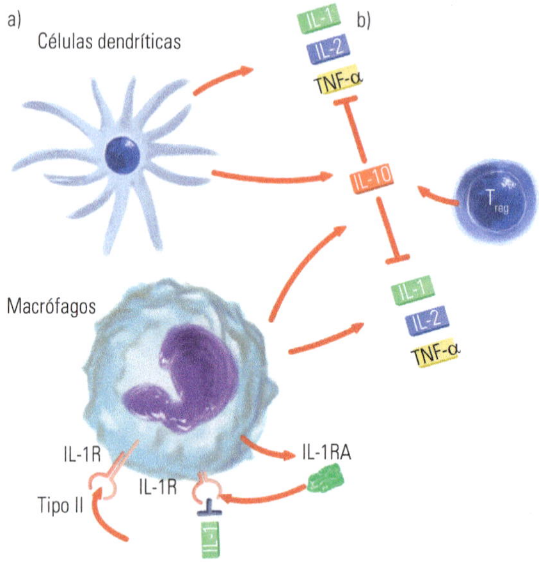

Figura 8.1. **a)** Ação da IL-10 em macrófagos e células dendríticas, reduzindo produção de citocinas inflamatórias. **b)** Bloqueio do receptor de IL-1 pelo IL-1RA e maior expressão de receptor do tipo II para IL-1 que não promove sinalização intracelular.

Fonte: Adaptada de Abba's AK, Lichtman AH, Pillai S, 2022

Um dos mecanismos regulatórios mais relevantes são as proteínas supressoras da sinalização de citocinas (SOCS, do inglês *supressor of cytokine signaling*) que inibem as vias quinase/fatores ativadores da transcrição e transdução de sinais (JAK/STAT) ligadas aos receptores de citocinas (Figura 8.2). A sinalização de PRR em macrófagos e células dendríticas induz também a expressão de proteínas SOCS que limitam a resposta dessas células a citocinas como os interferons do tipo I.[2]

Outras etapas importantes da regulação da imunidade inata são a regulação do inflamassoma e da via de sinalização do IFN do tipo I. A via inflamatória da NLRP3 é inibida por ubiquitinação produzida pela TRIM30 (que modula produção de espécies reativas de O_2) e por nitrosilação mediada por NO. A via de sinalização do IFN do tipo I é regulada pela ação inibitória em muitas moléculas: RLRs; MAVS; STING; TRAF3; TBK1; e IRF3/IRF7.[3]

Mais recentemente, identificou-se que microRNAs (RNAs não codificantes que atuam na regulação da expressão gênica no nível pós-transcricional) atuam na sintonia fina da resposta imune, sendo capazes de regular a produção de muitos mediadores inflamatórios da imunidade inata, a expressão de moléculas de adesão e coestimulatórias, assim como atuam no desenvolvimento e diferenciação de células T e B.[5]

A resposta efetora de células da imunidade inata (células *natural-killer* (NK), monócitos, macrófagos, células dendríticas e neutrófilos) é regulada metabolicamente pela rede mTOR (do inglês *mamalian target of rapamycin*), que coordena a resposta de citocinas, a apresentação de antígenos, a polarização de neutrófilos e a migração celular. O mTOR é uma quinase que se apresenta em dois complexos: mTORC1; e mTORC2. O mTORC1 é o principal sensor de energia e nutrientes das células, enquanto o mTORC2 está relacionado à polarização e à quimiotaxia de neutrófilos e monócitos.[6]

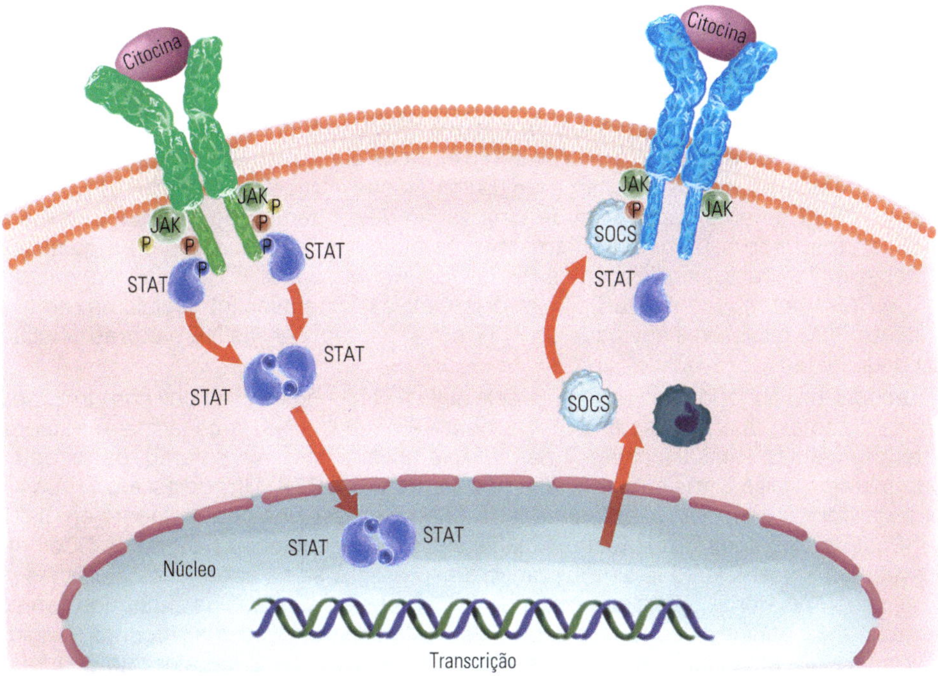

Figura 8.2. STAT dimérica e fosforilada estimula transcrição de SOCS que inibe fosforilação de STAT em uma alça regulatória.

Fonte: Adaptada de Abba's AK, Lichtman AH, Pillai S, 2022.

Células Treg que reconhecem antígenos próprios se originam principalmente no timo, mas células Treg podem surgir também nos órgãos linfoides secundários. As células TCD4+ *naïve* ativadas em um meio rico em TGF-β (cuja origem não é bem definida), diferenciam-se em células T regulatórias (Treg – TCD4+CD25+FOXP3+), possivelmente por estimularem a expressão de FOXP3. O CD25 presente nestas células é a cadeia α do receptor de IL-2. Desse modo, a IL-2 (fator de crescimento de células T) é exemplo de citocina que desempenha dois papéis antagônicos: estimular a proliferação de células T; e manter células Treg funcionantes.[7]

As células Treg produzem IL-10 e TGF-β. A IL-10 reduz a expressão de PRRs em células apresentadoras de antígenos e reduz a expressão de B7 em sua superfície, uma molécula coestimulatória, importante no processo de apresentação de antígeno aos linfócitos. O TGF-β, além de direcionar as células TCD4+ *naïve* para Treg, reduz a proliferação de células T e a atividade citotóxica de células TCD8+.[1,7]

Mecanismos que desativam o sistema imune

À medida que o agente externo é controlado, há uma redução de estímulos para ativação do sistema imune. Menos células da imunidade inata serão ativadas e menos células dendríticas amadurecerem e dirigem-se aos órgãos linfoides secundários para apresentar antígenos aos linfócitos.

De modo a evitar danos tecidual colateral, uma etapa importante é a regulação da ativação de linfócitos, que se dá por meio de receptores inibitórios e um complexo de degradação de proteínas de sinalização dependente de ubiquitina.[8]

Receptores inibitórios estão presentes na superfície de células NK, T e B, assim como em outras células da imunidade inata. A maioria desses receptores está acoplada a uma molécula com tirosina citosólica inibitória (ITIM). Após a ativação desses receptores, essa molécula é fosforilada e há recrutamento de fosfatases intracelulares (SHP1 e SHP2) que regulam negativamente várias vias de sinalização dependentes de tirosinaquinases em linfócitos, reduzindo a resposta inflamatória às citocinas. Há muitas outras quinases e fosfatases que inibem a sinalização de PRRs, *Toll-like receptors* (TLR), *NOD-like receptors* (NLR) e *RIG-I-like receptors* (RLR). Além disso, essas fosfatases intracelulares removem fosfato de PIP3 e inibem a atividade da PI3K em linfócitos, células NK e outras células da imunidade inata.[4,8]

Receptores inibitórios denominados pela sigla KIR (do inglês *killer cell immunoglobulin receptors*) são expressos mais abundantemente em células NK, mas também estão presentes em células T iNKT (células T *natural-killer* invariantes). No entanto, os receptores inibitórios de células T mais conhecidos são da família CD28. Um deles é o CTLA4 (do inglês *cytotoxic T lymphocyte antigen-4* – CD152), expresso constitutivamente em células Treg. Poucos dias após um linfócito T *naïve* ser ativado, moléculas de CTLA4 dos seus reservatórios intracelulares são mobilizadas e expressam-se na superfície celular. As moléculas coestimulatórias B7 da superfície de células apresentadoras de antígenos apresentam muito mais afinidade por CTLA4 que pelo CD28 da superfície dos linfócitos. A ligação de B7 a CTLA4, e não a CD28, impede a ativação dos linfócitos inicialmente e, a seguir, as moléculas B7 são absorvidas em um processo de transendocitose, dificultando ainda mais a ativação celular.[1,8] A cauda citosólica de CTLA4 não tem atividade de sinalização, mas se conecta a uma proteína, a clatrina, envolvida na endocitose de receptores e, desse modo, promove absorção de moléculas B7 da parede de outras células[7] (Figura 8.3).

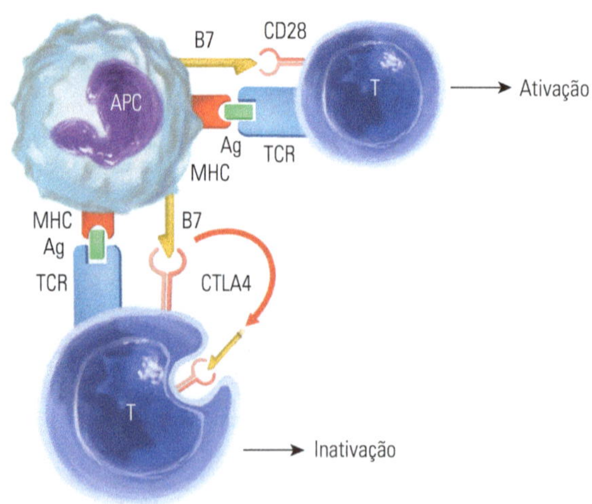

Figura 8.3. A ligação de CD28 a B7 promove ativação de células T, com diferenciação e função efetora. A ligação de CTLA4 a B7 promove interrupção do ciclo de ativação de célula T e promove absorção de moléculas B7 das células apresentadoras de antígeno.

Fonte: Desenvolvida pela autoria.

Outro receptor inibitório da mesma família e que tem sua expressão aumentada na superfície dos linfócitos após sua ativação é o PD-1 (do inglês *programmed cell death protein*-1). Essa molécula liga-se a PD-L1 presente na superfície de células apresentadoras de antígenos e de células de tecidos inflamados. Essa ligação entre PD-1 e PD-L1 aciona fosfatases intracelulares que inibem sinalização intracelular dependente de quinases, causando letargia nos linfócitos que passam a ter sua atividade comprometida.[1]

CTLA4 e PD-1 têm sido chamadas proteínas de *checkpoint* ou reguladoras do sistema imune. PD-1 parece ser mais importante em limitar a ativação de células T efetoras em tecidos periféricos, particularmente TCD8+, enquanto CTLA4 teria papel mais importante na limitação da ativação de células T, principalmente TCD4+, nos órgãos linfoides secundários. CTLA4 estaria, portanto, mais relacionada à prevenção de autoimunidade, enquanto PD-1 seria mais importante na prevenção do dano tecidual exagerado desencadeado por agentes externos.[7]

Muitas outras proteínas (de *checkpoint*) regulatórias da atividade de células T têm sido estudadas, especialmente com o objetivo de identificar alvos terapêuticos para o tratamento de malignidades.[9]

BTLA, do inglês *B and T cell attenuator – CD272*, é um receptor inibitório que se expressa em células T e B ativadas, assim como em algumas células da imunidade inata. Esse receptor não interage com ligantes da família CD28, mas com um ligante da família do receptor de TNF, denominado HVEM (do inglês *herpes vírus entry mediator*), expresso em células T não ativadas e em células dendríticas imaturas. Quando essas moléculas estão em diferentes células e interagem, a sinalização é para a sobrevida da célula que expressa HVEM. Quando BTLA e HVEM estão sendo expressos em uma mesma célula, a sinalização é para a inibição da ativação de linfócitos, impedindo a ligação de HVEM a outras moléculas que poderiam estimular a via de NFκB.[10]

LAG-3 (CD223) é expressa em células T ativadas CD4+ e CD8+, Treg, algumas células NK, células B e células dendríticas plasmocitoides. Ao que parece, atua como proteína reguladora da ativação, proliferação e secreção de citocinas de células Th1.[9]

TIM-3, do inglês *T cell immunoglobulin and mucin-containing*-3, ou receptor celular 2 do vírus da hepatite A (HAVCR2), é uma molécula de regulação semelhante ao CTLA4 e PD-1, expressa em células ativadas T, B, NK e dendríticas, assim como em monócitos e Treg.[9]

FcγRIIB é outro importante atenuador de sinal em células B, macrófagos e células dendríticas. Essa molécula de superfície se liga à porção Fc de IgG presente em imunocomplexos e assim recruta fosfatases intracelulares que inibem a sinalização de PI3K e inibem a produção de anticorpos. Esse processo é denominado "*feedback* de anticorpos" e permite reduzir a resposta humoral uma vez que quantidades suficientes de anticorpos do tipo IgG tenham sido produzidas.[8,11] Outro receptor inibitório de linfócitos B é o CD22 que reconhece glicoproteínas comumente presentes em células de mamíferos, mas não em patógenos. Esse receptor também é capaz de acionar fosfatases intracelulares inibindo a sinalização de BCR (receptor de células B).[10]

Outras proteínas reguladoras que atuam principalmente na ativação de linfócitos e vêm sendo estudadas são: TIGIT (do inglês *T cell immunoglobulin and ITIM domains*) expressa em células T e NK ativadas; VISTA (um homólogo de PD-1) expressa em células T e mieloides; B7-H3 (CD276) expresso em células ativadas T, NK e células dendríticas; CD83 expresso em células ativadas B, T, monócitos, células dendríticas, micróglia e neutrófilos.[9,12]

Incontáveis outras proteínas reguladoras que são expressas em outros tipos celulares, particularmente células mieloides, vêm sendo pesquisadas, por exemplo, a SIRPα, que é expressa em células mieloides e que, ao se ligar a CD47 expressa em muitas células não hematopoiéticas, inibe a fagocitose[13] e outras como Siglec-7/9, CD96, CD200R; NKG2A; CD94; LIR (do inglês *leukocyte immunoglobulin-like receptor*).[14]

Mecanismos de esgotamento do sistema imune

Neutrófilos e células NK que foram recrutadas para o tecido inflamado têm meia-vida de poucos dias até 1 semana e morrem. A menor produção local de interferon gama (IFN-γ) permite que macrófagos teciduais voltem ao repouso.

Células B ativadas, plasmócitos em plena atividade e células dendríticas também apresentam meia-vida de poucos dias. Os anticorpos evanescem, sendo que a IgG tem meia-vida mais longa, de 3 semanas.[1]

Os linfócitos T, no entanto, são programados para durar muito mais tempo. De maneira a reduzir a quantidade de células T ativadas específicas para um antígeno já controlado, existe um processo de morte induzida pela ativação AICD (do inglês *activation induced cell death*). Linfócitos T citotóxicos apresentam em sua superfície moléculas denominadas FasL que se ligam a moléculas Fas na superfície de células-alvo, promovendo morte por apoptose destas. As células T *naïve* são insensíveis à ligação de suas próprias moléculas Fas, mas as células T que já foram ativadas e reativadas se tornam mais sensíveis à ligação de moléculas FasL próprias ou de outras células T e, assim, essas células T "exaustas" ficam mais suscetíveis à morte por "suicídio" ou "homicídio".[1]

Considerações finais

O sistema imunológico necessita ser regulado para que não promova danos exagerados ao organismo humano. São muitos os mecanismos regulatórios conhecidos envolvidos na imunidade inata e na imunidade adaptativa, no entanto os mecanismos não reconhecidos são ainda mais numerosos atualmente.

Conhecer essas vias de regulação é de fundamental importância para o desenvolvimento de estratégias e medicamentos que permitam controlar doenças nas quais exista um comprometimento da função do sistema imune produzindo ganho de função, manifestações de autoimunidade e malignidades.

Referências bibliográficas

1. Sompayrac L. How the immune system works. 6. ed. Oxford: Wiley Blackwell, 2019; p. 83-86.
2. Abba's AK, Lichtman AH, Pillai S. Innate immunity. In: Cellular and molecular immunology. 10. ed. Philadelphia: Elsevier, 2022(4); p. 63-102.
3. Cui J, Chen Y, Wang HY, Wang RF. Mechanisms and pathways of innate immune activation and regulation in health and cancer. Hum Vaccin Immunother. 2014;10(11):3270-85. doi: 10.4161/21645515.2014.979640.
4. Abba's AK, Lichtman AH, Pillai S. Innate receptors and signal transduction. In cellular and molecular immunology. 10. ed. Philadelphia: Elsevier, 2022(7); p.151-185.
5. Momen-Heravi F, Bala S. miRNA regulation of innate immunity. J Leukoc Biol. 2018. doi: 10.1002/JLB.3MIR1117-459R.
6. Weichhart T, Hengstschläger M, Linke M. Regulation of innate immune cell function by mTOR. Nat Rev Immunol. 2015;15(10):599-614. doi: 10.1038/nri3901.
7. Abba's AK, Lichtman AH, Pillai S. Immune tolerance and autoimmunity: self-nonself discrimination in the immune system and its fauilures. In: Basic immunology – functions and disorders of the immune system. 6. ed. Philadelphia: Elsevier, 2020(9); p. 177-194.

8. Abba's AK, Lichtman AH, Pillai S. Immunologic tolerance and autoimmunity. In: Cellular and molecular immunology. 10. ed. Philadelphia: Elsevier, 2022(15); p. 337-362.
9. Qin S, Xu L, Yi M, Yu S, Wu K, Luo S. Novel immune checkpoint targets: moving beyond PD-1 and CTLA-4. Mol Cancer. 2019;18(1):155. doi: 10.1186/s12943-019-1091-2.
10. Murphy K, Weaver C. Lymphocyte receptor signaling. In Janeway's Immunobiology. 9. ed. New York: Garland Science, 2017(7); p. 257-294.
11. Abba's AK, Lichtman AH, Pillai S. Humoral immune responses: activation of B lymphocytes and production of antibodies. In: Basic immunology – functions and disorders of the immune system. 6. ed. Philadelphia: Elsevier, 2020(7); p. 137-157.
12. Grosche L, Knippertz I, König C, Royzman D, Wild AB, Zinser E, et al. The CD83 molecule – an important immune checkpoint. Front Immunol. 2020;11:721. doi: 10.3389/fimmu.2020.00721.
13. Logtenberg MEW, Scheeren FA, Schumacher TN. The CD47-SIRPα immune checkpoint. Immunity. 2020;52(5):742-752. doi: 10.1016/j.immuni.2020.04.011.
14. Khan M, Arooj S, Wang H. NK cell-based immune checkpoint inhibition. Front Immunol. 2020;11:167. doi: 10.3389/fimmu.2020.00167.

Parte 2

A Suspeita de Erros Inatos da Imunidade

9

Erros Inatos da Imunidade e Infecções

Almerinda Maria do Rêgo Silva | Adriana Azoubel Antunes | Ana Carla Augusto Moura Falcão | Ekaterini Goudouris | Ranieri Coelho Salgado | Sarah Maria da Silva Napoleão | Antonio Condino Neto

Introdução

As doenças infecciosas ainda são uma das principais causas de morte em todo o mundo. Exemplos proeminentes incluem doenças produzidas por *Mycobacterium tuberculosis* (MT), pelo vírus da imunodeficiência humana (HIV) e pelo *Plasmodium falciparum*; ou a síndrome respiratória aguda grave ocasionada pelo novo coronavírus 2 (SARS-CoV-2), que infectou milhões de pessoas e causou milhares de mortes em muitos países.[1] Não é surpreendente que haja uma enorme variabilidade interindividual nos resultados clínicos de quase todas as infecções primárias por determinado micro-organismo, variando de uma total ausência de sintomas até a morte, como dramaticamente ilustrado com a pandemia de COVID-19.[2]

Os erros inatos da imunidade (EII) apresentam como característica marcante uma suscetibilidade incomum a infecções recorrentes e/ou graves por diferentes germes como bactérias, vírus, fungos e protozoários (Figura 9.1).[3] Representam as manifestações mais precoces e mais comuns dessas doenças e podem se tornar crônicas ou fatais se não forem diagnosticadas em tempo hábil e manejadas de forma adequada.[4] Apenas tratar as infecções sem pesquisar a possibilidade de um defeito imunológico subjacente pode culminar na deterioração da saúde do paciente e em elevado risco de morbimortalidade. A sensibilização e o conhecimento da relevante associação entre infecção e EII, notadamente entre os profissionais de saúde, são, portanto, cruciais.

O tratamento desses distúrbios complexos permanece desafiador, com muitos pacientes apresentando o dilema de supressão imunológica para controlar a inflamação, enquanto, em geral, o sistema imunológico é deficiente em suas funções e o paciente apresenta singular suscetibilidade para infecções.[4,5]

Neste capítulo, procuramos dar uma visão geral da relação entre os quadros infecciosos e os diferentes EII, em quatro partes – infecções em geral, infecção pelo SARS-CoV-2, infecções fúngicas e infecções por micobactérias –, considerando a relevância de agentes infecciosos mais prevalentes em países como o nosso e a recente pandemia de COVID-19.

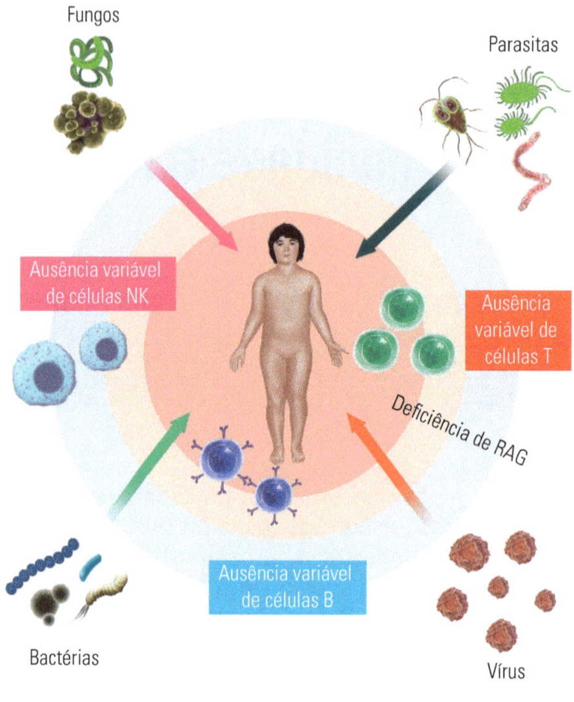

Figura 9.1. Defeito de células T, B e NK e grupo de agentes infecciosos relacionados.
Fonte: Adaptada de Leonardi L, Rivalta B, Leone F, *et al.*, 2022.

Infecções em geral

Ana Carla Augusto Moura Falcão | Adriana Azoubel Antunes | Almerinda Maria do Rêgo Silva

Infecções recorrentes, graves ou incomuns

As doenças infecciosas, historicamente, são consideradas a marca registrada dos EII.[6] Entretanto, a ocorrência de doenças infecciosas, particularmente virais e do trato respiratório, na infância, é bastante comum, mesmo em crianças com sistema imunológico saudável. Esse cenário comum da prática clínica pediátrica dificulta sobremaneira o reconhecimento e a investigação de EII. Recomenda-se caracterizar a faixa etária de início das infecções, tipo de infecção, agente infeccioso envolvido, extensão do quadro, resposta terapêutica, as circunstâncias de ocorrência das infecções e os órgãos e tecidos afetados.[7] Outros aspectos relevantes incluem, especialmente, a história familiar, investigando-se consanguinidade, história de alergia, etnia e origem social.

As infecções sinopulmonares (otites, sinusites e pneumonias) recorrentes são comuns em pacientes com defeitos que afetam, predominantemente, a resposta de anticorpos. Em geral, o início dos quadros de otite média ocorre após os 6 meses de idade, podendo evoluir com complicações como mastoidite, necessidade de colocação de tubos de ventilação e até infecções invasivas.[8] A pneumonia, seja de etiologia viral, bacteriana, fúngica ou por micobactérias, é uma manifestação infecciosa inicial e frequente de imunodeficiências primárias (IDP).[9] Devem alertar para a necessidade de uma avaliação laboratorial do sistema imune: a pneumonia bilateral; pneumonite intersticial; pneumonia necrosante; necessidade de antibioticoterapia parenteral ou falha de esquema inicial de tratamento; necessidade de internação em unidade de terapia intensiva (UTI); além de pneumonias complicadas por pneumatoceles ou bronquiectasias, bronquiolite grave e infecções fúngicas pulmonares.[9] Mesmo um único episódio de infecção merece atenção se houver uma história familiar positiva de EII ou de óbitos precoces.

Quanto à gravidade, é importante considerar a patogenicidade do agente infeccioso. Infecções por qualquer patógeno de baixa patogenicidade, como micobactérias atípicas ou complicações por vacinas vivas atenuadas do bacilo Calmette-Guerin (BCG), poliomielite pós-vacinal, diarreia persistente por vacina contra rotavírus, são sugestivas de um defeito imunológico, mesmo que a infecção não seja grave. Infecções de sistema nervoso central (SNC) como meningite meningocócica, encefalite herpética e infecções fúngicas como neurocriptococose também justificam uma triagem imunológica.[8,10,11] Infecções graves por herpesvírus e papilomavírus humano são particularmente características de EII e podem se tornar uma manifestação notável em alguns pacientes.[11]

A suspeição e o diagnóstico precoces de EII são cruciais para o prognóstico e para a qualidade de vida dos pacientes e familiares.[12] Entretanto, pacientes com EII, geralmente, não são detectados até que tenham experimentado muitos episódios infecciosos, particularmente de vias aéreas superiores e inferiores, com complicações pulmonares e doença pulmonar terminal, quando do diagnóstico.[9] O objetivo final é identificar pacientes com EII antes do início de quadro clínico infeccioso como ocorre atualmente com a imunodeficiência combinada grave (SCID, do inglês *severe combined immunodeficiency*) por meio da triagem neonatal. Ressalta-se que é sempre importante descartar a possibilidade de infecção pelo HIV nessa investigação.

Portanto, pacientes com infecções graves ou recorrentes (cutâneas, respiratórias ou gastrointestinais) ou infecção por micro-organismos oportunistas ou incomuns devem ser investigados para EII (Quadro 9.1).

Quadro 9.1. Sinais clínicos que sugerem imunodeficiência primária.

1. História familiar positiva
2. Infecções em múltiplos sítios
3. Aumento do número de infecções com a idade
4. Gravidade da infecção
5. Infecções recorrentes com patógenos comuns
6. Infecções graves com patógenos não usuais

Fonte: Adaptado de Reust CE, 2013.[13]

Infecções sentinelas

A defesa do hospedeiro contra a infecção depende de um complexo sistema integrado de barreiras físicas (p. ex., pele, ácido estomacal e depuração mucociliar), imunidade inata (células fagocíticas, células *natural-killer*, complemento) e imunidade adaptativa (linfócitos B e T).[14] Esses sistemas integrados resultam em um mecanismo homeostático crítico, necessário para a defesa do hospedeiro contra a infecção e para a geração de respostas inflamatórias normais.[15] Como cada compartimento funcional do sistema imunológico desempenha um papel especializado na defesa do hospedeiro, defeitos em funções específicas causam o aumento da suscetibilidade a determinados patógenos.[6]

Alguns EII predispõem a múltiplas infecções, enquanto outros defeitos monogênicos, descritos principalmente nos últimos anos, são caracterizados por uma suscetibilidade genética específica a um número restrito de patógenos ou vírus (Quadro 9.2).[3]

Quadro 9.2. Infecções sentinela nos erros inatos da imunidade.

Infecções	Defeitos genéticos descritos e síndromes bem caracterizadas
Vírus	
Encefalite por herpes simples	TBK1, TLR3, TRAF3, TRIF, UNC93B
Herpes simples cutâneo	Defeitos de células T, DOCK8, GATA2, WAS
Infecção crônica pelo vírus Epstein-Baar (EBV)	CD21, CD27, CORO1A, ITK, MAGT1, PRKCD, CXCR4
Infecção por EBV e (linfo-histiocitose) HLH	AP3B1, LYST1, PRF1, RAB27A, SH2D1A, STX11, UNC13D, XIAP
Citomegalovírus (CMV)	Defeitos de células T, Sd de Good, DOCK8, GATA2, STIM1, WAS
Papilomavírus humano (HPV)	Linfopenia CD4 idiopática, ATM, CD40L, EVER1, EVER2, DOCK8, GATA2, IKBKG, MST1, RORH, STK4, CXCR4
Fungos	
Candida spp.	AIRE, CARD9, IL17F, IL17RA, STAT1
Aspergillus spp.	Linfopenia CD4 Idiopática, CYBA, CYBB, DOCK8, GATA2, ITGB2, NCF1, NCF2, NCF4, STAT3
Bactérias	
Pseudomonas spp.	Neutropenias congênitas, IRAK4, ITGB2, MYD88, BTK (neutropenia), CD40LG (neutropenia)
Salmonella spp.	CYBB, IFNGR1, IFNGR2, IL12B, IL12RB1
Serratia spp.	CYBA, CYBB, NCF1, NCF2, NCF4
Neisseria spp.	C5, C6, C7, C8A, C8B, C8G, C9, CFD, CFH, CFI, CFP
Streptococcus pneumoniae	C1QA, C1QB, C1QC, C4A þ C4B, C2, C3, IRAK4, MYD88
S. aureus	CYBA, CYBB, STAT 3 – LOF, IRAK-4, FOXP3
Micobactérias	
M. tuberculosis e micobactérias atípicas	CYBA, CYBB, GATA2, IFNGR1, IFNGR2, IKBKG, IL12, IL12RB1, IRF8, NCF1, NCF2, NCF4, STAT1, TYK2

Fonte: Adaptado de Rezaei N, de Vriesc E, Gambinerie E, 2020.[16]

Pacientes com anormalidades da imunidade mediada por linfócitos T desenvolvem caracteristicamente infecções oportunistas como a pneumonia por *Pneumocystis jirovecii*, infecções fúngicas disseminadas, candidíase mucocutânea, infecções virais crônicas ou disseminadas e doença micobacteriana grave. A suscetibilidade mendeliana a infecções micobacterianas (MSMD) de baixa virulência e à Salmonella caracteriza os pacientes com defeitos do eixo interleucina (IL) 12/23 interferon gama (IFN-γ).[6,12,13]

Pacientes com defeitos de anticorpos ou do complemento apresentam infecções mais frequentemente por bactérias piogênicas encapsuladas. Pacientes com defeitos em fagócitos desenvolvem infecções bacterianas e fúngicas da pele e do sistema reticuloendotelial.[12-14]

Essas distinções podem não ser tão claras na prática clínica, pois a defesa do hospedeiro contra qualquer micro-organismo depende da integração bem-sucedida de todos os componentes do sistema imunológico.[15]

Diagnóstico

O diagnóstico de EII é mais frequentemente sugerido por infecções recorrentes ou incomuns associadas ou não a manifestações inflamatórias ou autoimunes. São muitas as listas de sinais de alerta para EII em crianças ou adultos e baseiam-se, na maioria das vezes, nas principais apresentações clínicas infecciosas – sinopulmonares ou intestinais recorrentes, abscessos de repetição ou ectima, infecção sistêmica grave, reação adversa à vacina BCG e/ou infecção por micobactérias –, além da história familiar.[17]

Diante da diversidade de defeitos imunológicos, com ampla faixa etária de ocorrência e diferentes apresentações clínicas dos EII, os sinais gerais de alerta não são suficientes para promover a identificação precoce desejável deste grupo de doenças.[18,19] Entre os sinais propostos, podemos destacar os seguintes em um cenário de infecção mesmo que esta seja única: 1) história familiar de imunodeficiência; 2) patógenos específicos; 3) padrão de infecção familiar.

A identificação do agente do infeccioso é de extrema importância para o tratamento adequado, além de orientar as primeiras etapas de investigação/triagem imunológica (Quadro 9.3).

Quadro 9.3. Agentes infecciosos mais comuns e exames para investigação em diferentes grupos de imunodeficiências primárias.

Grupo de imunodeficiência primária	Agentes mais comuns	Exames para investigação
ID predominantemente de anticorpos	*H. influenzae* *S. pneumoniae* *Moraxella catarrhalis* *Pseudomonas aeruginosa* *M. pneumoniae* ECHO vírus *G. lamblia*	Imunoglobulinas séricas Resposta a antígenos vacinais basais ou pré e pós-imunização – pneumococo, tétano, difteria Iso-hemaglutininas Subclasses de IgG Imunofenotipagem de células B KREC
ID celular e SCID	Herpesvírus CMV EBV Sarampo VSR Estreptococos *H. influenzae* Salmonella sp. Cândida *Aspergillus* sp. *Cryptococcus* sp. Micobactérias *P. jirovecii* *Cryptosporidium* sp.	Contagem absoluta de linfócitos (hemograma) Imunoglobulinas séricas Imunofenotipagem de subpopulações linfocitárias (CD3/CD4/CD8/CD19/CD56) Testes cutâneos de hipersensibilidade tardia (PPD, candidina) Testes funcionais *in vitro* (proliferação de células T e produção de citocinas) TREC

(*Continua*)

Quadro 9.3. Agentes infecciosos mais comuns e exames para investigação em diferentes grupos de imunodeficiências primárias. (*Continuação*)

Grupo de imunodeficiência primária	Agentes mais comuns	Exames para investigação
Defeitos de fagócitos	*S. aureus* *Burkholderia cepacia* *Serratia* sp. *Nocardia* sp. *Candida* sp. *Aspergillus* sp. Bactérias Gram-negativas	Contagem absoluta e morfologia de neutrófilos (hemograma) Avaliação do *burst* oxidativo – teste da di-hidrodamina (DHR) Avaliação da expressão de moléculas de adesão por citometria de fluxo Anticorpos antineutrófilo Biópsia de medula óssea
Defeitos do complemento	*S. pneumoniae* *H. influenzae* *N. meningitidis*	CH50 AH50 (avaliação via alternativa) Avaliação de componentes específicos do sistema complemento

CMV: citomegalovírus; EBV: vírus de Epstein-Barr; ID: imunodeficiência; TREC e KREC (do inglês *T-cell receptor excision circles* e *Kappa-deleting recombination excision circles*); VSR: vírus sincicial respiratório.

*Para níveis de imunoglobulina (Ig) e subpopulações de linfócitos, considerar os valores de referência para faixa etária.

Fonte: Adaptado de Rezaei N, de Vriesc E, Gambinerie E, 2020.[16]

O grande avanço da genética, em relação aos EII, possibilitou a identificação de novos defeitos monogênicos do sistema imune humano associados a determinados micro-organismos (Quadro 9.4).[19]

Quadro 9.4. Erros inatos da imunidade mais recentemente descritos associados ao aumento do risco de infecção.

Gene/ proteína	Herança	Manifestações clínicas	Achados laboratoriais	Patógenos associados
Resposta do hospedeiro a bactérias				
IL6R/IL6RA	AR, LOF	DA, infecções respiratórias e cutâneas recorrentes, abscessos cutâneos	Hipogamaglobulinemia (IgG e IgA) ↑ IgE ↓ PCR	*Streptococcus pneumoniae* *Staphylococcus aureus* *Haemophilus influenzae* *Neisseria meningitidis*
IRF4/IRF4	AD, haploinsuficiência	Doença de Whipple	Sem relato	
RAC2/RAC2	AD, GOF	Infecções sinopulmonares recorrentes, bronquiectasias, celulite, linfadenite, linfoma de células B	Neutropenia, linfopenia, hipogamaglobulinemia variável, DHR aumentado	*Neisseria meningitidis*, vírus varicela-zóster, HPV, herpes simples
CYBC1/ EROS	AR, LOF	Baixa estatura, infecções cutâneas, linfadenite, inf. sinopulmonares recorrentes, inflamação granulomatosa, AHAI, HLH, DCG, DII	DHR alterado Linfopenia	BCG, *Burkholderia cepacia*, *Legionella*, *Candida albicans*, *C. difficile*, *Mycobacterium tuberculosis*

(*Continua*)

Quadro 9.4. Erros inatos da imunidade mais recentemente descritos associados ao aumento do risco de infecção. (*Continuação*)

Gene/ proteína	Herança	Manifestações clínicas	Achados laboratoriais	Patógenos associados
Resposta do hospedeiro a micobactérias				
IL12RB2/ IL-12Rβ1	AR, LOF	Linfadenite, tuberculose pulmonar	Aumento de células T CD4+ e CD8+ virgens	BCG, *M. tuberculosis*
IL23R/ IL-23R	AR, LOF	Linfadenite, infecção disseminada por BCG	Aumento de células T CD4+ e CD8+ virgens	BCG
TYK2/TYK2	AR, LOF	Tuberculose	Aumento de células T CD4+ e CD8+ virgens	*M. tuberculosis*, micobactérias não tuberculosas
RORC/RORγ/ RORγt	AR, LOF	Hipoplasia tímica, CMC, infecção disseminada por BCG, tuberculose, dermatite eczematosa, infecções recorrentes da pele	Linfocitopenia T CD4+ and CD8+ Produção: ↓ IFN-γ ↓ IL-17A/F, IL-21, IL-22	BCG, *M. tuberculosis*, *C. albicans*
JAK1/JAK1	AR, LOF	Infecções sinopulmonares recorrentes, osteomielite, atraso do desenvolvimento neuropsicomotor, infecções de pele, verrugas, escabiose crostosa	Células T CD4+ e CD8+ T diminuídas, Resposta PHA prejudicada Respostas prejudicadas IFN-γ IFN-α, IL-2, IL-4, IL-10, IL-27 ↓ IFN-γ ↑ IL-6	Micobactérias não tuberculosas, *Sarcoptes scabiei*, HPV
Resposta do hospedeiro a vírus				
IFNAR1/ IFNAR1	AR, LOF	Vacina disseminada – sarampo, doença viscerotrópica associada à vacina contra febre amarela	Respostas prejudicadas de IFN tipo I	Sarampo por cepa vacinal, febre amarela por cepa vacinal
IFIH1/MDA5	AR, LOF	Infecções virais respiratórias recorrentes	Transcrição reduzida de IFN-β, IFN-λ	Rinovírus, influenza B, influenza A, coronavírus, VSR, parainfluenza
IRF9/IRF9	AR, LOF	Infecções virais recorrentes, infecção grave por influenza	Linfopenia variável, hipogamaglobulinemia variável, respostas prejudicadas do IFN tipo I	Influenza A
IL18BP/ IL-18BP	AR, LOF	Insuficiência hepática aguda induzida por vírus hepatite A	↑ IL-18	VHA
NLRP1/ NLRP1	AR,GOF	Papilomatose respiratória recorrente, verrugas palmares e plantares	↑ IL-18 ↑ TNF-α	HPV
TLR3/TLR3	AD/LOF	Síndrome da insuficiência respiratória aguda	↓ IFN-β e IFN-λ de fibroblastos	Influenza A, VSR

(*Continua*)

Quadro 9.4. Erros inatos da imunidade mais recentemente descritos associados ao aumento do risco de infecção. (*Continuação*)

Gene/ proteína	Herança	Manifestações clínicas	Achados laboratoriais	Patógenos associados
Resposta do hospedeiro a fungo				
CARD9/ CARD9	AR/LOF	Infecções fúngicas mucocutâneas e do SNC	↓ Recrutamento de neutrófilos do SNC consequente à produção microglial de IL-1β/ CXCL1 prejudicada ↓ morte de neutrófilos contra leveduras Candida não opsonizadas Respostas de IL-17 prejudicadas	*C. albicans*, *Aspergillus* sp.
ZNF341/ ZNF341	AR/LOF	CMC, infecções estafilocócicas da pele, infecções respiratórias, bronquiectasias, dermatite atópica grave, alergia alimentar, anormalidades do tecido conjuntivo	Células NK baixas Células B de memória baixas Células T CD4+ e CD8+ de memória central diminuídas IgM, IgA baixas ↑ IgE	*S. aureus*, *C. albicans*, *Candida glabrata*
MAPK8/ JNK1	AD, haploinsuficiência	Distúrbio sistêmico do tecido conjuntivo, CMC, infecções bacterianas recorrentes da pele, infecções do trato urinário	Respostas IL-17A/F prejudicadas	*C. albicans*, espécies estafilocócicas

AD: autossômica dominante; AHAI: anemia hemolítica autoimune; AR: autossômica recessiva; BCG: *Bacillus Calmette-Guérin*; CARD9: *caspase recruitment domain-containing protein 9*; CMC: candidíase mucocutânea crônica; DGC: doença granulomatosa crônica; DHR: teste de di-hidrorodamina; DII: doença inflamatória intestinal; GOF: *gain-of-function*; HLH: linfo-histiocitose hemofagocítica; HPV: papilomavírus humano; IFN: interferon; IFNAR1: *interferon alpha receptor-1*; Ig: imunoglobulina; IL: interleucina; IL-12R 1: *interleukin-12 receptor subunit beta* 1; IL-18 BP: *interleukin-18 binding protein*; IL-23R: *interleukin-23 receptor*, IL-6RA: *interleukin-6 receptor-alpha*; IRF: *interferon regulatory factor*, JAK1: janusquinase 1; JNK1: *c-Jun N-terminal kinase* 1; LOF: *loss-of-function*; NK: *natural-killer*, NLRP1: *NLR family pyrin domain containing* 1; PCR: proteína C-reativa; PHA: fito-hemaglutinina; RAC2: Rac *family small GTPase* 2; ROR: *RAR-related orphan receptor*, SNC: sistema nervoso central; TLR3: *Toll-like receptor-3*; TNF: fator de necrose tumoral; VHA: vírus da hepatite A; VSR: vírus sincicial respiratório; ZNF341: *zinc finger protein* 341.

Fonte: Adaptado de Constantine GM, Lionakis MS, 2020.

Diagnóstico diferencial

O diagnóstico diferencial deve ser feito com outras causas de infecções repetidas:[15] (ver Capítulo 36, Imunodeficiências Secundárias).

a) Infecções recorrentes em sítio anatômico único devem sempre considerar outras condições predisponentes, como discinesia ciliar, fibrose cística, obstrução brônquica ou malformação anatômica.

b) Pacientes com asplenia congênita, cirúrgica ou funcional, como na doença falciforme, têm suscetibilidade elevada à sepse pneumocócica.

c) Os corticosteroides (CE) e outros medicamentos imunossupressores predispõem a infecções de maneira dose-dependente. O risco de infecção também pode ser determinado pela doença subjacente que motiva o uso desse tipo de medicamento. As infecções virais (principalmente herpesvírus), bacterianas e fúngicas (cândida) são encontradas com maior frequência em pacientes tratados com CE. A pneumonia causada por *P. jirovecii* é a principal infecção oportunista nesse grupo de pacientes. A reativação da tuberculose também é uma complicação potencial da terapia com CE. Em relação aos antimetabólitos, as infecções relacionadas à terapia com azatioprina são as infecções bacterianas, vírus varicela-zóster, exacerbação dos vírus das hepatites B e C e infecções oportunistas. O tratamento com micofenolato de mofetil predispõe a infecções como herpes simples, herpes-zóster e citomegalovírus.

d) Os quimioterápicos contribuem para o risco de infecções pela mielossupressão e pela mucosite. A neutropenia decorrente de seu uso, por sua vez, também aumenta significativamente o risco de infecção grave, particularmente se associada a uma contagem absoluta de neutrófilos < 100 células/mm^3.

e) Terapias biológicas – como anticorpos monoclonais anti-CD20 promovem depleção de células B e hipogamablobulinemia, muitas vezes prolongada. Além de infecções bacterianas sinopulmonares, uma variedade de infecções virais, algumas graves e potencialmente fatais, foram relatadas com o uso desses agentes: herpes simples; varicela-zóster; citomegalovírus; parvovírus B19; hepatites B e C; enterovírus; e vírus JC.

f) Pacientes com doença enxerto contra hospedeiro (DECH) crônica permanecem em risco de uma variedade de infecções oportunistas, incluindo infecções fúngicas (aspergilose invasiva), virais (citomegalovírus, vírus de Epstein-Barr e varicela-zóster) e infecções causadas por *P. jirovecii*. Além disso, a hipogamaglobulinemia que ocorre em pacientes com DECH os predispõe a infecções por bactérias encapsuladas, como *H. influenzae* e *S. pneumoniae*.

SARS-CoV-2 e EII

Ekaterini Goudouris

A partir de março de 2020, o mundo vivenciou uma pandemia causada por um novo coronavírus, agente de uma síndrome respiratória aguda grave, o SARS-CoV-2. O vírus foi primeiramente identificado na China, ao fim de 2019, em pacientes com quadro respiratório agudo grave, doença depois denominada COVID-19. Com quase 540 milhões de casos e mais de 6,3 milhões de mortes reconhecidos no mundo, essa infecção merece destaque no momento.[20]

Desde o início da pandemia, os principais fatores de risco associados à gravidade e morte foram idade acima de 60 anos, obesidade, doença pulmonar obstrutiva crônica (DPOC), hipertensão arterial e diabetes descontrolado, principalmente.[21] A possibilidade de má evolução em pacientes EII foi uma grande preocupação desde o início, particularmente nos pacientes com defeitos mais graves.

Os primeiros relatos de casos incluíam poucos pacientes com defeitos na produção de anticorpos, agamaglobulinemia, imunodeficiência comum variável (IDCV) e defeitos de anticorpos específicos, mostrando que muitos pacientes permaneciam oligo ou assintomáticos e alguns necessitavam de hospitalização, mas sem relatos de óbitos.[22-25] Mais adiante, com maior número de casos, pacientes com IDCV mostraram uma evolução pior, com 25% de óbitos.[26] Foram publicados muitos outros relatos de pacientes com diversos tipos de defeitos, como síndrome de DiGeorge, doença granulomatosa crônica (DGC) e defeitos combinados, com evolução satisfatória, mesmo que necessitando de internação hospitalar ou de algum suporte ventilatório.[27-30]

A partir do segundo semestre de 2020, séries de casos com maior número de pacientes foram publicadas: um estudo europeu com 94 pacientes com diagnóstico de diferentes EII;[31] um do Reino Unido com 60 pacientes com algum EII e 40 com imunodeficiências secundárias;[32] e um do Brasil, com 121 pacientes com EII.[33] A maioria dos pacientes dessas séries de casos era de indivíduos com diagnóstico de defeitos prioritariamente na produção de anticorpos, os defeitos mais comuns entre os EII. O que ficou demonstrado foi uma mortalidade maior que na população geral, relacionada aos mesmos fatores de risco para gravidade previamente identificados na população em geral. No estudo brasileiro, a presença de bronquiectasias esteve relacionada com maior gravidade[33] e o achado de boa evolução no grupo de pacientes com angioedema hereditário corroborou o que já havia sido descrito.[34]

Estudos com foco na imunopatologia identificaram o prejuízo na atividade de interferon do tipo I em pacientes que apresentaram COVID-19 grave.[35] A seguir, defeitos genéticos da imunidade inata (IRF7, IFNAR1, TLR3) foram descritos em aproximadamente 5% dos adultos com manifestações graves causadas pelo SARS-CoV-2,[36,37] assim como a presença de anticorpos contra interferons do tipo I (anticorpos neutralizantes contra interferon alfa (IFN-α) e ômega (IFN-ω), em cerca de 10%.[38,39] Mais recentemente, defeitos recessivos de genes relacionados à imunidade inata (TLR7, TYK2, STAT2 e IFNAR1) foram identificados em 4 entre 15 pacientes menores de 16 anos não vacinados que apresentaram pneumonia pelo SARS-CoV-2.[40]

Em resumo, pacientes com defeitos da imunidade inata ou com anticorpos contra IFN do tipo I apresentam maior risco de evoluir com COVID-19 mais grave. Nos demais EII, o risco de maior gravidade está relacionado aos mesmos fatores identificados na população geral.

Infecções fúngicas graves

Ranieri Coelho Salgado

Entre os fungos causadores de infecções fúngicas graves mais comuns, podem ser citados *Histoplasma capsulatum, Paracoccidioides brasiliensis* e *Coccidioides* spp., sendo estes também enquadrados como micoses endêmicas, ou seja, encontrados em nichos ecológicos específicos e, consequentemente, faixas geográficas circunscritas, tais quais no Brasil.[41,42] Além desses, há ainda *Cryptococcus neoformans*, fungo responsável por uma das micoses mais comuns em pacientes com comprometimento do sistema imunológico, bem como Aspergillus spp. e Candida spp., considerados fungos de ambiente, mas que, em pacientes imunodeficientes, podem desencadear graves infecções.[43,44]

Resposta imunológica a fungos

As paredes celulares fúngicas contêm padrões moleculares associados a patógenos (PAMPs) que podem ser reconhecidos por receptores de reconhecimento de padrões (PRRs), como receptores do tipo TLR (do inglês *toll-like*) e do tipo lectina-C, presentes nos fagócitos e células dendríticas. Esse reconhecimento desencadeia a resposta antifúngica inata que envolve essas e outras células, bem como seus receptores e fatores humorais.[45] Entre os mecanismos envolvidos, podem ser citadas liberação de citocinas e quimiocinas, fagocitose, geração do *burst* oxidativo, degranulação de enzimas digestivas, além da extrusão de material nuclear dos neutrófilos (NETs, do inglês *neutrophil extracellular traps*) no ambiente extracelular.[41,46]

Após a resposta imune inata, ocorre o processamento antigênico para a apresentação às células do sistema imune adaptativo, que, por sua vez, desenvolvem uma resposta com maior especificidade.[45] Os principais perfis associados com a resposta protetora são os de linfócitos Th1 e Th17, que produzem e liberam citocinas pró-inflamatórias, potencializando e ativando também a resposta imune celular e humoral. Entre as citocinas, podem ser citadas IFN-γ, IL-12, IL-2 e IFN-α relacionadas ao perfil Th1 e IL-17, IL-21 e IL-22 para perfil Th17. Além disso, linfócitos T CD8+ e linfócitos B são importantes no contexto de *clearance* de fungos intracelulares e extracelulares, respectivamente.[47]

Erros inatos da imunidade associados à suscetibilidade a fungos

Apesar dessa vasta possibilidade de componentes imunológicos, que poderiam ser defeituosos, associados à resposta a fungos, consideravelmente poucos EII foram descritos na literatura como diretamente associados a infecções fúngicas isoladas graves.[48] Entre os EII mais estudados e associados a micoses graves, podem ser destacados os seguintes grupos:

a) Distúrbios na maquinaria oxidativa dos fagócitos.
b) Distúrbios na sinalização de citocinas.
c) Distúrbios em fatores de transcrição.
d) Distúrbios na sinalização de outras moléculas.[49]

Em relação a distúrbios na maquinaria oxidativa dos fagócitos, entre os principais defeitos congênitos relacionados a infecções fúngicas, podem ser destacados aqueles associados à DGC, doença causada por variantes patogênicas nos genes *CYBB*, *NCF1*, *CYBA* e outros. Abordando-se os distúrbios associados à sinalização de citocinas, podem ser citadas as deficiências relacionadas ao eixo IL-12/IFN-γ, envolvendo genes como *IFNGR1* e *IL12RB1*. Ademais, defeitos em genes envolvidos com o perfil de citocinas Th17 que, juntamente com outras deficiências (como a do gene *IL12RB1*), enquadram-se no espectro clínico de candidíase mucocutânea crônica, entre as quais estão as deficiências nos genes *IL-17RA, IL-17RF, ACT1*.[49]

Há, ainda, pacientes que apresentam comprometimento da resposta relacionada a linfócitos T e/ou B e/ou NK (defeitos combinados), que também são caracterizados por elevado grau de susceptibilidade a infecções e, na ausência de transplante de células hematopoiéticas, podem ter desfechos fatais. Destaca-se, a SCID causada por deficiências nos genes *IL2RG*, *IL7RA*, *JAK3*, *RAG1* e *RAG2*, entre outros.[49]

Entre os distúrbios relacionados a fatores de transcrição, podem ser citadas variantes patogênicas associadas a *STAT3*, causando a chamada síndrome do hiper-IgE, além de variantes no fator de transcrição denominado AIRE relacionado à poliendocrinopatia autoimune tipo 1 (conhecida como APECED). Outros defeitos relatados nos fatores de transcrição *STAT1*, *GATA2* e *STAT4* também podem resultar em suscetibilidade a infecções fúngicas.[50]

Por fim, em relação aos distúrbios na sinalização de outras moléculas, pode-se citar deficiência no gene *CARD9*, que codifica proteína envolvida na sinalização de diversos PRRs; as deficiências no gene codificante do receptor de Dectina-1 e nos genes *DOCK8* e *TYK2*, responsáveis pela codificação de proteínas de sinalização intracelular, assim como a deficiência no gene *STAT3*; além dos genes relacionados à síndrome do hiper-IgM, como *NEMO*, *IKBA* e *CD40L*, entre outros.[51]

Infecções por micobactérias

Sarah Maria da Silva Napoleão | Antonio Condino Neto

Bactérias do gênero *Mycobacterium* spp. causam muitas infecções em seres humanos, particularmente o micobactéria tuberculosa (MT), endêmico em nosso país. Ainda há muito a se conhecer sobre a suscetibilidade à tuberculose, uma vez que, após a infecção primária, muitos indivíduos permanecem com infecção latente assintomática, enquanto menos de 10% apresentam infecção pulmonar ou extrapulmonar.[52]

Infecções por micobactérias atípicas ou micobactérias não tuberculosas (MNT) estão majoritariamente relacionadas a imunodeficiências, primárias ou secundárias.[53]

Nos EII com suscetibilidade para infecções por micobactérias, o componente vacinal atenuado de *Mycobacterium bovis*, o BCG, pode causar doença, muitas vezes disseminada.

Resposta imunológica às micobactérias

A resposta às bactérias intracelulares se inicia pela fagocitose, realizada principalmente por macrófagos, após reconhecimento dos PAMPs por PRRs. A ativação dessas células com participação de linfócitos CD4+ de perfil Th1 resulta na morte dos micro-organismos. As citocinas mais importantes neste processo são IFN-γ, TNF-α, IL-12 e IL-18.[54]

A formação de granulomas é característica da infecção por bactérias intracelulares como as do gênero *Mycobacteria* e ocorre diante da incapacidade de eliminar rapidamente os agentes infecciosos. O desenvolvimento de necrose central promove morte de células teciduais, mas também dos patógenos, assim como a formação de cápsula fibrosa que representa uma tentativa de conter a infecção.[54]

EII associados a infecções por micobactérias

Diversos EII estão relacionados a infecções recorrentes causadas por micobactérias de baixo potencial virulento, como o componente vacinal atenuado de *Mycobacterium bovis*, o BCG e micobactérias de ambiente, além do *M. tuberculosis*.[55]

Defeitos combinados de células T e B como aqueles relacionados à imunodeficiência combinada grave, displasia ectodérmica anidrótica com imunodeficiência e síndrome de hiper-IgM de herança ligada ao X podem cursar com infecções pela BCG, por micobactéria tuberculosa e micobactérias não tuberculosas.[55]

Defeitos em fagócitos como a DGC cursam, mais frequentemente, com infecções decorrentes da aplicação da vacina BCG ou pelo *M. tuberculosis*, enquanto defeitos em monócitos e células dendríticas, como a deficiência de GATA2, podem evoluir com infecções por MT e MNT, sem infecções pela BCG.[55]

Outros defeitos da imunidade inata que podem se apresentar com infecções por micobactérias são a deficiência de STAT1 recessiva e a deficiência de IRF8, ambas de herança autossômica recessiva.[55]

A suscetibilidade MSMD é causada por muitos defeitos imunológicos. Nesse caso, os pacientes estão suscetíveis a desenvolver tuberculose atípica ou extrapulmonar causada tanto por *M. tuberculosis* como por outras micobactérias não tuberculosas (MNT); assim como outras infecções ocasionadas por micro-organismos que têm mecanismos de invasão intracelular, como no caso da *Salmonella* spp.; ou de caráter mucocutâneo e fúngico, como as infecções por *Candida* spp.; *Paracoccidioides* spp. e *Histoplasma* spp.

As formas mais graves de MSMD resultam no aparecimento precoce, disseminado e persistente de infecções micobacterianas que colocam em risco a vida do indivíduo. Sua forma mais branda pode ter início tardio, ser bem delimitada, ter manifestações clínicas mais silenciosas e apresentar uma aparente melhora, conforme o indivíduo envelhece.

Pela sua diversidade gênica, é possível classificar didaticamente a MSMD em isolada e sindrômica. A MSMD "isolada" foi o primeiro grupo de EII caracterizado pela predisposição seletiva a um ou mais agentes infecciosos e foi a primeira infecção mendeliana a ser descrita no nível molecular, em 1996, e corresponde à MSMD clássica. A MSMD sindrômica foi definida, recentemente, como uma combinação do fenótipo de infecções micobacterianas com qualquer outro fenótipo.

Até o momento, foram identificados 15 genes *(IFNGR1, IFNGR2, STAT1, JAK1, IRF8, SPPL2A, IL12B, IL12RB1, IL12RB2, IL23R, ISG15, TYK2, RORC, CYBB* e *NEMO)* que caracterizam 30 formas genéticas diferentes de MSMD, em caráter de herança autossômica recessiva (AR), em sua grande maioria, mas também de herança autossômica dominante (AD) ou em caráter recessivo ligado ao X (XR), além de classificadas entre deficiência funcional parcial (P) ou completa (C), deficiência na produção da proteína e o mecanismo subjacente à disfunção de proteínas, conforme descrito no Quadro 9.5.

Quadro 9.5. Genes relacionados à MSMD isolada e sindrômica.

	Genes	Herança
Suscetibilidade mendeliana a infecções micobacterianas (MSMD) isolada (clássica)	*IL12RB1*	AR (C)
	IL12B	AR (C)
	IL23R	AR (C)
	IL12RB2	AR (C)
	SPPL2A	AR (C)
	IRF8	AD (P)
	IFNGR1	AR (C)/(P)
		AD (P)
	IFNGR2	AR (C)/(P)
		AD (P)
	STAT1	AD (P)
MSMD sindrômica	*NEMO (IKBKG)*	XR (P)
	CYBB	XR (P)
	TYK2 P1104A	AR (P)
	TYK2	AR (C)
	JAK1	AR (P)
	RORC	AR (C)
	ISG 15	AR (C)
	IRF8	AR (C)
	STAT1	AR (P)
		AR (C)

C: completa; P: parcial.

Fonte: Desenvolvido pela autoria.

Fenocópias de imunodeficiências com produção de autoanticorpos contra IFN-γ e TNF-α também estão relacionadas a maior suscetibilidade a infecções por *M. tuberculosis* e micobactérias não tuberculosas.[55]

Referências bibliográficas

1. Varadé J, Magadán S, González-Fernández A. Human immunology and immunotherapy: main achievements and challenges. Cell Mol Immunol. 2021;18:805-28. doi: 10.1038/s41423-020-00530-6.
2. Casanova JL, Abel Laurent. The human genetic determinism of life-threatening infectious diseases: genetic heterogeneity and physiological homogeneity? Hum Genet. 2020;139:681-94. doi: 10.1007/s00439-020-02184-w.
3. Leonardi L, Rivalta B, Leone F, Cancrini C, Caffarelli C, Marseglia GL, et al. Host defenses to viruses: lessons from inborn errors of immunity. Medicina. 2022;58:248. doi: 10.3390/medicina58020248.
4. Meyts I, Bousfiha A, Duff C, Singh S, Lau YL, Condino-Neto A, et al. Primary immunodeficiencies: a decade of progress and a promising future. Front. Immunol. 2020;11:625753. doi: 10.3389/fimmu.2020.625753.
5. Yu JE, Orange JS, Demirdag YY. New primary immunodeficiency diseases: context and future. Curr Opin Pediatr. 2018;30:806-20. doi: 10.1097/MOP.0000000000000699.
6. Carneiro-Sampaio M, Coutinho A. Immunity to microbes: lessons from primary immunodeficiencies. Infect Immun. 2007;75:1545-55. doi: 10.1128/IAI.00787-06.
7. Van Niekerk A, Esser M. A diagnostic approach to recurrent respiratory tract infections in childhood: could it be primary immunodeficiency? Current Allergy & Clinical Immunology. 2015;28(4):308-12.
8. Costa-Carvalho BT, Grumach AS, Franco JL, Espinosa-Rosales FJ, Leiva LE, King A, et al. Attending to warning signs of primary immunodeficiency diseases across the range of clinical practice. J Clin Immunol. 2014;34:10-22. doi: 10.1007/s10875-013-9954-6.
9. Soler-Palacín P, Gracia J, González-Granado LI, Martín C, Rodríguez-Gallego C, Sánchez-Ramón S, et al. Primary immunodeficiency diseases in lung disease: warning signs, diagnosis and management. Respir Res. 2018;19:219. doi: 10.1186/s12931-018-0923-8.
10. Lyra PT, Souza E, Moura ACA, Matta MC, Torres LC, Coelho AVC, et al. Inborn errors of immunity in patients with adverse events following BCG vaccination in Brazil. J Clin Immunol. 2022. doi: 10.1007/s10875-022-01302-9.
11. Ruffner MA, Sullivan KE, Henrickson SE. Recurrent and sustained viral infections in primary immunodeficiencies. Front. Immunol. 2017;8:665. doi: 10.3389/fimmu.2017.00665.
12. Shields AM, Patel SY. The primary immunodeficiency disorders. Medicine. 2017;45(10):597-604. doi: 10.1016/j.mpmed.2017.07.011.
13. Reust CE. Evaluation of primary immunodeficiency disease in children. Am Fam Physician. 2013;87(11):773-8.
14. Raje N, Dinakar C. Overview of immunodeficiency disorders. Immunol Allergy Clin N Am. 2015;35(4):599-623. doi: 10.1016/j.iac.2015.07.001.
15. Dropulic KL, Lederman HM. Overview of infections in the immunocompromised host. Microbiol Spectr. 2016;4(4):10.1128/microbiolspec.DMIH2-0026-2016. doi: 10.1128/microbiolspec.DMIH2-0026-2016.
16. Rezaei N, de Vriesc E, Gambinerie E. Common presentations and diagnostic approaches. In: Stiehm's immune deficiencies. 2020;3-59. 10.1016/B978-0-12-816768-7.00001-6.
17. Bragid – Materiais educativos. [2023 Mai. 27]. Disponível em: https://www.bragid.org.br/novo/materiais-educativos.php.
18. Moens L, Meyts I. Recent human genetic errors of innate immunity leading to increased susceptibility to infection. Cur Opin Immunol. 2020;62:79-90. doi: 10.1016/j.coi.2019.12.002.
19. Constantine GM, Lionakis MS. Recent advances in understanding inherited deficiencies in immunity to infections. F1000Research 2020;9:(F100FacultyRev):243. doi: 10.12688/f1000research.22036.1.

20. Dong E, Du H, Gardner L. An interactive web-based dashboard to track COVID-19 in real time. Lancet Infect Dis. 2020;20(5):533-4. doi: 10.1016/S1473-3099(20)30120-1.
21. Miller R, Englund K. Transmission and risk factors of COVID-19. Cleveland Clin J Med. 2020. doi: 10.3949/ccjm.87a.ccc029.
22. Soresina A, Moratto D, Chiarini M, Paolillo C, Baresi G, Focà E, et al. Two X-linked agammaglobulinemia patients develop pneumonia as COVID-19 manifestation but recover. Pediatr Allergy Immunol. 2020;31:565-9. doi: 10.1111/pai.13263.
23. Ahanchian H, Moazzen N, Sezavar M, Khalighi N, Khoshkhui M, Aelami MH, et al. COVID-19 in a child with primary antibody deficiency. Clin Case Rep. 2021;9(2):755-8. doi: 10.1002/ccr3.3643.
24. Fill L, HadneyL, GravenK, Persaud R, Hostoffer R. The clinical observation of a patient with common variable immunodeficiency diagnosed as having coronavirus disease 2019. Ann Allergy Asthma Immunol. 2020;125(1):112-4. doi: 10.1016/j.anai.2020.04.033.
25. Cohen B, Rubinstein R, Gans MD, Deng L, Rubinstein A, Eisenberg R. COVID-19 infection in 10 common variable immunodeficiency patients in New York City. J Allergy Clin Immunol Pract. 2021;9(1):504-7. doi: 10.1016/j.jaip.2020.11.006.
26. Ho HE, MathewS, PelusoMJ, Cunningham-Rundles C. Clinical outcomes and features of COVID-19 in patients with primary immunodeficiencies in New York City. J Allergy Clin Immunol Pract. 2021;9(1):490-3. doi: 10.1016/j.jaip.2020.09.052.
27. Fallatah E, Chang Y, Calderon J, Hernandez-Trujillo V. DiGeorge syndrome and COVID-19 in two pediatric patients. J Allergy Clin Immunol. 2021;147(2):AB66.
28. Castano-Jaramillo LM, Yamazaki-Nakashimada MA, Bustamante-Ogando JC, Espinosa-Padilla SE, So LR. A male infant with COVID-19 in the context of ARPC1B deficiency. Pediatr Allergy Immunol. 2020;*32*(1):199-201. doi: 10.1111/pai.13322.
29. Mantravadi V, Nguyen ST, Morley SC, BednarskiJJ, Kitcharoensakkul M, Cooper MA. Recovery from COVID-19 in a child with chronic granulomatous disease and T cell lymphopenia. J Clin Immunol. 2021;41(1):23-5. doi: 10.1007/s10875-020-00896-2.
30. Alkan G, Artac H, Oz SKT, Emiroglu M. Management of COVID-19 pneumonia in a child with NEMO deficiency. Immunol Res. 2021;69(4):391-3. doi: 10.1007/s12026-021-09184-6.
31. Meyts I, Bucciol G, Quinti I, Neven B, Fischer A, Seoane E, et al. Coronavirus disease 2019 in patients with inborn errors of immunity: an international study. J Allergy Clin Immunol. 2021;147(2): 520-31. doi: 10.1016/j.jaci.2020.09.010.
32. Shields AM, Burns SO, Savic S, Richter AG, Anantharachagan A, Arumugakani G, et al. COVID-19 in patients with primary and secondary immunodeficiency: The United Kingdom experience. J Allergy Clin Immunol. 2021;147(3):870-5. doi: 10.1016/j.jaci.2020.12.620.
33. Goudouris ES, Pinto-Mariz F, Mendonça LO, Aranda CS, Guimarães RR, Kokron C, et al. Outcome of SARS-CoV-2 infection in 121 patients with inborn errors of immunity: a cross-sectional study. J Clin Immunol. 2021;41(7):1479-89. doi: 10.1007/s10875-021-01066-8.
34. Grumach AS, Goudouris E, Junior SD, Marcelino FC, Alonso, MLO, de Oliveira Martins R, et al. COVID-19 affecting hereditary angioedema patients with and without C1 inhibitor deficiency. J Allergy Clin ImmunolPract. 2021;9(1):508-10. doi: 10.1016/j.jaip.2020.11.042.
35. Hadjadj J, Yatim N, Barnabei L, Corneau A, Boussier J, Smith N, et al. Impaired type I interferon activity and inflammatory responses in severe COVID-19 patients. Science. 2020;369(6504):718-24. doi: 10.1126/science.abc6027.
36. Van Der Made CI, Simons A, Schuurs-Hoeijmakers J, Van Den Heuvel G, Mantere T, Kersten S, et al. Presence of genetic variants among young men with severe COVID-19. JAMA. 2020;324(7): 663-73. doi: 10.1001/jama.2020.13719.
37. Zhang Q, Bastard P, Liu Z, Le Pen J, Moncada-Velez M, Chen J, et al. Inborn errors of type I IFN immunity in patients with life-threatening COVID-19. Science. 2020;370(6515): eabd4570. doi: 10.1126/science.abd4570.
38. Bastard P, Rosen LB, Zhang Q, Michailidis E, Hoffmann HH, Zhang Y, et al. Autoantibodies against type I IFNs in patients with life-threatening COVID-19. Science. 2020;370(6515):eabd4585. doi: 10.1126/science.abd4585.

39. Troya J, Bastard P, Planas-Serra L, Ryan P, Ruiz M, de Carranza M, et al. Neutralizing autoantibodies to type I IFNs in > 10% of patients with severe COVID-19 pneumonia hospitalized in Madrid, Spain. J Clin Immunol. 2021;41(5):914-22. doi: 10.1007/s10875-021-01036-0.
40. Zhang Q, Matuozzo D, Le Pen J, Lee D, Moens L, Asano T, et al. Recessive inborn errors of type I IFN immunity in children with COVID-19 pneumonia. J ExpMed. 2022;219(8):e20220131. doi: 10.1084/jem.20220131.
41. Lee PP, Lau YL. Cellular and molecular defects underlying invasive fungal infections-revelations from endemic mycoses. Front Immunol. 2017;8:735. doi: 10.3389/fimmu.2017.00735.
42. Malcolm TR, Chin-Hong PV. Endemic mycoses in immunocompromised hosts. Curr Infect Dis Rep. 2013;15(6):536-43. doi: 10.1007/s11908-013-0387-4.
43. Capone D, jansen JM, Lopes AJ, Siqueira HR, da Costa AA, Capone RB. Micoses pulmonares. Brazilian J Health Biomed Sci/BJHBS. 2010;9(2):72-80.
44. Ramos-e-Silva M, Lima CMO, Schechtman RC, Trope BM, Carneiro S. Systemic mycoses in immunodepressed patients (AIDS). Clin Dermatol. 2012;30(6):616-27.
45. Romani L. Immunity to fungal infections. Nat Rev Immunol. 2004;4(1):11-24.
46. Salazar F, Brown GD. Antifungal innate Immunity: a perspective from the last 10 years. Journal of Innate Immunity. 2018;10(5-6):373-97.
47. Brown GD, Denning DW, Gow NA, Levitz SM, Netea MG, White TC. Hidden killers: human fungal infections. Sci Transl Med. 2012;4(165):165rv13. doi: 10.1126/scitranslmed.3004404.
48. Colombo AL, Tobón A, Restrepo A, Queiroz-Telles F, Nucci M. Epidemiology of endemic systemic fungal infections in Latin America. Med Mycol. 2011;49(8):785-98.
49. Lionakis MS, Netea MG, Holland SM. Mendelian genetics of human susceptibility to fungal infection. Cold Spring Harb Perspect Med. 2014;4(6):a019638. doi: 10.1101/cshperspect.a019638.
50. Lanternier F, Cypowyj S, Picard C, et al. Primary immunodeficiencies underlying fungal infections. Current Opinion in Pediatrics. 2013;25(6):736-47. doi: 10.1097/mop.0000000000000031.
51. Ferwerda B, Ferwerda G, Plantinga TS, et al. Human dectin-1 deficiency and mucocutaneous fungal infections. *N Engl J Med.* 2009;361(18):1760-7. doi: 10.1056/NEJMoa0901053.
52. Boisson-Dupuis S, Ramirez-Alejo N, Li Z, Patin E, Rao G, Kerner G, et al. Tuberculosis and impaired IL-23-dependent IFN-γ immunity in humans homozygous for a common *TYK2* missense variant. Sci Immunol. 2018;3(30):eaau8714. doi: 10.1126/sciimmunol.aau8714.
53. Gill LI, Dominic C, Tiberi S. Atypical mycobacterial infections–management and when to treat. Current Opinion in Pulmonary Medicine. 2021; 27(3):216-223. doi: 10.1097/MCP.0000000000000764.
54. Reece ST, Kaufmann SHE. Host Defense to intracellular bacteria. In: Rich RR, Fleisher TA, Shearer WT, Schroeder HW, Frew AJ, Weyand CM. Clinical immunology: principles and practice. 5. ed. Elsevier, 2019(26):375-389.
55. Boisson-Dupuis S, Bustamante J, El-Baghdadi J, Camcioglu Y, Parvaneh N, El Azbaoui S, et al. Inherited and acquired immunodeficiencies underlying tuberculosis in childhood. Immunol Rev. 2015;264(1):103-20. doi: 10.1111/imr.12272.

10

Erros Inatos da Imunidade e Doenças Alérgicas

Ana Carla Augusto Moura Falcão | Almerinda Maria do Rêgo Silva | Adriana Azoubel Antunes | Filipe Wanick Sarinho

Introdução

Os erros inatos da imunidade (EII) representam um refinado modelo de associação de defeitos monogênicos definidos por fenótipos clínicos de deficiência e/ou desregulação imunológica.[1] Diante de doenças monogênicas que afetam o sistema imunológico, a atenção tende a se concentrar em infecções, autoimunidade, autoinflamação e câncer. No entanto, as manifestações alérgicas podem ser significativas e relevantes.[2] Um subgrupo das doenças alérgicas com eosinofilia e imunoglobulina E (IgE) elevada está associado a defeitos monogênicos de EII.[3]

Historicamente, as infecções representam a principal manifestação e sinal de alerta para os EII, no entanto a inflamação alérgica é uma característica cada vez mais reconhecida em associação aos EII, de acordo com o Registro de Imunodeficiência dos Estados Unidos (USIDNET, do inglês *United States Immunodeficiency Network*)[4] e dados concebidos pelo Comitê de Erros Inatos da Imunidade da Organização Mundial de Alergia (WAO, do inglês *World Allergy Organization*)[5].

A inflamação tipo 2 alérgica, com eosinofilia ou elevação de IgE sérica, é encontrada em uma ampla gama de EII, o que sugere que a desregulação imunoalérgica é mais prevalente do que previamente descrito.[4] O estudo da WAO estimou a frequência de doenças alérgicas entre pacientes pediátricos e adultos com EII em 16,3% (10% a 28,75%).[5] O objetivo deste capítulo é apresentar os EII que mais comumente se apresentam com manifestações de alergia e quais são estas.

Distúrbios atópicos primários – fenótipos atópicos como características clínicas de erros inatos da imunidade

O subgrupo de condições de EII associadas à inflamação do tipo 2 pode ser referido como distúrbios atópicos primários (DAPs).[2] Os DAPs são doenças monogênicas que apresentam como características fundamentais manifestações de alergia ou sintomas relacionados à atopia. Em pacientes com DAPs, a deficiência imunológica primária (com infecções) e outras manifestações de desregulação imunológica (p. ex., autoimunidade) geralmente coexistem.[6] O reconhecimento de uma doença monogênica diante de uma paciente com atopia é um desafio, particularmente na ausência de comorbidade infecciosa, autoimune ou malignidade.[2]

Os principais alertas para suspeição diagnóstica de um distúrbio alérgico primário são:[7]

1) **Início muito precoce:** ao nascimento e nos primeiros meses de vida.
2) **Atopia grave:** manifestações alérgicas de maior gravidade e/ou atípicas e/ou associadas entre si; como urticária + eczema ou esofagite eosinofílica e anafilaxia recorrente.
3) **História familiar:** de **doença atópica grave**, de **autoimunidade** e/ou **infecções** recorrentes, mesmo na ausência de alergia.
4) Presença de características como **falha de crescimento/baixa estatura**, **atraso global do desenvolvimento**, comprometimento cognitivo, **doença do tecido conjuntivo**, hipermotilidade articular, escoliose e outros.

Uma série de vias imunológicas está envolvida no desenvolvimento de doenças alérgicas em pacientes com EII como formação do citoesqueleto de actina e sinapses imunológicas, complexo equilíbrio entre células T efetoras e reguladoras, sinalização do receptor de células T (TCR), diversidade de repertório de células T, vias de sinalização de citocinas com falha na produção de interferon gama (IFN-γ) contrarreguladora e produção excessiva de citocinas como interleucina-13 (IL-13), assim como mecanismos efetores de células imunes inatas.[3]

O reconhecimento de um EII no contexto de um fenótipo alérgico é crucial para garantir um diagnóstico precoce, o manejo e o tratamento adequados visando modular os mecanismos fisiopatológicos e controle dos sintomas clínicos.[5,8] No Quadro 10.1, apresentamos os principais EII associados a doenças alérgicas.

Quadro 10.1. Erros inatos da imunidade monogênicos associados com doenças alérgicas.

Gene	Padrão de herança	Manifestações clínicas e imunológicas	Manifestações alérgicas
Doenças na função de barreira			
FLG	AR	Infecções cutâneas	DA, AA, RA, AS, Eo, IgE elevada
SPINK5	AR		
CDSN	AR		DA, AA, Eo, IgE elevada
DSG1	AR		DA, AA, Eo, IgE elevada
DSP	AR		DA, AA, Eo, IgE elevada
Anormalidades de citoesqueleto			
WAS	XL	IDC	DA, AA, Eo, IgE elevada
WIP	AR	IDC	DA, AA, Eo, IgE elevada
DOCK8	AR	IDC	DA, AA, Eo, IgE elevada
STK4	AR	IDC	DA, AA, Eos, IgE

(*Continua*)

Quadro 10.1. Erros inatos da imunidade monogênicos associados com doenças alérgicas. (*Continuação*)

Gene	Padrão de herança	Manifestações clínicas e imunológicas	Manifestações alérgicas
Sinalização aberrante TCR			
CARD11	AR	IDC, IDCG	Eo, IgE elevada
BCL10	AR	IDC, IDCG	
MALT1	AR	IDC, IDCG	
CARMIL2	AR	IDC	
ZAP70	AR	IDC, IDCG	
LAT	AR	IDC, IDGC	
Defeitos em vias de citocinas			
IL6RA	AR	Infecções cutâneas e pulmonares	DA, Eo, IgE elevada
IL6ST	AR, AD		
STAT3	AD		
ZNF341	AR		
Redução do repertório de células T			
Múltiplos genes Sd. Omenn	AR	IDCG *Leaky*	Eritrodermia, Eo, IgE elevada
Defeitos da célula T regulatória			
FOXP3	XL	AI	DA, AA, AS, Eo, IgE elevada
IL2RA	AR	IDC, AI	
Defeitos em mecanismos efetores de células imunes			
PLCG2	AD	IDCV, AI, autoinflamação	Degranulação de mastócitos sensível à temperatura

AA: alergia alimentar; AD: autossômica dominante; AI: autoimunidade; AR: autossômica recessiva; As: asma; DA: dermatite atópica; Eo: eosinofilia; IDC: imunodeficiência combinada; IDCG: imunodeficiência combinada grave; IDCV: imunodeficiência comum variável; RA: rinite alérgica; XL: ligada X.

Fonte: Adaptado de Nelson RW, Geha RS, McDonald DR, 2022.

Em um estudo mundial da WAO, quase metade dos participantes (42,9%) afirmou que a síndrome de hiper-IgE (SHIE) foi o EII mais comumente associado à doença alérgica de longa data entre seus pacientes, seguida por deficiência seletiva de IgA (DSIgA) (28,6%) e SWA em 25% dos centros participantes.[5]

Na Figura 10.1, estão descritos os EII associados à inflamação do tipo 2 de acordo com a classificação da International Union of Immunological Societies (IUIS).

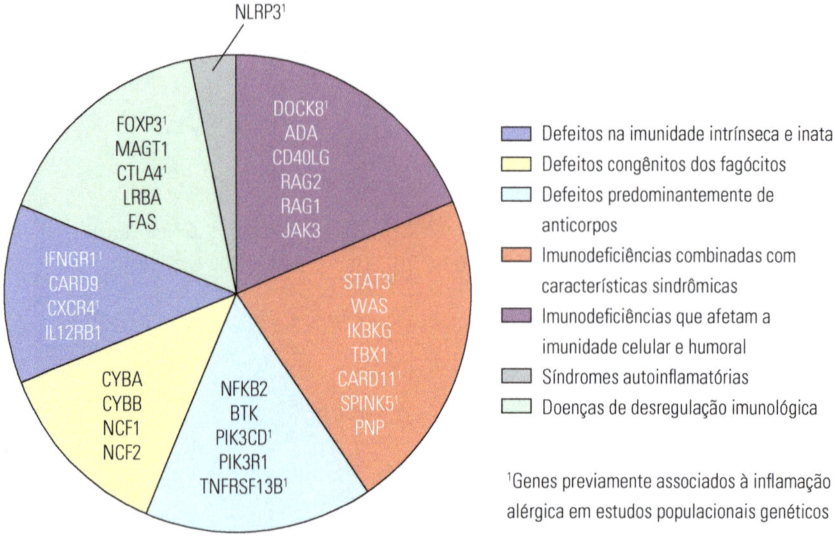

Figura 10.1. Erros inatos de genes de imunidade associados à inflamação tipo 2 por categoria de doença. Os genes EII encontrados associados à inflamação tipo 2 no estudo são categorizados de acordo com a classificação fenotípica da IUIS.

Fonte: Adaptada de Smith KL, Dai D, Modi BP, *et al.*, 2022.

Manifestações alérgicas associadas a erros inatos da imunidade

Alergia alimentar

Os dados de prevalência de alergia alimentar (AA) em pacientes com EII são bastante conflitantes e variáveis (de 1,8% até 11%). Um dos maiores inquéritos realizados que contou com mais de 2 mil pacientes apontou uma prevalência baixa (de 1,8%). Alguns EII têm maior prevalência de AA, como a DSIgA (25%), deficiência do Ligante de CD40 (CD40L) ou síndrome de hiper-IgM ligada ao X (7,7%), hipogamaglobulinemia primária (7,1%) e SHIE (6,3%).[9] Um estudo polonês relatou elevada prevalência de AA (74%) em seus pacientes pediátricos com hipogamaglobulinemia. No entanto, neste estudo, os sintomas relatados de AA considerados foram bastante amplos, incluindo eczema, refluxo gastroesofágico, cólicas abdominais e diarreia.[10]

O desenvolvimento de AA como um fenótipo de imunodeficiência é possível caso haja uma desregulação imunológica com o desvio e a ativação exagerada no sentido de uma resposta predominantemente tipo 2 (T2). De maneira geral, é mais comum estar presente um fenótipo de alergia alimentar IgE mediada, inclusive com história de anafilaxia (Tabela 10.1).

É importante destacar a associação comum de AA com a presença de eczema e de defeitos que provoquem a quebra da barreira cutânea ou alterações do tecido conjuntivo, como a SHIE, a imunodeficiência combinada grave (CARMIL2 e ADA), a síndrome de Wiskott-Aldrich (SWA). Alergia alimentar foi estudada recentemente em uma coorte de 25 pacientes com mutações no gene WASP, com identificação de IgE específica para alérgenos alimentares em 33% (4/12) dos pacientes com a SWA e 20% (2/10) dos

Tabela 10.1. Frequência da alergia alimentar e de eczema em diversos EII segundo o USIDNET.

Doença de base	Alergia alimentar (número absoluto/%)	Dermatite atópica/eczema (número absoluto/%)
Agamaglobulinemia (n = 339)	2/0,6%	5/1,5%
Def. CD40L (n = 13)	1/7,7%	S/R
DGC ligada ao X (n = 283)	S/R	2/0,7%
IDCV (n = 773)	24/3,1%	34/4,4%
Sd. DiGeorge (n = 362)	1/0,3%	2/0,6%
SHIE (n = 16)	1/6,3%	4/25%
Def. seletiva de IgA (n = 4)	1/25%	S/R
Def. NEMO (n = 8)	S/R	6/62,5%
WAS (n = 188)	7/3,7%	78/41,5%

DGC: doença granulomatosa crônica; IDCV: imunodeficiência comum variável; S/R: sem registro; SHIE: síndrome de hiper-IgE; SWA: síndrome de Wiskott-Aldrich.

Fonte: Adaptada de Tuano KS, Orange JS, Sullivan K, *et al.*, 2015.[9]

pacientes com trombocitopenia ligada ao X (XLT). A prevalência de AA diagnosticada por médico em pacientes com SWA e pacientes com XLT foi de 20% e 30%, respectivamente.[11]

Em alguns casos, os sintomas de AA podem surgir inclusive antes de outras manifestações do EII.[8] Defeitos de PGM3, CARD11 e CARD14 podem se apresentar com eosinofilia e esofagite eosinofílica. Embora as mutações AR com perda de função (LOF) do gene CARD11 determinem uma imunodeficiência combinada, as mutações hipomórficas deste gene podem se manifestar como atopia grave, com e sem infecções, com IgE elevada e autoimunidade.[12,13]

A associação de AA com autoimunidade deve ser considerada um alerta para suspeição de EII subjacente. Essas associações costumam ocorrer em doenças que cursam com algum defeito de linfócitos T reguladores ou nas actinopatias (como a síndrome IPEX e a deficiência de DOCK8). Nesses casos, AA (inclusive não IgE mediada) pode cursar com citopenias autoimunes, vasculites, lúpus e doença inflamatória intestinal.[7]

Por fim, é preciso cautela no diagnóstico de AA em alguns pacientes com imunodeficiência, especialmente se houver desregulação do eixo T2 e/ou linfopenia. Essas doenças podem cursar com IgE em níveis bastante elevados e/ou anergia cutânea, com redução do valor preditivo tanto da IgE específica sérica como dos testes cutâneos (*in vivo*). Por vezes, é necessário um teste de provocação oral para a confirmação do diagnóstico.

Anafilaxia

De acordo com os dados do estudo da WAO, anafilaxia foi observada em 25/8.450 pacientes (0,3%), enquanto pelo conjunto de dados da USIDNET, esta ocorreu em 249/2.332 (10,6%). Medicamentos e AA foram as principais causas de anafilaxia em ambos os conjuntos de dados.[5]

Asma

Episódios recorrentes de sibilância e asma são parte da prática pediátrica cotidiana e, habitualmente, as infecções de vias aéreas são consideradas secundárias à inflamação alérgica, e não como manifestação de um EII. Em um estudo recente, a asma foi descrita em 37,5% dos pacientes com imunodeficiência comum variável (IDCV).[14] Entretanto, é difícil avaliar asma e atopia em pacientes com IDCV, uma vez que ambas as condições têm como base principal um defeito imunológico, podendo coexistir, agravar ou mimetizar uma a outra.[15]

Eczema

O eczema é uma das dermatoses inflamatórias mais comuns da infância e afeta aproximadamente 10% a 20% das crianças.[16] A dermatite atópica ocorre em vários EII como SHIE, deficiência de DOCK 8, síndrome de Omenn (SO) e SWA. A DSIgA está associada a múltiplas alergias. A frequência de eczema em diversos EII, segundo o registro USIDNET, se encontra na Tabela 10.1. O curso pode ser grave e recalcitrante, ocasionando infecções profundas da pele e sepse.

Em particular, a tríade alérgica definida por eczema, aumento de IgE e eosinofilia é compartilhada por diferentes EII e pode ser erroneamente diagnosticada como doença alérgica comum. Alguns sinais de alerta podem auxiliar na suspeita e indicar investigação de um EII: eczema extenso manifestando-se antes dos 2 meses de vida; associação com infecções virais, bacterianas ou fúngicas disseminadas e/ou recorrentes, incluindo candidíase mucocutânea; associação com lesões equimóticas, diarreia crônica ou ainda com alterações no tecido conjuntivo ou no desenvolvimento neurológico.[17]

No Quadro 10.2, apresentamos os principais EII que podem cursar com lesões de eczema ou eritrodérmicas e que são descritos a seguir.

Quadro 10.2. Principais erros inatos da imunidade que cursam com lesões cutâneas eczematosas e IgE sérica elevada com achados clínicos adicionais.

Fenótipos	Defeito genético	Padrão de herança	Quadro clínico	Como distinguir EII das doenças alérgicas
SHIE-AD	*STA3 LOF*	AD LOF (dominante negativo)	Pneumatoceles, anormalidades ósseas e do tecido conjuntivo (escoliose, hipermobilidade articular, retenção de dentes decíduos, craniossinostose)	Características faciais distintas Infecções por *S. aureus* Aspergilose pulmonar Candidíase mucocutânea Aneurisma coronariano e cerebral
Def. DOCK8	*DOCK 8*	AR	Doença atópica grave com infecções recorrentes virais cutâneas, fúngicas e estafilocócicas. Alergia alimentar	Infecções virais extensas e recorrentes, vasculite do SNC, suscetibilidade à malignidade
SWA	*WASP*	XL	Eczema, diarreia sanguinolenta Infecções virais/bacterianas recorrentes	Trombocitopenia com plaquetas pequenas Linfoma Autoimunidade

(*Continua*)

Quadro 10.2. Principais erros inatos da imunidade que cursam com lesões cutâneas eczematosas e IgE sérica elevada com achados clínicos adicionais. *(Continuação)*

Fenótipos	Defeito genético	Padrão de herança	Quadro clínico	Como distinguir EII das doenças alérgicas
Sd Omenn	*RAG1, RAG2, DCLRE1C* *LIG4*	AR	Imunodeficiência combinada grave	Eritrodermia neonatal/ esfoliativa Linfoproliferação, hepatoesplenomegalia Pneumonia viral ou fúngica, diarreia crônica, dificuldade de crescimento
Omenn-símile DiGeorge completa atípica	Deleção em hemozigose 22q11 mutação *TBX1*		Hipoplasia tímica, cardiopatia congênita, hipocalcemia, fenda palatina	Número reduzido de células T com possível expansão oligoclonal, resposta vacinal atenuada
IPEX	*FOXP3*	XL	Enteropatia autoimune, diabetes de início precoce, tireoidite, anemia hemolítica, trombocitopenia, dermatite grave	Dermatite grave de início precoce associada à autoimunidade em múltiplos órgãos Níveis séricos de IgA aumentados Ausência células Treg
Def CD25	*IL2RA*	AR	Síndrome IPEX-*símile*; infecções virais, fúngicas e bacterianas crônicas	Síndrome IPEX-símile
Def STAT5b	*STAT5B*	AR ou AD LOF	Nanismo insensível ao hormônio do crescimento; características dismórficas; eczema; autoimunidade proeminente; falha de crescimento; eczema (sem defeitos imunológicos comparado ao AR STAT5b deficiência)	Síndrome IPEX-símile, nanismo, dismorfismos

AD: autossômica dominante; AR: autossômica recessiva; Def: deficiência; LOF: *Loss of function* ou perda de função; SHIE: síndrome de hiper-IgE; XL: ligada ao X; SNC: sistema nervoso central; EII: erros inatos da imunidade.

Fonte: Adaptado de Tangye SG, *et al.*, 2022; Castagnoli R, *et al.*, 2021; Stadler PC, *et al.*, 2021.

Síndrome de Hiper-IgE

A primeira descrição reconhecida como "síndrome de Jó" é resultante de mutações de herança autossômica dominante (AD) em STAT3, que classicamente se apresenta com eczema semelhante à dermatite atópica, abscessos cutâneos, pneumonia com formação de pneumatoceles, anormalidades esqueléticas incluindo escoliose e fraturas, retenção da dentição decídua, fácies típica e valores elevados de IgE sérica. Subsequentemente, foram identificados fenótipos semelhantes em pacientes com mutações recessivas na via de STAT3, que incluem glicoproteína 130 (gp130), gene ZNF341 e receptor IL-6 (IL6R).[18]

A dermatite é notável por ocorrer frequentemente logo após o nascimento, quase sempre dentro das primeiras 4 semanas de vida. Distingue-se da dermatite atópica por sua distribuição menos típica, com comprometimento de região posterior do couro cabeludo, orelhas, dorso e nádegas.[19]

Deficiência de DOCK8

A deficiência de DOCK8 assemelha-se à SHIE AD com IgE sérica elevada e eczema cutâneo. Entretanto, há maior associação com asma e AA e maior suscetibilidade a infecções virais cutâneas e risco subjacente de malignidade.[17] Tem um padrão de herança autossômico recessivo. O gene *DOCK8* faz parte da família que está implicada em arranjos do citoesqueleto importantes para adesão, migração e estrutura celular, com expressão limitada às células do sistema imunológico.[20]

Síndrome de Omenn

Os pacientes com SO podem apresentar expansão de células Th2, com eczema grave e eritrodermia (Figura 10.2), diarreia crônica, déficit de crescimento e infecções graves como: pneumonite viral por patógenos como citomegalovírus, parainfluenza; infecções fúngicas, como por *P. jirovecii*; além de linfadenopatia e eosinofilia. Essa apresentação incomum de imunodeficiência combinada grave (SCID) é causada pela expansão de células T oligoclonais resultante de mutações nos genes *RAG1*, *RAG2*, *DCLRE1C* e *LIG4*.[17]

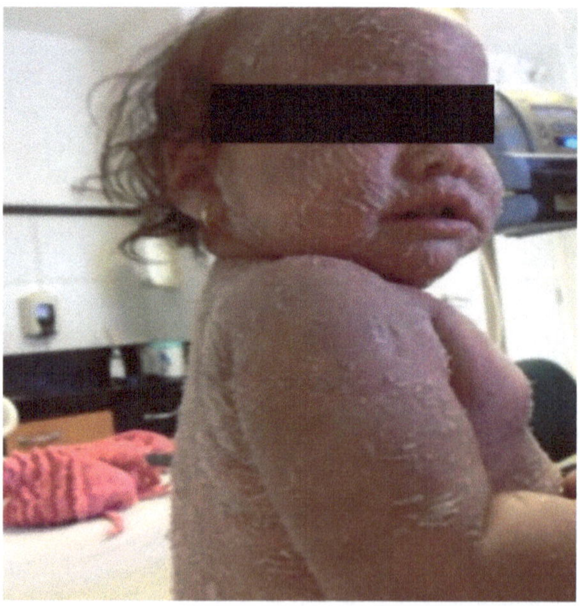

Figura 10.2. Aspecto da pele de paciente com síndrome de Omenn.
Fonte: Acervo da autoria.

Uma apresentação do tipo SO pode ocorrer em crianças com síndrome de DiGeorge completa atípica, que também desenvolvem expansão de células T oligoclonais. Esses pacientes podem se apresentar com cardiopatia, hipocalcemia, fenda palatina, hipoplasia do timo, eczema e eritrodermia graves. A síndrome de DiGeorge completa atípica é causada por uma deleção hemizigótica 22q11 ou mutação *TBX1*.[17]

Síndrome de Wiskott-Aldrich

A SWA é uma deficiência ligada ao X da proteína WASP que resulta na polimerização deficiente de actina e na disfunção decorrente de células hematopoiéticas, incluindo células imunes e plaquetas. O eczema geralmente aparece no início da vida em associação com manifestações hemorrágicas como petéquias, púrpura ou diarreia sanguinolenta; e infecções recorrentes e/ou disseminadas por patógenos como *Pneumocystis jirovecii*, citomegalovírus, vírus herpes simples, varicela-zóster (especialmente a variante hemorrágica). Existe risco aumentado de autoimunidade e neoplasia, especialmente linfoma não Hodgkin.

A investigação inicial mais importante é a avaliação do tamanho das plaquetas no esfregaço periférico, com identificação de microtrombocitopenia. O diagnóstico pode ser realizado por citometria de fluxo pela expressão reduzida da proteína WASP e detecção de mutação no gene *WAS*.

Síndrome IPEX/síndromes IPEX-símile

Desregulação imunológica, com poliendocrinopatia e enteropatia ligada ao X (IPEX), é uma doença monogênica por mutações no gene *FOXP3*, resultando em falha de tolerância imunológica. Apresenta-se na infância com autoimunidade, incluindo citopenias, diabetes *mellitus* tipo 1, hepatite autoimune, nefropatia tubular e miopatia; assim como manifestações alérgicas.[8] Entre estas, a manifestação alérgica mais frequente é a dermatite atópica grave, além de manifestações cutâneas menos comuns como eritrodermia, dermatite psoriática, urticária, penfigoide nodular e alopecia universal e uma incidência aumentada das alergias alimentares, enquanto a suscetibilidade a infecções graves não é predominante. Laboratorialmente, os pacientes manifestam-se com ausência de células TregCD4+CD25+ FOXP3+, eosinofilia e IgE sérica elevada e identificação de autoanticorpos.[7,17]

Algumas síndromes IPEX-símile foram descritas nos últimos anos, incluindo a deficiência de CD25, a deficiência de STAT5b e da proteína ubiquitina E3, e a deficiência de ligase (ITCH). Além disso, mutações de ganho de função (GOF) em *STAT1*, geralmente associadas à candidíase mucocutânea crônica, também podem se manifestar como um fenótipo semelhante ao IPEX. É importante reconhecer que alguns pacientes com IPEX ou IPEX-símile podem se apresentar inicialmente com manifestações atópicas e, apenas mais tarde, evoluírem com outras características de desregulação imunológica e/ou infecções.[21]

■ Urticária e angioedema

Quadros graves e recorrentes de urticária, sem a identificação de um agente causador, podem suscitar a investigação de EII associados à desregulação de mastócitos.

Episódios de erupção cutânea semelhante à urticária podem estar presentes em todos os subtipos de síndromes periódicas associadas à criopirina (CAPS), particularmente na síndrome autoinflamatória familiar ao frio (FCAS), na qual as lesões decorrem da exposição a baixas temperaturas.[10,22] Nas criopirinopatias, há ganho de função na ativação do inflamassomo associado a NLRP3.[10,22] Pelo menos três desses distúrbios são acompanhados por manifestações urticariformes: FCAS; síndrome de Muckle-Wells (MWS); e síndrome inflamatória multissistêmica de início neonatal (NOMID). Ao contrário das pápulas pruriginosas típicas da urticária induzida ao frio, os pacientes com CAPS apresentam um amplo espectro de lesões cutâneas, incluindo pápulas e urticas não pruriginosas ou com prurido mínimo, e máculas eritematosas.[23] Diferentemente da urticária alérgica, essas síndromes autoinflamatórias são acompanhadas de febre periódica, artrite, conjuntivite e outras manifestações de inflamação sistêmica ou específica de outros órgãos.

Deleções no gene *PLCG2* causam uma doença conhecida como PLAID, que se caracteriza por urticária ao frio associada à imunodeficiência humoral, podendo cursar ainda com granulomas cutâneos, autoimunidade, anafilaxia e desregulação mastocitária.[24] Defeitos no gene *CARMIL2* causam uma imunodeficiência combinada com IgE elevada, eczema, AA e urticária ao frio.[8]

Outros tipos de urticárias induzidas também têm sido cada vez mais associados a defeitos genéticos. Mutações no gene *ADGRE2* causam enfraquecimento de ligações de uma proteína inibitória do receptor de mastócitos, facilitando a degranulação com estímulo vibratório.[10]

O angioedema recorrente sem a presença de urticária pode estar associado a defeitos do sistema do complemento, como no angioedema hereditário dos tipos I e II. Nesses casos, um defeito no gene *SERPING1* causa uma diminuição na quantidade ou função do inibidor de C1 esterase, ocasionando acúmulo de bradicinina. Em geral, é um angioedema de resolução mais demorada (> 24 horas) e, em até um terço dos pacientes, pode ocorrer um pródromo de eritema *marginatum*, um *rash* eritematoso, serpiginoso e não pruriginoso (que não deve ser confundido com urticária). Um número crescente de outros defeitos genéticos, especialmente nos sistemas de contato e fibrinolítico, vem sendo identificado nos últimos anos como causa de angioedema associado à bradicinina.[25]

A presença de lesões escurecidas, que não desaparecem à digitopressão, deve suscitar a lembrança de urticária pigmentosa e investigação para mastocitose cutânea. Na presença de sintomas sistêmicos à semelhança de um quadro de anafilaxia idiopática, é necessário investigar mastocitose sistêmica ou síndromes de ativação mastocitária.[26]

Considerações finais

Reconhecer os EII no contexto de um fenótipo alérgico é um desafio. Há necessidade de políticas de conscientização e de educação da atenção primária e de outras especialidades de referência sobre a associação de doenças alérgicas com EII.[27] Apesar de uma prevalência relatada menor do que na população geral, as manifestações alérgicas podem ser as primeiras apresentações clínicas de um EII.[5] A falha em reconhecer precocemente esse grupo de pacientes resulta em diagnóstico tardio ou erro de diagnóstico, contribuindo sobremaneira para a morbimortalidade, com manejo terapêutico equivocado e pior prognóstico.

Referências bibliográficas

1. Tangye SG, Al-Herz W, Bousfiha A, Cunningham-Rundles C, Franco JL, Holland SM. Human inborn errors of immunity: 2022 update on the classification from the International Union of Immunological Societies Expert Committee. J Clin Immunol. 2022;42:1-35. doi: 10.1007/s10875-022-01289-3.
2. Milner JD. Primary atopic disorders. Annu Rev Immunol. 2020;38:785-808. doi: 10.1146/annurev-immunol-042718-041553.
3. Nelson RW, Geha RS, McDonald DR. Inborn errors of the immune system associated with atopy. Front. Immunol. 2022;13:860821. doi: 10.3389/fimmu.2022.860821.
4. Smith KL, Dai D, Modi BP, Sara R, Garabedian Marsh RA, et al. Inborn errors of immunity associated with type 2 inflammation in the USIDNET Registry. Front. Immunol. 2022;13:831279. doi: 10.3389/fimmu.2022.831279.

5. El-Sayed ZA, El-Ghoneimy DH, Ortega-Martell JA, Radwan N, Aldave JC, Al-Herz W, et al. Allergic manifestations of inborn errors of immunity and their impact on the diagnosis: a worldwide study. World Allergy Organ J. 2022;15:100657 doi: 10.1016/j.waojou.2022.100657.
6. Cinicola BL, Corrente S, Castagnoli R, Lougaris V, Giardino G, Leonardi L, et al. Primary atopic disorders and chronic skin disease. Pediatr Allergy Immunol. 2022;33(Suppl. 27):65-8. doi: 10.1111/pai.13633.
7. Vaseghi-Shanjani M, Smith KL, Sara RJ, Modi BP, Branch A, Sharma M, et al. Inborn errors of immunity manifesting as atopic disorders. J Allergy Clin Immunol. 2021;148(5):1130-9. doi: 10.1016/j.jaci.2021.08.008.
8. Castagnoli R, Lougaris V, Giardino G, Volpi S, Leonardi L, La Torre F, et al. Inborn errors of immunity with atopic phenotypes: a practical guide for allergists. World Allergy Organ J. 2021;22;14(2): 100513. doi: 10.1016/j.waojou.2021.100513.
9. Tuano KS, Orange JS, Sullivan K, Cunningham-Rundles C, Bonilla FA, Davis CM. Food allergy in patients with primary immunodeficiency diseases: prevalence within the US Immunodeficiency Network (USIDNET). J Allergy Clin Immunol. 2015;135(1):273-5. doi: 10.1016/j.jaci.2014.09.024.
10. Sokol K, Milner JD. The overlap between allergy and immunodeficiency. Curr Opin Pediatr. 2018;30(6):848-54. doi: 10.1097/MOP.0000000000000697.
11. Lexmond WS, Goettel JA, Lyons JJ, Jacobse J, Deken MM, Lawrence MG, et al. FOXP3+ Tregs require WASP to restrain Th2-mediated food allergy. J Clin Invest 2016;126:4030-44. doi: 10.1172/JCI85129.
12. Ma CA, Stinson JR, Zhang Y, Zhang Y, Abbott JK, Weinreich MA, et al. Germline hypomorphic CARD11 mutations in severe atopic disease. Nat Genet. 2017;49(8):1192-201. doi: 10.1038/ng.3898.
13. Dadi H, Jones TA, Merico D, Nigel Sharfe, Adi Ovadia, Yael Schejter, et al. Combined immunodeficiency and atopy caused by a dominant negative mutation in caspase activation and recruitment domain family member 11 (CARD11). J Allergy Clin Immunol. 2017;141:1818-30.e2 doi: 10.1016/j.jaci.2017.06.047.
14. Bjelac JA, Blanch MB, Fernandez J. Allergic disease in patients with common variable immunodeficiency at a tertiary care referral center. Ann Allergy Asthma Immunol. 2018;120(1): 90-2. doi: 10.1016/j.anai.2017.09.075.
15. Agondi RC, Barros MT, Rizzo LV, Kalil J, Giavina-Bianchi P. Allergic asthma in patients with common variable immunodeficiency. Allergy 2010;65:510-5. doi: 10.1111/j.1398-9995.2009.02211.x.
16. Sharma D, Jindal AK, Rawat A, Singh S. Approach to a child with primary immunodeficiency made simple. Indian Dermatol Online J 2017;8:391-405. doi: 10.4103/idoj.IDOJ_189_17.
17. Stadler P-C, Renner ED, Milner J, Al-Herz W, Ailal F, Chatila T, et al. Inborn error of immunity or atopic dermatitis: when to be concerned and how to investigate. J Allergy Clin Immunol Pract. 2021;9:1501-7. doi: 10.1016/j.jaip.2021.01.037.
18. Minegishi Y. Hyper-IgE syndrome, 2021 update. Allergol Intern. 2021;70:407-414. doi: 10.1016/j.alit.2021.07.007.
19. Bergerson J, Freeman A. An update on syndromes with a hyper-IgE phenotype. Immunol Allergy Clin N Am. 2019;39:49-61. doi: 10.1016/j.iac.2018.08.007.
20. Boos AC, Hagl B, Schlesinger A, Halm BE, Ballenberger N, Pinarci M, et al. Atopic dermatitis, STAT3-and DOCK8-hyper-IgE syndromes differ in IgE-based sensitization pattern. Allergy. 2014;69(7):943-53. doi: 10.1111/all.12416.
21. Jamee M, Zaki-Dizaji M, Lo B, Abolhassani H, Aghamahdi F, Mosavian M, et al. Clinical, immunological, and genetic features in patients with immune dysregulation, polyendocrinopathy, enteropathy, X-linked (IPEX) and IPEX-like syndrome. J Allergy Clin Immunol Pract. 2020;8:2747-60.e7. doi: 10.1016/j.jaip.2020.04.070.
22. Maltseva N, Borzova E, Fomina D, Bizjak M, Terhorst-Molawi D, Kosnik M, et al. Cold urticaria – what we know and what we do not know. Allergy 2021;76:1077-94. doi: 10.1111/all.14674.
23. Krause K, Grattan CE, Bindslev-Jensen C, Gattorno M, Kallinich Y, de Koning HD, et al. How not to miss autoinflammatory diseases masquerading as urticaria. Allergy. 2012; 67:1465-74. doi: 10.1111/all.12030.

24. Ombrello MJ, Remmers EF, Sun G, Freeman AF, Datta S, Torabi-Parizi P, et al. Cold urticaria, immunodeficiency, and autoimmunity related to PLCG2 deletions. N Engl J Med 2012;366:330-8. doi: 10.1056/NEJMoa1102140.
25. Busse PJ, Christiansen SC. Hereditary Angioedema. N Engl J Med. 2020;382(12):1136-48. doi: 10.1056/NEJMra1808012. PMID: 32187470.
26. Metcalfe DD, Mekori YA. Pathogenesis and Pathology of Mastocytosis. Annu Rev Pathol. 2017;12: 487-514. doi: 10.1146/annurev-pathol-052016-100312.
27. Goudouris ES. Immunodeficiencies: non-infectious manifestations. J Pediatr (Rio J). 2021;97(S1): 24-33. doi: 10.1016/j.jped.2020.10.004.

11

Erros Inatos da Imunidade e Manifestações de Autoimunidade e Inflamação

Myrthes Anna Maragna Toledo Barros | Alex Isidoro Ferreira Prado | Leonardo Oliveira Mendonça

Introdução

Infecções repetidas e/ou graves e/ou por micro-organismos oportunistas ou incomuns são as manifestações iniciais mais frequentes dos erros inatos da imunidade (EII).[1,2] No entanto, se apenas estas forem consideradas sinais de alerta para esse grupo de doenças, aproximadamente 25% dos pacientes não seriam diagnosticados precocemente.[2] Manifestações que caracterizam imunodesregulação como inflamação, autoimunidade, alergia, linfoproliferação e câncer podem acompanhar os quadros infecciosos ou, até mesmo, se constituírem nas primeiras manifestações de doença.[2,3] O termo PIRD (do inglês *primary immune regulatory disorders*) foi proposto para designar os EII mais caracterizados por essa desregulação do que por infecções.[4] Aproximadamente um quarto dos pacientes com diagnóstico de algum EII pode apresentar uma ou mais manifestações de autoimunidade ou de inflamação.[5]

Manifestações de hiperinflamação sem que se identifique um agente infeccioso como causa, nem se detecte autoimunidade, passaram a ser mais conhecidas a partir do fim da década de 1980 e constituem-se em uma desregulação da imunidade inata. As doenças autoinflamatórias e as vias da inflamação envolvidas em sua patogênese são abordadas em outros capítulos deste livro.

Durante vários anos, as imunodeficiências e as doenças autoimunes foram consideradas condições antagônicas decorrentes de mecanismos imunológicos opostos e geraram perplexidade.[6] No entanto, há mais de uma década, em virtude do grande avanço dos estudos moleculares e genéticos, tem sido demonstrado que as imunodeficiências e as doenças autoimunes podem ocorrer simultaneamente como resultado de uma ampla desregulação do sistema imunológico adaptativo.

Qualquer EII pode cursar com manifestações autoimunes, entretanto estas são mais frequentes nos pacientes com fenótipo de imunodeficiência comum variável (ICV) e naqueles que apresentam algum defeito celular da imunidade adaptativa.[5]

Neste capítulo, serão abordadas brevemente as principais manifestações de autoimunidade, assim como os EII que mais cursam com essas manifestações, focando nos possíveis mecanismos imunológicos envolvidos, fenótipos clínicos e principais alterações laboratoriais. Para melhor compreensão, será seguida a classificação de EII proposta por Bousfiha e colaboradores.[7]

Manifestações de autoimunidade associadas aos EII

As principais manifestações de autoimunidade associadas aos EII são as citopenias, anemia, trombocitopenia e neutropenia, nessa ordem, ou, ainda, a síndrome de Evans (associação de anemia e trombocitopenia). Estimou-se que o risco de citopenia autoimune é 120 vezes maior em pacientes com algum EII em comparação à população geral.[5]

Outras manifestações de autoimunidade e/ou inflamação frequentemente associadas a EII são as endocrinopatias (diabetes *mellitus*, tireoidite, hipoparatireoidismo, insuficiência adrenal), alopecia, vitiligo, penfigoide bolhoso, lúpus eritematoso sistêmico (LES), lúpus discoide, artrite reumatoide, gastrite atrófica, colangite primária, doença inflamatória intestinal e enteropatia autoimune.[3,8,9] Particularmente mais comuns são as manifestações inflamatórias do trato digestório e artrite, para as quais os pacientes com EII demonstraram apresentar risco 80 e 40 vezes maior, respectivamente.[5]

Pelo menos cinco fenótipos clinicolaboratoriais de autoimunidade/inflamação têm sido relatados em associação a EII:[4]

1) Semelhante à síndrome linfoproliferativa autoimune (ALPS) – citopenias associadas à linfoproliferação.
2) Semelhante à ICV – hipogamaglobulinemia, infecções, citopenias, autoimunidade de órgãos sólidos.
3) Semelhante à IPEX (do inglês *immunedysregulation, polyendocrinopathy, enteropathy X linked*) – enteropatia, eczema, endocrinopatias autoimunes e vasculite).
4) Doença inflamatória intestinal como principal manifestação.
5) Semelhante a doenças reumatológicas – como síndrome de Behçet, LES.

Os EII associados a esses fenótipos são apresentados em outros capítulos deste livro.

Desse modo, pacientes que apresentem alguma citopenia autoimune de início precoce, particularmente de difícil tratamento, associada a outras manifestações de autoimunidade, linfoproliferação ou a infecções, merecem investigação de defeitos primários do sistema imune.

Imunodeficiências combinadas graves (SCID)

São causadas por uma variedade de mutações que afetam o desenvolvimento, número e funções de linfócitos T (linfopenia de CD3 < 300 cel/µL), podendo ou não apresentar redução ou ausência de linfócitos B e/ou de células *natural-killer* (NK).[7,10] As crianças acometidas apresentam precocemente infecções graves, potencialmente letais, causadas por bactérias, vírus e fungos e infecções crônicas por micro-organismos oportunistas de baixa virulência. Embora pareça paradoxal, dependendo do defeito genético, alguns pacientes frequentemente desenvolvem doenças autoimunes decorrentes de falhas na tolerância central e periférica.[7,10]

■ Defeito de ARTEMIS (OMIM # 605088)

Nesta imunodeficiência, ocorre reparo ineficaz do ácido desoxirribonucleico (DNA), com instabilidade genômica gerando radiossensibilidade e desregulação imune com doenças autoimunes, sendo as mais relatadas: citopenias; artrite reumatoide; tireoidite; vitiligo; e lesões granulomatosas cutâneas.[11]

Outros defeitos moleculares

A autoimunidade também foi descrita em alguns casos de SCID com variantes genéticas que determinam defeitos da seleção negativa central de células T, como deficiência de interleucina-7 (IL-7Ra), ZAP70, ADA e PNP, com consequente prejuízo da seleção negativa de células T.[7,10,12]

Imunodeficiências combinadas geralmente menos graves

Caracterizam-se por alterações da imunidade celular que, pelo prejuízo à interação entre linfócitos B e T, podem causar defeitos da imunidade humoral, resultando em deficiências combinadas, no entanto menos graves que aquelas classificadas como SCID.[7,10]

Síndrome de Omenn (OMIM # 603554)

Em geral, decorre de mutações homozigóticas ou heterozigóticas compostas em RAG1 ou RAG2 (gene 1 ou 2 ativadores da recombinase), implicados na recombinação V(D)J, cruciais para a diferenciação de células T e B.[13] Ocorre um fenômeno de expansão e ativação oligoclonal de células T autorreativas que constitui o aspecto mais peculiar da síndrome de Ommen; imunoglobulinas (Ig) reduzidas, exceto a IgE que está elevada; na maioria dos casos, ocorre eosinofilia periférica. A etiologia da autoimunidade não está totalmente elucidada, embora haja evidências de que seja consequente a defeitos da tolerância central secundária à expressão reduzida de AIRE (do inglês *autoimmune regulator*) e a alterações da tolerância periférica.[12] Manifestações consideradas de origem autoimune como eritrodermia e alopecia estão presentes desde o período neonatal e podem ocorrer tireoidite de Hashimoto, doença inflamatória intestinal e púrpura trombocitopênica imune (PTI). Adicionalmente, há infecções recorrentes e tendência à linfoproliferação.[12]

Deficiência de LCK ou p56 lck (OMIM # 615758)

Manifesta-se por linfopenia seletiva de CD4 com expressão do complexo principal de histocompatibilidade II (MHC II, do *inglês major histocompatibility complex*) presente; as células T regulatórias (Treg) encontram-se reduzidas; há repertório restrito de células T; linfócitos B normais e imunoglobulinas baixas ou ausentes. O início das manifestações ocorre no período neonatal com falha de crescimento, infecções respiratórias recorrentes (bacterianas, virais e fúngicas), infecções oportunistas, diarreia, nódulos cutâneos, paniculites, doenças inflamatórias e autoimunes (anemia e trombocitopenia).[10,14]

Deficiência de ZAP-70 com perda de função (LOF) (OMIM # 269840)

Decorre de mutações do gene que codifica a *proteína 70 associada à cadeia Zeta* (ZAP70) que tem papel essencial na seleção positiva e negativa do timo. Verificam-se linfócitos CD8 ausentes ou muito diminuídos com expressão normal de MHC I; valores normais ou aumentados de linfócitos CD4, embora não responsivos a estímulos do receptor de células (TCR) *in vitro*; linfócitos NK, B e imunoglobulinas normais. Os sintomas iniciam-se no 1° ano de vida com infecções recorrentes (bacterianas, virais, candidíase), diarreia e falha de crescimento; linfonodos palpáveis, tonsilas e sombra tímica presentes; desenvolvem autoimunidade (citopenias e colite ulcerativa), linfomas e carcinomas.[12,14,15]

São descritas também mutações hipomórficas e de ativação combinadas de Zap-70 (OMIM 617006) com manifestações graves de autoimunidade como penfigoide bolhoso, colite inflamatória.[12,14,15]

Deficiência de STK4 (OMIN # 614868)

Detecta-se linfopenia CD4 profunda; perda progressiva de linfócitos T *naïve* e diminuição de linfócitos B de memória; os níveis séricos de IgM estão diminuídos e elevados de IgG, IgA e IgE com resposta de anticorpos reduzida; também, neutropenia intermitente. Ocorrem infecções bacterianas, virais (papilomavírus humano/HPV), vírus Epstein-Barr/EBV, molusco contagioso) e candidíase mucocutânea; citopenias autoimunes, linfoproliferação e linfomas, além de malformações cardíacas.[16]

Deficiência de CD3γ (OMIM # 186740)

Ocorre expressão defeituosa do componente CD3-γ do TCR de células T auxiliares e citotóxicas, com defeito de transdução de sinal para o núcleo e de ativação celular. Há valores de linfócitos T normais, mas com baixa expressão de TCR; linfócitos B e níveis de imunoglobulinas totais são frequentemente normais, com resposta presente a antígenos proteicos; os níveis de IgG2 encontram-se baixos com resposta ausente para antígenos polissacarídeos. Evoluem com manifestações de imunodeficiência combinada grave com pneumonia viral e características de autoimunidade como anemia hemolítica e diarreia intratável com presença de autoanticorpos contra células epiteliais intestinais e déficit de crescimento.[17]

Deficiência de TCR-α (OMIM # 615387)

O gene TRAC codifica a região constante da subunidade alfa do TCR, que é essencial para a expressão de membrana do heterodímero receptor celular T alfa/beta (TCRα/β), ausente na maioria dos pacientes e com resposta proliferativa baixa. Cursa com infecções bacterianas, virais e fúngicas recorrentes; diarreia. Imunodesregulação com eczema, pitiríase, hipereosinofilia e autoimunidade (anemia hemolítica autoimune, anticorpos antilinfócitos, antitireoglobulina, fator antinuclear (FAN)). Também podem ocorrer linfonodomegalia, hepatoesplenomegalia, viremia crônica por EBV e linfoma.[18]

Deficiência de ICOS (OMIM # 607594)

O gene ICOS codifica o receptor de superfície *inducible T cell co-stimulator* (ICOS), membro da família CD28/CTLA4, expresso exclusivamente em linfócitos T ativados. O ICOS está intimamente relacionado à ativação de NF-kB e é essencial para a diferenciação de células B terminais e as de tolerância imunológica.[19] Os níveis de linfócitos T e B e de imunoglobulinas frequentemente são normais, embora possa ocorrer hipogamaglobulinemia. Mutações do ICOS têm sido descritas com fenótipos clínicos semelhantes aos da ICV, principalmente associados a infecções recorrentes, linfoproliferação, granulomas sarcoidose-*símile*, malignidades (carcinomas) e autoimunidade (enteropatias, artrite, trombocitopenia, neutropenia e psoríase).[19] Variantes semelhantes de CTLA4-ICOS foram encontradas na doença celíaca e na deficiência seletiva de IgA.[20]

Deficiência de *purine nucleoside phosphorylase deficiency* (PNP) (OMIM # 164050)

Como a ADA, a deficiência de PNP atua na via das purinas e sua deficiência causa acúmulo intracelular de metabólitos de adenosina e de desoxiadenosina, que são tóxicos para os precursores de linfócitos na medula e no timo, principalmente para linfócitos T imaturos. Os linfócitos B são mais resistentes. Os níveis de ácido úrico estão abaixo de < 2 mg/dL e há disfunção neurológica grave (hipertonia, hipotonia, ataxia, psicomotora tardia); autoimunidade (anemia hemolítica, trombocitopenia autoimune, neutropenia, artrite); e neoplasias.[21]

Deficiência de STAT5b (OMIM # 604260)

Mutações no gene STAT5b (do inglês *signal transducer and activator of transcription 5b*) causam defeito nas vias de sinalização dos receptores para hormônio do crescimento e estão associadas à insuficiência grave do crescimento. A doença é potencialmente fatal e caracterizada por suscetibilidade a infecções oportunistas; eczema grave; doença pulmonar crônica de início precoce e fibrose pulmonar e/ou pneumonia intersticial linfoide (LIP); autoimunidade como tireoidite, psoríase e doença celíaca.[12,15,22]

Imunodeficiências combinadas com características sindrômicas

Síndrome de Wiskott-Aldrich ou trombocitopenia ligada ao X (OMIM # 300392)

Ocorrem mutações com perda de função (LOF) no gene WAS que codifica a proteína WASP, reguladora-chave da polimerização da actina em células hematopoiéticas, impactando na formação da sinapse imunológica. A tríade clássica é composta de trombocitopenia com plaquetas pequenas, eczema e infecções bacterianas e virais recorrentes. Podem cursar com diarreia sanguinolenta, doenças autoimunes (anemia hemolítica, neutropenia autoimune, doença intestinal inflamatória, vasculites periféricas, nefropatia de IgA e púrpura de Henoch-Schönlein), podendo ser encontrados autoanticorpos multirreativos em circulação.[23,24]

Deficiência de WIP, Doença Wiskott-Aldrich-símile consequente à mutação do gene WIPF1 com ausência da proteína WAS (OMIM # 602357)

Ocorrem infecções bacterianas e virais de repetição, diarreia sanguinolenta e eczema com início na infância. A autoimunidade pode estar presente (anemia hemolítica autoimune e púrpura plaquetopênica imunológica). Há trombocitopenia com plaquetas reduzidas em tamanho, linfócitos B normais ou reduzidos e linfócitos T reduzidos com baixa resposta proliferativa após estímulo com anti-CD3. Níveis de imunoglobulinas estão normais, exceto pelos de IgE que estão elevados.[25]

Defeito da ramificação de filamentos mediada por Arp2/3 (*actin-related protein 2/3 complex*) – Gene *ARPC1B* (OMIM # 604224)

O complexo Arp2/3 é necessário para a ramificação de filamentos da actina e para a mutação da isoforma ARPC1B, expressa predominantemente em células sanguíneas.

Cursa com infecções invasivas recorrentes, colite e vasculites. Há trombocitopenia leve com plaquetas de tamanho normal, eosinofilia, níveis elevados de IgA e IgE e autoanticorpos (FAN e anticorpos anticitoplasma de neutrófilos (ANCA)).[26]

Defeitos tímicos com anomalias congênitas adicionais

Síndrome de DiGeorge/síndromes velocardiofaciais (deleção do cromossomo 22q11.2) (22q11.2DS) (OMIM # 188400)

Estas síndromes abrangem desde as anomalias congênitas (malformações conotruncais, disfunção velo/palatina, hipoporatireoidismo) e alterações no desenvolvimento do timo que variam desde hipoplasia leve até a aplasia completa. Há diferentes graus de imunodeficiência combinada com risco de autoimunidade em cerca de 10% dos pacientes. As manifestações autoimunes mais comuns são púrpura plaquetopênica autoimune, anemia hemolítica, artrite idiopática juvenil (AIJ), tireoidite, hepatite autoimune, enteropatias, alopecia, psoríase e vitiligo. A etiopatogenia da autoimunidade envolve múltiplos mecanismos:

1) Dependendo do grau do comprometimento tímico, pode ocorrer expressão reduzida de AIRE com prejuízo da seleção negativa de células T e diminuição da geração de células Treg centrais.
2) Comprometimento da tolerância periférica decorrente da redução de subpopulações de células dendríticas.
3) Mimetismo molecular consequente a infecções por diversos micro-organismos. O fenótipo infeccioso é mais prevalente durante a primeira infância e a autoimunidade é comumente observada em uma idade mais avançada.[12,27]

Ataxia telangiectasia (AT) Gene ATM (OMIM # 208900)

Defeito de herança autossômica recessiva que compromete o reparo de DNA com início precoce de ataxia cerebelar progressiva (2 a 3 anos) e telangiectasias oculocutâneas (3 a 5 anos); outras degenerações neurológicas progressivas; infecções sinopulmonares, geralmente bacterianas frequentes; aumento de doenças metabólicas; radiossensibilidade; predisposição a malignidades linforreticulares e adenocarcinomas; frequência aumentada de distúrbios autoimunes, incluindo psoríase e doença autoimune da tireoide, em decorrência de perda da função das células T supressoras.[28]

Deficiência de PGM3 (OMIM # 172100)

A deficiência de fosfoglicomutase 3 (PGM3) é um distúrbio congênito de glicosilação que compromete as funções celulares normais. Ocorrem fenótipos variáveis, incluindo alterações esqueléticas, baixa estatura, braquidactilia, dismorfismo facial, comprometimento cognitivo, mielinização tardia do sistema nervoso central (SNC), infecções recorrentes de trato respiratório e gastrointestinal, abscessos cutâneos e candidíase. A glomerulonefrite pode estar presente e é provável que seja de etiologia autoimune. Alguns pacientes apresentam um fenótipo que faz parte do espectro das síndromes de hiper IgE com manifestações graves de atopia.[29]

Hipoplasia cartilagem-cabelo (OMIM # 157660)

É predominantemente uma deficiência de células T associada à condrodisplasia metafisária, uma forma de nanismo de membros curtos. O gene responsável (RMRP) codifica a proteína de processamento de RNA mitocondrial ribonuclease (RMRP), que está implicada na regulação do ciclo celular e na manutenção dos telômeros. Ocorrem cabelos finos e esparsos e baixa estatura; infecções recorrentes bacterianas de vias respiratórias; infecções oportunistas (*P. jiroveci*, *Aspergillus* spp. e vírus da varicela-zóster); associação com linfomas não Hodgkin e carcinoma basocelular; presença de doenças autoimunes (enteropatias, anemia hemolítica, púrpura trombocitopênica idiopática, neutropenia, hipoparatireoidismo, tireoideopatia, artrite reumatoide juvenil, neuropatia axial motora multifocal, narcolepsia, psoríase).[30]

Síndrome de Kabuki 1 (OMIM # 601113), por mutação no gene KMT2D e 2 (OMIM # 300128), por mutação no gene KDM6A

Há alterações faciais típicas; anomalias esqueléticas; deficiência de crescimento e intelectual; cardiopatias congênitas; anomalias geniturinárias, gastrointestinais e endocrinológicas, perda auditiva; infecções recorrentes (otite média e pneumonias) em cerca de 50% dos casos; autoimunidade como vitiligo, trombocitopenia imune, anemia hemolítica e *diabetes mellitus* (DM) tipo 1.[31]

Hipogamaglobulinemias

As doenças com defeito predominante de anticorpos podem ser classificadas em pan-hipogamaglobulinemia com ou sem linfócitos B e outros defeitos de anticorpos.[7]

Autoimunidade em hipogamaglobulinemias com ausência de linfócitos B

Embora sempre se associem os pacientes com agamaglobulinemia ligada ao X (XLA) à incapacidade de sintetizar anticorpos, é sabido que a presença da tirosinaquinase de bruton (BTK) tem papel fundamental no desenvolvimento da tolerância do linfócito B.[32] Na maioria desses pacientes, a função dos linfócitos T parece normal apesar de as células de linhagem mieloide apresentarem déficits funcionais que podem culminar em quadros inflamatórios e autoimunes – além das infecções já conhecidas. A prevalência das doenças autoimunes nos pacientes com XLA pode chegar a 15%.[15] Além das infecções, certas mutações na BTK podem cursar com desregulação imunológica, resultando em hiperativação do TLR9 e de mensageiros secundários, o que aumentaria a chance de produção de autoanticorpos por linfócitos da subpopulação B1.[33]

Um estudo realizado em 2014 mostrou que os pacientes com XLA podem apresentar autoimunidade como na doença de Crohn, vasculites, artrites e PTI,[34] ao lado de doenças que também devem ser prontamente diagnosticadas como a dermatomiosite, esclerodermia, anemia hemolítica autoimune, alopecia e glomerulonefrite.[15]

Outras imunodeficiências menos comuns também apresentam associação com um amplo espectro de doenças autoimunes, por exemplo: a deficiência de p110δ e a deficiência de ZIP7 que podem cursar com PTI e a deficiência da Ig-α ou Ig-β pode se manifestar com quadros similares à dermatomiosite.[7,15]

Autoimunidade em hipogamaglobulinemia com linfócitos B > 1%

A imunodeficiência comum variável (ICV) é a principal doença deste grupo e pode cursar com uma variedade de manifestações de autoimunidade como citopenias, inflamação intestinal, gastrite atrófica, LES, tireoidite, artrite e outras. A deficiência de PTEN, apesar da hipogamaglobulinemia e do defeito na troca de classes, pode cursar com tireoidite linfocítica autoimune e citopenias;[35] posteriormente, uma casuística com 79 pacientes trouxe achados como colites, doença celíaca, anemia perniciosa, além das citopenias já conhecidas.[36] A deficiência de RAC 2, uma imunoactinopatia que cursa com hipogamaglobulinemia, compartilha similaridades clínicas com a IDCV e pode cursar também com autoimunidades, incluindo doença tireoidiana.[37] Genes como TACI, BAFF, IKAROS, TWEAK, NKkB1 e TRNT1 são importantes no controle da tolerância, e alterações nas suas funções também cursam com autoimunidade, sendo mais comuns as citopenias.[7]

Autoimunidade em outras deficiências de anticorpos

Um importante grupo a ser lembrado, ainda seguindo essa forma de classificação,[7] são as síndromes de hiper IgM (HIGMS) – o AID é um gene importante responsável por regular negativamente as células B autorreativas; sendo assim, pacientes com essa deficiência, além dos comemorativos infecciosos já conhecidos, cursam com autoimunidade cujas manifestações mais comuns são as citopenias autoimunes e a hepatite; mais raramente os pacientes também podem apresentar quadros de LES, artrites, uveíte, doença de Crohn e PTI.[38] Em pacientes com deficiência de UNG, o mesmo não ocorre e uma provável justificativa é que, apesar de a recombinação e a troca de classe serem deficientes nesses pacientes, a hipermutação somática não está prejudicada e assemelha-se àquela de indivíduos saudáveis. Com um funcionamento adequado dos *checkpoints* na tolerância do linfócito B, os linfócitos autorreativos não estão em grande número.[39] Além disso, nos pacientes com UNG, diferentemente dos pacientes com deficiência de AID, não ocorre grande prejuízo na função das células T reguladoras.[40] Tanto o CD40 como o CD40L são importantes genes na sinapse imunológica e na tolerância, os pacientes com essas deficiências podem apresentar manifestações como artrites, doença inflamatória intestinal e citopenias autoimunes.[41]

A BENTA (do inglês *B cell expansion with NKkB and T anergy*), causada por mutações com ganho de função no gene CARD11, além do risco elevado de neoplasias, pode se apresentar como síndrome ALPS-símile com elevação de células Tαβ duplo-negativas e mais comum manifestação de autoimunidade., sendo a mais comum a anemia hemolítica com teste de Coombs direto positivo.[42]

O exemplo mais comum de desregulação imunológica desse grupo é a deficiência de IgA já que os pacientes apresentam amplo espectro clínico, podendo apresentar não apenas imunodeficiência sintomática, como também autoimunidade, fenômenos inflamatórios e câncer. Na dependência da coorte estudada, doenças autoimunes chegam até a 32%.[43] As principais manifestações desse grupo são a anemia hemolítica autoimune e a PTI, mas é importante lembrar a doença celíaca nesses pacientes, que, muitas vezes, passam por dificuldade no diagnóstico já que a triagem com os autoanticorpos pode ser negativa. Frente a um paciente com suspeita de doença celíaca, é imperativo avaliar inicialmente os níveis de IgA, além de autoanticorpos IgG como o antigliadina deaminada.[44] Muitos autoanticorpos podem ser encontrados nesses pacientes, mesmo na ausência de doença: antitireoglobulina; antígenos microssomais da tireoide. anti-hemácias; antimembrana basal; antimúsculo liso; anticélulas pancreáticas; anticardiolipina, anticolágeno humano; e até anticorpos contra células adrenais. A simples detecção e os níveis desses anticorpos específicos não predizem o desenvolvimento de doenças autoimunes.[45]

Defeitos de fagócitos

São classificados em defeitos no número e/ou na função do fagócito e com ou sem síndromes associadas.[7]

Autoimunidade nas neutropenias

A síndrome de Shwachman-Diamond (SDS) é causada por diversos genes e tem padrões de herança autossômico recessivo (DNAJC21, SBDS, EFL1). Outra síndrome autossômica dominante com mutação no gene SRP54 apresenta-se com clínica bastante similar e, além do quadro de neutropenia, insuficiência pancreática exócrina e condrodisplasia, há relatos de autoimunidade com positivação de autoanticorpos. Essas síndromes podem se apresentar com padrão celíaco-símile e com hepatite autoimune.[7,46] A glicogenose tipo 1b, que decorre de mutações no gene G6PT1, pode apresentar doenças como artrite reumatoide, miastenia gravis e tireoidite de Hashimoto, provavelmente por falha na homeostase da glicose/glicogênio nas células T reguladoras.[47] Ainda não existem muitos relatos sobre doenças autoimunes em pacientes com síndrome de Cohen (gene COH1); entretanto, recentemente, foi reportado um caso com anticorpos antifosfolípides positivos, o que chamou atenção para uma provável fisiopatologia dos casos em que existem plaquetopenia e distúrbios da coagulação raros, mas presentes nessa síndrome.[48]

Autoimunidade em disfunções de fagócitos

Surpreendentemente, é possível que os pacientes com LAD tipo 1, que apresentam mutações no gene ITGB2, com defeito na formação cadeia β comum da família das integrinas β2 (CD18), apresentem, ao longo do tempo, autoimunidade com ou sem autoanticorpos. É possível encontrar artrite idiopática juvenil, manifestações similares à doença de Crohn, glomerulonefrites e DM 1, além de autoanticorpos como b2glicoproteina, ANCA e antitireoglobulina.[49] Alguns estudos demonstram que esses pacientes têm células T reguladoras deficientes.[50] Na deficiência de GATA 2 ou síndrome mono-MAC, identificam-se manifestações de imunodeficiência (infecções virais, por micobactérias e histoplasma), malignidades (leucemia mieloide aguda e leucemia mielomonocítica crônica) e autoimunidade (paniculite em até 50%), artrite, hipotireoidismo, quadros lúpus-símile e cirrose biliar primária.[51]

Ainda nesse grupo, as doenças mais conhecidas são as que cursam com defeitos no sistema NADPH-oxidase causados por defeitos em diferentes genes com hereditariedade diversa. A doença granulomatosa crônica ligada ao X (gene CYBB – codificador da $gp91^{phox}$) é a mais comum e pode cursar com doença inflamatória intestinal, PTI, artrite reumatoide, cistite eosinofílica e DM 1, além de, eventualmente, lúpus discoide e LES.[52]

Autoimunidade nos defeitos do sistema complemento

Os defeitos genéticos resultantes de deficiências de componentes da cascata do complemento, de modo geral, estão associados ao aumento de risco de infecções bacterianas causadas por agentes encapsulados. Essa situação ocorre tendo em vista o papel fundamental das vias clássica e alternativa implicadas na lise bacteriana. No entanto, deficiências específicas de proteínas do sistema complemento (C1q, C1r/s, C2, C4) também constituem fatores de risco para a ocorrência de diferentes manifestações de autoimunidade, como LES, glomerulonefrite membranoproliferativa, artrite juvenil idiopática e dermatomiosite.[15]

A patogênese da autoimunidade associada às deficiências primárias do complemento está possivelmente relacionada à redução do clareamento de células apoptóticas e de imunocomplexos. Esses eventos teriam como consequência maior disponibilidade de autoantígenos, que ficariam cronicamente expostos ao sistema imunológico, com expansão da população de linfócitos B autorreativos e consequente autoimunidade.[53]

Deficiências dos componentes iniciais do sistema complemento (C1q, C1r, C1s, C2, C4) estão relacionadas à ocorrência de doenças autoimunes, como LES ou lúpus-*like*, síndrome hemolítico-urêmica, trombocitopenia crônica, glomerulonefrite por imunocomplexos. A causa mais frequente de deficiência hereditária da via clássica é a deficiência de C2, que pode causar doenças autoimunes sistêmicas, especialmente o LES.[54]

Há defeitos descritos em todos os subcomponentes do complexo C1 (C1q, C1r, C1s), porém a causa mais comum nesse grupo é a deficiência de C1q, que afeta a via clássica do sistema do complemento. Mais de 90% dos casos com deficiência de C1q desenvolvem LES, podendo também ocorrer infecções bacterianas de repetição.[55] As deficiências homozigóticas de C1r e C1s são extremamente raras, estando também associadas ao LES com formas graves de envolvimento renal e cutâneo.[54,55]

No grupo de mulheres com deficiência de C2, 20% a 60% apresentam quadro clínico de doença lúpus-*símile*. Outros tipos de apresentação, especialmente em crianças, são infecções piogênicas recorrentes causadas por bactérias encapsuladas, como pneumococos, hemófilos e meningococos. Outras associações descritas nessa imunodeficiência incluem lúpus discoide, polimiosite, glomerulonefrites, vasculite por IgA e linfoma de Hodgkin.[15] O fator antinuclear pode ser positivo em títulos baixos, anticorpos anti-Ro/SS-A são relatados em mais de 50% dos pacientes; anticorpos anti-DNA geralmente não são reagentes. Na maioria dos indivíduos, a deficiência parcial de C2 não apresenta tradução clínica e sua ocorrência não está aumentada em pacientes com LES.

A deficiência total de C4 é rara e aproximadamente 80% dos pacientes manifestam quadro clínico de LES grave com início em idade jovem. Contrariamente, a deficiência parcial de C4 é comum, sendo parte do haplótipo HLA-B8/DR3 e está associada à predisposição ao LES. Níveis de C4 no limite inferior (com C3 normal) são relatados em 1% a 3% da população de etnia branca, sendo a maioria assintomática. A deficiência de C4 também está associada a doenças autoimunes não implicadas nos defeitos de clareamento de imunocomplexos, como DM 1 e cirrose biliar primária.[15,56] Pacientes com LES com C4 baixo geram alguns desafios de interpretação: pode estar ocorrendo consumo (atividade do LES) ou deficiência genética de um ou mais alelos que codificam o C4? Se os demais componentes da via clássica (C1q, C4, C2 e C3) também estiverem baixos, evidentemente estará ocorrendo consumo. Por outro lado, a deficiência hereditária do complemento geralmente se caracteriza por ausência fixa de um único componente do sistema.[15,56]

No contexto das deficiências de componentes iniciais do sistema complemento, algumas proteínas reguladoras também estão associadas à autoimunidade. O angioedema hereditário (AEH), causado pela deficiência do inibidor de C1 (C1-INH), está associado ao aumento de consumo dos componentes iniciais da via clássica, o que interfere com o clareamento de imunocomplexos circulantes, ativação de linfócitos B e indução de autoimunidade.[53,57] Alguns pacientes com AEH evoluem com manifestações sistêmicas de LES, síndrome de Sjögren, síndrome antifosfolípide e tireoidite de Hashimoto, segundo relatos da literatura.

Doenças de imunodesregulação

As doenças de imunodesregulação caracterizam-se por manifestações de autoimunidade, inflamação e/ou linfoproliferação, com ou sem infecções repetidas.[7]

Síndrome poliglandular autoimune tipo-1 (APS-1) (OMIM # 240300)

Também denominada APECED (do inglês *autoimmune polyendocrinopathy candidiasis ectodermal dystrophy)*, é determinada por mutações no gene AIRE expresso por células medulares e dendríticas tímicas. O AIRE promove a expressão de autoantígenos que sofrem um processo de seleção central negativa e também induz a produção de células Treg, contribuindo para a eliminação de células T autorreativa.[15] Como consequência, a disfunção do AIRE ocasiona a produção de múltiplos autoanticorpos contra citocinas (interferon (IFN), IL-17 e IL-22) e autoantígenos e o desencadeamento de doenças autoimunes que afetam vários órgãos endócrinos e outros tecidos, com alta variabilidade e gravidade.[58]

Já foram descritas mais de 20 diferentes manifestações como hipoparatireoidismo, tireoidite autoimune, doença de Graves, hepatite autoimune, colangite primária, insuficiência adrenal, DM 1, vitiligo, psoríase, disfunção gonadal, candidíase mucocutânea crônica, hipoplasia de esmalte dentário, alopecia, enteropatias, anemia perniciosa, entre outras. As primeiras manifestações clínicas surgem frequentemente na infância e novas manifestações podem surgir ao longo da vida.[7,58]

Embora não existam autoanticorpos específicos, seu diagnóstico tem sido estabelecido na presença de duas entre as três manifestações clínicas mais comuns (candidíase mucocutânea crônica, hipoparatireoidismo e insuficiência adrenal primária) ou quando uma dessas manifestações estiver presente em um indivíduo cujo irmão/irmã tiver diagnóstico de APS-1.[59]

IPEX (imunodesregulação, poliendocrinopatia, enteropatia, ligada ao X) (OMIM # 304790)

É uma síndrome rara causada por disfunção do fator de transcrição *forkhead box P3* (FOXP3), que tem um papel fundamental no controle de células Treg CD4+CD25+. Sua disfunção resulta na ativação descontrolada de células T efetoras CD4+ e no desencadeamento de inflamação, autoimunidade e distúrbios metabólicos.[15] É caracterizada pela tríade clínica clássica de eczema, enteropatia com diarreia refratária e autoimunidade, com início no período perinatal ou no 1° ano de vida, sem aumento significativo da susceptibilidade a infecções. As anormalidades mais comuns são DM 1 no 1° mês de vida, tireoidite autoimune, anemia hemolítica, trombocitopenia, neutropenia e nefropatia.[60]

Avanços no sequenciamento genético permitiram a identificação de diferentes defeitos monogênicos com fenótipos clínicos semelhantes ao IPEX, na ausência de mutações FOXP3 identificáveis, embora acompanhados por maior suscetibilidade a infecções ao lado das manifestações de autoimunidade. Essas síndromes IPEX-símile estão ligadas a outros genes como STAT5b, STAT1, STAT3, IL2RA, CTLA4, LRBA, TTC7A, TTC37, LRBA e DOCK8.[61]

Haploinsuficiência de CTLA-4 (OMIM # 616100)

O antígeno linfocitário citotóxico 4 (CTLA-4) é uma proteína de *checkpoint* imunológico expressa constitutivamente por células Treg FOXP3+ e por células T ativadas. O CTLA-4 liga-se ao CD80 (B7-1) e ao CD86 (B7-2) na superfície das células apresentadoras de antígenos, transmitindo um sinal inibitório.[60,62]

Há suscetibilidade a infecções virais e bacterianas acompanhadas por uma alta taxa de linfoproliferação (linfonodomegalias, hepatoesplenomegalia e, mais raramente, GLILD) e de doenças autoimunes como citopenias, lúpus, artrite idiopática juvenil, uveíte, tireoidite, DM 1, enteropatias inflamatórias e doença pulmonar intersticial.[15]

Deficiência de LRBA (OMIM # 614700)

A molécula LRBA (do inglês *LPS-responsive beige-like anchor protein*) desempenha papel fundamental no tráfego intracelular de CTLA-4 inibindo sua degradação lisossomal e permitindo sua reciclagem e reexpressão na superfície celular. Consequentemente, a deficiência de LRBA resulta na baixa expressão de CTLA-4, o que explica a sobreposição de características fenotípicas entre indivíduos deficientes em LRBA ou CTLA-4.[12,15] São descritas infecções recorrentes de vias aéreas, linfonodopatias e hepatoesplenomegalia. As doenças autoimunes mais comuns são PTI, anemia hemolítica, doença inflamatória intestinal, endocrinopatias, hepatite, alopecia e uveite.[12]

Doenças relacionadas ao STAT

A família STAT (do inglês *signal transducers and activator of transcription*) é composta por sete fatores de transcrição e está envolvida em múltiplas vias de sinalização ativadas por citocinas. Em conjunto, é responsável pela transmissão de diversos sinais originados na membrana celular por diferentes citocinas para o núcleo; está envolvida em múltiplas vias de sinalização e controla a transcrição de genes implicados na resposta imune e inflamatória.[63] O mecanismo molecular que ocasiona a fosforilação de STAT requer a presença de moléculas de janusquinase (JAK) e a LOF ou ganho de função (GOF) das vias moleculares dependentes de JAK/STAT pode resultar em um amplo espectro de alterações, das quais a imunodesregulação e a suscetibilidade a infecções são as mais relevantes.[64]

STAT1 GOF (OMIM # 614162)

STAT1 é ativado principalmente por IFN tipos 1 e 2 e IL-2, regulando positivamente os genes dependentes de IFN gama (IFN-γ). Na mutação GOF, ocorrem aumento da fosforilação do STAT1 e deficiência da desfosforilação nuclear, resultando em diminuição da transcrição que afeta a liberação principalmente de IL-17A e IL-17F por linfócitos Th17, além de outras citocinas.[64] A grande maioria dos pacientes apresenta células Th17 diminuídas no sangue periférico. Os valores de células NK estão normais, embora sua resposta citolítica às IL-15 e IL-2 esteja significativamente prejudicada, o que pode presumivelmente explicar o aumento da suscetibilidade de pacientes com STAT1 GOF a patógenos intracelulares.[64] São descritas suscetibilidade a infecções, imunodeficiência combinada e doença IPEX-símile. A manifestação infecciosa mais comum é a candidíase mucocutânea crônica (CMC) seguida por infecções recorrentes: bacterianas, virais (herpesvírus simples, varicela-zóster, EBV e HPV), fúngicas disseminadas (coccidiomicose, histoplasmose) e micobactérias não tuberculosas.[65] Aproximadamente 50% dos pacientes apresentam autoimunidade e autoinflamação. As doenças autoimunes mais comuns são as endocrinopatias (hipotireoidismo e DM 1), citopenias, doenças dermatológicas (vitiligo e alopecia) e enteropatia com apresentação semelhante à síndrome IPEX.[66]

STAT3 GOF (OMIM # 147060)

O STAT3 é ativado pela ligação de receptores de superfície a várias citocinas (principalmente IL-6, IL-2, IFNs) e fatores de crescimento. Após sua ativação e translocação para o núcleo, ativa ou reprime a transcrição gênica, promovendo a proliferação de células Th17.[63]

Mutações da linhagem germinativa podem provocar hipogamaglobulinemia, linfoproliferação, autoimunidade e doença micobacteriana. Podem desencadear imunodesregulação que lembra a síndrome de deficiência de STAT5b, ALPS e IPEX.[12] Estão presentes diversas doenças autoimunes que são de início precoce: DM 1; tireoidiopatias; citopenias; enteropatias; hepatite; psoríase; artrite reumatoide; espondilite ancilosante; doença de Crohn; e pneumonia intersticial linfocítica.

Síndrome linfoproliferativa autoimune (ALPS)

É uma síndrome hereditária caracterizada por mecanismos apoptóticos defeituosos que interrompem a homeostase dos linfócitos. Essa falha causa uma doença linfoproliferativa não infecciosa e não maligna, com hepatomegalia e esplenomegalia, assim como doenças autoimunes, sendo mais comuns as citopenias.[64,67] Há aumento da população de células T duplo-negativas (DNTs) que expressam CD3 e TCRα/β, mas que não apresentam CD4 e CD8. Outras anormalidades típicas incluem níveis elevados de IL-10, IL-18, vitamina B12, FAS ligante solúvel (sFASL) e IgG, assim como defeitos *in vitro* da apoptose mediada por FAS.[64,67]

Nos últimos anos, foram diagnosticados vários defeitos produzindo manifestações semelhantes ao ALPS: deficiência de *protein kinase C delta* (PRKCD); doença linfoproliferativa associada a RAS (RALD); mutação ativadora de p110 delta causando células T senescentes; linfadenopatia e imunodeficiência (PASLI ou APDS); imunodeficiência ligada ao X com defeito de magnésio; infecção por EBV e neoplasia. Também são citadas como defeitos ALPS-símile algumas doenças abordadas anteriormente neste capítulo: haploinsuficiência de CTLA-4, STAT 1 GOF, STAT3 GOF; e deficiência de LRBA.[7,68]

Referências bibliográficas

1. Azizi G, Tavakol M, Yazdani R, et al. Autoimmune manifestations among 461 patients with monogenic inborn errors of immunity. Pediatr Allergy Immunol. 2021;32(6):1335-48. doi: 10.1111/pai.13510.
2. Thalhammer J, Kindle G, Nieters A, et al. Initial presenting manifestations in 16,486 patients with inborn errors of immunity include infections and noninfectious manifestations. J Allergy Clin Immunol. 2021;148(5):1332-41.e5. doi: 10.1016/j.jaci.2021.04.015.
3. Goudouris ES. Immunodeficiencies: non-infectious manifestations. J Pediatr (Rio J). 2021;97 Suppl 1(Suppl 1):S24-S33. doi: 10.1016/j.jped.2020.10.004.
4. Chan AY, Torgerson TR. Primary immune regulatory disorders: a growing universe of immune dysregulation. Curr Opin Allergy Clin Immunol. 2020;20(6):582-590. doi: 10.1097/ACI.0000000000000689.
5. Fischer A, Provot J, Jais JP, Alcais A, Mahlaoui N; members of the CEREDIH French PID study group. Autoimmune and inflammatory manifestations occur frequently in patients with primary immunodeficiencies. J Allergy Clin Immunol. 2017;140(5):1388-1393.e8. doi: 10.1016/j.jaci.2016.12.978.

6. Cunningham-Rundles C. Autoimmunity in primary immune deficiency: taking lessons from our patients. Clin Exp Immunol. 2011;164 Suppl 2(Suppl 2):6-11. doi: 10.1111/j.1365-2249.2011.04388.x.
7. Bousfiha A, Moundir A, Tangye SG, et al. The 2022 Update of IUIS Phenotypical Classification for Human Inborn Errors of Immunity [published online ahead of print, 2022 Oct 6]. J Clin Immunol. 2022;10.1007/s10875-022-01352-z. doi: 10.1007/s10875-022-01352-z.
8. Schmidt RE, Grimbacher B, Witte T. Autoimmunity and primary immunodeficiency: two sides of the same coin? Nat Rev Rheumatol. 2017;14(1):7-18. doi: 10.1038/nrrheum.2017.198.
9. Amaya-Uribe L, Rojas M, Azizi G, Anaya JM, Gershwin ME. Primary immunodeficiency and autoimmunity: A comprehensive review. J Autoimmun. 2019;99:52-72. doi: 10.1016/j.jaut.2019.01.011.
10. Tangye SG, Al-Herz W, Bousfiha A, Cunningham-Rundles C, Franco JL, Holland S, et al. The Ever-Increasing Array of Novel Inborn Errors of Immunity: an Interim Update by the IUIS Committee. J Clin Immunol. 2021;41(3):666-679. doi: 10.1007/s10875-021-00980-1.
11. Volk T, Pannicke U, Reisli I, Bulashevska A, Ritter J, Björkman A, et al. DCLRE1C (ARTEMIS) mutations causing phenotypes ranging from atypical severe combined immunodeficiency to mere antibody deficiency. Hum Mol Genet. 2015;24(25):7361-72. doi: 10.1093/hmg/ddv437.
12. Giardino G, Gallo V, Prencipe R, Gaudino G, Romano R, De Cataldis M, et al. Unbalanced immune system: immunodeficiencies and autoimmunity. Front Pediatr. 2016;4:107. doi: 10.3389/fped.2016.00107.
13. Delmonte OM, Villa A, Notarangelo LD. Immune dysregulation in patients with RAG deficiency and other forms of combined immune deficiency. Blood. 2020;135(9):610-619. doi: 10.1182/blood.2019000923.
14. Tasher D, Dalal I. The genetic basis of severe combined immunodeficiency and its variants. Appl Clin Genet. 2012;5:67-80. doi: 10.2147/TACG.S18693.
15. Costagliola G, Cappelli S, Consolini R. Autoimmunity in primary immunodeficiency disorders: an updated review on pathogenic and clinical implications. J Clin Med. 2021;10(20):4729. doi: 10.3390/jcm10204729.
16. Schipp C, Schlütermann D, Hönscheid A, Nabhani S, Höll J, Oommen PT, et al. EBV negative lymphoma and autoimmune lymphoproliferative syndrome like phenotype extend the clinical spectrum of primary immunodeficiency caused by STK4 deficiency. Front Immunol. 2018;9:2400. doi: 10.3389/fimmu.2018.02400.
17. Recio MJ, Moreno-Pelayo MA, Kilic SS, Guardo AC, Sanal O, Allende LM, et al. Differential biological role of CD3 chains revealed by human immunodeficiencies. J. Immun. 2007;178(4)2556-64.
18. Morgan NV, Goddard S, Cardno TS, McDonald D, Rahman F, Barge D, et al. Mutation in the TCRα subunit constant gene (TRAC) leads to a human immunodeficiency disorder characterized by a lack of TCRα/β+ T cells. J Clin Invest. 2011;121(2):695-702.
19. Abolhassani H, El-Sherbiny YM, Arumugakani G, Carter C, Richards S, Lawlee D, et al. Expanding clinical phenotype and novel insights into the pathogenesis of ICOS deficiency. J Clin Immunol. 2020;40:277-88. doi: 10.1007/s10875-019-00735-z.
20. Odineal DD, Gershwin ME. The epidemiology and clinical manifestations of autoimmunity in selective iga deficiency. Clin Rev Allergy Immunol. 2020;58(1):107-133. doi: 10.1007/s12016-019-08756-7.
21. Kohn DB, Hershfield MS, Puck JM, Aiuti A, Blincoe A, Gaspar HB, et al. Consensus approach for the management of severe combined immune deficiency caused by adenosine deaminase deficiency. J Allergy Clin Immunol. 2019;143(3):852-863. doi: 10.1016/j.jaci.2018.08.024.
22. Hwa V. STAT5B deficiency: Impacts on human growth and immunity. Growth Horm IGF Res. 2016;28:16-20. doi: 10.1016/j.ghir.2015.12.006.
23. Rivers E, Thrasher AJ. Wiskott-Aldrich syndrome protein: emerging mechanisms in immunity. Eur J Immunol. 2017;47(11):1857-1866. doi: 10.1002/eji.201646715.
24. Crestani E, Volpi S, Candotti F, Giliani S, Notarangelo LD, Chu J, et al. Broad spectrum of autoantibodies in patients with Wiskott-Aldrich syndrome and X-linked thrombocytopenia. J Allergy Clin Immunol. 2015;136(5):1401-4.e3. doi: 10.1016/j.jaci.2015.08.010.

25. Al-Mousa H, Hawwari A, Al-Ghonaium A, Al-Saud B, Al-Dhekri H, Al-Muhsen S, et al. Hematopoietic stem cell transplantation corrects WIP deficiency. J Allergy Clin Immunol. 2017;139(3): 1039-40.e4. doi: 10.1016/j.jaci.2016.08.036.
26. Kahr WH, Pluthero FG, Elkadri A, Warner N, Drobac M, Chen CH, et al. Loss of the Arp2/3 complex component ARPC1B causes platelet abnormalities and predisposes to inflammatory disease. Nat Commun. 2017;8:14816. doi: 10.1038/ncomms14816.
27. Gennery AR. Immunological aspects of 22q11. 2 deletion syndrome. Cell Mol Life Sci. 2012;69(1):17-27. doi: 10.1007/s00018-011-0842-z.
28. Rothblum-Oviatt C, Wright J, Lefton-Greif MA, McGrath-Morrow SA, Crawford TO, Lederman HM. Ataxia telangiectasia: a review. Orphanet J Rare Dis. 2016;11(1):159. doi: 10.1186/s13023-016-0543-7.
29. Bergerson JRE, Freeman AF. An update on syndromes with a Hyper-IgE phenotype. Immunol Allergy Clin N Amer. 2019;39(1):49-61. doi: 10.1016/j.iac.2018.08.007.
30. Vakkilainen S, Taskinen M, Mäkitie O. Immunodeficiency in cartilage-hair hypoplasia: pathogenesis, clinical course and management. Scand J Immunol. 2020;92:e12913. doi: 10.1111/sji.12913.
31. Niikawa N, Kuroki Y, Kajii T, Matsuura N, Ishikiriyama S, Tonoki H, et al. Kabuki make-up (Niikawa-Kuroki) syndrome: a study of 62 patients. Am J Med Genet. 1988;31:565-589. doi: 10.1002/ajmg.1320310312.
32. Ng YS, Wardemann H, Chelnis J, Cunningham-Rundles C, Meffre E. Bruton's tyrosine kinase is essential for human B cell tolerance. J Exp Med. 2004;200(7):927-34. doi: 10.1084/jem.20040920.
33. Kubo T, Uchida Y, Watanabe Y, Abe M, Nakamura A, Ono M, et al. Augmented TLR9-induced Btk activation in PIR-B-deficient B-1 cells provokes excessive autoantibody production and autoimmunity. J Exp Med. 2009;206:1971-82.
34. Hernandez-Trujillo VP, Scalchunes C, Cunningham-Rundles C, Ochs HD, Bonilla FA, Paris K, et al. Autoimmunity and inflammation in X-linked agammaglobulinemia. J Clin Immunol. 2014; 34(6); 627-32. doi: 10.1007/s10875-014-0056-x.
35. Heindl M, Handel N, Ngeow J, Kionke J, Wittekind C, Kamprad M, et al. Autoimmunity, intestinal lymphoid hyperplasia, and defects in mucosal B-cell homeostasis in patients with PTEN hamartoma tumor syndrome. Gastroenterology. 2012;142:1093-96.e1096. doi: 10.1053/j.gastro.2012.01.011.
36. Chen HH, Handel N, Ngeow J, Muller J, Huhn M, Yang HT, et al. Immune dysregulation in patients with PTEN hamartoma tumor syndrome: analysis of FOXP3 regulatory T cells. J Allergy Clin Immunol. 2017;139:607-620.e615. doi: 10.1016/j.jaci.2016.03.059.
37. Alkhairy OK, Rezaei N, Graham RR, Abolhassani H, Borte S, Hultenby K, et al. RAC2 loss-of-function mutation in 2 siblings with characteristics of common variable immunodeficiency. J Allergy Clin Immunol. 2015;135(5):1380-4.e1-5. doi: 10.1016/j.jaci.2014.10.039.
38. Durandy A, Cantaert T, Kracker S, Meffre E. Potential roles of activation-induced cytidine deaminase in promotion or prevention of autoimmunity in humans. Autoimmunity. 2013;46(2):148-56. doi: 10.3109/08916934.2012.750299.
39. Cantaert T, Schickel J-N, Bannock JM, Ng Y-S, Massad C, Delmotte FR, et al. Decreased somatic hypermutation induces an impaired peripheral B cell tolerance checkpoint. J Clin Invest. 2016;126:4289-302. doi: 10.1172/JCI84645.
40. Stratigopoulou M, van Dam TP, Guikema JEJ. Base excision repair in the immune system: small DNA lesions with big consequences. Front Immunol. 2020;11:1084. doi:10.3389/fimmu.2020.01084.
41. Picchianti DA, Rosado MM, Scarsella M, et al. Increased serum IgM, immunodeficiency, and autoimmunity: a clinical series. International J Immunopathol Pharmacol. 2015;547-56. doi: 10.1177/0394632015600231.
42. Gupta M, Aluri J, Desai M, Lokeshwar M, Taur P, Lenardo M, et al. Clinical, immunological, and molecular findings in four cases of b cell expansion with NF-κB and T cell anergy disease for the first time from India. Front Immunol. 2018;9:1049. doi: 10.3389/fimmu.2018.01049.
43. Yazdani R, Latif A, Tabassomi F, Abolhassani H, Azizi G, Rezaei N, et al. Clinical phenotype classification for selective immunoglobulin A deficiency. Exp Rev Clin Immunol. 2015;11:1245-1254, doi: 10.1586/1744666X.2015.1081565.

44. Niveloni S, Sugai E, Cabanne A, Vazquez H, Argonz J, Smecuol E, et al. Antibodies against synthetic deamidated gliadin peptides as predictors of celiac disease: prospective assessment in an adult population with a high pretest probability of disease. Clin Chem. 2007;53(12):2186-92. doi: 10.1373/clinchem.2006.081364.
45. Latiff AH, Kerr MA. The clinical significance of immunoglobulin A deficiency. Ann Clin Biochem. 2007; 44(Pt 2):131-9. doi: 10.1258/000456307780117993.
46. Veropalumbo C, Campanozzi A, De Gregorio F, Correra A, Raia V, Vajro P. Shwachman-Diamond syndrome with autoimmune-like liver disease and enteropathy mimicking celiac disease. Clin Res Hepatol. Gastroenterol. 2015;39(1):e1-e4. doi: 10.1016/j.clinre.2014.06.017.
47. Melis D, Carbone F, Minopoli G, La Rocca C, Perna F, De Rosa V, et al. Cutting edge: increased autoimmunity risk in glycogen storage disease type 1b is associated with a reduced engagement of glycolysis in T cells and an impaired regulatory T cell function. J Immunol. 2017;198(10):3803-8. doi: 10.4049/jimmunol.1601946.
48. Dehghan R, Behnem M, Moafi A, Salehi M. A novel mutation in the VPS13B gene in a Cohen syndrome patient with positive antiphospholipid antibodies. Case Rep Immunol. 2021;2021:3143609. doi: 10.1155/2021/3143609.
49. Rose DU, Giliani S, Notarangelo LD, Lougaris V, Lanfranchi A, Moratto D, et al. Long term outcome of eight patients with type 1 leukocyte adhesion deficiency (LAD-1): not only infections, but high risk of autoimmune complications. Clin Immunol. 2018;191:75-80. doi: 10.1016/j.clim.2018.03.005.
50. Tran D. Dysfunctional FOXP3 + regulatory t cells in leukocyte adhesion deficiency type 1 (LAD-1) patients with reversion mutations and inflammatory bowel disease. J Allergy Clin Immunol. 2009;123(2):S15-S15.
51. Collin M, Dickinson R, Bigley V. Haematopoietic and immune defects associated with GATA2 mutation. Br J Haematol. 2015;169(2):173-87. doi: 10.1111/bjh.13317.
52. Kalra N, Ghaffari G. The association between autoimmune disorders and chronic granulomatous disease. Pediatr Allergy Immunol Pulmonol. 2014;27(3):147-50. doi: 10.1089/ped.2014.0369.
53. Schröder-Braunstein J, Kirschfink M. Complement deficiencies and dysregulation: pathophysiological consequences, modern analysis, and clinical management. Mol Immunol. 2019;114:299-311. doi: 10.1016/j.molimm.2019.08.002.
54. Lintner KE, Wu YL, Yang Y, Spencer CH, Hauptmann G, Hebert LA, et al. Early components of the complement classical activation pathway in human systemic autoimmune diseases. Front Immunol. 2016;7:36. doi: 10.3389/fimmu.2016.00036.
55. Macedo AC, Isaac L. Systemic lupus erythematosus and deficiencies of early components of the complement classical pathway. Front Immunol. 2016;7:55. doi: 10.3389/fimmu.2016.00055.
56. Wang H, Liu M. Complement C4, infections, and autoimmune diseases. Front Immunol. 2021;12:694928. doi: 10.3389/fimmu.2021.694928.
57. Conigliaro P, Triggianese P, Ballanti E, Perricone C, Perricone R, Chimenti MS. Complement, infection, and autoimmunity. Curr Opin Rheumatol. 2019;31(5):532-541. doi: 10.1097/BOR.0000000000000633.
58. Borchers J, Pukkala E, Mäkitie O, Laakso S. Patients with APECED have increased early mortality due to endocrine causes, malignancies and infections. J Clin Endocrinol Metabol. 2020;105(6):e2207-e2213. doi: 10.1210/clinem/dgaa140.
59. Perheentupa J. Autoimmune polyendocrinopathy-candidiasis-ectodermal dystrophy. J Clin Endocrinol Metab. 2006;91(8):2843-50. doi: 10.1210/jc.2005-2611.
60. Padron GT, Hernandez-Trujillo VP. Autoimmunity in primary immunodeficiencies (PID). Clinic Rev Allerg Immunol. 2022. doi: 10.1007/s12016-022-08942-0.
61. Gambineri E, Ciullini Mannurita S, Hagin D, Vignoli M, Anover-Sombke S, DeBoer S, et al. Clinical, immunological, and molecular heterogeneity of 173 patients with the phenotype of immune dysregulation, polyendocrinopathy, enteropathy, X-linked (IPEX) syndrome. Front Immunol. 2018;9:2411. doi: 10.3389/fimmu.2018.02411.
62. Staels F, Collignon T, Betrains A, Gerbaux M, Willemsen M, Humblet-Baron S, et al. Monogenic adult-onset inborn errors of immunity. Front Immunol. 2021;12:753978. doi: 10.3389/fimmu.2021.753978.

63. Vogel TP, Milner JD, Cooper MA. The ying and yang of STAT3 in human disease. J Clin Immunol. 2015;35(7):615-23. doi: 10.1007/s10875-015-0187-8.
64. Chellapandian D, Chitty-Lopez M, Leiding JW. Precision therapy for the treatment of primary immunodysregulatory diseases. Immunol Allergy Clin N Amer. 2020;40:511-26. doi: 10.1016/j.iac.2020.04.001.
65. Toubiana J, Okada S, Hiller J, Oleastro M, Lagos Gomez M, Aldave Becerra JC, et al. Heterozygous STAT1 gain-of-function mutations underlie an unexpectedly broad clinical phenotype. Blood 2016;127:3154-64. doi: 10.1182/blood-2015-11-679902.
66. Uzel G, Sampaio EP, Lawrence MG, Hsu AP, Hackett M, Dorsey MJ, et al. Dominant gain-of--function STAT1 mutations in FOXP3 wild-type immune dysregulation-polyendocrinopathy enteropathy-X-linked-like syndrome. J Allergy Clin Immunol. 2013;131:1611-23. doi: 10.1016/j.jaci.2012.11.054.
67. Bride K, Teachey D. Autoimmune lymphoproliferative syndrome: more than a FAScinating disease. F1000Res. 2017;6:1928. doi: 10.12688/f1000research.11545.1.
68. Lo B, Fritz JM, Su HC, Uzel G, Jordan MB, Lenardo MJ. CHAI and LATAIE: new genetic diseases of CTLA-4 checkpoint insufficiency. Blood. 2016;128(8):1037-42. doi: 10.1182/blood-2016-04-712612.

12

Erros Inatos da Imunidade no Período Neonatal

Irma Cecília Douglas Paes Barreto | Bruno Acatauassu Paes Barreto | Maiana Darwich Mendes Guerreiro | Erica Gomes do Nascimento Cavalcante

Introdução

Os erros inatos da imunidade (EII) representam um grupo de doenças que cursam com alterações quantitativas e/ou funcionais dos elementos que compõem a resposta imunológica. Essas doenças são classificadas como primárias, quando sua origem é genética e incluem, até o momento, aproximadamente 485 doenças monogênicas que podem cursar com várias manifestações, como maior susceptibilidade a infecções, formas graves de alergias, autoimunidade ou inflamação, além de maior susceptibilidade a câncer. Alguns EII podem se apresentar precocemente, no período neonatal ou nos primeiros 3 meses de vida.

Visando a identificação precoce de pacientes com EII, para melhora da qualidade de vida e diminuição da morbimortalidade, foram criados os "dez sinais de alerta" para EII em crianças, sendo a história familiar de EII o sinal de alerta de maior sensibilidade e especificidade.[1] Esses dez sinais de alerta não constituem um critério adequado para se aplicar a crianças muito pequenas, tendo sido propostos, em 2011, sinais de alerta para crianças menores de 1 ano de idade[2] (Quadro 12.1).

Quadro 12.1. Sinais de alerta para EII em menores de 1 ano.

Sinais de alerta	
1. Infecções fúngicas, virais e/ou bacterianas persistentes ou graves	**7.** Quadro sepse-símile, febril, sem identificação de foco infeccioso
2. Cardiopatia congênita (principalmente de vasos da base)	**8.** Linfocitopenia (menos de 2.500 células/mm^3), ou outra citopenia, ou leucocitose persistente sem infecção
3. Reações adversas ao bacilo *Calmette-Guérin* (BCG)	**9.** Lesões cutâneas extensas
4. Atraso na queda do coto umbilical (acima de 30 dias)	**10.** Hipocalcemia, com ou sem convulsão
5. Doença autoimune e/ou inflamatória	**11.** Diarreia persistente ou crônica
6. História familiar de erro inato da imunidade ou de óbito precoce por infecção	**12.** Ausência de imagem tímica à radiografia de tórax

Fonte: Adaptado de Carneiro-Sampaio M, Jacob CMA, Leone CR, 2011.

O estabelecimento da triagem neonatal de imunodeficiências no Brasil, favorecendo o diagnóstico precoce em recém-nascidos pré-sintomáticos, certamente promoverá significativa diminuição da morbimortalidade[3-5] (ver Capítulo 39 – Triagem Neonatal para

Erros Inatos da Imunidade). Entretanto, alguns EII que se manifestam no período neonatal não são identificados pela contagem de TREC e KREC (do inglês *T-cell receptor excision circles* e *Kappa-deleting recombination excision circles*, respectivamente) e, muitas vezes, podem ser mascarados pela imaturidade natural do sistema imunológico neonatal, dificultando o diagnóstico, clínica e laboratorialmente.[6]

Abordagem do sistema imunológico neonatal

Durante o início da vida, os recém-nascidos encontram uma infinidade de desafios antigênicos. Diante de uma imunidade adaptativa inexperiente, a imunidade inata é crítica para a sobrevivência dos neonatos.[6]

Resposta imunológica inata neonatal

A resposta imunológica inata neonatal, de maneira geral encontra-se imatura. Ao nascimento, os neutrófilos apresentam deficiências quantitativas e funcionais. Essas células demonstram atividade quimiotática diminuída, expressão reduzida de moléculas de adesão e menor produção de radicais livres. Os neutrófilos neonatais expressam receptores do tipo *toll* (TLR4) em níveis mais baixos que os neutrófilos de adultos; já a expressão dos receptores TLR2 é semelhante a dos adultos, mas com função deficiente.[6,7,8]

Há, ainda, redução da atividade total do complemento, diminuição da fibronectina e redução da produção de citocinas. As células NK estão presentes em número adequado, mas possuem menor citotoxicidade e produção de citocinas, limitando sua eficácia. A atividade de neutrófilos e monócitos é significantemente menor em neonatos em comparação com adultos.[6,7,9]

De maneira geral, as células Tγδ neonatais apresentam baixa capacidade de proliferação, produção de citocinas frente a estimulação e produzem menores proporções de perforina e granzima B.[10]

Resposta imunológica adaptativa neonatal

A resposta imune adaptativa é relativamente imatura ao nascimento, e a proteção do neonato contra infecções depende, principalmente, de anticorpos adquiridos passivamente, transferidos da mãe, e de componentes do sistema imune inato.[11]

Os recém-nascidos exibem uma suscetibilidade aumentada a infecções decorrente da imaturidade de seus linfócitos, incluindo um baixo número de células T de memória efetora, secreção reduzida de citocinas Th1 (predominância de resposta Th2) e reduzida força de sinalização do receptor de células B.[8]

Vários são os fatores que influenciam a imunidade neonatal. Destacam-se a epigenética, o leite materno, o desenvolvimento do microbioma e a prematuridade. Recém-nascidos prematuros têm sistema imune ainda mais imaturo, com diminuição quantitativa e qualitativa no *pool* de monócitos e neutrófilos. Apresenta, também diminuição da capacidade proliferativa de precursores de granulócitos ao nascimento, dificultando o estímulo na produção de fagócitos em situações de estresse, como na sepse.[5,11,12] Os prematuros também apresentam menor produção de citocinas, o que limita a ativação de células T, reduz a capacidade de combater bactérias e de detectar vírus nas células, em comparação com bebês a termo. Outras deficiências funcionais imunológicas importantes incluem a redução da função de receptores *toll-like*.[12,13]

Além disso, os prematuros também demonstram pele frágil, hipogamaglobulinemia moderada a grave, e níveis mais baixos de contagem de linfócitos, complemento plasmático e níveis de peptídeo antimicrobiano.[14,15]

Defeitos da imunidade inata no período neonatal

Neutropenias congênitas

As neutropenias congênitas graves representam um grupo heterogêneo, caracterizado por valores de neutrófilos absolutos abaixo de 500 células/mL, sem aumento dos precursores da linhagem mieloide. A frequência estimada é de 1 a 2 casos/1 milhão, com mutações do gene ELANE em 50% a 60% dos casos. O diagnóstico é realizado pela identificação de neutropenia no hemograma. Esse quadro está associado a infecções bacterianas de repetição, como sepse, abscessos cutâneos, gengivite, úlceras orais e febre recorrente. Antes dos tratamentos com fatores de estimulação de colônias de granulócitos (G-CSF), a taxa de mortalidade era de 50% no 1° ano de vida por sepse bacteriana.[6]

Deficiência de adesão leucocitárias (LAD-1)

Os defeitos de proteínas de adesão leucocitárias tipo 1 são desordens autossômicas recessivas, com mutações no gene ITGB2, que resultam na perda do CD18. Essa molécula é uma subunidade beta2 da integrina leucocitária, necessária para a adesão celular, importante para a resposta à injúria tecidual, no processo inflamatório, no qual os neutrófilos seguem para borda endotelial, pela ação de quimiocinas, e atravessam a barreira do endotélio, chegando ao sítio da inflamação. A LAD-1 apresenta-se com infecções bacterianas e fúngicas graves e de repetição que podem se manifestar desde o nascimento, além de neutrofilia (> 100.000 células/mL) durante uma infecção. Sinais de alerta clássicos são o retardo da queda do coto umbilical e a onfalite.[6] O diagnóstico é realizado pela avaliação da expressão de CD18/CD11 por citometria de fluxo e por sequenciamento genético. O tratamento consiste no uso de antimicrobianos e nos casos graves, o transplante de células-tronco hematopoiéticas deve ser indicado. Existem outras variantes de defeitos de adesão leucocitária, LAD-2 e LAD-3, mais raras e menos frequentes no período neonatal.[6,16]

Doença granulomatosa crônica (DGC)

A DGC é causada por defeito no metabolismo oxidativo dos fagócitos, que interfere na capacidade destes de destruir micro-organismos, principalmente bactérias intracelulares catalase-positivas. Afeta 1 em cada 250 mil nascidos vivos e a forma mais comum é ligada ao cromossomo X, com uma alteração na gp91-phox. As manifestações iniciam-se nos primeiros meses de vida, com infecções de repetição, como abscessos, linfadenites, otites e pneumonias, principalmente causadas por *Staphylococcus aureus*, *Burkholderia cepacia*, *Serratia marcescens*, *Nocardia* spp. e *Aspergillus* spp. Nas formas autossômicas recessivas, as infecções são mais tardias e menos graves, entretanto a infecção invasiva pelo *Aspergillus* spp. podem estar presente logo após o nascimento. Doença inflamatória intestinal e do trato urinário também é frequente. O exame de escolha para o diagnóstico da DGC é o teste que avalia o *burst* oxidativo por meio da análise da redução de di-hidrorodamina por citometria de fluxo (DHR). O tratamento da DGC inclui a profilaxia com sulfametoxazol-trimetoprima e itraconazol. O uso de interferon gama (IFN-γ) recombinante pode ser indicado, mas o transplante de células-tronco hematopoiéticas é considerado o tratamento curativo.[6]

Deficiência de complemento

As deficiências do sistema complemento manifestam-se como infecções bacterianas de repetição, especialmente por bactérias encapsuladas, como *Neisseria meningitidis*, e por alterações autoimunes. Esse tipo de erro inato da imunidade raramente é reconhecido no período neonatal. Solicita-se a dosagem de CH50 e de AH50 para avaliar as vias clássica e alternativa da ativação do complemento, respectivamente.[6]

Defeito das vias de sinalização de TLR

Trinta por cento dos pacientes com deficiência de receptor de interleucina1 (IL-1) associado à quinase 4 (IRAK-4) apresentam a primeira infecção bacteriana no período neonatal, além de haver retardo na queda do coto umbilical. O defeito é caracterizado por infecção por pneumococos, estafilococos e Pseudomonas spp., com febre baixa e poucos sinais inflamatórios, apesar da gravidade.[15]

Síndrome de Netherton

É decorrente de mutações com perda de função no gene SPINK5. A sua herança é autossômica recessiva. Caracteriza-se por um quadro de eritrodermia ictiosiforme precoce, cabelo em bambu (*trichorrexis invaginatum*), redução de células B de memória, defeito de anticorpos específicos, função NK prejudicada, eosinofilia e IgE aumentada.

Defeitos da imunidade adaptativa no período neonatal

Agamaglobulinemia ligada ao X (XLA) ou de herança autossômica recessiva

São doenças caracterizadas pela deficiência de células B, ocasionando a redução dos níveis séricos de imunoglobulinas (Ig). O defeito predominante é o ligado ao X (XLA), correspondendo a 85% dos casos e com incidência estimada entre de 1:100.000 a 1:200.000 nascidos vivos. É causada por um defeito no gene BTK, que codifica a tirosinaquinase de Bruton (BTK). Os portadores dessas patologias são suscetíveis a infecções virais e bacterianas, sendo as bactérias encapsuladas (*Haemophilus influenzae* e *Streptococcus pneumoniae*) as causas mais comuns de infecções. Os sintomas da agamaglobulinemia começam a aparecer entre os 3 e 6 meses de idade, quando caem os níveis de Ig maternas transferidas e, quando não há antecedentes familiares, o diagnóstico, em geral, é realizado tardiamente. O sexo masculino na XLA, a história familiar (41%) e a neutropenia (11%) são sinais importantes para a suspeita. Como já referido, o diagnóstico precoce, por meio da quantificação de KREC (pedaços circulares de ácido desoxirribonucleico (DNA) gerados como subprodutos da formação dos receptores das células B), possibilitará reduzir a morbimortalidade dessas patologias.[17,18]

Síndrome da Hiper-IgM (HIGM)

Esta síndrome foi caracterizada por níveis normais ou aumentados de IgM com diminuição dos isotipos IgG, IgA e IgE, associada a diferentes defeitos imunológicos. Os mais conhecidos e comuns são os defeitos de ligante de CD40 (CD40 L) e de CD40. A deficiência de CD40 L é rara, com herança ligada ao X. As manifestações clínicas têm início precoce; 50% dos meninos iniciam seus sintomas no 1° ano de vida e mais de 90% serão sintomáticos até os 4 anos de vida. O quadro clínico pode se iniciar com o acometimento do sistema respiratório por infecções bacterianas recorrentes, mas também por agentes oportunistas como *Pneumocystis* spp., *Cryptosporidium* spp. e histoplasma. No sistema digestório, pode cursar com diarreia crônica por *Cryptosporidium parvum* ou mesmo não infecciosa, associada a dificuldade de ganhar peso, maior risco de colangite esclerosante e colangiocarcinoma. Metade dos pacientes apresenta úlceras orais e proctite, associadas frequentemente à neutropenia. Os pacientes podem também desenvolver infecções virais, manifestações autoimunes, trombocitopenia e anemia hemolítica. Entre as complicações malignas, e mais tardias, estão o hepatocarcinoma, ou colangiocarcinoma, tumores neuroectodérmicos periféricos, do trato gastrointestinal e, com menor incidência, os linfomas.[6,18-20]

Imunodeficiências combinadas graves (SCID, do inglês *severe combined immunodeficiency*)

Incluem um grupo heterogêneo de alterações genéticas, caracterizadas por anormalidades no desenvolvimento e funções de células T e B. Afetam aproximadamente 1:55.000 nascidos vivos e, destes, menos de um terço tem história familiar. Esses defeitos geneticamente determinados não são clinicamente aparentes ao nascimento, mas as complicações infecciosas costumam ocorrer no 1° ano de vida, entre 3 e 6 meses de vida. Sem o diagnóstico e tratamento adequados, o paciente com SCID evolui para óbito em até 24 meses de vida. Por esse motivo, as SCID são consideradas emergências pediátricas e seu diagnóstico precoce é fundamental para o sucesso do tratamento. Apesar de resultarem de uma grande variedade de defeitos geneticomoleculares, os diferentes defeitos nas imunidades celular e humoral acabam culminando em uma apresentação clínica similar. Crianças com SCID são vulneráveis a infecções por todos os tipos de patógenos, como o *Pneumocystis jirovecii*, que podem causar uma pneumonia rapidamente fatal se não diagnosticada e tratada o quanto antes. Essas crianças podem ainda ter morte precoce consequente a infecções sistêmicas secundárias às vacinas com micro-organismos vivos, como os presentes em vacinas BCG, rotavírus e varicela. Além disso, agentes infecciosos que comumente causam infecções nesses pacientes são citomegalovírus, adenovírus, herpes simples, parainfluenza, vírus *Epstein-Barr*, poliovírus e o vírus do sarampo. A diarreia persistente representa outro problema comum, comprometendo o crescimento e o desenvolvimento da criança. São raros os fenótipos que apresentam anormalidades ao nascimento, porém, na síndrome de Omenn, os pacientes apresentam *rash* cutâneo (em geral, uma eritrodermia ictiosiforme), hepatoesplenomegalia, linfadenomegalia, aumento de eosinófilos e de IgE. Pode ocorrer ainda um fenótipo Omenn-símile causado por uma reação das células T maternas contra os tecidos do recém-nascido (reação da doença do enxerto contra hospedeiro). É importante lembrar que, no Brasil, as complicações decorrentes da vacina BCG são uma grande preocupação em pacientes com SCID, observando-se que 51% apresentam complicações e 34% dos pacientes desenvolvem a doença de forma disseminada com alta morbimortalidade. Após a suspeita clínica de SCID, antes da identificação de um defeito molecular, a análise do perfil imunológico de linfócitos pode indicar qual a natureza da anormalidade genética. A grande maioria dos casos de SCID tem ausência ou baixo número de linfócitos T e a classificação fenotípica do SCID é feita de acordo com a presença ou ausência de células B e *natural-killer* (NK).

O diagnóstico molecular é feito por sequenciamento genético que não deve ser aguardado para que o diagnóstico de SCID seja feito e o tratamento, indicado. Com a implementação da triagem neonatal para SCID, houve melhora significativa no prognóstico desses pacientes. A realização de transplante de células-tronco hematopoiéticas em crianças até os 3 meses de idade, sem complicações infecciosas, pode fazer a sobrevida alcançar aproximadamente 95% dos casos.[19,21-23]

Defeitos combinados T e B associados a síndromes

Síndrome de DiGeorge (SDG – deleção 22q11.2)

A SDG é um erro inato da imunidade com uma frequência estimada de 1:3.000 a 1:6.000 nascidos vivos. É um distúrbio congênito que resulta no defeito embrionário das células da crista neural da terceira e da quarta bolsas faríngeas que originam o timo, glândulas paratireoides e parte do arco aórtico. As manifestações clínicas dos pacientes com SDG podem ser observadas ainda no período neonatal, pelos dismorfismos faciais, malformações cardíacas, hipoparatireoidismo que se manifesta por tetania neonatal (hipocalcemia), além das deficiências imunológicas, que já podem ser detectadas por baixas contagens de TREC. As alterações imunológicas nos pacientes com SDG são secundárias à aplasia ou à hipoplasia tímica, desenvolvendo quadro SCID-símile, com fenótipo T-B+NK+. O transplante de timo é uma opção de tratamento, no entanto raramente está disponível. Em 20% dos casos, os pacientes não manifestam alterações do sistema imune, enquanto a grande maioria dos casos apresenta deficiência imunológica parcial. Os pacientes podem apresentar manifestações autoimunes.[6,24]

Síndrome de Wiskott-Aldrich (WAS)

É um erro inato da imunidade ligado ao X causado pela mutação do gene WAS, localizado no braço curto do cromossomo X (Xp11.22-p11.23), provocando a redução ou a ausência da expressão da proteína WAS. As principais manifestações clínicas são trombocitopenia com plaquetas de volume reduzido, eczema, infecções recorrentes e maior incidência de doenças autoimunes e neoplasias. Estima-se que a incidência da doença nos Estados Unidos e Canadá seja de aproximadamente 1:250.000 meninos nascidos vivos. Há comprometimento da imunidade humoral, celular e inata. Há níveis séricos reduzidos de IgG, IgM e IgA e níveis aumentados de IgE, além de respostas anormais de anticorpos funcionais, como iso-hemaglutininas e anticorpos vacinais. Os pacientes apresentam, ainda, defeitos quantitativos e qualitativos nas células Th2, com linfopenia, porém com contagem de linfócitos maior que 1.000/μL, na maioria dos pacientes. As células NK, monócitos e neutrófilos estão em número normal, porém apresentam deficiência funcional. O diagnóstico é realizado pela identificação da proteína WAS, por citometria de fluxo, e/ou sequenciamento genético. O tratamento inicial consiste no uso de antimicrobianos e na reposição de Ig humana. A terapia gênica é promissora, embora o tratamento curativo preconizado ainda seja o transplante de células-tronco hematopoéticas.[6,25]

Ectodermodisplasia anidrótica com imunodeficiência

Trata-se de mutação hipomórfica no gene inibidor kappa B kinase Y (IKBKG), que codifica o modulador nuclear fator kappa B essencial (NEMO), o que resulta em uma alteração em sua função e no fenótipo de ectodermodisplasia anidrótica com imunodeficiência

(EDA-ID) ou deficiência de NEMO/IKBKG. Trata-se de doença com herança recessiva ligada ao X ou autossômica dominante com uma incidência estimada de 1:250.000 nascidos vivos. As manifestações clínicas são precoces e incluem eczema, dentes pequenos e pontiagudos, alopecia ou cabelos quebradiços, hipoidrose ou anidrose das glândulas sudoríparas, podendo até apresentar quadros de hipertermia. As infecções são recorrentes e graves, como pneumonia, otites médias, sinusites, linfadenite, alterações cutâneas e ósseas especialmente por bactérias piogênicas, micobactérias atípicas, *Pneumocystis jirovecii* e infecções por vírus (citomegalovírus, herpesvírus simples, adenovírus, poxvírus e papilomavírus humano). Aproximadamente 25% dos indivíduos com EDA-ID têm alterações típicas inflamatórias, como doença inflamatória intestinal ou artrite reumatoide. Entretanto, alguns pacientes podem manifestar mínima ou nenhuma alteração de displasia ectodérmica. O transplante de células-tronco hematopoiéticas nesses casos ainda é um desafio.[6,26]

Doenças com desregulação das imunidades inata e adaptativa no período neonatal

Síndrome de desregulação imune, poliendocrinopatia, enteropatia ligada ao X (IPEX)

É uma doença hereditária rara, de manifestação precoce, causada por mutação no gene *forkhead box protein 3* (FOXP3), localizado no cromossomo Xp11.23. O *FOXP3* codifica um fator de transcrição essencial para o controle do subconjunto de células T reguladoras derivadas do timo, e sua disfunção produz autoimunidade, inflamação e distúrbios metabólicos. Embora a síndrome IPEX seja uma condição genética recessiva ligada ao X e, portanto, acomete prioritariamente meninos, raramente pode ocorrer em crianças do sexo feminino. Nesse caso, a mutação deve ocorrer em ambas as cópias do gene para causar o distúrbio imunológico. Suas manifestações clínicas são precoces, podendo acontecer ainda no período neonatal, e compreendem um amplo espectro de doenças autoimunes, destacando-se as enteropatias graves, diabetes *mellitus* tipo 1 e dermatite eczematosa grave. No entanto, infecções recorrentes, alterações hematológicas (anemia hemolítica e citopenias), tireoidite, hepatite autoimune e nefrite também podem fazer parte do quadro clínico. Diante de pacientes com múltiplas doenças autoimunes de início precoce, o diagnóstico de síndrome IPEX deve ser suspeitado e, para sua confirmação, é necessária a identificação de uma variante patogênica hemizigótica no gene FOXP3.[6,27,28]

Linfo-histiocitose hemofagocítica (HLH)

É uma condição grave e potencialmente fatal, caracterizada pela ativação excessiva e persistente de linfócitos T citotóxicos e células NK. Como consequência dessa desregulação imunológica, ocorre produção exagerada de citocinas inflamatórias e ativação desordenada de macrófagos, que, por sua vez, serão responsáveis pela grande maioria dos sinais clínicos da doença. A HLH é classificada como secundária, quando associada a infecções, neoplasias e doenças autoimunes (denominada "síndrome de ativação macrofágica" (SAM)), e primária, ou familiar, (pHLH), nos defeitos de herança autossômica recessiva que afetam a via da citotoxicidade. Sabe-se que na pHLH, a proliferação exagerada de células T e macrófagos está associada a uma série de defeitos genéticos que ocasionam a diminuição da função das células NK e linfócitos T citotóxicos. Cerca de um terço dos pacientes apresenta mutação no gene codificador da perforina. Apesar das diversas classificações, as manifestações clínicas assemelham-se, podendo ser difícil a distinção entre elas. Os sintomas da pHLH costumam aparecer nos primeiros meses de vida. Destacam-se, entre as manifestações clínicas, a presença de febre, visceromegalias (hepatomegalia, esplenomegalia), citopenias, disfunção neurológica, *rash* cutâneo, edema, icterícia e coagulopatia.[6,29,30]

Síndrome neurológica, cutânea e articular infantil crônica (CINCA)/doença inflamatória multissistêmica de início neonatal (NOMID)

É uma das doenças mais graves do espectro das criopirinopatias, de manifestação ainda no período neonatal. Trata-se de doença monogênica, que geralmente ocorre sem histórico familiar, consequente a uma mutação *de novo* no gene CIAS1 (ou NLRP3). Esse gene codifica uma proteína denominada "criopirina", que se torna hiperativa na presença de mutação genética, com consequente aumento na liberação das IL-1ß e IL-18, envolvidas na fisiopatologia da doença. O fenótipo clínico inclui manifestações cutâneas, com exantema urticariforme evanescente, febre, inflamação ocular, do sistema nervoso central, da orelha média, além de envolvimento articular (artropatia hipertrófica). As manifestações da doença podem variar em gravidade, conforme o tipo de mutação encontrada. Há ainda pacientes nos quais as mutações não são encontradas: ocorrem mosaicos somáticos ou apresentam mutações de difícil identificação.[6,31,32,33]

Deficiência do antagonista do receptor da interleucina 1 (DIRA)

É uma doença autoinflamatória autossômica recessiva causada pela mutação do gene IL1RN, que codifica o antagonista do receptor da IL-1, resultando em uma marcante ação dessa citocina inflamatória. Os indivíduos afetados apresentam sinais clínicos da doença ainda nas primeiras semanas de vida, com exantema pustular, osteomielite asséptica, periostite, sem febre associada. Frequentemente, são recém-nascidos prematuros, que podem ainda apresentar distúrbios respiratórios como apneia, pneumonia aspirativa, fibrose pulmonar, além de colonização da pele por estafilococos meticilinorresistentes.[6,34,35]

Defeitos no receptor da interleucina 10

A IL-10 é uma citocina imunomoduladora que desempenha a importante função de manutenção do equilíbrio do sistema imunológico, inibindo a resposta imune e limitando a secreção de citocinas pró-inflamatórias, como fator de necrose tumoral-ß, IL-1, IL-6, IL-12. Além disso, controla a diferenciação e a proliferação de macrófagos, células T e células B. Mutações nos genes IL10RA, IL10RB e IL10 produzem um fenótipo de doença inflamatória intestinal de início muito precoce, mais agressiva e com má resposta terapêutica.[36,37]

Considerações finais

Além da contagem de TREC e KREC da triagem neonatal (ver Capítulo 39 – Triagem Neonatal para Erros Inatos da Imunidade), cujas alterações demandam realizar contagem de subpopulações de linfócitos, o hemograma pode ser bastante útil como avaliação inicial, revelando linfopenia (< 2.500 células/mm^3), leucocitose e neutrofilia (LAD – defeito de adesão leucocitária), neutropenia (neutropenias congênitas), eosinofilia (síndrome de Omenn, desregulação imune), trombocitopenia com plaquetas pequenas (WAS), trombocitose (inflamação crônica).

Referências bibliográficas

1. Subbarayan A, Colarusso G, Hughes SM, Gennery AR, Slatter M, Cant AJ, et al. Clinical features that identify children with primary immunodeficiency diseases. Pediatrics. 2011;127(5):810-6. doi: 10.1542/peds.2010-3680.
2. Carneiro-Sampaio M, Jacob CMA, Leone CR. A proposal of warning signs for primary immunodeficiencies in the first year of life. Pediatric Allergy and Immunology. 2011;22:345-6. doi: 10.1111/j.1399-3038.2010.01084.x.
3. Sánchez-Ramón S, et al. Primary and secondary immunodeficiency diseases in oncohaematology: warning signs, diagnosis, and management. Frontiers in Immunology. 2019;10:586.
4. Tangye SC, et al. Human inborn errors of immunity: 2019 update on the Classification from the International Union of Immunological Societies Expert Committee. J Clin Immunol. 2020;40: 24-64.
5. Pinto-Mariz F. Failure of immunological competence: when to suspect? J Pediatr (Rio J). 2021; 97(S1):34-8.
6. Walkovich K, Connelly JA. Primary immunodeficiency in the neonate: early diagnosis and management. Semin Fetal Neonatal Med. 2016;21(1):35-43. doi: 10.1016/j.siny.2015.12.005.
7. Kemp AS, Campbell DE. The neonatal immune system. Semin Neonatal. 1996;1:67-75.
8. Moraes-Pinto MI, Suano-Souza F, Aranda CS. Immune system: development and acquisition of immunological competence. J Pediatr (Rio J). 2021;97(S1):59-66.
9. Hollams EM, Holt PG. The developing immune system and allergy. In: Leung DYM, et al. Pediatric allergy: principles and practice. 3. ed. London: Elsevier, 2016.
10. Basha S, Surendran N, Pichichero M. Immune responses in neonates. Expert Rev Clin Immunol. 2014; 10(9):1171-84.
11. Zasada M, Kwinta P, Durlak W. et al. Development and maturation of the immune system in preterm neonates: results from a whole genome expression study. BioMed Research International. 2014;2014:498318. doi: 10.1155/2014/498318.
12. Melville JM, Moss TJM. The immune consequences of preterm birth. Front Neurosci. 2013;1-9.
13. Sharma AA et al. The developing human preterm neonatal immune system: a case for more research in this area. Clinical Immunology. 2012;145:61-8.
14. Ozdemir O. Primary immunodeficiency diseases in the newborn. North Clin Istanb. 2021;8(4): 405-13.
15. Dowling DJ, Levy O. Ontogeny of early life immunity. Trends Immunol. 2014;35(7):299-310. doi: 10.1016/j.it.2014.04.007.
16. Dinauer MC. Primary immune deficiencies with defects in neutrophil function. Am Soc Hematol Educ Program. 2016;2(1):43-50.
17. SmithT, Cunningham-Rundles C. Primary B cell immunodeficiencies. Hum Immunol. 2019;80: 351-62.
18. Cardenas-Morales M, Hernandez-Trujillo VP. Agammaglobulinemia: from X-linked to autosomal forms of disease. Clin Rev Allergy Immunol. 2021;9:1-14. doi: 10.1007/s12016-021-08870-5. Epub ahead of print. PMID: 34241796; PMCID: PMC8269404.
19. Vilela MM. Human inborn errors of immunity (HIEI): predominantly antibody deficiencies (PADs): if you suspect it or can detect it. J Pediatr (Rio J). 2021;97(S1):67-74.
20. Dunn CP, de la Morena MT. X-Linked hyper IgM syndrome. 2007. [updated 2020 Feb 20]. In: Adam MP, Ardinger HH, Pagon RA, Wallace SE, Bean LJH, Mirzaa G, Amemiya A (eds.). GeneReviews® [Internet]. Seattle (WA): University of Washington, 1993-2021. PMID: 20301576.
21. Aranda CS, Guimarães RR, de Gouveia-Pereira Pimentel M. Combined immunodeficiencies. J Pediatr (Rio J). 2021;97(S1):S39-S48. doi: 10.1016/j.jped.2020.10.014. Epub 2020 Dec 17. PMID: 33340461.
22. Mazzucchelli JT, Bonfim C, Castro GG, Condino-Neto AA, Costa NM, Cunha L, et al. Severe combined immunodeficiency in Brazil: management, prognosis, and BCG-associated complications. J Investig Allergol Clin Immunol. 2014;24:184-91.

23. Marciano BE, Huang CY, Joshi G, Rezaei N, Carvalho BC, Allwood Z, et al. BCG vaccination in patients with severe combined immunodeficiency: complications, risks, and vaccination policies. J Allergy Clin Immunol. 2014;133:1134-41.
24. Sullivan KE. Chromosome 22q11.2 deletion syndrome and DiGeorge syndrome. Immunol Rev. 2019;287(1):186-201. doi: 10.1111/imr.12701. PMID: 30565249.
25. Candotti F. Clinical manifestations and pathophysiological mechanisms of the wiskott-aldrich syndrome. J Clin Immunol. 2018;38(1):13-27. doi: 10.1007/s10875-017-0453-z. Epub 2017 Oct 30. PMID: 29086100.
26. Heller S, Kölsch U, Magg T, Krüger R, Scheuern A, Schneider H, et al. T cell impairment is predictive for a severe clinical course in NEMO deficiency. J Clin Immunol. 2020;40(3):421-34. doi: 10.1007/s10875-019-00728-y.
27. Barzaghi F, Passerini L. IPEX syndrome: improved knowledge of immune pathogenesis empowers diagnosis. Front Pediatr. 2021;9:612760. doi: 10.3389/fped.2021.612760.
28. Ben-Skowronek I. IPEX syndrome: genetics and treatment options. Genes (Basel). 2021;12(3):323. doi: 10.3390/genes12030323.
29. Al-Samkari H, Berliner N. Hemophagocytic lymphohistiocytosis. Annu Rev Pathol. 2018;13:27-49. doi: 10.1146/annurev-pathol-020117-043625.
30. Griffin G, Shenoi S, Hughes GC. Hemophagocytic lymphohistiocytosis: an update on pathogenesis, diagnosis, and therapy. Best Pract Res Clin Rheumatol. 2020;34(4):101515. doi: 10.1016/j.berh.2020.101515.
31. Skinner J, Yankey B, Shelton BK. Hemophagocytic lymphohistiocytosis. AACN Adv Crit Care. 2019;30(2):151-64. doi: 10.4037/aacnacc2019463. PMID: 31151946.
32. Booshehri LM, Hoffman HM. CAPS and NLRP3. J Clin Immunol. 2019;39(3):277-86. doi: 10.1007/s10875-019-00638-z.
33. Paccaud Y, Berthet G, Von Scheven-Gête A, Vaudaux B, Mivelaz Y, Hofer M, et al. Neonatal treatment of CINCA syndrome. Pediatr Rheumatol Online J. 2014;12:52. doi: 10.1186/1546-0096-12-52.
34. Koryllou A, Mejbri M, Theodoropoulou K, Hofer M, Carlomagno R. Chronic nonbacterial osteomyelitis in children. Children (Basel). 2021;8(7):551. doi: 10.3390/children8070551.
35. Marzano AV, Damiani G, Genovese G, Gattorno M. A dermatologic perspective on autoinflammatory diseases. Clin Exp Rheumatol. 2018;36:Suppl 110(1):32-8.
36. Aschenbrenner D, Quaranta M, Banerjee S, Ilott N, Jansen J, Steere B, et al. Deconvolution of monocyte responses in inflammatory bowel disease reveals an IL-1 cytokine network that regulates IL-23 in genetic and acquired IL-10 resistance. Gut. 2021;70(6):1023-36. doi: 10.1136/gutjnl-2020-321731.
37. Nambu R, Warner N, Mulder DJ, Kotlarz D, McGovern DPB, Cho J, et al. A systematic review of monogenic inflammatory bowel disease. Clin Gastroenterol Hepatol. 2021;18:S1542-3565(21)00331-1. doi: 10.1016/j.cgh.2021.03.021. Epub ahead of print. PMID: 33746097; PMCID: PMC8448782.

13

Erros Inatos da Imunidade na Idade Adulta

Cristina Maria Kokron | Ana Karolina Barreto Berselli Marinho | Myrthes Anna Maragna Toledo Barros

Introdução

Os erros inatos da imunidade (EII) constituem um grupo heterogêneo de doenças genéticas causadas por defeitos no desenvolvimento e/ou função do sistema imune resultando em maior suscetibilidade e em recorrência de infecções. Além de maior predisposição para infecções, há também aumento da frequência de autoimunidade, de inflamação, de linfoproliferação e de malignidades.[1,2]

Até 2022, mais de 450 EII haviam sido identificados e classificados, sendo um grande número deles caracterizado pelo início dos sintomas e com diagnóstico estabelecido já nos primeiros anos de vida.[3]

As infecções em pacientes com EII têm características especiais incluindo gravidade variável, acometimento de múltiplos órgãos, presença de micro-organismos oportunistas e resistência aos tratamentos normalmente eficazes em pacientes imunocompetentes. Dependendo do componente do sistema imune comprometido, as infecções podem variar desde quadros leves até manifestações sistêmicas graves com risco de vida.[4]

A incidência estimada atual dos EII é de 1/1.000 a 1/5.000 nascimentos. Embora a incidência seja maior na Infância (21,9/100.000 entre 0 e 4 anos de idade), a maioria dos pacientes é constituída por adultos, sendo que aproximadamente 70% destes são diagnosticados após os 15 anos de idade e 50%, acima dos 25 anos. Nos Estados Unidos, 57% dos pacientes com EII têm mais de 18 anos e na Europa, um estudo mostrou que 8% têm mais de 65 anos.[5]

Isso decorre parcialmente do fato de que muitos pacientes são diagnosticados na infância e sobrevivem até atingirem a maturidade, enquanto outros são diagnosticados já na vida adulta. Mas, infelizmente, até os dias atuais, a maioria das crianças com formas graves apresenta um prognóstico muito reservado quanto à sobrevida e à qualidade de vida.[5] Na Figura 13.1, está apresentada a distribuição dos pacientes com EII acompanhados no complexo HCFMUSP, de acordo com a classificação da IUIS (2011), faixa etária e distribuição por gênero.[6]

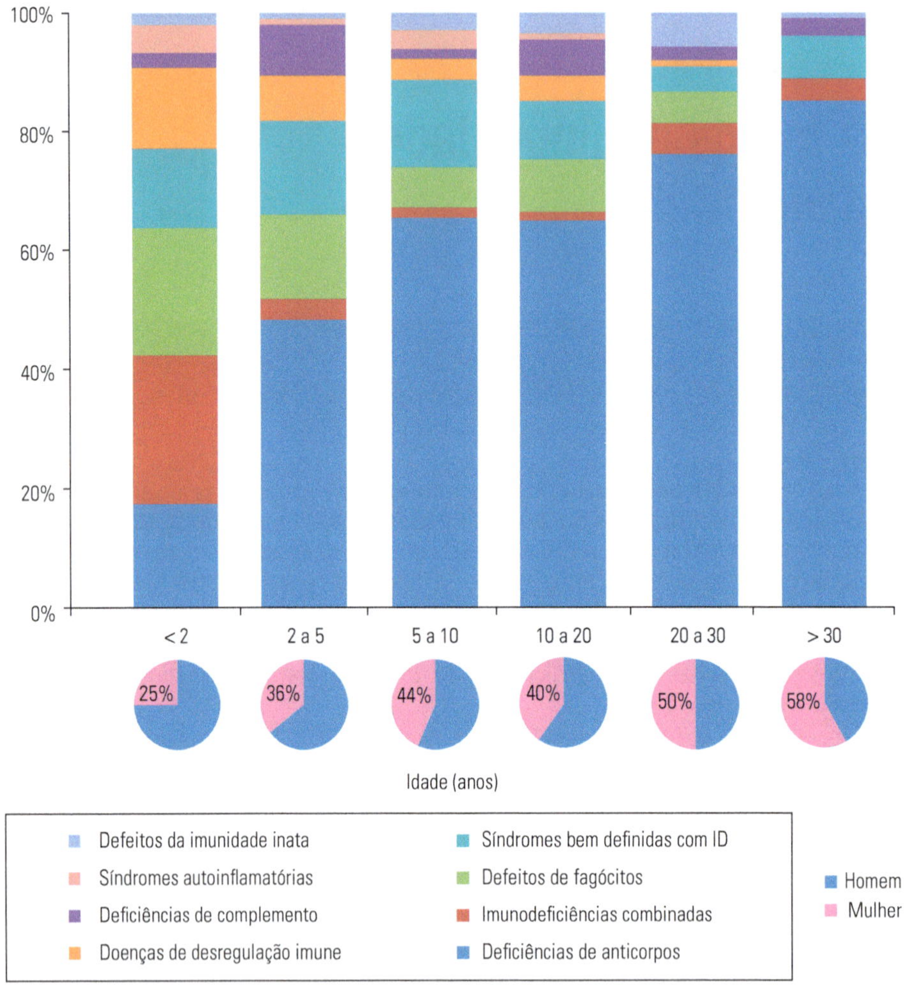

Figura 13.1. Distribuição dos 1.008 pacientes com erros inatos da imunidade no Complexo do Hospital das Clínicas da Faculdade de Medicina da Universidade de São Paulo (HCFMUSP) de acordo com a classificação da IUIS e faixa etária. ID: imunodeficiências combinadas.

Fonte: Adaptada de Carneiro-Sampaio M, Moraes-Vasconcelos D, Kokron CM, *et al.*, 2013.

Há várias hipóteses sobre a origem dos pacientes adultos com EII que chegam para atendimento com o médico alergista/imunologista, citando-se entre outras:

1) **Encaminhamento das crianças após os 18/20 anos de idade pelo pediatra:** acredita-se que talvez o pediatra tenha maior percepção para o reconhecimento precoce das imunodeficiências, o que influencia, sem dúvida, no aumento da sobrevida de crianças que conseguem, assim, chegar à vida adulta;
2) **Atraso do diagnóstico:** muitos pacientes adultos com início dos sintomas na infância podem ter apresentado doença menos grave enquanto crianças, configurando, assim, fenótipos mais atenuados associados ao atraso diagnóstico,

podendo ser causadas por mutações hipomórficas que retêm alguma expressão proteica funcional;

3) **Atraso diagnóstico na idade adulta:** um dos fatores é a presença de várias comorbidades em adultos que podem não apresentar correlação com a doença de base (p. ex., distúrbios metabólicos, uremia, hepatopatias, hipertensão arterial, doença pulmonar obstrutiva crônica) e que mascaram o quadro clínico característico das imunodeficiências;
4) **Início dos sintomas na idade adulta:** alguns EII têm apresentação inicial mais frequente em adultos do que em crianças como será abordado mais adiante.[5]

Mecanismos genéticos que contribuem para o fenótipo de início no adulto

A maior parte dos EII de início na idade adulta é poligênica, entretanto, com o maior acesso ao sequenciamento genético, um aumento progressivo das causas monogênicas tem sido identificado. Boa parte das mutações monogênicas é hipomórfica (podendo ser por haploinsuficiência ou por um tipo de mutação gênica ou de localização da mutação, que reduz, mas não elimina totalmente, a atividade de determinado produto gênico), que mantém uma função proteica residual. O impacto da mutação depende do grau de penetrância do gene e mutações de baixa penetrância estão associadas a maiores chances de início da doença na idade adulta. Mutações somáticas (adquiridas) têm sido observadas com maior frequência do que o esperado e têm maior chance de se manifestar no adulto. Fatores modificadores de doença como mosaicismo, epigenética (metilação e epistasia) e exposição ambiental (exposição a patógenos ou a fatores físicos como irradiação e envelhecimento – involução tímica e inativação aleatória do cromossomo X) têm influência sobre o grau de disfunção celular e, consequentemente, sobre o fenótipo clínico.[7,8] Em um estudo recente, o mosaicismo foi observado mais frequentemente em famílias com mutações *de novo* e em pacientes com doenças autoinflamatórias monogênicas.[9] A probabilidade da ocorrência de mosaicismo somático aumenta com a idade, podendo contribuir para o início da apresentação de uma doença na idade adulta, isoladamente ou em cooperação com uma mutação germinativa herdada. Entre os fatores ambientais, as infecções podem servir de gatilho para o desencadeamento de algumas doenças como a linfo-histiocitose hemofagocítica familiar (fHLH), ou vacinas como a BCG, desmascarando defeitos relacionados ao eixo interferon gama/interleucina 12 (IFN-γ/IL-12). Outros gatilhos estão descritos, como irradiação ou quimioterapia que podem desmascarar um defeito do reparo de ácido desoxirribonucleico (DNA) em indivíduos mais velhos portadores de deficiência de LIG 4.[10] Com relação à epigenética, um estudo recente que investigou o epigenoma de dois gêmeos monozigóticos, discordantes para imunodeficiência comum variável (IDCV), mostrou um ganho predominante de metilação em genes de linfócitos B no paciente em comparação com o seu irmão saudável.[11]

Na Figura 13.2, estão apresentados os mecanismos genéticos de erros inatos da imunidade com início na idade adulta.

À semelhança do que ocorre com outras doenças crônicas, o manejo de um paciente com EII, de modo geral, difere significativamente entre adultos e crianças, havendo necessidade de estabelecer estratégias mais eficazes na abordagem diagnóstica, acompanhamento multidisciplinar, modalidades de tratamento, monitoramento e medidas profiláticas que garantam maior sobrevida e qualidade de vida.[12]

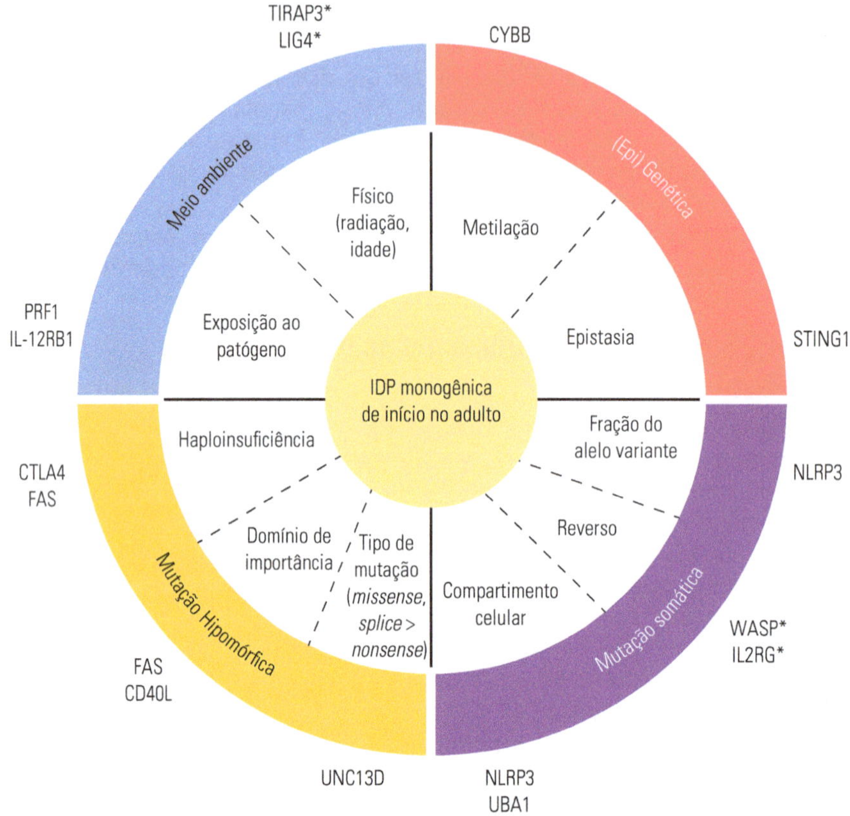

Figura 13.2. Mecanismos de erros inatos da imunidade com início na idade adulta. Um exemplo de um ou dois genes é dado para cada mecanismo. CD40L: deficiência de ligante CD40 (síndrome de hiper-IgM ligada ao X); IDP: imunodeficiências primárias; *missense*: sentido trocado; *nonsense*: sem sentido; *splice*: inserção, deleção ou troca de número de nucleotídeos no sítio de "splicing" 9"cortar e ligar"). WASP: síndrome de Wiskott-Aldrich. *Fenótipo de início tardio, mas não de início adulto.

Fonte: Adaptada de Staels F, Collignon T, Betrains A, *et al.*, 2021.

Diagnóstico dos erros inatos da imunidade em adultos

O diagnóstico dos EII em adultos é estabelecido com base em dados epidemiológicos, hereditários, características clínicas, parâmetros laboratoriais e estudo genético.

É conhecido que a história natural e as frequências de manifestações clínicas diferem consideravelmente entre crianças e adultos. Embora os casos de EII, em sua maioria, sejam diagnosticados em crianças que apresentam sintomas recorrentes e/ou infecções graves, seu reconhecimento na infância pode ser dificultado pelo fato de as infecções serem mais comuns em crianças pequenas saudáveis em comparação a adultos normais.[13] Os sinais e sintomas encontrados em pacientes pediátricos podem progredir rapidamente, enquanto a maioria dos adultos pode apresentar manifestações leves ou moderadas, tornando necessárias informações adicionais.[13]

Em adultos jovens, supostamente imunocompetentes, as infecções recorrentes não devem ser consideradas normais. Conforme mencionado anteriormente, o diagnóstico de EII estabelecido na idade adulta pode ser consequente ao início tardio dos sintomas, à presença de sintomas subclínicos ou a uma apresentação incomum da doença com penetrância gênica diferente que resultam em fenótipos mais leves e em retardo diagnóstico. O diagnóstico de EII na idade adulta também pode decorrer da falta de conhecimento de médicos não especialistas sobre esse grupo de doenças ou da falta de infraestruturas adequadas para encaminhamento dos pacientes a imunologistas.[5]

É importante notar que a prevalência de EII em países com baixa taxa de consanguinidade parental é maior em adultos do que em crianças, mas reduz-se significativamente após a quarta década da vida.[14]

O diagnóstico dos EII em adultos pode ser considerado sob dois diferentes aspectos: um deles, quando a doença se manifesta mais tardiamente em pacientes de faixas etárias mais elevadas ou quando a doença normalmente é diagnosticada mais precocemente, mas que, por algum motivo, não tenha se manifestado na infância; o segundo aspecto diz respeito aos sintomas e sinais normalmente surgirem na infância, mas em razão da presença de fenótipos mais leves, o diagnóstico de imunodeficiência não foi suspeitado ou investigado.[8] Na Tabela 13.1, estão apontados alguns exemplos de EII distribuídos segundo a idade de início dos sintomas na infância ou na vida adulta.

Deve ser ressaltado que a apresentação de alguns EII na infância pode não incluir necessariamente infecções recorrentes, caracterizando-se por manifestações outras, como retardo de crescimento, diarreia crônica, dermatite inespecífica, doença autoimune e anormalidades faciais.[8]

Entre os EII que se manifestam após uma infância normal, encontram-se principalmente as imunodeficiências predominantemente de anticorpos como a IDCV e a deficiência seletiva de IgA. Também podem ocorrer imunodeficiências abrangendo vários defeitos celulares associados à deficiência de anticorpos, como a imunodeficiência combinada de início tardio.[8]

Embora grande parte dos EII em adultos seja constituída pelas deficiências predominantemente de anticorpos, espera-se que, com a crescente sobrevida das crianças portadoras de fenótipos mais graves, a distribuição das várias classes de EII em adultos sofra alteração ao longo dos próximos anos.[1,2,6]

O diagnóstico dos EII baseia-se primeiramente na anamnese e no exame físico. Tendo em vista a grande diversidade das manifestações clínicas associadas, infecciosas ou não, foram estabelecidos dez sinais de alerta.[15] Cabe ressaltar que os dez sinais de alerta em adultos privilegiam a presença de infecções crônicas, de repetição e/ou oportunistas; por sua vez, para crianças, ao lado das infecções, foram incluídos também a asma, a autoimunidade e os fenótipos sindrômicos. A história familiar de imunodeficiência e a consanguinidade foram mantidas nos dois casos. Mais recentemente, foram propostos novos conjuntos de "sinais de alerta" que incluem as manifestações não infecciosas mais comuns em pacientes com EII, separados de acordo com o maior envolvimento, por exemplo, do trato respiratório ou digestório.[16]

O que deve ser ressaltado é que o lema "pense diferente" deve ser sempre lembrado no diagnóstico dos EII em adultos: o início pode ocorrer em qualquer idade e alguns defeitos moleculares determinam *fenótipos leves* com manifestações mais tardias. Do mesmo modo, o lema "pense no anormal ou atípico" deve ser lembrado quanto às infecções (frequência anormal, gravidade anormal, duração anormal, complicações anormais,

Tabela 13.1. Exemplos de erros inatos da imunidade e idade de início dos sintomas.

Início dos sintomas na vida adulta	
Síndrome de Good	da 4ª à 7ª décadas; pico na 6ª década
Linfocitopenia CD4 idiopática	da 2ª à 6ª décadas; pico na 4ª década
Deficiência de GATA 2	da infância à 6ª década; pico entre a 3ª e a 4ª décadas
LOCID	da 2ª à 6ª décadas; pico na 3ª década
IDCV	desde a 1ª década da vida com pico entre a 2ª e a 3ª décadas
Deficiência seletiva de imunoglobulina IgA	desde a 1ª década da vida com pico na 2ª década
Início dos sintomas na infância e ocasionalmente na vida adulta	
SCID atípico por deficiência de ADA	predominante na 1ª década e até 3ª década
Doença granulomatosa crônica	predominante na 1ª década e até 5ª década
HLH familial	predominante na 1ª década e até 4ª década
WHIM	da 1ª à 6ª décadas com pico na 2ª década
APECED	da 1ª à 6ª décadas com pico no final da 1ª década e na 2ª década
Deficiências do complemento	da 1ª à 4ª décadas com pico entre a 1ª e a 2ª décadas
Agamaglobulinemia ligada ao X	da 1ª à 3ª décadas com pico na 1ª década
Ataxia telangiectasia	da 1ª à 3ª décadas com pico na 1ª década
Início dos sintomas na infância e raramente na vida adulta	
22q11 deletion	predominante na 1ª década; raros casos na vida adulta
LAD tipo 1	predominante na 1ª década; raros casos na vida adulta
Mutação STAT1 com GOF	predominante na 1ª década; raros casos na vida adulta
XLP	predominante na 1ª década; raros casos na vida adulta
Casos raros descritos mais recentemente na vida adulta	
Deficiência de caspase 8	4ª década
Deleção terminal de 11q	2ª década

ADA: adenosina deaminase; APECED: do inglês *autoimmune polyendocrinopathy candidiasis ectodermal dystrophy*; HLH: linfo-histiocitose hemofagocítica; LAD: deficiência de adesão leucocitária; LOCID: do inglês *late-onset combined immunodeficiency*; SCID: imunodeficiências combinadas graves (SCID, do inglês *severe combined immunodeficiency*); STAT1: do inglês *signal transducer and activator of transcription 1*; WHIM: do inglês *warts, hypogammaglobulinemia, infections, and myelokathexis*; XLA: agamaglobulinemia ligada ao X; XLP: doença linfoproliferativa ligada ao X (do inglês *X-linked lymphoproliferative disease*).

Fonte: Adaptada de Rosenberg E, Dent PB, Denburg JA, 2016.

micro-organismos atípicos) ou manifestações não infecciosas como perda prematura da dentição; cicatrização deficiente; bronquiectasias inexplicáveis; diarreia crônica ou má absorção; distúrbios hematológicos; distúrbios de crescimento e/ou desenvolvimento; presença de autoimunidade (principalmente mais de uma).

O diagnóstico laboratorial inclui testes de triagem e testes de rotina já tradicionais na prática do imunologista.[14] Novos métodos diagnósticos associados à biologia molecular têm permitido a identificação precisa do defeito molecular de numerosos EII com diferenciação entre diferentes doenças com fenótipos similares. Também têm aberto espaço para novas aplicações de aconselhamento genético e introdução de novas terapêuticas baseadas em medicina de precisão, permitindo que os pacientes apresentem melhor evolução com aumento da sobrevida e melhoria acentuada na qualidade de vida.

Quando um paciente adulto estiver sendo avaliado por suspeita de alguma imunodeficiência primária resultante de infecções recorrentes, sempre devem ser descartadas as imunodeficiências secundárias e alguns defeitos anatômicos, pois são muito mais prevalentes que os EII na vida adulta. No Quadro 13.1, estão apontadas as principais causas de imunodeficiências secundárias.

Quadro 13.1. Diagnósticos diferenciais entre imunodeficiências primárias e secundárias.

Distúrbios obstrutivos	Cardiopatias congênitas, anemia falciforme, diabetes, nefrose
Doenças tegumentares	Estenose uretral ou ureteral, asma, rinite, fibrose cística, corpo estranho
Dispositivos externos	Cateter venoso central e urinário, *shunt* ventricular, válvula cardíaca artificial
Fatores microbiológicos	Antibioticoterapias prolongadas, supercrescimento microbiano, organismos resistentes, reinfecção contínua, contaminação de aparelhos de inalação/água, contato com pessoas infectadas
Imunodeficiências secundárias	Desnutrição, prematuridade, imunossenescência, esplenectomia, neoplasias, uremia, perdas proteicas (enteropatias, nefrose, grandes queimados), TMO, cirrose alcoólica, infecções (HIV, CMV, EBV, sarampo), radiações, doenças induzidas por produtos químicos e doenças metabólicas
Medicamentos	Esteroides, anticonvulsivantes, antidepressivos, imunossupressores, Imunobiológicos: rituximab (anti-CD20 – células B), infliximabe, etanercept, adalimumabe (anti-TNF), anakinra (anti-IL-1)

EBV: vírus Epstein-Barr; CMV: citomegalovírus; HIV: vírus da imunodeficiência humana; TMO: transplante de medula óssea; TNF: fator de necrose tumoral; IL: interleucina.

Fonte: Desenvolvido pela autoria.

Defeitos genéticos associados a erros inatos da imunidade de início na vida adulta

■ ID combinadas (celular e humoral)

As imunodeficiências combinadas (ID), especialmente as graves, raramente têm início de sintomas na vida adulta. Entretanto, alguns genes causadores de imunodeficiência combinada já foram descritos de início mais tardio na infância e até em adultos, determinados por mutações hipomórficas ou por heterozigose composta, ou por mutações tipo *missense* ou *nonsense*.[7] As infecções mais frequentemente observadas são candidíase mucocutânea crônica, infecções persistentes por citomegalovírus (CMV) e outros vírus do grupo herpes, assim como infecções por micobactérias atípicas.[17] Os principais genes causadores de ID de início mais tardio já descritos e seu fenótipo clínico estão apontados no Quadro 13.2.

Quadro 13.2. Genes associados às ID (celular e humoral) de início no adulto.

Doença	Defeito genético	Fenótipo (características clínicas)
Deficiência de ADA	*ADA*	Infecções recorrentes e graves, linfócitos B/T reduzidos
Deficiência de Artemis	*DCLRE1C*	Susceptibilidade a infecções virais e fúngicas, predisposição a câncer, mielodisplasia, linfócitos B/T reduzidos, neutropenia e trombocitopenia
Deficiência de RAG1	*RAG1*	Eosinofilia, dermatite crônica, linfócitos B/T reduzidos
Deficiência de RAG2	*RAG2*	Infecções sinopulmonares recorrentes, linfopenia CD4, resposta IgG T independente defeituosa, hipogamaglobulinemia
Deficiência de β2m	*B2M*	Infecções sinopulmonares, granulomas cutâneos Hipogamaglobulinemia, hipoalbuminemia, CD8 baixo, IgA e IgM normais ou elevados
Deficiência de ligante CD40 (síndrome de hiper-IgM ligada ao X)	*CD40LG*	Infecções recorrentes, níveis séricos baixos de IgG, IgA e IgE, IgM normal ou aumentada
Deficiência de MHC II	*CIITA*	Infecções recorrentes do trato respiratório, suscetibilidade progressiva a infecções, células T CD4+ baixas
Deficiência de ICOS	*ICOS*	Número de células B diminuído, imunoglobulinas séricas baixas, infecções gastrointestinais e sinopulmonares recorrentes, suscetibilidade a infecções virais, autoimunidade e desregulação imunológica
Deficiência de MHC de classe I	*TAP2*	Doença granulomatosa da pele, expressão superficial diminuída de moléculas HLA classe I (infecções bacterianas recorrentes).

ADA: adenosina deaminase.

Fonte: Adaptado de Staels F, Collignon T, Betrains A, *et al.*, 2021.

■ ID predominante de anticorpos

Encontram-se nesse grupo os EII mais prevalentes e que mais frequentemente se apresentam no adulto. Caracterizam-se por infecções respiratórias de repetição, pode haver sepse e meningites, infecções gastrointestinais, citopenias autoimunes, artrites crônicas.[17] A IDCV é a causa mais comum de imunodeficiência clinicamente sintomática em adultos, que, além das infecções sinopulmonares de repetição e/ou diarreia, têm manifestações de desregulação imunológica com autoimunidade, inflamação, linfoproliferação e doenças malignas, como será abordado em mais detalhes no Capítulo 21 – Imunodeficiência Comum Variável (IDCV) e IDCV-Símile. Mutações hipomórficas no gene BTK podem resultar em agamaglobulinemia ligada ao X (XLA) com fenótipo de início no adulto.[7] Deficiência seletiva de IgA, deficiência de subclasses de IgG e deficiência de anticorpos específicos também podem ser incluídos dessa forma. Os principais genes causadores de deficiências predominantes de anticorpos de início mais tardio já descritos e seu fenótipo clínico estão apontados no Quadro 13.3.

Quadro 13.3. Genes associados com deficiências predominantes de anticorpos no adulto.

Doença	Defeito genético	Fenótipo (características clínicas)
XLA (agamaglobulinemia ligada ao X)	*BTK*	Infecções sinopulmonares por bactérias encapsuladas
APDS1	*PIK3CD*	IDCV com suscetibilidade ao EBV, autoimunidade e linfoproliferação
Deficiência CD21	*CD21*	Infecções recorrentes do trato respiratório
Haploinsuficiência IKAROS	*IKZF1*	IDCV, infecções sinopulmonares recorrentes
Haploinsuficiência NFKB1	*NFKB1*	IDCV com suscetibilidade infecciosa, autoimunidade – autoinflamação, linfoproliferação e malignidade
Haploinsuficiência NFKB2	*NFKB2*	Infecções recorrentes do trato respiratório, bronquiectasias Endocrinopatias, autoimunidade na infância
Deficiência de TACI	*TNFRSF13B Germline*	Fenótipo variável de IDCV com suscetibilidade infecciosa à autoimunidade
Deficiência de BAFF-R	*NFRSF13C*	IDCV, aumento da suscetibilidade infecciosa
CARD11 LOF or GOF (doença BENTA)	*CARD11*	LOF: IDCV, atopia, infecções virais cutâneas, neutropenia Doença BENTA: linfocitose de células B, linfoma e suscetibilidade ao molusco contagioso

GOF: ganho de função, do inglês *gain of function*; IDCV: imunodeficiência comum variável; LOF: perda de função, do inglês *loss of function*.

Fonte: Adaptado de Staels F, Collignon T, Betrains A, *et al.*, 2021.

Distúrbios de desregulação imune

Os EII frequentemente estão associados a doenças autoimunes e inflamatórias decorrentes da desregulação produzida por distúrbios dos mecanismos de tolerância central e/ou periférica, causando ativação descontrolada de histiócitos e células T como na linfo-histiocitose fagocítica familiar; defeitos de células T reguladoras como na haploinsuficiência de CTLA-4; autoimunidade com ou sem linfoproliferação como no AIRE e ALPS. Os sinais de imunodesregulação são: manifestações de autoimunidade; granulomas; linfoproliferação; doença inflamatória intestinal; quadros de alergia e doenças malignas. Segundo estudo realizado por Mauracher *et al.* (2021), acima de 11 anos, os sintomas de desregulação imune mais prevalentes são: linfopenia (22,4%); hipogamaglobulinemia (64,6%); citopenias autoimunes: PTI (26,5%), AHAI (15,6%), linfoproliferação (58,5%), doença intestinal (25,9%), granuloma (17%) e infecções (100%).[18] Os principais genes causadores de desregulação imune de início mais tardio já descritos e seu fenótipo clínico estão apontados no Quadro 13.4.

Defeitos congênitos do número e/ou função de fagócitos

Defeitos de fagócitos estão associados a infecções recorrentes de tecidos moles como celulites, assim como linfadenites e osteomielites, abscessos e granulomas e doença oral e periodontal. Entre os defeitos de fagócitos que causam manifestações de início no adulto, há a doença granulomatosa crônica (DGC) causada por mutações de p47phox e síndrome de Hiper-IgE. As causas secundárias são as mais prevalentes e incluem síndromes mielodisplásicas, doenças malignas, quimioterapia mieloablativa e neutropenia autoimune.[17]

Quadro 13.4. Genes associados a doenças de desregulação imune de início adulto.

Doença	Defeito genético	Fenótipo (características clínicas)
FLH2 (linfo-histiocitose hemofagocítica familiar 2)	*PRF1*	HLH
FLH3 (linfo-histiocitose hemofagocítica familiar 3)	*UNC13D*	HLH
FLH5 (linfo-histiocitose hemofagocítica familiar 5)	*STXBP2*	HLH
BRIDA (imunodeficiência e autoimunidade relacionadas ao BACH2)	*BACH2*	IDCV, colite, infecções recorrentes do trato respiratório
Haploinsuficiência de CTLA-4	*CTLA 4*	Hipogamaglobulinemia, suscetibilidade a infecções, manifestações autoimunes
APECED	*AIRE*	Candidíase mucocutânea, hipoparatireoidismo, insuficiência adrenocortical, autoimunidade órgão-específica isolada
ALPS-FAS (síndrome linfoproliferativa autoimune)	*FAS*	Linfoproliferação não maligna, linfadenopatias, esplenomegalia, risco aumentado de linfoma, DNT aumentado, citopenias
XMEN (imunodeficiência ligada ao X com defeito de magnésio, infecção pelo vírus Epstein-Barr e neoplasia)	*MAGT1*	Desregulação imunológica, infecção crônica por EBV, linfoproliferação relacionada ao EBV, citopenias autoimunes, defeito de magnésio, esplenomegalia, anormalidades hepáticas, deficiência intelectual
Síndrome linfoproliferativa ligada ao X 1 (XLP-1)	*SH2D1A* ligado ao X	Suscetibilidade a infecções por EBV, HLH, disgamaglobulinemia, linfoma
Síndrome linfoproliferativa ligada ao X 2 (XLP-2)	*XIAP* ligado ao X	Suscetibilidade a infecções por EBV, HLH, hipogamaglobulinemia, linfoma, DII, esplenomegalia

APECED: poliendocrinopatia autoimune candidíase distrofia ectodérmica (do inglês *autoimmune polyendocrinopathy candidiasis ectodermal dystrophy*); DNT: células T duplo-negativas; HLH: linfo-histiocitose hemofagocítica; EBV: vírus Epstein-Barr; HLH: linfo-histiocitose hemofagocítica; DII: doença inflamatória intestinal; DNT: células T duplo-negativas.

Fonte: Adaptado de Staels F, Collignon T, Betrains A, *et al.*, 2021.

Defeitos de imunidade intrínseca e inata

Os defeitos de imunidade intrínseca e inata são classificados de acordo com a susceptibilidade a patógenos específicos. Entre elas, as mais prevalentes estão no grupo de susceptibilidade mendeliana a micobacterioses (MSMD, do inglês *mendelian susceptibility to mycobacterial diseases*), que inclui defeitos no eixo IFN-γ/IL-12 e também defeitos de GATA2. Além desses, existe a candidíase mucocutânea crônica. Os principais genes causadores de defeitos de imunidade intrínseca e inata de início mais tardio já descritos e seu fenótipo clínico estão apontados no Quadro 13.5.

Doenças autoinflamatórias

As doenças autoinflamatórias, mais bem caracterizadas a partir de 1999, são decorrentes de EII que culminam em um estado inflamatório constitutivo exacerbado mediado predominantemente por células e moléculas do sistema imune inato. É importante ressaltar que, ao contrário do que ocorre com as doenças autoimunes, raramente estão associadas a títulos altos de autoanticorpos ou à autorreatividade de células T e/ou B.[19,20]

Quadro 13.5. Genes associados a defeitos de início na idade adulta na imunidade intrínseca e inata.

Doença	Defeito genético	Defeito genético
Deficiência parcial de IFNGR1	*IFNGR1*	MSMD
Deficiência de IL-12RB1	*IL12RB1*	MSMD
Deficiência STAT1 AD	*STAT1*	MSMD
TYK2 P1140A	*TYK2*	MSMD
Deficiência de GATA2	*GATA2*	Imunodeficiência (infecções virais, fúngicas, MSMD), distúrbios hematopoiéticos
Deficiência de CARD9	*CARD9*	Infecções fúngicas invasivas, CMC
STAT1 GOF	*STAT1*	CMC, infecções virais e bacterianas, infecções fúngicas invasivas, autoimunidade, imunodeficiência humoral
Deficiência de TLR3	*TLR3*	HSE
Deficiência de IRF4	*IRF4*	Doença de Whipple

CMC: candidíase mucocutânea crônica; HSE: encefalite pelo herpesvírus; MSMD: susceptibilidade mendeliana a micobacterioses (do inglês *mendelian susceptibility to mycobacterial diseases*).

Fonte: Adaptado de Staels F, Collignon T, Betrains A, *et al.*, 2021.

O processo inflamatório exacerbado, que constitui um dos marcadores das doenças autoinflamatórias, tem sido associado a uma predisposição genética do indivíduo afetado. Nesse contexto, essas doenças têm sido caracterizadas como hereditárias de origem monogênica ou poligênica, envolvendo tipos de herança e penetrância variáveis e podendo ser originadas de células germinativas ou somáticas.[19,20]

Embora as doenças autoinflamatórias monogênicas apresentem padrão de herança mendeliano dominante ou recessivo, em algumas condições têm sido descritas variantes genéticas como mutações *de novo* em quase 50% dos pacientes. Graças aos achados genéticos recentes e o esclarecimento de vários mecanismos imunofisiopatológicos de numerosas doenças autoinflamatórias monogênicas, essas síndromes recentemente foram reclassificadas em cinco grandes grupos:

1) Inflamossomopatias.
2) Proteossomopatias.
3) Imunoproteinopatias.
4) Imunoactinopatias.
5) Relopatias.[20]

Para uma descrição detalhada ver Capítulo 31 – Doenças Autoinflamatórias Monogênicas.

Do mesmo modo que ocorre com outros EII, o estabelecimento do diagnóstico das doenças autoinflamatórias é, muitas vezes, difícil, não apenas por sua raridade e variedade de fenótipos, mas também por serem de caracterização relativamente recente e pouco conhecidas por não especialistas, em crianças e, principalmente, em adultos.[21-23]

A maioria das doenças autoinflamatórias monogênicas é diagnosticada durante a infância ou adolescência e, com o auxílio do diagnóstico genético precoce e a consequente introdução de terapêuticas específicas, muitos pacientes têm alcançado a maturidade.[21-23]

Em adultos, o diagnóstico das doenças autoinflamatórias está associado a dois cenários. O primeiro refere-se a uma apresentação incomum da doença com início na vida adulta, possivelmente decorrente de variações genéticas com penetrância variável que resulta em fenótipos mais leves que aqueles observados em crianças. O segundo cenário envolve pacientes nos quais os sintomas começaram ainda durante a infância/adolescência, mas que não foram adequadamente identificados, tanto por serem mais leves como por representarem uma sequência de falhas diagnósticas ao longo dos anos e que podem gerar sequelas irreversíveis.[22,23]

Há na literatura recente citações de vários estudos referentes às diferenças clínicas e genéticas entre pacientes com início da doença na idade adulta e aqueles com início precoce.[21-23] As doenças autoinflamatórias monogênicas mais frequentes e suas características principais em adultos estão listadas na Tabela 13.2.

Tabela 13.2. Manifestações clínicas mais proeminentes de doenças autoinflamatórias monogênicas mais comuns em adultos.

	FFM	TRAPS	CAPS	HIDS	HA20	DADA2	IFN-1 Interferonopatias tipo I
Tipo de herança	AR	AD	AD	AR	AD	AR	AD/AR
Febre	+	+	+	+	+	+	+
Pleuropericardite	+	+					
Peritonite	+	+					
Dores abdominais				+			
Vômitos				+			
Diarreia				+			
DII-símile					+		
Artrite/artralgia	+	+	+	+	+		
Urticária			+				
Lesões mucocutâneas				+			
Edema periorbital		+					
Eritema pernio-símile							+
Rash cutâneo					+		
Úlceras orais/genitais					+		
Adenite cervical				+			
Hepatoesplenomegalia						+	
Amiloidose renal			+				
Livedo						+	
AVC isquêmico						+	
Vasculite PAN-símile						+	
Surdez neurosensorial			+				
Disfunção neurológica							+

AD: autossômico dominante; AR: autossômico recessiva; AVC: acidente vascular cerebral; CAPS: síndromes periódicas associadas à criopirina (CAPS, do inglês *cryopyrin-associated periodic syndrome*); DADA2: deficiência de adenosina deaminase 2; DII: doença inflamatória intestinal; FFM: febre familiar do Mediterrâneo; HA20: haploinsuficiência de A20; HIDS: *hyperimmunoglobulin D syndrome*; IFN-1: interferonopatia tipo I; PAN: poliarterite nodosa; TRAPS: *TNF-receptor associated periodic syndrome.*

Fonte: Desenvolvida pela autoria.

Também na vida adulta, as febres periódicas podem estar presentes em doenças autoinflamatórias bastante complexas não diretamente relacionadas à herança mendeliana, sendo que algumas mais comuns estão listadas na Tabela 13.3 e devem ser levadas em consideração para o diagnóstico diferencial com as doenças autoinflamatórias monogênicas.[21-23]

Tabela 13.3. Manifestações clínicas mais proeminentes de doenças autoinflamatórias complexas em adultos.

	AOSD	PRI	Schnitzler	PFAFA	SAPHO
Febre	+	+	+	+	
Pericardite		+			
Pleurite		+			
Peritonite		+			
Dor de garganta	+				
Faringite				+	
Estomatite aftosa				+	
Adenite cervical				+	
Acne grave					+
Hidradenite supurativa					+
Pustulose palmoplantar					+
Rash rosa-salmão	+				
Vasculite urticariforme			+		
Hepatoesplenomegalia	+		+		
Artrite/artralgia	+		+		
Dores/lesões ósseas			+		
Osteite					+
Hiperostose					+
Sinovite					+
Sacroileíte					+

AOSD: *adult onset Still's disease*; PRI: pericardite recorrente idiopática; PFAPA: *periodic fever with aphthous stomatitis, pharyngitis, and adenitis*; SAPHO: *sinovitis, acne, pustulosis, hyperostosis, and osteitis syndrome*; Schniztler: síndrome de Schniztler.

Fonte: Desenvolvida pela autoria.

Defeitos de complemento

Defeitos de complemento são raros, em geral, e ainda mais raros se pensarmos nos quadros de início na vida adulta. Estão geralmente associados a doenças autoimunes como lúpus eritematoso sistêmico, frequentemente observado em defeitos de componentes precoces da via clássica (C1q, C1r/s, C2 e C4) ou à suscetibilidade à doença meningocócica e à síndrome hemolítico-urêmica atípica. No adulto, os defeitos mais frequentes são os de componentes na via terminal e seus reguladores.[7] Os principais genes causadores de defeitos do sistema complemento de início mais tardio já descritos e seu fenótipo clínico estão apontados no Quadro 13.6.

Quadro 13.6. Genes associados com deficiências do complemento de início na idade adulta.

Doença	Defeito genético	Fenótipo (características principais)
C5	C5	Doença meningocócica
C6	C6	Doença meningocócica
C7	C7	Doença meningocócica
C8	C8	Doença meningocócica
C9	C9	Doença meningocócica
Deficiência do fator D	CFD	Doença meningocócica
AEH	SERPING1	Angioedema sem urticária
Deficiência de MASP2	MASP2	Encefalite por herpes simples em adultos

AEH: angioedema hereditário.

Fonte: Adaptado de Staels F, Collignon T, Betrains A, *et al.*, 2021.

Diferenças de fenótipos das doenças em crianças e adultos

Os EII monogênicos podem se apresentar com fenótipos diferentes em adultos e crianças. Na XLA, o fenótipo geral dos sintomas é semelhante, porém há uma diferença na gravidade entre adultos e crianças, sendo que não foram observadas diferenças nas mutações de BTK, deixando em aberto a causa de tal diferença.[24]

Já na ataxia telangiectasia, a diferença no fenótipo da doença vai além da gravidade da doença, com as manifestações neurológicas sendo um pouco diferentes entre os dois grupos etários. Mutações truncadas no gene ATM são mais comumente observadas na doença de início pediátrico, enquanto mutações *missense* ou *splice-site* são mais comuns na doença de início adulto. Essa diferença nas mutações pode explicar, em parte, a diferença do fenótipo neurológico.[25]

Outro aspecto da diferença entre o quadro clínico dos EII em crianças em comparação com adultos é o fato de que as manifestações de alguns EII tendem a se estabilizar à medida que os pacientes ficam mais velhos.[8] Não se sabe por que os sinais e sintomas de defeitos genéticos se estabilizariam à medida que o paciente envelhece, mas poderiam se justificar pela possível compensação da deficiência imunológica inata pela maturação do sistema imune adaptativo. O envelhecimento também pode influenciar a patogênese molecular de um EII resultando na evolução do fenótipo da doença.[8]

Tratamento dos erros inatos da imunidade em adultos

Até recentemente, as opções de tratamento para os EII eram limitadas ao manejo de infecções agudas, uso de antibióticos profiláticos, reposição de imunoglobulina humana e, dependendo do defeito imunológico, transplante de medula óssea. Várias contribuições significativas na área da imunologia clínica possibilitaram o rápido avanço das opções terapêuticas individualizadas nas últimas décadas.[26] As terapias disponíveis se expandiram para incluir imunobiológicos, terapia gênica e o uso de transferência adotiva de células T específicas de vírus para combater infecções virais em pacientes imunocomprometidos. Faremos uma abordagem rápida das possibilidades terapêuticas gerais para os erros inatos da imunidade em adultos, entretanto, essas terapias serão abordadas com maior detalhe nos Capítulos 41 a 49.

Terapia de reposição de imunoglobulina humana (SC e IV)

A terapia de reposição de imunoglobulina (Ig) tem sido o padrão de cuidados para deficiências no nível e/ou na função de anticorpos. O tratamento com Ig é o principal recurso terapêutico em cerca de 75% dos EII em que há comprometimento na produção de anticorpos.[27] Concentrações séricas de IgG necessárias para a prevenção de infecções podem variar de acordo com cada indivíduo e doença de base; logo, o tratamento deve ser individualizado.[26-28]

Antibioticoterapia profilática

Apesar do avanço no tratamento dos EII, o uso de antibióticos profiláticos ainda é necessário para controle de infecções, principalmente nos defeitos predominantemente de anticorpos. Existem poucos estudos clínicos demonstrando o real benefício de seu uso neste grupo de imunodeficiências, embora seja prática comum entre os imunologistas.[29]

Terapia-alvo na desregulação imune

Avanços na compreensão dos mecanismos imunológicos de doenças reumatológicas propiciaram o desenvolvimento e a aplicação de novas terapêuticas. Inibidores de pequenas moléculas, proteínas de fusão e imunobiológicos estão sendo utilizados para o tratamento de alguns EII associados à autoimunidade, à linfoproliferação e à malignidade. O termo "medicina de precisão" descreve o uso de agentes terapêuticos que têm o objetivo de modular as vias intracelulares cuja função é aumentada ou diminuída em decorrência de defeitos genéticos.[30] Inibidores de janusquinase (JAKi), inibidores de PI3Kδ, anticorpos monoclonais e receptores de fusão estão entre os novos medicamentos disponíveis para um controle personalizado de certos sintomas dos erros inatos da imunidade.[30-32]

Transplante de células-tronco hematopoiéticas

Na última década, a triagem neonatal para imunodeficiências combinadas graves (SCID, do inglês *severe combined immunodeficiency*) e para outras deficiências de células T possibilitou a detecção precoce e, consequentemente, o tratamento curativo por meio do transplante de células-tronco hematopoiéticas (TCTH) antes do início de infecções graves e complicações. Entretanto, para a maioria dos EII no adulto, o TCTH é controverso em virtude dos resultados insatisfatórios, como na IDCV e na agamaglobulinemia.[33,34]

Terapia gênica

A terapia genética baseia-se no uso de vetores virais projetados para entregar o gene desejado corrigido ao paciente. Os EII que têm sido mais estudados para a terapia gênica são SCID ligado ao X, DGC ligada ao X e síndrome de Wiskott-Aldrich (WAS). Nos últimos 25 anos, as pesquisas sobre a terapia gênica nas imunodeficiências primárias tiveram progressos significativos e ampliaram as possibilidades de tratamentos para várias doenças. Os estudos sobre a sua utilização em adultos são limitados.[35]

Complicações a longo prazo referentes ao tratamento

O TCTH na infância para o tratamento do EII trouxe nova expectativa de vida aos pacientes com doenças graves. Muitos pacientes transplantados atingem a idade adulta, porém convivem com o risco de potenciais complicações tardias do TCTH. Uma análise retrospectiva que avaliou 90 pacientes com imunodeficiência combinada grave transplantados ao longo de algumas décadas apresentou dados que incluem complicações na idade adulta (até 20 anos após o transplante) divididas em três grupos principais:

- Infecções crônicas graves e recorrentes pelo papilomavírus humano (até 20% dos pacientes).
- Infecções recorrentes e não oportunistas, vistas em até 10% dos receptores de transplantes na infância e nos adultos.
- Doença do enxerto contra hospedeiro (e autoimunidade e/ou inflamação associada).

Embora haja uma escassez de informações sobre os efeitos a longo prazo do TCTH em pacientes com EII, pode ser possível extrapolar dados a partir daqueles publicados na literatura sobre pacientes submetidos ao TCTH por doenças hematológicas malignas e não malignas. Exemplos de complicações a longo prazo incluem tumores de órgãos sólidos, endocrinopatias, comprometimento musculoesquelético, osteonecrose e infecções.[8,34]

Considerações finais

Um número significativo de pacientes com EII desenvolve manifestações clínicas e são diagnosticados na idade adulta. Mesmo quando a doença se manifesta na infância, em razão dos avanços no tratamento, o paciente sobrevive até a idade adulta, e efeitos a longo prazo relacionados à doença e ao tratamento devem ser considerados. Além disso, as diferenças fisiológicas entre crianças e adultos podem se manifestar como fenótipos distintos de determinado EII. Essas peculiaridades enfatizam as diferenças na abordagem do manejo de EII nos adultos quando comparado às crianças. A possibilidade da realização do diagnóstico molecular dos EII tem consequências importantes para o tratamento mais adequado e preciso dos pacientes, determinando melhor prognóstico e qualidade de vida. A variedade de sintomas apresentados pelos pacientes os faz procurarem profissionais de diversas especialidades. Os especialistas devem ser alertados quanto à possibilidade de EII, mesmo em adultos, para que sejam possíveis o diagnóstico preciso e o encaminhamento para o imunologista clínico.

Referências bibliográficas

1. Tangye SG, Jeddane L, Picard C, Al-Herz W, Bousfiha A, Chatila T, et al. Human inborn errors of immunity: 2019 update on the classification from the International Union of Immunological Societies Expert Committee. J Clin Immunol. 2020;40:24-64. doi: 10.1007/s10875-020-00758-x. Erratum in: J Clin Immunol. 2020;40:65. doi: 10.1007/s10875-020-00763-0.
2. Bousfiha A, Jeddane L, Picard C, Al-Herz W, Ailal F, Chatila T, et al. Human inborn errors of immunity: 2019 update of the IUIS phenotypical classification. J Clin Immunol. 2020;40:66-81. doi: 10.1007/s10875-020-00758-x.
3. National Institute of Allergy and Infectious Diseases. Primary immune deficiency diseases. [2023 Mai. 31]. Disponível em: https://www.niaid.nih.gov/diseases-conditions/primary-immune-deficiency-diseases-pidds.
4. Chan AY, Torgerson TR. Primary immune regulatory disorders: a growing universe of immune dysregulation. Curr Opin Allergy Clin Immunol. 2020;20:582-90. doi: 10.1097/ACI.0000000000000689.

5. Bousfiha AA, Jeddane L, Ailal F, Benhsaien I, Mahlaoui N, Casanova JL, et al. Primary immunodeficiency diseases worldwide: more common than generally thought. J Clin Immunol. 2013;33(1):1-7. doi: 10.1007/s10875-012-9751-7.
6. Carneiro-Sampaio M, Moraes-Vasconcelos D, Kokron CM, Jacob CM, Toledo-Barros M, Dorna MB, et al. Primary immunodeficiency diseases in different age groups: a report on 1,008 cases from a single Brazilian reference center. J Clin Immunol. 2013;33(4):716-24. doi: 10.1007/s10875-013-9865-6.
7. Staels F, Collignon T, Betrains A, Gerbaux M, Willemsen M, Humblet-Baron S, et al. Monogenic adult-onset inborn errors of immunity. Front Immunol. 2021;12:753978. doi: 10.3389/fimmu.2021.753978.
8. Rosenberg E, Dent PB, Denburg JA. Primary immune deficiencies in the adult: a previously underrecognized common condition. J Allergy Clin Immunol Pract. 2016;4(6):1101-7. doi: 10.1016/j.jaip.2016.09.004.
9. Mensa-Vilaró A, Bravo García-Morato M, de la Calle-Martin O, Franco-Jarava C, Martínez-Saavedra MT, González-Granado LI, et al. Unexpected relevant role of gene mosaicism in patients with primary immunodeficiency diseases. J Allergy Clin Immunol. 2019;143(1):359-68. doi: 10.1016/j.jaci.2018.09.009.
10. Staines Boone AT, Chinn IK, Alaez-Versón C, Yamazaki-Nakashimada MA, Carrillo-Sánchez K, García-Cruz M, et al. Failing to make ends meet: the broad clinical spectrum of DNA ligase IV deficiency. Case Series and Review of the Literature. Front Pediatr. 2019;6(426). doi: 10.3389/fped.2018.00426.
11. Rodríguez-Cortez VC, del Pino-Molina L, Rodríguez-Ubreva J, Ciudad L, Gómez-Cabrero D, Company C, et al. Monozygotic twins discordant for common variable immunodeficiency reveal impaired DNA demethylation during naïve-to-memory B-cell transition. Nat Commun. 2015;6(1):7335. doi: 10.1038/ncomms8335.
12. Quinn J, Modell V, Orange JS, Modell F. Growth in diagnosis and treatment of primary immunodeficiency within the global Jeffrey Modell Centers Network. Allergy Asthma Clin Immunol. 2022;18(1):19. 10.1186/s13223-022-00662-6.
13. Aghamohammadi A, Abolhassani H, Mohammadinejad P, Rezaei N. The approach to children with recurrent infections. Iran J Allergy Asthma Immunol. 2012;11(2):89-109.
14. Gadola S, Salzer U, Schultz H, Grimbacher B. Adult-onset primary immunodeficiencies. Internist (Berl). 2004;45(8):912-22. doi: 10.1007/s00108-004-1230-7.
15. BRAGID imunodeficiência primária: 10 sinais de alerta. [2023 Mai. 31]. Disponível em: http://www.bragid.org.br/_download/10sinais.pdf.
16. O'Sullivan MD, Cant AJ. The 10 warning signs. Cur Op Allergy Clin Immunol. 2012;12(6):588-94. doi: 10.1097/ACI.0b013e3283591534.
17. Condino-Neto A. How to investigate a suspected immune deficiency in adults. 2021. [2023 Mai. 31]. Disponível em: https://www.worldallergy.org/education-and-programs/education/allergic-disease-resource-center/professionals/diagnostic-approach-to-the-adult-with-suspected-immune-deficiency.
18. Mauracher AA, Gujer E, Bachmann LM, Güsewell S, Pachlopnik Schmid J. Patterns of immune dysregulation in primary immunodeficiencies: a systematic review. J Allergy Clin Immunol Pract. 2021;9(2):792-802.e10. doi: 10.1016/j.jaip.2020.10.057.
19. Mendonça LO, Azzolini RK, Assis JP, Franco A, Kalil J, Castro FM, et al. Uma nova classe de doenças: doenças autoinflamatórias. Arq Asma Alerg Imunol. 2017;1(3):263-71.
20. Mendonça LO, Prado AI, Kalil J, Fonseca LAM, Castro FFM, Barros MAMT. Atualizando e expandindo o universo de uma nova classe de doenças – doenças autoinflamatórias. Arq Asma Alerg Imunol. 2021;5(1):51-5.
21. Mendonça LO, Azzolini RK, Silva AF, Kalil J, Pontillo A, Castro FM, et al. Doenças autoinflamatórias em adultos: abordagem prática ao diagnóstico baseada em um caso clínico. Arq Asma Alerg Imunol. 2017;1(1):114-8.
22. Betrains A, Staels F, Schrijvers R, Meyts I, Humblet-Baron S, De Langhe E, et al. Systemic autoinflammatory disease in adults. Autoimmun Rev. 2021;20(4):102774. doi: 10.1016/j.autrev.2021.102774.

23. Hernández-Rodríguez J, Ruíz-Ortiz E, Tomé A, Espinosa G, González-Roca E, Mensa-Vilaró A, et al. Clinical and genetic characterization of the autoinflammatory diseases diagnosed in an adult reference center. Autoimmun Rev. 2016;15(1):9-15. doi: 10.1016/j.autrev.2015.08.008.
24. Sigmon JR, Kasasbeh E, Krishnaswamy G. X-linked agammaglobulinemia diagnosed late in life: case report and review of the literature. Clin Mol Allergy. 2008;6:5. doi: 10.1186/1476-7961-6-5.
25. Méneret A, Ahmar-Beaugendre Y, Rieunier G, Mahlaoui N, Gaymard B, Apartis E, et al. The pleiotropic movement disorders phenotype of adult ataxia telangiectasia. Neurology. 2014;83:1087-95. doi: 10.1212/WNL.0000000000000794.
26. Elena Perez. Future of therapy for inborn errors of immunity. Clin Rev Allergy Immunol. 2022;12:1-15. doi: 10.1007/s12016-021-08916-8.
27. Abolhassani H, Asgardoon MH, Rezaei N, Hammarstrom L, Aghamohammadi A. Different brands of intravenous immunoglobulin for primary immunodeficiencies: how to choose the best option for the patient? Expert Rev Clin Immunol. 2015;11(11):1229-43. doi: 10.1586/1744666X.2015.1079485.
28. Goudouris ES, Silva AMDR, Ouricuri AL, Grumach AS, Condino-Neto A, Costa-Carvalho BT, et al. Comment to: II Brazilian Consensus on the Use of Human Immunoglobulin in Patients with Primary Immunodeficiencies. Einstein (São Paulo). 2017;15(1):1-16. Einstein (Sao Paulo). 2017;15(4):522. doi: 10.1590/S1679-45082017CE4250.
29. Ballow M, Paris K, de la Morena, M. Should antibiotic prophylaxis be routinely used in patients with antibody-mediated primary immunodeficiency? J Allergy Clin Immunol Pract. 2018;6(2):421-6. doi: 10.1016/j.jaip.2017.11.024.
30. Delmonte OM, Castagnoli R, Calzoni E, Notarangelo LD. Inborn errors of immunity with immune dysregulation: from bench to bedside. Front Pediatr. 2019;7:353. doi. 10.3389/fped.2019.00353.
31. Lee SJ, Chinen J, Kavanaugh A. Immunomodulator therapy: monoclonal antibodies, fusion proteins, cytokines, and immunoglobulins. J Allergy Clin Immunol. 2009;125(2 Suppl 2):S314-S323. doi: 10.1016/j.jaci.2009.08.018.
32. Leiding JW, Ballow M. Redefining precision medicine in disorders of immune dysregulation. J Allergy Clin Immunol Pract. 2019;7(8):2801-3. doi: 10.1016/j.jaip.2019.07.026.
33. Castagnoli R, Delmonte OM, Calzoni E, Notarangelo LD. Hematopoietic stem cell transplantation in primary immunodeficiency diseases: current status and future perspectives. Front Pediatr. 2019;7:295. doi: 10.3389/fped.2019.00295.
34. Neven B, Leroy S, Decaluwe H, Le Deist F, Picard C, Moshous D, et al. Longterm outcome after hematopoietic stem cell transplantation of a single-center cohort of 90 patients with severe combined immunodeficiency. Blood. 2009;113:4114-24. doi: 10.1182/blood-2008-09-177923.
35. Heimall J. Now is the time to use molecular gene testing for the diagnosis of primary immune deficiencies. J Allergy Clin Immunol Pract. 2019;7(3):833-8. doi: 10.1016/j.jaip.2018.12.022.

Parte 3
Imunologia Clínica

14

Defeitos Combinados Graves de Células T e B

Herberto José Chong Neto | Monica Soares de Souza | Maria Luiza Oliva Alonso | Ekaterini Goudouris

Introdução

Os defeitos combinados de células T e B são um grupo heterogêneo de doenças raras que envolvem alterações significativas numéricas e/ou funcionais de linfócitos T, com ou sem presença de células B e células NK (do inglês *natural-killers*). A função de células B, ainda que estas estejam presentes, está comprometida pela ausência de atividade adequada de células T auxiliares.[1] São os defeitos primários mais graves do sistema imune e que demandam identificação e tratamento imediato, denominados genericamente "imunodeficiência combinada grave" (SCID, do inglês *severe combined immunodeficiency*).

A definição de SCID foi atualizada recentemente pelo Consórcio para tratamento das imunodeficiências primárias (PIDTC, do inglês *primary imune deficiency treatment consortium*) por conta dos avanços no sequenciamento genético e mais amplo uso da triagem neonatal com círculos de excisão de receptores de células T (TREC, do inglês *T-cell receptor excision circles*).[2] Na SCID típica (ou clássico), há valores bem baixos de células T (TCD3+ < 50 células/μL) com ausência/redução de células T *naïve* (< 20% de células TCD3+CD4+CD45RA+) ou TREC baixo ou com presença, na circulação, de células T maternas. Em alguns casos denominados "SCID atípica" ou *leaky SCID*, em geral identificados mais tardiamente, há importante redução de células TCD3+ e/ou população T oligoconal e/ou TREC baixo e/ou redução (< 20%) de células TCD4+ *naïve*. Esses defeitos decorrem, em parte, de mutações hipomórficas ou de heterozigose em genes relacionados à SCID.[2]

Alguns pacientes que apresentem mutações em genes relacionados à SCID apresentam um fenótipo clinicolaboratorial característico, constituído por eritrodermia ictiosiforme, hepatoesplenomegalia, células T ativadas oligoclonais, hipogamaglobulinemia, com imunoglobulina E (IgE) aumentada e eosinofilia, denominado "síndrome de Omenn" (SO). Pacientes com SCID com linfócitos maternos circulantes podem apresentar uma reação de enxerto contra hospedeiro e um quadro clínico que se assemelha à SO. No entanto, na grande maioria dos casos, os pacientes com SCID são aparentemente saudáveis ao nascimento. Porém, em poucos meses, surgem infecções oportunistas (principalmente por *P. jirovecii*, Candida spp.), infecções graves por vírus sincicial respiratório (VSR), citomegalovírus (CMV), reação à vacina contra o bacilo Calmette-Guerin (BCG), diarreia crônica e baixo ganho ponderal. Caso não sejam realizados diagnóstico e tratamento precoces, os pacientes não sobrevivem ao 1° ano de vida. Manifestações de autoimunidade podem ocorrer nos defeitos combinados menos graves.[1]

Os critérios diagnósticos estabelecidos em 2022 para cada uma das formas de SCID de acordo com o PIDTC se encontram no Quadro 14.1.[2]

Quadro 14.1. Critérios de inclusão e exclusão para os tipos de imunodeficiência combinada grave.

SCID típica ou clássica
Valores muito baixos de células T (CD3+ < 50/μL) + Mutação em gene associado à SCID OU Valores muito baixos de células T (CD3+ < 50/μL) + ausência de explicação alternativa para redução de células T + um dos seguintes: TREC ausente ou muito baixo; < 20% de células TCD3+CD4+CD45RA+(TCD4+ *naïve*) OU Presença de linfócitos maternos na circulação do paciente
SCID atípica ou *leaky*
Dois ou mais dos seguintes: Número reduzido de células T (CD3+) (< 50/μL) Células T oligoclonais TREC baixo ou < 20% células TCD3+CD4+CD45RA+ (TCD4+ *naïve*) + um dos seguintes: Mutação em gene associado à SCID < 50% proliferação de linfócitos em resposta a PHA, anti-CD3 ou anti-CD3/CD28 Na ausência de: Outro subtipo de SCID Defeito combinado não grave Desordem tímica Outra doença com células T reduzidas
Síndrome de Omenn
> 80% das células CD3+CD4+ são CD45RO+ (células de memória) + Mutação em gene associado à SCID + Eritrodermia ictiosiforme na ausência linfócitos maternos circulantes + Dois ou mais dos seguintes: Eosinofilia (> 800 células/mm^3) IgE aumentada TREC diminuído Linfadenopatia Hepatomegalia e/ou esplenomegalia Células T oligoclonais

SCID: imunodeficiências combinadas graves (SCID, do inglês *severe combined immunodeficiency*); TREC: círculos de excisão de receptores de células T (TREC, do inglês *T-cell receptor excision circles*); PHA: fitohemaglutinina.

Fonte: Adaptado de Dvorak CC, Haddad E, Heimall J, *et al.*, 2022.

Epidemiologia

A incidência da SCID era estimada em torno de 1:75.000 a 1:100.000 indivíduos. Entretanto, após a incorporação da triagem neonatal com TREC em território estadunidense, a incidência tem se revelado bem maior, em torno de 1:58.000 nascimentos.[3]

A forma mais frequente é a SCID ligada ao X, seguida das formas autossômicas recessivas, sendo os genes mais frequentemente acometidos IL2RG, IL7RA, ADA e RAG1. Em aproximadamente 15% dos casos de SCID e *leaky* SCID, o diagnóstico genético não pode ser estabelecido.[3]

As causas genéticas mais comuns são variáveis de acordo com a região do mundo. Não há ainda estatísticas sobre a incidência de SCID e seus tipos em território brasileiro.

Classificação

Para a SCID típica ou clássica, utilizamos uma classificação de acordo com o fenótipo imunológico, considerando-se a presença ou a ausência de células B e células NK: T-B+NK-; T-B+NK-, T-B-NK-, T-B-NK+.[4] Os defeitos incluídos em cada um dos quatro grupos estão listados no Quadro 14.2 e são descritos com mais detalhes a seguir.[4,5] Os defeitos combinados menos graves são tema do Capítulo 15 – Defeitos Combinados Menos Graves de Células T e B.

Quadro 14.2. Defeitos genéticos segundo os quatro grupos de fenótipos imunológicos da SCID.

T- B+		
NK-	**NK+**	
ILR2G – deficiência de cadeia γc ou deficiência de CD132	*IL7R* – deficiência de IL7Rα	
	CORO1A – deficiência de coronina-1A	
	LAT – deficiência de LAT	
	FOXN1 – deficiência *winged helix*	
JAK3 – deficiência de JAK3	*PAX1* – deficiência de PAX1	
	LCP2 – deficiência de SLP76	
	ITPKB – deficiência de ITPKB	
	Sem células T$\gamma\delta$	**Células T$\gamma\delta$ normais**
	CD3D	*PTPRC* – deficiência de CD45
	CD3E	
	CD3Z	
T- B-		
NK-	**NK+**	
ADA – deficiência de adenosina deaminase	**Sem microcefalia**	
	RAG1 ou *RAG2* – deficiência de RAG	
	DCLRE1C – deficiência de Artemis	
AK2 – disgenesia reticular	**Com microcefalia**	
	LIG4 – deficiência de DNA ligase IV	
	NHEJ1 – deficiência de XLF/Cernunnos	
RAC2 – defeito de RAC2 ativado	*PRKCD* – deficiência de DNA PKcs	

Fonte: Adaptado de Tangye SG, *et al.*, 2022; Bousfiha A, *et al.*, 2022.

Defeitos T-B+NK-

Imunodeficiência combinada grave ligada ao X (OMIM # 300400)

A imunodeficiência combinada grave ligada ao X (SCIDX-1) é uma deficiência imunológica de herança recessiva ligada ao cromossoma X, na qual os pacientes apresentam ausência de linfócitos T e NK no sangue periférico. Linfócitos B estão presentes, porém a produção de imunoglobulinas é marcadamente reduzida ou ausente. A SCIDX-1 é provocada pela mutação do IL2RG, o gene que codifica a cadeia gama comum (γc) dos receptores de citocina para IL-2, IL-4, IL-7, IL-9, IL-15 e IL-21. A SCIDX-1 responde por metade dos casos de SCID, com incidência aproximada de 1:130.000 nascimentos.

Pacientes com SCIDX-1 geralmente se apresentam durante os primeiros meses de vida com candidíase oral, diarreia persistente, déficit de crescimento, infecção viral respiratória persistente e/ou pneumonia intersticial frequentemente causada por *Pneumocystis jirovecii*. Outros organismos intracelulares como listeria ou legionela podem causar doenças graves, assim como vírus, especialmente aqueles do grupo herpes ou vírus sincicial respiratório (VSR). Em casos raros, a infecção por vírus Epstein-Barr (EBV) pode ocasionar a proliferação descontrolada de linfócitos B. As vacinas vivas atenuadas são outra causa de manifestações clínicas graves. A vacinação com BCG pode provocar infecção disseminada e letal.[6]

Deficiência de janusquinase-3 (JAK3) (OMIM # 600802)

O membro 3 da família Janus (JAK3) associada a proteínas tirosinaquinases desempenha um papel importante na sinalização de citocinas hematopoiéticas e sua deficiência em humanos resulta em SCID com ausência de linfócitos T e NK e em presença de número de linfócitos B não funcionais. A deficiência de JAK3 é rara e representa cerca de 5% dos casos de SCID nos Estados Unidos, enquanto sua prevalência na Europa parece maior.[7]

Crianças com deficiência de JAK3 se apresentam nos primeiros meses de vida com características clínicas clássicas de SCID, como diarreia crônica e déficit de crescimento, infecções respiratórias e/ou generalizadas recorrentes ou graves por patógenos oportunistas e reação enxerto contra hospedeiro a partir de linfócitos T maternos adquiridos por via transplacentária. Essas características clínicas são praticamente indistinguíveis de SCIDX-1, com exceção de que a deficiência de JAK3 é de herança autossômica recessiva e pode ocorrer em pacientes do sexo feminino. Pacientes com deficiência de JAK3 podem ou não ser linfopênicos, mas geralmente apresentam números baixos a indetectáveis de linfócitos T e NK, enquanto as contagens de linfócitos B são normais ou aumentadas. Os linfócitos existentes não proliferam à estimulação mitogênica e as imunoglobulinas séricas são geralmente baixas ou indetectáveis.[7]

Defeitos T-B+NK+

Deficiência da cadeia α do receptor de interleucina-7 (IL7Rα) (OMIM # 608971)

A deficiência genética de IL7Rα resulta em SCID autossômica recessiva com linfopenia T profunda e números preservados de linfócitos B circulantes. A deficiência de IL7Rα é a terceira forma mais comum de SCID nos Estados Unidos, representando cerca de 8% dos casos.

Lactentes do sexo masculino e feminino podem ser acometidos por deficiência de IL7Rα e apresentar, nos primeiros meses de vida, características clínicas típicas de SCID, incluindo infecções oportunistas recorrentes, diarreia prolongada e déficit de crescimento. Os pacientes com IL7Rα apresentam linfopenia de células T e proporções normais a aumentadas de linfócitos B com resposta *in vitro* diminuída à estimulação por mitógeno. Na maioria dos casos, a deficiência de IL7Rα está associada a proporções normais a aumentadas de linfócitos NK, com função citotóxica preservada. A hipogamaglobulinemia também é um achado comum.[8]

Deficiência de Coronina 1A (OMIM # 615401)

As coroninas evoluíram de moléculas de ligação à actina em eucariotas inferiores para reguladores de vários processos celulares em mamíferos, como citocinese, motilidade celular e outros processos relacionados à actina. CORO1A é expresso principalmente em células hematopoiéticas, sendo importante para a homeostase de linfócitos T e na sinalização do receptor de linfócitos T. As deficiências de coronina 1A dão origem a vários graus de linfocitopenia T em camundongos e humanos. A ausência completa está associada à SCID.

O espectro fenotípico da deficiência de coronina 1A foi estendido pela descrição de mutações hipomórficas de CORO1A em três irmãos de uma família consanguínea, com linfopenia grave de linfócitos TCD4+, redução de linfócitos TCD4+ e TCD8+ *naïve* e linfoproliferação de linfócitos B associada ao EBV, em idade precoce. Dois pacientes morreram. O irmão mais velho alcançou remissão a longo prazo de sua doença proliferativa de linfócitos B, mas desenvolveu bronquiectasias nos primeiros anos de vida consequentemente à deficiência na imunidade humoral. No último acompanhamento, aos 19 anos, ele apresentava múltiplas verrugas, bem como lesões granulomatosas contendo a cepa vacinal do vírus da rubéola, em consonância com uma deficiência persistente de linfócitos T.[9,10]

Deficiência do ligante para ativação de células T (LAT) (OMIM # 617514)

A LAT é expressa em linfócitos T, mastócitos, células NK e células B imaturas, bem como em megacariócitos e plaquetas. Essa proteína, com um domínio extracelular curto, um único domínio transmembranoso e uma longa região intracelular, serve como fator de nucleação crucial para complexos de sinalização multiproteica. Desempenha um papel central na ativação de células T a jusante do TCR, recrutando quinases, efetores e outros adaptadores em vias de transdução de sinal altamente reguladas.

Recentemente, foram descritos defeitos monogênicos na LAT, com fenótipos variados. Bacchelli *et al.* descreveram cinco pacientes de uma única linhagem consanguínea, com SCID. Todos os pacientes apresentaram na primeira infância infecções recorrentes e déficit de crescimento, contagens de linfócitos T extremamente baixas e ausência de resposta proliferativa de linfócitos T à fito-hemaglutinina, além de contagens normais de células B e NK.[11]

Deficiência de SLP76 (OMIM # 619374)

SLP76 é parte do sistema de sinalização de TCR, interagindo com ZAP70, LCK, LAT e ITK. O defeito nesta proteína codificada pelo gene LCP2 e de herança autossômica recessiva foi descrito em apenas um paciente até o momento. O defeito é complexo, com alterações de células T, NK e neutrófilos. As manifestações clínicas descritas são abscessos (cutâneos e de sistema nervoso central) precoces, exantema petequial, reação à vacina BCG, infecções recorrentes e autoimunidade (anemia hemolítica). Linfócitos TCD4+ estão diminuídos, com células B normais, IgA baixa e IgM aumentada, há prejuízo da agregação plaquetária e neutrófilos em número normal, mas com alteração no *burst* oxidativo em resposta a *E.coli*.[12]

Defeitos do complexo TCR-CD3 (OMIM # 615607, # 615617, # 615615, # 610163)

O complexo TCR-CD3 tem papel fundamental na maturação de timócitos a partir de precursores imaturos. O receptor de linfócitos T é composto por um heterodímero α/β ou γ/δ associado a cadeias invariantes, CD3γ, CD3δ, CD3ε e CD3ζ (ou CD247), quatro proteínas transmembranas formando módulos de dímero $\delta\varepsilon$, $\gamma\varepsilon$ e $\zeta\zeta$. Os genes que codificam as cadeias γ, δ e ε estão localizados no cromossomo 11q23 e aquele que codifica a cadeia de glicoproteína CD3ζ da superfície da célula T no cromossomo 1q22-q25. Os complexos de TCR são montados no retículo endoplasmático de linfócitos T maduros. No estágio final, os homodímeros CD3ζ associam-se a complexos TCR$\alpha\beta$–CD3γ–CD3δ–CD3ε incompletos. A adição da subunidade CD3ζ é crucial para o transporte eficiente de complexos de TCR para a membrana plasmática. O próprio TCR não inicia a sinalização a jusante. As cadeias CD3 carecem de atividade enzimática intrínseca para a transdução de sinal; no entanto, servem como subunidades de transdução de sinal por meio de seus motivos de ativação baseados em tirosina de imunorreceptor citoplasmático (ITAMs). CD3δ, CD3ε e CD3γ contêm um ITAM, e CD3ζ, três. A fosforilação de ITAMs de cadeia CD3 após o envolvimento de TCR resulta na ativação de ZAP70, uma proteína tirosinaquinase necessária para a sinalização normal de células T. Além disso, a sinalização de CD3 é necessária para a proliferação de timócitos duplos negativos (DN) tardios e sua maturação em timócitos duplamente positivos (DP) e para a função efetora ou anergia/apoptose na periferia.

A ausência de CD3ε causa a deficiência completa de linfócitos T periféricos, incluindo linfócitos T γ/δ, respostas proliferativas pobres a antígenos e mitógenos e contagem de TREC persistentemente baixa. É importante ressaltar que um defeito incompleto de CD3ε pode ter baixa penetrância clínica.[13] Por sua vez, a falta de CD3δ está associada à ausência de expressão de $\alpha\beta$ TCR/CD3 na superfície, resultando em linfopenia grave de linfócitos T $\alpha\beta$, com um fenótipo clínico de SCID. A análise por citometria de fluxo de sangue periférico de pacientes com ausência completa de CD3δ ou CD3ε mostra um número muito baixo de linfócitos TCD3+ com linfócitos CD4+ e CD8+ indetectáveis, na presença de células B e NK normais.

Essa é uma condição fatal na ausência de transplante alogênico de células-tronco hematopoiéticas.[14] Os defeitos em CD3γ e CD3ζ resultam em deficiência mais leve de linfócitos T, com a presença de linfócitos T periféricos policlonais.

Pacientes com deficiência de CD3γ geralmente apresentam infecções recorrentes no início da vida. A variabilidade clínica é descrita entre diferentes pacientes ou mesmo dentro da mesma família. Manifestações de autoimunidade, incluindo anemia hemolítica autoimune, vitiligo, tireoidite de Hashimoto e enteropatia autoimune, estão frequentemente presentes e podem ser a primeira e única manifestação da doença.[15] Por último, os defeitos em CD3ζ foram descritos em poucos pacientes. Um menino de origem caribenha apresentou inicialmente eritrodermia, diarreia, abscessos pulmonares causados por *Pseudomonas aeruginosa* e infecções recorrentes por herpes simples e *Candida albicans*.

As contagens de linfócitos T eram muito baixas, enquanto os linfócitos B eram normais, na presença de imunoglobulinas elevadas, autoanticorpos e resposta de anticorpos ausentes após a imunização.[16]

■ Deficiência de CD45 (OMIM # 619924)

A tirosinafosfatase CD45 é uma glicoproteína transmembrana específica de leucócitos que desempenha um papel importante na regulação das quinases src Lck, Fyn e Lyn, envolvidas na sinalização mediada por receptores de antígenos de células T e B. O gene (*PTPRC*) que codifica o CD45 está localizado no cromossomo 1q31.

Pacientes com deficiência de CD45 apresentam características clínicas típicas de SCID, incluindo infecções graves e oportunistas e déficit de crescimento. Pancitopenia foi observada em dois dos três pacientes e linfoma de células B fatal, em um.[17]

■ Deficiência de hélice alada (*winged helix*) (OMIM # 601705)

É causada por mutações de herança autossômica recessiva no gene *FOXN1* que codifica um fator de transcrição do ácido desoxirribonucleico (DNA). Essa proteína é importante para a formação de pele, cabelos, unhas, cérebro, medula espinhal e timo.

Os pacientes com essa deficiência apresentam o que se chamava *nude SCID*, com infecções graves, aplasia do timo, alopecia, distrofia ungueal, defeitos do tubo neural e importante linfopenia T.[18,19] Há descrição de expansão de células TαβDN aberrantes e TFoxp3+.[20]

O transplante de células-tronco hematopoiéticas (TCTH) não é curativo nesses casos. O transplante de timo parece produzir resultados melhores.[18]

Variantes em heterozigose neste gene podem causar TREC baixo na triagem neonatal, com linfopenia T persistente e, frequentemente, distrofia ungueal.[21]

■ Deficiência de PAX1 (OMIM # 615560)

Doença causada por mutações de herança autossômica recessiva com perda de função em PAX1 que codifica fator de transcrição relacionado com embriogênese.

Pode se apresentar como síndrome otofaciocervical do tipo 2, com anomalias faciais, orelhas de baixa implantação, fístulas preauriculares, alterações de clavículas, ombros e escápulas com déficit intelectual leve, com alteração do desenvolvimento do timo e linfopenia T.[22] Também foi descrito um quadro semelhante à SO, com eritrodermia, eosinofilia e infecções graves.

Há linfopenia T com células B normais, eosinofilia, atimia, IgM normal com IgE normal a aumentada. O defeito em células T não é corrigido pelo TCTH, a despeito do quimerismo do doador.[5]

■ Deficiência de ITPKB

Foi descrito um paciente com mutação de herança autossômica recessiva em *ITPKB*, gene que codifica uma quinase envolvida na sinalização de receptores de células T (TCR).

Descreveram-se dificuldade de crescimento, infecções bacterianas e fúngicas repetidas, atimia, leucopenia, anemia e plaquetopenia com IgG baixa e IgM e IgA normais.[23]

Defeitos T-B-NK-

Deficiência de Adenosina Deaminase (ADA) (OMIM # 102700)

A deficiência da enzima (ADA) é um defeito de herança autossômica recessiva no qual os pacientes apresentam ausência de linfócitos T, B e células NK no sangue periférico e que está presente em cerca de 16% dos portadores de SCID.[24,25] É provocada por mutações na região do cromossoma 20q12-q13.1, resultando em níveis muito elevados de adenosina, 2'-desoxiadenosina e 2'-o-methyladenosina. A imunodeficiência é causada por apoptose de timócitos e linfócitos circulantes resultante do acúmulo desses dois últimos metabólitos.[26]

O quadro clínico é semelhante ao descrito na SCID ligada ao X. Há maior suscetibilidade a infecções oportunistas, bacterianas, virais, fúngicas e por micobactérias. Os tratos respiratório e o gastrointestinal são os mais acometidos. Os pacientes podem desenvolver reação de enxerto contra hospedeiro por meio de células T alogênicas em transfusões de hemoderivados não irradiados ou após tratamento por transplante de medula óssea.[25]

Achados clínicos característicos da deficiência da ADA incluem anormalidades da caixa torácica semelhantes ao rosário raquítico, defeitos esqueléticos múltiplos com displasia condro-óssea, ocorrendo principalmente nas junções costocondrais, como exemplo, displasia condroesternal, nas apófises ilíacas e nos corpos vertebrais. Outras manifestações clínicas são surdez, proteinose alveolar pulmonar e déficits cognitivos.

Neste defeito, a linfopenia pode não ser tão importante inicialmente e desenvolver-se ao longo do tempo.[25,27] A função das células NK pode ser normal.[26]

Há defeitos parciais da ADA que podem conduzir a quadros clínicos menos graves, com diagnóstico somente na fase adulta.[28]

Deficiência de AK2 (OMIM # 267500)

A deficiência de AK2 ou disgenesia reticular é uma SCID rara, de herança autossômica recessiva, caracterizada por linfopenia exuberante e agranulocitose na medula óssea e no sangue periférico, associada à surdez neurossensorial bilateral.[29] É causada por mutações do gene AK2, que codifica a adenilato quinase 2, responsável pelo controle dos níveis intramitocondriais de adenosina difosfato (ADP).[25,30] Essa deficiência resulta em aumento da morte celular dos progenitores linfoides e dos precursores mieloides responsáveis pela diferenciação dos neutrófilos.[25,31] Alguns pacientes podem apresentar anemia e plaquetopenia. Infecções fatais são descritas nos primeiros meses de vida por bactérias, vírus, fungos e micobactérias. Estudos anatomopatológicos revelam peso do timo menor que 1 g, ausência dos corpúsculos de Hassall e timócitos inexistentes ou raros.

Defeito de Rac2 ativado (OMIM # 618986)

Doença muito rara decorrente de uma mutação de herança autossômica dominante em Rac2 (do inglês *Ras-related C3 botulinum toxin substrate 2*) que promove ganho de função. É caracterizada por intensas linfopenia T e B e disfunção mieloide. Os pacientes cursam com infecções bacterianas e virais frequentes, nem sempre de início precoce, linfoproliferação e neutropenia. O quadro apresentado pode ser semelhante à disgenesia reticular, mas sem a surdez neurossensorial.[32]

Rac2 é uma pequena proteína ligadora de guanina expressa principalmente em células hematopoiéticas, uma GTPase envolvida na ativação de NADPH, no remodelamento do citoesqueleto de actina e no processo de fagocitose. Os neutrófilos dos poucos pacientes relatados apresentam vesículas macropinocitóticas aberrantes (grandes vacúolos à microscopia), aumento na produção de radicais livres de O_2 e quimiotaxia prejudicada.[33] Testes de diferenciação *in vitro* demonstraram que RAC2 é essencial para sobrevida e diferenciação de células-tronco/progenitoras hematopoiéticas.[32] Os níveis de linfopenia e a disfunção de neutrófilos são variáveis entre os pacientes.[34]

Defeitos T-B-NK+

O fenótipo SCID negativo para células T, negativo para células B e positivo para células NK (SCID T-B-NK+) é responsável por aproximadamente 20% de todos os casos de SCID em países ocidentais como Estados Unidos, França e Alemanha, mas até 53% em alguns países como Marrocos e Arábia Saudita, onde o casamento consanguíneo é mais comum.[1,35] Os linfócitos T e B apresentam número e função muito diminuídos a ausentes e as células NK, número normal e função relativamente normal.[1]

SCID T-B-NK+ resulta de defeitos de herança autossômica recessiva (AR) em qualquer um dos vários genes que codificam proteínas envolvidas na recombinação V(D)J de genes de receptores de células T e B, comprometendo a capacidade de responder a uma ampla gama de patógenos estranhos e manter a tolerância aos autoantígenos.[1,4] A recombinação V(D)J ocorre em duas etapas: 1ª etapa específica para linfócitos T e B relacionada às proteínas recombinase 1 (RAG1) e recombinase 2 (RAG2); e 2ª etapa relacionada às proteínas de junção de extremidades não homólogas (NHEJ, do inglês *non-homologous end-joining*), via que repara quebras de fita dupla no DNA, na ausência de qualquer molde, em todas as células vivas.[36,37]

Nesse subgrupo de pacientes com SCID, há aumento do risco de sensibilidade à radiação/quimioterapia alquilante e, em alguns deles, microcefalia e dismorfismo facial.[1,4]

■ Deficiência de RAG (OMIM # 616457)

A recombinação V(D)J é iniciada pelo complexo gênico ativador de recombinases 1 e 2 (RAG1/RAG2). As proteínas RAG são expressas em todos os progenitores linfoides, bem como nas células T e B imaturas.[36]

Mutações nos genes ativadores de *RAG1* e *RAG2 são* responsáveis por cerca de 11% dos casos de SCID típica e até 41,2% dos casos de SO e SCID atípica (*Leaky* SCID), nos Estados Unidos e Canadá.[1,8,38] Houve aumento na detecção desses casos a partir da implementação da triagem neonatal para SCID.[29] A frequência de deficiências de RAG é mais alta em países com maior taxa de consanguinidade parental, sendo a base genética mais frequente de SCID nesses países.[1,8]

RAG1 e RAG2 são essenciais para o início da recombinação V(D)J, mas não estão envolvidas no reparo do DNA, portanto nesses defeitos não ocorre sensibilidade à radiação/quimioterapia.[1]

Mutações hipomórficas dos genes RAG, que resultam em expressão parcial de proteínas RAG1 ou RAG2 e permitem a produção residual de células T e B, estão associadas a um amplo espectro de fenótipos clínicos e imunológicos, incluindo a maioria dos casos de OS, SCID atípica (*Leaky* SCID) e formas tardias de deficiência imunológica combinada com granulomas e/ou autoimunidade (CID-G/AI). A atividade residual de RAG permite a produção de células T oligoclonais autorreativas, resultando nas manifestações clínicas peculiares.[1]

Deficiência de Artemis (OMIM # 602450)

As mutações no gene da proteína de reparo de ligação cruzada do DNA 1C (*DCLRE1C*, do inglês *DNA cross-link repair 1C*) ou Artemis causam SCID clássica em indivíduos com duas mutações nulas, nos quais a expressão de ARTEMIS está ausente ou muito reduzida, e SO ou imunodeficiência combinada não grave (CID) em indivíduos com mutações hipomórficas.[1]

A deficiência de Artemis está presente em todas as populações mundiais, embora tenha sido descrita, inicialmente, em nativos americanos Apache e Navajo de língua Athabascan e, por isso, denominada também "SCID Athabascan" (SCID-A).[1]

O gene *DCLRE1C* codifica a proteína ARTEMIS, uma nuclease com atividade intrínseca de exonuclease 5'-3' em DNA de fita simples. Após fosforilação pelo complexo da subunidade catalítica proteína quinase dependente de DNA (DNA-PKcs, do inglês, *DNA-dependent protein kinase catalytic subunit*) ativado, ARTEMIS adquire atividade de endonuclease 5' e 3', sendo essencial para a abertura de estruturas em grampo (*hairpin loop* ou *stem-loop*), que surgem como intermediários durante a recombinação V(D)J da imunoglobulina e dos genes do receptor de células T no desenvolvimento de células T e B.[1,36,39]

Os pacientes com SCID por deficiência de Artemis (SCID-ART), desenvolvem, em sua maioria, um quadro clínico de SCID clássica, com aumento da sensibilidade celular à radiação ionizante.[1] No entanto, outros fenótipos clínicos são descritos, incluindo SCID atípica com hiper-IgM, SO, CID progressiva, algumas vezes com linfomas B associados ao EBV e fenótipos não SCID, com descrição frequente de autoimunidade concomitante.[1,40]

Aqueles com o fenótipo Athabascan (SCID-A) apresentam ainda duas características clínicas: lesões ulceradas profundas, bem demarcadas e dolorosas da mucosa oral ou genitália (*Noma*-símile), observadas em mais da metade dos casos; e falha no desenvolvimento de dentes secundários, o que parece estar relacionado à sensibilidade à radiação/quimioterapia com agentes alquilantes.[1] Aproximadamente 20% dos pacientes com SCID-A têm evidência de enxerto materno no diagnóstico, que está associado à doença do enxerto contra o hospedeiro (GVHD), em alguns casos.[1]

Deficiência de DNA-PKcs (OMIM # 600899)

O complexo proteína quinase dependente de DNA (DNA-PK, do inglês, *DNA-dependent protein kinase*) é um heterotrímero formado pela subunidade catalítica da DNA-PKcs e pelo heterodímero regulador Ku (composto pelas proteínas Ku70 e Ku80).[41]

A subunidade catalítica DNA-PKcs é uma quinase serina/treonina, de alto peso molecular com cerca de 450 kDa, que pertence à família de proteínas quinases relacionadas com fosfatidilinositol 3-quinase (PIKK, do inglês, *PI 3-kinase related kinase*).[41] O gene *PRKDC* (do inglês, *protein kinase, DNA-cctivated, catalytic subunit*) codifica, em humanos, a DNA-PKcs, que está presente principalmente no núcleo celular.[41]

A DNA-PKcs é uma quinase, ou seja, catalisa a fosforilação de outras proteínas e é essencial ao processo de reparo do DNA pela via NHEJ. Ela se torna totalmente ativada apenas na presença de DNA e Ku70/80, que liga às extremidades do DNA.[41] Portanto, a DNA-PKcs requer o envolvimento de proteínas Ku para recrutá-la, assim como Artemis, para as extremidades do DNA e estabilizar sua ligação para que seja eficientemente ativada, caso contrário DNA-PKcs permanece dissociada. O complexo Ku70/80 tem a capacidade de ligação à porção terminal em fitas de DNA danificado, permitindo a posterior ligação e ativação da DNA-PKcs, resultando em sua ativação catalítica. Quando ativada, a DNA-PKcs pode fosforilar tanto a si mesma (autofosforilação) como outros fatores de reparo, como Artemis, que então adquire atividade de endonuclease 5' e 3' e atividade de abertura das estruturas em grampo. DNA-PKcs também auxilia no recrutamento de um complexo de ligação, incluindo DNA-Ligase IV e Cernunnos.[1,41]

As diferentes mutações no gene PRKDC ocasionam um amplo espectro de manifestações clínicas, desde SCID com sensibilidade à radiação, com ou sem microcefalia e dismorfismo facial, até CID com autoimunidade.[42]

A mutação *missense* hipomórfica não impede a atividade de quinase da DNA-PKcs, mas inibe a ativação de Artemis e a via NHEJ e causa SCID T-B-NK+ com infecções graves e recorrentes, diarreia, déficit de crescimento, de início muito precoce e radiossensibilidade aumentada, sem microcefalia ou retardo mental.[1,43] Manifestações granulomatosas e autoimunes foram também observadas em pacientes com mutações hipomórficas neste gene.[42]

Mutações que ocasionam níveis substancialmente reduzidos da proteína DNA-PKcs, com perda da atividade de quinase e reparo prejudicado de DSB, resultam na SCID com sensibilidade à radiação associada a dismorfismo facial, microcefalia e anormalidades neurológicas graves, como convulsões intratáveis e atrofia neuronal progressiva.[44] O comprometimento neurológico parece ser mais grave do que o observado nas deficiências de LIG IV e Cernunnos.[44]

■ Deficiência de DNA ligase IV (OMIM # 601837)

A DNA Ligase IV é essencial para a NHEJ e a recombinação V(D)J. A DNA ligase IV acopla-se à proteína 4 de complementação cruzada de reparo de raios X (XRCC4, do inglês *X-ray repair cross complementing group 4*) para efetuar a ligação final das extremidades de DNA, em uma reação dependente de ATP. A proteína XRCC4 ajuda a atrair outras proteínas de reparo de DSB-DNA, estabiliza a DNA ligase IV e potencializa sua atividade.[1]

Mutações no gene *LIG4*, que codifica a DNA ligase IV, resultam em atividade prejudicada dessa proteína ou impactam sua interação com XRCC4. As mutações hipomórficas resultam na incapacidade de desenvolvimento das células T e B, com fenótipos que variam quanto ao grau de comprometimento do sistema imune. Outras características comumente associadas são microcefalia e atraso de crescimento, semelhantes aos pacientes com deficiência de Cernunnos/XLF. Em todos, há radiossensibilidade e sensibilidade a regimes de condicionamento com base em agentes alquilantes.[1] Fenótipos leves com falta de correlação genótipo/fenótipo podem ser encontrados.[45]

O'Driscoll *et al.* definiram as características clínicas associadas à deficiência de DNA ligase IV como a síndrome LIG4, que inclui sensibilidade celular à radiação, atraso no crescimento e desenvolvimento, microcefalia, dismorfismos faciais (nariz em forma de bico e micrognatia), aumento da predisposição a malignidades, em especial, leucemia, graus variáveis de imunodeficiência e pancitopenia, além de anormalidades cutâneas, como lesões psoriasiformes e fotossensibilidade.[1,46]

As características laboratoriais que aumentam a suspeita diagnóstica, quando presentes, incluem hipoplasia da medula com anemia e trombocitopenia, linfocitopenia com linfocitopenia B acentuada, pan-hipogamaglobulinemia ou com IgM elevada e IgA e IgG ausentes ou baixas. Alguns pacientes podem apresentar trombocitopenia, anemia e/ou neutropenia, com alterações discretas de células T e B.[46]

Deficiência de Cernunnos (OMIM # 611291)

Cernunnos ou fator de junção final não homólogo 1 (NHEJ1, do inglês *non-homologous end joining fator 1*), também conhecido como "fator semelhante a XRCC4" (XLF, do inglês *XRCC4-like factor*), é uma proteína que, em humanos, é codificada pelo gene *NHEJ1* e está envolvida na recombinação V(D)J e reparo de DNA via NHEJ. Cernunnos aumenta a atividade de ligação do DNA do complexo XRCC4/DNA ligase IV e interage com XRCC4 para formar longos filamentos de proteínas helicoidais que protegem e alinham as extremidades DSB, sem exigir longas extremidades complementares de DNA.[1]

Mutações no gene *NHEJ1* causam deficiência de Cernunnos, que se caracteriza por SCID associada à microcefalia, retardo de crescimento de início intrauterino, radiossensibilidade e sensibilidade a agentes alquilantes.[1] Também é referida como síndrome de NHEJ1, na literatura.[1,44]

Síndrome de Omenn (OMIM # 603554)

A SO foi descrita, pela primeira vez, em 1965, por Gilbert Omenn e, na sua forma clássica, compartilha a etiologia genética de SCID T- B- NK+, com mutações em *RAG1/RAG2, na* maioria dos casos, ou *em DCLRE1C* (Artemis). A atividade parcial dos genes ativadores da recombinação V(*D*)J permite que alguns clones de células T se desenvolvam e sobrevivam, mas em razão de sua natureza oligoclonal, os pacientes são imunodeficientes. A gravidade da doença é variável.[1,47]

A SO se caracteriza por início precoce (com menos de 3 meses de idade) de eritrodermia ictiosiforme difusa, linfadenopatia, hepatoesplenomegalia, diarreia crônica e persistente, alopecia, níveis elevados de imunoglobulina E (IgE) e hipereosinofilia (de 500 a 10 mil células/microL). A perda de proteínas pelo intestino e pele produz a anasarca. Ocorrem infecções recorrentes e graves por *P. jirovecii* e/ou por vírus como citomegalovírus, adenovírus ou parainfluenza. As células T oligoclonais autorreativas se infiltram em vários órgãos e causam dano tecidual.[1]

Na maioria dos pacientes, as células B estão ausentes ou extremamente reduzidas. As células T autólogas estão em quantidade diminuída a normal (ou mesmo elevada) com células T oligoclonais (mais de 80% de suas células CD4+ são células T de memória CD45RO+). Essas células são de origem hospedeira não trazem o repertório normal diversificado de células T, têm proliferação fraca a ausente para antígenos *in vitro* e respostas de anticorpos diminuídas ou ausentes às imunizações.[2,48,49] Pacientes com SO não apresentam quimerismo materno. Defeitos na tolerância periférica e central podem explicar algumas das características autoimunes da SO.[1]

Outros defeitos em genes associados ao fenótipo SCID, mas envolvidos em outras etapas de maturação das células linfoides, como IL7R e IL2RG, estão relacionados a características Omenn-símile, com número normal de células B circulantes, assim como um número crescente de outras doenças desenvolvem sinais semelhantes à SO.[1,50]

Diagnóstico

É importante que o diagnóstico seja feito o mais precocemente possível, idealmente antes dos 3 meses de vida e antes que o paciente apresente infecções para garantir melhor sobrevida dos pacientes após o tratamento curativo.[51] A triagem neonatal com contagem de TREC e KREC, do inglês *Kappa-deleting recombination excision circles*, garante o reconhecimento precoce desses pacientes que costumam apresentar contagens de TREC ≤ 5 e contagens de KREC variáveis de acordo com o fenótipo imunológico relacionado ao defeito genético (ver Capítulo 39 – Triagem Neonatal para Erros Inatos da Imunidade).

Na ausência da triagem neonatal, a suspeita deve ser feita em caso de história familiar positiva ou suspeita, linfopenia (< 2.500 células) no hemograma e ausência de imagem do timo na radiografia de tórax.

A confirmação do diagnóstico de SCID é realizada avaliando-se a contagem de subpopulações de linfócitos, com contagem de células *naïve* e de memória (ver Capítulo 38 – Avaliação Laboratorial da Imunidade Adaptativa). O sequenciamento genético de nova geração por meio de painéis específicos ou pela análise completa do exoma permite o diagnóstico do defeito envolvido, o que pode ter implicações terapêuticas, mas não deve de modo algum atrasar a realização do tratamento curativo.

A tipagem HLA do paciente, dos pais e irmãos deve ser feita com agilidade de modo a definir o doador. Irmãos totalmente compatíveis são os melhores doadores; na ausência dessa opção, diante da gravidade das doenças, um dos pais é escolhido como doador (haploidêntico). Na impossibilidade de doadores aparentados, a opção é a procura por doadores compatíveis não aparentados em banco de doadores de medula óssea (ver Capítulo 47 – Transplante de Células-Tronco Hematopoiéticas).

Manejo

A SCID é invariavelmente fatal nos primeiros anos de vida, independentemente do defeito molecular subjacente, a menos que se realize a reconstituição imunológica. Quanto mais precoce o TCTH, melhor o prognóstico dos pacientes.

Enquanto aguardam o tratamento curativo, os pacientes devem receber cuidados relacionados à prevenção de infecções, incluindo profilaxia antimicrobiana e reposição de imunoglobulina humana, isolamento para evitar exposições, cuidados de higiene, suporte nutricional, orientação quanto à contraindicação de vacinas vivas atenuadas e à irradiação de hemoderivados (Capítulos 42 – Quimioprofilaxia; 49 – Terapia Gênica; e 50 – Manejo Inicial do Paciente com Erros Inatos da Imunidade). A profilaxia é fundamental durante o período antes do TCTH/terapia gênica e durante a reconstituição imune subsequente.[1]

A quimioprofilaxia é fundamental para a prevenção das infecções e de suas complicações (Tabela 14.1).[52]

Tabela 14.1. Quimioprofilaxia sugerida para pacientes com SCID.

Profilaxia	Antimicrobiano	Dose	Início
P. jirovecii	SMX + TMP	5 mg/kg/dia	1 mês
Cândida	Fluconazol	6 mg/kg/dia	1 mês
Herpesvírus	Aciclovir	20 mg/kg/dose 3 vezes/dia	Ao diagnóstico
VSR	Palivizumabe (sazonal)	15 mg/kg	De acordo com sazonalidade do VSR
Infecções	Imunoglobulina humana	Ver texto	O mais precocemente possível

SMX + TMP: sulfametoxazol + trimetoprim; VSR: vírus sincicial respiratório.

Fonte: Adaptada de Altmann T, Gennery AR, 2016.

Pacientes com SCID que tenham recebido BCG e não apresentem reações adversas devem receber profilaxia com isoniazida e, caso haja complicações da BCG, tratamento com esquema de rifampicina, isoniazida, pirazinamida e etambutol (para cobertura do *M. bovis*).[52]

Reposição enzimática

Os pacientes com SCID-ADA recém-diagnosticados devem receber inicialmente terapia de reposição enzimática (TRE), quando disponível, como uma medida estabilizadora imediata, antes do tratamento definitivo.[53]

A terapia de substituição enzimática é realizada pela aplicação semanal de ADA conjugada ao polietineloglicol (PEG-ADA) por via intramuscular.[53]

Além de restaurar a função imune, a TRE parece melhorar as anormalidades hepatocelulares, proteinose alveolar pulmonar e a displasia óssea associadas à deficiência de ADA não tratada. Além disso, como atua sistemicamente, pode ter o potencial de proteger de lesões neurológicas causadas por níveis elevados de adenosina e desoxiadenosina.[53]

O uso a longo prazo evidenciou deterioração na contagem e na função de linfócitos, com eventual declínio da imunidade antiviral e maior risco de malignidades. Portanto, a TRE por mais de 5 a 8 anos deve ser evitada e empregada de forma contínua somente quando o TCTH ou o HSC-GT estiverem disponíveis ou forem eficazes ou, ainda, em pacientes mais velhos, com fenótipo de início tardio, que podem ser maus candidatos para os tratamentos definitivos.[53]

Tratamento curativo para SCID

■ Transplante de Células-Tronco Hematopoiéticas (TCTH) (ver Capítulo 47)

Os resultados do TCTH para SCID na América do Norte, de 2000 a 2009, mostraram que a taxa de sobrevivência foi alta, independentemente do tipo de doador, entre os bebês que receberam transplantes com 3,5 meses de idade ou menos (94%) e entre os lactentes maiores sem infecção prévia (90%) ou com infecção resolvida (82%).[51] Esses dados ressaltam a importância do diagnóstico precoce e a importância dos programas nacionais de triagem neonatal.[1]

Os fatores que contribuem para o sucesso do TCTH incluem o diagnóstico e o encaminhamento precoces, a disponibilidade de um doador, considerando-se o grau de compatibilidade entre doador e receptor no sistema antígeno leucocitário humano (HLA), as características de cada doença e a condição clínica do paciente no momento do transplante. O doador pode ser aparentado (encontrado na família) ou não aparentado (banco de doadores voluntários). As fontes de células utilizadas compreendem as células-tronco de medula óssea, de sangue periférico ou de cordão umbilical[52] (ver Capítulo 47 – Transplante de Células-Tronco Hematopoiéticas).

De modo geral, pacientes com SCID negativo para células B consequente a mutações RAG1/2 ou DCLRE1C têm uma reconstituição imune mais pobre do que outros genótipos.[1]

Terapia gênica (ver Capítulo 49 – Terapia Gênica)

A terapia gênica consiste na correção de genes alterados ou modificações sítio-específicas que tem como princípio a transferência de material genético para dentro das células de um indivíduo. Desse modo, a entrega eficiente e a expressão apropriada dos genes terapêuticos são requisitos fundamentais para sua eficiência.[52,54]

O processo de terapia gênica apresenta resultados promissores para crianças com SCID-ADA (realizada pela primeira vez na década de 1990), SCID-X (IL-2R) e SCID-Artemis, com potencial para se tornar uma alternativa de tratamento para as outras formas de SCID.[1,55] Mais de 100 pacientes com ADA-SCID receberam terapia genética com células-tronco hematopoiéticas mediadas por gamarretrovírus ou lentivírus, desde 2000, com boa segurança e eficácia.[53]

Considerações finais

Os defeitos combinados de células T e B são verdadeiras urgências médicas que demandam suspeita, diagnóstico e tratamento precoces de modo a garantir a sobrevida dos pacientes. A recém-incorporada triagem neonatal com TREC e KREC significa grande avanço para o diagnóstico precoce, antes que quadros infecciosos ocorram, o que pode permitir TCTH precoce e em melhores condições clínicas.

O diagnóstico genético, ainda que importante para a escolha do condicionamento e doador, não deve postergar o tratamento medicamentoso profilático, nem o tratamento definitivo.

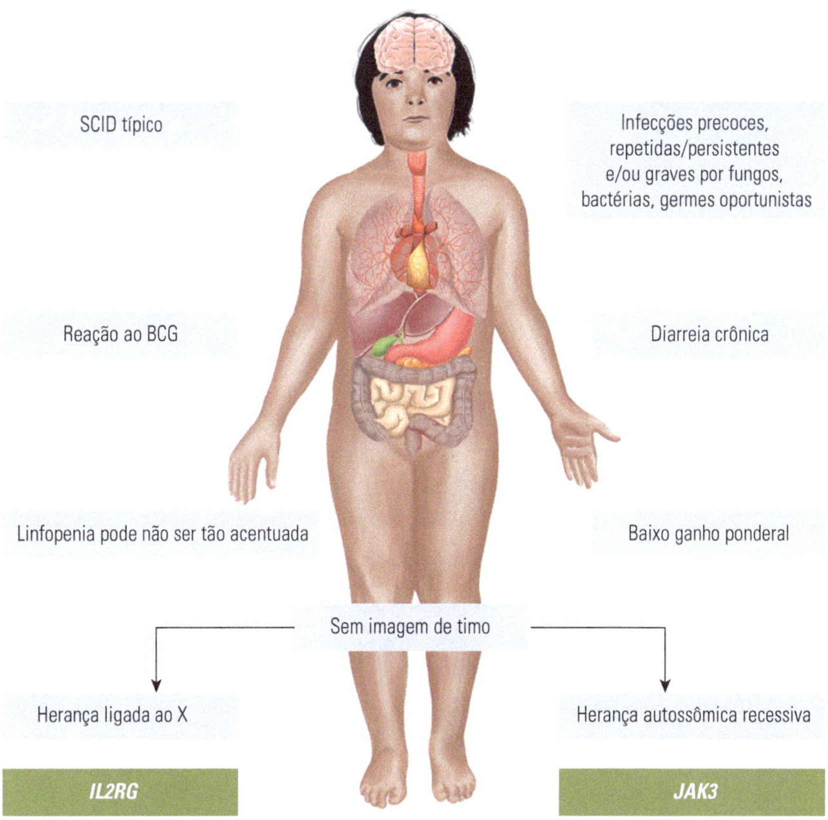

Figura 14.1. Defeitos T-B+NK-.
Fonte: Desenvolvida pela autoria.

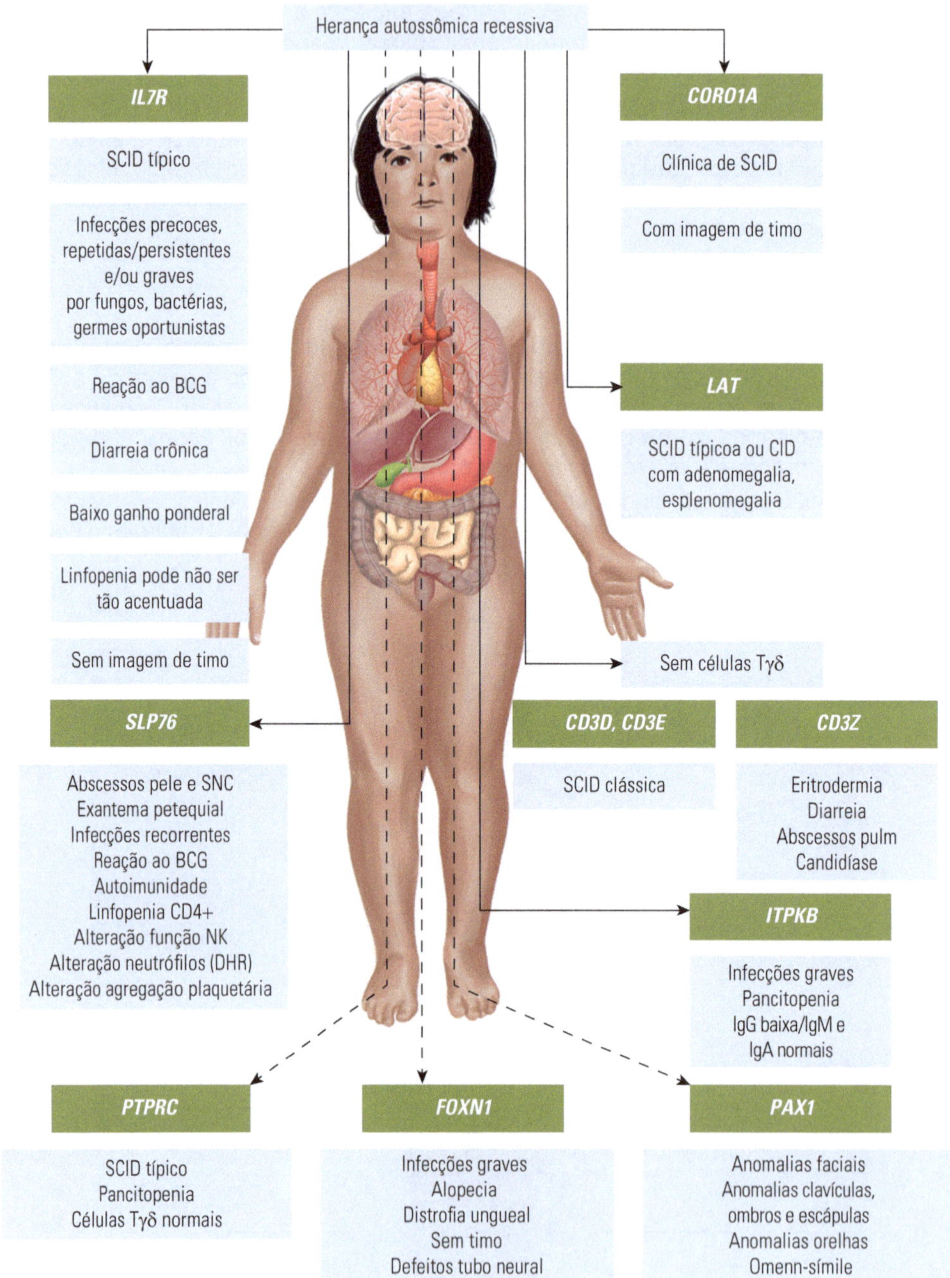

Figura 14.2. Defeitos T-B+NK+.

Fonte: Desenvolvida pela autoria.

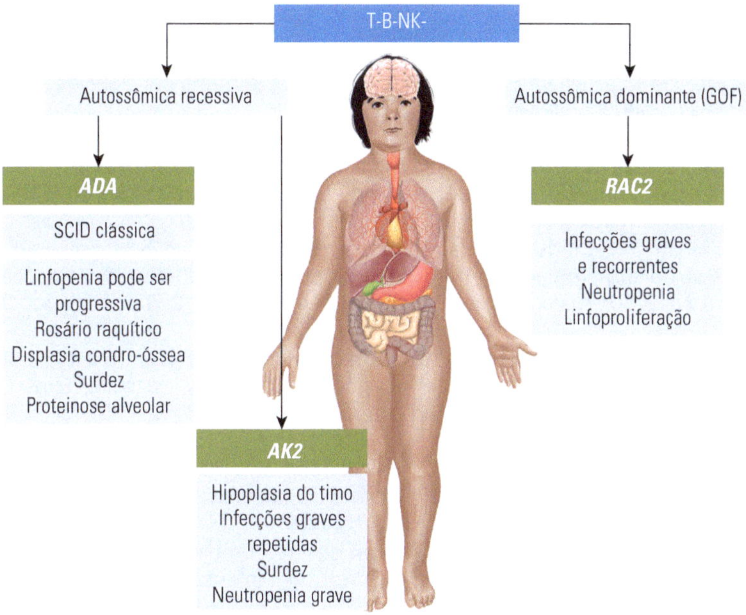

Figura 14.3. Defeitos T-B-NK-.
Fonte: Desenvolvida pela autoria.

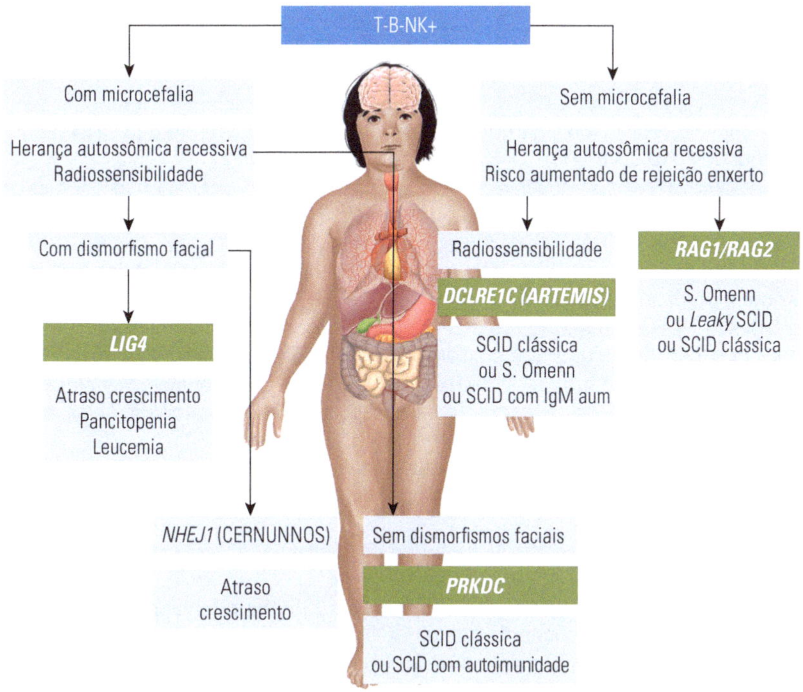

Figura 14.4. Defeitos T-B-NK+.
Fonte: Desenvolvida pela autoria.

Referências bibliográficas

1. Candotti F, Villartay JP, Moshous D, Villa A, Notarangelo LD. Severe combined Immune deficiency. In: Sullivan KE, Richard Stiehm E (eds.). Stiehm's immune deficiencies – inborn errors of immunity. 2. ed. London: Elsevier, 2020(7):153-205.
2. Dvorak CC, Haddad E, Heimall J, et al. The diagnosis of severe combined immunodeficiency (SCID): the primary immune deficiency treatment consortium (PIDTC) 2022 Definitions. [published onlinINFe ahead of print, 2022 Nov. 28]. J Allergy Clin Immunol. 2022;S0091-6749(22)01479-8. doi: 10.1016/j.jaci.2022.10.022.
3. Kwan A, Abraham RS, Currier R, et al. Newborn screening for severe combined immunodeficiency in 11 screening programs in the United States. [published correction appears in JAMA. 2014;312(20):2169. Bonagura, Vincent R [Added]]. JAMA. 2014;312(7):729-38. doi: 10.1001/jama. 2014.9132.
4. Tangye SG, Al-Herz W, Bousfiha A, et al. Human inborn errors of immunity: 2022 update on the classification from the international union of immunological Societies Expert Committee. [published online ahead of print, 2022 Jun 24]. J Clin Immunol. 2022;1-35. doi: 10.1007/s10875-022-01289-3.
5. Bousfiha A, Moundir A, Tangye SG, et al. The 2022 update of IUIS phenotypical classification for human inborn errors of immunity. [published online ahead of print, 2022 Oct. 6]. J Clin Immunol. 2022;42(7):1508-20. doi: 10.1007/s10875-022-01352-z.
6. Buckley RH, Schiff RI, Schiff SE, et al. Human severe combined immunodeficiency: genetic, phenotypic, and functional diversity in one hundred eight infants. J Pediatr. 1997;130: 378-87.
7. Notarangelo LD, Candotti F. JAK3-deficient severe combined immunodeficiency. Radiologic Clinics of North America. 2000;20(1):97-111.
8. Dvorak CC, Haddad E, Buckley RH, et al. The genetic landscape of severe combined immunodeficiency in the United States and Canada in the current era (2010-2018). J Allergy Clin Immunol. 2019;143:405-7.
9. Moshous D, Martin E, Carpentier W, et al. Whole-exome sequencing identifies Coronin-1A deficiency in 3 siblings with immunodeficiency and EBV-associated B-cell lymphoproliferation. J Allergy Clin Immunol. 2013;131:1594-60.
10. Buchbinder D, Hauck F, Albert MH, et al. Rubella virus-associated cutaneous granulomatous disease: a unique complication in immune-deficient patients, not limited to DNA repair disorders. J Clin Immunol. 2019;39:81-89.
11. Bacchelli C, Moretti FA, Carmo M, et al. Mutations in linker for activation of T Cells (LAT) lead to a novel form of severe combined immunodeficiency. J Allergy Clin Immunol. 2017;139:634-42.
12. Lev A, Lee YN, Sun G, Hallumi E, Simon AJ, Zrihen KS, et al. Inherited SLP76 deficiency in humans causes severe combined immunodeficiency, neutrophil and platelet defects. Journal of Experimental Medicine. 2021;218(3):e20201062.
13. de Saint Basile G, Geissmann F, Flori E, et al. Severe combined immunodeficiency caused by deficiency in either the delta or the epsilon subunit of CD3. J Clin Investig. 2004;114:1512-7.
14. Dadi HK, Simon AJ, Roifman CM. Effect of CD3delta deficiency on maturation of alpha/ beta and gamma/delta T-cell lineages in severe combined immunodeficiency. N Engl J Med. 2003;349:1821-8.
15. Tokgoz H, Caliskan U, Keles S, et al. Variable presentation of primary immune deficiency: two cases with CD3 gamma deficiency presenting with only autoimmunity. Pediatr Allergy Immunol. 2013;24:257-62.
16. Rieux-Laucat F, Hivroz C, Lim A, et al. Inherited and somatic CD3zeta mutations in a patient with T-cell deficiency. N Engl J Med. 2006;354:1913-21.
17. Cale CM, Klein NJ, Novelli V, et al. Severe combined immunodeficiency with abnormalities in expression of the common leucocyte antigen, CD45. Arch Dis Child. 1997;76:163-4.
18. Chou J, Massaad MJ, Wakim RH, et al. A novel mutation in FOXN1 resulting in SCID: a case report and literature review. Clinical Immunology. 2014;155(1):30-2. doi: 10.1016/j.clim.2014.08.005.
19. Gallo V, Cirillo E, Giardino G, Pignata C. FOXN1 Deficiency: from the discovery to novel therapeutic approaches. J Clin Immunol. 2017;37(8):751-8. doi: 10.1007/s10875-017-0445-z.

20. Albuquerque AS, Marques JG, Silva SL, et al. Human FOXN1-deficiency is associated with $\alpha\beta$ double-negative and FoxP3+ T-cell expansions that are distinctly modulated upon thymic transplantation. PLoS One. 2012;7(5):e37042. doi: 10.1371/journal.pone.0037042.
21. Bosticardo M, Yamazaki Y, Cowan J, et al. Heterozygous FOXN1 variants cause low TRECs and severe T cell lymphopenia, revealing a crucial role of FOXN1 in supporting early thymopoiesis. Am J Hum Genet. 2019;105(3):549-61. doi: 10.1016/j.ajhg.2019.07.014.
22. Paganini I, Sestini R, Capone GL, et al. A novel PAX1 null homozygous mutation in autosomal recessive otofaciocervical syndrome associated with severe combined immunodeficiency. Clin Genet. 2017;92(6):664-8. doi: 10.1111/cge.13085.
23. Almutairi A, Wallace JG, Jaber F, et al. Severe combined immunodeficiency caused by inositol--trisphosphate 3-kinase B (ITPKB) deficiency. The Journal of Allergy and Clinical Immunology. 2020;145(6):1696-9.e6. doi: 10.1016/j.jaci.2020.01.014.
24. Buckley RH. Molecular defects in human severe combined immunodeficiency and approaches to immune reconstitution. Annu Rev Immunol. 2004;22:625-55.
25. Chavosshzadeh Z, Darougar S, Momen T, Esmaeilzadeh H, Abolhassani H, Cheraghi T, et al. Immunodeficiencies affecting cellular and humoral immunity. In: Aghammohamadi A, Abolhassani H (eds). Inborn errors of immunity: a practical guide. London: Elsevier, 2021(2):9-29.
26. Hirschhorn R, Grunebaum E, Roifman C, Candotti F. Immunodeficiency due to defects of purine metabolism. In: Ochs HD, Smith CIE, Puck JM, editores. Primary immunodeficiency diseases: a molecular and genetic approach. New York: Oxford University Press. 3. ed. 2014;(14):188-230.
27. Buckley RH, Schiff SE, Schiff RI, et al. Hematopoietic stem cell transplantation for the treatment of severe combined immunodeficiency. N Engl J Med. 1999;340:508-16.
28. Ozsahin H, Arredondo-Vega FX, Santisteban I, et al. Adenosine deaminase deficiency in adults. Blood. 1997;89:2849-55.
29. de Vaal OM, Seynhaeve V. Reticular dysgenesia. Lancet 1959;2(7112):1123-5. doi: 10.1016/s0140-6736(59)90105-9.
30. Pannicke U, Honig M, Hess I, et al. Reticular dysgenesis (aleukocytosis) is caused by mutations in the gene encoding mitochondrial adenylate kinase 2. Nat Genet. 2009;41(1):101-5.
31. Hoenig M, Pannicke U, Gaspar HB, et al. Recent advances in understanding the pathogenesis and management of reticular dysgenesis. Br J Haematol. 2018;180: 644-53.
32. Lagresle-Peyrou C, Olichon A, Sadek H, et al. A gain-of-function RAC2 mutation is associated with bone-marrow hypoplasia and an autosomal dominant form of severe combined immunodeficiency. *Haematologica*. 2021;106(2):404-11. doi: 10.3324/haematol.2019.230250.
33. Hsu AP, Donkó A, Arrington ME, et al. Dominant activating RAC2 mutation with lymphopenia, immunodeficiency, and cytoskeletal defects. Blood. 2019;133(18):1977-88. doi: 10.1182/blood-2018-11-886028.
34. Sharapova SO, Haapaniemi E, Sakovich IS, Kostyuchenko LV, Donkó A, Dulau-Florea A, et al. Heterozygous activating mutation in RAC2 causes infantile-onset combined immunodeficiency with susceptibility to viral infections. Clin Immunol. 2019;205:1-5.
35. Benhsaien I, Ailal F, El Bakkouri J, et al. Clinical and immunological features of 96 moroccan children with SCID phenotype: two decades' experience. J Clin Immunol. 2021;41(3):631-8. doi: 10.1007/s10875-020-00960-x.
36. Cossu F. Genetics of SCID. Ital J Pediatr. 2010;36:76-92. doi: 10.1186/1824-7288-36-76.
37. Liang S, Thomas SE, Chaplin AK, *et al.* Structural insights into inhibitor regulation of the DNA repair protein DNA-PKcs. Nature. 2022;601:643-48. doi: 10.1038/s41586-021-04274-9.
38. Delmonte OM, Schuetz C, Notarangelo LD. RAG Deficiency: two genes, many diseases. J Clin Immunol. 2018;38(6):646-55. doi: 10.1007/s10875-018-0537-4.
39. Volk T, Pannicke U, Reisli I, et al. DCLRE1C (ARTEMIS) mutations causing phenotypes ranging from atypical severe combined immunodeficiency to mere antibody deficiency. Hum Mol Genet. 2015;24(25):7361-72. doi: 10.1093/hmg/ddv437.
40. Slatter MA, Gennery AR. Update on DNA-Double strand break repair defects in combined primary immunodeficiency. Curr Allergy Asthma Rep. 2020;20(10):57-68.

41. Chen X, Xu X, Chen Y, et al. Structure of an activated DNA-PK and its implications for NHEJ. Mol Cell. 2021;81(4):801-10.e3. doi: 10.1016/j.molcel.2020.12.015.
42. Mathieu AL, Verronese E, Rice GI, et al. PRKDC mutations associated with immunodeficiency, granuloma, and autoimmune regulator-dependent autoimmunity. J Allergy Clin Immunol. 2015;135(6):1578-88.e5. doi: 10.1016/j.jaci.2015.01.040.
43. van der Burg M, Ijspeert H, Verkaik NS, et al. A DNA-PKcs mutation in a radiosensitive T-B-SCID patient inhibits Artemis activation and nonhomologous end-joining. J Clin Invest. 2009;119(1):91-8. doi: 10.1172/JCI37141.
44. Woodbine L, Neal JA, Sasi NK, et al. PRKDC mutations in a SCID patient with profound neurological abnormalities. J Clin Invest. 2013;123(7):2969-80. doi: 10.1172/JCI67349.
45. Altmann T, Gennery AR. DNA ligase IV syndrome; a review. Orphanet J Rare Dis. 2016;11:137. doi: 10.1186/s13023-016-0520-1.
46. O'Driscoll M, Cerosaletti KM, Girard PM, et al. DNA ligase IV mutations identified in patients exhibiting developmental delay and immunodeficiency. Mol Cell. 2001;8(6):1175-85.
47. OMENN GS. Familial reticuloendotheliosis with eosinophilia. N Engl J Med. 1965;273:427-32.
48. Kou ZC, Puhr JS, Rojas M, McCormack WT, Goodenow MM, Sleasman JW. T-Cell receptor Vbeta repertoire CDR3 length diversity differs within CD45RA and CD45RO T-cell subsets in healthy and human immunodeficiency virus-infected children. Clin Diagn Lab Immunol. 2000;7(6):953-9. doi: 10.1128/CDLI.7.6.953-959.2000.
49. Santagata S, Villa A, Sobacchi C, Cortes P, Vezzoni P. The genetic and biochemical basis of Omenn syndrome. Immunol Rev. 2000;178:64-74. doi: 10.1034/j.1600-065x.2000.17818.x.
50. Marrella V, Maina V, Villa A. Omenn syndrome does not live by V(D)J recombination alone. Curr Opin Allergy Clin Immunol. 2011;11(6):525-31.
51. Pai SY, Logan BR, Griffith LM, et al. Transplantation outcomes for severe combined immunodeficiency, 2000-2009. N Engl J Med. 2014;371(5):434-46. doi: 10.1056/NEJMoa1401177.
52. Aranda CS, Guimarães RR, Gouveia-Pereira Pimentel M. Combined immunodeficiencies. J Pediatr (Rio J). 2021;97(S1):39-48.
53. Kohn DB, Hershfield MS, Puck JM, et al. Consensus approach for the management of severe combined immune deficiency caused by adenosine deaminase deficiency. J Allergy Clin Immunol. 2019;143(3):852-63. doi: 10.1016/j.jaci.2018.08.024.
54. Silva ACR, Júnior J. Realidades e perspectivas do uso de terapia gênica no tratamento de doenças. Revista da Faculdade de Ciências Médicas de Sorocaba. 2018;20:122-7.
55. Fox TA, Houghton BC, Booth C. Gene edited t cell therapies for inborn errors of immunity. Front Genome Ed. 2022;4:899294. doi: 10.3389/fgeed.2022.899294.

15

Defeitos Combinados Menos Graves de Células T e B

Mariana de Gouveia Pereira Pimentel | Tábata Takahashi França | Ligia Maria de Oliveira Machado

Introdução

As células T têm um papel importante na resposta imunológica e suas funções incluem regulação do desenvolvimento e ativação do sistema imunológico, tolerância, funções efetoras, diferenciação e até manutenção de populações de memória. Essas funções são reguladas por múltiplos genes para que a resposta imunológica se desenvolva de maneira adequada, mas quando há algum defeito nessa engrenagem, suscetibilidade a infecções, malignidade, autoimunidade, inflamação e alergias podem ocorrer, muitas vezes com fenótipos clínicos que se sobrepõem.[1]

As imunodeficiências combinadas (CID) são caracterizadas por defeitos imunológicos que comprometem o desenvolvimento ou a função das células T e, consequentemente, as células B. As CIDs são caracterizadas por suscetibilidade à infecção, particularmente a organismos oportunistas, o que ocasiona grave morbidade e mortalidade, com um cenário de distúrbios genéticos cada vez mais diversificados. A incidência relatada das CIDs é de 1:100.000 a 1:5.000 nascidos vivos em todo o mundo; no entanto, esses números estão subestimados consequentemente à mortalidade de pacientes antes do diagnóstico, à falta de diagnóstico em pacientes com manifestações clínicas atípicas e a registros nacionais incompletos que documentam a incidência de CID.[2]

De maneira didática, podemos dividir as CIDs em imunodeficiências combinadas graves (SCID, do inglês *severe combined immunodeficiency*), SCID atípica ou *Leaky* SCID, combinadas não SCID (defeitos menos graves) e combinadas associadas a características sindrômicas. As SCID distinguem-se do restante do grupo por serem causadas por variantes gênicas completas, totalmente penetrantes e com consequências funcionais desastrosas, resultando em uma suscetibilidade maior a infecções potencialmente fatais (Capítulo 14 – Defeitos Graves Combinados de Células T e B). Variantes genéticas hipomórficas, que preservam alguma função da proteína mutada, levam a um conjunto de CID com quadros mais brandos ou atípicos, os denominados *Leaky* SCID. As CIDs não graves podem ser divididas em não sindrômicas e sindrômicas.[3]

Defeitos de células T

A International Union of Immunological Societies (IUIS) Expert Committee for Primary Immunodeficiencies atualiza, a cada 2 anos, a classificação das imunodeficiências primárias ou erros inatos da imunidade (EII) pelo fenótipo imunológico e genes associados. A última publicação de 2022 classifica 485 EII em 10 categorias fenotípicas.[4]

Nas categorias I e II, em que estão alocadas as imunodeficiências combinadas, as doenças foram categorizadas em CID – não sindrômicas e sindrômicas:

CID não sindrômicas

Grupo 1: Linfócitos CD4 em número reduzido

Os defeitos de complexo maior de histocompatibilidade (MHC, do inglês *major histocompatibility complex*) MHC classe II são os mais relevantes (OMIM # 600005). A expressão do MHC classe II é essencial para a ativação de células T CD4+. O linfócito sem a expressão do MHC fica "nu" e, consequentemente, há prejuízo grave na seleção positiva no timo e na maturação, o que se denomina "síndrome de linfócito nu" ou "síndrome do linfócito desnudo". É caracterizada por infecções de repetição, muitas vezes graves e oportunistas. Pode ter a contagem de T CD4+ em número normal, mas com função prejudicada caso haja mutação no gene *RFXANK*.[5]

Se houver redução prioritariamente de células CD4+ com expressão adequada de moléculas de MHC, outros defeitos devem ser cogitados:[4]

a) **Deficiência de LCK (OMIM # 153390):** mutação em *LCK* de herança autossômica recessiva com autoimunidade, imunoglobulina IgM aumentada, células T regulatórias (Treg) baixas e repertório de receptores de linfócitos T (TCR) restrito.
b) **Deficiência de polimerase** δ: mutações em *POLD1* ou *POLD2*, de herança autossômica recessiva, com baixa estatura, déficit intelectual, infecções respiratórias e cutâneas (molusco, verrugas).
c) **Deficiência de COPG1:** de herança autossômica recessiva, com infecções respiratórias bacterianas e virais, viremia persistente por citomegalovírus (CMV) e vírus de Epstein-Barr (EBV), e prejuízo do crescimento.
d) **Deficiência de SASH2:** de herança ligada ao X, com autoimunidade, principalmente citopenias, infecções repetidas sinopulmonares e de pele.

Grupo 2: Linfócitos CD8 em número reduzido

A principal doença que cursa com deficiência seletiva de células T CD8+ com CD4+ em número normal, mas com função alterada é a deficiência de ZAP 70 (OMIM # 269840), um defeito de sinalização do TCR, que se apresenta com manifestações de autoimunidade.[6]

Deficiência de CD8 por mutações em CD8A (OMIM # 186910) se caracteriza por células T CD8 ausentes e pode ser assintomática.[4] Por sua vez, deficiência de MHC de classe I por mutações em *TAP1, TAP2, TAPBP* (OMIM # 170260, # 170261, # 601962) apresenta-se com pioderma gangrenoso e/ou vasculite, enquanto nas mutações em *B2M* (OMIM # 241600), há infecções sinopulmunares e granulomas cutâneos.[4]

Grupo 3: Linfócitos B em número reduzido

O grupo contempla principalmente doenças de herança autossômica recessiva, a deficiência de DOCK8 (OMIM # 243700) (*loss of function* (LOF) de herança autossômica recessiva, infecções sinopulmonares, infecções cutâneas bacterianas e virais, imunoglobulina E (IgE) alta com atopia severa e anafilaxia)[7] e a deficiência de STK4 (OMIM # 614868) (herança autossômica recessiva, neutropenia intermitente, CD4 baixo, IgM e resposta vacinal baixas, IgG, IgA e IgE altas; infecções bacterianas, virais por papilomavírus humano

(HPV), EBV e molusco, assim como por cândida, linfoproliferação, citopenia autoimune e cardiopatia congênita).[8]

Outros defeitos deste grupo são:[4]

a) **Deficiência de IKAROS (OMIM # 603023):** mutações em *IKZF1* de herança autossômica dominante, com infecções sinopulmonares, hipogamaglobulinemia, aumento de células ThO, *naïve*, sem células T e B de memória.
b) **Deficiência de CD21 (OMIM # 614699):** doença de herança autossômica recessiva com infecções respiratórias, inflamação intestinal de início precoce, hipogamaglobulinemia.
c) **Deficiência de NIK:** por mutações de herança autossômica recessiva em *MAP3K14*, com infecções recorrentes por Cryptosporidium sp., também por bactérias e vírus.
d) **Deficiência de Moesina (OMIM # 300988):** mutações em *MSN* de herança ligada ao X, com neutropenia e infecções recorrentes por bactérias e varicela, hipogamaglobulinemia progressiva.
e) **Deficiência de MAN2B2:** doença de herança autossômica recessiva com infecções recorrentes, artrite, vasculite, atraso do desenvolvimento e alteração da glicosilação.

Grupo 4: com imunoglobulinas normais

Ênfase neste grupo deve ser dada para a deficiência de TCR alfa (OMIM # 186880) (mutação no *TRAC*, infecções bacterianas, virais e fúngicas repetidas com autoimunidade e ausência de TCRαβ) e defeito de ITK (OMIM # 186973) (linfopenia progressiva de CD4 com IgG normal ou baixo; infecção por EBV associada com linfoproliferação de linfócito B/linfoma).[9]

Ulceração crômica mucocutânea com baixa produção de citocinas inflamatórias são descritas na haploinsuficiência de RelA (mutação de herança autossômica dominante em *RELA*) (OMIM # 618287).[4]

Deficiência de CD3γ (OMIM # 615607), ao contrário das deficiências de CD3δ, ε e ζ que produzem SCID, está relacionada a um fenótipo mais leve, com autoimunidade.[4]

Outros defeitos deste grupo são a deficiência de FCHO1 (OMIM # 619164) (infecções recorrentes, com linfoproliferação e aumento da morte celular por ativação); deficiência de OX40 (OMIM # 615593) (resposta prejudicada ao herpesvírus 8, com sarcoma de Kaposi) e deficiência de RHOH (OMIM # 602037) (molusco, HPV e granulomas pulmonares).[4]

Grupo 5: com imunoglobulinas diminuídas

As principais doenças desse seguimento[4] são a deficiência de DOCK2 (OMIM # 616433) (início precoce de infecções bacteriana e pelo herpesvírus, NK normal com função ruim);[10] deficiência de CARD11 (OMIM # 616206) (pneumonia por *Pneumocystis jirovecii*, infecções bacterianas e virais); Deficiência de IKBKB (OMIM # 164011) (infecções virais, bacterianas e fúngicas, com ausência de Tγδ e Treg); Deficiências de ICOS (OMIM # 607594) (infecções, autoimunidade, granulomas) e de ICOSL (infecções, hipogamaglobulinemia e neutropenia progressiva); defeito do receptor de IL21 (OMIM # 615207) (infecções respiratórias recorrentes, *Pneumocystis* spp. e *Cryptosporidium* spp., hepatite, fibrose hepática, linfócito B com *switch* de classe diminuído e proliferação prejudicada de linfócito T contra cândida).[11]

Deficiências neste grupo mais recentemente descritas e relevantes são:[4] defeito dominante negativo em *IKZF1*, ICAROS (OMIM # 616873) (infecções oportunistas, por vírus, bactérias e fungos, agamaglobuinemia, aumento de células Th0); deficiência de HELIOS (mutação de herança autossômica dominante ou recessiva em *IKZF2*, com pneumonias, candidíase, úlceras em mucosas, linfadenopatia, síndrome de Evans, aumento de células T em exaustão); e deficiência de AIOLOS (OMIM # 619437) (mutação de herança autossômica dominante em *IKZF3*, com infecções respiratórias, suscetibilidade ao EBV, verrugas, linfoma B, pneumonia por *P. jirovecii*).

No entanto, mais relevante neste grupo são as síndromes de hiper-IgM (HIGM) que correspondem a um grupo heterogêneo de doenças caracterizadas pela redução ou ausência das imunoglobulinas das classes IgG e IgA e níveis séricos normais ou elevados IgM.[12] Os pacientes afetados por essas doenças apresentam defeitos na geração das imunoglobulinas IgG, IgE e IgA em decorrência da presença de variantes patogênicas em genes envolvidos no processo de troca de classe das imunoglobulinas, afetando a geração de anticorpos e podendo comprometer também a hipermutação somática das imunoglobulinas geradas.[12,13]

As HIGMs de origem genética podem apresentar padrão de herança ligada ao X (variantes nos genes codificantes das moléculas CD40L – OMIM # 300386 e NEMO OMIM # 300636), autossômica recessiva (variantes em CD40 OMIM # 606843, AID OMIM # 605257, UNG OMIM # 608106, ATM, MSH6, NBS1, INO80 e PMS2) e autossômica dominante (variantes em IκBα, AID).[14] De acordo com a molécula afetada, essas doenças podem comprometer a resposta de células B e a geração de anticorpos específicos (p. ex., AID e UNG), ter defeitos nos mecanismos de reparo do ácido desoxirribonucleico (DNA) (p. ex., ATM e PMS2) ou resultar em defeitos combinados de células B e T menos graves que SCID (CD40L e CD40).[15] Há causas adquiridas não genéticas como infecção por rubéola, malignidades ou medicação que também podem resultar em um padrão similar de HIGM.

Enquanto as imunodeficiências associadas a defeitos de linfócitos B ou defeitos de anticorpos resultam predominantemente em infecções bacterianas que afetam o trato respiratório, pacientes com deficiência de CD40L ou CD40 apresentam manifestações clínicas mais graves.[14] Essa característica resulta do fato de que a sinalização CD40L-CD40 exerce papel não somente nos processos de troca de classe das imunoglobulinas e hipermutação somática, mas participa também da resposta de células T e de células imunes não linfoides como macrófagos/monócitos e células dendríticas, comprometendo, assim, a resposta imune em sua totalidade.[16] Ademais, a forma solúvel do CD40L secretada por linfócitos B e plaquetas ativadas desempenha papel fundamental na manutenção da homeostasia na medula óssea, e a ausência dessa molécula está associada a defeitos na geração e na maturação de células mieloides e neutrófilos.[17]

Embora diversos genes tenham sido associados às HIGMs, aproximadamente 70% dos casos notificados decorrem de mutações no gene *CD40LG*, o qual se localiza no cromossomo X (Xq26.3–Xq27.1), e resultam na síndrome de HIGM ligada ao X, também conhecida como XHIGM ou "deficiência de CD40L" (OMIM # 308230).[14] A deficiência de CD40L é um EII raro, com incidência de aproximadamente 1:500.000 a 1:1.000.000 de habitantes, e afeta somente indivíduos do sexo masculino.[18] Mulheres que apresentam variantes em heterozigose são consideradas portadoras sadias da mutação, pois são raros os relatos com manifestações clínicas.[14]

Por sua vez, a deficiência de CD40 (OMIM # 606843) apresenta uma herança genética autossômica recessiva, podendo acometer indivíduos de ambos os sexos.[15] A apresentação clínica da deficiência de CD40 é similar àquela apresentada por pacientes com deficiência de CD40L, com características de imunodeficiência combinada.[13,19]

Pacientes com XHIGM apresentam complicações clínicas graves já no 1° ano de vida. As manifestações clínicas observadas com mais frequência no curso da doença são pneumonias recorrentes, infecções do trato respiratório superior, complicações gastrointestinais e quadros de sepse, relatadas em aproximadamente 85%, 70%, 60% e 36% dos pacientes, respectivamente. A pneumonia é o sintoma inicial mais frequentemente relatado, seguida de episódios de diarreia, bronquiolite, estomatite e sepse, sendo comum a identificação de mais de um sintoma de abertura do quadro clínico.[20] Ao longo da vida, a maioria dos pacientes apresenta infecções recorrentes e graves que comprometem de maneira significativa a qualidade de vida, e apenas aproximadamente 20% dos indivíduos sobrevivem até 25 anos de idade.[18,20] As manifestações clínicas mais frequentes em pacientes latino-americanos podem ser observadas na Tabela 15.1.

Tabela 15.1. Manifestações clínicas apresentadas por pacientes latino-americanos com XHIGM durante a vida.

Manifestações clínicas	n (%)
Pneumonia	43 (86)
Neutropenia	35 (70)
Intermitente	15 (30)
Crônica	11 (22)
Isolada (1 a 3 episódios)	7 (14)
Cíclica	2 (4)
Infecções do trato respiratório superior	35 (70)
Otite	17 (34)
Tonsilite	10 (20)
Manifestações gastrointestinais	30 (60)
Diarreia	29 (58)
10 episódios/crônico	14 (28)
1 a 5 episódios	12 (24)
5 a 10 episódios	3 (6)
Sepse	18 (36)
Linfoadenopatia	9 (18)
Infecções de pele	9 (18)
Autoimunidade	7 (14)
Hepatite	7 (14)
Infecção do trato urinário	6 (12)
Colangite esclerosante	5 (10)
Infecção no sistema nervoso	5 (8)
Meningite	3 (6)
BCGite	2 (4)
Malignidades	2 (4)
Artrite	2 (4)

Fonte: França TT, Barreiros LA, Salgado RC, *et al.*, 2022.

Por um lado, sendo uma imunodeficiência combinada, esses pacientes são susceptíveis a infecções oportunistas causadas por diversas classes de patógenos, com destaque para infecções por *Pneumocystis jirovecii*, *Cytomegalovirus* spp., *Cryptosporidium* spp. e *Candida* spp.[18,20] Por outro lado, a manifestação não infecciosa mais frequente é a neutropenia, achado clínico presente em aproximadamente 70% dos pacientes com XHIGM (pacientes com deficiência de CD40 também apresentam esse distúrbio hematológico). A neutropenia pode apresentar-se de maneira intermitente, cíclica ou limitada a poucos episódios e resulta em prejuízo significativo da resposta imune.[18,20]

O diagnóstico de HIGM deve levar em consideração os achados clínicos e laboratoriais, porém estes, por si só, não confirmam a doença.[16] Apesar do nome, pacientes afetados por essas doenças nem sempre apresentam níveis séricos elevados de IgM, principalmente durante as fases iniciais da doença.[20] Além disso, outras doenças podem apresentar o perfil de redução de IgG e IgA e níveis normais de IgM, similar ao que ocorre nas HIGMs, como no caso da imunodeficiência comum variável e da agamaglobulinemia ligada ao X, reforçando a importância da avaliação molecular ou genética para o diagnóstico definitivo. Assim, a combinação das manifestações clínicas e resultados laboratoriais com avaliações moleculares e/ou genéticas são essenciais no momento do diagnóstico. A investigação molecular da deficiência de CD40L ou CD40 se baseia na avaliação da expressão e da função das respectivas moléculas, normalmente realizada por citometria de fluxo, ao passo que o diagnóstico genético se dá pela identificação de variantes patogênicas nos genes *CD40LG* ou *CD40*.[16]

Pacientes com deficiência de CD40L ou CD40 recebem como tratamento padrão a infusão de imunoglobulinas administrada de maneira intravenosa (IV) ou subcutânea (SC) para a reposição de anticorpos, terapia que reduz significativamente a frequência e a gravidade das infecções apresentadas por esses pacientes.[13,16] Além da reposição de imunoglobulinas, terapias antibacterianas e antifúngicas são realizadas com o objetivo de prevenir ou tratar infecções oportunistas. Pacientes que apresentam quadro de neutropenia grave normalmente são tratados com o fator estimulador de colônia de granulócitos (G-CSF, do inglês *granulocyte colony-stimulating factor*) recombinante humano (rhG-CSF), tratamento que se mostra eficaz na normalização dos números de neutrófilos na maioria dos casos, embora não existam evidências de que defeitos de maturação e funcionais sejam corrigidos.[16] Atualmente, a única opção terapêutica curativa para a deficiência de CD40L é o transplante de células-tronco hematopoiéticas, e um número crescente de desfechos favoráveis tem sido observado em pacientes submetidos a essa terapia.[21]

Grupo 6: Imunoglobulinas normais com má resposta de anticorpos

Neste grupo incluem-se a deficiência de MALT1 (OMIM # 604860) (infecções bacterianas, virais e fúngica, com prejuízo da proliferação de células T) e a deficiência de RelB (OMIM # 617585) (infecções recorrentes com baixa diversidade e menor capacidade de proliferação de células T e aumento de células B).[4]

CID sindrômicas

As alterações mais comuns dentre os EII sindrômicos estão relacionadas a alterações do desenvolvimento tímico. A síndrome de DiGeorge (SDG) é a CID mais relatada nos países ocidentais, mas representa menos de 30% das CIDs no Oriente Médio.[2]

A SDG foi descrita nos anos 1960 como resultado de um defeito no desenvolvimento da terceira e quarta bolsas faríngeas, resultando em hipoplasia de paratireoide, cardiopatias congênitas e hipoplasia ou aplasia de timo. Atualmente, pela enorme variabilidade fenotípica, tem se optado pelo uso do termo "síndrome da deleção do 22q11.2" (SD22q11) (OMIM # 611867). É a síndrome de microdeleção mais frequentemente descrita. A prevalência é de 1 a 3, a cada 6 mil nascidos vivos, e aproximadamente 1 a cada 1 mil fetos.[22]

A SD22q11 é uma alteração genética causada por uma microdeleção hemizigótica no braço longo do cromossomo 22 cuja apresentação clínica dependerá do local e dos genes atingidos. A gravidade do quadro clínico não tem relação com o tamanho da deleção. O mecanismo que ocasiona a deleção está relacionado à instabilidade de alguns pontos do cromossomo em virtude da presença de regiões denominadas *low copy repeats* (LCR) responsáveis pelos rearranjos gênicos. A região crítica na SD22q11.2 é LCR22A, LCR22B, LCR22C, LCR22D e 90% dos pacientes apresentam a deleção nessa região (Figura 15.1).[23]

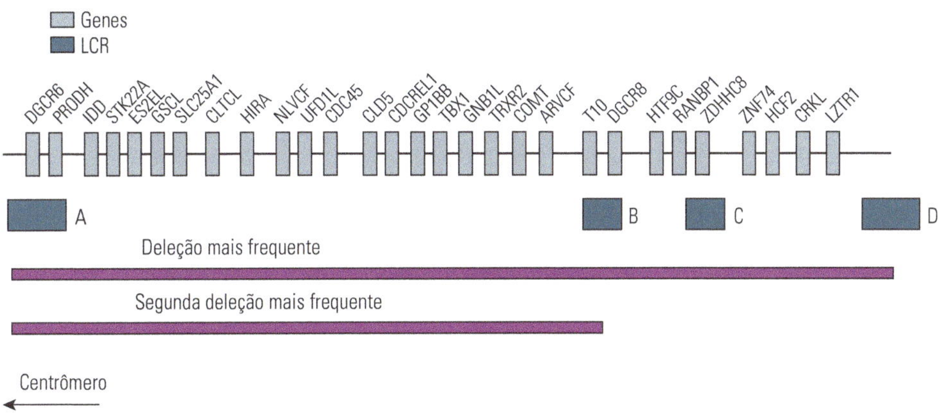

Figura 15.1. Esquematização da região crítica para deleções na SD22q11.2. Região demonstrando os LCRs proximais do cromossomo 22 (LCR22A, LCR LCR22B, LCR22C, LCR22D), locais mais comuns onde ocorrem as deleções na SD22q11.2.

Fonte: Adaptada de Kobrynski, LJ, Sullivan KE, 2007.[24]

Esses genes codificam diversas proteínas e, dependendo da região da deleção, essas proteínas deixam de ser produzidas e expressas. O TBX1 é o gene mais importante para expressão do fenótipo cardiovascular na SD22q11.2, pois ele faz parte de uma grande família de genes TBOX que regulam a morfogênese de alguns tecidos e órgãos durante a embriogênese. A mutação isolada do TBOX é raramente encontrada em paciente com SD22q11.2. A presença do fenótipo de SDG (cardiopatia congênita, hipoplasia de timo e hipoparatireodismo) foi associado a pacientes filhos de mãe diabética e pacientes exposto no período pré-natal a ácido ou álcool retinoico.[23]

Nas últimas décadas, considerando-se o diagnóstico genético, o acesso ao teste de hibridização *in situ* por fluorescência (FISH) permitiu a detecção de microdeleções antes não detectadas por cariótipo, mas novas técnicas têm sido amplamente utilizadas como MLPA (do inglês *multiplex ligation-dependent probe amplification*), um exame direcionado à deleção ou à duplicação, e *array* que analisa deleções ou duplicações em todos os cromossomos sem alvo determinado.[25]

A SD22q11.2 mostra uma extensa variabilidade fenotípica. A suspeita diagnóstica pré-natal é inferida pela detecção intraútero das alterações anatômicas, como alterações palatais e das cardiopatias congênitas. Após o nascimento, a suspeita diagnóstica se dá em decorrência da hipocalcemia secundária à hipoplasia da paratireoide, da detecção de um timo hipoplásico ou da ausência dele, em grande parte das vezes, identificadas durante a cirurgia cardíaca. Durante a infância os dimorfismos faciais ficam mais aparentes e os atrasos nos marcos do desenvolvimento são percebidos. Na adolescência, os distúrbios psiquiátricos são bastante prevalentes.[26]

A característica clínica mais prevalente na SD22q11.2 é a cardiopatia congênita, com prevalência em torno de 75% a 80%. Deleções proximais que incluem a região LCR22A-LCR22B são encontradas em 65% dos pacientes com cardiopatia congênita. Nos fenótipos sem cardiopatias as deleções são mais distais. As características clínicas da síndrome estão descritas no Quadro 15.1.[22]

Quadro 15.1. Manifestações clínicas mais comuns na SD22q11.2 demonstrando a heterogeneidade fenotípica dos pacientes.

Manifestações clínicas	Descrição (frequência %)
Cardiopatia congênita	Tetralogia de Fallot; *truncus arteriosus*; interrupção de arco aórtico; defeito do septo ventricular; anomalia do arco aórtico
Dismorfismos faciais	Epicanto; alargamento da ponte nasal; baixa implantação das orelhas ("orelha em bule"); retro/micrognatia; agenesia de esmalte dentário; pescoço curto
Alterações de palato	Fenda palatina (55% a 75%), mais comumente submucosa (16% a 22,8%); úvula bífida (5%); disfunção velo faríngea (27% a 42%)
Endocrinopatia	Hipoparatireoidismo – níveis de cálcio devem ser monitorados anualmente; hipotireoidismo; deficiência do hormônio do crescimento
Gastrointestinais	Refluxo gastroesofágico; dismotilidade esofágica
Renais	Agenesias renais (12%); rins policísticos (4%); hidronefrose (5%)
Neurológico	Convulsões; ADNPM; QI < 70
Psiquiátricos	Esquizofrenia (25%)

ADNPM: atraso do desenvolvimento neuropsicomotor.

Fonte: Adaptado de Cirillo A, Lioncino M, Maratea A, *et al.*, 2022.

Na SD22q11.2, a imunodeficiência e sua variabilidade clínica têm relação com a aplasia ou hipoplasia do timo. Pacientes com ausência ou pequena sombra tímica no exame de imagem podem ter contagem de linfócitos normais pela presença de tecido tímico ectópico, enquanto pacientes com ausência total desse tecido tímico têm um fenótipo semelhante ao da SCID, essa situação é encontrada em 1,5% dos pacientes com SDG. Aproximadamente, 75% dos pacientes apresentam defeitos na produção de células T; destes, 60% apresentam deficiência de IgA; 23%, deficiência humoral incluindo baixa produção de IgM e baixa resposta a antígenos polissacarídeos. As infecções mais frequentes são sinopulmonares, predominantemente causadas pelas alterações anatômicas e a maioria das infecções é por vírus. Infecções por germes oportunistas são raras.

Esses pacientes têm um risco maior de apresentar autoimunidade na idade adulta, particularmente citopenias, e podem apresentar também quadros atópicos.[22]

Supõe-se que existam pacientes com a SD22q11.2 sem diagnóstico por apresentarem fenótipos mais leves, portanto alguns *guidelines* sugerem investigação com teste genético em determinadas situações, principalmente quando há cardiopatias (Quadro 15.2).

Quadro 15.2. Indicação para investigação de pacientes com suspeita de SD22q11.2.

Pacientes de qualquer idade, incluindo fetos, se possível, com realização de amniocentese para análise genética.

- Tetralogia de Fallot (com estenose de valva pulmonar, ou ausência de valva pulmonar)
- *Truncus arteriosus*
- Interrupção do arco aórtico (particularmente tipos B e C)
- Defeito do septo ventricular (conoventricular, mau alinhamento posterior, hipoplasia conoseptal) particularmente com anomalia do arco aórtico concomitante
- Anomalia do arco aórtico isolado (arco aórtico à direita ou duplo, artéria subclávia isolada ou aberrante)

Fonte: Adaptado de Cirillo A, Lioncino M, Maratea A, *et al.*, 2022.

Os tratamentos são sempre direcionados à alteração clínica. Nos casos raros de pacientes com aplasia total de timo que têm como apresentação clínica quadro clínico semelhante ao da SCID, o tratamento de escolha é transplante de timo realizado em poucos centros no mundo. As cirurgias associadas às disfunções palatais podem gerar uma melhora significante da comunicação, da alimentação e, por consequência, da qualidade de vida. O uso de antibióticos e de imunoglobulinas, na maioria dos casos, não é necessário, porém deve-se avaliar cada caso.[22]

Outras CID associadas a defeitos tímicos são:[4]

a) **Síndrome CHARGE (OMIM # 214800):** C: coloboma do olho; H: defeitos cardíacos (*heart defects*); A: atresia das cóanas nasais; R: retardo no crescimento e/ou desenvolvimento; G: anormalidades genitais e/ou urinárias (*genital and/or urinary abnormalities*); E: anormalidades da orelha e surdez (*ear abnormalities and deafness*) de herança autossômica dominante com mutação nos genes SEMA3E e CHD7.[26]
b) **Haploinsuficiência de FOXN1 (OMIM # 618806):** defeito em homozigose desse gene produz um fenótipo de SCID T-B+NK+. O defeito em heterozigose com haploinsuficiência produz linfopenia T que pode se normalizar com a idade, distrofia ungueal, eczema e infecções respiratórias recorrentes virais e bacterianas.
c) **Síndrome de Jacobsen (OMIM # 147791):** deleção em 11q23 associada a dismorfismos faciais, atraso do crescimento, verrugas, linfopenia e hipogamagobulinemia.
d) **Síndrome de deleção do cromossoma 10p13-p14:** pode se apresentar com malformações cardíacas, dismorfismos faciais, atraso do crescimento, surdez, hipoparatireoidismo e doença renal.

Ainda no grupo 6, outras CID sindrômicas de relevância são:[4]

a) Defeitos associados à trombocitopenia, como a síndrome de Wiskott-Aldrich (SWA), com mutação na proteína WASP codificada pelo gene WAS (dependendo da mutação, pode causar a SWA, neutropenia congênita ou plaquetopenia ligada ao X),[27] abordados no Capítulo 16 – Síndrome de Wiskott-Aldrich e Outros Defeitos Combinados com Trombocitopenia.

b) Defeitos de reparo do DNA que não se manifestam como SCID, como a ataxia telangiectasia com mutações na ATM (LOF) que cursam com ataxia do tipo cerebelar, telangiectasia, defeitos imunológicos e malignidade,[28] apresentados no Capítulo 17 – Ataxia-Telangiectasia e Outros Defeitos Combinados com Defeito no Reparo de DNA.

c) Síndromes de hiper-IgE – apresentadas no Capítulo 18 – Síndromes de Hiper-IgE.

d) Displasias imuno-ósseas – hipoplasia cartilagem-cabelo (defeito em *RMRP*, com nanismo de membros curtos, disostose metafisária, cabelos esparsos, falência de medula óssea, suscetibilidade para malignidades hematológicas), síndrome Schimke (defeito em *SMARCAL1*, crescimento intrauterino comprometido, baixa estatura, displasia espondiloepifisária, infecções, nefropatia e falência de medula), deficiência de *MOPD1* (defeito em *RNU4ATAC*, com infecções bacterianas, displasia espondiloepifisária, baixa estatura, dismorfismos faciais e distrofia de retina), deficiência de *MYSM1* (atraso do desenvolvimento, falência de medula óssea, anomalias do esqueleto, catarata) e displasia imunoesquelética associada a alterações do desenvolvimento neurológico (mutações em *EXTL3*, caracterizadas por baixa estatura, estenose de medula espinhal, desenvolvimento neurológico comprometido e eosinofilia), descritas no Capítulo 19 – Outras Síndromes Clínicas Associadas a Defeitos Combinados de Células T e B.

e) Displasia ectodérmica anidrótica com imunodeficiência – com infecções por fungos, micobactérias, vírus e bactérias, inflamação intestinal, causadas por mutações em *IKBKG* (NEMO), *IKBA* e *IKBB*, apresentadas também no Capítulo 19 – Outras Síndromes Clínicas Associadas a Defeitos Combinados de Células T e B.

Manifestações clínicas

Nas CIDs, as manifestações clínicas apresentam grande variabilidade, com infecções e manifestações clínicas não infecciosas. As infecções são as mais evidentes, mas podem não ser a primeira manifestação dos pacientes. Ocorrem desde infecções bacterianas sinopulmonares e diarreia por germes comuns até infecções oportunistas, por microbactérias e fungos, e reação vacinal com infecção sistêmica pelo bacilo de Calmette-Guerin (BCG). Manifestações não infecciosas variam de acordo com o mecanismo afetado, podendo apresentar autoimunidade, linfoproliferação com maior chance de apresentar neoplasias.[2]

Diagnóstico laboratorial

Feita a suspeita diagnóstica de imunodeficiência combinada após avaliação clínica, exames laboratoriais iniciais devem ser solicitados (Figura 15.2).[3]

Causas de imunodeficiência secundária, como vírus da imunodeficiência humana (HIV), devem ser excluídas. A avaliação de parâmetros imunológicos específicos deve ser realizada com a dosagem de imunoglobulinas (IgA/IgG/IgM/IgE), resposta vacinal após 6 meses de vida (quando diminuem os anticorpos maternos transferidos via placentária) e dosagem por citometria de fluxo, dos subtipos maiores de leucócitos (imunofenotipagem de CD3/CD4/CD8/CD19 e NK). Avaliações mais específicas de citometria de fluxo para avaliação de células de memória são importantes e também devem ser feitas de acordo com a idade do paciente. A função de linfócitos pode ser medida pela linfoproliferação após estímulo com mitógenos como a fito-hemaglutinina (PHA) ou outros estímulos.[29,30]

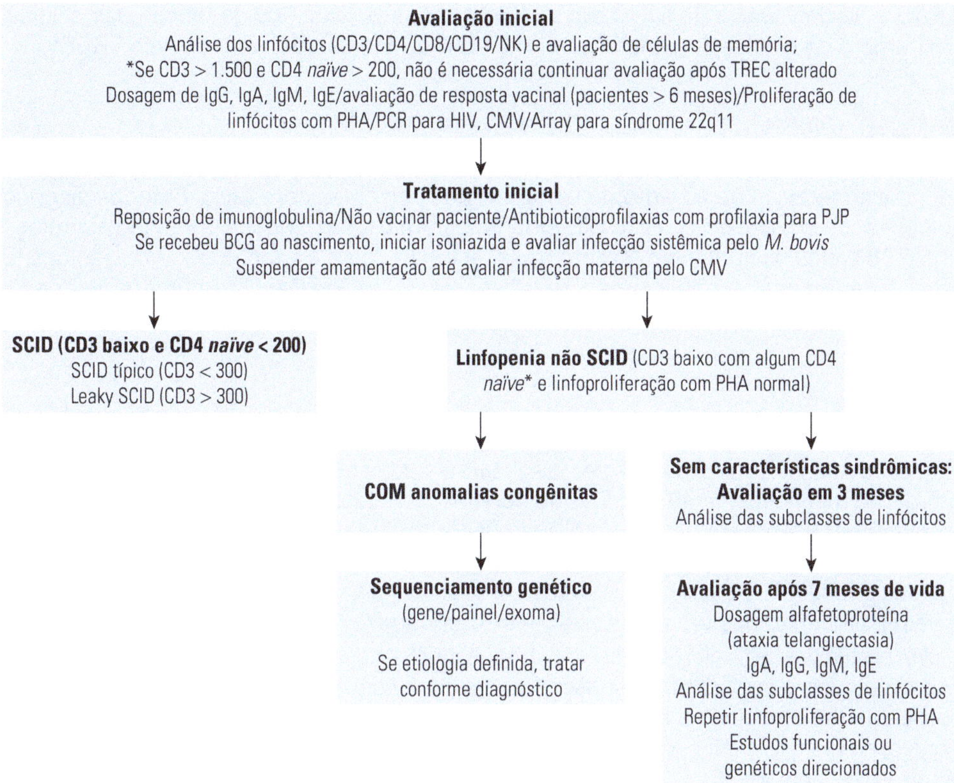

Figura 15.2. Esquematização da avaliação do paciente com CID. Após avaliação laboratorial, se linfopenia não SCID (CD4 baixo e CD4 *naïve* variável), é necessário seguimento do paciente para avaliação do grau e da persistência do dano imunológico e se é possível determinar causa. BCG: bacilo de Calmette-Guerin; CMV: citomegalovírus; HIV: vírus da imunodeficiência humana; NK: células *natural-killer*, PCR: Reação de cadeia de polimerase; PHA: fito-hemaglutinina; PJP: *Pneumocystis jirovecii*; SCID: imunodeficiências combinadas graves (SCID, do inglês *severe combined immunodeficiency*). *CD4 *naïve* variável, podendo ser < 200.

Fonte: Adaptada de Aranda CS, Guimarães RR, de Gouveia-Pereira Pimentel M, 2021.

A avaliação dos círculos de excisão de receptores de células T (TREC, do inglês *T-cell receptor excision circles*) e círculos de excisão da recombinação *kappa* (KREC, do inglês *Kappa-deleting recombination excision circles*), disponível para a triagem neonatal, pode ser de grande ajuda. São abordagens de triagem que avaliam o amadurecimento do receptor de linfócitos T (TCR) e B (BCR) disponíveis para o diagnóstico de defeitos de células T e B no paciente assintomático, antes da infecção grave e recorrente ou desenvolvimento de morbidade. Por um lado, embora a identificação de bebês com SCIDs tenha sido o objetivo de programas de triagem neonatal utilizando contagem de TREC, tornou-se evidente que, além desse distúrbio, o ensaio também identificaria bebês com linfopenia de células decorrente de outras causas como SD22q11.2, síndrome CHARGE e trissomia 21. Por outro lado, em muitas outras CIDs, a dosagem de TREC tem limitações, como na deficiência de

ZAP-70 e na deficiência de MHC classe II, entre outros. Defeitos da função das células T, com número de células T quantitativamente normal, não são detectados pelo TREC.[31]

Diagnóstico genético

A identificação do defeito genético é importante para determinar o diagnóstico definitivo, para adequação do tratamento e manejo dos pacientes com CIDs. Estudos diagnósticos genéticos em pacientes com CIDs identificaram causa genética (mutação ou deleção) em até 56% dos pacientes em coorte multinacional.[1] Após a adoção e a evolução das tecnologias de genômica, como o *next generation sequencing* (NGS), o número de doenças e de defeitos genéticos relacionados aos EII aumentou consideravelmente.

Tratamento

A suscetibilidade a infecções é uma característica importante das CIDs e é determinante na evolução clínica dos pacientes A terapia de reposição com imunoglobulinas é o tratamento mais importante dos EII que cursam com defeitos na produção de anticorpos, como acontece também nas CIDs. A dose habitual para reposição é de 400 a 600 mg/kg/mês, devendo ser ajustada levando-se em conta os níveis basais de IgG do paciente e o controle das infecções. Doses mais elevadas, denominadas "imunomodulatórias" (1 a 2 g/kg de peso), são utilizadas em manifestações autoimunes.[32]

As profilaxias antimicrobianas são frequentemente usadas na prevenção das infecções e de suas complicações. A escolha dos profiláticos deve levar em consideração o tipo de agente infeccioso a que o paciente está suscetível com base nas alterações laboratoriais, na história clínica, nos agentes infecciosos isolados em infecções prévias ou que colonizam o paciente.[33]

O transplante de células-tronco hematopoiéticas (TCTH) é a única intervenção curativa disponível para as CIDs. Outra opção em crescente desenvolvimento seria a terapia gênica que, que embora conte com vários protocolos bem-sucedidos, tem um processo ainda complexo e muitas de suas técnicas necessitam de aperfeiçoamento. Ambos os tratamentos podem implicar alto risco de morbidade e mortalidade.[3]

Vacinas

A vacinação é uma eficiente ferramenta na prevenção de infecções e representa um grande avanço na saúde pública. No entanto, pacientes com EII, a depender do tipo e gravidade do comprometimento imunológico, podem apresentar resposta ausente ou reduzida à vacinação. Nas CIDs, a eficácia das vacinas depende do grau de imunossupressão e do defeito/doença em questão. De maneira geral, vacinas inativadas são geralmente seguras (Hib e antipneumocócicas são recomendadas) e as que contenham agentes vivos atenuados são, de modo geral, contraindicadas. Além disso, alguns pacientes com EII podem estar suscetíveis à ocorrência de complicações infecciosas quando submetidos a vacinas com agentes vivos atenuados, como na vacinação com BCG, vírus da poliomielite e tríplice viral.[34] Mais detalhes estão disponíveis no Capítulo 43 – Vacinação.

Referências bibliográficas

1. Comrie WA, Lenardo MJ. Molecular classification of primary immunodeficiencies of T lymphocytes. Adv Immunol. 2018;138:99-193. doi: 10.1016/bs.ai.2018.02.003.

2. Abolhassani H, Chou J, Bainter W, Platt CD, Tavassoli M, Momen T, et al. Clinical, immunologic, and genetic spectrum of 696 patients with combined immunodeficiency. J Allergy Clin Immunol. 2018;141(4):1450-8. doi: 10.1016/j.jaci.2017.06.049.
3. Aranda CS, Guimarães RR, Gouveia-Pereira Pimentel M. Combined immunodeficiencies. J Pediatr (Rio J). 2021;97(S1):39-48. doi: 10.1016/j.jped.2020.10.014.
4. Bousfiha A, Moundir A, Tangye SG, et al. The 2022 Update of IUIS phenotypical classification for human inborn errors of immunity. J Clin Immunol. 2022;42(7):1508-20. doi: 10.1007/s10875-022-01352-z.
5. Damoiseaux M, Damoiseaux J, Pico-Knijnenburg I, van der Burg M, Bredius R, van Well G. Lessons learned from the diagnostic work-up of a patient with the bare lymphocyte syndrome type II. Clin Immunol. 2022;235:108932. doi: 10.1016/j.clim.2022.108932.
6. Sharifinejad N, Jamee M, Zaki-Dizaji M, Lo B, Shaghaghi M, Mohammadi H, et al. Clinical, immunological, and genetic features in 49 patients with ZAP-70 deficiency: a systematic review. Front Immunol. 2020;11:1-10. doi: 10.3389/fimmu.2020.00831.
7. Kim D, Uner A, Saglam A, Chadburn A, Crane GM. Peripheral eosinophilia in primary immunodeficiencies of actin dysregulation: a case series of Wiskott-Aldrich syndrome, CARMIL2 and DOCK8 deficiency and review of the literature. Ann Diagn Pathol. 2019;43:151-413. doi: 10.1016/j.anndiagpath.2019.151413.
8. Guennoun A, Bougarn S, Khan T, Mackeh R, Rahman M, Al-Ali F, et al. A novel STK4 mutation impairs T cell immunity through dysregulation of cytokine-induced adhesion and chemotaxis genes. J Clin Immunol. 2021;41(8):1839-52. doi: 10.1007/s10875-021-01115-2.
9. Linka RM, Risse SL, Bienemann K, Werner M, Linka Y, Krux F, et al. Loss of-function mutations within the IL-2 inducible kinase ITK in patients with EBV-associated lymphoproliferative diseases. Leukemia. 2012;26(5):963-71. doi: 10.1038/leu.2011.371.
10. D'Astous-Gauthier K, Desjardins A, Marois L, Falcone EL, Chapdelaine H. DOCK$_2$ deficiency diagnosed 18 years after hematopoietic stem cell transplantation. J Clin Immunol. 2021;41(6):1400-2. doi: 10.1007/s10875-021-01040-4.
11. Cagdas D, Mayr D, Baris S, Worley L, Langley DB, Metin A, et al. Genomic spectrum and phenotypic heterogeneity of human IL-21 receptor deficiency. J Clin Immunol. 2021;41(6):1272-90. doi: 10.1007/s10875-021-01031-5.
12. Levy J, Espanol-Boren T, Thomas C, Fischer A, Tovo P, Bordigoni P, et al. Clinical spectrum of X-linked hyper-IgM syndrome. J Pediatr. 1997;131:47-54. doi: 10.1016/s0022-3476(97)70123-9.
13. Yazdani R, Fekrvand S, Shahkarami S, Azizi G, Moazzami B, Abolhassani H, et al. The hyper IgM syndromes: epidemiology, pathogenesis, clinical manifestations, diagnosis and management. Clin Immunol. 2019;198:19-30. doi: 10.1016/j.clim.2018.11.007.
14. de la Morena MT. Clinical phenotypes of hyper-IgM syndromes. J Allergy Clin Immunol Pract. 2016;4(6):1023-36. doi: 10.1016/j.jaip.2016.09.013.
15. Qamar N, Fuleihan RL. The hyper IgM syndromes. Clin Rev Allergy Immunol. 2014;46(2):120-30. doi: 10.1007/s12016-013-8378-7.
16. Franca TT, Barreiros LA, Al-Ramadi BK, Ochs HD, Cabral-Marques O, Condino Neto A. CD40 ligand deficiency: treatment strategies and novel therapeutic perspectives. Expert Rev Clin. Immunol. 2019;15(5):529-40. doi: 10.1080/1744666X.2019.1573674.
17. Franca TT, Al-Sbiei A, Bashir G, Mohamed YA, Salgado RC, Barreiros LA, et al. CD40 ligand modulates transcriptional signatures of neutrophils in the bone marrow associated with development and trafficking. JCI Insight. 2021;13:148652. doi: 10.1172/jci.insight.148652.
18. Winkelstein JA, Marino MC, Ochs H, Fuleihan R, Scholl PR, Geha R, et al. The X-linked hyper-IgM syndrome: clinical and immunologic features of 79 patients. Medicine (Baltimore). 2003;82(6):373-84. doi: 10.1097/01.md.0000100046.06009.b0.
19. Tangye SG, Al-Herz W, Bousfiha A, et al. Human inborn errors of immunity: 2022 update on the classification from the international union of immunological Societies Expert Committee. J Clin Immunol. 2022;1-35. doi: 10.1007/s10875-022-01289-3.
20. França TT, Barreiros LA, Salgado RC, Napoleão SMDS, Gomes LN, Ferreira JFS, et al. CD40 Ligand deficiency in Latin America: clinical, immunological, and genetic characteristics. J Clin Immunol. 2022. doi: 10.1007/s10875-021-01182-5.

21. de la Morena MT, Leonard D, Torgerson TR, Cabral-Marques O, Slatter M, Aghamohammadi A, et al. Long term outcomes of 176 patients with X-linked hyper IgM syndrome treated with or without hematopoietic cell transplantation. J Allergy Clin Immunol. 2017;139(4):1282-92.
22. Cirillo A, Lioncino M, Maratea A, Passariello A, Fusco A, Fratta F, et al. Clinical manifestations of 22q11.2 deletion syndrome. Heart Fail Clin. 2022;18(1):155-64. doi: 10.1016/j.hfc.2021.07.009.
23. Hou HT, Chen HX, Wang XL, Yuan C, Yang Q, Liu ZG, et al. Genetic characterisation of 22q11.2 variations and prevalence in patients with congenital heart disease. Arch Dis Child. 2020;105(4):367-74. doi: 10.1136/archdischild-2018-316634.
24. Kobrynski, L. J., & Sullivan, K. E. Velocardiofacial syndrome, DiGeorge syndrome: the chromosome 22q11.2 deletion syndromes. The Lancet. 2007;370(9596):1443-52.
25. Janssen B, Hartmann C, Scholz V, Jauch A, Zschocke J. MLPA analysis for the detection of deletions, duplications, and complex rearrangements in the dystrophin gene: potential and pitfalls. Neurogenetics. 2005;6(1):29-35. doi: 10.1007/s10048-004-0204-1.
26. Giardino G, Borzacchiello C, De Luca M, Romano R, Prencipe R, Cirillo E, et al. T-Cell Immunodeficiencies with congenital alterations of thymic development: genes implicated and differential immunological and clinical features. Front Immunol. 2020;11:1-11. doi: 10.3389/fimmu.2020.01837.
27. Candotti F. Clinical Manifestations and Pathophysiological Mechanisms of the Wiskott-Aldrich syndrome. J Clin Immunol. 2018;38(1):13-27. doi: 10.1007/s10875-017-0453-z.
28. Amirifar P, Ranjouri MR, Yazdani R, Abolhassani H, Aghamohammadi A. Ataxia-telangiectasia: a review of clinical features and molecular pathology. Pediatr Allergy Immunol. 2019;30(3):277-88. doi: 10.1111/pai.13020.
29. Moraes-Pinto MI, Ono E, Santos-Valente EC, Almeida LC, de Andrade PR, Dinelli MIS, et al. Lymphocyte subsets in human immunodeficiency virus-unexposed Brazilian individuals from birth to adulthood. Mem Inst Oswaldo Cruz. 2014;109(8):989-98. doi: 10.1590/0074-0276140182.
30. Hawley TS, Hawley RG. Flow cytometry protocols (methods in molecular biology series). 4. ed. New York: Humana Press, 2018.
31. Shakerian L, Nourizadeh M, Badalzadeh M, Fazlollahi MR, Shokouhi Shoormasti R, et al. Investigating the variation of TREC/KREC in combined immunodeficiencies. Iran J Allergy Asthma Immunol. 2021;20(4):402-412.
32. Condino-Neto A, Costa-Carvalho BT, Grumach AS, King A, Bezrodnik L, Oleastro M, et al. Guidelines for the use of human immunoglobulin therapy in patients with primary immunodeficiencies in Latin America. Allergol Immunopathol (Madr). 2014;42(3):245-60. doi: 10.1016/j.aller.2012.09.006.
33. Aguilar C, Malphettes M, Donadieu J, Chandesris O, Coignard-Biehler H, Catherinot E, et al. Prevention of infections during primary immunodeficiency. Clin Infect Dis. 2014;59(10):1462-70. doi: 10.1093/cid/ciu646.
34. Bonilla FA. Update: vaccines in primary immunodeficiency. J Allergy Clin Immunol. 2018;141(2):474-81. doi: 10.1016/j.jaci.2017.12.980.

16

Síndrome de Wiskott-Aldrich e Outros Defeitos Combinados com Trombocitopenia

Maria Eduarda Pontes Cunha de Castro | Pérsio Roxo Júnior

Introdução

A síndrome de Wiskott-Aldrich (SWA) é o defeito mais comum do grupo de defeitos combinados de células T e B associados à plaqueopenia. No entanto, não é o único. As deficiências de WIP e de ARPC1B devem ser consideradas no seu diagnóstico diferencial. Outros erros inatos da imunidade (EII) podem cursar com trombocitopenia, por mecanismo imune ou falha na medula óssea (Figura 16.1).

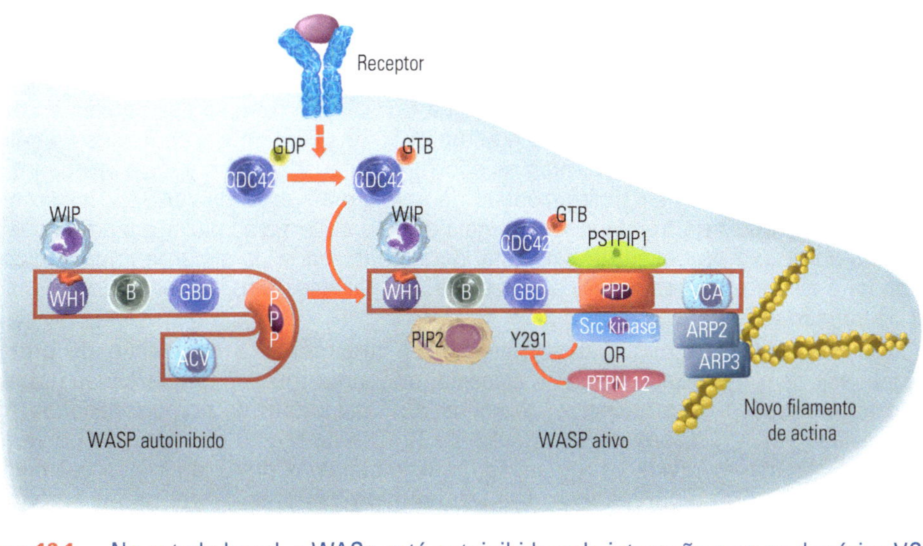

Figura 16.1. No estado basal, a WASp está autoinibida pela interação com os domínios VCA e GBP. A associação entre WIP e o domínio WH1 estabiliza a WASp. Com ativação de receptores da superfície celular, a molécula CDC42 se liga ao domínio GBP e libera o domínio VCA, ativando a WASp. Outros ativadores de WASp são PSTPIP1 e PIP2 que se ligam respectivamente aos seus domínios PPP e B. A WASp ativada se liga ao complexo ARP2-ARP3 e actina monomérica para produzir novos filamentos de actina.

Fonte: Cotta-de Almeida, *et al.*, 2015.

Síndrome de Wiskott-Aldrich OMIM # 300392

A SWA é um erro inato da imunidade (EII), de incidência rara, ligada ao cromossomo X, que se caracteriza pela tríade clássica de imunodeficiência grave, microtrombocitopenia e eczema, além de maior propensão para o desenvolvimento de autoimunidade e malignidade.[1-3]

Nos Estados Unidos, os casos de SWA correspondem a 1,3% do total de pacientes diagnosticados com EII,[4] enquanto na América Latina, até dezembro de 2021, a síndrome foi diagnosticada em 2% dos pacientes registrados.[5]

A SWA é causada por mutações no gene *WAS*, que é responsável por codificar a proteína WASp, do inglês *Wiskott-Aldrich protein*.[6] Mutações presentes neste gene podem levar tanto a alterações na função como na expressão da proteína WASp, resultando em três fenótipos clínicos distintos: a SWA clássica; a trombocitopenia ligada ao X (XLT); e a neutropenia congênita ligada ao X. Existe uma forte correlação entre a expressão da proteína WASp e a gravidade da doença. Sendo assim, a completa ausência da WASp resulta em defeitos na função de diversas linhagens de células hematopoiéticas, resultando na SWA, considerado o fenótipo mais grave.[6]

Aspectos genéticos e fisiopatológicos

O gene *WAS* localiza-se no braço curto do cromossomo X, na posição Xp11.22–p11.23. Constituído por 12 exons, esse gene codifica os cinco domínios da proteína WASp, que é encontrada exclusivamente no citoplasma de células hematopoiéticas.[6]

Nas células em repouso, a proteína *WASp* apresenta conformação em *loop*, de ação autoinibitória, que é estabilizada pela ligação com a chaperona WIP (*WASP interacting protein*).[7,8] A ativação da WASp ocorre após liberação dessa ligação, com retorno à conformação linear da proteína e ligação à proteína Cdc42. A interação das células apresentadoras de antígenos com as células T e a interação dos linfócitos T citotóxicos e células *natural-killer* (NK) com células-alvo apenas ocorrem adequadamente após a reorganização do citoesqueleto gerada pela polimerização de actina e ativação da WASp.[7] Essa reorganização permite que haja transdução de sinais entre a superfície celular e o citoesqueleto de actina, que é um processo fundamental para a habilidade do sistema imunológico de responder a sinais de crescimento e diferenciação, participando, inclusive, dos mecanismos de adesão e migração celular.[9,10]

Sendo assim, mutações que comprometem totalmente a expressão da proteína WASp ocasionam o fenótipo da SWA clássica, enquanto mutações que causam a diminuição da expressão da proteína resultam na XLT, caracterizada por um fenótipo mais leve.[8] Por sua vez, mutações do tipo ganho de função na região codificadora do sítio de ligação da proteína envolvida na regulação do ciclo celular (Cdc42, do inglês *cell division control protein 42 homolog*) resultam em um fenótipo bastante diferente dos anteriores, caracterizado por neutropenia congênita e ausência de defeito plaquetário.[11]

Atualmente, mais de 300 mutações no gene *WAS* já foram descritas. A diversidade dessas mutações pode ocasionar grande variação nas apresentações clínicas relacionadas aos fenótipos já descritos, o que dificulta predizer a evolução da doença com base somente na apresentação clínica inicial.[12]

Manifestações clínicas

Entre os sinais e sintomas da SWA, a hemorragia costuma ser a manifestação mais precoce, podendo apresentar-se como petéquias, gengivorragias, hematêmese, melena ou diarreia sanguinolenta. Geralmente, as manifestações hemorrágicas surgem ao nascimento ou nos primeiros meses de vida e decorrem da presença de trombocitopenia congênita.[13,14] Os pacientes geralmente apresentam contagem de plaquetas variando entre 3 mil a 70 mil/mm^3 e diversas anormalidades morfológicas e funcionais, sendo a diminuição do volume plaquetário a alteração morfológica mais comum.[3] Apesar de a presença de microplaquetas ser um importante marcador da síndrome, existem relatos na literatura de pacientes com volume plaquetário normal ou aumentado. Estudo realizado em nosso meio com 18 pacientes com SWA mostrou que apenas 50% apresentavam microplaquetas.[14] Dessa forma, a ausência de microplaquetas não descarta o diagnóstico.[15,16]

O eczema, característica importante para o diagnóstico diferencial entre SWA e a trombocitopenia idiopática, é a manifestação mais frequentemente observada.[3] No estudo conduzido em nosso meio, o eczema esteve presente em mais de 80% dos pacientes.[14] Entretanto, pacientes portadores de XLT podem apresentar eczema transitório e casos mais leves de XLT podem até não apresentar eczema[17] e, por isso, muitos casos com XLT recebem o rótulo de "trombocitopenia idiopática", o que retarda o diagnóstico.[6] Nos casos mais graves, o eczema habitualmente é resistente ao tratamento e pode persistir até o início da idade adulta, além de contribuir para maior predisposição para infecções cutâneas secundárias, que podem ter evolução crônica e grave.[18]

Em razão das alterações no sistema imunológico, uma das principais manifestações da SWA é o risco elevado de infecções recorrentes. Infecções respiratórias, especialmente otites médias e pneumonias, são frequentes, iniciando-se nos primeiros 6 meses de vida. Também podem ocorrer infecções virais recorrentes por herpes simples e varicela e infecções fúngicas por Candida sp.[3] No estudo conduzido em nosso meio, muitos pacientes apresentaram sinais de alerta para EII, como duas ou mais pneumonias ao ano, quatro ou mais otites médias ao ano, abscessos ou impetigos de repetição e diarreia persistente.[14]

Autoimunidade pode estar presente em 40% a 72% dos pacientes,[3,19] principalmente em pacientes mais velhos,[14] e poderia ser explicada por defeitos de células T reguladoras e pela menor produção de interferon gama (IFN-γ).[8] A anemia hemolítica é a manifestação autoimune mais comum e surge nos primeiros 5 anos de vida.[19] Esses pacientes podem apresentar positividade para teste de Coombs e FAN.[20] Os pacientes com SWA podem também apresentar trombocitopenia autoimune, que deve ser suspeitada quando há queda súbita nos níveis plaquetários e pouca resposta à transfusão de concentrado de plaquetas.[21]

A segunda manifestação autoimune mais frequente é a vasculite de pequenos vasos,[19] seguida por artrites. O acometimento renal, cuja frequência aumenta com o avançar da idade, também é comumente observado,[22] podendo haver desde episódios de proteinúria transitória até elevação de escórias nitrogenadas. A nefropatia por imunoglobulina A (IgA) é a manifestação mais comum e o rastreamento para doenças renais deve ser realizado em todos os pacientes.[23] Nefropatia por IgA, acidente vascular encefálico isquêmico e vasculite são exemplos de doenças autoimunes já relatadas em pacientes brasileiros.[14]

Pacientes com SWA clássica também apresentam um risco elevado de desenvolvimento de neoplasias, em especial quando adolescentes e adultos jovens, possivelmente consequente à ineficiência das células T citotóxicas no processo de *surveillance* tumoral. Entre as principais neoplasias, destaca-se o linfoma de células B.[24] Deve-se suspeitar de SWA em pacientes trombocitopênicos e que desenvolvem linfoma, mesmo na ausência de infecções de repetição e eczema.[14]

Alterações imunológicas

Os pacientes com XLT não costumam apresentar alterações imunológicas;[17] enquanto na SWA, tanto o sistema imunológico humoral como o celular podem estar afetados, sendo o comprometimento da imunidade celular a principal alteração observada. Os pacientes podem apresentar linfopenia, que se manifesta durante a infância e adolescência, em decorrência do desenvolvimento anormal das células T e da maior taxa de apoptose.[8]

Com relação à imunidade humoral, existe uma redução no número de células B, especialmente na zona marginal dos gânglios linfáticos.[8] No entanto, os níveis de IgG geralmente estão normais, havendo relatos de hipergamaglobulinemia.[14] Da mesma forma, os níveis de IgM costumam estar normais, porém em 30% a 40% dos pacientes podem estar diminuídos.[14] O aumento nos níveis de IgM pode ser encontrado em pacientes com autoimunidade.[13,14] Apesar de a SWA ser descrita como um dos EII que cursam com títulos aumentados de IgA, a normalidade nos níveis de IgA parece estar presente em um número significativo de pacientes.[14] Títulos de IgE estão aumentados em mais de 80% dos pacientes.[7,14] Mesmo em pacientes com níveis normais de IgG e IgM, a resposta vacinal geralmente encontra-se alterada, sobretudo as respostas dependentes de células T.[3,22] Mais de 80% dos pacientes apresentam títulos baixos de iso-hemaglutininas, enquanto cerca de 62% apresentam resposta anormal ao antígeno tetânico e 69% apresentam resposta inadequada à vacina pneumocócica.[3,8] Sendo assim, a gravidade da imunodeficiência pode variar de caso a caso.[8]

Diagnóstico

O diagnóstico deve ser suspeitado em qualquer criança do sexo masculino, na presença da tríade caracterizada por trombocitopenia, eczema e suscetibilidade para infecções. Entretanto, esse conjunto de manifestações encontra-se presente em apenas um terço dos casos. Para o diagnóstico definitivo, é necessária a identificação de mutação no gene *WAS* ou ausência de expressão da molécula do RNA mensageiro (mRNA) ou da proteína WASp em células mononucleares do sangue periférico. Diagnóstico provável deve ser considerado quando da presença de uma das manifestações clínicas como eczema, suscetibilidade para infecções, doença autoimune ou linfoproliferativa em paciente do sexo masculino com microtrombocitopenia congênita.[25]

Outra frequente dificuldade frente a uma criança do sexo masculino com trombocitopenia de início precoce é o diagnóstico diferencial entre SWA e XLT. Nesse sentido, foi criado um sistema de escore clínico, que pode ser visualizado na Tabela 16.1.[18] Pacientes com escores clínicos de 1 a 2 são classificados como XLT e pacientes com escores clínicos de 3 a 5 são classificados como SWA.

É importante ressaltar que pode ocorrer progressão do escore clínico no decorrer dos anos, significando uma piora do prognóstico.[8] Os fatores de risco e os mecanismos que ocasionam essa mudança ainda são desconhecidos, porém alterações epigenéticas podem ter papel importante nesse processo;[8] ou seja, o fenótipo do paciente pode se modificar ao longo do tempo. Além disso, nem sempre os sintomas sugestivos da SWA estão presentes desde o nascimento, o que pode retardar o diagnóstico. Por isso, é essencial que o paciente seja acompanhado regularmente.[8]

A expressão da proteína WASp pode ser avaliada por meio do método de *Western Blotting* ou por citometria de fluxo e seria o teste laboratorial inicial para realização de diagnóstico diferencial entre os dois fenótipos, SWA e XLT.[6]

Tabela 16.1. Escore clínico para definição do fenótipo clínico da SWA/XLT.

Escore clínico	1	2	3	4	5
Trombocitopenia	Presente	Presente	Presente	Presente	Presente
Eczema	Ausente				
Leve		Presente	Presente		
Grave				Presente	Presente
Infecções	Ausente	Ausente			
Pouco frequentes			Presente		
Recorrentes				Presente	Presente
Autoimunidade	Ausente	Ausente	Ausente	Ausente	Pode estar presente
Malignidade	Ausente	Ausente	Ausente	Ausente	Pode estar presente

Fonte: Adaptada de Ochs HD, 2002.

Apesar da importância da detecção da proteína WASp, a análise genética continua sendo o método diagnóstico definitivo, sendo importante para auxiliar na determinação do prognóstico, orientação do tratamento e aconselhamento genético.[6] Ademais, a avaliação genética pode ajudar a diagnosticar os quadros de XLT, com escores clínicos de 1 a 2, antes que ocorra o surgimento de doenças autoimunes e malignidades.

Tratamento

Os pacientes mais graves apresentam expectativa de vida menor do que 17,5 anos quando apenas em tratamento de suporte.[3,24] As principais causas de morte são infecções, hemorragias e câncer.[3]

A terapia convencional para a SWA deve ser direcionada ao quadro clínico. Corticosteroides ou imunossupressores tópicos estão indicados para os quadros de eczema grave.[9] Em casos de infecções recorrentes, com dosagem anormal de imunoglobulinas ou produção inadequada de anticorpos contra antígenos polissacarídicos, está indicada a reposição de imunoglobulinas em doses convencionais, no regime intravenoso ou subcutâneo, de acordo com a disponibilidade e a conveniência do paciente. Pacientes com infecções sinopulmonares de repetição e/ou com sequelas pulmonares devem receber antibioticoprofilaxia. O uso de agentes antivirais pode ser indicado profilaticamente para pacientes com infecções virais de repetição. Vacinas de agentes atenuados devem ser evitadas para todos os pacientes.[8]

Esplenectomia pode ser recomendada para pacientes com trombocitopenia grave e refratária.[26] No entanto, pacientes esplenectomizados apresentam maior risco de desenvolvimento de quadros infecciosos graves, especialmente por bactérias encapsuladas. Sendo assim, pacientes esplenectomizados devem receber continuamente antibioticoprofilaxia com penicilina ou antibiótico semelhante.[8] Além disso, pacientes que serão submetidos ao transplante de células-tronco hematopoiéticas também podem apresentar maiores complicações infecciosas quando esplenectomizados.[27] As manifestações hemorrágicas, decorrentes da trombocitopenia acentuada, podem ser controladas com transfusões de plaquetas desde que sejam irradiadas. Entretanto, as transfusões devem ser evitadas ao máximo de maneira a minimizar os riscos de sensibilização. Sendo assim, transfusões de plaquetas devem ser realizadas somente em casos de sangramento grave, como o sangramento intracraniano.[28] Ademais, todos os hemoderivados devem ser irradiados e obtidos de doadores não portadores de citomegalovírus.[25] Fármacos que interferem com a função plaquetária devem ser evitados.[6]

O tratamento considerado padrão-ouro é o transplante alogênico de células-tronco hematopoiéticas e deve ser indicado para todos os pacientes portadores de SWA, tendo em vista que a doença pode culminar no óbito ainda na infância, caso não seja tratada.[7,9] A sobrevida após o transplante pode atingir índices de cura de até 89,1%, quando este é realizado precocemente. Transplantes com doadores aparentados são preferíveis; no entanto, em pacientes menores de 5 anos, procedimentos com doadores não relacionados são também efetivos.[26,27] Por sua vez, pacientes com idade acima de 5 anos têm índices de sucesso menores e os transplantes com doadores não relacionados devem ser indicados após discussão de cada caso.[29]

A experiência brasileira em transplante alogênico de células-tronco hematopoiéticas em EII e, mais especificamente na SWA, foi relatada em 2018, tendo sido descritos uma sobrevida acima de 70% em 5 anos e um melhor desfecho em relação a outros EII.[30]

Outra opção de tratamento é a terapia gênica, inicialmente realizada com o uso de retrovírus para substituição do gene defeituoso por um transgene. O primeiro estudo clínico em pacientes com SWA se iniciou em 2006, com a realização da terapia em dois pacientes. Diante do diagnóstico de leucemia na maioria dos pacientes, houve novos estudos, com uso de diferentes vetores.[31] A utilização de lentivírus tem demonstrado boa eficácia, com redução dos sintomas clínicos, como as infecções repetidas, manifestações hemorrágicas e autoimunidade.[32] No entanto, a normalização dos níveis plaquetários não tem sido observada na maioria dos pacientes.[33] A terapia gênica deve ser considerada para pacientes com a síndrome clássica, que não produzem a proteína WASp e que não tenham doador compatível.[8]

Outros defeitos combinados com trombocitopenia

A **deficiência de WIP** (*Wiskott-Aldrich syndrome interacting protein*) (**OMIM # 602357**) decorre de mutação no gene WIPF1 e assemelha-se muito à SWA, com algumas diferenças relevantes: herança autossômica recessiva; trombocitopenia menos grave; microplaquetas com menor frequência; manifestações mais precoces de deficiência da imunidade celular. A suspeita diagnóstica pode ser complicada, por isso se sugere que esse defeito seja investigado em crianças que precocemente apresentem manifestações de defeito celular e trombocitopenia.[34]

Mutações em ARPC1B (OMIM # 604223), que alteram o funcionamento do complexo Arp2/3 envolvido no processo de polimerização de actina e motilidade celular, produzem um defeito combinado com plaquetopenia e desregulação imunológica com manifestações precoces infecciosas (pneumonias e otites), inflamatórias (vasculite, artrite), sangramento (enterorragia) e alérgicas (eczema, asma, alergia alimentar). É de herança autossômica recessiva e não há microplaquetas.[35]

Outros erros inatos da imunidade com trombocitopenia

Diversos EII podem cursar com trombocitopenia durante a evolução clínica; imunodeficiência comum variável, imunodeficiências combinadas graves (SCID, do inglês *severe combined immunodeficiency*) e síndrome de DiGeorge (SDG) são alguns exemplos. Ademais, defeitos genéticos que apresentam plaquetopenia podem cursar com imunodeficiência, especialmente quando associados à insuficiência medular.

A síndrome de Evans é caracterizada por citopenias recorrentes e, frequentemente, pode estar associada à desregulação imunológica, em especial quando da dificuldade de controle das citopenias e ocorrência precoce de linfadenopatias.[36] Em pacientes com essa síndrome está recomendada a investigação para EII em virtude da frequente associação.[37]

A síndrome de Jacobsen é caracterizada pela presença de dismorfismos (hipertelorismo, epicanto, ptose, coloboma, base nasal alargada, baixa implantação das orelhas), baixa estatura e defeitos estruturais cardíacos, oftalmológicos e urinários. Esses pacientes apresentam trombocitopenia moderada a grave, que habitualmente se manifesta ainda nos primeiros dias de vida, além de cursarem com alterações imunológicas, como leucopenia e diminuição na produção de anticorpos. Pode ser identificada pela triagem neonatal, por baixa contagem de círculos de excisão de receptores de células T (TREC, do inglês *T-cell receptor excision circles*). É causada pela deleção parcial do braço longo do cromossomo 11, podendo atingir mais de 100 genes. Dessa forma, o quadro clínico pode variar bastante a depender do gene acometido.[38] A principal causa de óbito em menores de 2 anos está relacionada aos defeitos cardíacos congênitos, porém manifestações hemorrágicas também são relatadas.[39]

A síndrome de Takenouchi-Kosaki (STK) é causada por mutações em região codificadora da proteína Cdc42 que, como visto anteriormente, é importante na ativação da WASp e polimerização da actina. Pacientes portadores de STK apresentam alterações imunológicas e macrotrombocitopenia.[40]

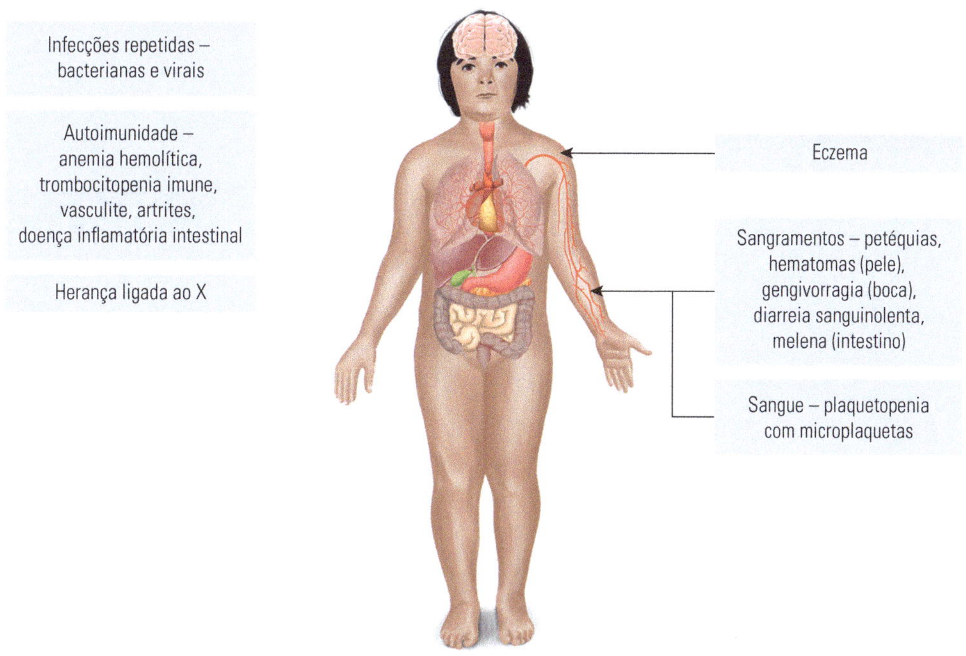

Figura 16.2. Síndrome de Wiskott-Aldrich.
Fonte: Desenvolvida pela autoria.

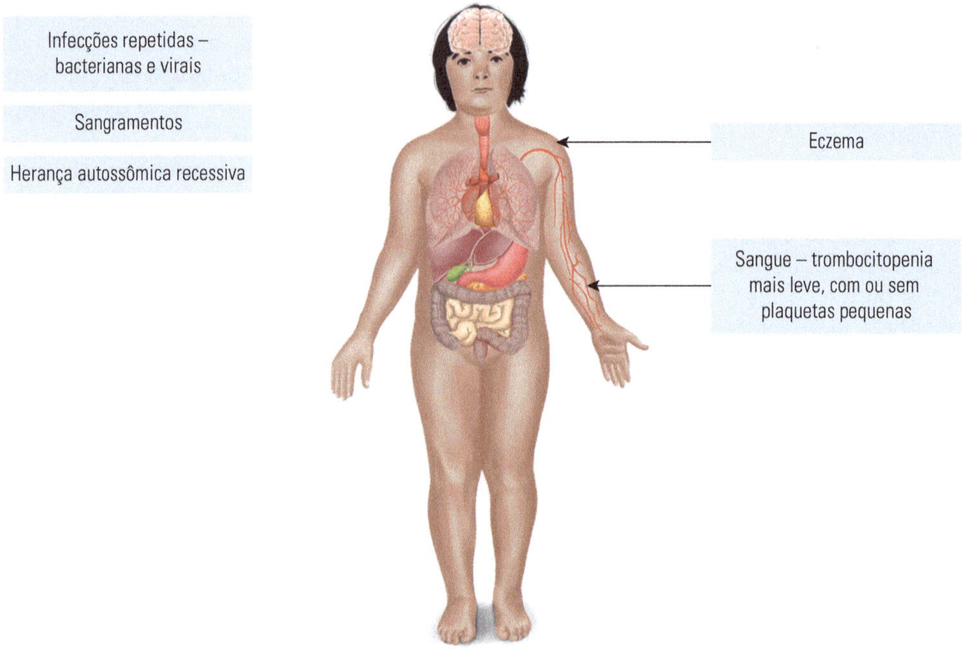

Figura 16.3. Deficiência de WIP.
Fonte: Desenvolvida pela autoria.

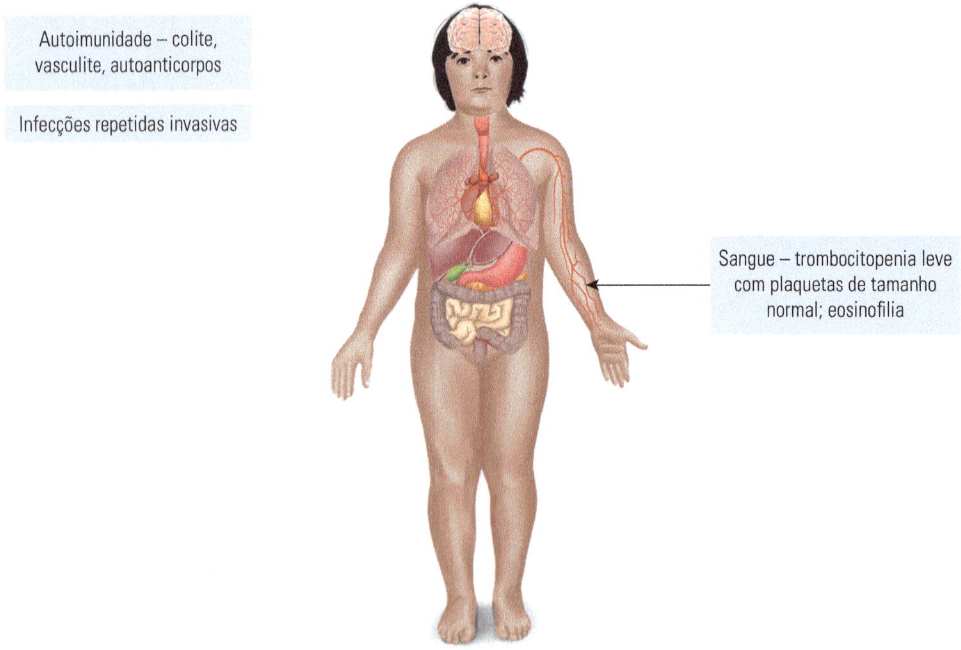

Figura 16.4. Defeito em ARPC1B.
Fonte: Desenvolvida pela autoria.

Referências bibliográficas

1. Wiskott A. Familiarer, angeborener Morbus Werlhofii? Monatsschr Kinderheilkd. 1937;68:212-6.
2. Aldrich RA, Steinberg AG, Campbell DC. Pedigree demonstrating a sex-linked recessive condition characterized by draining ears, eczematoid dermatitis and bloody diarrhea. Pediatrics. 1954; 13(2):133-9.
3. Sullivan KE, Mullen CA, Blaese RM, Winkelstein JA. A multiinstitutional survey of the Wiskott-Aldrich syndrome. J Pediatr. 1994;125:876-85. doi: 10.1016/s0022-3476(05)82002-5.
4. USIDNET Registry. USIDNET database statistics. [2023 Jun. 11]. Disponível em: http://www.usidnet.org.
5. LASID Registry [homepage na internet]. General Statistics of PID Registry. [2023 Jun. 11]. Disponível em: https://lasidregistry.org. https://lasidregistry.org/view/statistics/general/2021-12.
6. Ochs HD, Thrasher AJ. The Wiskott-Aldrich syndrome. J Allergy Clin Immunol. 2006;117:725-38. doi: 10.1016/j.jaci.2006.02.005.
7. Ochs HD, Filipovich AH, Veys P, Cowan MJ, Kapoor N. Wiskott-Aldrich syndrome: diagnosis, clinical and laboratory manifestations, and treatment. Biol Blood Marrow Transplant. 2009;15:84-90. doi: 10.1016/j.bbmt.2008.10.007.
8. Buchbinder D, Nugent DJ, Fillipovich AH. Wiskott-Aldrich syndrome: diagnosis, current management, and emerging treatments. Appl Clin Genet. 2014;7:55-66. doi: 10.2147/TACG.S58444.
9. Notarangelo LD, Miao CH, Ochs HD. Wiskott-Aldrich syndrome. Curr Opin Hematol. 2008;15:30-6. doi: 10.1097/MOH.0b013e3282f30448.
10. Bosticardo M, Marangoni F, Aiuti A, Villa A, Grazia Roncarolo M. Recent advances in understanding the pathophysiology of Wiskott–Aldrich syndrome. Blood. 2009;113:6288-95. doi: 10.1182/blood-2008-12-115253.
11. Devriendt K, Kim AS, Mathijs G, Frints SG, Schwartz M, Van Den Oord JJ, et al. Constitutively activating mutation in WASP causes X-linked severe congenital neutropenia. Nat Genet. 2001; 27:313-7. doi: 10.1038/85886.
12. Zhang ZY, Xiao HQ, Jiang LP, Zhou Y, Zhao Q, Yu J, et al. Analysis of clinical and molecular characteristics of Wiskott-Aldrich syndrome in 24 patients from 23 unrelated Chinese families. Pediatr Allergy Immunol. 2010;21:522-32. doi: 10.1111/j.1399-3038.2010.00996.x.
13. Suri D, Singh S, Rawat A, Gupta A, Kamae C, Honma K, et al. Clinical profile and genetic basis of Wiskott-Aldrich syndrome at Chandigarh, north India. Asian Pac J Allergy Immunol. 2012;30:71-8.
14. Castro MEPC. Características clínicas e genéticas de pacientes brasileiros com a Síndrome de Wiskott-Aldrich [dissertação]. Ribeirão Preto: Universidade de São Paulo, Faculdade de Medicina de Ribeirão Preto; 2018. doi: 10.11606/D.17.2018.tde-27082018-101846.
15. Patel PD, Samanich JM, Mitchel WB, Manwani D. A unique presentation of Wiskott-Aldrich Syndrome in relation to platelet size. Pediatr Blood Cancer. 2011;56:1127-9. doi: 10.1002/pbc.22920.
16. Yoonessi L, Randhawa I, Nussbaum E, Saharti S, Do P, Chin T, et al. Wiskott-Aldrich syndrome: description of a new gene mutation with normal platelet volume. J Pediatr Hematol Oncol. 2015;37: 515-8. doi: 10.1097/MPH.0000000000000392.
17. Canales ML, Mauer AM. Sex-linked hereditary thrombocytopenia as a variant of Wiskott-Aldrich syndrome. N Engl J Med. 1967;277:899-901.
18. Ochs HD. The Wiskott-Aldrich syndrome. Isr Med Assoc J. 2002;4(5):379-84.
19. Dupuis-Girod S, Medioni J, Haddad E, Quartier P, Cavazzana-Calvo M, Deist FL, et al. Autoimmunity in Wiskott-Aldrich syndrome: risk factors, clinical features, and outcome in a single-center cohort of 55 patients. Pediatrics. 2003;111:e622-7. doi: 10.1542/peds.111.5.e622.
20. Suri D, Rikhi R, Jindal AK, Rawat A, Sudhakar M, Vignessh P, et al. Wiskott-Aldrich syndrome: a multi-institutional experience from India. Front Immunol. 2021;12:627651. doi: 10.3389/fimmu.2021.627651.
21. Rivers E, Worth A, Thrasher AJ, Burns SO. How I manage patients with Wiskott Aldrich syndrome. Br J Haematol. 2019;185(4):647-55. doi: 10.1111/bjh.15831.

22. Albert MH, Bittner TC, Nonoyama S, Notarangelo LD, Burns S, Imai K, et al. X-linked thrombocytopenia (XLT) due to WAS mutations: clinical characteristics, long-term outcome, and treatment options. Blood. 2010;115(16):3231-8. doi: 10.1182/blood-2009-09-239087.
23. Sudhakar M, Rikhi R, Loganathan SK, Suri D, Singh S. Autoimmunity in Wiskott-Aldrich Syndrome: Updated Perspectives. Appl Clin Genet. 2021;14:363-388. doi: 10.2147/TACG.S213920.
24. Imai K, Morio T, Zhu Y, Jin Y, Itoh S, Kajiwara M, et al. Clinical course of patients with WASP gene mutations. Blood. 2004;103:456-464. doi: 10.1182/blood-2003-05-1480.
25. Thrasher AJ, Kinnon C. The Wiskott-Aldrich syndrome. Clin Exp Immunol. 2000;120:2-9. doi: 10.1046/j.1365-2249.2000.01193.x.
26. Moratto D, Giliani S, Bonfim C, Mazzolari E, Fischer A, Ochs HD, et al. Long-term outcome and lineage-specific chimerism in 194 patients with Wiskott-Aldrich syndrome treated by hematopoietic cell transplantation in the period 1980-2009: an international collaborative study. Blood. 2011;118(6):1675-84. doi: 10.1182/blood-2010-11-319376.
27. Ozsahin H, Cavazzana-Calvo M, Notarangelo LD, Schultz A, Thrasher AJ, Mazzolari E, et al. Long-term outcome following hematopoietic stem-cell transplantation in Wiskott-Aldrich syndrome: collaborative study of the European Society for Immunodeficiencies and European Group for Blood and Marrow Transplantation. Blood. 2008;111:439-45. doi: 10.1182/blood-2007-03-076679.
28. Mullen CA, Anderson KD, Blaese RM. Splenectomy and/or bone marrow transplantation in the management of the Wiskott-Aldrich syndrome: long-term follow-up of 62 cases. Blood. 1993;82:2961-6.
29. Filipovich AH, Stone JV, Tomany SC, Ireland M, Kollman C, Pelz CJ, et al. Impact of donor type on outcome of bone marrow transplantation for Wiskott-Aldrich syndrome: collaborative study of the International Bone Marrow Transplant Registry and the National Marrow Donor Program. Blood. 2001;97:1598-603. doi: 10.1182/blood.v97.6.1598.
30. Fernandes JF, Nichele S, Daudt LE, Tavares RB, Seber A, Kerbauy FR, et al. Transplantation of hematopoietic stem cells for primary immunodeficiencies in Brazil: challenges in treating rare diseases in developing countries. J Clin Immunol. 2018;38(8):917-26. doi: 10.1007/s10875-018-0564-1.
31. Hacein-Bey Abina S, Gaspar HB, Blondeau J, et al. Outcomes following gene therapy in patients with severe Wiskott-Aldrich Syndrome. JAMA. 2015;313(15):1550-63. doi: 10.1001/jama.2015.3253.
32. Biffi, A. Gene therapy goes the distance in Wiskott-Aldrich syndrome. Nat Med. 2022;28(1):24-5. 10.1038/s41591-021-01653-7.
33. Mallhi KK, Petrovic A, Ochs HD. Hematopoietic stem cell therapy for Wiskott-Aldrich syndrome: improved outcome and quality of life. J Blood Med. 2021;12:435-47. doi: 10.2147/JBM.S232650.
34. Schwinger W, Urban C, Ulreich R, Sperl D, Karastaneva A, Strenger V, et al. The phenotype and treatment of WIP deficiency: literature synopsis and review of a patient with pre-transplant serial donor lymphocyte infusions to eliminate CMV. Frontiers in Immunology. 2018;9:2554. 10.3389/fimmu.2018.02554.
35. Volpi S, Cicalese MP, Tuijnenburg P, Tool ATJ, Cuadrado E, Abu-Halaweh M, et al. A combined immunodeficiency with severe infections, inflammation, and allergy caused by ARPC1B deficiency. J Allergy Clin Immunol. 2019;143(6):2296-9. doi: 10.1016/j.jaci.2019.02.003.
36. Rivalta B, Zama D, Pancaldi G, Facchini E, Cantarini ME, Miniaci A, et al. Evans syndrome in childhood: long term follow-up and the evolution in primary immunodeficiency or rheumatological disease. Front Pediatr. 2019;7:304. doi: 10.3389/fped.2019.00304.
37. Westermann-Clark E, Meehan CA, Meyer AK, Dasso JF, Amre D, Ellison M, et al. Primary immunodeficiency in children with autoimmune cytopenias: retrospective 154-patient cohort. Front Immunol. 2021;12:649182. doi: 10.3389/fimmu.2021.649182.
38. Rodríguez-López R, Gimeno-Ferrer F, Montesinos E, Ferrer-Bolufer I, Luján CG, Albuquerque D, et al. immune deficiency in jacobsen syndrome: molecular and phenotypic characterization. Genes (Basel). 2021;12(8):1197. doi: 10.3390/genes12081197.
39. Mattina T, Perrotta CS, Grossfeld P. Jacobsen syndrome. Orphanet J Rare Dis. 2009;4:9. doi: 10.1186/1750-1172-4-9.
40. Kashani P, Marwaha A, Feanny S, Kim VH, Atkinson AR, Leon-Ponte M, et al. Progressive decline of T and B cell numbers and function in a patient with CDC42 deficiency. Immunol Res. 2021;69(1):53-8. doi: 10.1007/s12026-020-09168-y.

17

Ataxia-Telangiectasia e Outros Defeitos Combinados com Deficiência no Reparo de DNA

Adriana Azoubel Antunes | Almerinda Maria do Rêgo Silva | Ana Carla Augusto Moura Falcão | Mayara Madruga Marques

Introdução

Os defeitos de estabilidade do ácido desoxirribonucleico (DNA) são tipicamente doenças autossômicas recessivas e têm em comum a presença de imunodeficiência, radiossensibilidade celular, predisposição ao câncer, alterações do desenvolvimento e defeitos de reparo de quebra de fita dupla de DNA (DSB). DSBs ocorrem quando ambas as fitas de DNA são danificadas e não são reparadas.[1] Os defeitos de estabilidade do DNA são associados à imunodeficiência porque comprometem a recombinação variável, diversidade e segmentos de junção (V(D)J), a maturação de linfócitos, a geração de receptores de células T e B, e o *switch* de classe dos anticorpos. Esses defeitos incluem, principalmente, a ataxia-telangiectasia (AT); as síndromes de Bloom, de Nijmegen, de RIDDLE, a síndrome 2 de insuficiência da medula óssea, a LIC, a FILS/IMAGE-I; as deficiências de *GINS1*, de *LIG1*, de *MCM4*, e de *POLE 2*, que descreveremos a seguir.[1]

Ataxia-telangiectasia (AT) (OMIM # 208900)

Consiste em um erro inato da imunidade causado por mutações no gene da ataxia--telangiectasia (ATM) que codifica uma proteína serina/treonina quinase. ATM é uma proteína grande (~350 KDa) com funções críticas no DNA, para o reparo de quebras de fita dupla (DBS), estabilidade genômica, regulação e sobrevivência do ciclo celular.[2]

AT é um distúrbio genético de herança autossômica recessiva causado por mutações patogênicas no gene de ATM presente no cromossomo 11 (11q22). O produto do gene ATM, a ATM-quinase, está envolvido na detecção de danos no DNA e desempenha um papel importante na progressão do ciclo celular. A ATM-quinase está envolvida em um mecanismo de vigilância que, na presença de danos no DNA, impede a progressão do ciclo celular. Esse atraso permite que a célula repare o dano, em vez de transmitir informações genéticas danificadas às células filhas.

Na maioria dos casos, o fenótipo AT resulta de variantes bialélicas de perda de função, ocasionando uma proteína ATM ausente ou defeituosa. A gravidade dos sintomas depende da atividade residual do ATM. Algumas mutações patogênicas *missense**,

* Mutação *missense*: mutação de sentido contrário – uma alteração de uma das bases que codifica um aminoácido incorreto.

*in-frame** ou *splice-site*** resultam em quantidades residuais de proteína ATM funcional. O curso da doença é geralmente mais leve nesses casos.[1]

Na ausência da função supervisora da ATM-quinase, as células podem acumular mutações somáticas, possivelmente causando uma transformação maligna. A maior propensão para leucemias e linfomas na AT pode estar relacionada ao notável número de translocações e inversões cromossômicas em linfócitos decorrentes do defeito de processamento do DNA.[2]

A atividade mitocondrial prejudicada parece contribuir para a patogênese da AT, gerando características clínicas como ataxia, neurodegeneração e envelhecimento prematuro. Evidências experimentais sugerem que a ATM-quinase e o ribonucleotídeorredutase (RR) regulam o número e a expressão adequados de cópias do DNA mitocondrial (mtDNA), e que o ATM mutante resulta em atividade ou expressão reduzida de RR. Isso causa depleção de mtDNA e interrupção da homeostase mitocondrial.[2]

A AT é uma doença complexa com apresentações clínicas variadas. O espectro fenotípico está se ampliando, pois, em alguns casos, o diagnóstico tem sido feito ao nascimento em razão da triagem neonatal para imunodeficiência. Três fenótipos são reconhecidos:

- **AT clássico:** a forma clássica e mais grave de AT geralmente se apresenta ao nascimento, com evidência de imunodeficiência combinada parcial, ou na primeira infância, quando a disfunção cerebelar progressiva e os sinais oculares se tornam aparentes.
- **Variante AT:** a variante AT apresenta-se um pouco mais tarde, aos 10 anos na maioria dos casos, com disfunção cerebelar mais leve.
- **Heterozigotos AT:** os heterozigotos não apresentam nenhuma das manifestações clínicas clássicas da AT, mas apresentam uma maior incidência de malignidade em idade mais jovem em comparação com a população geral, em especial, o câncer de mama em mulheres.[3]

Crianças com AT clássico invariavelmente desenvolvem ataxia cerebelar progressiva, movimentos oculares anormais, outras anormalidades neurológicas, telangiectasias oculocutâneas e deficiência imunológica. As características associadas incluem doença pulmonar, aumento da incidência de malignidade, sensibilidade à radiação, retardo de crescimento e diabetes *mellitus* causado pela resistência à insulina[4] (Figura 17.1).

Ambos os sistemas nervoso, central e periférico, estão envolvidos na AT. As anormalidades do sistema nervoso central (SNC) são mais graves e caracterizam-se principalmente por atrofia cerebelar com perda de células de Purkinje. As manifestações neurológicas são a manifestação clínica mais precoce da AT clássica. Muitas crianças parecem saudáveis no 1° ano de vida e começam a andar na idade normal, mas demoram a desenvolver fluidez na marcha. Outras crianças manifestarão ataxia na infância e a marcha será atrasada. As crianças afetadas também têm dificuldade em ficar paradas sem balançar.[5]

* Mutação *in-frame*: mutação por mudança da matriz de leitura, mutação causada por indels (inserção + deleção) de um número de nucleotídeos diferente de três e seus múltiplos, perturbando a matriz de leitura, resultando em produto gênico diferente do original.

** Mutação *splice-site*: mutação no sítio de *splicing* ou no processamento do RNAm, com remoção de introns e união dos éxons, produzindo uma proteína diferente da original.

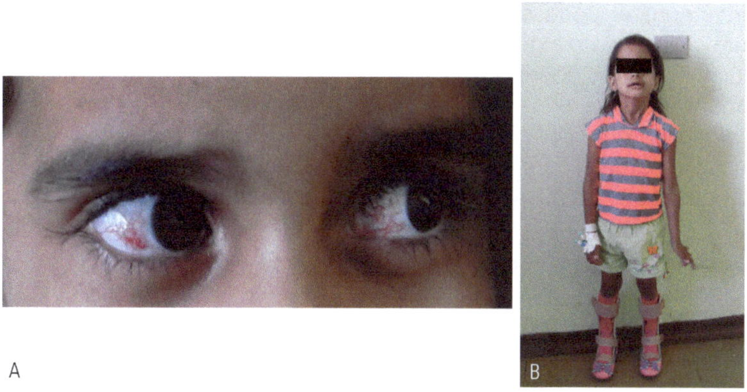

Figura 17.1. Paciente com fenótipo AT Clássico. **(A)** Telangiectasias oculocutâneas. **(B)** Ataxia cerebelar progressiva (necessidade do uso de órtese).

Fonte: Acervo da autoria.

A função motora grossa permanece anormal, mas relativamente estável até a idade escolar, e a condição pode ser diagnosticada erroneamente como paralisia cerebral porque a criança parece ter um curso estático ou não progressivo. Quando as habilidades motoras grossas e finas começam a se deteriorar no início da idade escolar, o diagnóstico inicial de paralisia cerebral tende a ser reconsiderado.[5]

Mais ou menos no mesmo tempo em que as habilidades motoras grossas e finas regridem, as crianças desenvolvem disartria e distúrbios complexos do movimento. Na segunda década de vida, a maioria dos pacientes deve depender de cadeiras de rodas para mobilidade fora de casa.[5]

Os movimentos dos olhos geralmente são normais em pré-escolares, mas as crianças desenvolvem posteriormente anormalidades das respostas voluntárias e involuntárias e têm dificuldade em mover os olhos e a cabeça na busca suave e coordenada de um alvo em movimento. A manifestação inicial mais comum é a apraxia oculomotora: a incapacidade de coordenar os movimentos da cabeça e dos olhos naturalmente ao mudar o olhar com rapidez.[1]

Há comprometimento cognitivo leve a moderado frequentemente no início do curso de AT, e déficits cognitivos podem se tornar mais disseminados e graves nos estágios posteriores de AT. Dificuldade progressiva de mastigação e deglutição se desenvolve ao longo do tempo, e a necessidade de aspiração é comum em indivíduos com idade superior a 10 anos.[3]

As telangiectasias dos vasos sanguíneos são percebidas por volta dos 3 a 6 anos de idade, muito tempo após o início da ataxia, o que pode dificultar o diagnóstico. Ocorre sobretudo nos olhos, na conjuntiva bulbar e em áreas expostas da pele, tipicamente pavilhão auricular, nariz, face e pescoço. É frequente que crianças com AT apresentem máculas café com leite e características precoces do envelhecimento, como atrofia da pele facial e cabelos grisalhos prematuros.[1]

A imunodeficiência é observada em aproximadamente 70% dos pacientes com AT e pode comprometer tanto a imunidade celular como a humoral. O timo nesses pacientes é geralmente hipoplásico, com menos linfócitos que o normal e ausência de corpúsculos de Hassall, justificando a associação com imunodeficiência.[3]

A triagem neonatal pode ser negativa, visto que a linfopenia de células T da AT é bastante variável. Enquanto alguns bebês têm muito poucos círculos de excisão de receptores de células T (TREC, do inglês *T-cell receptor excision circles*) e, portanto, têm uma triagem neonatal positiva para imunodeficiências combinadas graves (SCID, do inglês *severe combined immunodeficiency*), outros têm TREC e células T na faixa normal no início da vida, com perda progressiva ao longo do tempo. As manifestações clínicas dessa imunodeficiência às custas dos linfócitos T é variável, sendo as infecções sinopulmonares de repetição as mais comuns.[1]

A doença pulmonar progressiva é uma das principais causas de morbidade e mortalidade em pacientes com AT, podendo estar associada a infecções sinopulmonares de repetição e bronquiectasias, doença pulmonar intersticial/fibrose pulmonar e anormalidades neuromusculares, incluindo disfagia, broncoaspiração e fraqueza muscular respiratória.[5]

Pacientes com AT apresentam risco significativamente aumentado de câncer na infância, sobretudo de origem hematológica. No maior estudo individual, a mediana de idade observada no diagnóstico do câncer foi de 9,8 anos (variação de 3 a 17 anos); os tipos de câncer mais comuns foram linfoma não Hodgkin (58%), linfoma de Hodgkin (21%) e leucemia (16%).[3]

A baixa estatura é frequentemente observada na AT e é multifatorial. A AT está associada à disgenesia gonadal e ao atraso no desenvolvimento puberal, que pode ser mais proeminente em mulheres do que em homens. A resistência à insulina e o diabetes tipo 2 afetam uma parte de pacientes, geralmente como eventos tardios.[1]

A AT está associada à elevação da alfafetoproteína sérica (AFP) e a uma série de anormalidades laboratoriais envolvendo imunidade humoral e celular. A AFP elevada é a anormalidade laboratorial mais consistente em pacientes com AT com mais de 1 ano de idade, observada em cerca de 90% dos pacientes, sendo considerados anormais valores superiores a 30 ng/mL. Não se correlaciona, no entanto, com a gravidade de doença.[5]

A linfopenia de células T está presente desde o nascimento em mais da metade dos pacientes. Na outra metade, pode se desenvolver ao longo da infância. Pacientes com AT podem apresentar redução das imunoglobulinas, especialmente IgA, IgG2 e outras subclasses de IgG, além da incapacidade de produzir anticorpos para antígenos polissacarídeos, como os pneumocócicos.[1]

A suspeita de AT é tipicamente baseada em resultados anormais de uma triagem neonatal para SCID ou no aparecimento de anormalidades neurológicas na primeira infância. Deve-se suspeitar de AT quando houver ataxia cerebelar progressiva ou instabilidade postural com anormalidades dos movimentos oculares, particularmente se associada com telangiectasia, infecções sinopulmonares frequentes ou achados laboratoriais como deficiência de IgA, linfopenia afetando predominantemente linfócitos T e níveis elevados de AFP. AT também deve ser suspeitada em qualquer criança com ataxia inexplicável. Nesses casos, o teste confirmatório deverá ser realizado, que consiste na identificação de variantes patogênicas em ambos os alelos para o gene ATM.[5] A Figura 17.2 resume as principais manifestações observadas na AT.

Desordem semelhante à ataxia-telangiectasia (*ataxia-telangiectasia-like disorder* 1 – ATLD 1) (OMIM # 604391)

O distúrbio tipo ataxia-telangiectasia-1 é autossômico recessivo caracterizado clinicamente por degeneração cerebelar progressiva, resultando em ataxia e apraxia oculomotora. Os pacientes apresentam maior suscetibilidade à radiação, consistente com um defeito no reparo do DNA. Embora o fenótipo clínico seja bastante semelhante ao da AT clássica, as telangiectasias e o comprometimento do sistema imune estão ausentes na ATLD1.[4]

ATLD1 é uma doença que se desenvolve lentamente até cerca de 14 anos de idade e depois se estabiliza. A doença neurológica nos casos relatados se caracteriza por disartria, apraxia oculomotora, ataxia, coreoatetose, nistagmo do olhar horizontal e vertical, dismetria, movimentos discinéticos da boca, distonia, hipotonia e reflexos tendinosos reduzidos. Em crianças menores, atraso e dificuldades de fala e escrita foram descritos.[1]

Síndrome de Bloom (SB) (OMIM # 210900)

SB é um distúrbio de instabilidade cromossômica autossômica recessiva que é causado por variantes patogênicas no gene BLM (OMIM # 604610) localizado no cromossoma 15 (15q26.1).[5]

Caracteriza-se clinicamente pela ocorrência de baixa estatura proporcional com microcefalia leve associada a tecido adiposo subcutâneo escasso, anomalias faciais, *rash* eritematoso no nariz e bochechas que surge durante os primeiros 2 anos de vida e geralmente aparece após a exposição ao sol, manchas café-com-leite ou lesões de pele hipopigmentadas. Esses pacientes apresentam predisposição para o desenvolvimento precoce de uma ampla variedade de cânceres, mais comumente leucemias e linfomas não Hodgkin. Pode ocorrer infertilidade em homens e fertilidade intensamente prejudicada em mulheres. Sua capacidade cognitiva é variável, podendo ser reduzida ou normal.[5]

A associação com imunodeficiência é frequente, porém, variável e não costuma ser grave. A maioria dos pacientes apresenta níveis diminuídos de uma ou mais classes de imunoglobulinas séricas principalmente IgM e IgA e, menos comumente, IgG, embora a maioria tenha respostas normais de anticorpos vacinais. Os pacientes podem apresentar linfócitos normais ou diminuídos, e as células B de memória são reduzidas.[5]

Síndrome de RIDDLE (OMIM # 611943)

A síndrome de RIDDLE é caracterizada por radiossensibilidade, imunodeficiência, características dismórficas e dificuldade de aprendizagem. A radiossensibilidade manifesta-se por hipersensibilidade à radiação ionizante, anormalidades do ciclo celular no ponto de verificação e prejuízo nas regiões de *switch* recombinantes.[6]

A síndrome foi relatada como um caso único em 2007 em um paciente diagnosticado com hipogamaglobulinemia no 1° ano de vida e tratado com reposição de imunoglobulina desde os 3 anos de idade. No momento do diagnóstico, o paciente apresentava IgM sérica elevada e diminuição dos níveis séricos de IgG e IgA. O nível de IgG permaneceu baixo, mas o nível de IgA aumentou com a idade para o normal. Foi encontrada uma leve hipersensibilidade à radiação ionizante, bem como uma deficiência no reparo de DSB. Três outros pacientes foram posteriormente relatados (um turco e dois poloneses). Os pacientes apresentam infecções recorrentes, linfadenopatia crônica, distúrbios da marcha, artrite, lesões cutâneas eritematosas, telangiectasia conjuntival, hipogamaglobulinemia e aumento da AFP.[1]

Síndrome de Nijmegen (NBS) (OMIM # 251260)

NBS é um distúrbio de instabilidade cromossômica autossômica recessiva causado por mutações patogênicas no gene nibrina (NBN). As quebras de DNA não são reparadas eficientemente na ausência de nibrina.[7]

A NBS é caracterizada por microcefalia progressiva e grave e uma face "semelhante a um pássaro"; retardo de crescimento intrauterino e baixa estatura; imunodeficiência com infecções sinopulmonares recorrentes; predisposição para malignidade, predominantemente linfoide; e insuficiência ovariana primária (insuficiência ovariana prematura) em mulheres.[7]

A imunodeficiência é comum em pacientes com NBS. Um terço dos pacientes apresenta agamaglobulinemia. Até 80% dos demais têm níveis ausentes ou baixos de uma ou mais classes de imunoglobulinas ou subclasses de imunoglobulina G (IgG). A maioria dos pacientes é linfopênica, com diminuição semelhante de células T CD4+ e CD8+, bem como células CD19+ diminuídas consequentemente a uma deficiência quantitativa de recombinação de V(D)J e de uma redução de células B de memória.[8]

A característica mais marcante da NBS é a microcefalia grave. Embora o diagnóstico diferencial de microcefalia seja extenso, a deficiência intelectual relativamente leve e a fácies característica devem apontar para o diagnóstico de NBS.[9]

Deficiência de GINS1 (OMIM # 617827)

É um distúrbio autossômico recessivo causado por mutações heterozigóticas no gene GINS mapeado no cromossoma 20 (20p11.21). A subunidade 1 do complexo Go-ichi-Ni-San (GINS1) é um componente do complexo GINS, um grupo de proteínas, que, associado a CDC45 (ciclo de divisão celular 45) e ao complexo de manutenção do minicromossomo (MCM), compõe o complexo Cdc45-Mcm2-7-GINS (CMG) –helicase, essencial para a replicação do DNA e a manutenção cromossômica. Sendo assim, para que ocorra o processo de replicação e manutenção do DNA de forma adequada, particularmente em células NK, a integridade do GINS1 é fundamental.[10]

Clinicamente os pacientes se apresentam com retardo do crescimento intrauterino e pós-natal, dismorfismo facial leve, infecções recorrentes, principalmente por vírus (varicela-zóster, adenovírus, sincicial respiratório, herpes, citomegalovírus), mas também bactérias e fungos. Outras características incluem sintomas cutâneos como dermatite, ictiose, eritrodermia; complicações autoimunes (anemia hemolítica, tireoidites, enteropatia perdedora de proteínas). A característica imunológica marcante é a diminuição significativa de células NK também pode ocorrer redução de células T e B além de baixos níveis de IgG e IgM.[11]

Deficiência de LIG1 (OMIM gene # 126391)

A deficiência de DNA ligase 1 (LIG1D) é uma doença caracterizada por infecções virais e bacterianas recorrentes, retardo de crescimento, alteração imunológica variando de hipogamaglobulinemia a agamaglobulinemia grave e linfopenia.[12]

É uma doença de herança autossômica recessiva. Até o momento, todos os indivíduos com deficiência de LIG1 apresentam mutações bialélicas com pelo menos um alelo hipomórfico que retém alguma atividade de DNA-ligase.[13]

A DNA-ligase I humana (LIG1) é a principal ligase replicativa e sela as quebras de DNA para completar as vias de reparo e recombinação do DNA. Todos os pacientes descritos tinham graus variáveis de deficiência de LIG1, o que provavelmente explica a gravidade fenotípica diferente.[11]

As características clínicas e laboratoriais são variáveis e incluem infecções virais e bacterianas recorrentes, retardo no crescimento, hepatoesplenomegalia, telangiectasia ocular, células vermelhas macrocíticas, hipogamablobulinemia, redução de células NK e linfócito B, assim como resposta vacinal diminuída. Os pacientes podem ter radiossensibilidade e risco aumentado para câncer.[12]

Deficiência de MCM4 (OMIM # 609981)

A deficiência do componente 4 do complexo de manutenção do minicromossoma (MCM4) é uma causa clássica de deficiência de células NK acompanhada de insuficiência adrenal, atraso no desenvolvimento, baixa estatura e infecções virais graves.[14]

Essa condição ocorre por mutações autossômicas recessivas no gene MCM4. O complexo MCM é necessário para as fases de iniciação e alongamento da replicação do DNA.[14,15] A deficiência completa de MCM4 é embrionariamente letal em camundongos. Já mutações hipomórficas são caracterizadas por instabilidade cromossômica e adenocarcinomas mamários.[11]

Clinicamente, todos os pacientes apresentam algum grau de retardo de crescimento pré e pós-natal e microcefalia. A maioria deles desenvolveu insuficiência adrenal precoce que demandou terapia de reposição de corticosteroides. Os pacientes também sofrem de infecções pulmonares com doença pulmonar progressiva, fatal em vários deles. A maioria deles demonstra suscetibilidade a infecções recorrentes e a infecções virais graves. Pelo menos um paciente desenvolveu linfoma associado ao vírus de Epstein-Barr (EBV).[1]

Deficiência de ERCC6L2 ou deficiência de Hebo (OMIM # 615715)

É uma doença rara com fenótipo incluindo alterações craniofaciais como microcefalia, atraso do desenvolvimento e outras características sindrômicas variáveis associadas à hipoplasia de medula óssea das três linhagens – eritroide, mieloide e megacariocítica.[16,17]

Apresenta padrão de herança autossômica recessiva, ocasionada por mutação homozigótica no gene *Excision Repair 6 Like 2* (*ERCC6L2*), com localização citogenética em 9q22.32.[18]

A resposta a danos no DNA é necessária para a estabilidade genômica e homeostase celular. As mutações no gene *ERCC6L2* resultam em acúmulo de danos no DNA, aumento de espécies reativas de oxigênio (ROS) e morte celular precoce.[18]

Trata-se de um distúrbio multissistêmico com falha da medula óssea, baixa estatura e alterações craniofaciais, particularmente microcefalia. Há descrição também de alterações cerebelares (ataxia, dismetria e deterioração de corpo caloso) e distrofia retiniana.[19] Outras manifestações incluem dificuldade de aprendizagem e atraso no desenvolvimento. Há uma hipocelularidade da medula óssea com anemia macrocítica, neutropenia e trombocitopenia grave; esta última, a característica fenotípica hematopoiética mais proeminente. Apesar da falência de medula óssea, não há relatos de síndrome mielodisplásica e de leucemia nos poucos casos descritos.[16-18] No aspecto imunológico, há descrição de linfocitopenia tanto de células T, principalmente células T $CD4^+$ *naïve* ($CD4^+$/$CD45RA^+$), como de células B, com nível sérico de imunoglobulinas dentro da normalidade.[18]

Mutações no gene *ERCC6L2* devem ser investigadas em pacientes com síndrome de insuficiência medular e microcefalia, sem anemia de Fanconi.[1]

Deficiência de NSMCE3 (síndrome de LIC) (OMIM # 617241)

Representa uma síndrome de quebra cromossômica com doença pulmonar e imunodeficiência. Reconhecida como LIC síndrome,[20] caracteriza-se por doença pulmonar grave e de rápida progressão durante a infância, associada à infecção viral com evidência de imunodeficiência combinada de células T e B.[1]

Ocorre por mutação homozigótica ou heterozigótica composta no gene *NSMCE3*, localizado no cromossomo 15 (15q13.1), de herança autossômica recessiva.[19,20] As células de pacientes mostram rearranjos cromossômicos, micronúcleos, danos ao DNA e recombinação homóloga defeituosa. Linfócitos e fibroblastos mostram maior sensibilidade à radiação ionizante.[21]

O paciente apresenta retardo do crescimento ponderoestatural com dificuldade na alimentação e vômitos. Hipoglicemia e hepatomegalia também foram descritas em alguns pacientes, assim como dismorfismos faciais leves, fontanela anterior ampla, doença pulmonar progressiva e fatal caracterizada por bronquiolite obliterante, síndrome do desconforto respiratório agudo, pneumotórax, pneumomediastino e/ou enfisema subcutâneo.[21] Achados histopatológicos pulmonares relatados são: infiltrado intersticial; dano alveolar difuso; pneumonite eosinofílica; remodelamento e fibrose lobular; hiperinsuflação; e hemorragia intersticial. Há ainda descrição de eczema, hipotonia axial e retardo do desenvolvimento neuropsicomotor, em uma das famílias estudadas. Há disfunção do sistema imune com maior suscetibilidade a infecções, particularmente infecções virais; hipoplasia tímica com diminuição do número de células T e resposta linfoproliferativa reduzida. A imunodeficiência combinada (linfócitos T e B) pode fazer parte da síndrome LIC, mas não é observada em todos os pacientes.[21]

Deficiência de POLE 1 ou síndrome FILS/IMAGE-I (OMIM # 615139, 618336)

A deficiência de POLE 1 (*polymerase* ε *subunit 1*), com herança autossômica recessiva, pode ocasionar dismorfismo facial, imunodeficiência, livedo e baixa estatura (síndrome FILS).[22,23] Outra forma de apresentação envolve retardo de crescimento intrauterino, displasia metafisária, hipoplasia adrenal congênita, anomalias genitais e imunodeficiência, fenótipo autossômico recessivo da síndrome IMAGE-I.[24]

Os pacientes apresentam-se com dismorfismos faciais como fronte proeminente e micrognatia. O livedo reticular geralmente ocorre desde o nascimento, acometendo região das bochechas, antebraços e/ou membros inferiores sem ulceração. Características cutâneas adicionais que surgem com o avançar da idade são manchas café com leite, eczema, telangiectasia. É observado retardo do crescimento, desde a vida intrauterina até a primeira infância, com baixa estatura variável na idade adulta. Outras características são variáveis como displasia óssea, osteopenia e escoliose. Há imunodeficiência que se apresenta como infecções recorrentes do trato respiratório e meningite, com investigação laboratorial que revela níveis reduzidos de IgM e subclasse IgG2, títulos reduzidos de iso-hemaglutininas, redução da resposta a polissacarídeos e redução de células B de memória. Pode haver ainda baixa contagem de células T virgens e diminuição da proliferação de células T. Alergias, autoimunidade, infecções oportunistas e malignidades não foram observadas nesse grupo de pacientes.[22]

A deficiência de POLE 2 (OMIM gene # 602670) causa linfopenia T e B importante, com TREC baixo na triagem neonatal, hipogamaglobulinemia, infecção disseminada pelo BCG, diabetes *mellitus* I e hipotireoidismo.

Imunodeficiência com instabilidade centromérica e anomalias faciais (ICF) (OMIM # 242860, 614069, 616910, 616911)

Defeitos do tipo 1, 2, 3 e 4, causados por mutações respectivamente nos genes *DNMT3B*, *ZBTB24*, *CDCA7* e *HELLS*, todos com herança autossômica recessiva, que apresentam em comum dismorfismos faciais, macroglossia, infecções bacterianas repetidas, citopenias, malabsorção intestinal, linfócitos T e B normais ou baixos e hipo/agamaglobulinemia.[25]

Deficiência de POLA1 (OMIM # 301220)

Desordem pigmentar reticulada ligada ao X por mutação de herança ligada ao X em POLA1. Há alteração do crescimento, alterações faciais (sobrancelhas alargadas e cabelos arrepiados), infecções pulmonares, inflamação gastrointestinal com hiperpigmentação cutânea reticular e generalizada.[25]

Deficiência de PMS2 (OMIM gene # 600259)

Defeito de herança autossômica recessiva caracterizado por infecções recorrentes, linfócitos T normais, diminuição de linfócitos B e de IgG e IgA, com IgM aumentada e alteração de respostas vacinais. Os pacientes podem evoluir com manchas café com leite em pele e malignidades (linfoma, carcinoma colorretal, tumores de SNC).[25]

Abordagem geral de um paciente com defeito de reparo de DNA – tratamento e prognóstico

As características clínicas dos pacientes com síndromes de instabilidade cromossômica e reparo do DNA são muito variadas e dependentes da causa genética subjacente. As doenças genéticas pleiotrópicas raras como AT, síndrome de Bloom (BS) e síndrome de ruptura de Nijmegen (NBS) são caracterizadas por imunodeficiência, radiossensibilidade celular, predisposição ao câncer, envelhecimento precoce, neurodegeneração e resistência à insulina; evidenciando uma desordem multissistêmica. Em geral, o manejo desse grupo de pacientes envolve medidas de suporte e recomenda-se o acompanhamento desse grupo de pacientes em centros de referência.[26]

- **Abordagem do diagnóstico:** é importante conversar com os familiares/cuidadores sobre o diagnóstico da doença e implicações como o seguimento regular, tratamento sintomático e prognóstico. Para os pacientes com idade escolar, o esclarecimento diagnóstico e os cuidados necessários devem ser estendidos aos professores.[1]
- **Acompanhamento multidisciplinar:** pacientes com defeitos de reparo de DNA, em geral, evoluem com doença multissistêmica e necessitam de acompanhamento de diversas especialidades como neurologia, endocrinologia, pneumologia, psicologia, nutrologia, nutrição, fonoaudiologia e fisioterapia. Pacientes com imunodeficiência necessitam de medidas preventivas adicionais e devem ser acompanhados por um imunologista.[27]
- **Imunização:** as vacinas vivas são contraindicadas na maioria dos pacientes com AT em razão da imunodeficiência combinada. As vacinas que são especialmente recomendadas e seguras são a anti-influenza inativada, antipneumocóccica, antimeningococóccica, antiHib, contra papilomavírus humano (HPV) e contra a COVID-19.[28]

- **Fisioterapia:** a fisioterapia aliada à terapia ocupacional é fundamental para manter o nível máximo possível de função. A função de deglutição deve ser avaliada por uma equipe experiente, minimizando-se a exposição à radiação. A disfunção da deglutição contribui para a má nutrição, aspiração crônica e doença pulmonar, sendo necessária a gastrostomia em muitos casos.[1]
- **Infecções e doenças pulmonares:** pacientes com AT estão em risco de infecções sinopulmonares recorrentes, fadiga muscular respiratória e doença pulmonar crônica. O manejo consiste em antibióticos para infecção aguda, fisioterapia respiratória para eliminação de secreções e monitoramento regular da função pulmonar.[1]
- **Radiossensibilidade:** testes diagnósticos envolvendo exposição à radiação (p. ex., radiografias, tomografia computadorizada) devem ser evitados, o máximo possível. Os clínicos devem considerar os riscos e benefícios da intervenção no contexto da doença de base, a necessidade do procedimento, substituição por uma alternativa de técnica sem radiação (p. ex., ultrassonografia e ressonância magnética).[1]
- **Vigilância e tratamento do câncer:** pacientes com distúrbios de reparo do DNA requerem muita suspeição e vigilância para malignidades (Quadro 17.1). A maior parte dos pacientes tem elevado risco de desenvolver câncer, muitas vezes ainda na infância (Walsh *et al.*, 2017). Portanto, a atenção deve ser redobrada para sintomas como perda de peso, deterioração neurológica, episódios de febre inexplicáveis ou febre recorrente, linfadenopatia, sudorese noturna, hematomas ou sangramentos. AT representa um risco significativamente aumentado de malignidade hematológica durante a infância.

Importante mencionar que portadores de mutações patogênicas em genes de defeitos de reparo de DNA, caso de alguns familiares dos pacientes, podem ter um risco elevado de câncer. Portadores de uma única mutação patogênica de ATM (heterozigotos AT) apresentam risco aumentado para câncer de mama, câncer de pâncreas e outros tumores sólidos que podem ocorrer em idades mais jovens em comparação com a população geral.[29,30]

Quadro 17.1. Sinais de alerta para defeitos de reparo de DNA.

Sintomas constitucionais	Baixa estatura Microcefalia Cabelos esparsos ou grisalhos prematuros
Alterações cutâneas	Fotossensibilidade Hipo/hiperpigmentação Poiquilodermia Manchas café com leite Telangiectasias Pilomatricoma Erupção cutânea facial em forma de borboleta
Manifestações neurológicas	Dificuldade intelectual Hiporreflexia Perda de habilidades motoras finas ou grossas Ataxia
Imunodeficiência	Infecções sinopulmonares recorrentes Hipogamaglobulinemia Linfocitopenia T e B
Hematológico	Falência de medula óssea
Neoplasia	Câncer pediátrico incluindo os de cabeça e pescoço, de cérebro, o carcinoma de células escamosas, o melanona, o carcinoma adrenocortical e linfoma não hodgkin Membro da família com câncer abaixo de 50 anos, especialmente se de origem mamária, endometrial ou colorretal Duas ou mais malignidades em um indivíduo/família Vários membros da família com malignidades semelhantes ou relacionadas

Fonte: Adaptado de Sharma R, Lewis S, Wlodarski MW, 2020.[31]

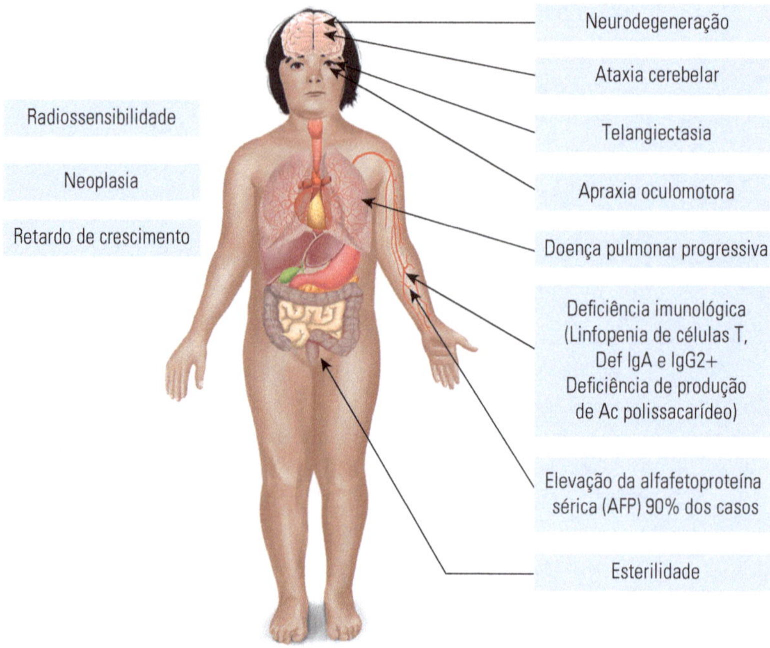

Figura 17.2. Características clínicas e laboratoriais da ataxia-telangiectasia.
Fonte: Desenvolvida pela autoria.

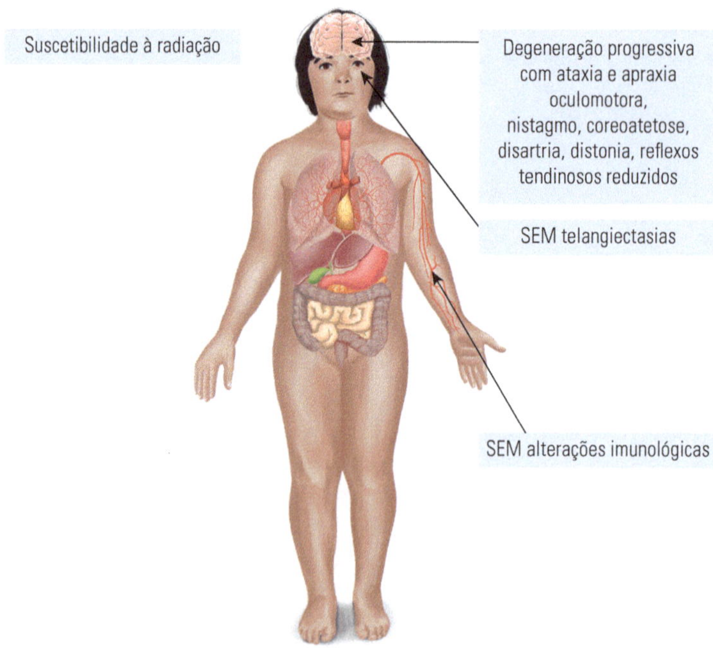

Figura 17.3. Ataxia Telangiectasia-símile.
Fonte: Desenvolvida pela autoria.

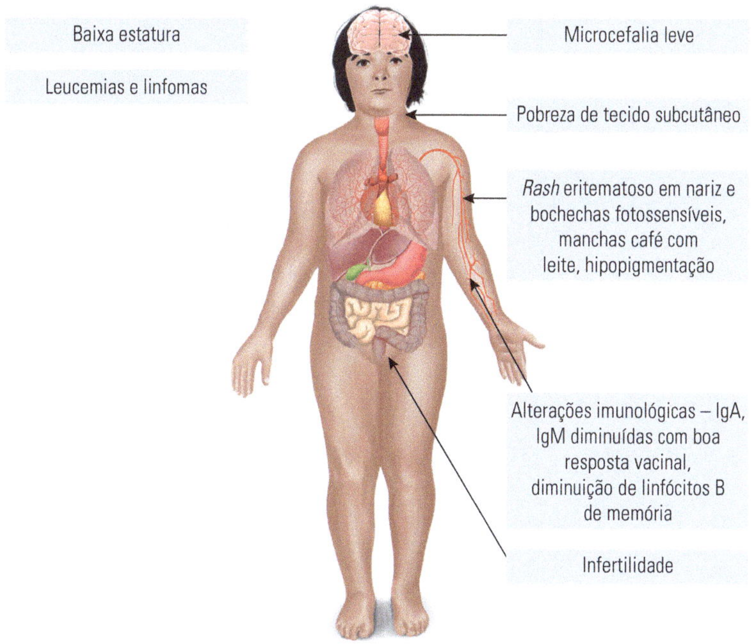

Figura 17.4. Síndrome de Bloom.

Fonte: Desenvolvida pela autoria.

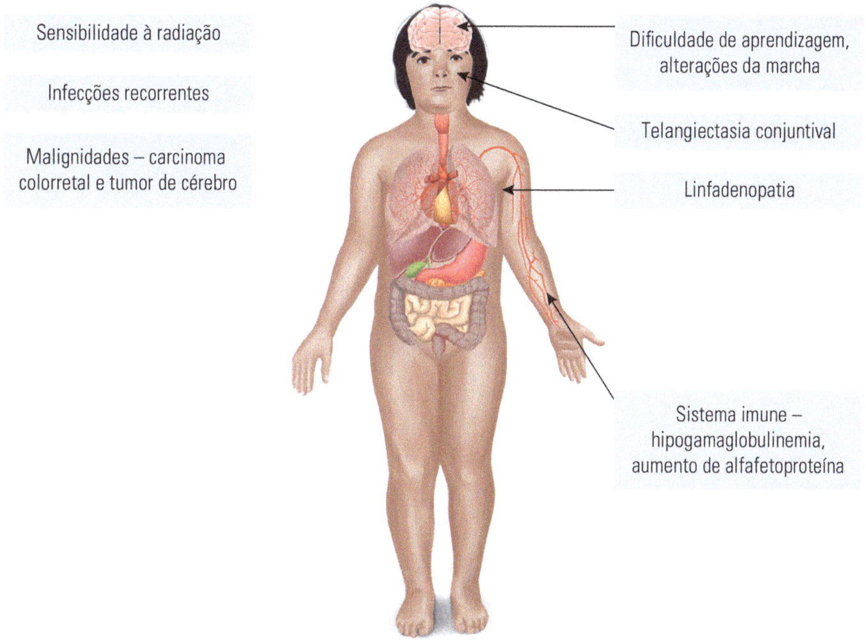

Figura 17.5. Síndrome de RIDDLE.

Fonte: Desenvolvida pela autoria.

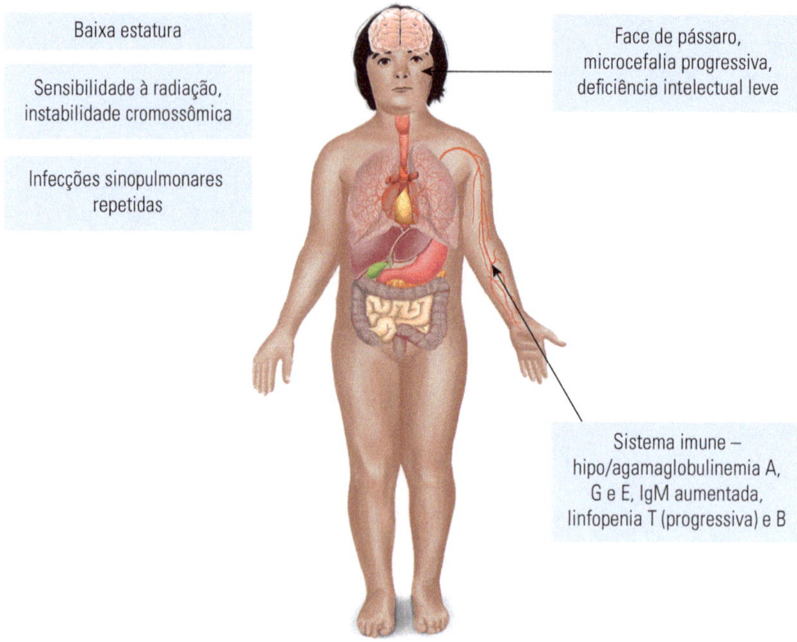

Figura 17.6. Síndrome de Nijmegen.
Fonte: Desenvolvida pela autoria.

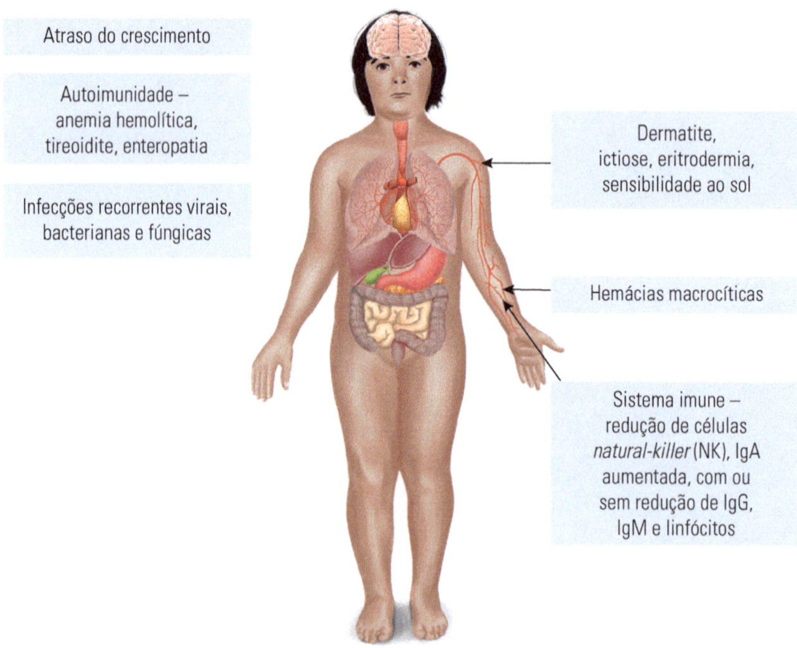

Figura 17.7. Deficiência de GINS1.
Fonte: Desenvolvida pela autoria.

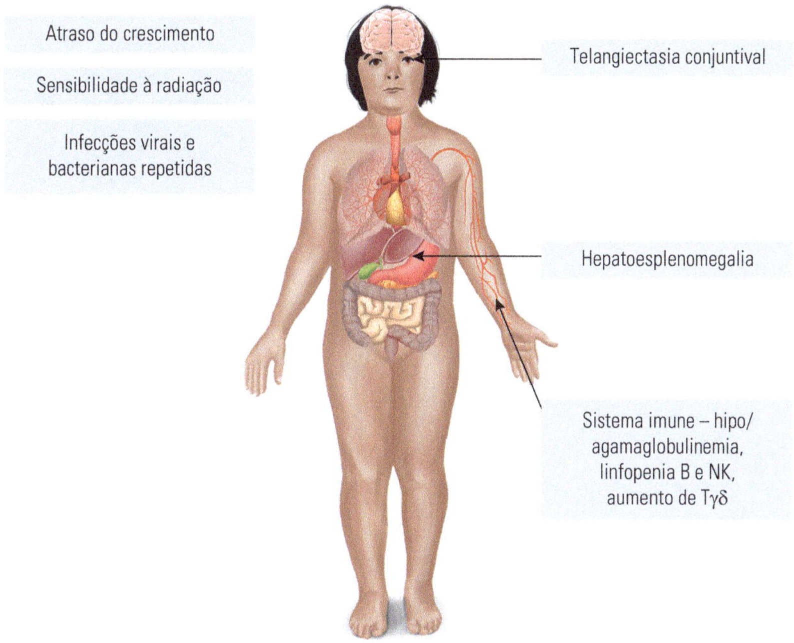

Figura 17.8. Deficiência de LIG1.
Fonte: Desenvolvida pela autoria.

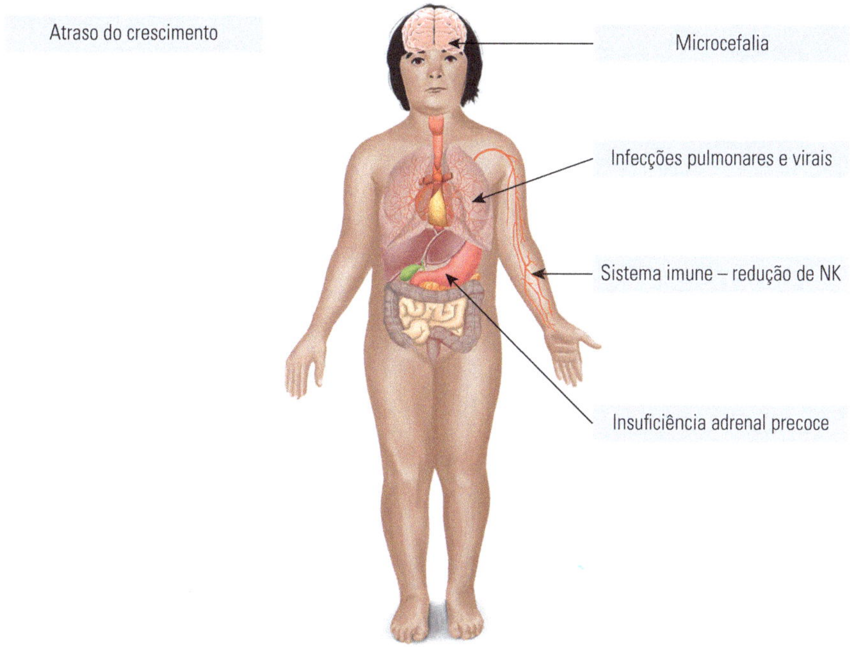

Figura 17.9. Deficiência de MCM4.
Fonte: Desenvolvida pela autoria.

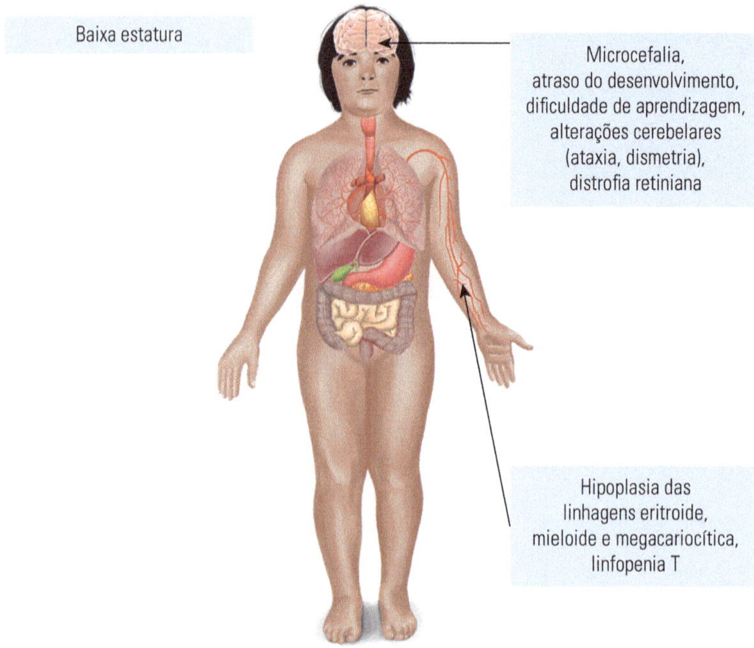

Figura 17.10. Deficiência de ERCC6L2.
Fonte: Desenvolvida pela autoria.

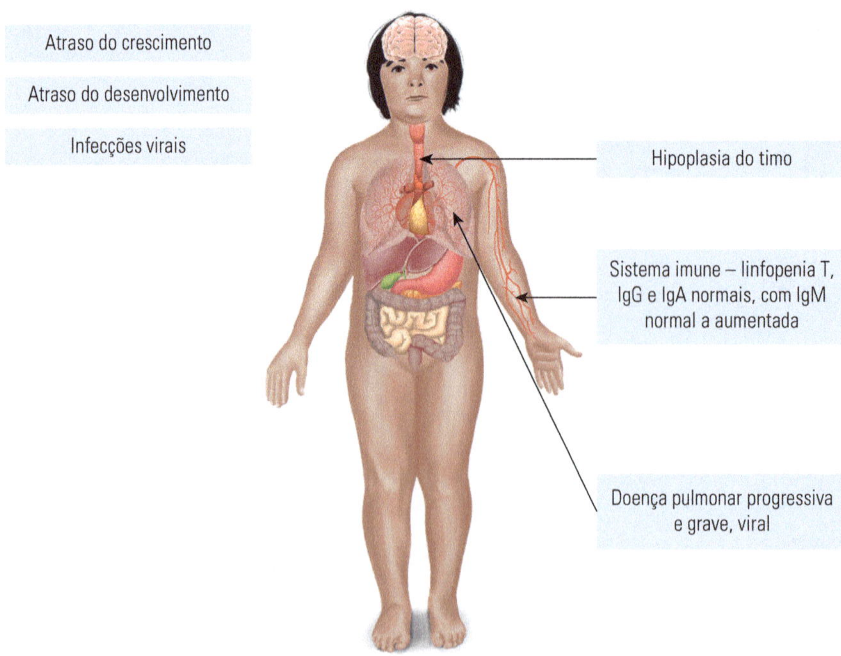

Figura 17.11. Síndrome de LIC (do inglês, *lung disease, immunodeficiency and chromosome breakage syndrome*).
Fonte: Desenvolvida pela autoria.

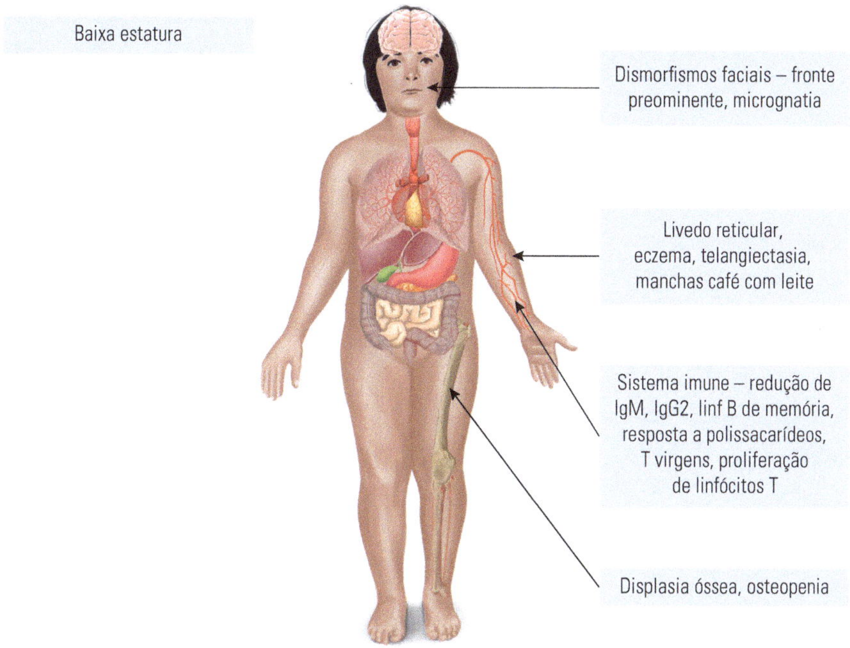

Figura 17.12. Deficiência de POLE 1.
Fonte: Desenvolvida pela autoria.

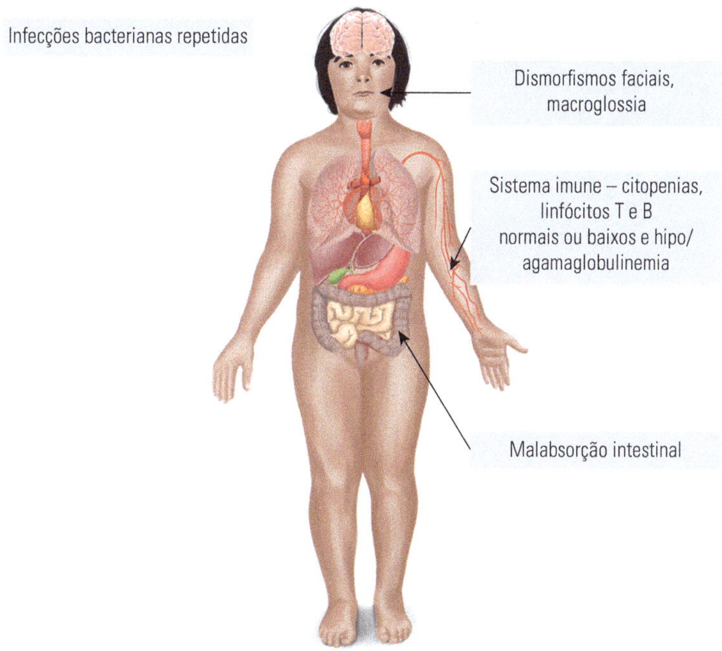

Figura 17.13. ICF.
Fonte: Desenvolvida pela autoria.

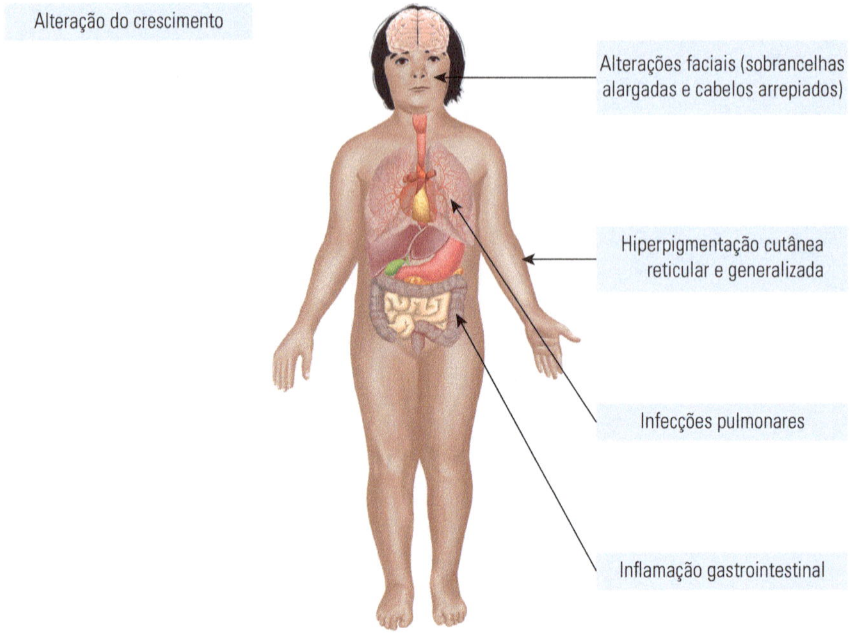

Figura 17.14. Deficiência de POLA 1.
Fonte: Desenvolvida pela autoria.

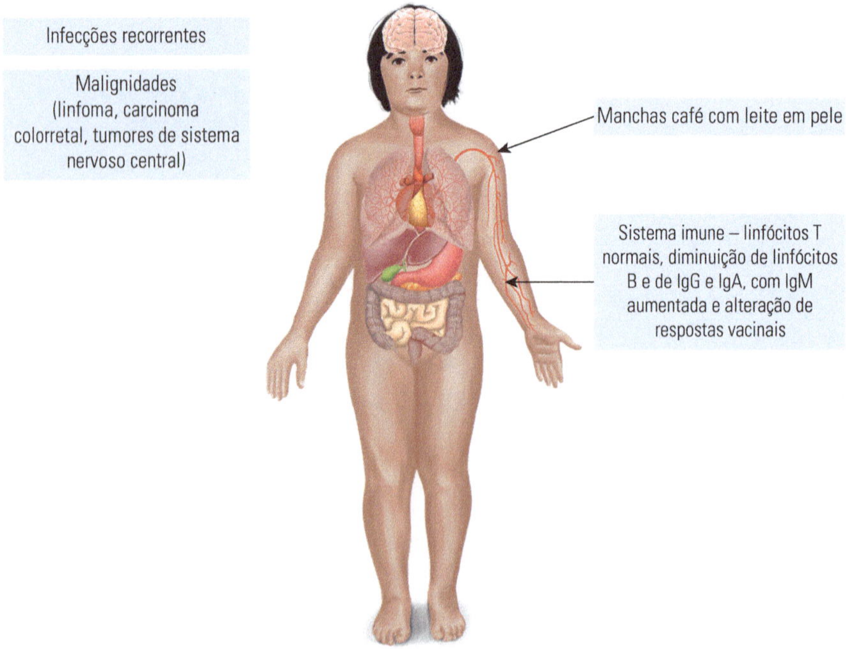

Figura 17.15. Deficiência de PMS2.
Fonte: Desenvolvida pela autoria.

Referências bibliográficas

1. Shcherbina A, Porras O. DNA stability defects. In: Sullivan KE, Stiehm RE (eds.). Stiehm's immune deficiencies – inborn errors of immunity. 2. ed. New York: Elsevier, 2020:1295.
2. Eaton JS, Lin ZP, Sartorelli AC, Bonawitz ND, Shadel GS. Ataxia-telangiectasia mutated kinase regulates ribonucleotide reductase and mitochondrial homeostasis. J Clin Invest. 2007;117(9):2723-34. doi: 10.1172/JCI31604.
3. Dutzmann CM, Spix C, Popp I, Kaiser M, Erdmann F, Erlacher M, et al. Cancer in children with fanconi anemia and ataxia-telangiectasia-a nationwide register-based cohort study in germany. J Clin Oncol. 2022;40(1):32-9. doi: 10.1200/JCO.21.01495.
4. Hernandez D, McConville CM, Stacey M, Woods CG, Brown MM, Shutt P, et al. A family showing no evidence of linkage between the ataxia telangiectasia gene and chromosome 1q22-23. J Med Genet. 1993;30:135-40. doi: 10.1136/jmg.30.2.135.
5. Taylor AMR, Rothblum-Oviatt C, Ellis NA, Hickson ID, Meyer S, Crawford TO, et al. Chromosome instability syndromes. Nat Rev Dis Primers. 2019;5(1):64. doi: 10.1038/s41572-019-0113-0.
6. Guo Y, An L, Ng HM, Sy SM, Huen MS. An E2-guided E3 screen identifies the RNF17-UBE2U pair as regulator of the radiosensitivity, immunodeficiency, dysmorphic features, and learning difficulties (RIDDLE) syndrome protein RNF168. J Biol Chem. 2017;292(3):967-78. doi: 10.1074/jbc.M116.758854.
7. Williams RS, Dodson GE, Limbo O, Yamada Y, Williams JS, Guenther G, et al. Nbs1 flexibly tethers Ctp1 and Mre11-Rad50 to coordinate DNA double-strand break processing and repair. Cell. 2009;139(1):87-99. doi: 10.1016/j.cell.2009.07.033.
8. Piątosa B, van der Burg M, Siewiera K, Pac M, van Dongen JJ, Langerak AW, et al. The defect in humoral immunity in patients with Nijmegen breakage syndrome is explained by defects in peripheral B lymphocyte maturation. Cytometry A. 2012;81(10):835-42. doi: 10.1002/cyto.a.22108.
9. Gene Reviews. [2023 Jun. 12]. Disponível em: http://www.ncbi.nlm.nih.gov/books/NBK1176/.
10. Gunesch JT, Angelo LS, Mahapatra S, Deering RP, Kowalko JE, Sleiman P, et al. Genome-wide analyses and functional profiling of human NK cell lines. Mol Immunol. 2019;115:64-75. doi: 10.1016/j.molimm.2018.07.015.
11. Leiding JW, Forbes LR. Mechanism-Based precision therapy for the treatment of primary immunodeficiency and primary immunodysregulatory diseases. J Allergy Clin Immunol Pract. 2019;7(3):761-73. doi: 10.1016/j.jaip.2018.12.017.
12. van Os NJH, Jansen AFM, van Deuren M, Haraldsson A, van Driel NTM, Etzioni A, et al. Ataxia-telangiectasia: immunodeficiency and survival. Clin Immunol. 2017;178:45-55. doi: 10.1016/j.clim.2017.01.009.
13. Jurkiw TJ, Tumbale PP, Schellenberg MJ, Cunningham-Rundles C, Williams RS, O'Brien PJ. LIG1 syndrome mutations remodel a cooperative network of ligand binding interactions to compromise ligation efficiency. Nucleic Acids Res. 2021;49(3):1619-30. doi: 10.1093/nar/gkaa1297.
14. Amirifar P, Ranjouri MR, Yazdani R, Abolhassani H, Aghamohammadi A. Ataxia-telangiectasia: a review of clinical features and molecular pathology. Pediatr Allergy Immunol. 2019;30(3):277-88. doi: 10.1111/pai.13020.
15. Rothblum-Oviatt C, Wright J, Lefton-Greif MA, McGrath-Morrow SA, Crawford TO, Lederman HM. Ataxia telangiectasia: a review. Orphanet J Rare Dis. 2016;11(1):159. doi: 10.1186/s13023-016-0543-7. doi: 10.1186/s13023-016-0543-7.
16. Tummala H, Kirwan M, Walne AJ. ERCC6L2 mutations link a distinct bone-marrow-failure syndrome to DNA repair and mitochondrial function. Am J Hum Genet 2014;94:246-56. doi: 10.1016/j.ajhg.2014.01.007.
17. Zhang Z, Pondarre C, Pennarun G. A nonsense mutation in the DNA repair factor Hebo causes mild bone marrow failure and microcephaly. J Exp Med. 2016;213:1011-28. doi: 10.1084/jem.20151183.
18. Shabanova I, Cohen E, Cada M. ERCC6L2-associated inherited bone marrow failure syndrome. Mol Genet Genomic Med 2018;6:463-8. doi: 10.1002/mgg3.388.
19. Online Mendelian Inheritance in Man (OMIM). [2023 Jun. 12]. Disponível em: http://www.omim.org.

20. van der Crabben SN, Hennus MP, McGregor GA. Destabilized SMC5/6 complex leads to chromosome breakage syndrome with severe lung disease. J Clin Investig. 2016;126:2881-92. doi: 10.1172/JCI82890.
21. Willemse BWM, van der Crabben SN, Kerstjens-Frederikse WS. New insights in phenotype and treatment of lung disease immunodeficiency and chromosome breakage syndrome (LICS). Orphanet J Rare Dis. 2021;16:137. doi: 10.1186/s13023-021-01770-z.
22. Pachlopnik Schimd J, Lemoine R, Nehme N. Polymerase e1 mutation in a human syndrome with facial dysmorphism, immunodeficiency, livedo, and short stature ("FILS syndrome"). J Exp Med. 2012;209:2323-30. doi: 10.1084/jem.20121303.
23. Thiffault I, Saunders C, Jenkins J. A patient with polymerase E1 deficiency (POLE1): clinical features and overlap with DNA breakage/instability syndromes. BMC Med Genet. 2015;16:31. doi: 10.1186/s12881-015-0177-y.
24. Logan CV, Murray JE, Parry DA. DNA polymerase epsilon deficiency Causes IMAGe syndrome with variable immunodeficiency. Am J Hum Genet. 2018;103:1038-44. doi: 10.1016/j.ajhg.2018.10.024.
25. Tangye SG, Al-Herz W, Bousfiha A, et al. Human inborn errors of immunity: 2022 update on the Classification from the International Union of Immunological Societies Expert Committee. J Clin Immunol. 2022;1-35. doi: 10.1007/s10875-022-01289-3.
26. Ochs HD, Petroni D. From clinical observations and molecular dissection to novel therapeutic strategies for primary immunodeficiency disorders. Am J Med Genet. 2017;1-20. doi: 10.1002/ajmg.a.38480.
27. Bhatt JM, Bush A, van Gerven M, Nissenkorn A. ERS statement on the multidisciplinary respiratory management of ataxia teleangectasia. Eur Resp Rev. 2015;24:565-81. doi: 10.1183/16000617.0066-2015.
28. Guia de Imunização SBIm/ASBAI – Asma, Alergia e Imunodeficiências 2020-2021. [2023 Jun. 12]. Disponível em: https://sbim.org.br/images/guias/guia-sbim-asbai-miolo-201013b-web.pdf.
29. van Os NJH, Haaxma CA, van der Flier M, Merkus PJFM, van Deuren M, de Groot IJM, et al. Ataxia-telangiectasia: recommendations for multidisciplinary treatment. Dev Med Child Neurol. 2017;59(7):680-9. doi: 10.1111/dmcn.13424.
30. Walsh MF, Chang VY, Kohlmann WK. Recommendations for Childhood Cancer Screening and Surveillance in DNA Repair Disorders. Clin Cancer Res. 2017;23(11); e23-e31. doi: 10.1158/1078-0432.CCR-17-0465.
31. Sharma R, Lewis S, Wlodarski MW. DNA repair syndromes and cancer: insights into genetics and phenotype patterns. Front Pediatr. 2020;8:570084. doi: 10.3389/fped.2020.570084.

18

Síndromes de Hiper-IgE

Ana Carla Augusto Moura Falcão | Adriana Azoubel Antunes | Almerinda Maria do Rêgo Silva | Paula Teixeira Lyra

Introdução

As síndromes de hiper-IgE (SHIE) são um grupo heterogêneo de erros inatos da imunidade (EII) caracterizadas pela suscetibilidade a infecções, eczema e IgE sérica elevada.[1] Desde a descrição prototípica da SHIE – síndrome de Job ou síndrome de Buckley, na década de 1970, em indivíduos com eczema, infecções cutâneas e pulmonares recorrentes com IgE sérica elevada; houve um avanço significativo na caracterização da SHIE humana.[1,2] Mutações dominantes negativas no transdutor de sinal e no ativador de transcrição 3 (*STAT3*) foram identificadas em 2007 como a ligação entre infecções recorrentes e anormalidades do tecido conjuntivo na SHIE autossômico dominante (AD).

Houve um progresso espetacular, nos últimos anos, na descrição de novas variantes causadoras de distúrbios semelhantes à SHIE-AD com níveis séricos elevados de IgE e suscetibilidade à infecção, mas não associados a uma resposta inflamatória diminuída e à formação de pneumatoceles. A maioria dessas doenças é desencadeada por herança autossômica recessiva (AR), mas outras mutações dominantes negativas também foram descritas,[3] justificando-se, assim, a denominação de SHIE-AD e SHIE-AR, na literatura.

O avanço na identificação dos principais genes relacionados à SHIE (*STAT3, TYK2, PGM3, ZNF341, CARD11, IL6ST, IL6R, DOCK8, ZNF341, PGM3, CARD11, CARD14*) e a diferenciação em entidades clinicamente distintas evidenciaram uma variação fenotípica e imunológica marcante entre os distúrbios de SHIE.[1] Notavelmente, a deficiência de TYK2 nem sempre causa hiper-IgE;[4] a deficiência de PGM3, associada a um defeito de glicosilação, ocasiona um fenótipo amplo e complexo[5,6] e que pode incluir hiper-IgE em seu espectro;[7] e a deficiência de DOCK8 é classificada, atualmente, como uma imunodeficiência combinada,[8] destacando-se o desafio de agrupar esses distúrbios heterogêneos pela característica compartilhada de IgE elevada.

Na classificação atualizada dos Erros Inatos da Imunidade da União Internacional de Sociedades de Imunologia (IUIS, do inglês International Union of Immunological Societies), de 2022, seis doenças recentemente identificadas (deficiências de IL6ST, IL6R, ZNF341, ERBIN, CARD11 e TGFBR) foram incluídas no espectro SHIE, juntamente com STAT3, deficiência de PGM3 e SPINK5.[8]

Em razão da heterogeneidade do fenótipo clínico e da base molecular da SHIE, serão descritos, neste capítulo, especialmente os defeitos envolvendo a via dependente de STAT3, caracterizados por ocorrência de defeitos imunológicos, esqueléticos e do tecido conectivo. As deficiências de PGM3, IL6ST e IL6R afetam a via dependente de citocina STAT3, enquanto as deficiências de ZNF341 e ERBIN afetam a função de STAT3.[9]

Síndromes de Hiper-IgE

■ STAT3 Autossômica dominante (SHIE-STAT3) (OMIM # 147060)

Características clínicas

A SHIE por perda de função de STAT3 (LOF, do inglês *loss of function*) é causada por variantes patogênicas com efeito dominante negativo no gene ativador de transcrição e transdutor de sinal 3 (STAT3).[10,11] Reconhecida historicamente como a síndrome de Job, afeta menos de 1:1.000.000 de pessoas[12] e é considerada o protótipo das SHIE.[13] É caracterizada por eczema, infecções recorrentes de pele e de trato respiratório e níveis séricos elevados de IgE associados a alterações dos tecidos conectivo e esquelético.[1,14]

Manifestações infecciosas

- **Infecções bacterianas:** são causadas predominantemente por *Staphylococcus aureus* acometendo sobretudo pele e pulmão.[1,15] A erupção cutânea papulopustulosa no período neonatal é frequente, diagnosticada como acne neonatal ou eritema tóxico neonatal, geralmente na face e no couro cabeludo e precede o eczema característico. O eczema está presente na maioria dos pacientes e está associado à colonização por *S. aureus* e persiste com frequência até a adolescência. Distingue-se do eczema da dermatite atópica, que apresenta início um pouco mais tardio e pela sua localização – fissuras retroauriculares, região glútea – e associação com foliculite de axilas e virilhas.[1,14,15] A furunculose estafilocócica recorrente tipicamente apresenta ausência de sinais inflamatórios (abscessos frios).

  Os episódios de pneumonia ocorrem tipicamente nos primeiros anos de vida e são causados por *Staphylococcus aureus, Streptococcus pneumoniae* e *Haemophilus influenzae*.[12,16] Alerta-se para a resposta inflamatória sistêmica diminuída nesse grupo de pacientes com febre mínima, apesar de infecção grave, com proeminente inflamação das vias aéreas e produção de muco, e diagnóstico tardio da infecção.[13,17,18]

  A recorrência e o atraso no diagnóstico dos episódios de pneumonia favorecem as complicações pulmonares como empiema, alterações parenquimatosas com formação de pneumatoceles e bronquiectasias, propiciando colonização e infecções por patógenos como *Pseudomonas aeruginosa* e *Aspergillus fumigatus*. Essas infecções crônicas aumentam o risco de hemoptise e a morbimortalidade.[14,15,17] As cirurgias pulmonares eventualmente necessárias são complicadas por má cicatrização e fístula broncopelural.[18]
- **Infecções fúngicas:** a infecção mucocutânea crônica por cândida ocorre em 70% dos pacientes, com acometimento oral, genital e/ou ungueal.[16,17] Indivíduos com alteração pulmonar parenquimatosa podem apresentar aspergilose pulmonar crônica (APC) ou aspergilose broncopulmonar alérgica (ABPA). A APC manifesta-se predominantemente com aspergilomas, podendo ocorrer invasão vascular e hemoptise, com risco de vida. Outras infecções fúngicas relatadas são histoplasmose (com doença gastrointestinal, mimetizando doença inflamatória intestinal), coccidiodomicose e criptococose (ambas com meningite).[1,14] Casos raros de pneumonia em lactentes por *Pneumocistis jirovecii* foram relatados.[17]
- **Outras infecções:** entre as infecções micobacterianas, a tuberculose foi relatada na Índia, país onde esta é endêmica, assim como no Brasil. A incidência de evento adverso locorregional após vacinação com bacilo Calmette-Guerin (BCG) é variável,

descrita nas coortes da Índia e da China, porém, não relatada na coorte francesa.[16,19,20] A infecção por micobactéria ambiental não é frequente, contudo deve ser lembrada e investigada no contexto de bronquiectasias e cavidades pulmonares.[14,21]

As infeções virais crônicas não são comuns como ocorre na deficiência de DOCK8. Entretanto, a reativação de infecção pelo vírus varicela-zóster (VVZ) é descrita; e em até um terço dos pacientes com STAT3 LOF apresenta história prévia de infecção por herpes-zóster na infância.[18]

Manifestações não infecciosas

- **Alergia:** os pacientes com SHIE-STAT3 apresentam menor taxa de alergia alimentar e anafilaxia quando comparados a pacientes com dermatite atópica e níveis similares de IgE sérica.[1,18] Em geral, não apresentam rinite ou asma.[15] A formação de IgE é anormal, com baixa afinidade para alérgenos e a degranulação mastocitária está prejudicada.[22] Os alérgenos comuns são alimentos, pólens e antibióticos, especialmente nos pacientes com longa exposição aos últimos.[1]
- **Alterações ósseas e do tecido conectivo:** alterações faciais são mais perceptíveis na adolescência, com fácies grosseira, fronte e queixo proeminentes, olhos profundos, nariz largo, palato arqueado.[23] Podem ocorrer escoliose e craniossinostose em graus variados.[14,15]

  É comum haver falha na reabsorção das raízes dos dentes decíduos, ocasionando a retenção dentária, sendo necessária, muitas vezes, a extração.[1,18]

  A hiperextensibilidade articular pode evoluir no adulto para doença articular degenerativa.[14] Há predisposição para fraturas ósseas por mínimo trauma. Apesar de haver redução da densidade mineral óssea, não há correlação com maior taxa de fratura e não há redução de risco com uso de bifosfanato.[24]
- **Anormalidades vasculares:** podem-se identificar aneurisma, dilatação e tortuosidade de artérias médias como coronárias e artérias cerebrais.[25] As sequelas são raras, mas podem ocorrer infarto do miocárdio, hemorragia subaracnóidea e hemorragia intestinal.[14,18]
- **Sintomas gastrintestinais:** há ocorrência de dismotilidade esofágica (refluxo e disfagia), esofagite eosinofílica, perfuração intestinal espontânea ou associada a divertículo.[1,14,18]
- **Malignidades e autoimunidade:** há risco aumentado de malignidades, especialmente linfoma.[15] Foram identificados pacientes com autoimunidade semelhante a lúpus eritematoso sistêmico, com predomínio de envolvimento renal.[26]

Patogênese

O gene *STAT3* codifica o fator ativador de transcrição e transdutor de sinal 3 (STAT3). STAT3 é membro da família de proteína STAT e é onipresente nas células, envolvido em diversas respostas a citocinas.[2]

Após a ligação da citocina com o receptor transmembrana ocorre a fosforilação de janus-quinase (JAK) e, em sequência, de STAT3, permitindo a dimerização e translocação para o núcleo, onde se liga diretamente com o ácido desoxirribonucleico (DNA) e promove a transcrição.[2,27] Como a molécula STAT3 é expressa universalmente, uma transdução alterada dessa via JAK-STAT explica as manifestações multissistêmicas dessa síndrome.[1] O STAT3 é responsável por traduzir sinal de interleucina 6 (IL-6) e de outras interleucinas, como IL-27, IL-10, IL-11 e IL-21, envolvidas em diversos processos celulares, como resposta imune, cicatrização de feridas, remodelamento vascular, embriogênese e desenvolvimento de câncer.[1,14,28]

O STAT3 desempenha papel crucial nas respostas a citocinas dependentes de glicoproteína (GP) 130 (Figura 18.1) (codificada pelo gene *IL6ST*) incluindo IL-6 (responsável por inflamação, febre, elevação da proteína C-reativa (PCR), cicatrização de feridas), IL-11 (exfoliação na dentição primária e ossificação do crânio), IL-23 (produção de IL-17) e fator de necrose tumoral (TNF) (remodelamento vascular e cicatrização de feridas).[14,15,18]

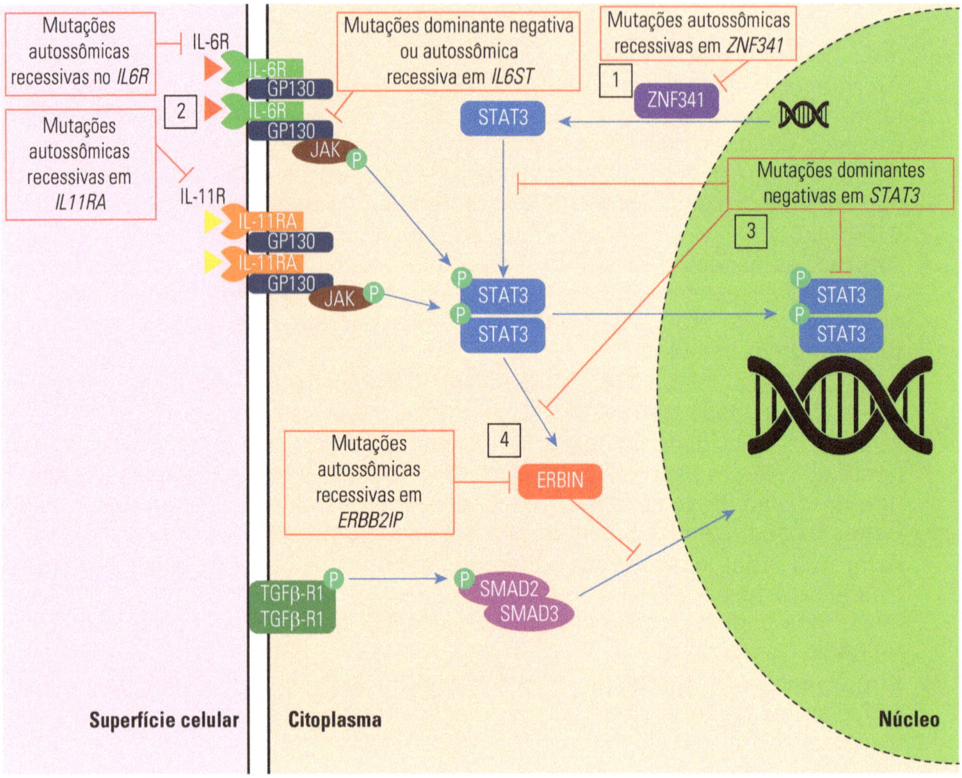

Figura 18.1. Mecanismos para interrupção da sinalização relacionada ao STAT3 em SHIE-STAT3 e suas fenocópias. **1.** ZNF341 regula positivamente transcrição STAT3. **2.** IL-6 e IL-11 se ligam aos seus respectivos receptores e formam um complexo com GP130, então sequencialmente fosforilam primeiro um JAK, então STAT3. A sinalização de IL-6 pode ser interrompida por mutações em IL6R, enquanto a sinalização de IL-11 pode ser interrompida por mutações de IL11R, e ambas podem ser afetadas por IL6ST mutado ou STAT3. **3.** Mutações no domínio SH2 de STAT 3 impactam na fosforilação da tirosina, enquanto mutações no domínio DBD impactam nos dímeros de STAT3 que se ligam ao DNA. **4.** STAT3 ativa ERBIN e interrompe a sinalização de TGFβ-SMAD2/3 sequestrando fosfoSMAD2/3 no citoplasma e impedindo a ação transcricional de TGF. Isso pode ser interrompido por mutações em *STAT3* ou *ERBB2IP*. ERBIN: proteína que interage com ERBB2; GP130: glicoproteína 130; STAT3: transdutor de sinal e ativador de transcrição; ZNF341: proteína de dedo de zinco 341.

Fonte: Adaptada de Tsilifis C, Freeman AF, Gennery AR, 2021.

A redução da resposta inflamatória pode resultar da sinalização prejudicada de IL-6, potente citocina pró-inflamatória que resulta na transdução de GP130 e STAT3 após ligação com seu receptor.[1] A IL-6 também é importante para diferenciação de linfócitos T-*helper*-17 (Th17), produtora de IL-17 e IL-21. O defeito nessa diferenciação sugere que a atividade de IL-17 exerce papel fundamental em atrair neutrófilos para os tecidos e controlar infecções fúngicas mucocutâneas. O defeito no eixo Th17/IL-17 provoca a suscetibilidade à candidíase mucocutânea crônica da SHIE.[1,2]

A predominância da infecção estafilocócica pode igualmente decorrer da deficiência de células Th17, causando a redução de IL-17, implicada na resposta a *Staphylococcus aureus*, cândida e bactérias Gram-negativas.[1] A deficiência de IL-17 e IL-22 são responsáveis por expressão reduzida de fatores antiestafilocócicos, como quimiocinas de recrutamento de neutrófilos e peptídeos antimicrobianos, por queratinócitos humanos e células epiteliais brônquicas.[30]

Apesar de o mecanismo exato da produção exagerada de IgE na STAT3-HIES ainda não estar totalmente elucidado, a IL-6 parece ter uma função na homeostase da IgE.[1,2]

A sinalização prejudicada por STAT3 dependente de IL-10 e IL-21 ocasiona a redução da população de linfócitos T CD8+ citotóxicos de memória para varicela, explicando a reativação do zóster descrita nos pacientes, embora, no geral, a ativação e proliferação de linfócito T sejam preservadas nesses pacientes, diferentemente das imunodeficiências combinadas.[2]

Achados laboratoriais

A dosagem sérica de IgE é frequentemente elevada e com IgE acima de 2.000 UI/mL, no entanto não há correlação entre o nível sérico de IgE e a gravidade da doença. A IgE sérica tende a diminuir ou mesmo a se normalizar com o aumento da idade, portanto um nível sérico de IgE normal não deve afastar a condição de SHIE em um adulto.[18] Em recém-nascidos, os níveis normais de IgE são muito baixos ou mesmo indetectáveis, portanto, é patológica a presença de níveis normais de IgE em lactentes em comparação com o adulto (100 a 200 UI/mL).

As dosagens séricas dos outros isotipos de imunoglobulina são normais, entretanto alguns pacientes apresentam deficiência na produção específica de anticorpos. A eosinofilia (700/microL) é comum, encontrada em 90% dos pacientes. Há redução de linfócitos T e B de memória e o linfócito Th17 é praticamente ausente, com consequente redução de IL-17.[14,15]

A disfunção de STAT3 prejudica a resposta de interleucina IL-6 no fígado, prejudicando a produção de PCR e mesmo infecções graves podem ocorrer sem elevação de PCR.[15]

Diagnóstico

O diagnóstico de SHIE deve ser suspeitado em indivíduos com os achados descritos no Quadro 18.1.

O sistema escore do National Institute of Health (NIH)[30] e sua revisão[31] predizem a presença da mutação em STAT3. Entretanto, o diagnóstico molecular é estabelecido por meio do sequenciamento genético com achado de variante patogênica dominante negativa (DN) em heterozigose no gene *STAT3*.[14]

Quadro 18.1. Achados clínicos e laboratoriais sugestivos de SHIE-AD (STAT3-LOF).

Achados clínicos:
- Erupção cutânea neonatal e erupção cutânea tipicamente eczematosa pelo menos durante a infância
- Infecções cutâneas recorrentes (abscessos frios, manifestando-se com pouca reação inflamatória como dor, rubor e calor local)
- Pneumonias com formação de cistos (pneumatoceles)
- Fístulas broncopleurais prolongadas após ressecção pulmonar
- Candidíase mucocutânea
- Características não imunológicas – três ou mais dentes decíduos retidos, escoliose, fraturas ósseas após trauma mínimo, hiperextensibilidade das articulações, facies característica, largura nasal aumentada, palato ogival

Achados laboratoriais:
- Elevações da concentração sérica de imunoglobulina E (IgE) acima de 2.000 UI/mL (normal < 100 UI/mL em adultos)
- Eosinofilia (> 700/μL)
- Células T e B de memória circulantes diminuídas e quase ausência de células Th17 produtoras de IL-17

Fonte: Adaptado de Hsu AP, Davis J, Puck JM, *et al.*, 2020; Freeman AF, Olivier KN. 2016.

Tratamento

O tratamento se baseia na profilaxia (sulfametoxazol-trimetoprim e fluconazol ou itraconazol, em caso de lesão pulmonar estrutural) e no tratamento de infecções agudas. Pacientes com defeito na produção específica de anticorpos devem receber terapia de reposição de imunoglobulina. O transplante de células-tronco hematopoiéticas (TCTH) foi inicialmente desencorajado em razão do caráter multissistêmico de acometimento da síndrome, entretanto alguns dados limitados recentes sugerem que o TCTH pode melhorar alguns aspectos da síndrome.[1]

Deficiência do receptor IL-6 (OMIM # 618944)

Características clínicas e imunológicas

Os pacientes descritos com deficiência de IL6R, de AR, desenvolvem infecções piogênicas recorrentes cutâneas e pulmonares com início na infância, abscessos frios e eczema.[8] Apresentam respostas anormais de fase aguda. Ausência de febre é comum, mesmo em vigência das infecções, assim como a ausência de elevação de PCR.[3]

O fenótipo imunológico de pacientes com deficiência de IL6R é caracterizado por um número anormalmente baixo de células B de memória com mudança de classe e uma alta proporção de células T reguladoras FOXP3+.[8,9] Os pacientes têm função Th17 reduzida, mas não o suficiente para serem considerados propensos a infecções fúngicas. A concentração de IgE está elevada, IgG, IgM e IgA normais ou baixas, e a produção específica de anticorpos encontra-se diminuída, com elevados níveis circulantes de IL-6.[8]

Patogênese

A IL-6 é uma citocina imunorreguladora responsável por ativar um conjunto de sinalização da superfície celular composto por IL-6, IL6R e o receptor de sinalização compartilhado gp130 (Figura 18.1).[1] A interrupção dessa via ocasiona um defeito na fosforilação de STAT3, responsável pela semelhança clínica entre esse distúrbio e as deficiências de ZNF341, GP130 e STAT3.[9]

Deficiência do transdutor de sinal IL6 (IL6ST) (OMIM # 618523, # 619752)

SHIE causada por mutações de herança autossómica recessiva ou DN do gene do transdutor de sinal da IL-6 (*IL6ST*), ambas produzindo deficiências parciais de IL6ST. Há relatos de deficiência completa de IL6ST causada por mutações de AR.[8]

Características clínicas e imunológicas

Fenótipo notavelmente semelhante ao da deficiência de STAT3 com pneumonias de início precoce, infecções cutâneas bacterianas recorrentes, bronquiectasias, IgE elevada, escoliose, eczema e craniossinostose.[9]

Células Th17 são diminuídas, de forma semelhante à deficiência de IL6R, mas em contraste com a SHIE-AD, os pacientes com IL6ST-AR e IL6ST-AD não apresentam candidíase mucocutânea crônica.[32,33] Células B de memória estão diminuídas, assim como proteínas de resposta de fase aguda.[33] A produção de anticorpos específicos é afetada de modo variável.[8] A deficiência completa de IL6ST (de AR) causa morte intraútero ou no período neonatal, com um fenótipo semelhante à síndrome de Stuve-Wiedmann (displasia esquelética, osteoporose, hipermobilidade articular, eczema, trombocitopenia, anormalidades renais e disfunção pulmonar).[8]

Patogênese

Os fenótipos clínicos de deficiência de IL6ST e de deficiência de STAT3 são semelhantes porque essas duas entidades patológicas são caracterizadas por defeitos da mesma via de sinalização de citocinas. O gene *IL6ST* codifica uma subunidade do receptor de citocinas chamada GP130 que se liga a vários receptores (Figura 18.1),[1] incluindo IL-6, IL-11, fator inibidor de leucemia (LIF) e oncostatina M. De fato, defeitos de componentes da via de sinalização de citocina dependente de IL6ST, incluindo IL-6, IL-11 e IL-27, causam o fenótipo clínico imunológico e não imunológico de SHIE.[9]

Deficiência ZNF341 (OMIM # 618282)

ZNF341 é um fator de transcrição de dedo de zinco C2H2 que se liga à região promotora do gene *STAT3* e é necessário para a expressão de STAT3. Mutações autossômicas recessivas no gene *ZNF341* foram relatadas em 19 pacientes de 10 famílias como um novo tipo de SHIE.

Características clínicas e imunológicas

A maioria dos pacientes é de origem do Oriente Médio e fenotipicamente semelhantes ao STAT3-LOF com dismorfismo facial, eczema, candidíase mucocutânea, infecções cutâneas e respiratórias recorrentes, anormalidades esqueléticas e articulares, e níveis séricos elevados de IgE. Apresentam resposta inflamatória mais evidente e menos manifestações imunológicas, em comparação com STAT3-LOF.

Os pacientes com deficiência de ZNF341 apresentam células Th17 e NK diminuídas, menor número de células T CD4+ e CD8+ de memória, apesar de proporções maiores de células T CD4+ *naïve* e normais de células Treg. As células B de memória estão reduzidas e a produção de anticorpos específicos está prejudicada, no contexto de níveis séricos elevados de IgE e IgG.[3] O subconjunto de linfócitos de ZNF341-LOF assemelha-se aos pacientes com mutações *STAT3*-AD.[34]

Patogênese

Acredita-se que o ZNF341 atue como um regulador positivo da expressão de STAT3 e mutações homozigóticas no gene *ZNF341* produzam uma expressão insuficiente de STAT3, o que provavelmente justifica o fenótipo de SHIE. ZNF341 é um fator de transcrição anteriormente inexplorado contendo 12C2H2 domínios de dedo de zinco (ZF). As mutações em ZNF341 são mutações homozigóticas *nonsense* ou *frameshift* que induzem truncamento da proteína ZNF341, mas, curiosamente, o RNAm mediado por mutação *nonsense* não opera neste gene e a proteína ZNF341 truncada pode ser expressa em alguns dos pacientes.

■ Deficiência de ERBIN (OMIM gene # 606944)

Mais recentemente, dois distúrbios hereditários dominantes foram descritos: uma mutação no gene *ERBB2IP*, que codifica a proteína ERBIN; e mutações no gene *CARD11*. Em 2017, Lyons *et al.* relataram uma família com uma mutação do tipo LOF em *ERBB2IP*.[35]

Características clínicas e imunológicas

Manifestações alérgicas e do tecido conjuntivo se sobrepõem ao STAT3-LOF, incluindo-se IgE elevada, esofagite eosinofílica, hipermobilidade e anormalidades vasculares. No entanto, essa família com deficiência de ERBIN não parece apresentar suscetibilidade à candidíase, comprometimento na memória das células T e B, nem defeito na troca de classe de imunoglobulina, como é visto em pacientes STAT3-LOF.[35]

Patogênese

A ativação de STAT3 promove a expressão de ERBIN e regula negativamente a atividade do fator de crescimento transformador beta (TGF-B) pela formação de um STAT3/ERBIN/Complexo SMAD2/3. A sobreposição clínica significativa entre indivíduos com STAT3-LOF e esses pacientes com deficiência de ERBIN sugere uma ligação mecanicista entre essas duas proteínas.[9,35]

■ Deficiência de PGM3 (OMIM # 615816)

A deficiência AR de PGM3 é um distúrbio congênito de glicosilação, causado por mutação hipomórfica no gene *PGM3* que codifica a enzima chave de glicosilação, processo que modifica proteínas e lipídeos por adição de glicanos.

Características clínicas e imunológicas

O fenótipo clínico dos pacientes é variável, manifestando-se entre o fenótipo de SHIE e o de imunodeficiência combinada grave (SCID, do inglês *severe combined immunodeficiency*).[5,7,37] Pacientes com fenótipo de SHIE apresentam-se com eczema, infecções cutâneas e pulmonares, bronquiectasias, anormalidades neurológicas, autoimunidade (glomerulonefrite), alergias, anormalidades esqueléticas, hiperextensibilidade articular, escoliose e alteração facial. Diferentemente da SHIE-AD, não há alteração dentária ou formação de pneumatoceles.[7,37]

Os pacientes apresentam neutropenia, hipergamaglobulinemia, eosinofilia, linfopenia com inversão da relação CD4/CD8, redução de células B e de memória. Os níveis séricos de IgE são aumentados nos pacientes com fenótipo de SHIE.[7,8,37]

Os pacientes com fenótipo de imunodeficiência combinada apresentam-se precocemente como SCID T-B-NK+, com infecções cutâneas e respiratórias recorrentes, eczema, neutropenia com progressão para falência de medula óssea, displasia esquelética, dismorfia facial, atraso de desenvolvimento neuropsicomotor.[5]

Patogênese

Considerando o paciente com deficiência de PGM3 com fenótipo de SHIE, a glicosilação deficiente resulta na expressão defeituosa de GP130 e, consequentemente, em uma sinalização prejudicada de STAT3. Ademais, os pacientes apresentam sinalização defeituosa de IL-6, gerando um defeito na fosforilação de STAT3 em resposta à estimulação por citocinas dessa família. Esse mecanismo constitui a base para as semelhanças clínicas entre a deficiência de PGM3 e a SHIE-AD.[38]

Síndrome de Loeys-Dietz 1 e 2 (OMIM # 609192, # 610168)

Causada por mutações de herança autossômica dominante nos genes *TGFBR1* e *TGFBR2*. A síndrome se caracteriza por infecções respiratórias recorrentes, eczema, alergia alimentar, hiperextensibilidade articular, escoliose, retenção de dentes primários, aneurismas de aorta, semelhante à síndrome de Marfan, com IgE bem elevada e células T e B normais.[8]

Deficiência de CARD 11 autossômica dominante (OMIM # 617638)

Mutações de herança autossômica dominante de *CARD11* com perda de função, produzindo células B normais a baixas, resposta pobre a anticorpos específicos, alterações de ativação e proliferação de células T com desvio para Th2, IgE elevada e prejuízo da ativação das vias de NF-κB e mTORC1.

Clinicamente, caracteriza-se por infecções virais cutâneas recorrentes, graus variados de eczema, alergia alimentar, eosinofilia.[8]

Síndrome de Comel-Netherton (OMIM # 256500)

Causada por mutações de AR no gene *SPINK5*. Apresenta-se como eritrodermia ictiosiforme precoce, cabelos em bambu (*Trichorrexis invaginata*), infecções bacterianas recorrentes, diátese atópica, crescimento prejudicado.

Laboratorialmente, células T estão normais, células B com e sem troca de classes diminuídas, IgE e IgA aumentadas e comprometimento variável da produção de anticorpos.[8]

Quadro 18.2. Principais características das síndromes de hiper-IgE categorizadas pela classificação dos erros inatos da imunidade (IUIS)[8] e características distintivas de doenças alérgicas.

Desordem	Defeito genético	Herança	Quadro clínico	Características distintivas de doenças alérgicas
Deficiência STAT3	*STAT3*	AD	Eczema, abscessos cutâneos, CMC, pneumonias recorrentes, pneumatoceles, abscessos frios e anormalidades esqueléticas e do tecido conjuntivo	Eczema de início precoce, textura espessada da pele, fissuras retroauriculares e foliculite grave das axilas e virilhas características faciais distintas baixa frequência de alergia
Deficiência IL6R	*IL6R*	AR	Sobreposição parcial com AD-HIES: não tem anormalidades esqueléticas	Infecções piogênicas de repetição, abscessos frios
Deficiência IL6ST	*IL6ST*	AR ou AD *LOF*	Semelhante ao AD-HIES: eczema, infecções cutâneas e pulmonares de repetição, craniossinostose, atraso do desenvolvimento neuropsicomotor	Eczema grave, infecções cutâneas e pulmonares de repetição, características esqueléticas próprias
Deflciência ZNF341	*ZNF341*	AR	Fenocópia da AD-HIES	Semelhante a AD-HIES
Deficiência ERBIN	*ERBB2IP*	AD *LOF*	Eczema, esofagite eosinofílica, anormalidades esqueléticas e de tecido conjuntivo semelhantes a STAT3-HIES	Anormalidades esqueléticas e de tecido conjuntivo
Síndrome de Loeys-Dietz (deficiência de TGFBR)	*TGFBR1* *TGFBR2*	AD	Síndrome de Marfan-símile Alta prevalência de doenças alérgicas	Anormalidades do tecido conjuntivo e esquelético
Síndrome de Comel-Netherton	*SPINK5*	AR	Ictiose congênita, *bamboo hair*, diátese atópica, infecções bacterianas, enteropatia e retardo de crescimento	Ictiose congênita
Deficiência de PGM3	*PGM3*	AR	Infecções recorrentes de pele e sinopulmonares; defeitos ósseos incluindo escoliose	Atraso de desenvolvimento (comum) Citopenias com linfopenia e neutropenia
Deficiência CARD 11 (heterozigose)	*CARD11*	*AD LOF*	Doença atópica, infecções respiratórias e virais cutâneas IgE aumentada e eosinofilia	Doença atópica grave com suscetibilidade a infecções e imunodesregulação

AD: autossômico dominante; AR: autossômico recessiva; LOF: perda de função, do inglês, *loss of function.*

Fonte: Adaptado de Hsu AP, Davis J, Puck JM, *et al.*, updated, 2020; Castagnoli R, Lougaris V, Giardino G, *et al.*, 2021.

Em resumo, a SHIE é um grupo distinto de doenças com fenótipos clínicos sobrepostos, dificultando o diagnóstico.[9] Novas causas genéticas de SHIE, provavelmente serão identificadas em breve.

Diagnóstico diferencial

Outros EII cursam com eczema cutâneo e concentrações séricas elevadas de IgE e devem ser consideradas no diagnóstico diferencial da SHIE-AD:[14,36]

- **Deficiência de DOCK8:** imunodeficiência combinada com eczema, infecções virais cutâneas recorrentes e marcada atopia, como asma e alergia alimentar, autoimunidade e suscetibilidade a malignidades.
- **Dermatite atópica com mutação em *CARD14* ou filagrina:** deficiência de CARD14: doença atópica com infecções cutâneas piogênicas e virais recorrentes. Nos indivíduos com dermatite atópica grave maior associação com sensibilização a aeroalérgenos ambientais e alimentares que aqueles com SHIE-AD.
- **Síndrome de Omenn (SO) (mutação em *RAG1, RAG2, DLREIC* ou *LIG4*):** pacientes afetados são mais graves que aqueles com SHIE, e apresentam linfadenopatia, hepatoesplenomegalia, infecções oportunistas; além do *rash* cutâneo e IgE elevada.
- **Síndrome de Wiskott-Aldrich (SWA):** tipicamente no sexo masculino, tríade de clássica de eczema + trombocitopenia com plaquetas pequenas + imunodeficiência; alta incidência de doença autoimune e linfoma no final da infância e na idade adulta; infecções tipicamente mais oportunistas do que em SHIE-STAT3.
- **Enteropatia, poliendocrinopatia e imunodisregulação ligada ao X (IPEX, do inglês *immune dysregulation, polyendocrinopathy, enteropathy, X-linked*):** eczema grave de início precoce e acentuada autoimunidade – enteropatia autoimune, diabetes de início precoce, tireoidite, anemia hemolítica, trombocitopenia. Associação com infecções graves recorrentes e IgE e IgA elevados.

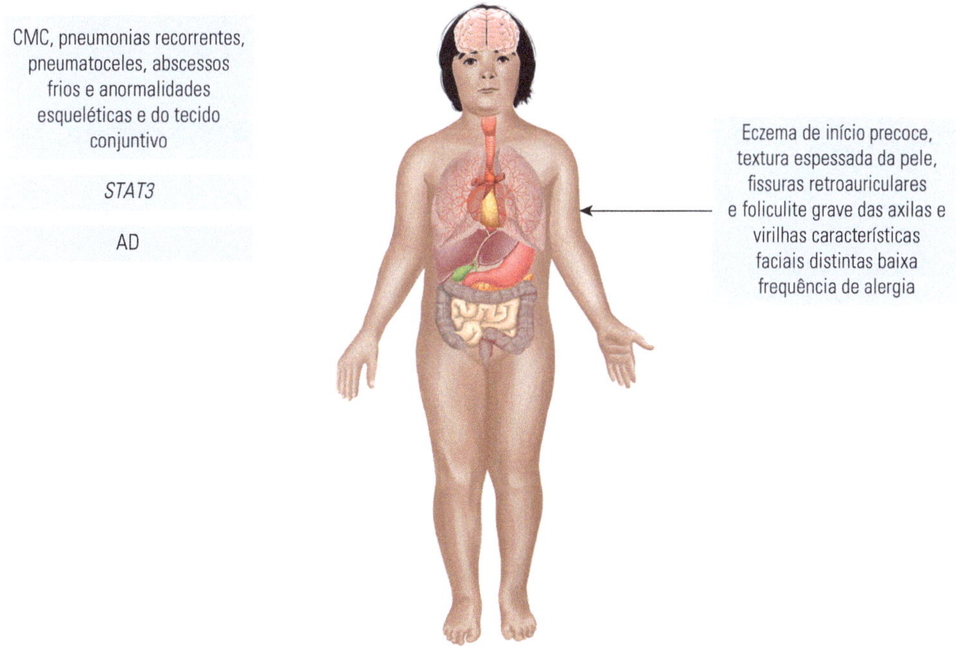

Figura 18.2. Deficiência STAT3.
Fonte: Desenvolvida pela autoria.

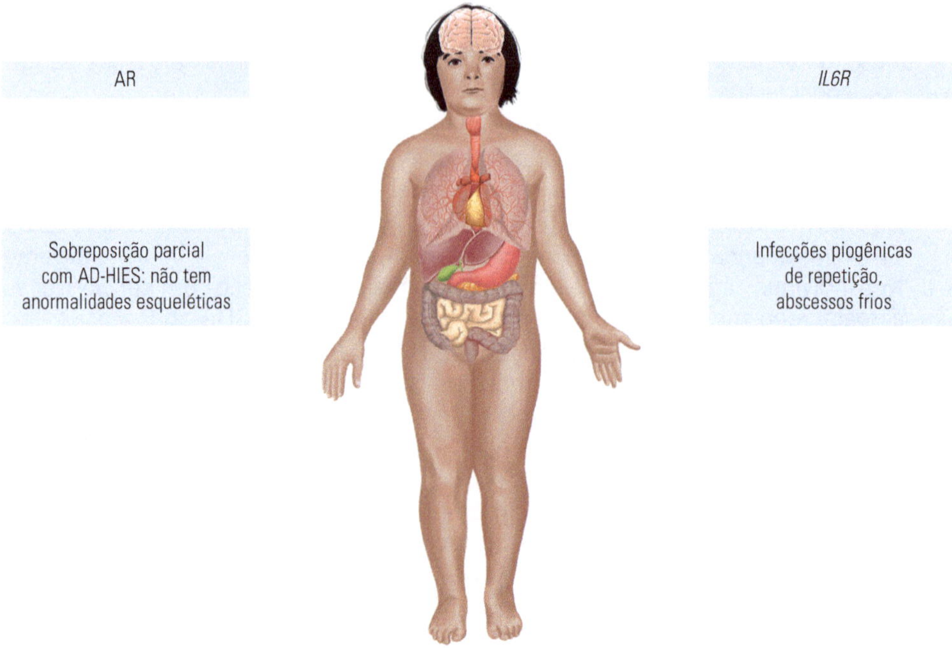

Figura 18.3. Deficiência IL6R.
Fonte: Desenvolvida pela autoria.

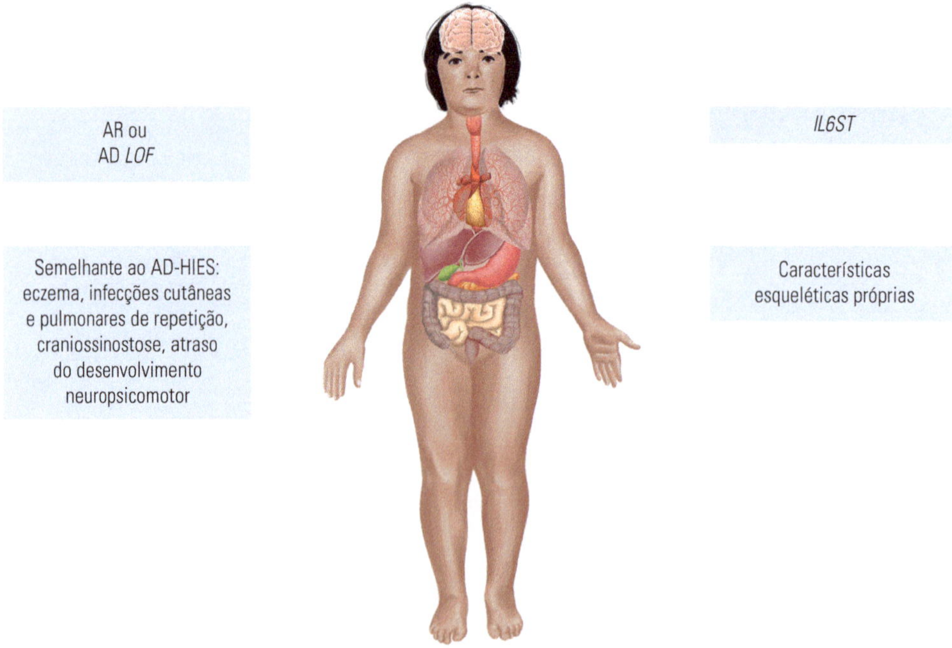

Figura 18.4. Deficiência IL6ST.
Fonte: Desenvolvida pela autoria.

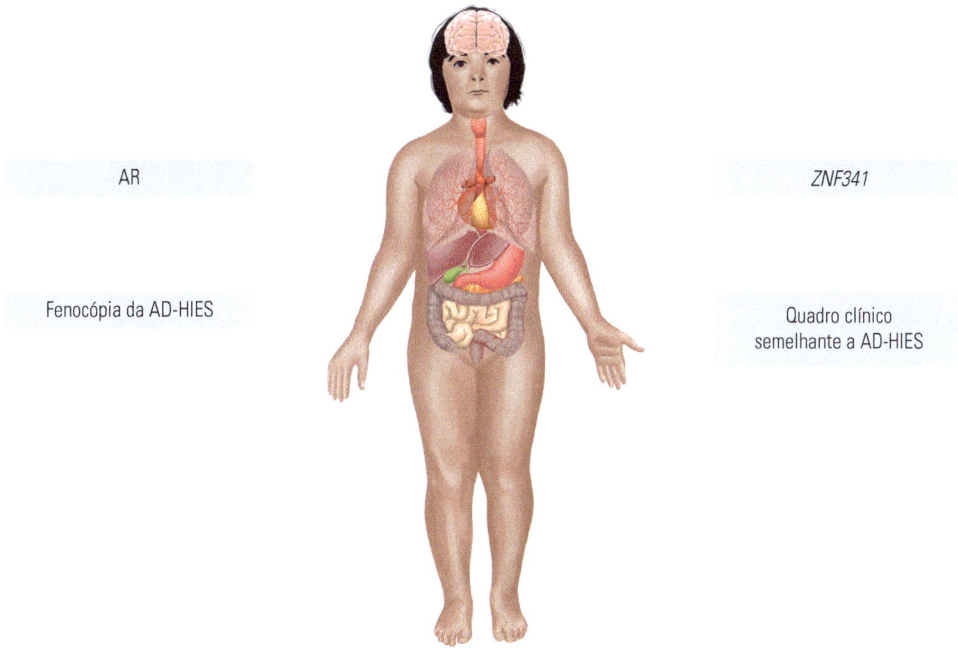

Figura 18.5. Deflciência ZNF341.
Fonte: Desenvolvida pela autoria.

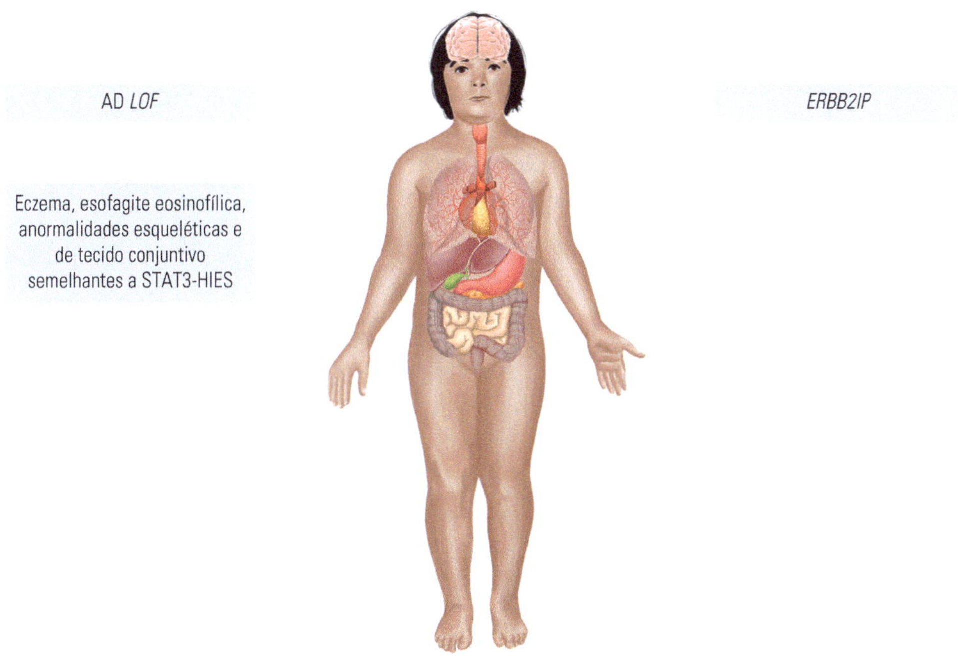

Figura 18.6. Deficiência ERBIN.
Fonte: Desenvolvida pela autoria.

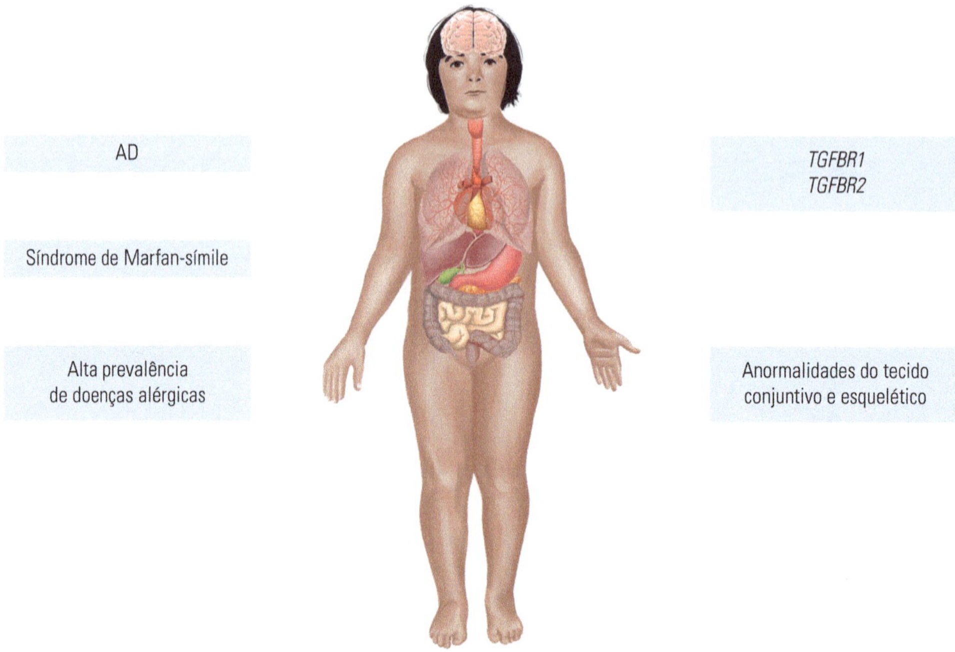

Figura 18.7. Síndrome de Loeys-Dietz (deficiência de TGFBR).
Fonte: Desenvolvida pela autoria.

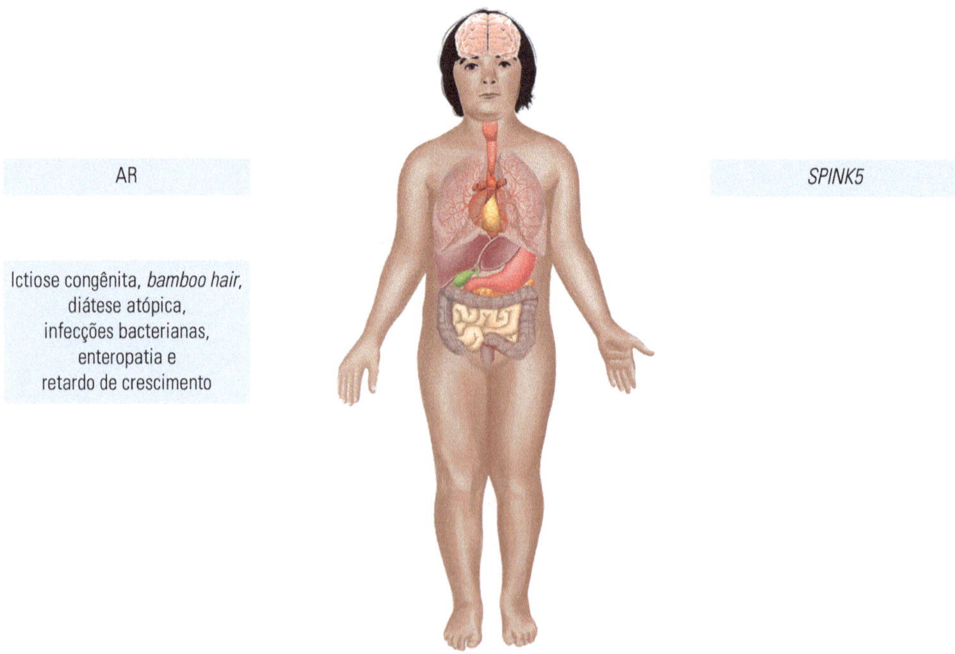

Figura 18.8. Síndrome de Comel-Netherton.
Fonte: Desenvolvida pela autoria.

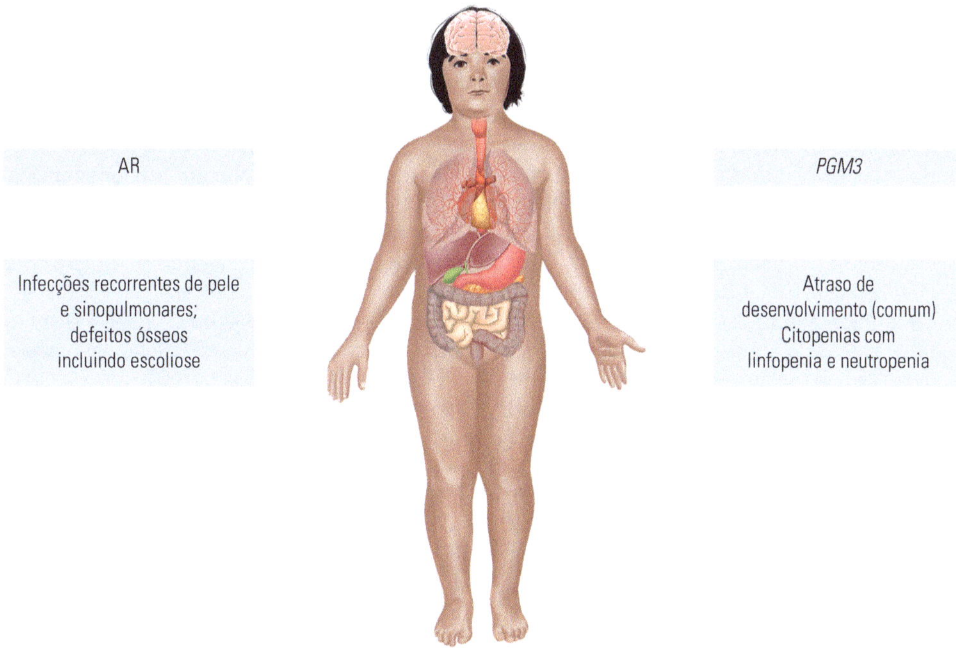

Figura 18.9. Deficiência de PGM3.
Fonte: Desenvolvida pela autoria.

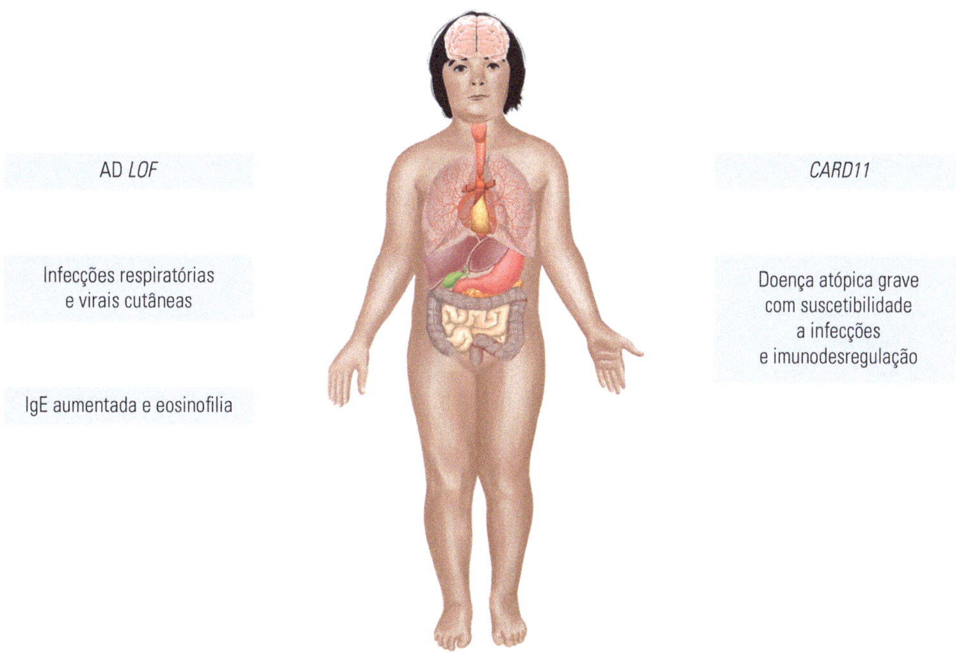

Figura 18.10. Deficiência CARD 11 (heterozigose).
Fonte: Desenvolvida pela autoria.

Referências bibliográficas

1. Tsilifis C, Freeman AF, Gennery AR. STAT3 Hyper-IgE syndrome-an update and unanswered questions. J Clin Immunol. 2021;41(5):864-80. doi: 10.1007/s10875-021-01051-1.
2. Zhang Q, Boisson B, Béziat V, Puel A, Casanova JL. Human hyper-IgE syndrome: singular or plural? Mamm Genome. 2018;29(7-8):603-17. doi: 10.1007/s00335-018-9767-2.
3. Redmond MT, Scherzer R, Prince BT. Novel genetic discoveries in primary immunodeficiency disorders. Clin Rev Allergy Immunol. 2022;12:1-20. doi: 10.1007/s12016-021-08881-2.
4. Kreins AY, Ciancanelli MJ, Okada S, Kong XF, Ramírez-Alejo N, Kilic SS, et al. Human TYK2 deficiency: mycobacterial and viral infections without hyper-IgE syndrome. J Exp Med. 2015;212(10):1641-62. doi: 10.1084/jem.20140280.
5. Stray-Pedersen A, Backe PH, Sorte HS, Mørkrid L, Chokshi NY, Erichsen HC, et al. PGM3 mutations cause a congenital disorder of glycosylation with severe immunodeficiency and skeletal dysplasia. Am J Hum Genet. 2014;95(1):96-107. doi: 10.1016/j.ajhg.2014.05.007.
6. Winslow A, Jalazo ER, Evans A, Winstead M, Moran T. A de Novo cause of PGM3 deficiency treated wtih hematopoietic stem cell transplantantion. J Clin Immunol. 2022;42(3):691-4. doi: 10.1007/s10875-021-01196-z.
7. Sassi A, Lazaroski S, Wu G, Haslam SM, Fliegauf M, Mellouli F, et al. Hypomorphic homozygous mutations in phosphoglucomutase 3 (PGM3) impair immunity and increase serum IgE levels. J Allergy Clin Immunol. 2014;133(5):1410-9, doi: 10.1016/j.jaci.2014.02.025.
8. Tangye SG, Al-Herz W, Bousfiha A, et al. Human inborn errors of immunity: 2022 update on the classification from the international union of immunological Societies Expert Committee. J Clin Immunol. 2022;1-35. doi: 10.1007/s10875-022-01289-3.
9. Fadil I, Ben-Ali M, Jeddane L, Barbouche MR, Bousfiha AA. The seven STAT3-related hyper-IgE syndromes. J Clin Immunol. 2021;41(6):1384-9. doi: 10.1007/s10875-021-01041-3.
10. Holland SM, DeLeo FR, Elloumi HZ, Hsu AP, Uzel G, Brodsky N, et al. STAT3 Mutations in the hyper-IgE syndrome. N Engl J Med. 2007;357(16):1608-19. doi: 10.1056/NEJMoa073687.
11. Minegishi Y, Saito M, Tsuchiya S, Tsuge I, Takada H, Hara T, et al. Dominant-negative mutations in the DNA-bind-ing domain of STAT3 cause hyper-IgE syndrome. Nature. 2007;448(7157):1058-62. doi: 10.1038/nature06096.
12. Gernez Y, Freeman AF, Holland SM, Garabedian E, Patel NC, Puck JM, et al. Autosomal dominant hyper-IgE syndrome in the USIDNET Registry. J Allergy Clin Immunol Pract. 2018;6(3):996-1001. doi: 10.1016/j.jaip.2017.06.041.
13. Al-Shaikhly T, Ochs HD. Hyper IgE syndromes: clinical and molecular characteristics. Immunol Cell Biol. 2019;97(4):368-79. doi: 10.1111/imcb.12209.
14. Hsu AP, Davis J, Puck JM, Holland SM, Freeman AF. STAT3 Hyper IgE syndrome. [Updated 2020 Mar 26]. In: Adam MP, Ardinger HH, Pagon RA, et al. (Eds.). GeneReviews® [Internet]. Seattle (WA): University of Washington, 1993-2022.
15. Minegishi Y. Hyper-IgE syndrome, 2021 update. Allergol Int. 2021;70(4):407-14. doi: 10.1016/j.alit.2021.07.007.
16. Chandesris MO, Melki I, Natividad A, Puel A, Fieschi C, Yun L, et al. Autosomal dominant STAT3 deficiency and hyper-IgE syndrome: molecular, cellular, and clinical features from a French national survey. Medicine (Baltimore). 2012;91(4):e1-e19. doi: 10.1097/MD.0b013e31825f95b9.
17. Freeman AF, Olivier KN. Hyper IgE Syndromes and the Lung. Clin Chest Med. 2016;37(3):557-67. doi: 10.1016/j.ccm.2016.04.016.
18. Bergerson JRE, Freeman AF. An Update on syndromes with a hyper-IgE phenotype. Immunol Allergy Clin North Am. 2019;39(1):49-61. doi: 10.1016/j.iac.2018.08.007.
19. Wu J, Chen J, Tian ZQ, Zhang H, Gong RL, Chen TX, et al. Clinical manifestations and genetic analysis of 17 patients with autosomal dominant hyper-IgE syndrome in mainland China: new reports and a literature review. J Clin Immunol. 2017;37(2):166-79. doi: 10.1007/s10875-017-0369-7.
20. Saikia B, Rawat A, Minz RW, Suri D, Pandiarajan V, Jindal A, et al. Clinical profile of hyper-IgE syndrome in India. Front Immunol. 2021;12:626593. doi: 10.3389/fimmu.2021.626593.

21. Melia E, Freeman AF, Shea YR, Hsu AP, Holland SM, Olivier KN. Pulmonary nontuberculous mycobacterial infections in hyper-IgE Syndrome. J Allergy Clin Immunol. 2009;124(3):617-8. doi: 10.1016/j.jaci.2009.07.007.
22. Boos AC, Hagl B, Schlesinger A, Halm BE, Ballenberger N, Pinarci M, et al. Atopic dermatitis, STAT3-and DOCK8-hyper-IgE syndromes differ in IgE-based sensitization pattern. Allergy Eur J Allergy Clin Immunol. 2014;69(7):943-53. doi: 10.1111/all.12416.
23. Grimbacher B, Holland SM, Gallin JI, Greenberg F, Hill SC, Malech HL, et al. Hyper-IgE syndrome with recurrent infections – an autosomal dominant multisystem disorder. N Engl J Med. 1999;340(9):692-702. doi: 10.1056/NEJM199903043400904.
24. Sowerwine KJ, Shaw PA, Gu W, Ling JC, Collins MT, Darnell DN, et al. Bone density and fractures in autosomal dominant hyper IgE syndrome. J Clin Immunol. 2014;34(2):260-4. doi: 10.1007/s10875-013-9982-2.
25. Freeman A, Avila EM, Shaw PA, Davis J, Hsu AP, Welch P, et al. Coronary artery abnormalities in hyper-IgE syndrome. J Clin Immunol. 2011;31:338-45. doi: 10.1007/s10875-011-9515-9.
26. Goel RR, Nakabo S, Dizon BLP, Urban A, Waldman M, Howard L, et al. Lupus-like autoimmunity and incresead interferon response in patients with STAT3-deficient hyper-IgE syndrome. J Allergy Clin Immunol. 2021;147(2):746-9.e9. doi: 10.1016/j.jaci.2020.07.024.
27. Villarino AV, Kanno Y, O'Shea JJ. Mechanisms of Jak/STAT signaling in immunity disease. J Immunol. 2015;194(1):21-7. doi: 10.1038/ni.3691.
28. Nieminen P, Morgan NV, Fenwick AL, Parmanen S, Veistinen L, Mikkola ML, et al. Inactivation of IL11 signaling causes craniosynostosis, delayed tooth eruption, and supernumerary teeth. Am J Hum Genet 2011;89(1):67-81. doi: 10.1016/j.ajhg.2011.05.024.
29. Park B, Liu GY. *Staphylococcus aureus* and Hyper-IgE Syndrome. Int. J. Mol. Sci. 2020;21:9152. doi: 10.3390/ijms21239152.
30. Grimbacher B, Schäffer AA, Holland SM, Davis J, Gallin JI, Malech HL, Atkinson TP, et al. Genetic linkage of hyper-IgE syndrome to chromosome 4. Am J Hum Genet. 1999;65(3):735-44. doi: 10.1086/302547.
31. Woellner C, Michael Gertz E, Schäffer AA, Lagos M, Perro M, Glocker E-O, et al. Mutations in the signal transducer and activator of transcription 3 (STAT3) and diagnostic guidelines for the hyper-IgE syndrome. J Allergy Clin Immunol. 2010;125(2):424-32. doi: 10.1016/j.jaci.2009.10.059.
32. Puel A, Casanova J-L. The nature of human IL-6. J Exp Med. 2019; 216(9):1969-71. doi: 10.1084/jem.20191002.
33. Béziat V, Tavernier SJ, Chen YH, Ma CS, Materna M, Laurence A, Staal J, et al. Dominant-negative mutations in human IL6ST underlie hyper-IgE syndrome. J Exp Med. 2020;217(6):e20191804. doi: 10.1084/jem.20191804.
34. Béziat V, Li J, Lin J-X, Ma CS, Li P, Bousfiha A, Pellier I, et al. A recessive form of Hyper IgE Syndrome by disruption of ZNF341-dependent STAT3 transcription and activity. Sci Immunol. 2018;3(24): eaat4956. doi: 10.1126/sciimmunol.aat4956.
35. Lyons JJ, Liu Y, Ma CA, Yu X, O'Connell MP, Lawrence MG, et al. ERBIN deficiency links STAT3 and TGF-beta pathway defects with atopy in humans. J Exp Med. 2017;214(3):669-680. doi: 10.1084/jem.20161435.
36. Castagnoli R, Lougaris V, Giardino G, Volpi S, Leonardi L, La Torre F et al. Immunology task force of the italian society of pediatric allergy and immunology (SIAIP). Inborn errors of immunity with atopic phenotypes: a practical guide for allergists. World Allergy Organ J. 2021;14(2):100513. doi: 10.1016/j.waojou.2021.100513.
37. Zhang Y, Yu X, Ichikawa M, Lyons JJ, Datta S, Lamborn IT, et al., Autosomal recessive phosphoglucomutase 3 (PGM3) mutations link glycosylation defects to atopy, immune deficiency, autoimmunity, and neurocognitive impairment. J Allergy Clin Immunol, 2014;133(5):1400-9.
38. Ben-Ali M, Ben-Khemis L, Mekki N, Yaakoubi R, Ouni R, Ben-abdessalem C, et al. Defective glycosylation leads to defective gp130-dependent STAT3 signaling in PGM3-deficient patients. J Allergy Clin Immunol. 2019;143(4):1638-1640.e2. doi: 10.1016/j.jaci.2018.12.987.

19

Outras Síndromes Clínicas Associadas a Defeitos Combinados de Células T e B

Laís Sezini de Lima | Gabriela Assunção Goebel | Fernanda Gontijo Minafra | Rhaianny Gomes de Souza Mariano

Introdução

As imunodeficiências com características sindrômicas incluem, atualmente, 59 doenças subdivididas em nove subgrupos de acordo com a União Internacional das Sociedades de Imunologia, em 2019.[1] Trata-se de um grupo heterogêneo, que apresenta imunodeficiência associada a outros problemas clínicos que não se relacionam diretamente ao déficit imunológico.

Três grupos já foram descritos em capítulos anteriores: defeitos combinados com trombocitopenias (Capítulo 16 – Síndrome de Wiskott-Aldrich e Outros Defeitos Combinados com Trombocitopenia), defeitos combinados com defeito de reparo de ácido desoxirribonucleico (DNA) (Capítulo 17 – Ataxia-Telangiectasia e Outros Defeitos Combinados com Defeito no Reparo de DNA) e síndromes de hiper-IgE (SHIE) (Capítulo 18– Síndromes de Hiper-IgE). As principais síndromes associadas a defeitos combinados de linfócitos T (LT) e B (LB) estão descritas a seguir e as características das demais doenças estão apresentadas no Quadro 19.1.

Quadro 19.1. Principais características das síndromes clínicas associadas a defeitos combinados de células T e B.[1-7]

Doença	Gene afetado e herança	Laboratório	Clínica
Defeitos tímicos com anomalias congênitas associadas			
Síndrome Velocardiofacial/ DiGeorge	Deleção no cromossomo 22 – AD	LT ↓, LB normal Ig normal ou ↓	Hipoparatireoidismo, cardiopatias conotruncais, hipoplasia tímica, fenda palatina, dismorfismo facial, déficit intelectual
Síndrome CHARGE	*CHD7* – AD *SEMA3E* – AD	LT normal ou ↓ LB normal Ig normal ou ↓	Coloboma ocular, cardiopatia, atresia cóanas, déficit intelectual/crescimento, hipoplasias genitais, anomalias dos pavilhões auriculares, malformações do SNC
Deficiência de FOXN1 (*winged helix nude*)	*FOXN1* – AR	LT ↓↓↓, LB normal Ig ↓	Infecções graves (SCID), alopecia congênita, distrofia ungueal, defeito do tubo neural
Haploinsuficiência de FOXN1	*FOXN1* – AD	LT ↓↓ ao nascimento, normaliza na vida adulta LB normal ou ↓, Ig não avaliado	Infecções virais e bacterianas do trato respiratório, eczema, distrofia ungueal

(Continua)

Quadro 19.1. Principais características das síndromes clínicas associadas a defeitos combinados de células T e B.[1-7] (*Continuação*)

Doença	Gene afetado e herança	Laboratório	Clínica
Defeitos tímicos com anomalias congênitas associadas			
Síndrome da deleção do cromossomo 10p13-p14	*Del10p13-p14* – AD	LT normal (raramente ↓) LB normal, Ig normal	Hipoparatireoidismo, doença renal, surdez; retardo de crescimento, dismorfismo facial, defeitos cardíacos, infecções recorrentes
Síndrome da deleção do cromossomo 11q (síndrome de Jacobsen)	*11q23del* – AD	LT ↓, NK ↓, LB ↓, Ig ↓	Infecções do trato respiratório, verrugas, dismorfismo facial, retardo de crescimento, cardiopatia, trombocitopenia
Displasias imuno-ósseas			
Hipoplasia cartilagem cabelo (CHH)	*RMRP* – AR	LT normal ou ↓↓↓ LB normal Ig normal ou ↓	Nanismo de membros curtos com disostose metafisária, cabelos escassos, falência de medula óssea, autoimunidade, suscetibilidade a linfomas, espermatogênese comprometida, displasia neuronal intestinal
Displasia imuno-óssea de Schimke	*SMARCAL1* – AR	LT ↓ LB normal Ig normal	Displasia espondiloepifisária, baixa estatura, nefropatia, infecções bacterianas, virais, fúngicas; pode se apresentar como SCID, falência de medula óssea
Deficiência de MYSM1	*MYSM1* – AR	LT ↓, NK ↓, LB ↓, Ig ↓	Baixa estatura, infecções recorrentes, falência de medula óssea congênita, mielodisplasia, imunodeficiência que afeta as células B e granulócitos, anomalias esqueléticas, catarata, atraso no desenvolvimento
Deficiência de MOPD1 (Síndrome de Roifman)	*RNU4ATAC* – AR	LT normal, NK função ↓, LB ↓, Ig ↓	Infecções bacterianas recorrentes, linfadenopatia, displasia espondiloepifisária, CIUR extremo, distrofia retiniana, dismorfismo facial, baixa estatura
Displasia imunoesquelética com anormalidades do desenvolvimento neurológico (deficiência de EXTL3)	*EXTL3* – AR	LT ↓ LB normal Ig normal ou ↓	Baixa estatura; estenose da coluna cervical, comprometimento neurológico, eosinofilia, pode ter mortalidade infantil precoce
Defeitos do metabolismo da vitamina B12 e folato			
Deficiência de transcobalamina 2	*TCN2* – AR	LT normal, LB variável, Ig ↓	Anemia megaloblástica, pancitopenia; se não tratada com vit B12, resulta em deficiência intelectual
Deficiência de SLC46A1/PCFT causando má absorção de folato hereditária	*SLC46A1* – AR	LT variável, LB variável Ig ↓	Anemia megaloblástica, déficit de crescimento; se não tratada resulta em deficiência intelectual
Deficiência de metilenotetra-hidrofolato desidrogenase 1 (MTHFD1)	*MTHFD1* – AR	LT ↓ LB ↓ Ig ↓	Infecção bacteriana recorrente, anemia megaloblástica, déficit de crescimento, neutropenia, convulsões, incapacidade intelectual; folatorresponsiva.

(*Continua*)

Quadro 19.1. Principais características das síndromes clínicas associadas a defeitos combinados de células T e B.[1-7] *(Continuação)*

Doença	Gene afetado e herança	Laboratório	Clínica
Displasia ectodérmica anidrótica com imunodeficiência (EDA-ID)			
EDA-ID decorrente de deficiência de NEMO/IKBKG (displasia ectodérmica, imunodeficiência)	*IKBKG* – XL	LT normal ou ↓ LB normal, LB memória ↓ Ig ↓, pode ter IgA e IgM ↑	Infecções (bactérias, micobactérias, vírus, fungos), colite, dentes cônicos, defeitos de pele, cabelo e dentes, disfunção monocitária
EDA-ID decorrente de mutação de ganho de função em IKBA	*NFKBIA* – AD	LT normal (função ↓) LB ↓ Ig (IgG e IgA) ↓, IgM ↑	Infecções (bactérias, micobactérias, vírus, fungos), colite, defeitos de pele, cabelo e dentes, disfunção das células T e monócitos
EDA-ID decorrente de mutação de ganho de função em IKBKB	*IKBKB* – AD	LT ↓, LB normal (com função ↓), Ig ↓	Infecções bacterianas, virais e fúngicas recorrentes, defeitos ectodérmicos variáveis (cabelos, unhas, dentes e pele)
Defeitos nos canais de cálcio			
Deficiência de ORAI-1 Deficiência de STIM1	*ORAI1* – AR *STIM1* – AR	LT normal (função ↓) LB normal Ig normal	Autoimunidade, displasia ectodérmica anidrótica, miopatia não progressiva
Outros defeitos			
Deficiência de PNP (purina nucleosídeo fosforilase)	*PNP* – AR	LT ↓, LB normal, Ig normal ou ↓	Anemia hemolítica autoimune, comprometimento neurológico
Imunodeficiência com múltiplas atresias intestinais	*TTC7A* – AR	LT normal ou ↓, LB normal ou ↓, Ig ↓↓	Infecções bacterianas (sepse), fúngicas e virais, múltiplas atresias intestinais, frequentemente com polidrâmnio intrauterino e morte precoce
Síndrome trico-hepatoentérica (THES)	*TTC37* – AR *SKIV2L* – AR	LT normal com produção prejudicada de IFNγ LB ↓, Ig ↓	Infecções respiratórias, CIUR; dismorfismos faciais, cabelos lanosos, diarreia intratável de início precoce, cirrose hepática, alterações plaquetárias
Doença veno-oclusiva hepática com imunodeficiência (VODI)	*SP110* – AR	LT normal (LT memória ↓) LB normal (LB memória ↓) Ig ↓	doença veno-oclusiva hepática, suscetibilidade à pneumonia por *P. jirovecii*, CMV e candida, trombocitopenia, hepatoesplenomegalia, leucodistrofia cerebroespinhal
Deficiência de BCL11B	*BCL11B* – AD	LT ↓, LB normal, Ig normal	Anomalias congênitas, dentes neonatais, dismorfismo facial, ausência de corpo caloso, déficits neurocognitivos
Deficiência de EPG5 (síndrome de Vici)	*EPG5* – AR	LT (CD4) ↓↓↓, LB defeituoso, Ig ↓	Agenesia do corpo caloso, catarata, cardiomiopatia, hipopigmentação da pele, deficiência intelectual, microcefalia, infecções recorrentes, candidíase mucocutânea crônica
Deficiência de HOIL1	*RBCK1* – AR	LT normal, LB normal (LB memória ↓), Ig normal (↓ resposta a polissacárides)	Infecções bacterianas, autoinflamação, amilopectinose

(Continua)

Quadro 19.1. Principais características das síndromes clínicas associadas a defeitos combinados de células T e B.[1-7] *(Continuação)*

Doença	Gene afetado e herança	Laboratório	Clínica
Outros defeitos			
Deficiência de HOIP	*RNF31* – AR	LT normal, LB normal (LB memória ↓), Ig ↓	Infecções bacterianas, autoinflamação, amilopectinose, linfangiectasia
Síndrome de Hennekam-linfangiectasia--linfedema	*CCBE1* – AR *FAT4* – AR	LT normal ou ↓ LB normal ou ↓, Ig ↓	Linfangiectasia e linfedema com anormalidades faciais e outras características dismórficas
Ativação de mutações de novo no fator nuclear, eritroide 2-like (NFE2L2)	*NFE2L2* – AD	LT não relatado LB ↓, Ig ↓	Infecções respiratórias e cutâneas recorrentes, atraso no crescimento e desenvolvimento, leucoencefalopatia, redução do nível de homocisteína, aumento da expressão dos genes de resposta ao estresse
Deficiência de STAT5b	*STAT5B* – AR	LT ↓, LB normal Ig (IgG, IgE) ↑	Nanismo não responsivo ao hormônio de crescimento, dismorfismos, eczema, pneumonite intersticial linfocítica, autoimunidade
Deficiência de STAT5b	*STAT5B* – AD	LT normal, LB normal, Ig (IgE) ↑	Déficit de crescimento; eczema (sem defeitos imunes em comparação com a deficiência de STAT5 AR)
Síndrome de Kabuki (tipo 1 e 2)	*KMT2D* – AD *KDM6A* – XL	LT normal LB normal Ig (IgG, IgA) ↓	Anomalias faciais típicas, fenda palatina ou palato ogival, anormalidades esqueléticas, baixa estatura, déficit intelectual, cardiopatias e infecções recorrentes
Deficiência de KMT2A (síndrome de Wiedemann-Steiner)	*KMT2A* – AD	LT normal, LB ↓, Ig ↓	Infecções respiratórias, baixa estatura, hipertelorismo, cotovelos peludos, atraso no desenvolvimento, deficiência intelectual

AD: autossômica dominante; AR: autossômica recessiva; CIUR: crescimento intrauterino restrito; Ig: imunoglobulinas; LB: linfócito B; LT: linfócito T; NK: células *natural-killer*. SCID: imunodeficiência combinada grave (SCID, do inglês *severe combined immunodeficiency*); SNC: sistema nervoso central; XL: ligada ao X.

Fonte: Tangye SG, Al-Herz W, Bousfiha A, *et al.*, 2022; Bousfiha A, Jeddane L, Picard C. *et al.*, 2020; Gallo V, Cirillo E, Giardino G, Pignata C., 2017; Rodríguez-López, Raquel, *et al.*, 2021; Boisson B, Puel A, Picard C, *et al.*, 2017; Mandiá N, Pérez-Muñuzuri A, López-Suárez O, *et al.*, 2018; Fabre A, Bourgeois P, Coste ME, *et al.*, 2017.

Defeitos tímicos com anomalias congênitas associadas

■ Síndrome de DiGeorge/Velocardiofacial/Síndrome deleção do cromossomo 22q11.2 (OMIM # 188400)

Recomenda-se que pacientes com a deleção clássica do cromossomo 22q11.2 sejam descritos de acordo com a nomenclatura genética, e pacientes com o fenótipo clínico clássico, mas com uma causa genética distinta (mutações em Tbx1) ou sem alteração genética conhecida, sejam descritos usando-se a nomenclatura sindrômica, ou seja, a síndrome de DiGeorge (SDG). A incidência é de 1:4.000 nascidos vivos. Apresenta uma grande diversidade de sinais e sintomas, com a tríade clássica – cardiopatias conotruncais, timo hipoplásico e hipocalcemia (devido ao hipoparatireoidismo).[8]

A gravidade da imunodeficiência depende do grau de hipoplasia tímica e pode apresentar níveis pouco reduzidos de LT com infecções sinopulmonares recorrentes até quadros de imunodeficiência combinada grave (SCID, do inglês *severe combined immunodeficiency*). A função dos LB também é comprometida, sendo a deficiência de IgA e o declínio na produção e função das imunoglobulinas (Ig) os principais defeitos humorais.[9,10]

Esses pacientes apresentam maior suscetibilidade a quadros autoimunes. Ocorre também aumento da incidência de asma e de eczema, pois a linfopenia extrema pode ocasionar uma distorção Th2 associada à atopia.[8-10]

Outras alterações encontradas são dismorfismos faciais (orelhas de baixa implantação e giradas posteriormente, hipertelorismo ocular e ponta nasal bulbosa), hipotireoidismo, baixa estatura, atraso no desenvolvimento motor e de linguagem e transtorno de espectro autista.[8]

O diagnóstico pode ser suspeitado pela observação de anomalias cardíacas e do timo e por intermédio da triagem neonatal pela contagem de círculos de excisão de receptores de células T (TREC, do inglês *T-cell receptor excision circles*), que evidencia ausência de maturação de LT. Todo neonato com cardiopatia conotruncal, hipocalcemia e/ou fenda palatina deve ser investigado para a deleção do cromossomo 22q11.2.[8,11]

Pacientes com linfopenia T grave/aplasia tímica não devem receber vacinas vivas e são candidatos a transplante de timo ou de células T. Nos pacientes com linfopenia leve a moderada, o uso de antibioticoterapia profilática ainda não está bem estabelecido e a reposição de Ig deve ser realizada naqueles com hipogamaglobulinemia. Os pacientes devem ter a sua função imunológica monitorizada regularmente, pois o quadro pode mudar ao longo do tempo.[8,9,11]

Síndrome CHARGE (OMIM # 214800)

A síndrome apresenta incidência de cerca de 1:10.000-15.000 nascidos vivos e herança autossômica dominante (AD) resultante de mutações ou deleções no gene CHD7 (cromossomo 8). A mutação é do tipo *de novo* em 97% dos casos, porém os pais de uma criança com essa síndrome têm chances de 1% a 3% de recorrência desta no próximo filho. CHD7 é essencial para a migração das células da crista neural, que se diferencia em uma variedade de tecidos, incluindo neural, cardíaco, geniturinário, craniofacial e do timo.[12,13] Mutação no gene SEMA3E também pode ser responsável pela síndrome.[14]

O termo CHARGE é um acrônimo para coloboma ocular, defeitos cardíacos, atresia ou estenose de cóanas, retardo de crescimento e/ou desenvolvimento, anormalidades geniturinárias e anomalias da orelha. Esses pacientes apresentam dismorfismos faciais, paralisia facial, fenda labial e rosto quadrado com fronte proeminente. As malformações cardíacas mais comuns são os defeitos conotruncais e defeito de septo atrioventricular. Apresentam também hipogonadismo hipogonadotrófico e perda auditiva neurossensorial e/ou condutiva. A capacidade cognitiva está prejudicada, assim como a de comunicação e linguagem. Mais de 90% dos indivíduos afetados apresentam disfunção dos nervos cranianos, manifestando-se como anosmia, mastigação e deglutição deficientes, paralisia facial e problemas vestibulares de equilíbrio.[12]

A prevalência de imunodeficiência na síndrome ainda é incerta e decorre principalmente do defeito do desenvolvimento tímico. Pode ocorrer aplasia tímica completa, gerando imunodeficiência grave que necessitará de profilaxia com antibióticos ou reposição de Ig humana. Defeitos isolados de LB ou anticorpos raramente são descritos.[12,15]

O diagnóstico clínico se baseia nos critérios modificados por Verloes[16] (Quadro 19.2) e a confirmação do diagnóstico é obtida pelo exame genético.

Quadro 19.2. Critérios diagnósticos para síndrome de CHARGE.

Típico: 3 critérios maiores ou 2 maiores mais 2 menores
Parcial: 2 maiores e 1 menor
Atípico: apenas 2 maiores ou 1 maior mais 3 menores

Critérios maiores:
- Coloboma (ocular)
- Atresia ou estenose de coanas
- Aplasia ou hipoplasia de canais semicirculares

Critérios menores:
- Disfunção rombencefálica (tronco cerebral e anomalias de nervos cranianos)
- Disfunção hipotálamo-hipofisária
- Malformação em ouvido interno e/ou externo
- Malformação de órgãos mediastinais (esôfago, coração)
- Deficiência intelectual

Fonte: Adaptado de Verloes A, 2005.

Displasias imuno-ósseas

Hipoplasia cartilagem cabelo (CHH) (OMIM # 250250)

Trata-se de displasia óssea de herança autossômica recessiva (AR), causada por mutações no gene *RMRP*, com prevalência de aproximadamente 1 em cada 23 mil nascimentos.[17] Os pacientes apresentam baixa estatura com membros curtos, variados graus de imunodeficiência, doença de Hirschsprung, cabelo fino e esparso e maior suscetibilidade a malignidades.[18]

Defeitos no sistema imunológico representam a principal causa de morte nesses pacientes.[19] Cursam com infecções sinopulmonares recorrentes por patógenos comuns e infecções oportunistas por *P. jirovecii*, pneumonite por citomegalovírus ou candidíase orofaríngea grave. Nem todos os pacientes apresentam infecções recorrentes ou graves, apesar de a imunidade celular estar claramente prejudicada, o que se confirma pela baixa contagem das subpopulações linfocitárias, bem como proliferação anormal dos LT. A deficiência de anticorpos específicos foi relatada na maioria dos pacientes avaliados e pode ser um marcador de um curso de doença mais grave.[17] Manifestações autoimunes também são relatadas nesses pacientes.[18]

Pacientes com nanismo e cabelos finos, sem outras manifestações de displasia óssea, e com imunodeficiência devem ser investigados para CHH. A análise genética do gene *RMRP* confirma o diagnóstico. O transplante de células-tronco hematopoéticas (TCTH) pode curar a disfunção imunológica, porém não resolve as alterações musculoesqueléticas da síndrome.[18]

Displasia ectodérmica anidrótica com imunodeficiência

Deficiência de NEMO/IKBKG (OMIM # 300636)

Ectodermodisplasia anidrótica com imunodeficiência (EDA-ID) ou deficiência de NEMO/IKBKG é uma doença genética recessiva ligada ao cromossomo X, que prejudica a ativação do fator nuclear NF-κB. A prevalência estimada é de 1:250.000 indivíduos.[20]

As manifestações clínicas incluem ausência total ou parcial de pelos, glândulas sudoríparas e sebáceas. Podem apresentar baixa estatura, implantação baixa e oblíqua das orelhas, bossa frontal saliente e nariz em sela, lábios proeminentes, unhas distróficas e quebradiças, hipertermia, hipodontia ou anodontia.[20,21]

Classicamente, pacientes com EDA-ID apresentam resposta inflamatória reduzida a processos infecciosos, infecções de repetição do trato respiratório superior, pele, tecidos moles, ossos, trato gastrintestinal, septicemia e meningite.[21] Esses pacientes apresentam hipogamaglobulinemia com baixos níveis séricos de IgG, mas podem apresentar aumento de IgM. Também foi verificado um prejuízo na atividade citotóxica de células *natural-killers* (NK).[21,22]

A doença deve ser suspeitada em crianças do sexo masculino com as características clínicas descritas e infecções graves e recorrentes. O diagnóstico é confirmado por meio de sequenciamento do gene *IKBKG*.[21]

O tratamento da imunodeficiência envolve reposição de Ig, tratamento agressivo de infecções e TCTH.[21]

Outros

■ Deficiência de purino nucleosídeo fosforilase (PNP) (OMIM # 613179)

A doença corresponde a cerca de 4% de todos os casos de SCID, de herança AR decorrente de mutações no gene *PNP* (localizado em 14q13.1). A enzima PNP é importante para a degradação e a recuperação da purina, principalmente nas células linfoides. Sua deficiência gera acúmulo gradual intracelular de substâncias com efeito tóxico, em especial nos timócitos, resultando no seu desenvolvimento disfuncional e de componentes da imunidade celular, além de apoptose de células neuronais.[23,24]

Os pacientes apresentam redução progressiva de linfócitos T, com linfócitos B e NK geralmente poupados, ocasionando um quadro compatível com SCID T-B+NK+. Tipicamente, apresentam-se com infecções virais, bacterianas ou oportunistas, além de manifestações autoimunes. O quadro neurológico acomete cerca de 50% dos pacientes, manifestando-se como ataxia, paresia espástica, hiper ou hipotonia e atraso do desenvolvimento neuropsicomotor. Outro achado característico da doença é a hipouricemia.[23-25]

O único tratamento curativo disponível é o TCTH. Alguns estudos mostram que os danos neurológicos progridem mesmo após o tratamento e outros, que o TCTH em idade precoce pode ser benéfico para prevenir lesões neurológicas e para estabilizar aquelas já presentes.[24,25]

■ Síndrome de Kabuki (SK) (OMIM # 147920)

Síndrome causada por mutações no gene *KMT2D* em 75% dos pacientes (herança AD)- SK 1, e no gene *KDM6A* em 5% dos casos – SK 2 (herança dominante ligada ao X). Em 20% dos casos, não há mutação conhecida.[26] A incidência é de 1:32.000 nascidos vivos.[27,28]

As principais características clínicas incluem hipotonia, atraso do desenvolvimento, dismorfismos faciais (fendas palpebrais longas, eversão da pálpebra inferior, sobrancelhas arqueadas e largas, columela curta e ponta nasal deprimida, orelhas grandes, proeminentes ou em forma de copo), além de baixa estatura, microcefalia, fenda palatina e labial, perda auditiva, defeitos cardíacos congênitos e distúrbios imunológicos.[26] As mutações nos genes responsáveis pela síndrome prejudicam a diferenciação terminal de células B, gerando autoimunidade, além de imunodeficiência humoral.[26-28]

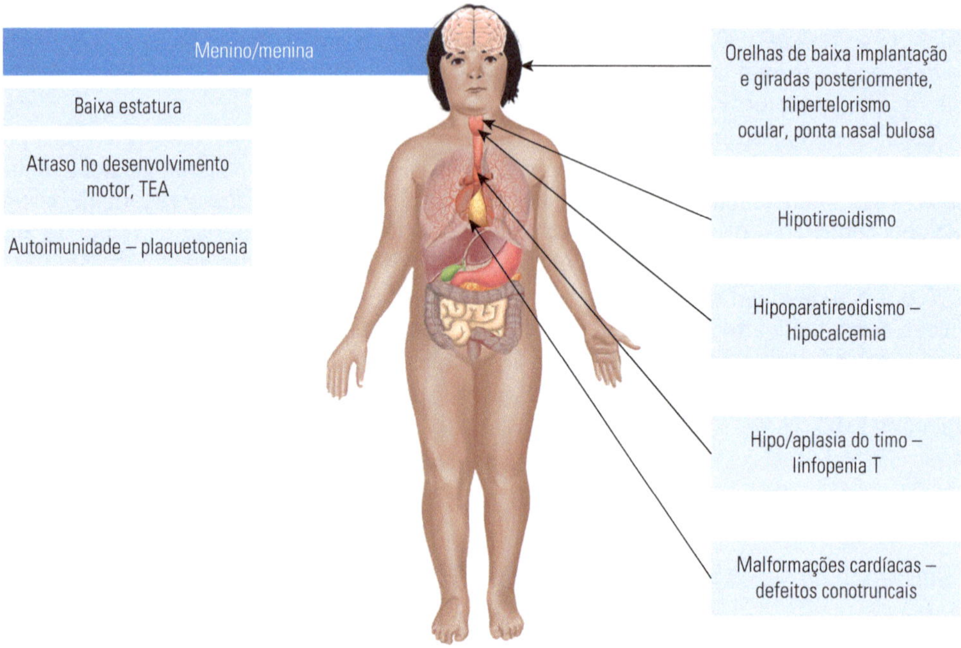

Figura 19.1. Principais manifestações de S. DiGeorge.
Fonte: Desenvolvida pela autoria.

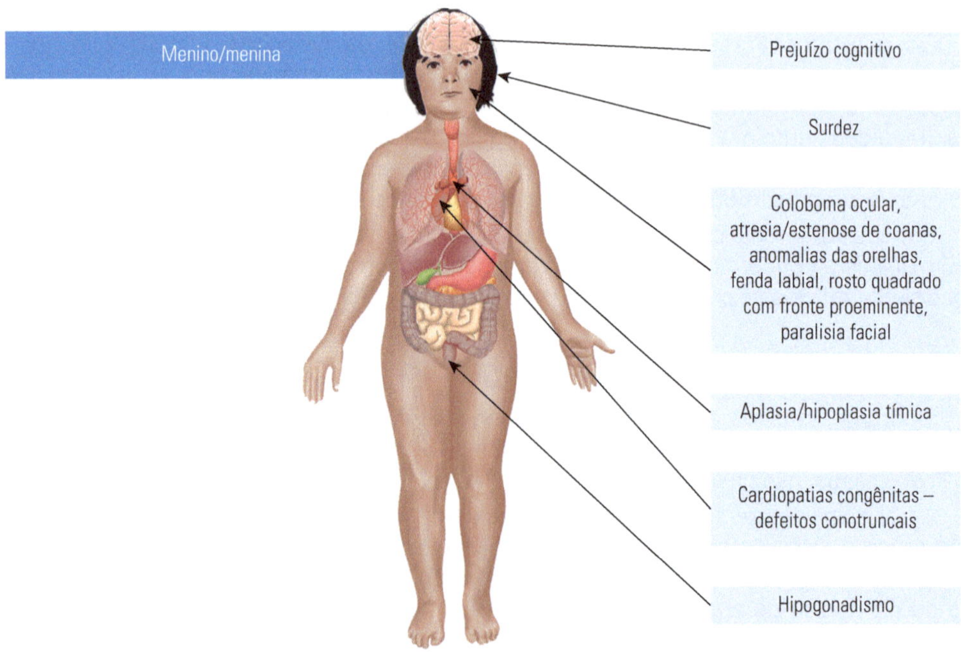

Figura 19.2. Principais manifestações de S. CHARGE.
Fonte: Desenvolvida pela autoria.

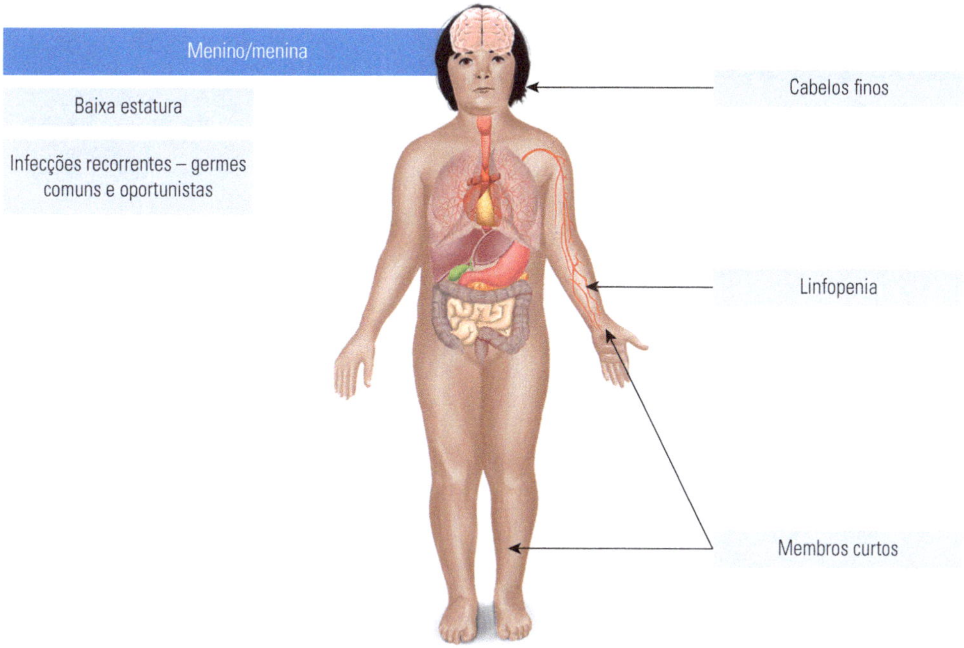

Figura 19.3. Principais manifestações de Hipoplasia Cartilagem cabelo.
Fonte: Desenvolvida pela autoria.

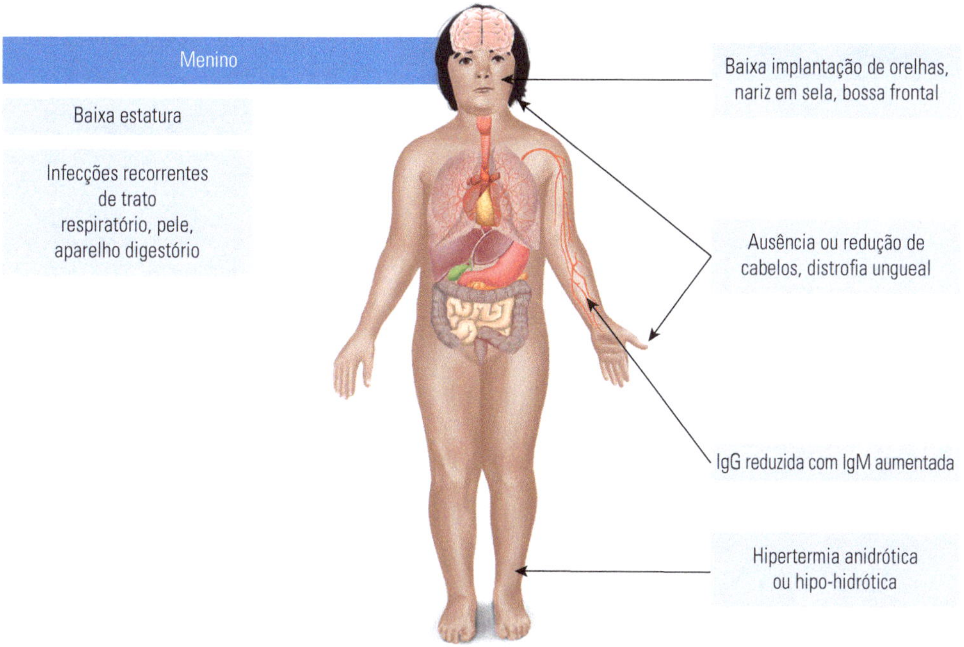

Figura 19.4. Principais manifestações de Deficiência de NEMO.
Fonte: Desenvolvida pela autoria.

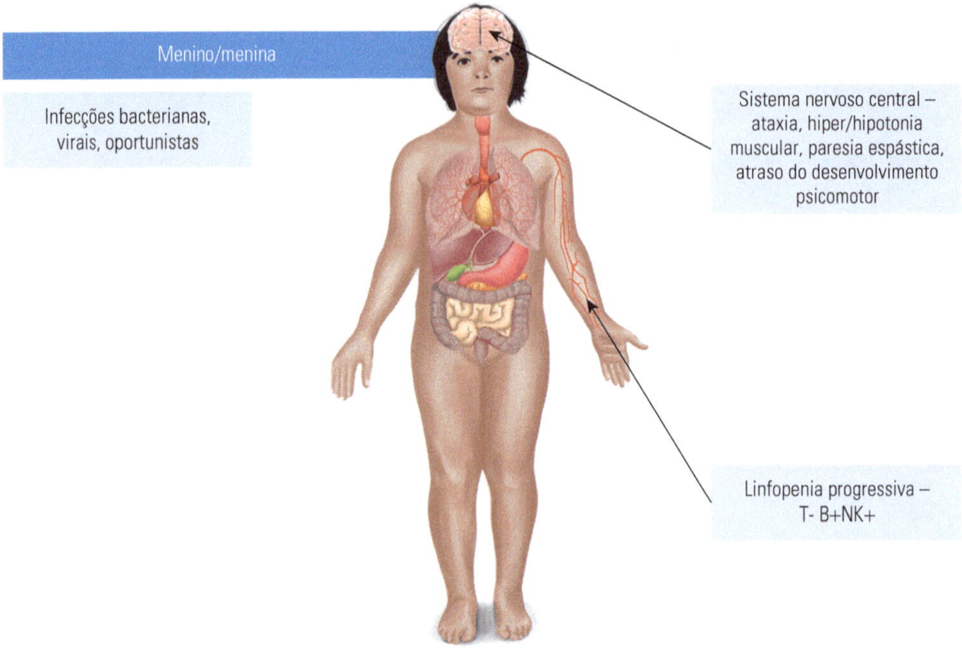

Figura 19.5. Principais manifestações de Deficiência de PNP.
Fonte: Desenvolvida pela autoria.

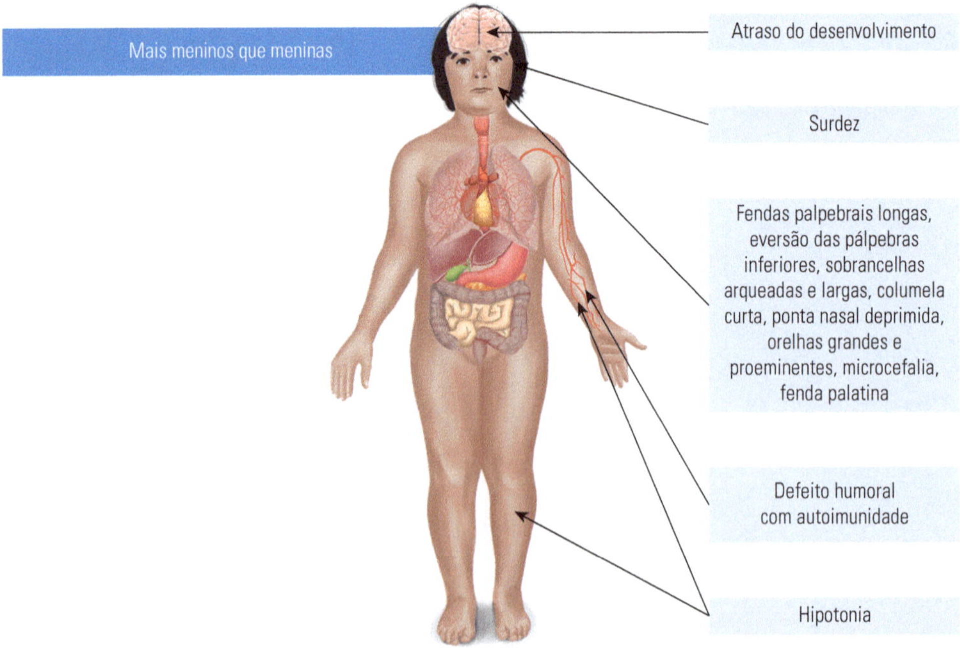

Figura 19.6. Principais manifestações de S. de Kabuki.
Fonte: Desenvolvida pela autoria.

Referências bibliográficas

1. Tangye SG, Al-Herz W, Bousfiha A, et al. Human inborn errors of immunity: 2022 update on the classification from the International Union of Immunological Societies Expert Committee [published online ahead of print, 2022 Jun 24]. J Clin Immunol. 2022;1-35. doi: 10.1007/s10875-022-01289-3.
2. Bousfiha A, Jeddane L, Picard C. et al. Human inborn errors of immunity: 2019 update of the IUIS phenotypical classification. J Clin Immunol. 2020;40:66-81.
3. Gallo V, Cirillo E, Giardino G, Pignata C. FOXN1 deficiency: from the discovery to novel therapeutic approaches. J Clin Immunol. 2017;37(8):751-8. doi: 10.1007/s10875-017-0445-z. PMID: 28932937.
4. Rodríguez-López, Raquel, et al. Immune deficiency in Jacobsen syndrome: molecular and phenotypic characterization. Genes. 2021;12(8):1197. doi: 10.3390/genes12081197.
5. Boisson B, Puel A, Picard C, Casanova JL. Human IκBα gain of function: a severe and syndromic immunodeficiency. J Clin Immunol. 2017;37(5):397-412. doi: 10.1007/s10875-017-0400-z. PMID: 28597146; PMCID: PMC5563390.
6. Mandiá N, Pérez-Muñuzuri A, López-Suárez O, López-Sanguos C, Bautista-Casanovas A, Couce ML. Congenital intestinal atresias with multiple episodes of sepsis: a case report and review of literature. Medicine (Baltimore). 2018;97(23):e10939. doi: 10.1097/MD.0000000000010939. PMID: 29879038; PMCID: PMC5999454.
7. Fabre A, Bourgeois P, Coste ME, Roman C, Barlogis V, Badens C. Management of syndromic diarrhea/tricho-hepato-enteric syndrome: a review of the literature. Intractable Rare Dis Res. 2017;6(3):152-7. doi: 10.5582/irdr.2017.01040. PMID: 28944135; PMCID: PMC5608923.
8. Sullivan KE. Chromosome 22q11.2 deletion syndrome and DiGeorge syndrome. Immunol Rev. 2019;287(1):186-201. doi: 10.1111/imr.12701. PMID: 3056524.
9. Morsheimer M, Brown Whitehorn TF, Heimall J, Sullivan KE. The immune deficiency of chromosome 22q11.2 deletion syndrome. Am J Med Genet A. 2017;173(9):2366-72. doi: 10.1002/ajmg.a.38319. PMID: 28627729.
10. Crowley B, Ruffner M, McDonald McGinn DM, Sullivan KE. Variable immune deficiency related to deletion size in chromosome 22q11.2 deletion syndrome. Am J Med Genet A. 2018;176(10):2082-6. doi: 10.1002/ajmg.a.38597. PMID: 29341423; PMCID: PMC6470357.
11. McDonald-McGinn DM, MS, CGC; Sullivan KE. MD, PhD. Chromosome 22q11.2 deletion syndrome (DiGeorge syndrome/velocardiofacial syndrome). Medicine. 2011;90(1):1-18. doi: 10.1097/MD.0b013e3182060469.
12. Hsu P, Ma A, Wilson M, Williams G, Curotta J, Munns CF, Mehr S. CHARGE syndrome: a review. J Paediatr Child Health. 2014;50(7):504-11. doi: 10.1111/jpc.12497. Epub 2014 Feb 19. PMID: 24548020.
13. Hudson A, Trider CL, Blake K. CHARGE syndrome. Pediatr Rev. 2017;38(1):56-9. doi: 10.1542/pir.2016-0050. PMID: 28044040.
14. Song X, Wang X, Ding L, He D, Sun J, Xi N, et al. Identification of a novel heterozygous missense mutation of SEMA3E (c.1327G > A; p. Ala443Thr) in a labor induced fetus with CHARGE syndrome. Mol Genet Genomic Med. 2020;8(1):e1034. doi: 10.1002/mgg3.1034. Epub 2019 Nov 6. PMID: 31691538; PMCID: PMC6978240.
15. Mehr S, Hsu P, Campbell D. Immunodeficiency in CHARGE syndrome. Am J Med Genet C Semin Med Genet. 2017;175(4):516-23. doi: 10.1002/ajmg.c.31594. Epub 2017 Nov 21. PMID: 29159871.
16. Verloes A. Updated diagnostic criteria for CHARGE syndrome: a proposal. Am J Med Genet A. 2005;133A(3):306-8. doi: 10.1002/ajmg.a.30559. PMID: 15666308.
17. Rider NL, Morton DH, Puffenberger E, Hendrickson CL, Robinson DL, Strauss KA. Immunologic and clinical features of 25 Amish patients with RMRP 70 A->G cartilage hair hypoplasia. Clin Immunol. 2009;131(1):119-28. doi: 10.1016/j.clim.2008.11.001. Epub 2009 Jan 16. PMID: 19150606.
18. Vakkilainen S, Taskinen M, Mäkitie O. Immunodeficiency in cartilage-hair hypoplasia: Pathogenesis, clinical course and management. Scand J Immunol. 2020;92(4):e12913. doi: 10.1111/sji.12913. Epub 2020 Jun 22. PMID: 32506568.

19. Mäkitie O, Pukkala E, Kaitila I. Increased mortality in cartilage-hair hypoplasia. Arch Dis Child. 2001;84(1):65-7. doi: 10.1136/adc.84.1.65. PMID: 11124791; PMCID: PMC1718604.
20. Orange JS, Jain A, Ballas ZK, Schneider LC, Geha RS, Bonilla FA. The presentation and natural history of immunodeficiency caused by nuclear factor kappaB essential modulator mutation. J Allergy Clin Immunol. 2004;113(4):725-33. doi: 10.1016/j.jaci.2004.01.762. PMID: 15100680.
21. Kawai T, Nishikomori R, Heike T. Diagnosis and treatment in anhidrotic ectodermal dysplasia with immunodeficiency. Allergol Int. 2012;61(2):207-17. doi: 10.2332/allergolint.12-RAI-0446. PMID: 22635013.
22. Heller S, Kölsch U, Magg T, Krüger R, Scheuern A, Schneider H, et al. T cell impairment is predictive for a severe clinical course in NEMO deficiency. J Clin Immunol. 2020;40(3):421-34. doi: 10.1007/s10875-019-00728-y. Epub 2020 Jan 21. PMID: 31965418.
23. Fekrvand S, Yazdani R, Abolhassani H, Ghaffari J, Aghamohammadi A. The first purine nucleoside phosphorylase deficiency patient resembling IgA deficiency and a review of the literature. Immunol Invest. 2019;48(4):410-30. doi: 10.1080/08820139.2019.1570249. Epub 2019 Mar 19. PMID: 30885031.
24. Martín-Nalda A, Rivière JG, Català-Besa M, García-Prat M, Parra-Martínez A, Martínez-Gallo M, et al. Early diagnosis and treatment of purine nucleoside phosphorylase (PNP) deficiency through TREC-based newborn screening. Int J Neonatal Screen. 2021;7(4):62. doi: 10.3390/ijns7040062. PMID: 34698070; PMCID: PMC8544499.
25. Grunebaum E, Cohen A, Roifman CM. Recent advances in understanding and managing adenosine deaminase and purine nucleoside phosphorylase deficiencies. Curr Opin Allergy Clin Immunol. 2013;13(6):630-8. doi: 10.1097/ACI.0000000000000006. PMID: 24113229.
26. Boniel S, Szymańska K, Śmigiel R, Szczałuba K. Kabuki syndrome-clinical review with molecular aspects. genes (Basel). 2021;12(4):468. doi: 10.3390/genes12040468. PMID: 33805950; PMCID: PMC8064399.
27. Wang YR, Xu NX, Wang J, Wang XM. Kabuki syndrome: review of the clinical features, diagnosis and epigenetic mechanisms. World J Pediatr. 2019;15(6):528-35. doi: 10.1007/s12519-019-00309-4. Epub 2019 Oct 5. PMID: 31587141.
28. Di Candia F, Fontana P, Paglia P, Falco M, Rosano C, Piscopo C, et al. Clinical heterogeneity of Kabuki syndrome in a cohort of Italian patients and review of the literature. Eur J Pediatr. 2022;181(1):171-87. doi: 10.1007/s00431-021-04108-w. Epub 2021 Jul 7. PMID: 34232366; PMCID: PMC8760211.

Agamaglobulinemias, Hipogamaglobulinemias e Defeitos de Anticorpos Específicos

Almerinda Maria do Rêgo Silva | Adriana Azoubel Antunes |
Ana Carla Augusto Moura Falcão | Mateus da Costa Machado Rios

Introdução

Os defeitos de anticorpos específicos (DEA) são o grupo mais frequente de erros inatos da imunidade (EII), constituindo aproximadamente 55% dos casos em diferentes registros ao redor do mundo.[1,2] Apresentam fenótipos imunológicos heterogêneos que incluem redução ou ausência do número de células B (agamaglobulinemias), diminuição acentuada de imunoglobulinas (Ig) séricas (hipogamaglobulinemias) e deficiência específica na produção de anticorpos.[3,4]

Devem ser suspeitados particularmente diante de quadros infecciosos do trato respiratório, repetidos e/ou graves, causados por germes encapsulados. O diagnóstico e o tratamento precoces são fundamentais para evitar sequelas, entre elas, as mais relevantes, as bronquiectasias.

Agamaglobulinemias

A agamaglobulinemia é caracterizada por baixos níveis séricos de todas as Ig e células B periféricas ausentes ou bastante reduzidas consequentemente ao comprometimento no desenvolvimento destas células na medula óssea. Os linfócitos T (LT) permanecem normais em número e função.[3,5]

A forma clássica é de herança ligada ao X (doença de Bruton), mas há formas autossômicas recessivas e autossômica dominante da doença.[3,6]

■ Agamaglobulinemia Ligada ao X (ALX) ou Doença de Bruton (OMIM # 300300)

Foi o primeiro distúrbio imunológico para o qual a causa genética foi descoberta em meados de 1990, embora a doença tenha sido descrita pelo pediatra americano Coronel Ogden Bruton, em 1952.[5]

Aproximadamente 85% das agamaglobulinemias são decorrentes de defeitos ligados ao cromossomo X (ALX). É um defeito raro, com incidência entre 1: 100.000 e 1: 200.000 nascidos vivos, dependendo da etnia. Caracteriza-se pela ausência de células B circulantes (< 2%) com redução grave em todas as classes de Ig decorrente das mutações no gene BTK localizado no cromossomo X.[6] As células pró-B e as pré-B estão presentes, mas em razão da ausência da proteína BTK (tirosinaquinase de Bruton), são incapazes de evoluir para células B maduras, aptas para a produção de anticorpos.[3,6]

O início dos sintomas ocorre usualmente após 6 meses de vida, quando as Ig maternas já foram catabolizadas. Mais comum nos primeiros anos de vida, são raros os casos com início dos sintomas na faixa etária de adolescente ou mesmo na idade adulta.

O quadro clínico é caracterizado principalmente por infecções recorrentes por bactérias encapsuladas que podem afetar os tratos respiratório e gastrointestinal, a pele, as articulações e o sistema nervoso central (SNC).[5,6,7]

As infecções mais frequentes do trato respiratório são otite média (70%), seguida de sinusites e pneumonia (ambas atingindo quase 60% dos pacientes).[5] A identificação do agente etiológico, embora nem sempre possível, evidencia predomínio de bactérias encapsuladas como *Streptococcus pneumoniae, Haemophilus influenzae* e *Staphylococcus aureus.* Raramente, o *Pneumocystis jirovecii* é associado a quadro de pneumonia na XLA. A variabilidade dos agentes etiológicos em diferentes regiões é resultado de condições epidemiológicas diversas.[6]

O comprometimento do trato gastrointestinal também é frequente, principalmente pela presença de *Giardia lamblia* resistente ao tratamento, ocasionando diarreia crônica, síndrome de má absorção e perda de peso. Achados clínicos semelhantes são causados também por infecções pelo *Campylobacter jejuni* e salmonela entérica.[5,8] Um estudo com uma coorte de pacientes com XLA realizado nos Estados Unidos, em 2017, identificou que 35% dos pacientes apresentaram manifestações gastrointestinais e 10% receberam o diagnóstico de doença inflamatória intestinal (DII) ou enterite.[8] Outro estudo mais recente internacional de pacientes com diagnóstico de XLA revelou que 3,4% dos pacientes receberam o diagnóstico de DII.[5] Portanto, pacientes com XLA precisam de monitorização para manifestações gastrointestinais incluindo DII e infecções entéricas.[5-8]

As infecções não se limitam às superfícies mucosas e podem ser invasivas, com bacteremia, meningite e osteomielite geralmente ocasionadas por *Staphylococcus aureus, Pseudomonas aeruginosa* e *Mycoplasma* spp.[5,7]

Embora infecções virais não sejam comuns em pacientes com defeitos das células B, os pacientes com ALX são particularmente suscetíveis aos enterovírus como poliovírus, echovírus e coksackievírus, responsáveis por sintomas neurológicos crônicos como ataxia, parestesia, perdas de habilidades cognitivas e perda auditiva neurossensorial. A meningoencefalite por enterovírus também pode se manifestar de forma aguda fulminante com febre alta, cefaleia intensa e convulsões.[4,6] A poliomielite associada à vacina oral viva atenuada (Sabin) é relatada como complicação, com alta taxa de mortalidade nesses pacientes.[6]

Pacientes com ALX podem apresentar envolvimento articular ao longo de sua evolução, tanto de origem infecciosa como inflamatória (asséptica), com manifestações clínicas muito semelhantes às da artrite Idiopática juvenil (AIJ). Nas artrites sépticas, além das bactérias encapsuladas, os vírus e Mycoplasma spp. podem estar envolvidos.[5]

A neutropenia pode ser encontrada em 10% a 25% dos pacientes com ALX no momento do diagnóstico e, geralmente, regride depois que a reposição regular de Ig é iniciada. As infecções graves, como septicemia, por *Pseudomonas* spp. são relatadas em pacientes com ALX neutropênicos.[5,9]

Agamaglobulinemias de herança autossômica recessiva e dominante

As formas autossômicas, que afetam tanto homens como mulheres, consistem em níveis baixos de Ig séricas, ou até indetectáveis, e ausência quase completa de células B periféricas (geralmente < 1%), na ausência de mutações em BTK.[3,5]

Até o momento, as formas recessivas agamaglobulinemia autossômica recessiva (AAR) descritas foram associadas a mutações em alguns genes como o gene da cadeia pesada μ (*IGHM*, OMIM # 615501, a mais frequente delas), deficiência de λ5 (*IGLL1*, OMIM # 613500), deficiência de Igα (*CD79A*, OMIM # 613501), deficiência de Igβ (*CD79B*, OMIM # 612692), deficiência de BLNK (*BLNK*, OMIM # 613502), deficiência de p85 e p110δ (*PIK3R1*, OMIM # 615214 e *PIK3CD*, OMIM # 618281), deficiência do fator de transcrição E47 (*TCF3*, OMIM # 616941) e deficiência de Zip7 (*SLC39A7*, OMIM # 619693).[3,5]

De forma geral, as características clínicas, com raras exceções, são semelhantes entre os tipos de AAR.[3] Os quadros infecciosos são mais graves e de aparecimento mais precoce quando comparados aos pacientes com ALX, na maioria das vezes, de início antes dos 6 meses de vida. A neutropenia também pode ser encontrada em quase um terço desses pacientes.[6] Defeito de herança autossômica recessiva em *FNIP1* (OMIM # 619705), com perda de função, também foi descrito e está associado a manifestações não infecciosas como miocardiopatia hipertrófica, atraso do desenvolvimento, hipotonia muscular e doença de Crohn.[4]

As formas autossômicas dominantes são bem mais raras, estão relacionadas a mutações do gene TCF3 e apresentam quadro clinicolaboratorial semelhante às formas recessivas. A mutação do gene *LRRC8A* associada a dismorfismos faciais foi relatada em poucos casos até o momento.[3] Também são de herança autossômica dominante, a síndrome de Hoffman (mutações em *TOP2B* com dismorfismos faciais e anomalias de membros) e a deficiência de PU.1 (mutação em SPI1).[4]

Diagnóstico das agamaglobulinemias

A suspeita diagnóstica de um defeito primário de células B depende inicialmente de investigação familiar minuciosa sobre consanguinidade, histórico de infecções de repetição e de morte súbita, assim como detalhes sobre as infecções como idade de início, frequência, localização e, se possível, identificação de microrganismos.

No exame físico dos pacientes portadores de agamaglobulinemia, chama atenção a ausência ou grande diminuição das tonsilas palatinas (Figura 20.1b), assim como a ausência de hipertrofia de cadeias ganglionares periféricas, tão comuns na faixa etária pediátrica. O hipodesenvolvimento dessas estruturas resulta da ausência de linfócitos B maduros nos órgãos linfoides periféricos, consequência da parada na maturação dessas células no nível medular. Pode se detectar também a ausência da projeção da adenoide na radiografia de cavum nas crianças acometidas[5,7] (Figura 20.1a).

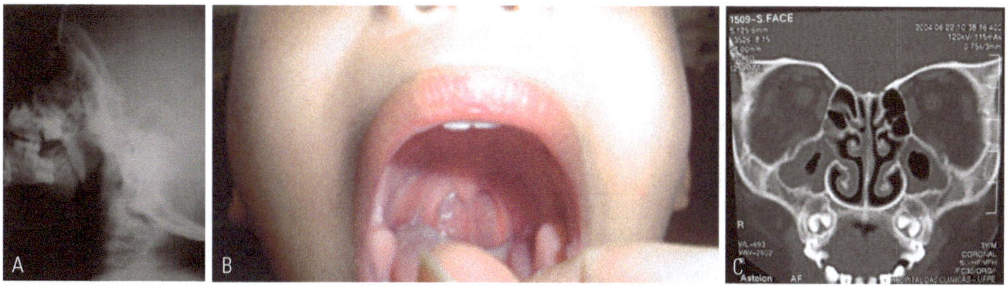

Figura 20.1. Paciente portador de agamaglobulinemia. (**1a**) Ausência de projeção adenoideana na radiografia de cavum. (**1b**) Não visualização das tonsilas palatinas em orofaringe. (**1c**) Sinusopatia crônica em tomografia dos seios paranasais.

Fonte: Acervo da autoria.

A confirmação laboratorial é feita por meio da dosagem das Ig séricas, com concentrações de imunoglobulina IgG, IgM e IgA abaixo de dois desvios-padrão (2SD) do valor esperado para as diversas faixas etárias, ou abaixo do percentil 3.[9] A IgG geralmente encontra-se em níveis séricos menores que 200 mg/dL, enquanto os de IgM e IgA encontram-se em torno de 20 mg/dL. As células B maduras (CD19+) constituem menos do que 1% ou 2% dos linfócitos totais (normal de 5 a 20%), enquanto os LT permanecem normais.[5,9] Como os linfócitos B correspondem a um percentual pequeno dos linfócitos totais, geralmente não evidenciamos linfopenia no hemograma desses pacientes.

Nas situações em que não há grave panhipoglobulinemia (< 200 mg/dL), está indicada a avaliação da produção de anticorpos tanto para antígenos naturais (iso-hemaglutininas) como para antígenos vacinais proteicos (pólio, sarampo, rubéola, difteria e tétano) e polissacarídicos (sorotipos de pneumococo). Nos pacientes com agamaglobulinemia, a resposta a esses antígenos está ausente.[5,9]

O diagnóstico definitivo é realizado por meio de sequenciamento dos genes conhecidos e o diagnóstico molecular pode ser importante para a otimização do tratamento e para um aconselhamento genético preciso.[3,5]

A triagem neonatal para deficiências de células B graves é possível, atualmente, por meio da contagem dos círculos de excisão de recombinação kappa (KREC, do inglês *Kappa-deleting recombination excision circles*) em sangue coletado no papel de filtro. Os KRECs são indetectáveis em imunodeficiências primárias nas quais as células B estão ausentes ou disfuncionais.[10]

Tratamento das agamaglobulinemias

O tratamento consiste na reposição de Ig em todos os casos, tratamento precoce das infecções e antibioticoterapia profilática em alguns casos.[3] No entanto, bronquites, pneumonias e infecções de mucosa, em geral, podem ocorrer a despeito da terapia de reposição com Ig, sendo a maior causa para desenvolvimento de bronquiectasias, doenças pulmonares crônicas e sinusites crônicas (Figura 20.1c) em pacientes portadores de ALX.[5] O transplante de células-tronco hematopoiéticas (TCTH) é de discussão mais recente e sem consenso.

Imunodeficiência comum variável (IDCV)

É considerada a hipogamaglobulinemia sintomática mais comum no mundo, com incidência estimada entre 1:25.000 e 1:50.000 nascidos vivos, afetando homens e mulheres.[3,11]

O principal critério diagnóstico da imunodeficiência comum variável (IDCV) inclui valores abaixo do limite inferior do normal para a faixa etária específica de IgG associada à redução de, pelo menos, um dos outros dois isotipos, IgA ou IgM. O número de células B (CD19+) pode ser baixo, mas raramente é menor que 2% do total de linfócitos e pode encontrar-se normal, mas com células B de memória diminuídas. Anormalidades de células T em número ou função são comuns nos fenótipos mais graves e, em geral, aparecem mais tardiamente.[11]

Por sua frequência e heterogeneidade clínica, um capítulo específico foi dedicado a essa doença (Capítulo 21 – Imunodeficiência Comum Variável (IDCV) e IDCV-Símile).

Hipogamaglobulinemia transitória da infância (HTI)

Trata-se de uma deficiência humoral descrita pela primeira vez em 1956, quando foram descritos dois pacientes com baixos níveis de Ig que normalizaram espontaneamente, sem intervenção.[12]

Em lactentes normais, entre os 3 e 6 meses de vida, ocorre um período de hipogamaglobulinemia fisiológica, no qual há níveis baixos de Ig que coincide com o declínio das Ig maternas recebidas por via transplacentária, sem que haja ainda capacidade plena de produzir IgG.

A HTI é compreendida como uma maturação retardada da produção de Ig, produzindo um prolongamento desses níveis baixos após os 6 meses e que se resolve antes dos 36 meses de idade.[3,13]

A causa precisa da HTI é desconhecida e, embora casos familiares tenham sido descritos, nenhum marcador genético foi identificado até o momento.[13]

Estima-se que a incidência seja de 20 a 60 casos por 100 mil nascidos vivos, sendo ligeiramente mais comum no sexo masculino. É considerada uma das quatro imunodeficiências primárias mais comuns na faixa etária pediátrica.[13] A incidência real da HTI é desconhecida, pois se trata de uma condição transitória e que evolui de modo assintomático em muitos pacientes.[3,12,13]

No entanto, alguns pacientes com diagnóstico de HTI são vulneráveis a infecções, principalmente infecções recorrentes sinopulmonares de etiologia bacteriana, além de infecções no trato gastrointestinal e febre de origem desconhecida. Raramente está associada com sepse, meningite ou infecções invasivas.[12,13] A associação com doenças alérgicas é relatada, principalmente com dermatite atópica, alergia alimentar e sibilância recorrente.[12] Uma vez que a maioria da IgG materna é transferida através da placenta no 3° trimestre de gestação, recém-nascidos prematuros são mais suscetíveis à hipogamaglobulinemia mais acentuada entre os 3 e 6 meses e à HTI.

Por definição, o nível de IgG na HTI é inferior a dois desvios-padrão (2SD) para a idade, com ou sem diminuição de outros isotipos de Ig. Mais da metade das crianças com HTI tem níveis de IgG tão baixos quanto 200 mg/dL.[3,13] No entanto, quando níveis de IgG estão abaixo de 100 mg/dL e/ou há pan-hipogamaglobulinemia (IgM e IgA também muito baixos), existe maior probabilidade de ser uma deficiência imunológica permanente.[13] A capacidade de gerar níveis protetores de anticorpos específicos, tanto para antígenos naturais (iso-hemagutininas) como para antígenos vacinais, geralmente encontra-se preservada e o número de células B é normal, dados que auxiliam no diagnóstico diferencial com outras imunodeficiências, principalmente a IDCV.[12,13]

A maioria das crianças recupera os níveis de Ig aos 2 anos de idade, mas, em alguns casos, os baixos níveis de IgG podem persistir até os 5 anos e, mais raramente, além disso.[3]

Algumas das crianças podem atingir níveis normais de IgG, mas persistir com deficiências seletivas, incluindo deficiências de subclasses de IgG, deficiência seletiva de IgA (DSIgA) ou resposta prejudicada a antígenos polissacarídeos.[13]

Devem ser afastadas outras causas de hipogamaglobulinemia como a ocasionada por medicamentos, síndromes genéticas, anormalidades cromossômicas, doenças infecciosas, malignidades e doenças sistêmicas.[13]

O diagnóstico definitivo de HTI só é realizado após a normalização dos níveis de IgG, portanto trata-se de um diagnóstico retrospectivo.[12]

A reposição com Ig, em geral, não é justificada, exceto quando ocorrem infecções invasivas graves, de forma persistente ou recorrente, ainda assim a reposição de Ig costuma ser indicada por um período limitado. A profilaxia com antibióticos pode ser considerada em casos selecionados, com níveis bastante reduzidos de Ig. [12,13]

Deficiência seletiva de IgA

Deficiência seletiva de IgA é, entre os erros inatos da imunidade, o mais comum, sendo caracterizada pela diminuição isolada da IgA sérica, com valores menores que 7 mg/dL, níveis normais de IgG e IgM, resposta vacinal adequada, após exclusão de causas secundárias, em pacientes maiores de 4 anos de idade.[14]

O maior percentual da IgA é encontrado na forma dimérica em tecidos e secreções, particularmente nos tratos gastrointestinal e respiratório, sendo crucial para o desenvolvimento da tolerância imunológica e proteção contra infecções. Além das superfícies mucosas, a IgA é encontrada na saliva, lágrimas e leite materno. A forma monomérica é encontrada no soro, frequentemente ausente ao nascimento, aumentando de forma gradativa até a adolescência, quando atinge níveis equivalentes aos de adultos.[14,15]

A prevalência identificada no Brasil foi de 1:965 entre doadores de sangue, sendo variável nas diversas regiões do mundo, a depender da etnia e da população estudada, sendo menos comum em asiáticos.[14,15]

Além da deficiência seletiva, níveis baixos de IgA podem ser encontrados em outros defeitos como a ataxia-telangiectasia, em doenças hematológicas, ou induzida por medicamentos, principalmente anticonvulsivantes.[15]

Embora o determinante genético da DSIgA ainda não esteja elucidado, há indícios de que exista uma predisposição familiar, inclusive com casos de IDCV na família.[14] A patogênese permanece mal compreendida e múltiplos mecanismos podem estar presentes simultaneamente, incluindo defeito intrínseco na maturação de células B, células T diminuídas e sinalização anormal de algumas citocinas. É possível que a DSIgA possa progredir para um quadro de IDCV, já relatado em aproximadamente 15% dos casos.[16]

A maioria (em torno de 85% a 90%) dos indivíduos com DSIgA é clinicamente assintomática. No entanto, alguns apresentam maior predisposição para infecções repetidas, alergias e autoimunidade. Por esse motivo, pode ser desafiador para o médico identificar quais pacientes necessitam de acompanhamento mais próximo.[15]

Com base no quadro clínico, os pacientes com deficiência de IgA podem ser classificados em cinco diferentes fenótipos: 1. assintomático; 2. com infecções leves; 3. alérgicos; 4. com autoimunidade; 5. com doença infecciosa grave, que ocorre principalmente quando há associação com deficiência de subclasses de IgG, mais frequentemente, de IgG2 e IgG4. Os níveis de IgA não se correlacionam com a gravidade clínica ou com a ocorrência de infecções e doenças autoimunes.[17]

As infecções são causadas principalmente por bactérias encapsuladas, como *Haemophilus influenzae* e *Streptococcus pneumoniae*, sendo mais frequentes no trato respiratório superior que no inferior, manifestando-se como otite média aguda e sinusite de repetição. Na presença de infecções graves, a dosagem dos níveis de subclasses de IgG é mandatória, na tentativa de se evidenciar deficiência associada de IgG2. Para esses pacientes, algumas vezes está indicada a reposição de Ig.[3,15,16]

Tanto crianças como adultos com DSIgA apresentam uma frequência aumentada de doenças gastrointestinais, principalmente infecção por *Giardia lamblia* e *Helicobacter pylori*, além de maior associação com doença celíaca. A hiperplasia nodular linfoide (HLN) é um achado benigno no intestino desses pacientes, comumente associada com as infecções citadas e é um fator de risco para linfoma gastrointestinal reconhecido. Deficientes de IgA apresentam maior risco de evoluir com adenocarcinoma gástrico, sendo necessário o acompanhamento endoscópico regular nos pacientes adultos.[15-17]

As manifestações de alergia mais comumente associadas são: conjuntivite alérgica, rinite, urticária, dermatite atópica e asma, apesar de o nível sérico de IgE se apresentar frequentemente reduzido nesses indivíduos. Em contrapartida, as doenças autoimunes frequentemente associadas à deficiência de IgA são lúpus eritematoso sistêmico (LES) e AIJ, embora a tireoidite de Hashimoto, o vitiligo e a anemia hemolítica autoimune também sejam descritos. Essas doenças autoimunes podem se apresentar ao longo da vida desses pacientes, por esse motivo o acompanhamento clínico regular se faz necessário.[14-16]

A ocorrência de doenças autoimunes e de alergias é comum em parentes de 1° grau dos pacientes com deficiência de IgA, sugerindo, assim, um possível fator genético comum.[14] As principais manifestações associadas à DSIgA estão resumidas no Quadro 20.1.

Quadro 20.1. Doenças associadas à deficiência seletiva de IgA.

Doenças Infecciosas	• Infecções sinopulmonares recorrentes decorrentes de *Haemophilus influenzae e Streptococcus pneumoniae* • Infecções gastrointestinais por *Giardia lamblia e Helicobacter pylori*
Doenças Alérgicas	• Rinoconjuntivite alérgica • Asma • Urticária crônica • Alergia alimentar • Dermatite atópica
Doença Gastrointestinal	• Doença celíaca • Hiperplasia nodular linfoide • Doença inflamatória intestinal
Doenças Autoimunes	• Anemia perniciosa • Púrpura trombocitopênica idiopática • Anemia hemolítica • Artrite idiopática juvenil • Tireoidite de Hashimoto • Lúpus eritematoso sistêmico • Diabetes *mellitus* tipo 1
Neoplasias	• Adenocarcinoma gástrico • Linfoma

Fonte: Adaptado de Swain S, Selmi C, Gershwin ME, *et al.*, 2019.[14]

Uma proporção de indivíduos com DSIgA tem anticorpos anti-IgA e, quando necessita de terapia com hemoderivados, apresenta risco aumentado de reações anafiláticas.[15]

Não existe tratamento específico para a DSIgA. As orientações gerais preventivas são importantes e incluem controle da qualidade da água consumida, limpeza dos alimentos, restrição ao consumo de alimentos mal cozidos, consultas periódicas a dentistas (há maior predisposição para cáries dentárias) e calendário vacinal atualizado (únicas vacinas que não devem ser realizadas são as orais de vírus atenuado contra pólio e rotavírus).[15]

Quando houver infecções respiratórias recorrentes e/ou graves, particularmente nos pacientes asmáticos, com bronquite ou sinusite crônica, a antibioticoterapia profilática poderá ser indicada, tanto de forma intermitente como contínua, principalmente se houver associação com deficiência de IgG2.[15,17]

Deficiência seletiva de IgM

É definida como IgM ausente ou bastante diminuída (menos do que dois desvios-padrão da média), com níveis normais de IgG e IgA, segundo os critérios do Grupo Europeu de Imunodeficiências (ESID).[3,15]

A deficiência seletiva de IgM (DSIgM) é um defeito imunológico raro, geralmente assintomático. Quando sintomático, há ocorrência de otites médias, bronquites, rinossinusites, pneumonias ou, até mesmo, septicemia, por bactérias ou vírus.[15]

Doenças alérgicas como rinite, asma e anafilaxia podem estar associadas, assim como doenças autoimunes como LES, tireoidite de Hashimoto, hepatite autoimune, artrite reumatoide e glomerulonefrite autoimune.[15]

Há, no entanto, menos de 300 casos relatados na literatura, sendo, portanto, uma condição pouco conhecida.[15]

Síndromes de hiper-IgM

São caracterizadas pela presença de níveis séricos de IgM elevados ou normais com níveis baixos ou ausentes dos demais isotipos (IgG, IgA e IgE), sendo também denominadas "defeitos da produção de classes de Ig".[3,18]

Embora os anticorpos da classe IgM iniciem a resposta protetora contra agentes infecciosos, a produção dos demais isotipos é necessária para uma resposta humoral eficiente.[18]

Essas síndromes são clinicamente heterogêneas, variando desde defeitos humorais puros, facilmente tratados pela reposição de Ig e aqui descritos, até defeitos combinados de células T e B,[3,18] relacionados a mutações de CD40L e CD40 e que estão descritos em outro capítulo (Capítulo 15 – Defeitos Combinados Menos Graves de Células T e B).

Há formas de herança autossômica tanto recessiva (AR) como dominante (AD) com deficiência de citidina deaminase induzida por ativação (AID) e forma de herança autossômica recessiva com deficiência de uracil-N glycosylase (UNG), que são tipos de síndromes de hiper-IgM com comprometimento apenas do setor humoral.[18] Outras deficiências de herança autossômica recessiva mais recentemente descritas e associadas à síndrome de hiper-IgM com comprometimento apenas humoral são de MSH6 (com história pessoal ou familiar de câncer) e de INO80.[4]

Deficiência de AID (OMIM # 605258)

A forma AR causada por mutações no gene *AICDA* (que só é expresso em células B localizadas nos centros germinativos) representa cerca de 20% das síndromes de hiper-IgM, sendo a segunda mais frequente. Em contrapartida, o defeito de herança autossômica dominante é incomum e de apresentação clínica mais branda.[3,18]

A deficiência de AID acomete homens e mulheres e relaciona-se à consanguinidade em cerca de 70% nos pacientes acometidos. Os sintomas geralmente se iniciam durante a primeira infância, embora alguns pacientes sejam diagnosticados apenas na idade adulta.[18]

A exemplo das demais deficiências humorais, evolui com infecções bacterianas recorrentes que afetam predominantemente o trato respiratório, com sinusite grave e bronquiectasias. Infecções crônicas do trato digestivo, principalmente por Giardia, podem resultar em má absorção intestinal e comprometimento do crescimento. Por sua vez, doenças virais não são comuns, nem mesmo por enterovírus como ocorre na agamaglobulinemia, sugerindo que a IgM funcione como barreira inicial contra esses agentes.[18]

Uma característica que afeta quase 75% dos pacientes é a hiperplasia linfoide, com grande crescimento das tonsilas palatinas e hipertrofia ganglionar acentuada, principalmente nas cadeias cervicais.[3]

A autoimunidade é uma complicação frequente, afetando um terço dos pacientes, apresentando-se sobretudo com autoanticorpos da classe IgM contra células sanguíneas, causando anemia hemolítica, trombocitopenia e, mais raramente, neutropenia. Hepatite autoimune e LES também são descritos.[18]

A suspeita clínica deve ser feita em crianças com infecções bacterianas não oportunistas, acompanhadas de linfadenomegalia e hipertrofia de tonsilas palatinas, especialmente se nascidas em famílias consanguíneas.[3,18] Laboratorialmente, há baixos níveis de IgG e IgA com IgM normal ou elevada, muitas vezes até 10 vezes mais que os valores normais. A resposta de anticorpos a antígenos proteicos está prejudicada, mas as iso-hemaglutininas estão presentes por serem anticorpos de classe IgM. O número de células B geralmente encontra-se normal e a imunidade celular também permanece íntegra. O diagnóstico é confirmado pelo sequenciamento genético.[18]

Na forma autossômica dominante, os pacientes são menos suscetíveis a infecções bacterianas, por esse motivo tendem a ser diagnosticados numa fase mais tardia da vida, muitas vezes na idade adulta. Apresentam menor comprometimento ganglionar e a autoimunidade não tem sido relatada, até o momento. [18]

O tratamento consiste em infusão de Ig quando os valores de IgG estão baixos e há infecções significativas que costuma reduzir a frequência de infecções e diminuir os níveis de IgM, mas não impede o aparecimento de linfadenopatia ou manifestações autoimunes.[3,18] Critérios para uso de terapia de reposição de Ig em EII são mais bem discutidos no Capítulo 41 – Terapia de Reposição de Imunoglobulina Policlonal.

Deficiência de UNG (OMIM # 608106)

Trata-se de uma forma muito rara, com mutação em UNG, herança autossômica recessiva, com poucos pacientes descritos até momento. Todos os relatos apresentam infecções respiratórias recorrentes desde a primeira infância associadas a adenomegalias, principalmente de linfonodos mediastinais e cervicais. A autoimunidade pode ser observada. Laboratorialmente, apresentam alterações semelhantes àquelas da deficiência de AID.[3,18]

Deficiência seletiva de subclasses de IgG

A deficiência seletiva de subclasses de IgG é definida como a diminuição de uma ou mais subclasses com concentração de IgG total normal. Até 20% da população tem um nível subnormal de uma ou mais subclasses de IgG, sendo a maioria dos pacientes assintomática, particularmente aqueles com deficiência isolada de IgG4.[3,15]

A deficiência da subclasse IgG1 geralmente cursa com hipogamaglobulinemia, pois esta representa 70% da IgG total. Assim sendo, esses pacientes não atendem à definição de deficiência seletiva de subclasse IgG. [15]

Após a deficiência de IgG4, a deficiência de IgG2 é a deficiência de subclasse mais comum em crianças, sendo os homens mais afetados do que as mulheres. Em crianças, esta é a deficiência de subclasse mais frequentemente associada a infecções recorrentes, principalmente do trato respiratório, causadas por *Haemophilus influenzae* e por pneumococos.[3,15] Uma vez que o IgG2 (junto com IgG4) é responsável pela produção dos anticorpos contra antígenos polissacarídeos, uma deficiência de IgG2 é frequentemente associada com resposta prejudicada a vacinas como a pneumocócica não conjugada.[15]

A deficiência de IgG3 é menos comum que as deficiências de IgG4 ou de IgG2 em crianças, porém as frequências variam consideravelmente entre diferentes estudos. Os anticorpos IgG3 são importantes na resposta a infecções virais respiratórias. A maioria dos pacientes sintomáticos com deficiência de IgG3 apresenta deficiência associada de outra subclasse.[15]

A deficiência de IgG4 é a mais comum entre todas. Até 15% das crianças e 10% dos adultos normais podem ter uma deficiência de IgG4. A grande maioria é assintomática.[3,15]

Crianças menores de 6 a 8 anos geralmente superam sua deficiência de subclasses de IgG, mas nos adultos isso raramente ocorre. Essa recuperação é mais comum quando os níveis são baixos, mas não ausentes.[3,15]

Na presença de função de anticorpos normais, uma deficiência quantitativa de uma das subclasses não é clinicamente significante. Por esse motivo, a dosagem das subclasses só tem sido recomendada em pacientes com deficiência de IgA que apresentem infecções mais graves, assim como em pacientes com IgG total normal ou acima de 400 mg/dL, com um quadro clínico bastante sugestivo de um defeito na produção de anticorpos.[3,15]

Defeito de anticorpos específicos (DAE)

O DAE é caracterizado por deficiência na produção de anticorpos contra antígenos polissacarídeos, em indivíduos que apresentam infecções respiratórias bacterianas recorrentes (otites, sinusites, pneumonias) com níveis normais de Ig (IgG, subclasses de IgG, IgM e IgA).[3,19] Sepse, osteomielite e meningite bacteriana também podem ocorrer, embora sejam menos frequentes.[19]

A maioria das crianças até os 2 anos de idade é incapaz de desenvolver uma resposta robusta a bactérias encapsuladas com antígenos polissacarídeos, como o *Streptococcus pneumoniae* e *Haemophilus influenzae* tipo b. No entanto, muitos pacientes persistem com alguma dificuldade na produção desses anticorpos por mais tempo, até os 4 ou 5 anos de idade. Por esse motivo, o diagnóstico dessa patologia só deverá ser realizado em pacientes acima dos 4 anos, pelo menos.[3,19]

O *Streptococcus pneumoniae* é considerado o principal agente etiológico envolvido na DAE, embora infecções por *Haemophilus influenzae* tipo b e *Moraxella catarrhalis* também possam estar presentes.[19]

A causa genética desse defeito é desconhecida. No entanto, sabe-se que está presente uma diminuição das células B de memória, que têm papel decisivo na proteção contra bactérias encapsuladas.[3]

A real prevalência da deficiência de produção de anticorpos é difícil de ser estimada em virtude de mudanças nos seus critérios diagnósticos e consequente falta de padronização nos diferentes estudos realizados. No entanto, estima-se que seja um dos erros inatos da imunidade mais comuns, podendo corresponder, segundo estudos, a até 23% das crianças investigadas com infecções recorrentes, até 24% dos adultos com rinossinusopatia crônica e até 8% dos adultos com pneumonia de repetição.[3,19]

A associação com doenças alérgicas, principalmente rinite e asma, é comum em pacientes com DAE. As comorbidades alérgicas respiratórias também predispõem a infecções, o que torna o diagnóstico de DAE um desafio em pacientes alérgicos sem controle. Fatores externos que predispõem a infecções respiratórias também devem ser excluídos, como a exposição à fumaça de cigarro e a frequência a creches. Esses fatores devem ser considerados na investigação diagnóstica de DAE.[7,9,19]

Importante ressaltar que a produção de anticorpos antipolissicarídeos pode estar comprometida em outras condições de imunodeficiências primárias como síndrome de Wiskott-Aldrich (SWA), síndrome de DiGeorge (SDG), deficiência do fator nuclear kβ, ataxia telangiectasia, assim como pode estar relacionada a imunodeficiências secundárias associadas ao envelhecimento, à infecção pelo vírus da imunodeficiência humana (HIV), ao uso de imunossupressores, à doença pulmonar crônica e à asplenia congênita ou funcional, à semelhança do que ocorre na anemia falciforme.[9,19]

Portanto, a suspeita de DAE deve ser considerada em pacientes acima de 2 anos de idade com infecções respiratórias de repetição, níveis séricos de Ig e linfócito B (CD19+) normais, produção comprometida de anticorpos contra os antígenos polissacarídeos, tendo sido afastadas outras patologias que cursem com essa deficiência.[3,7,15]

A avaliação da resposta a antígenos polissacarídeos deve analisar a dosagem de anticorpos específicos contra sorotipos de *S. pneumoniae* ausentes nas vacinas conjugadas. Considerando-se que, em nosso meio, a imunização com vacinas antipneumocócicas conjugadas é realizada de forma rotineira no 1° ano de vida (com vacina 10 valente no PNI e 13 valente nas clínicas privadas), a avaliação da resposta vacinal deverá contar com a pesquisa de IgG específica idealmente para 23 sorotipos de pneumococos, 11 deles ausentes das vacinas conjugadas. No caso do exame para 14 sorotipos de pneumococos, apenas três sorotipos estão ausentes das vacinas conjugadas. Nos indivíduos que não receberam nenhuma vacina conjugada previamente, poderá ser utilizada a pesquisa de resposta a apenas sete sorotipos, exame amplamente disponível em laboratórios de análise clínica.[9,19]

Os critérios para se definirem respostas adequada e inadequada a esses antígenos ainda são motivo de debate. Apesar das controvérsias encontradas na literatura, tem-se admitido que uma resposta apropriada de anticorpos antipolissacarídeos deve ser caracterizada por:

1) Valores iguais ou superiores a 1,3 μg/dL para sorotipos de *S. pneumoniae* ausentes das vacinas conjugadas, em mais de 50% (crianças abaixo de 6 anos), e mais de 70% (pacientes acima de 6 anos) dos sorotipos polissacarídeos analisados.
2) Ou títulos de IgG pelo menos duas vezes maior quando comparados aos títulos pré-vacinais do paciente para mais de 50% (abaixo de 6 anos) e mais de 70% (acima de 6 anos) dos sorotipos antipolissacarídeos analisados, 4 a 6 semanas após aplicação da vacina não conjugada (23 valente).[9]

Se a suspeita clínica é forte, caso os títulos de anticorpos sejam satisfatórios 4 a 6 semanas após a vacinação, recomenda-se que, 6 meses após a vacina, nova dosagem seja realizada para investigar a possibilidade de perda precoce da memória imunológica.[9,19]

Se o diagnóstico de deficiência da produção de anticorpo específico é confirmado, a intervenção terapêutica dependerá da gravidade do quadro clínico.[9,19]

Está indicada a aplicação da vacina conjugada com o maior número de sorotipos que estiver disponível (13-valente, em nosso meio) e alguns autores indicam para 1 ano depois a aplicação de nova dose da vacina não conjugada.[9,19]

Além da vacinação, a necessidade de antibioticoterapia profilática deverá ser avaliada e, em quadros mais graves, principalmente se bronquiectasias forem detectadas, a infusão de Ig poderá estar indicada. A necessidade dessa reposição deve ser reavaliada em 1 a 2 anos, particularmente nos casos de diagnóstico em crianças pouco após os 4 a 5 anos de idade, uma vez que o defeito pode melhorar com a idade, constituindo-se em um quadro transitório, decorrente de um atraso da maturação imunológica. Estima-se que o quadro se resolva em até 3 anos em 50% dos pacientes pediátricos. A chance de resolução é menor quando o diagnóstico é feito em adolescentes ou adultos.[15,19]

A Figura 20.2 resume a abordagem diagnóstica e manejo do DAE.

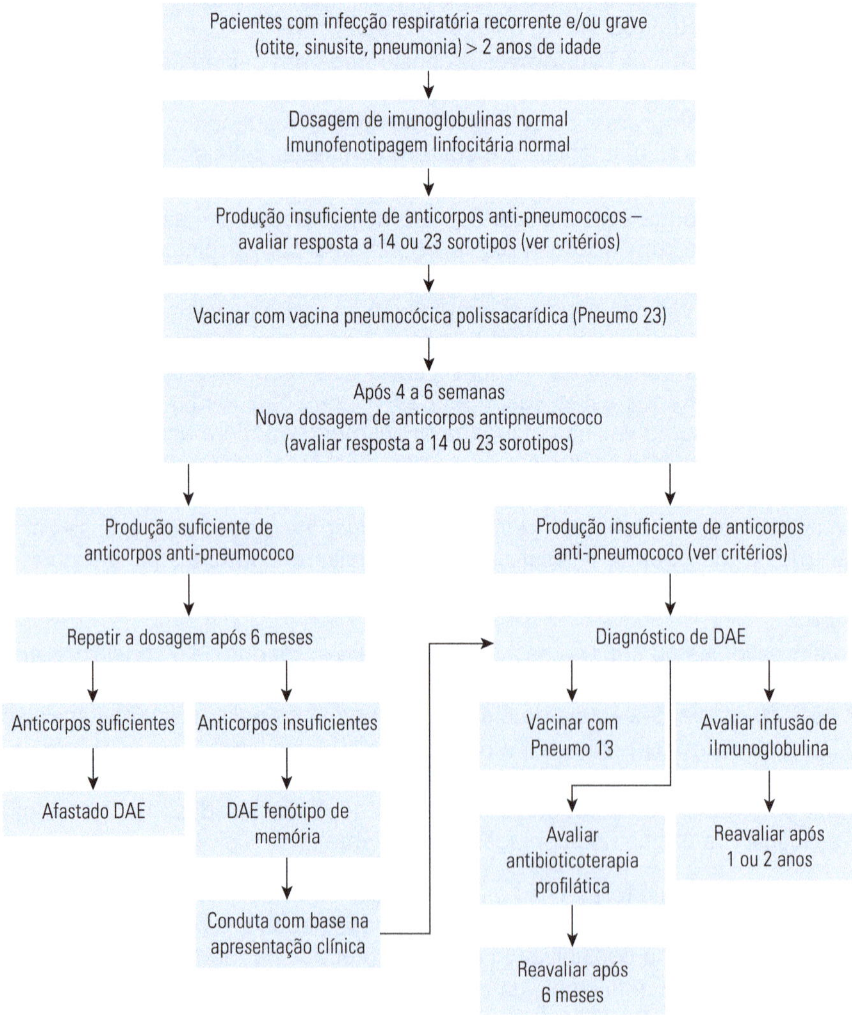

Figura 20.2. Fluxograma para abordagem de pacientes com suspeita de defeito de anticorpos específicos (DAE).

Fonte: Adaptada de Rosenzweig SD, Kobrynski L, Fleisher TA, 2020.

Deficiência na formação da cadeia κ (todas as Ig possuem cadeia leve do tipo lambda) e defeitos com mutações ou deleções em 14q32 (uma ou mais subclasses de IgG e/ou IgA ou IgE estão ausentes) são, em geral, assintomáticos.[4]

Aumento de linfócitos B com alteração na resposta de anticorpos

Mutações com ganho de função em *CARD11* de herança autossômica dominante produzem um fenótipo de linfoproliferação (esplenomegalia e linfadenomegalias) às custas de células B, com infecções de repetição por defeitos na resposta de anticorpos que se encontram em níveis séricos normais.[4]

Referências bibliográficas

1. LASID Registry. [2023 Jun. 16]. Disponível em: https://lasidregistry.org/view/statistics.
2. ESID Registry. [2023 Jun. 16]. Disponível em: https://esid.org/Working-Parties/Registry-Working-Party/ESID-Registry.
3. Smith T, Cunningham-Rundles C. Primary B-Cell immunodeficiencies. Hum Immunol. 2019;80(6): 351-62.
4. Bousfiha A, Moundir A, Tangye SG, et al. The 2022 update of IUIS phenotypical classification for human inborn errors of immunity. J Clin Immunol. 2022;42(7):1508-20. doi: 10.1007/s10875-022-01352-z.
5. Plebani A, Lougaris V. Agammaglobulinemia. In: Sullivan K, Stiehm ER, (Eds). Stiehm's immunodeficiencies: inborn errors of immunity. 2. ed. United Kingdom: Elsevier, 2020;(17):433-66.
6. El-Sayed ZA, Abramova I, Aldave JC, et al. X-linked agammaglobulinemia (XLA): Phenotype, diagnosis, and therapeutic challenges around the world. World Allergy Organ J. 2019;12(3):100018. doi: 10.1016/j.waojou.2019.100018.
7. Rezaei N, de Vires E, Gambieri E, Meyts I, Haddad E. Common presentations and diagnostic approaches. In: Sullivan KE, Stiehm ER, (Eds). Stiehm's immune deficiencies – inborn erros of immunity. 2. ed. United Kingdom: Elsevier, 2020;(1):3-59.
8. Barmettler S, Otani IM, Minhas J, et al. Gastrointestinal manifestations in X-linked agammaglobulinemia. J Clin Immunol. 2017;37(3):287-94.
9. Rosenzweig SD, Kobrynski L, Fleisher TA. Laboratory evaluation of primary immunodeficiency disorders. In: Sullivan KE, Stiehm ER, (Eds). Stiehm's immune deficiencies: inborn errors fo immunitiy. 2. ed. United Kingdom: Elsevier, 2020;(4):115-31.
10. Kanegae MPP, Barreiros LA, Sousa JL, et al. Newborn screening for severe combined immunodeficiencies using TRECS and KRECS: second pilot study in brazil. Revista Paulista de Pediatria. 2017;35(1):25-32.
11. Cunningham-Rundles C, Warnatz K. Hypogammaglobulinemia and common variable immunodeficiency. In: Sullivan K, Stiehm ER (eds). Stiehm's immunodeficiencies. 2. ed. United Kingdom: Elsevier, 2020;(18):467-97.
12. Ameratunga R, Ahn Y, Steele R, Woon ST. Transient hypogammaglobulinaemia of infancy: many patients recover in adolescence and adulthood. Clin Exp Immunol. 2019;198(2):224-32.
13. Quintia I, et al. Transient hypogammaglobulinemia of infancy. In: Sullivan K, Stiehm ER, (Eds). Stiehm's Immunodeficiencies. 2. ed. United Kingdom: Elsevier, 2020;(22):543-8.
14. Swain S, Selmi C, Gershwin ME, Teuber SS. The clinical implications of selective IgA deficiency. J Transl Autoimmun. 2019;2:100025.
15. van der Burg M, Dalm VASH, Weemaes CMR. Isotype defects. In: Sullivan K, Stiehm ER, (Eds). Stiehm's immunodeficiencies: inborn errors of immunity. 2. ed. United Kingdom: Elsevier, 2020;(20):523-36.
16. Yazdani R, Azizi G, Abolhassani H, Aghamohammadi A. Selective IgA deficiency: epidemiology, pathogenesis, clinical phenotype, diagnosis, prognosis and management. Scand J Immunol. 2017;85(1):3-12.

17. Yazdani R, Latif A, Tabassomi F, et al. Clinical phenotype classification for selective immunoglobulin a deficiency. Expert Rev Clin Immunol. 2015;11(11):1245-54.
18. Durandy A, S. Kracker S. Class switch recombination defects In: Sullivan K, Stiehm ER (eds). Stiehm's immunodeficiencies: inborn errors of immunity. 2. ed. United Kingdom: Elsevier, 2020;(19):499-521.
19. Perez, E. and Ballow, M. Diagnosis and management of specific antibody deficiency. Immunol Allergy Clin N Am. 2020;40(3):400-510.

21

Imunodeficiência Comum Variável (IDCV) e IDCV-Símile

Octavio Grecco | Fabiana Mascarenhas Souza Lima | Guacira Rovigatti Franco | Cristina Maria Kokron

Introdução

A imunodeficiência comum variável (IDCV) é um grupo de doenças entre os erros inatos da imunidade (EII) caracterizadas por hipogamaglobulinemia, com níveis baixos de imunoglobulina IgG e IgA e/ou IgM, e deficiência de produção de anticorpos específicos, na ausência de outras causas de imunodeficiência. A IDCV é a imunodeficiência primária sintomática mais comum em adultos e a deficiência grave de produção de anticorpos mais comum em crianças. Como o nome já sugere, pacientes com IDCV apresentam uma ampla gama de manifestações clínicas, incluindo infecções bacterianas recorrentes, autoimunidade, doenças pulmonares crônica, doenças gastrointestinais, doenças alérgicas, linfoproliferação e malignidade.[1-4] Recentemente, a IDCV passou a ser denominada "distúrbios de imunodeficiência comum variável" (do inglês, *common variable immunodeficiency disorders*).

Critérios diagnósticos da imunodeficiência comum variável

Recentemente, os clássicos critérios diagnósticos de IDCV foram atualizados, e os utilizados atualmente são os do Consenso Internacional (ICON) de Bonilla, *et al.* (2016)[1] ou os da ESID (European Society for Immunodeficiencies) publicados em 2019[5] (Quadro 21.1). Existem algumas diferenças entre esses critérios, a saber: segundo os critérios da ESID, é necessária a deficiência de IgA e níveis baixos de linfócitos B (LB) comutados (com troca de isotipo de Ig) podem ser utilizados em vez das respostas vacinais. Ainda, o paciente não pode apresentar evidências de deficiência de células T e a presença de algum sintoma clínico ou familiar afetado é mandatório.

Epidemiologia

A IDCV afeta em igual proporção indivíduos de ambos os sexos; as mulheres apresentam sintomas clínicos da doença mais tardiamente que os homens.[3,6,7] A prevalência é estimada entre 1:25.000 e 1:50.000, com prováveis diferenças raciais (p. ex., 1:100.000 habitantes na Dinamarca e 0,5:1.000.000 no Japão).[4]

Quadro 21.1. Critérios diagnósticos de IDCV utilizados e preconizados pela ESID.[5]

Pelo menos um dos seguintes critérios: • Suscetibilidade aumentada para infecções • Manifestações autoimunes • Doença granulomatosa • Linfoproliferação • Familiar afetado por deficiência de anticorpo
E: • Acentuada redução de IgG e de IgA com ou sem níveis baixos de IgM medidos duas vezes com diferença de pelo menos 2 semanas; < que 2 desvios padrão do nível normal para faixa etária.
E pelo menos um dos seguintes: • Resposta prejudicada de anticorpos para vacinas, isto é, ausência de níveis protetores apesar da vacinação adequada • Ausência de iso-hemaglutininas • Redução de células B de memória comutadas (com troca de isotipo) (< 70% do valor normal para faixa etária)
E exclusão de causas secundárias de hipogamaglobulinemias
E diagnóstico realizado após o 4º ano de vida
E ausência de evidência de grave deficiência de célula T, definida por dois dos seguintes itens: • Valores de CD4: 2 a 6 anos < 300; 6 a 12 anos < 250; acima de 12 anos < 200 células/microlitro • % Células CD4 *naïve*: 2 a 6 anos < 25%; 6 a 16 anos < 20%; acima de 16 anos < 10% • Ausência de proliferação de células T

Fonte: Adaptado de Seidel MG, Kindle G, Gathmann B, *et al.*, 2019.

A maior parte dos pacientes é diagnosticada na idade adulta, entre 20 e 45 anos; entretanto, estudos mostram que 20% a 34% dos casos têm início na infância.[3,7] O fato de ser um grupo de doenças heterogêneas determina que os pacientes sejam vistos por diversos especialistas, o que pode justificar o retardo no diagnóstico. A literatura descreve retardo no diagnóstico entre 5 e 7 anos, mas a experiência no Hospital das Clínicas da Faculdade de Medicina da Universidade de São Paulo (HCFMUSP) mostrou uma média de 13,9 anos de atraso.[8]

Patogenia

A patogenia da IDCV ainda não está completamente esclarecida. Caracteriza-se por falha na produção de anticorpos e por defeitos na diferenciação das células B em plasmócitos e células de memória, que se refletem em uma resposta pobre ou ausente a desafios vacinais. Além disso, os pacientes apresentam desregulação imunológica, demonstrada pela maior suscetibilidade a doenças autoimunes, inflamatórias e malignidades.[1-3]

Observa-se leve redução dos LB em 40% a 50% dos casos e, em 10% dos casos, essa deficiência pode ser mais grave, principalmente nos pacientes com complicações não infecciosas da doença.[3,9,10] Entretanto, a maior parte dos pacientes apresenta redução dos LB de memória comutados e ausência ou redução importante dos plasmócitos.[11,12] A alteração da função de TLR7 e de TLR9, nos LB e nas células dendríticas, também é observada nesses pacientes.[1,4,13]

Diversas alterações foram observadas também nos linfócitos T (LT): redução da relação CD4/CD8 está descrita, tanto por redução de TCD4 como por aumento de TCD8; distúrbios quantitativos e funcionais dos LT $CD4^+$ *naïve*; defeitos envolvendo o efluxo tímico; diminuição da proliferação ao estímulo com antígenos específicos; produção deficiente de citocinas; aumento de apoptose, diminuição na expressão de CD40L em LT ativados; redução de células T reguladoras (Treg); ativação crônica de LT $CD4^+$, entre outros. A redução das Treg frequentemente está associada à presença de autoimunidade, esplenomegalia e quadro clínico mais grave.[14-16] Outra observação é a presença de exaustão celular de LT. A expansão de LB $CD21^{low}$ tem sido associada a maior incidência de autoimunidade, granulomas e esplenomegalia.[17] A redução das células NK (do inglês *natural-killers*) está presente em alguns pacientes e está associada a fenótipos clínicos mais graves com mais complicações não infecciosas.

Genética

A maioria dos casos de IDCV é esporádica, 10% podem ter pelo menos um membro da família com IDCV, deficiência seletiva de IgA (sDIgA), deficiência de subclasses de IgG, deficiência específica de anticorpos e hipogamaglobulinemia relativa (ou seja, menos de 2 desvios-padrão abaixo dos níveis normais para cada faixa etária), em um padrão familiar de herança tanto autossômica dominante quanto autossômica recessiva. A relação entre IDCV e sDIgA sugere que os dois distúrbios clínicos possam representar uma condição alélica que reflete a expressão variável de um defeito comum, sendo que aproximadamente 10% dos pacientes com sDIgA evoluem para IDCV, o que sugere que sejam formas polares de um mesmo espectro.[18]

Nos últimos 20 anos, com a maior facilidade de acesso ao sequenciamento do exoma e do genoma, foi possível identificar causas monogênicas da IDCV. Recentemente, um estudo realizado nos Estados Unidos, Suécia e Irã, no qual foram analisados 571 pacientes por sequenciamento completo do exoma, mostrou que 31% a 54% dos pacientes com o diagnóstico da síndrome apresentavam defeitos monogênicos associados ao fenótipo de IDCV. O maior percentual observado na população iraniana está relacionado ao alto índice de consanguinidade local.[19]

Os principais genes implicados em parte dos casos de IDCV codificam proteínas essenciais à sobrevivência e maturação dos linfócitos B. Foram encontradas variantes nos genes *TNFRSF13B* (TACI), *TNFRSF13C* (BAFFR) e *NLRP12*.[20,21] Os defeitos genéticos detectados têm herança autossômica recessiva (ICOS, CD19, CD20, CD21, CD27, CD81, IL-21, IL-21-R, LRBA, PRKCD, RAC2) ou dominante (TNFSF12, CTLA-4, PLCG2, NFKB1, NFKB2, PIK3CD, PIK3R1, VAV1, BLK, IKZF-1 e IRF2BP2), bem como mutações bialélicas (*TNFRSF13B* e *TNFRSF3C*). Mutações em alguns outros genes, como ICOS, CD19, CD20, CD21, LRBA, CD81 e BAFF-R, podem afetar a diferenciação de LB.[17,21,22] As mutações genéticas mais frequentemente observadas nos pacientes diagnosticados com IDCV são haploinsuficiência de *CTLA-4* e haploinsuficiência de *NFKB1*.[23]

Pacientes que apresentam uma mutação genética como causa do quadro de IDCV passam a ser classificados como IDCV-símile. Variantes em TACI (*TNFRSF13B*), BAFFR (*TNFRSF13C*), TWEAK (*TNFSF12*), MSH5, e TRAIL (*TNFSF10*) predispõem ou modificam a gravidade da doença e podem ser encontrados em indivíduos saudáveis, portanto, nesses casos, os pacientes permanecem classificados como IDCV. Na Quadro 21.2, listamos alguns dos defeitos genéticos encontrados em pacientes com IDCV.

Apesar de todos os esforços, a maioria dos pacientes com IDCV permanece sem uma causa genética definida, sugerindo que mecanismos alternativos como fatores epigenéticos ou alterações poligênicas ou, ainda, fatores ambientais podem produzir o fenótipo variável da síndrome.

Quadro 21.2. Defeitos monogênicos causadores de IDCV e IDCV-símile e principais características associadas.

Gene	Características clínicas	Características laboratoriais
	IDCV	
CD19	Infecções respiratórias recorrentes, autossômico recessivo	Nível baixo de IgG e IgA, não responde bem a vacinas, LB normais e poucos LB de memória
CD20	Infecções respiratórias recorrentes, autossômico recessivo	Nível baixo de IgG, não responde bem a vacinas, LB normais e poucos LB de memória com troca de isotipo
CD21	Infecções respiratórias recorrentes e diarreia, autossômico recessivo	Nível baixo de IgG, responde bem a vacinas, LB normais e poucos LB de memória com troca de isotipo
CD81	Infecções respiratórias recorrentes, glomerulonefrite, PTI, autossômico recessivo	Nível baixo de IgG e IgA, não responde bem a vacinas, LB normais e poucos LB de memória
NFKB1	Infecções sinopulmonares recorrentes, DPOC, EBV associado a distúrbios linfoproliferativos, citopenias autoimunes, alopecia, e tireoidite autoimune, autossômica dominante	Nível normal ou baixo de IgG, IgA e IgM, normal ou pouco LB, pouco LB de memória
NFKB2	Infecções sinopulmonares recorrentes, alopecia, endocrinopatias, autossômica dominante	Nível baixo de IgG, IgA e IgM, poucos LB
PIK3CD (APDS)	Infecções respiratórias recorrentes, autoimunidade, linfoma de células B, autossômica dominante ou recessiva	Nível baixo de IgG e IgA, IgM aumentada, não respondem bem a vacinas, poucos LT e LB, poucos LB de memória com troca de isotipo, muitos LB transicionais
PIK3R1	Infecções respiratórias recorrentes, linfoma de células B, atraso no desenvolvimento neurológico, autossômica dominante ou recessiva	Nível baixo de IgG e IgA, IgM aumentada
RAC2	Infecções respiratórias recorrentes, glomeluronefrite pós-estreptocócica, tireoidite autoimune, autossômico recessivo	Nível baixo de IgG, IgA e IgM, não responde bem a vacinas, poucos/normais LB, poucos LT *naïve*
TWEAK	Infecções respiratórias recorrentes, meningite meningocócica, verrugas, autossômica dominante	Nível baixo de IgG e IgA, não responde bem a vacinas, poucos/normais LB totais e poucos LB de memória, neutropenia, trombocitopenia
BAFF-R	Manifestações clínicas diversas, autossômica recessiva	Nível baixo de IgG e IgM
IKZF1	Infecções recorrentes, LLA, autossômica dominante	Nível baixo de IgG e IgA e/ou IgM
IRF2BP2	Infecções recorrentes, colite, autossômica dominante	Hipogamaglobulinemia (nível baixo de IgG)
MOGS	Infecções virais e bacterianas, distúrbios neurológicos severos, hipotonia, convulsões, características dismórficas, autossômica recessiva	Hipogamaglobulinemia

(Continua)

Quadro 21.2. Defeitos monogênicos causadores de IDCV e IDCV-símile e principais características associadas. (*Continuação*)

Gene	Características clínicas	Características laboratoriais
IDCV		
PTEN	Infecções recorrentes, síndrome de Cowden, macrocefalia, autossômica dominante	Nível baixo de IgG e IgA
TRNT1	Anemia sideroblástica congênita, surdez, atraso no desenvolvimento, autossômica recessiva	Nível baixo de IgG, IgA e IgM, Linfopenia B
IDCV-SÍMILE		
CTLA-4	Infecções respiratórias, diarreia, infiltrado em órgãos linfoides, autoimunidade, autossômica dominante	Nível baixo de IgG e IgA, não responde bem a vacinas, LB totais diminuídos e poucos LB de com troca de isotipo
LRBA	DPI, autoimunidade, doença inflamatória intestinal, endocrinopatias em alguns pacientes, autossômica recessiva	Nível baixo de IgG, IgA e IgM, não responde bem a vacinas, poucos ou normais LB totais, poucos LB de memória com troca de isotipo
CD27	Infecção por EBV associado a distúrbios linfoproliferativos, linfoma e alguns casos sinusite recorrente, autossômico recessivo	Nível baixo de IgG e IgA, não responde bem a vacinas, disfunção de células T, LB normais e ausência de LB de memória
ICOS	Infecções respiratórias recorrentes, infecções gastrointestinais, autoimunidade, autossômico recessivo	Nível baixo de IgG e IgA (IgM em alguns casos), não responde bem a vacinas, poucos LB totais, poucos LB de memória e baixa função efetora de LT CD4/CD8
IL21	Infecções respiratórias recorrentes, criptosporídeo, outras infecções bacterianas/virais, autossômico recessivo	Nível baixo de IgG, nível alto de IgE, não responde bem a vacinas, poucos LB, poucos LB de memória, pouca produção de citocinas por LT, baixa citotoxicidade de células NK
IL21R	Infecções respiratórias recorrentes, DII, autossômico recessivo	Nível baixo de IgG, nível alto de IgE, não responde bem a vacinas, poucos LB, poucos LB de memória, baixa resposta de LT a antígenos
TTC37	Infecções recorrentes virais e bacterianas, tricorrexis nodosa, autossômica recessiva	Hipogamaglobulinemia por produção deficiente de anticorpo

DII: doença inflamatória intestinal; DPI: doença pulmonar intersticial; DPOC: doença pulmonar obstrutiva crônica; EBV: vírus Epstein Barr; LLA: leucemia linfoblástica aguda; PTI: púrpura trombocitopênica imune.

Fonte: Adaptado de Bonilla FA, Barlan I, Chapel H, *et al.*, 2016; Cunningham-Rundles C, 2019; Tangye SG, Al-Herz W, Bousfiha A, *et al.*, 2020.[24]

Manifestações clínicas

A IDCV apresenta um conjunto de manifestações clínicas e laboratoriais que variam nos diferentes fenótipos que correlacionam morbidade, prognóstico e mortalidade de forma independente.[25-28] Diversos autores têm proposto dividir os pacientes em subgrupos de acordo com subtipos de LB ou por manifestações clínicas, visando homogeneizar os pacientes.[25,26] Mais recentemente, em 2016, Bonilla *et al.* dividiram clinicamente os pacientes em dois grupos: os que têm apenas infecções e os que, além das infecções, apresentam complicações não infecciosas.[1]

Na Figura 21.1, observamos as principais manifestações clínicas infecciosas e não infecciosas observadas nos pacientes com IDCV do complexo Hospital das Clínicas (FMUSP).

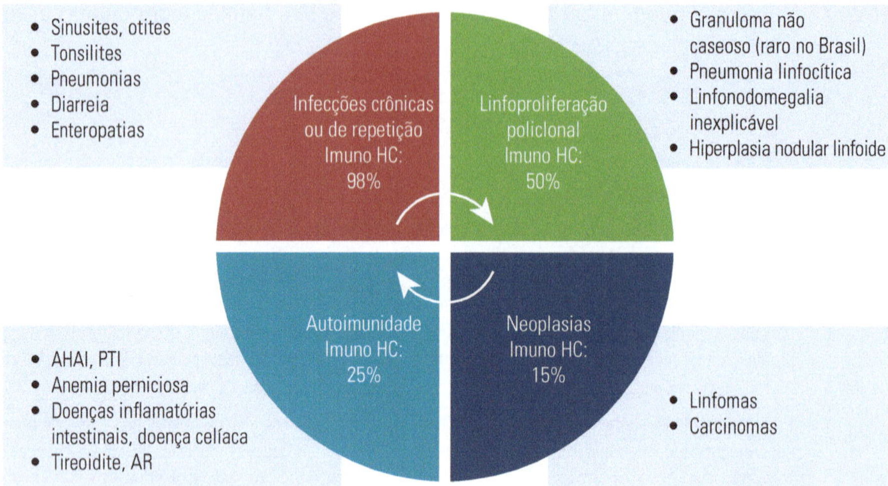

Figura 21.1. Manifestações clínicas da IDCV. As porcentagens correspondem às observadas na coorte de pacientes do HCFMUSP (n = 201; 2021). Entre as manifestações clínicas, as infecções recorrentes estão presentes em 98% dos pacientes. AHAI: anemia hemolítica autoimune; AR: artrite reumatoide; PTI: púrpura trombocitopênica imune.

Fonte: Figura cedida por Dra. Myrthes Toledo Barros.

Infecções do trato respiratório superior e inferior, como pneumonias e sinusites, são as manifestações infecciosas mais prevalentes nos pacientes com IDCV, presentes em 90% dos casos e frequentemente associadas a bronquiectasias, sequela dos episódios crônicos e recidivantes. Ramzi *et al.*,[29] em uma meta-análise com dados de 8.535 pacientes com IDCV, observaram bronquiectasias em 34% dos pacientes. A sobrevida desses pacientes é reduzida em relação aos pacientes sem essa complicação, mesmo com o tratamento adequado da IDCV[29]. Meningite e encefalite também podem ser encontradas. Bactérias encapsuladas como *Streptococcus pneumoniae*, *Haemophilus influenzae*, *Staphylococcus aureus* e *Moraxella catarrhalis* são os principais agentes envolvidos.[7,26] Infecções virais, em especial por rinovírus, herpes-zóster e micoplasma, também são prevalentes e geralmente mais persistentes na IDCV.[30] Em pacientes com infecções por *Pneumocystis jirovecii* e citomegalovírus (CMV), deve-se investigar imunodeficiência celular associada.[31]

Além das infecções sinopulmonares, a diarreia é uma manifestação comum na IDCV e pode ser a primeira manifestação da doença. Em comparação a outros EIIs, como agamaglobulinemia ligada ao cromossomo X e deficiência seletiva de IgA, as manifestações gastrointestinais são mais prevalentes nos pacientes com IDCV, sugerindo que, além da deficiência de anticorpo, os distúrbios de comunicação entre células B e T e a desregulação imunológica presentes são essenciais para ocorrência destas manifestações.[32,33] A diarreia aguda ou crônica ocorre em 20% a 60% dos casos e as causas podem ser infecciosas e não infecciosas. Os principais patógenos causadores da diarreia infecciosa nos pacientes com IDCV são *Giardia lamblia* seguida por Salmonella sp. e *Campylobacter jejuni*. Gastrite associada a *Helicobacter pylori* não é mais frequente do que em indivíduos sem imunodeficiência.[3,4,6,30,34] Infecções por norovírus, *Cryptosporidium* sp. e CMV também têm sido relatadas como causa comum de enteropatia na IDCV sendo seu manejo um desafio.[4,30,35]

Manifestações clínicas não infecciosas

Segundo Gathmann *et al.*, que avaliaram 2.212 pacientes da base de dados disponibilizados pela *ESID*, a as doenças/comorbidades mais relatadas foram: pneumonia, autoimunidade, esplenomegalia e bronquiectasias (em 32%, 29%, 26% e 23%, respectivamente).[7]

Em outro estudo evolutivo de 40 anos, Resnick *et al.*,[3] avaliando 473 pacientes com IDCV, verificaram como manifestações clínicas: infecções em 94%; autoimunidade hematológica ou órgão-específica em 29%; doença pulmonar crônica em 29%; doença inflamatória intestinal em 15%; má-absorção em 6%; doença granulomatosa em 10%; doença hepática/hepatite em 9%; linfoma em 9%; e outras neoplasias em 7%.

Doenças pulmonares

Uma das comorbidades mais frequentes em pacientes com IDCV é a doença pulmonar crônica, ocasionando internações hospitalares frequentes.[36] Sabidamente é essa a principal causa de óbito nesses pacientes.[6,37]

Quinti *et al.* relatam que, no momento do diagnóstico dos pacientes de sua coorte, cerca de 30% apresentavam doença pulmonar crônica e que, após 11 anos de acompanhamento, 46% estavam acometidos por essa comorbidade.[38,39] Já em outro estudo realizado por Cunningham-Rundles & Bodian, foi mostrado que 27% dos pacientes apresentavam bronquiectasias ou doença pulmonar obstrutiva e/ou restritiva.[6] Em estudo recente na coorte de pacientes do HCFMUSP, 40% dos pacientes apresentavam bronquiectasias, 42% broncopatias, 4% pneumopatia intersticial.[40]

Doença obstrutiva

Como exemplos de doenças obstrutivas na IDCV, existem as bronquiectasias e a asma, sendo que, para o diagnóstico exato, é necessário teste de broncoprovocação. Infecções pulmonares recorrentes associadas a processo inflamatório crônico são a causa das bronquiectasias observadas nesses pacientes.[41]

Doença restritiva

Infiltrados inflamatórios linfocíticos e/ou granulomatosos são as principais causas de distúrbios restritivos, sendo outra causa a restrição pós-cirúrgica. Nesses pacientes, os padrões radiológicos de doença intersticial mais frequentemente vistos são opacidades reticulares, nodulares ou em vidro fosco.[42]

Doença granulomatosa

É caracterizada pela presença de doença pulmonar intersticial linfocítica e granulomas, e sua prevalência na IDCV tem aumentado nos últimos anos, sendo denominada doença pulmonar intersticial linfocítica-granulomatosa (GLILD, do inglês *granulomatous-lymphocytic interstitial lung disease*). Geralmente manifesta-se em pacientes entre 20 e 50 anos, que apresentam aumento gradual da dispneia. Alguns pacientes são ainda assintomáticos quando as alterações características são detectadas nas imagens pulmonares. Para diagnóstico de certeza, a biópsia pulmonar é necessária.[27,43]

Outras doenças pulmonares

Outras doenças que raramente podem acometer esses pacientes são a bronquiolite folicular, hiperplasia linfoide e pneumonia linfoide intersticial.[43]

Doenças alérgicas

Alguns pacientes podem ser acometidos por rinite e asma alérgicas e, embora o quadro clínico seja altamente sugestivo, a maioria dos pacientes tem níveis indetectáveis de IgE sérica, dificultando a pesquisa de IgE específica tanto *in vivo* como *in vitro*.[44] Interessantemente, Agondi *et al.* evidenciaram que pacientes com IDCV e quadro sugestivo de asma alérgica, mesmo com ausência de IgE específica, apresentavam teste de broncoprovocação específica positiva para aeroalérgeno.[45]

Doenças gastrointestinais

Enteropatia

Causas de diarreia não infecciosa na IDCV, que ocorrem em 20% a 60% dos pacientes, incluem um padrão celíaco em duodeno, doença de Crohn, retocolite ulcerativa e hiperplasia nodular linfoide do duodeno e íleo. Essas alterações podem causar déficits nutricionais.[4,7,25,46]

A enteropatia com padrão celíaco na IDCV difere da doença celíaca, pois raramente melhora com a exclusão de glúten, o que sugere fisiopatologia distinta, podendo, inclusive, ser de natureza infecciosa.[27,47,48]

As manifestações intestinais não infecciosas parecem decorrer de uma resposta imune celular anormal no trato gastrointestinal (TGI) e não somente da deficiência de anticorpos, observação apoiada pelo fato de que muitos desses pacientes apresentam também manifestações autoimunes. Pacientes com inflamação gastrointestinal, caracterizada principalmente por infiltrado linfocitário, apresentaram níveis séricos mais altos de calprotectina fecal e linfócitos T $CD8^+$ e menor contagem de LB e LB de memória[49] e com IgM baixa.[7] Entretanto, a frequência dessas manifestações na IDCV, assim como a relação da IDCV com sintomas GI e outras características imunológicas ainda não estão bem definidas.

Hepatopatia

Os pacientes com IDCV também podem apresentar hepatopatia e anormalidades no eixo esplenoportal. Esses pacientes cursam com maior morbidade, mortalidade e complicações clínicas da hipertensão portal (HP) secundária à hepatopatia, como ascite e varizes de esôfago.[36,50] A prevalência de hepatopatia na IDCV varia entre 11,9% e 79%, a depender dos critérios utilizados para o diagnóstico, e a prevalência de HP estaria em torno 26%.[36] Entre as causas de hepatopatia relatadas na literatura, citamos: hiperplasia nodular regenerativa (HNR); doença granulomatosa; hepatite C; hepatite autoimune; colangite esclerosante primária; e neoplasia hepática.[51,52]

A HNR é a principal lesão hepática observada nos pacientes com IDCV e hepatopatia.[50,53,54] Os pacientes com HNR apresentam plaquetopenia em até 90% dos casos, sinais de HP em até 74% dos casos, doenças autoimunes em 37% a 75% dos casos, além de padrão celíaco do duodeno, doença inflamatória intestinal e púrpura trombocitopênica idiopática.[36,54]

A doença granulomatosa também tem o seu papel nos distúrbios hepáticos dos pacientes com IDCV.[3] O quadro clínico é similar ao da HNR, decorrente das complicações da hepatopatia e HP. É comum a associação entre plaquetopenia, esplenomegalia, linfadenopatia generalizada e doenças autoimunes nesses pacientes.[55-57]

Doenças autoimunes

Cerca de 20% a 30% dos pacientes com IDCV têm alguma doença autoimune.[58] Autoimunidade é uma manifestação de desregulação imune, embora os mecanismos pelos quais isso ocorre nessa frequência ainda não sejam conhecidos. As doenças mais prevalentes são a anemia hemolítica autoimune (AHAI) e a púrpura trombocitopênica imune (PTI), artrite reumatoide e artrite reumatoide-símile, anemia perniciosa tireoidite autoimune e vitiligo.[58]

Citopenias autoimunes são as doenças hematológicas que mais afetam esses indivíduos, sendo que Wang & Cunningham-Rundles observaram que 11% de seus pacientes com IDCV apresentavam AHAI, PTI ou síndrome de Evans, e que metade deles apresentava doenças autoimunes antes ou no momento do diagnóstico da imunodeficiência.[59]

Existem raros relatos de pacientes com IDCV previamente diagnosticados com lúpus eritematoso sistêmico. Também foram descritas outras doenças como doença inflamatória intestinal, artrite idiopática juvenil, síndrome de Sjögren, vitiligo, artrite reacional (síndrome de Reiter) e hepatite autoimune.[58]

Doença granulomatosa

Pacientes com IDCV podem desenvolver granulomas não caseosos em órgãos sólidos ou linfoides, como pulmões, olhos, cérebro, linfonodos, pele, intestino, fígado, baço. Presume-se que entre 8% e 20% dos pacientes tenham alguma doença granulomatosa, embora essa prevalência esteja subestimada uma vez que biópsias habitualmente não são realizadas.[4] Algumas apresentações comuns são linfadenopatia, esplenomegalia e sintomas pulmonares. A fisiopatologia da formação dos granulomas não caseosos é desconhecida.

Neoplasias

Pacientes com IDCV apresentam risco elevado de neoplasias. Durante sua revisão sistemática e metanálise avaliando 48 estudos sobre neoplasias em IDCV, Kiaee *et al.*[60] observaram 790 casos de malignidades entre 8.123 pacientes, sendo que cinco pacientes tiveram dois tipos de câncer. Nessa revisão, o linfoma foi observado em 320 casos (40,5%) e câncer gástrico em 59 pacientes (7,46%). Outras malignidades observadas, em frequência bem menor, foram câncer de mama, câncer de pele, câncer de pulmão, câncer tímico, leucemia e melanoma.[60]

Mellemkjaer *et al.*[61] demonstraram que o risco relativo de qualquer tipo de câncer foi 1,8, sem que houvesse aumento do risco em familiares de 1° grau, sugerindo, então, que a elevação de risco fosse devido à IDCV.

Em um estudo recente, a incidência de câncer em pacientes com imunodeficiências arrolados na rede de registro de imunodeficiências dos Estados Unidos (USIDNET) foi avaliada, comparando com a base de dados do Programa de Sobrevida e Epidemiologia, encontrando-se um risco aumentado de linfoma não Hodgkin, câncer gástrico e câncer de pele em 1.285 pacientes com IDCV. Câncer gástrico em particular foi mais comum do que o esperado.[62]

Linfomas

Os linfomas mais prevalentes são os linfomas não Hodgkin (LNHs), principalmente os de linhagem B, extranodais e bem diferenciados, embora também possam ser detectados linfomas de linhagens T e NK. Mais raramente, também o linfoma Hodgkin pode ser detectado,[9,61] porém com incidência difícil de ser determinada.

Câncer gástrico

Segundo Leone *et al.*,[65] vários estudos relataram o aumento do risco do câncer gástrico em IDCV, sendo o risco 47 vezes maior comparado à população geral e 11 vezes maior quando comparados aos familiares, sugerindo que o aumento do risco para câncer gástrico esteja relacionado à imunodeficiência por si, mais do que alterações genéticas compartilhadas de seus familiares.[61] É possível que o risco aumentado esteja relacionado à presença de anemia perniciosa e ou à infecção pelo *H. pylori*.[63,64] Dada a associação entre *H. pylori* e carcinoma gástrico e linfoma, exames de rastreamento realizados rotineiramente estão indicados.

Na coorte do HCFMUSP, Grecco *et al.* demonstraram um aumento considerável da incidência de casos de câncer gástrico nos últimos 10 anos, sendo 10 casos em pacientes com IDCV, mesmo tendo sido submetidos à endoscopia digestiva alta anualmente para rastreamento da doença.[66]

Particularidades na criança e no adulto

Uma revisão sistemática e uma metanálise recente de Janssen *et al.*[67] analisaram 51 estudos (n = 8521 pacientes) e ressaltaram algumas diferenças entre as populações pediátrica e adulta portadoras de IDCV. Em relação às características demográficas, pacientes pediátricos são, em sua maioria, do sexo masculino (62%); enquanto em adultos, a doença é mais frequente em mulheres (58%). Esse dado sobre o gênero mais prevalente pode indicar que a etiologia difere entre as faixas etárias. Na primeira infância, a predominância de pacientes do sexo masculino sugere uma herança ligada ao X, enquanto a predominância do sexo feminino em adultos sugere efeitos de hormônios sexuais, exposição do meio ambiente e influências epigenéticas.

Há diferenças também no curso clínico da doença entre crianças e adultos. A prevalência de bronquiectasia em adultos é consideravelmente maior, em torno de 36%, em comparação à prevalência em crianças, em torno de 16%. Crianças apresentam otite média aguda com mais frequência, assim como podem apresentar atraso do crescimento. Adultos apresentam mais frequentemente bronquite, artrite e fadiga.[68]

São mais frequentes nos adultos os quadros de imunodesregulação como a GLILD (15% em adultos/6% em crianças), diarreia crônica (34% em adultos/17% em crianças) e doença inflamatória intestinal (18% em adultos/3% em crianças). Por sua vez, o fenótipo de IDCV que cursa apenas com infecções é mais comum na faixa pediátrica (76% dos casos em crianças e 38%, em adultos).

As particularidades da IDCV encontradas em crianças e adultos, incluindo diferentes sinais e sintomas, sugerem que diferentes estratégias de monitoramento devem ser consideradas.[68]

Avaliação laboratorial

Na avaliação laboratorial inicial, é necessário dosar as imunoglobulinas (Ig), comprovar a dificuldade na produção de anticorpos específicos e afastar outras causas de hipogamaglobulinemia. Além da dosagem de IgA, IgM, IgG e IgE, um hemograma completo deve ser solicitado para identificar possíveis citopenias. É importante também solicitar dosagem de albumina ou a eletroforese de proteínas para afastar uma causa secundária resultante de perdas renais ou intestinais.[30]

Uma vez comprovada a hipogamaglobulinemia (em duas dosagens distintas), com IgG abaixo de 2 desvios-padrão do limite inferior para a idade, associado a níveis baixos de IgA e/ou IgM, devemos avaliar a capacidade de produção de anticorpos específicos com desafios vacinais por antígenos proteicos e polissacarídicos.[1,2]

A avaliação das subpopulações de LB por citometria de fluxo, demonstrando a redução de LB de memória, em especial os comutados, quando possível de ser realizado, auxilia na confirmação do diagnóstico.

O diagnóstico molecular, cada vez mais disponível, não é necessário para o diagnóstico, entretanto pode ser muito útil para o melhor manejo dos pacientes (Figura 21.2).

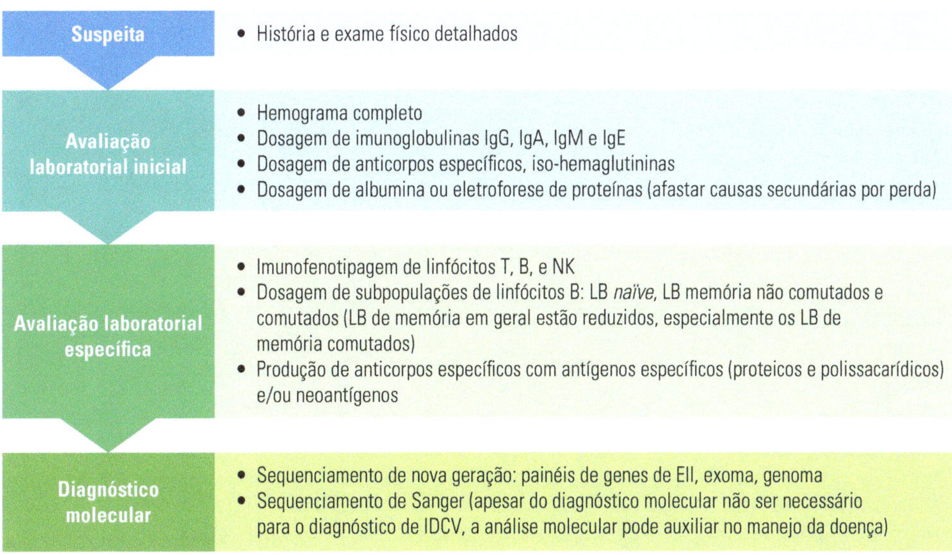

Figura 21.2. Algoritmo para o diagnóstico da imunodeficiência comum variável. EII: erros inatos da imunidade.

Fonte: Desenvolvida pela autoria.

Diagnóstico diferencial

A IDCV é um diagnóstico de exclusão. Um dos seus critérios diagnósticos é afastar outras causas de hipogamaglobulinemia que podem ser primárias ou secundárias, sendo que, no adulto, as causas secundárias são as mais prevalentes.

As hipogamaglobulinemias secundárias podem ocorrer por queda na produção de Ig ou por aumento na perda. Para o entendimento de cada caso, são fundamentais uma história clínica detalhada associada ao exame clínico, investigações com exames laboratoriais e de imagem. As principais causas de hipogamaglobulinemia secundária estão apontadas no Quadro 21.3.[69]

Quadro 21.3. Causas de hipogamaglobulinemia secundária.

Queda na produção de imunoglobulinas

Drogas
• Glicocorticoides (em altas doses e por períodos prolongados)
• Anticonvulsivantes (p. ex., fenitoína, carbamazepina, valproato)
• Psicotrópicos (p. ex., clorpromazina, clozapina)
• Anti-inflamatórios (p. ex., sais de ouro, d-penicilamina, sulfassalazina e hidroxicloroquina)
• Imunobiológicos
  • Inibidores de tirosinaquinases (p. ex., ibrutinib)
  • Terapias anticélulas B (p. ex., anti-CD20 [rituximabe, ocrelzumabe], anti-CD22, anti-CD19, anti-CD52 [alemtuzumabe], anti-CD38, anti-BAFF)
• Medicamentos imunossupressores (p. ex., metotrexato, ciclosporina, tacrolimus, micofenolato de mofetil, ciclofosfamida, azatioprina, e 6-mercaptopurina)

Doenças malignas e pré-malignas • Leucemia linfocítica crônica • Linfoma • Mieloma múltiplo • Leucemia mieloide aguda e crônica • Macroglobulinemia de Waldenström
Transplantes • Coração • Rim • Pulmão • Transplante de células-tronco hematopoiéticas • Fígado • Intestino
Síndrome de Good (timoma + imunodeficiência)
Perda proteica
• Perda intestinal (p. ex., enteropatia perdedora de proteínas, linfangiectasia intestinal, doenças inflamatórias intestinais, pericardite constritiva, cirurgia de Fontan) • Perda renal (p. ex., síndrome nefrótica) • Perda pulmonar (p. ex., quilotórax, derrame pleural exsudativo) • Perda volêmica (p. ex., queimaduras ou outros traumas de grande porte)

Fonte: Adaptado de Patel SY, Carbone J, Jolles S, 2019.

Outras causas de hipogamaglobulinemias primárias serão abordadas em outros capítulos. Entretanto, os principais erros inatos de imunidade que devem ser diferenciados são:

1) Deficiência de subclasses de IgG, que pode ser acompanhada de deficiência de IgA e baixa resposta vacinal, mas, nesses casos, a IgG geralmente está dentro dos limites da normalidade.
2) Síndromes de hiper-IgM que se caracterizam pela deficiência de IgG e IgA com níveis normais ou aumentados de IgM.
3) Agamaglobulinemias em pacientes com LB em níveis muito baixos (< 1%) ou ausentes;
4) Algumas imunodeficiências combinadas como deficiência de adenosina desaminase (ADA), deficiência de RAG1 e RAG2 e deficiência de Artemis.[1]

Tratamento

O tratamento de cada paciente deve ser realizado de forma individualizada, de acordo com a sua apresentação clínica, complicações apresentadas e alterações evidenciadas nos exames complementares. A terapia de reposição de Ig reduziu significativamente a mortalidade da IDCV. Entretanto, a reposição adequada não impede o aparecimento das complicações não infecciosas já abordadas anteriormente, assim como não trata essas complicações.[1,4] Todavia, alguns pilares devem ser reforçados nos portadores de IDCV, listados a seguir.[1,4,70]

Terapia de reposição de imunoglobulina

A manutenção de níveis adequados de IgG está correlacionada com o aumento de sobrevida global do paciente com IDCV. A reposição pode ser feita tanto por via intravenosa como por via subcutânea, visando a manutenção de níveis séricos de IgG maiores que 600 a 700 mg/dL. No caso da IGIV, a dosagem de IgG deve ser realizada previamente à infusão, em torno de 4 a 6 meses após a primeira administração e regularmente a cada 6 meses, a fim de monitorizar níveis adequados e realizar possíveis reajustes de dose. É importante ressaltar que a dose dependerá da resposta clínica, isto é, a meta é reduzir a frequência das infecções.[70,71] Além disso, é importante atentar para situações especiais em que a dose de reposição deve ser aumentada, como nos pacientes portadores de bronquiectasias, enteropatia perdedora de proteínas, infecções graves não controladas, hiperesplenismo (sequestro) e 3° trimestre da gravidez.[71] Também é importante salientar que a reposição de Ig parece não proteger ou tratar as complicações não infecciosas da IDCV, como as alterações estruturais e funcionais do pulmão, autoimunidade, doença granulomatosa ou o desenvolvimento de doenças malignas.[4]

Tanto a Ig intravenosa como a subcutânea (SCIG) são boas alternativas, sendo bem toleradas pelos pacientes. As novas formulações são iso-osmolares, com baixo teor de sódio, e com baixos níveis de IgA nas suas soluções aquosas.[71]

Informações adicionais sobre a imunoglobulina humana, seus mecanismos de ação, efeitos colaterais serão abordados em outro capítulo.

Antibioticoprofilaxia

Para alguns pacientes com IDCV, apenas a reposição de imunoglobulina humana não é suficiente para que permaneçam livres de infecções, havendo necessidade de associação com antibióticos profiláticos. Isso ocorre em especial nos pacientes com rinossinusite crônica ou com bronquiectasias ou mesmo em alguns quadros diarreicos.[72]

A escolha do antibiótico deve ser feita de acordo com o perfil microbiano e as comorbidades de cada paciente. Dessa forma, quando se desejar um espectro de ação para Gram-positivos, como Haemophilus sp. e *Mycoplasma pneumoniae*, o paciente deve receber um macrolídeo, como a azitromicina. Pacientes com bronquiectasias também se beneficiam da profilaxia com azitromicina. Nesses casos, estudos demonstram melhora da função pulmonar e redução das exacerbações. Outra opção bastante utilizada é a amoxacilina, contra anaeróbios, além de Gram-positivos, e *Haemophilus influenzae*. Como terceira opção mais utilizada, há a associação sulfametoxazol-trimetoprima, com espectro de ação para *Staphylococcus aureus* meticilinarresistente, Streptococcus sp., *Escherichia coli, Pneumocystis jirovecii e* anaeróbios de boca.[72]

Imunização

De acordo com as recomendações do Comitê Consultivo Médico da Immune Deficiency Foundation (IDF) para Imunização de Crianças e Adolescentes com Imunodeficiências Primárias, vacinas vivas não devem ser administradas a pacientes com IDCV, especialmente naqueles com função de células T muito prejudicadas. As vacinas que devem ser evitadas são, portanto: a bacilo Calmette-Guerin (BCG); a oral contra a poliomielite; a vacina viva atenuada contra herpes-zóster, febre amarela, rotavírus e varíola; a vacina viva atenuada contra influenza; e vacinas vivas contra febre tifoide. Outras vacinas vivas, como a tríplice viral SCR (sarampo, caxumba e rubéola) ou contra varicela, não são administradas, pois os pacientes em reposição de Ig devem receber a imunização de forma passiva.[73,74]

Além disso, é fundamental orientar familiares e conviventes dos pacientes portadores IDCV, de forma a estimulá-los a manter o cartão vacinal completo, exceto pela vacina oral contra a poliomielite (pelo risco potencial de eliminarem o vírus vacinal e infectar um paciente com imunidade comprometida). Essa atitude é de suma importância para a manutenção da imunidade de rebanho, da qual os pacientes portadores de imunodeficiência se beneficiarão.[73,74]

Além disso, deve-se estimular as imunizações regulares dos pacientes portadores de IDCV com as vacinas permitidas. Reforçar a adesão às campanhas anuais da vacina inativada contra influenza, atentar para as vacinas contra coqueluche (Tdap) e pneumocócica.[73,74] Frente à característica dificuldade de resposta a antígenos específicos apresentada pelos pacientes com IDCV, a eficácia da vacinação pode ser discutível. Entretanto, Marinho *et al.*[75] observaram resposta clínica (redução no número de infecções) e resposta celular após vacinação de pacientes IDCV contra influenza.

Terapias direcionadas

Tratamento das complicações não infecciosas

Doenças autoimunes podem ser mais difíceis de controlar que em indivíduos sem imunodeficiência, podendo ser utilizados IG em dose imunomoduladora, corticosteroides, imunobiológicos. O tratamento da doença inflamatória intestinal é similar ao de pacientes sem IDCV, como antibióticos, corticosteroides, imunomoduladores e imunobiológicos. Para controle da doença granulomatosa, além de corticosteroides e imunomoduladores, são usados imunobiológicos.[4]

Transplante de medula óssea

Nos pacientes com IDCV que apresentem desregulação imunológica importante, como autoimunidade, linfoproliferação e malignidades, os estudos genéticos podem ser decisivos, uma vez que a descoberta de defeitos monogênicos pode resultar em tratamentos direcionados, como a terapia com células-tronco.[76]

Em um estudo retrospectivo que envolveu 14 centros médicos espalhados pelo mundo, 25 casos de IDCV submetidos a transplante de medula óssea (TMO) foram cuidadosamente selecionados e acompanhados. A indicação de TMO nesses pacientes foi pela presença de imunodesregulação não responsiva a outros tratamentos ou pela presença de malignidades hematológicas. A sobrevida no primeiro grupo foi de 48% e no segundo, 83%. Entre os pacientes que sobreviveram, muitos puderam interromper a terapia de reposição de Ig. Entretanto, houve alta mortalidade associada ao procedimento e, dessa forma, o TMO deve ser restrito aos casos de IDCV mais graves e que preencherem todos os critérios de indicação.[76,77]

Imunobiológicos

O amplo avanço dos imunobiológicos e o diagnóstico genético abriram portas para as terapias-alvo. As duas formas monogênicas de IDCV-símile, deficiência de CTLA-4 e LRBA, são bons exemplos disso. Estudos mostram que os imunobiológicos abatacept e o belatacept têm sido aplicados com sucesso no tratamento das manifestações autoimunes desses dois tipos de defeitos. Além desses medicamentos, o sirolimo (rapamicina) está sendo cada vez mais usado para o tratamento de doenças autoimunes, incluindo imunodeficiências decorrentes de mutações em CTLA4 e LRBA.[76] Rapamicina está indicada no tratamento dos pacientes com síndrome de ativação de p110 (APDS1/PIK3CD e APDS2/PIK3R1).

Outro exemplo de imunobiológico no manejo do paciente portador de IDCV é o uso do rituximabe para tratamento das citopenias autoimunes, como trombocitopenia imune e anemia hemolítica. O rituximabe entraria como terapia adicional com possíveis benefícios a longo prazo, porém os tratamentos iniciais para esses casos seriam altas doses de Ig e/ou esteroides.[4]

Seguimento e prevenção das complicações

É de fundamental importância monitorar possíveis complicações da IDCV. Além da avaliação clínica regular, o acompanhamento integral do paciente deve contemplar a realização de exames complementares:

- Hemograma (atentar para citopenias), dosagem de Ig (monitorização da dosagem adequada de reposição de imunoglobulina), imunofenotipagem de linfócitos (monitorar alterações em subpopulações de linfócitos);
- Exames laboratoriais gerais, como dosagem de vitamina B12, vitamina D, gastrina, função renal e hepática, para monitorar possíveis efeitos colaterais da reposição de Ig, assim como o aparecimento de complicações não infecciosas;
- Endoscopia digestiva alta com biópsias, em geral, anualmente, para rastreio de malignidades (em adultos);
- Colonoscopia, para avaliação de manifestações gastrointestinais, se necessário;
- Ultrassonografia de abdome com Doppler para rastreio de hipertensão portal, uma vez que 30% dos pacientes podem apresentar essa alteração, além do monitoramento quanto ao desenvolvimento de linfomas;

- Espirometria e avaliação da difusão de CO_2 para avaliação da capacidade pulmonar;
- Tomografia de tórax para rastreio de doenças pulmonares, como bronquiectasias e GLILD;
- Densitometria óssea, para avaliar osteopenia/osteoporose (em adultos);
- Rastreamento anual de malignidades, além dos exames já comentados, ultrassonografia (US) de mamas, mamografia, colposcopia, US de próstata (em adultos).

Prognóstico

O tratamento adequado com reposição de Ig reduziu drasticamente a mortalidade associada a infecções bacterianas agudas na IDCV. É importante ressaltar que o prognóstico individual depende do fenótipo clínico do paciente.[4] Desde o ano 2000, em que mais pacientes alcançaram níveis de IgG mais próximos do normal, identificou-se uma expectativa de sobrevida total de 58% aos 45 anos após o diagnóstico.[1] Entretanto, Quinti *et al.*, em seu estudo prospectivo multicêntrico, com uma coorte de 224 pacientes com IDCV, mostrou que a morbidade desse grupo aumentou ao longo do tempo, apesar da reposição adequada de Ig.[38]

Resnick *et al.* avaliaram a morbidade e a mortalidade da IDCV em 473 pacientes em Nova York, acompanhados por quatro décadas. Constatou-se um aumento de 11 vezes do risco de morte para pacientes com complicações não infecciosas. Além disso, foram correlacionados os fatores mais associados à mortalidade, sendo eles linfoma, doenças hepáticas, comprometimento funcional ou estrutural do pulmão e doença gastrointestinal, com ou sem má absorção. A idade média de morte foi de 44 anos para mulheres e 42 anos para homens.[3]

Resultados semelhantes foram encontrados no trabalho de Chapel *et al.* que avaliaram 334 pacientes com IDCV durante 25,6 anos. Os autores concluíram que pacientes com enteropatia, infiltração linfocítica policlonal e autoimunidade tiveram uma maior mortalidade.[9]

No estudo de Aghamohammadi *et al.*, foram avaliados os registros hospitalares de 72 iranianos, do Children's Medical Center, diagnosticados com IDCV, inscritos por um período de 20 anos. As complicações mais prevalentes foram bronquiectasia, seguida de esplenomegalia, atrofia das vilosidades intestinais e déficit de crescimento e a causa mais comum de óbito foi insuficiência respiratória.[78]

Assim, é importante atentar para o fato de que o atraso no diagnóstico e manejo inadequado dos pacientes podem resultar em maiores complicações, como doenças pulmonares crônicas e malignidades, com aumento da mortalidade.

Referências bibliográficas

1. Bonilla FA, Barlan I, Chapel H, Costa-Carvalho BT, Cunningham-Rundles C, de la Morena MT, et al. International consensus document (ICON): common variable immunodeficiency disorders. J Allergy Clin Immunol Pract. 2016;4(1):38-59. doi: 10.1016/j.jaip.2015.07.025.
2. Abbott JK, Gelfand EW. Common variable immunodeficiency: diagnosis, management, and treatment. Immunol Allergy Clin North Am. 2015;35(4):637-58. doi: 10.1016/j.iac.2015.07.009.
3. Resnick ES, Moshier EL, Godbold JH, Cunningham-Rundles C. Morbidity and mortality in common variable immune deficiency over 4 decades. Blood. 2012;119(7):1650-7. doi: 10.1182/blood-2011-09-377945.
4. Cunningham-Rundles C. Common variable immune deficiency: dissection of the variable. Immunol Rev. 2019;287(1):145-61. doi: 10.1111/imr.12728.

5. Seidel MG, Kindle G, Gathmann B, Quinti I, Buckland M, van Montfrans J, et al. The European Society for Immunodeficiencies (ESID) Registry Working Definitions for the clinical diagnosis of inborn errors of immunity. J Allergy Clin Immunol Pract. 2019;7(6):1763-70. doi: 10.1016/j.jaip.2019.02.004.
6. Cunningham-Rundles C, Bodian C. Common variable immunodeficiency: clinical and immunological features of 248 patients. Clin Immunol. 1999;92(1):34-48. doi: 10.1006/clim.1999.4725.
7. Gathmann B, Mahlaoui N, CEREDIH, Gérard L, Oksenhendler E, Warnatz K, et al. Clinical picture and treatment of 2212 patients with common variable immunodeficiency. J Allergy Clin Immunol. 2014;134(1):116. doi: 10.1016/j.jaci.2013.12.1077.
8. Zanetti FA, Pachani MAS, Barros MT, Grecco O, Kalil J, Kokron CM, et al. Retardo no diagnóstico em pacientes com imunodeficiência comum variável. Arq Asma Alerg Imunol. 2019:3(supl 1):S165.
9. Chapel H, Lucas M, Lee M, Bjorkander J, Webster D, Grimbacher B, et al. Common variable immunodeficiency disorders: division into distinct clinical phenotypes. Blood. 2008;112(2):277-86. doi: 10.1182/blood-2007-11-124545.
10. Wehr C, Kivioja T, Schmitt C, Ferry B, Witte T, Eren E, et al. The EUROclass trial: Defining subgroups in common variable immunodeficiency. Blood. 2008;111(1):77-85. doi: 10.1182/blood-2007-06-091744.
11. Warnatz K, Denz A, Dräger R, Braun M, Groth C, Wolff-Vorbeck G, et al. Severe deficiency of switched memory B cells (CD27+IgM-IgD-) in subgroups of patients with common variable immunodeficiency: a new approach to classify a heterogeneous disease. Blood. 2002;99(5):1544-51. doi: 10.1182/blood.v99.5.1544.
12. Piqueras B, Lavenu-Bombled C, Galicier L, Bergeron-Van Der Cruyssen F, Mouthon L, Chevret S, et al. Common variable immunodeficiency patient classification based on impaired B cell memory differentiation correlates with clinical aspects. J Clin Immunol. 2003;23(5):385-400. doi: 10.1023/a:1025373601374.
13. Yu GP, Chiang D, Song SJ, Hoyte EG, Huang J, Vanishsarn C, et al. Regulatory T cell dysfunction in subjects with common variable immunodeficiency complicated by autoimmune disease. Clin Immunol. 2009;131(2):240-53. doi: 10.1016/j.clim.2008.12.006.
14. Genre J, Errante PR, Kokron CM, Toledo-Barros M, Câmara NO, Rizzo LV. Reduced frequency of CD4(+)CD25(HIGH)FOXP3(+) cells and diminished FOXP3 expression in patients with common variable immunodeficiency: a link to autoimmunity? Clin Immunol. 2009;132(2):215-21. doi: 10.1016/j.clim.2009.03.519.
15. Horn J, Manguiat A, Berglund LJ, Knerr V, Tahami F, Grimbacher B, et al. Decrease in phenotypic regulatory T cells in subsets of patients with common variable immunodeficiency. Clin Exp Immunol. 2009;156(3):446-54. doi: 10.1111/j.1365-2249.2009.03913.x.
16. Arumugakani G, Wood P, Carter C. Frequency of Treg cells is reduced in CVID patients with autoimmunity and splenomegaly and is associated with expanded CD21lo B lymphocytes. J Clin Immunol. 2010;30(2):292-300. doi: 10.1007/s10875-009-9351-3.
17. Salzer U, Warnatz K, Peter HH. Common variable immunodeficiency: an update. Arthritis Res Ther. 2012;14(5):223. doi: 10.1186/ar4032.
18. Cunningham-Rundles C. How I treat common variable immune deficiency. Blood. 2010;116(1):7-15.
19. Abolhassani H, Hammarström L, Cunningham-Rundles C. Current genetic landscape in common variable immune deficiency. Blood. 2020;135(9):656-67. doi: 10.1182/blood.2019000929.
20. van Schouwenburg PA, Davenport EE, Kienzler AK, Marwah I, Wright B, Lucas M, et al. Application of whole genome and RNA sequencing to investigate the genomic landscape of common variable immunodeficiency disorders. Clin Immunol. 2015;160(2):301-14. doi: 10.1016/j.clim.2015.05.020.
21. Bogaert DJA, Dullaers M, Lambrecht BN, Vermaelen KY, De Baere E, Haerynck F. Genes associated with common variable immunodeficiency: one diagnosis to rule them all? J Med Genet. 2016;53(9):575-90. doi: 10.1136/jmedgenet-2015-103690.
22. Li R, Zheng Y, Li Y, Zhang R, Wang F, Yang D, et al. Common variable immunodeficiency with genetic defects identified by whole exome sequencing. Biomed Res Int. 2018;2018:3724630. doi: 10.1155/2018/3724630.

23. Ramirez NJ, Posadas-Cantera S, Caballero-Oteyza A, Camacho-Ordonez N, Grimbacher B. There is no gene for CVID – novel monogenetic causes for primary antibody deficiency. Curr Opin Immunol. 2021;72:176-85. doi: 10.1016/j.coi.2021.05.010.
24. Tangye SG, Al-Herz W, Bousfiha A, Chatila T, Cunningham-Rundles C, Etzioni A, et al. Human inborn errors of immunity: 2019 update on the classification from the International Union of Immunological Societies Expert Committee. J Clin Immunol. 2020;40(1):24-64. doi: 10.1007/s10875-019-00737-x.
25. Chapel H, Lucas M, Lee M, Bjorkander J, Webster D, Grimbacher B, et al. Common variable immunodeficiency disorders: division into distinct clinical phenotypes. Blood. 2008;112(2):277-86. doi: 10.1182/blood-2007-11-124545.
26. Jolles S. The variable in common variable immunodeficiency: a disease of complex phenotypes. J Allergy Clin Immunol Pract. 2013;1(6):545-56. doi: 10.1016/j.jaip.2013.09.015.
27. Bates CA, Ellison MC, Lynch DA, Cool CD, Brown KK, Routes JM. Granulomatous-lymphocytic lung disease shortens survival in common variable immunodeficiency. J Allergy Clin Immunol. 2004;114(2):415-21. doi: 10.1016/j.jaci.2004.05.057.
28. Boileau J, Mouillot G, Gérard L, Carmagnat M, Rabian C, Oksenhendler E, et al. Autoimmunity in common variable immunodeficiency: Correlation with lymphocyte phenotype in the French DEFI study. J Autoimmun. 2011;36(1):25-32. doi: 10.1016/j.jaut.2010.10.002.
29. Ramzi N, Jamee M, Bakhtiyari M, Rafiemanesh H, Zainaldain H, Tavakol M, et al. Bronchiectasis in common variable immunodeficiency: a systematic review and meta-analysis. Pediatr Pulmonol. 2020;55(2):292-9. doi: 10.1002/ppul.24599.
30. Yazdani R, Habibi S, Sharifi L, Azizi G, Abolhassani H, Olbrich P, et al. Common variable immunodeficiency: epidemiology, pathogenesis, clinical manifestations, diagnosis, classification, and management. J Investig Allergol Clin Immunol. 2020;30(1):14-34. doi: 10.18176/jiaci.0388.
31. Malphettes M, Gérard L, Carmagnat M, Mouillot G, Vince N, Boutboul D, et al. Late-onset combined immune deficiency: a subset of common variable immunodeficiency with severe T cell defect. Clin Infect Dis. 2009;49(9):1329-38. doi: 10.1086/606059.
32. Pecoraro A, Nappi L, Crescenzi L, D'Armiento FP, Genovese A, Spadaro G. Chronic diarrhea in common variable immunodeficiency: a case series and review of the literature. J Clin Immunol. 2018;38(1):67-76. doi: 10.1007/s10875-017-0461-z.
33. Atalaia-Martins C, Barbeiro S, Marcos P, Cotrim I, Vasconcelos H. Common variable immunodeficiency with several gastrointestinal manifestations. ACG Case Reports J. 2017;4(1):e106. doi: 10.14309/crj.2017.106.
34. Oksenhendler E, Gérard L, Fieschi C, Malphettes M, Mouillot G, Jaussaud R, et al. Infections in 252 patients with common variable immunodeficiency. Clin Infect Dis. 2008;46(10):1547-54. doi: 10.1086/587669.
35. Pikkarainen S, Martelius T, Ristimäki A, Siitonen S, Seppänen MRJ, Färkkilä M. A high prevalence of gastrointestinal manifestations in common variable immunodeficiency. Am J Gastroenterol. 2019;114(4):648-55. doi: 10.14309/ajg.0000000000000140.
36. Pulvirenti F, Camilli R, Giufrè M, Milito C, Pimentel de Araujo F, Mancini F, et al. Risk factors for Haemophilus influenzae and pneumococcal respiratory tract colonization in CVID. J Allergy Clin Immunol. 2018;142(6):1999. doi: 10.1016/j.jaci.2018.08.014.
37. Orange JS, Ballow M, Stiehm ER, Ballas ZK, Chinen J, De La Morena M, et al. Use and interpretation of diagnostic vaccination in primary immunodeficiency: a working group report of the basic and clinical immunology interest section of the American Academy of Allergy, Asthma&Immunology. J Allergy Clin Immunol. 2012;130(3 Suppl):S1. doi: 10.1016/j.jaci.2012.07.002.
38. Quinti I, Soresina A, Spadaro G, Martino S, Donnanno S, Agostini C, et al. Longterm follow-up and outcome of a large cohort of patients with common variable immunodeficiency. J Clin Immunol 2007;27:308-16. doi: 10.1007/s10875-007-9075-1.
39. Maglione PJ, Overbey JR, Cunningham-Rundles C. Progression of common variable immunodeficiency interstitial lung disease accompanies distinct pulmonary and laboratory findings. J Allergy Clin Immunol Pract. 2015;3(6):941-50. doi: 10.1016/j.jaip.2015.07.004.
40. Franco F, Agondi R, Pereira G, Grecco O, Marinho AK, Barros MT, et al. Difference in clinical characteristics of patients with common variable immunodeficiency (CVID) according to pulmonary

alterations – A cohort of 182 patients from a Brazilian tertiary hospital. J Allergy Clin Immunol. 2021;147(2):AB72.

41. Kellner ES, Fuleihan R, Cunningham-Rundles C, USIDNET Consortium, Wechsler JB. Cellular defects in CVID patients with chronic lung disease in the USIDNET registry. J Clin Immunol. 2019;39(6):569. doi: 10.1007/s10875-019-00657-w.
42. Verma N, Grimbacher B, Hurst JR. Lung disease in primary antibody deficiency. Lancet Respir Med. 2015;3(8):651. doi: 10.1016/S2213-2600(15)00202-7.
43. Weinberger T, Fuleihan R, Cunningham-Rundles C, Maglione PJ. Factors beyond lack of antibody govern pulmonary complications in primary antibody deficiency. J Clin Immunol. 2019;39(4):440. doi: 10.1007/s10875-019-00640-5.
44. Lawrence MG, Palacios-Kibler TV, Workman LJ, Schuyler AJ, Steinke JW, Payne SC, et al. Low serum IgE is a sensitive and specific marker for common variable immunodeficiency (CVID). J Clin Immunol. 2018;38(3):225. doi: 10.1007/s10875-018-0476-0.
45. Agondi RC, Barros MT, Rizzo LV, Kalil J, Giavina-Bianchi P. Allergic asthma in patients with common variable immunodeficiency. Allergy. 2010;65(4):510. doi: 10.1111/j.1398-9995.2009.02211.x.
46. Daniels J, Lederman H, Maitra A, Montgomery E. Gastrointestinal tract pathology in patients with common variable immunodeficiency (CVID): a clinicopathologic study and review. Am J Surg Pathol. 2007;31:1800-12. doi: 10.1097/PAS.0b013e3180cab60c.
47. Biagi F, Bianchi PI, Zilli A, Marchese A, Luinetti O, Lougaris V, et al. The significance of duodenal mucosal atrophy in patients with common variable immunodeficiency: A clinical and histopathologic study. Am J Clin Pathol. 2012;138(2):185-9. doi: 10.1309/AJCPEIILH2C0WFYE.
48. Mannon PJ, Fuss IJ, Dill S, Friend J, Groden C, Hornung R, et al. Excess IL-12 but not IL-23 Accompanies the Inflammatory bowel disease associated with common variable immunodeficiency. Gastroenterology. 2006;131(3):748-56. doi: 10.1053/j.gastro.2006.06.022.
49. Pikkarainen S, Martelius T, Ristimäki A, Siitonen S, Seppänen MRJ, Färkkilä M. A High Prevalence of Gastrointestinal Manifestations in Common Variable Immunodeficiency. Am J Gastroenterol. 2019;114(4):648-55. doi: 10.14309/ajg.0000000000000140.
50. Ward C, Lucas M, Piris J, Collier J, Chapel H. Abnormal liver function in common variable immunodeficiency disorders due to nodular regenerative hyperplasia. Clin Exp Immunol. 2008;153(3):331-7. doi: 10.1111/j.1365-2249.2008.03711.x.
51. Pecoraro A, Crescenzi L, Varricchi G, Marone G, Spadaro G. Heterogeneity of liver disease in common variable immunodeficiency disorders. Front Immunol. 2020;11:338. doi: 10.3389/fimmu.2020.00338.
52. Song J, Lleo A, Yang GX, Zhang W, Bowlus CL, Gershwin ME, et al. Common variable immunodeficiency and liver involvement. Clin Rev Allergy Immunol. 2018;55(3):340-51. doi: 10.1007/s12016-017-8638-z.
53. Fuss IJ, Friend J, Yang Z, He JP, Hooda L, Boyer J, et al. Nodular regenerative hyperplasia in common variable immunodeficiency. J Clin Immunol. 2013;33(4):748-58. doi: 10.1007/s10875-013-9873-6.
54. Malamut G, Ziol M, Suarez F, Beaugrand M, Viallard JF, Lascaux AS, et al. Nodular regenerative hyperplasia: the main liver disease in patients with primary hypogammaglobulinemia and hepatic abnormalities. J Hepatol. 2008;48(1):74-82. doi: 10.1016/j.jhep.2007.08.011.
55. Fasano MB, Sullivan KE, Sarpong SB, Wood RA, Jones SM, Johns CJ, et al. Sarcoidosis and common variable immunodeficiency. Report of 8 cases and review of the literature. Medicine (Baltimore). 1996;75(5):251-61. doi: 10.1097/00005792-199609000-00002.
56. Devaney K, Goodman ZD, Epstein MS, Zimmerman HJ, Ishak KG. Hepatic Sarcoidosis – clinicopathologic features in 100 patients. Am J Surg Pathol. 1993;17(12):1272-80.
57. Morimoto Y, Routes JM. Granulomatous disease in common variable immunodeficiency. Curr Allergy Asthma Rep. 2005;5(5):370-5. doi: 10.1007/s11882-005-0008-x.
58. Agarwal S, Cunningham-Rundles C. Autoimmunity in common variable immunodeficiency. Ann Allergy Asthma Immunol. 2019;123(5):454. doi: 10.1016/j.anai.2019.07.014.
59. Wang J, Cunningham-Rundles C. Treatment and outcome of autoimmune hematologic disease in common variable immunodeficiency (CVID). J Autoimmun. 2005;25(1):57. doi: 10.1016/j.jaut.2005.04.006.

60. Kiaee F, Azizi G, Rafiemanesh H, Zainaldain H, Rizvi FS, Alizadeh M, et al. Malignancy in common variable immunodeficiency: a systematic review and metaanalysis. Expert Rev Clin Immunol. 2019;15(10):1105-13. doi: 10.1080/1744666X.2019.1658523.

61. Mellemkjaer L, Hammarstrom L, Andersen V, Yuen J, Heilmann C, Barington T, et al. Cancer risk among patients with IgA deficiency or common variable immunodeficiency and their relatives: a combined Danish and Swedish study. Clin. Exp. Immunol. 2002;130:495-500. doi: 10.1046/j.1365-2249.2002.02004.x.

62. Mayor PC, Eng KH, Singel KL, Abrams SI, Odunsi K, Moysich KB, et al. Cancer in primary immunodeficiency diseases: cancer incidence in the United States immune deficiency network registry. J Allergy Clin Immunol. 2018;141:1028-35. doi: 10.1016/j.jaci.2017.05.024.

63. Dhalla F, da Silva SP, Lucas M, Travis S, Chapel H. Review of gastric cancer risk factors in patients with common variable immunodeficiency disorders, resulting in a proposal for a surveillance programme. Clin Exp Immunol. 2011;165(1):1-7. doi: 10.1111/j.1365-2249.2011.04384.x.

64. Quinti I, Soresina A, Spadaro G, Martino S, Donnanno S, Agostini C, et al. Long-term follow-up and outcome of a large cohort of patients with common variable immunodeficiency. J Clin Immunol. 2007;27:308-16. doi: 10.1007/s10875-007-9075-1.

65. Leone P, Vacca A, Dammacco F, Racanelli V. Common variable immunodeficiency and gastric malignancies. Pediatr Blood Cancer. 2018;19(2):451. doi: 10.3390/ijms19020451.

66. Grecco O, Barbuti RC, Kokron CM, Marinho AKB, Sini BC, Figueira RCL, et al. Is the incidence of gastric tumor increasing in variable common immunodeficiency patients? Allergy 2019;74:824.

67. Janssen LMA, van der Flier M, de Vries E. Lessons Learned From the Clinical Presentation of Common Variable Immunodeficiency Disorders: A Systematic Review and Meta-Analysis. Front Immunol. 2021;12:620709. doi: 10.3389/fimmu.2021.620709.

68. Sanchez LA, Maggadottir SM, Pantell MS, Lugar P, Rundles CC, Sullivan KE, et al. Two sides of the same coin: pediatric-onset and adult-onset common variable immune deficiency. J Clin Immunol. 2017;37(6):592-602. doi: 10.1007/s10875-017-0415-5.

69. Patel SY, Carbone J, Jolles S. The expanding field of secondary antibody deficiency: causes, diagnosis and management. Front Immunol. 2019;10:33. doi: 10.3389/fimmu.2019.00033.

70. Bonilla FA. Personalized therapy for common variable immunodeficiency. Allergy Asthma Proc. 2020;41(1):19-25. doi: 10.2500/aap.2020.41.190012.

71. Goudouris ES, Rego Silva AM, Ouricuri AL, Grumach AS, Condino-Neto A, Costa-Carvalho BT, et al. II Brazilian Consensus on the use of human immunoglobulin in patients with primary immunodeficiencies. Einstein (São Paulo). 2017;15(1):1-16. doi: 10.1590/S1679-45082017AE3844.

72. Kuruvilla M, de la Morena MT. Antibiotic prophylaxis in primary immune deficiency disorders. J Allergy Clin Immunol Pract. 2013;1(6):573-82. doi: 10.1016/j.jaip.2013.09.013.

73. Sobh A, Bonilla FA. Vaccination in primary immunodeficiency disorders. J Allergy Clin Immunol Pract. 2016;4(6):1066-75. doi: 10.1016/j.jaip.2016.09.012.

74. Shearer WT, Fleisher TA, Buckley RH, Ballas Z, Ballow M, Blaese RM, et al. Recommendations for live viral and bacterial vaccines in immunodeficient patients and their close contacts. J Allergy Clin Immunol. 2014;133(4):961-6. doi: 10.1016/j.jaci.2013.11.043.

75. Marinho, AKBB. Avaliação da resposta clínica e humoral dos pacientes portadores de ICV submetidos à vacinação com antígenos protéicos e polissacarídicos [dissertação]. São Paulo: Universidade de São Paulo, Faculdade de Medicina; 2013 [citado 2022-05-19]. doi: 10.11606/D.5.2013.tde-20052013-163006.

76. Bonilla FA. Personalized therapy for common variable immunodeficiency. Allergy Asthma Proc. 2020;41(1):19-25. doi: 10.2500/aap.2020.41.190012. PMID: 31888779.

77. Wehr C, Gennery AR, Lindemans C, Schulz A, Hoenig M, Marks R, et al. Multicenter experience in hematopoietic stem cell transplantation for serious complications of common variable immunodeficiency. J Allergy Clin Immunol. 2015;135(4):988-97.e6. doi: 10.1016/j.jaci.2014.11.029.

78. Aghamohammadi A, Pouladi N, Parvaneh N, Yeganeh M, Movahedi M, Gharagolou M, et al. Mortality and morbidity in common variable immunodeficiency. J Trop Pediatr. 2007;53(1):32-8. doi: 10.1093/tropej/fml077.

22

Linfo-Histiocitoses Hemofagocíticas com e sem Hipopigmentação

Antonio Carlos Pastorino | Gabriele Zamperlini Netto | José Roberto Mendes Pegler | Mayra de Barros Dorna

Introdução

A linfo-histiocitose hemofagocítica (HLH), também conhecida como "síndrome hemofagocítica" (HLH, do inglês *hemophagocytic lymphohistiocytosis*), é uma síndrome hiperinflamatória sistêmica rara e associada a alto risco de morte.[1] As manifestações clínicas decorrem das altas concentrações de citocinas pró-inflamatórias, da proliferação aumentada de linfócitos e da infiltração dos diversos órgãos por linfócitos ativados, ocasionando febre, citopenias, hepatoesplenomegalia, alterações da coagulação, *rash* cutâneo, hepatite, alterações de sistema nervoso central (SNC), elevação de biomarcadores como ferritina e receptor solúvel da interleucina (IL) 2 (sIL-2) e até falência de diversos órgãos.[1-3] Dada sua gravidade, o reconhecimento dessa condição, a identificação de gatilhos e o tratamento precoce são fundamentais no manejo desses pacientes.

O termo HLH é geralmente usado para identificar de maneira genérica diferentes condições que cursam com essa síndrome de ativação excessiva do sistema imunológico,[2] que podem ser divididas em dois grupos principais:

- **HLH primárias ou genéticas:** condições determinadas por defeitos genéticos que causam erros inatos da imunidade cuja manifestação característica é a ocorrência de HLH. Neste grupo, estão incluídas as chamadas HLH familiares, as desordens da pigmentação com HLH, as síndromes linfoproliferativas ligadas ao X, defeitos genéticos em *NLRC4* e *CDC42* e as doenças de suscetibilidade a infecções pelo vírus Epstein-Barr (EBV). São denominadas HLH familiares as HLH primárias causadas por alterações genéticas que resultam em defeito grave da atividade citotóxica de linfócito T CD8 e linfócito NK.[1]
- **HLH secundárias:** HLH desencadeadas por condições ambientais ou adquiridas como infecções, doenças malignas, doenças reumatológicas, erros inatos do metabolismo, outros erros inatos da imunidade, síndromes autoinflamatórias e alguns medicamentos. As HLH secundárias às doenças reumatológicas ou a síndromes autoinflamatórias costumam ser chamadas de síndrome de ativação macrofágica (SAM).[1]

HLH primárias ou genéticas

Geralmente são decorrentes de defeitos em genes envolvidos de maneira crítica na atividade citotóxica dos linfócitos ou na regulação da atividade do inflamassoma.[1] A HLH, nesse grupo de pacientes, em especial nas formas denominadas "familiares", costuma apresentar início precoce e mais grave, porém relatos mais recentes mostram que pode ocorrer em qualquer idade.[2] Muitos desses pacientes necessitarão de transplante de células-tronco hematopoiéticas (TCTH) como tratamento definitivo, idealmente após o controle do quadro de HLH. Nesse grupo, também estão incluídos os casos de imunodeficiências primárias que desenvolvem síndrome hemofagocítica precocemente e cuja característica clínica mais evidente é a presença de alterações pigmentares que se manifestam na forma de albinismo oculocutâneo (AOC) parcial, com destaque para a alteração da cor dos cabelos, como as síndromes de Chediak-Higashi, de Griscelli tipo 2 (SG2) e de Hermansky-Pudlak tipo 2 (SHP2). Pacientes com as formas familiares e aqueles com desordens de pigmentação apresentam defeitos da atividade citotóxica dos linfócitos. Nesses pacientes, o maior tempo de sinapse imunológica entre os linfócitos com defeito de citotoxicidade e as células-alvo gera o aumento de citocinas inflamatórias e o acúmulo de células apresentadoras de antígeno. Sequencialmente, ocorre estímulo ainda maior dos linfócitos T, que proliferam e tornam-se hiperativados. Além disso, a atividade citotóxica é importante para a homeostasia e sua atividade defeituosa impede a ocorrência de diversos outros mecanismos de controle desse processo como a eliminação de linfócitos T CD4+ mediada por células *natural-killers* (NK), eliminação de linfócitos T citotóxicos por células T reguladoras e processo fratricida de células T.[1,3] Outras imunodeficiências mais raras podem cursar com HLH desencadeadas especialmente pelo vírus EBV. Pacientes com variantes genéticas que causem deficiência de XIAP, do inglês *X-linked inhibitor of apoptosis* ou ganho de função em NLRC4, apresentam alteração na regulação do inflamassoma, o que resulta na produção excessiva de citocinas por macrófagos e outras células, em especial da IL-18.[1,3] As HLH familiares, outras formas primárias de HLH, seu modo de herança genética e características principais estão descritos na Tabela 22.1.

Tabela 22.1. Defeitos genéticos identificados como causa de HLH primária.

Doença – Herança	Gene ou lócus	Proteína	%	Achados característicos
fHLH-1 – AR	*9q21.3-q22*	Desconhecida	Rara	Nenhum
fHLH-2 – AR	*10q22.1 (PRF1)*	Perforina	20% a 37%	HLH clássico de início precoce
fHLH-3 – AR	*17q25.1 (UhNC13D)*	Munc 13-4	20% a 33%	Aumento da incidência de doenças SNC
fHLH-4 – AR	*6q24.2 (STX11)*	Sintaxina 11	< 5%	Mais leve, HLH recorrente, colite
fHLH-5 – AR	*19p13.2 (STXBP2)*	Proteína 2 ligadora da sintaxina	5% a 20%	Diarreia, colite, coagulopatia, hipogamaglobulinemia, perda sensorial da audição
Síndromes com albinismo oculocutâneo parcial				
Síndrome de Griscelli – AR	*15q21.3 (RAB27A)*	Rab27A	5%	Albinismo parcial e cabelos cinza-prateados, infecções recorrentes, hipogamaglobulinemia, defeito na produção anticorpos, defeito nos TCHT, sem formação de grânulos gigantes
Síndrome de Chédiak-Higashi – AR	*1q42.3 (LYST)*	Lyst	2%	Albinismo oculocutâneo parcial, infecções piogênicas recorrentes, tendência ao sangramento, manifestações neurológicas, grânulos gigantes células sanguíneas
Síndrome de Hermansky-Pudlak 2	*5q14.1 (AP3B1)*	Subunidade 1 do complexo AP-3	Raro	Albinismo oculocutâneo parcial, cabelo que varia do branco ao verde oliva, imunodeficiência, neutropenia, tendência ao sangramento, ausência de corpos densos nas plaquetas e de grânulos gigantes

(*Continua*)

Tabela 22.1. Defeitos genéticos identificados como causa de HLH primária. *(Continuação)*

Doença – herança	Gene ou lócus	Proteína	%	Achados característicos
Desencadeados por EBV e outras formas raras				
XLP1 – Recessiva ligada ao X	*Xq25 (SH2D1A)*	SAP (SLAM associated protein)	7%	Grave HLH, hipogamaglobulinemia, ausência de células iNKT, HLH desencadeada pelo EBV, linfomas, vasculites, anemia aplásica
XLP2 – Recessiva ligada ao X	*Xq25 (BIRC4)*	XIAP	2%	HLH mais leve, recorrente e desencadeada pelo EBV em 30% a 80% ou outros vírus, hipogamaglobulinemia, doença inflamatória intestinal, infecções de repetição, uveítes, granulomas, doença pulmonar intersticial, doenças cutâneas com fístulas
Deficiência de ITK – AR	*5q33.3 (ITK)*	ITK	Raro	EBV crônico, linfadenomegalia, hepatoesplenomegalia, linfoma de Hodgkin
Deficiência de CD27 – AR	*12p13.31 (CD27)*	CD27	Raro	EBV crônico, imunodeficiência combinada, linfoma
XMEN – Recessiva ligada X	*Xq21.1 (MAGT1)*	MAGT1	Raro	Imunodeficiência combinada, infecções virais crônicas, linfomas
Síndromes autoinflamatórias				
Doença autoinflamatória com enterocolite – AD	*2p22.3 (NLRC4)*	CASP1	Raro	Ativação de inflamassomas por ganho de função, HLH leve ou recorrente, enterocolite infantil

fHLH: linfo-histiocitose familiar; AR: autossômica recessiva; CASP1: caspase 1; EBV: vírus Epstein-Barr; iNKT: células T NK invariantes; ITK: tirosinaquinase induzida por IL-2; MAGT1: transportador de magnésio 1; NLRC4: NOD-like receptor domínio CARD 4; SNC: sistema nervoso central; TCHT: testes cutâneos de hipersensibilidade tardia; XIAP: inibidor da apoptose ligado ao X; XLP1: linfoproliferação ligada ao X tipo 1.

Fonte: Adaptada de Canna SW, 2020; Griffin G, 2020.

A seguir, apresentaremos um resumo dos principais erros inatos da imunidade (EII) que cursam com hipopigmentação e suscetibilidade à HLH, pois o conhecimento de suas características clínicas e laboratoriais pode ser muito útil em seu reconhecimento precoce.

A Tabela 22.2 sumariza aspectos das imunodeficiências relacionadas a AOC que cursam com HLH.

Tabela 22.2. Aspectos clínicos, genéticos e laboratoriais das principais imunodeficiências relacionadas a albinismo oculocutâneo (AOC) que cursam com HLH.

	Gene	AOCP	Sangramento	Achados neurológicos	HLH	Neutropenia	Defeitos em células NK e CTL	Grânulos gigantes em células do sangue
SCH	*LYST*	+	+	+	+	+/-	+	+
SG2	*RAB27A*	+	-	-	+	+/-	+	-
SHP2	*AP3B1*	+	+	-	+	+	+	-

AOCP: albinismo oculocutâneo parcial; CTL: linfócitos T citotóxicos; NK: células *natural-killers*; SCH: síndrome de Chediak-Higashi; SG2: síndrome de Griscelli tipo 2; SHP2: síndrome de Hermansky-Pudlak tipo 2.

Fonte: Adaptada de Dotta L, Parolini S, Prandini A *et al.*, 2013.

A **síndrome de Chédiak-Higashi (SCH) (OMIM # 214500)** teve sua descrição completa na década de 1950, por Chédiak e Higashi, como uma doença congênita de grânulos de peroxidase gigantes. Trata-se de uma doença autossômica recessiva rara, com menos de 500 casos descritos na literatura.[4,5] A SCH é causada por mutações no gene regulador do tráfego lisossomal (*LYST*, também chamado CHS ou CHS1) localizado no segmento do cromossomo 1q42.1-42.2.[6,7] A principal função desse gene refere-se ao tráfego de vesículas intracitoplasmáticas e à sua interação com a membrana celular, podendo atuar também como um componente do citoesqueleto e nas vias de sinalização celular. Dependendo da mutação envolvida, podem ser descritos casos mais graves e precoces e outros casos atípicos, mais leves e de início mais lento, até mesmo sem manifestações de HLH.[6]

Os sinais e sintomas descritos são cabelos prateados ou acinzentados, hipopigmentação da pele, infecções recorrentes e manifestações neurológicas.[7] A hipopigmentação da pele não é completa (albinismo parcial), sendo as regiões expostas mais hiperpigmentadas.[7] Pode ocorrer redução na pigmentação da íris, com progressiva perda visual, redução do campo visual e/ou nistagmo.[6,7] As infecções recorrentes estão mais localizadas nas vias aéreas e na pele e menos comuns no trato digestório e são decorrentes de defeitos na quimiotaxia ou da atividade microbicida das células imunes.[5,7] O estafilococo e o estreptococo são os agentes mais comuns, podendo ocorrer também infecções virais e fúngicas.[5-7] Nos casos atípicos, poucas infecções são descritas.[7] As manifestações neurológicas podem aparecer em qualquer idade e variam desde alterações intelectuais, defeitos de atenção, ataxia, convulsões, tremores, paraplegia até polineuropatia periférica, mesmo em pacientes que já receberam TCTH.[7] Outro achado descrito é a tendência a sangramentos mucosos e epistaxes por defeitos na agregação plaquetária e eventualmente por trombocitopenia.[5-7] A manifestação mais temida e potencialmente fatal é o desenvolvimento da HLH, conhecida como "fase acelerada", que pode ocorrer em até 85% dos casos, com os mesmos achados clínicos e laboratoriais das HLH familiares.[5,6]

A suspeita inicial se faz pelos achados clínicos supradescritos ou em alguns casos, com o início de um quadro clínico de HLH.[7] O diagnóstico pode ser feito pela presença de grânulos gigantes no citoplasma de várias células, especialmente neutrófilos, linfócitos, eosinófilos e células NK, evidenciados em esfregaço de sangue periférico.[7,8] A distribuição peculiar dos grânulos de melanina no fio de cabelo, com pequenos e grandes agregados de pigmento aglomerado distribuídos de maneira irregular, pode auxiliar o diagnóstico e diferenciar a HLH de outras patologias com albinismo e hipopigmentação dos cabelos como na SG tipo 2, descrita a seguir.[5] A biópsia de pele evidencia a mesma presença de melanócitos com melanossomos grandes e em número menor que em peles normais.[7] O diagnóstico é confirmado pela identificação de mutações em homozigose ou heterozigose composta por sequenciamento do gene *LYST*.[7]

A síndrome de Griscelli (SG) é uma síndrome de albinismo oculocutâneo que se apresenta sob três formas: SG1 relacionada a mutações no gene *MYO5A* e com sintomatologia primordialmente neurológica; SG2 relacionada a mutações no gene *RAB27A* e que envolve alterações imunológicas e HLH; e SG3 com mutações no gene *MLPH* que codifica a melanofilina e causa apenas hipopigmentação na pele e cabelos.[7] Trataremos, neste capítulo, apenas da **SG2 (OMIM # 607624)** que cursa com imunodeficiência e desenvolvimento frequente de HLH.

A SG2 teve sua descrição inicial em 1978 em dois pacientes com albinismo parcial e manifestações imunológicas e sua caracterização genética ocorreu somente em 2000 por Ménasché *et al.*[6,7,9] Trata-se de uma doença autossômica recessiva causada por mutações no gene *RAB27A* que se localiza no cromossomo 15q15-21.1 e codifica uma proteína fundamental para o tráfego vesicular em várias células como leucócitos, plaquetas e melanócitos, modulando o transporte e acúmulo de vesículas.[7] Em especial, as células linfoides citotóxicas e as células NK têm a exocitose de grânulos comprometida, gerando defeitos da citotoxicidade e da resposta de hipersensibilidade tardia.[6,7] O gene *RAB27A* não se expressa nas células neuronais e as alterações neurológicas ocorrem pelo desenvolvimento da própria HLH.[6]

Os aspectos do albinismo oculocutâneo são muito semelhantes aos da SCH, com o aparecimento precoce de HLH (antes do 1° ano de vida) que acarreta envolvimento do SNC em dois terços dos casos.[7] Os cabelos prateados ou acinzentados, quando vistos ao microscópio de luz polarizada, podem diferenciar a SG2 da SCH. Em pacientes com SG2, a microscopia dos cabelos evidencia pigmentos de melanina agregados, acumulados principalmente na área medular.[6] Na pele, à microscopia eletrônica, é possível identificar a presença de numerosos melanossomos maduros nos melanócitos e poucos melanossomos nos queratinócitos adjacentes.[6] Por sua vez, o esfregaço do sangue periférico de pacientes com SG2 não evidencia os grânulos gigantes vistos nas células sanguíneas de pacientes com SCH. Podem ocorrer infecções piogênicas de repetição, com episódios de febre, hepatoesplenomegalia e linfadenopatia.

A apresentação precoce de HLH com envolvimento neurológico em pacientes com albinismo parcial, infecções de repetição e hepatoesplenomegalia são os achados para sua suspeita clínica. O número de granulócitos e de linfócitos está normal e as imunoglobulinas podem estar normais, elevadas ou reduzidas.[6] Ausência de grânulos gigantes nas células sanguíneas e o aspecto do cabelo auxiliam o diagnóstico que será definitivo pelo sequenciamento do gene *RAB27A*.[7]

A síndrome de Hermansky-Pudlak (SHP) é caracterizada por AOC, com tendência a sangramentos e, em alguns pacientes, envolvimento pulmonar com fibrose, colite granulomatosa e imunodeficiência. A redução da pigmentação da íris e da retina provocam redução da acuidade visual e nistagmo.[7] A cor do cabelo é variável desde o branco até o castanho escuro e a pele varia de branco a verde-oliva e, em geral, a pele é mais clara que a dos seus familiares.[10] A ausência de corpos densos das plaquetas (grânulos delta) na microscopia eletrônica e de grânulos gigantes no citoplasma de outras células sanguíneas diferencia essa doença da SCH.[6,10] A síndrome de Hermansky-Pudlak (SHP) é causada por mutações recessivas ou rupturas nos genes *HPS* que alteram a função das proteínas HPS, componentes da biogênese de complexos de organelas relacionadas ao lisossomo e são críticas para o tráfego intracelular de proteínas. São descritos vários genes associados com S*HP* (1, 3, 4, 5 e 6) além da porção 1 do complexo AP-3 (gene *AP3B1*) localizado no lócus 5q14.1. Todos os indivíduos com SHP apresentam AOC e, conforme a alteração genética, outros achados clínicos são encontrados, sendo que apenas a SHP2 (causada por mutações no gene AP3B1) (**OMIM # 608233**) apresenta imunodeficiência, com infecções de repetição em decorrência de neutropenia e de redução da atividade citotóxica de NK favorecendo a ocorrência de HLH.[10] Vale ressaltar que a ausência dos grânulos densos das plaquetas que contêm ADP, ATP, serotonina, cálcio e polifosfato reduz a agregação plaquetária, promovendo sangramentos. Outro achado na SHP2 é a maior incidência de linfoma de Hodgkin pela redução da função de células NK e NKT.[7]

Os achados clínicos dos aspectos cutâneos, oculares, tendência a sangramento e ausência de grânulos gigantes apontam para essa doença, mas o diagnóstico definitivo é molecular e permite determinar o tipo de SHP, importante na antecipação de problemas relacionados ao gene envolvido e no manejo clínico de suas comorbidades.[10]

Outras síndromes que apresentam fenótipo de cabelo prateado semelhante à SCH, GS2 e SHP2 devem ser diferenciadas, pois não apresentam alterações imunológicas e não causam a HLH, como é o caso da SG1 também conhecida como "síndrome de Elejalde" ou "doença melanolisossomal neuroectodérmica", a síndrome VICI e as demais formas de SHP.

HLH secundárias

As HLH secundárias são mais frequentes que as formas primárias e correspondem aos casos em que não há suscetibilidade genética específica para a ocorrência de HLH. Entre as formas secundárias, as infecções (em adultos e crianças) e as neoplasias malignas (especialmente em adultos) são as principais causas.[11]

- **Infecções:** são um dos principais desencadeantes de HLH tanto em pacientes com alguma suscetibilidade genética (formas primárias), como de maneira isolada (HLH secundária). Qualquer infecção, a princípio, pode ser desencadeante de HLH, sendo os agentes envolvidos mais frequentes o EBV, citomegalovírus (CMV), adenovírus e *Leishmania* sp. É importante considerar questões geográficas, epidemiológicas e socioeconômicas para que a investigação de um possível desencadeante infeccioso seja abrangente, pois o tratamento da infecção que esteja atuando como desencadeante é fundamental para o controle do quadro de hiperativação imunológica.[1,2]
- **Doenças malignas:** linfomas e leucemias são as neoplasias mais relacionadas ao desenvolvimento de HLH, que também pode ser desencadeada por tumores sólidos.[1] A investigação de doenças malignas como causa de HLH deve ser realizada agressiva e precocemente, sobretudo em pacientes adultos, pois nesse grupo de pacientes mais da metade dos casos de HLH está associada à sua existência.[1,11] No entanto, é importante ressaltar que a associação de HLH na faixa etária pediátrica a doenças malignas parece ser maior do que se acreditava previamente, chegando a ser responsável por até 8% dos casos de HLH em crianças em algumas séries de casos.[12]
- **Erros inatos da imunidade:** pacientes com outros EII não caracterizados por HLH primária podem ter, mais raramente, seu curso clínico complicado pela ocorrência de HLH, em geral desencadeada por uma infecção. Esse conhecimento é de grande importância, pois a HLH pode ser um evento crítico precedendo o diagnóstico de EII. Desse modo, a investigação de outros EII é fundamental, especialmente em crianças, já que a grande maioria dos casos relatados é de pacientes com doença granulomatosa crônica (DGC) ou imunodeficiência combinada grave (SCID, do inglês *severe combined immunodeficiency*). Em pacientes com SCID, os desencadeantes são geralmente vírus como EBV, CMV e adenovírus e em pacientes com DGC, a HLH costuma estar associada a infecções por *Burkholderia cepacia*, *Leishmania* spp. ou fungos.[1] No entanto, muitos outros EII podem, mais raramente, ter seu curso complicado por HLH, como outras imunodeficiências combinadas, síndrome de DiGeorge (SDG), síndrome de Wiskott-Aldrich (SWA), síndrome da linfoproliferação autoimune (ALPS), mutações em GATA2, mutações com ganho de função em STAT1.[1,3]
- **Doenças autoinflamatórias monogênicas são outros EII que podem cursar com HLH:** Nesses casos, como nas doenças reumatológicas, a HLH é denominada síndrome de ativação macrofágica (SAM) e já foi identificada em pacientes com síndrome hiper-IgD (deficiência de mevalonatoquinase), febre familiar do Mediterrâneo, síndromes periódicas associadas ao receptor de fator de necrose tumoral (TNF) (TRAPS) e nas síndromes periódicas associadas à criopirina (CAPS).[12]
- **Erros inatos do metabolismo (EIM):** o depósito de substratos não degradados no interior de macrófagos pode ocasionar a ativação do inflamassoma, com ativação exagerada de macrófagos e a ocorrência de HLH. O EIM mais frequentemente relacionado à HLH é a intolerância à proteína lisinúrica, mas muitos outros podem

desencadear essa reação imune exagerada, como deficiência de biotinidase, doença de Gaucher, acidemia propiônica, Neimann-Pick e acidemia metilmalônica.[2]

- **Doenças reumatológicas:** a artrite idiopática juvenil sistêmica (sJIA), a doença de Still do adulto, o lúpus eritematoso sistêmico e a doença de Kawasaki são as condições mais frequentemente associadas à SAM, uma complicação bastante temida neste grupo de pacientes por sua alta mortalidade.[12] Critérios específicos para diagnóstico de SAM já foram estabelecidos e diferem dos critérios para HLH.[1]

Quadro clínico e diagnóstico

A HLH é uma síndrome complexa, manifestando-se como um estado de hiperativação inflamatória associada a mecanismos ineficazes e prolongados da resposta imunológica.

A apresentação clínica pode ocorrer de maneiras diversas, mas invariavelmente é um quadro grave, muitas vezes diagnosticado já em unidades de terapia intensiva (UTI).[20] A falta de resposta de quadros sistêmicos, de sepse, aos tratamentos usuais ou a deterioração clínica sem justificativa clara devem levantar a suspeita de HLH. As manifestações mais comuns são: febre persistente; hepatoesplenomegalia; citopenias; adenomegalias; e sintomas cutâneos.[13] Todavia, há uma multiplicidade de outros achados clínicos e laboratoriais que podem ser encontrados, com apresentação variada entre diferentes pacientes e até ao longo do curso da doença em cada paciente acometido.

No início da década de 1990, a Histiocyte Society estabeleceu os primeiros critérios diagnósticos para essa síndrome[14] e, desde então, surgiram inúmeros estudos sobre a fisiopatologia, o diagnóstico e o tratamento dessa patologia. Atualmente, utilizam-se os critérios diagnósticos definidos no protocolo HLH-2004[13] que demanda a presença de pelo menos cinco de oito critérios (Tabela 22.3) no curso do quadro clínico do paciente ou a demonstração de uma alteração genética consistente com HLH.

Tabela 22.3. Critérios diagnósticos para HLH (presença de cinco de oito critérios).

Critério	Observação
Febre	–
Esplenomegalia	–
Citopenias afetando pelo menos duas das três linhagens hematológicas	• Hemoglobina < 9 g/dL ou < 10 g/dL em neonatos • Plaquetas < 100.000/μL • Neutrófilos < 1.000/mm³
Hipertrigliceridemia ou Hipofibrinogenemia	• Triglicérides > 265 mg/dL • Fibrinogênio < 150 mg/dL
Hiperferritinemia	• Ferritina > 500 μg/L
Hemofagocitose	• Presente na medula óssea ou outros tecidos (baço, linfonodos, LCR) • Sem evidência de neoplasias
Elevação do CD25 solúvel (receptor de IL-2 alfa)	• sCD25 > 2.400 U/mL
Atividade de linfócito NK baixa ou ausente	• De acordo com a referência do laboratório

Obs: Uma alteração genética compatível com HLH também fecha o diagnóstico.

LCR: líquido cefalorraquidiano.

Fonte: Adaptada de Henter JI, Elinder G, Ost A, 1991.

A febre é um sintoma praticamente universal da HLH, em geral, alta e persistente (> 7 dias), e decorre da grande circulação de citocinas associada com o estado hiperinflamatório (sobretudo IL-1, IL-6, TNF alfa (TNF-α) e interferon gama (IFN-γ)).[15] Apesar de pouco específica, é a apresentação que geralmente começar a levantar a suspeita diagnóstica de HLH.

A esplenomegalia acomete grande maioria dos pacientes e, em crianças, está usualmente associada à hepatomegalia. A linfonodomegalia também é encontrada, mas em menor frequência. Apesar de estar presente em grande parte dos casos, a hemofagocitose não é um sinal patognomônico, tampouco um critério essencial para que se faça o diagnóstico de HLH. Ocorre pela intensa atividade macrofágica causada pelas citocinas liberadas pelos linfócitos ativados e está presente com maior frequência na medula óssea e baço, seguido de linfonodos e líquido cefalorraquidiano (LCR).[16] É necessário haver bicitopenia ou pancitopenia, sendo a trombocitopenia (97% dos casos) e a anemia (88%) as alterações mais encontradas, com a neutropenia presente em cerca de dois terços dos casos.[17] Essas citopenias são decorrentes principalmente da mielossupressão causada pelas interleucinas inflamatórias, e não prioritariamente um resultado direto da hemofagocitose.[18]

Os macrófagos ativados de maneira exacerbada na HLH geram uma produção intensa de ferritina, gerando níveis séricos significativamente elevados. A hiperferritinemia é encontrada com enorme prevalência nos casos pediátricos, e valores maiores que 10.000 μg/L têm grande especificidade em crianças.[1] Em adultos, todavia, mesmo níveis muito altos de ferritina sérica não são específicos, podendo estar associados a malignidades, alterações hepáticas ou renais e outras patologias.[16]

Outro marcador de atividade imunológica descontrolada é o aumento da presença do CD25 solúvel (sCD25), que corresponde à subunidade alfa do receptor de IL-2, uma citocina essencial à proliferação e ativação de linfócitos T. Como todos os outros critérios diagnósticos descritos, uma dosagem de sCD25 elevada não é patognomônico de HLH, porém é um exame com alta sensibilidade clínica, já que 97% dos pacientes seguidos no protocolo HLH-2004 apresentaram valores maiores que os estabelecidos de 2.400 U/mL.[19] A dosagem do sCD25, no entanto, é um exame de pouca disponibilidade na prática clínica. A atividade de linfócitos NK é ainda mais difícil de ser realizada na prática clínica em nosso país, mas uma atividade reduzida corrobora o diagnóstico, seja por uma mutação genética no caso da HLH familiar, seja por um defeito transitório no sistema imunológico.[15]

Defeitos das vias de coagulação são comuns no paciente com HLH, e a hipofibrinogenemia gerada pelo aumento da via da plasmina (com consequente fibrinólise em excesso) é uma das causas desse processo, em associação com a trombocitopenia e até coagulação intravascular disseminada em alguns casos. Laboratorialmente, além das alterações de fibrinogênio e plaquetas, podem ser vistos tempo de protrombina e tempo de tromboplastina parcial ativada elevados e aumento do D-dímero. Com relação ao metabolismo de lipídios, os níveis elevados de triglicérides são provocados pela inibição gerada pelas citocinas inflamatórias da enzima lipoproteína lipase e, em pacientes com nutrição parenteral, esse exame deve ser analisado com cautela.[20] É importante ressaltar que a hipofibrinogenemia e/ou a hipertrigliceridemia compõem apenas um dos oito critérios diagnósticos do protocolo HLH-2004, não sendo contabilizados separadamente.

Além das alterações utilizadas como critérios diagnósticos, diversas outras manifestações podem ser encontradas na avaliação clínica e de exames complementares, sobretudo relacionadas ao SNC, ao fígado e à pele.

O envolvimento do SNC ocorre em 30% a 73% dos casos e, quando presente, é associado à maior frequência de sequelas e maior mortalidade. Os principais sintomas clínicos são convulsões, alteração no nível de consciência, meningismo e até sinais neurológicos focais como hemiparesia ou ataxia. É imprescindível a coleta de LCR e a realização de ressonância magnética (RM) de crânio em todo paciente com HLH, mesmo naqueles que não apresentam sinais clínicos claros de acometimento de SNC. No LCR, podem ser encontradas pleocitose e proteinorraquia decorrentes da infiltração de células imunes ativadas (ambas em até 40% dos casos), e até hemofagocitose. No exame de imagem, é comum encontrar alterações simétricas e multifocais em T2. Na impossibilidade de realização da RM, a tomografia computadorizada pode contribuir na investigação, porém não a substitui. Raramente, a HLH pode se manifestar de forma predominante por meio de alterações neurológicas, não fechando os outros critérios, constituindo-se em grande desafio diagnóstico.[21]

O comprometimento hepático vai além da hepatomegalia e dos distúrbios de coagulação já comentados. O aumento de transaminases ocorre em cerca de três quartos dos casos; hiperbilirrubinemia, em metade (demonstrando-se com icterícia clínica em 80% destes); e hipoalbuminemia, em 69% dos pacientes.[17] A hepatite fulminante com falência hepática aguda pode ser uma apresentação da HLH. Manifestações cutâneas em decorrência de alterações em outros sistemas podem surgir (icterícia, petéquias ou até púrpura), e a própria inflamação difusa pode ocasionar um *rash* eritematoso ou mesmo eritrodermia.[16] Provas inflamatórias como a proteína C-reativa (PCR) ou velocidade de hemossedimentação (VHS) geralmente estão elevadas já no início do quadro, porém há uma queda progressiva da VHS na medida em que ocorre o consumo de fibrinogênio.[15] Hiponatremia também é um achado frequente.[22] Novos testes laboratoriais vêm sendo estudados, como a dosagem de IL-18 e CXCL9, e poderão auxiliar no futuro.[1] Uma lista de exames recomendados para o diagnóstico e avaliação de uma suspeita de HLH estão presentes no Quadro 22.1

Quadro 22.1. Exames sugeridos na avaliação inicial do paciente com possível HLH.

Critérios HLH-2004	Outros exames
• Hemograma completo • Ferritina • Triglicérides • Fibrinogênio • Mielograma/biópsia de medula • Avaliação radiológica abdominal (se não há organomegalia ao exame físico) • CD25 solúvel (se disponível) • Atividade de linfócitos NK (se disponível)	• LCR • RM crânio • Transaminases • Albumina • Bilirrubina • Coagulograma • Sódio • Pesquisa de agentes infecciosos (EBV, CMV, leishmania, outros)

CMV: citomegalovírus; EBV: vírus de Epstein-Barr; LCR: líquido cefalorraquidiano; RM: ressonância magnética; NK: *natural-killers*.
Fonte: Adaptado de Canna SW, Marsh RA, 2020; Hines MR, von Bahr Greenwood T, Beutel G, *et al.*, 2021.

Por se tratar de uma condição sindrômica com sobreposição de sinais e sintomas presentes em diversos outros quadros graves, é muito importante a pesquisa de possíveis diagnósticos diferenciais ou concomitantes, sobretudo de etiologia infecciosa, autoinflamatória ou maligna. Contudo, como é possível a apresentação de HLH de maneira secundária a uma dessas patologias, mesmo quando se encontra outra doença específica, o diagnóstico ainda tem de ser considerado. Mesmo na HLH de origem primária, alguns desses gatilhos, notadamente o EBV pode ser desencadeante da hiperativação inflamatória.[2]

A falta de especificidade de cada critério ou achado clinicolaboratorial muitas vezes dificulta o estabelecimento do diagnóstico de HLH, mas em razão de seu caráter de grave evolução, com grande risco de mortalidade, é essencial um alto índice de suspeição para essa doença. Muitas vezes, é definida ao longo da evolução do paciente, e não apenas em uma avaliação inicial; portanto, um seguimento seriado, com repetição simultânea dos exames laboratoriais e exame clínico, pode auxiliar na definição do diagnóstico.

Tratamento

Os dados históricos de literatura descrevem as síndromes hemofagocíticas familiares como uma doença fatal, de sobrevida ao redor de 2 meses, até o início da década de 1990. Tentativas iniciais de tratamento com esteroides, radioterapia, exsanguinotransfusão e, até mesmo esplenectomia ofereceram algum controle da doença em casos isolados, sem impacto substancial na curva de sobrevida dos pacientes com HLH. O emprego de drogas citotóxicas como a vimblastina, ciclofosfamida e as epipodofilotoxicinas (etoposide e teniposide) foram responsáveis por remissões duradouras em séries de casos, em um período de pouco ou nenhum conhecimento sobre os mecanismos da HLH.[23] Esses achados serviram de base para os sucessivos estudos da Sociedade de Histiocitose desde o início da década de 1990. Ao longo dessas últimas 2 décadas, o entendimento da fisiopatologia da doença avançou, o transplante de medula óssea (TMO) tornou-se a única alternativa de cura para pacientes com doenças genéticas e novos agentes passaram a integrar o arsenal terapêutico das HLH.

Apesar da classificação das síndromes hemofagocíticas entre primárias e secundárias, é a ativação imunológica patológica e anormal e as consequências do estado hiperinflamatório que devem dirigir as medidas terapêuticas em pacientes suspeitos ou diagnosticados com HLH. A dicotomização entre formas genéticas ou não é muito difícil de ser estabelecida à apresentação e de pouco auxílio na condução inicial e aguda do paciente, uma vez que estudos genéticos são demorados, quando disponíveis em nosso meio, e há expressiva proporção de pacientes com HLH sem anormalidades genéticas identificadas.[24] Ao mesmo tempo, o achado de um gatilho desencadeante da síndrome hemofagocítica não exclui por completo a possibilidade de uma doença genética de base.[24,25] A definição de possíveis fatores desencadeantes é importante para a continuidade do tratamento, para estratificar o risco de recorrência da HLH e a necessidade de realização de um transplante alogênico de medula óssea, como no caso das HLH com defeitos genéticos reconhecidos ou nas doenças secundárias refratárias ou recorrentes.

Os critérios diagnósticos utilizados não permitem assertividade quanto ao diagnóstico em muitos casos e é fundamental que, na ausência de achados patognomônicos, o clínico esteja atento à progressão de achados clínicos e biomarcadores para que a decisão sobre o momento e a intensidade da intervenção anteceda a falência de múltiplos órgãos, com danos irreversíveis que causam o óbito.[26]

O tratamento tem como pilar a supressão do processo hiperinflamatório e da hipercitocinemia e a eliminação de células imunológicas ativadas por meio de drogas citotóxicas e agentes imunossupressores ou imunorregulatório.[27] A terapia específica para os estímulos antigênicos (infecciosos, malignos e autoimunes) é essencial, considerando o grau da inflamação na decisão sobre a melhor estratégia terapêutica em cada caso, combinando-se ou não com o tratamento para HLH. Há muitas opções terapêuticas em uso e em estudo, como os corticosteroides, imunoglobulina humana, etoposide, ciclosporina, anticorpos antilinfócitos T (timoglobulina e alemtuzumabe), rituximabe, antagonistas de interleucinas (anakinra ou tocilizumabe), inibidores de quinases (JAK – ruxolitinibe), anticorpo monoclonal anti-IFN-γ (emapalumab), entre outros.[27] No entanto, os protocolos da Sociedade de Histiocitose foram os primeiros a estruturar uma intervenção pautada em critérios diagnósticos padronizados e com a combinação de altas doses de dexametasona, etoposide e ciclosporina.[17]

Protocolos com etoposide

O primeiro estudo da Sociedade de Histiocitose (HLH 94) foi desenhado com o objetivo de induzir e manter a resolução da doença até o momento do TMO para os casos de HLH primária ou com doença persistente e refratária. O plano de tratamento incluía uma fase inicial e intensa com duração de 8 semanas, utilizando dexametasona em altas doses, potente droga anti-inflamatória e com boa penetração em SNC; o etoposide, quimioterápico com propriedades pró-apoptóticas, capaz de agredir células T ativadas e de inibir a produção de citocinas inflamatórias em pacientes com HLH[28] (Figura 22.1). A continuidade do tratamento com pulsos de dexametasona e etoposide e com o uso contínuo de ciclosporina era destinada àqueles pacientes com suspeita de doença genética e, portanto, candidatos a transplante alogênico de medula óssea, enquanto pacientes sem doença familiar poderiam interromper o protocolo ao término das 8 semanas iniciais, desde que os sintomas estivessem resolvidos.

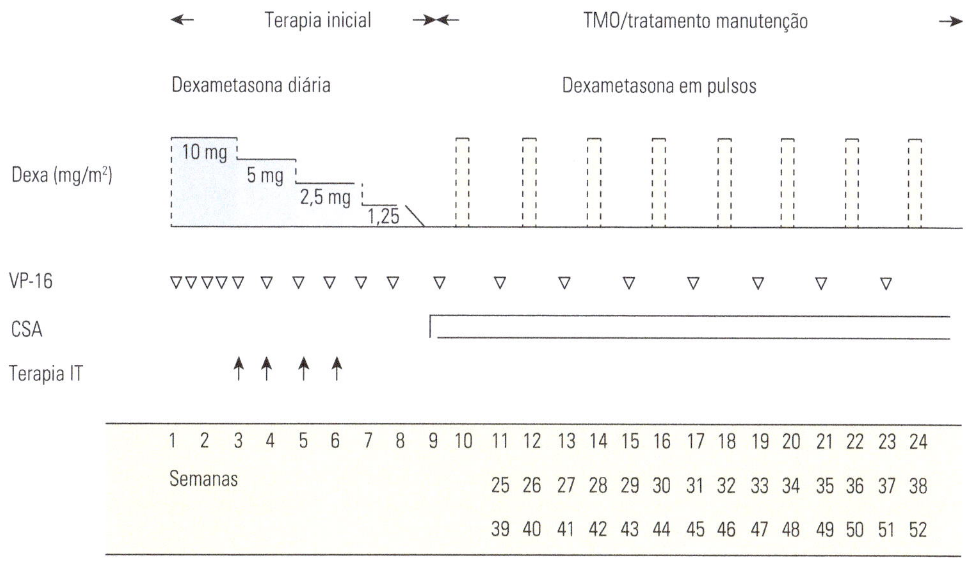

Figura 22.1. Representação esquemática do protocolo de tratamento HLH-94. CSA: ciclosporina; Dexa: dexametasona; terapia IT: terapia intratecal; TMO: transplante de medula óssea; VP-16: etoposide.

Fonte: Adaptada de Trottestam H, Horne A, Aricò M, 2011.

Entre os 249 pacientes incluídos no estudo, a sobrevida global em 5 anos foi de 54% (IC 95% ±6%) para o grupo, com 70% dos pacientes em remissão ou vivos até o momento do TMO, resultado bastante expressivo quando comparado aos dados históricos. Além da perspectiva curativa, pode-se concluir que os resultados do TCTH foram melhores na ausência de doença ativa no momento do transplante (sobrevida em 5 anos: 72% vs. 66%, respectivamente) e que nenhum paciente com doença familiar sobreviveu sem o TCTH.[17]

Outro achado relevante foi a observação que 14% dos pacientes faleceram nos primeiros 2 meses de tratamento, e a grande maioria destes teve o óbito atribuído à doença ativa. Por esse motivo, o protocolo sucessor HLH 2004 intensificou a imunossupressão com a ciclosporina ainda na fase inicial, mantendo a mesma estrutura terapêutica do HLH 94. Os resultados do HLH 2004 foram publicados recentemente e confirmam a boa eficácia do regime, embora o emprego precoce da ciclosporina não tenha conferido vantagem estatística na sobrevida dos pacientes com HLH (HLH 2004 61% vs. HLH 94 54%; p NS).[19] Os dois estudos recrutaram aproximadamente 600 pacientes tratados com a mesma proposta e representam a maior casuística da literatura pediátrica. Frente aos recentes achados do estudo HLH 2004, a Sociedade de Histiocitose sugere o protocolo HLH 94 como o tratamento de escolha, postergando-se o início da ciclosporina.

Para as HLH secundárias, a instituição do protocolo HLH 94 deve seguir um julgamento clínico e individualizado para cada caso, e as condições desencadeantes podem nortear condutas alternativas ou adaptadas, como o emprego de corticosteroide e/ou imunoglobulina humana em formas secundárias leves; regimes quimioterápicos que contenham corticosteroides e etoposide em HLH associada à doença maligna, associação com rituximabe em HLH induzida por EBV e inúmeras outras possibilidades. Independentemente da estratégia inicial, na vigência de deterioração clínica pela HLH, o tratamento com etoposide deve ser iniciado imediatamente.[25-27]

Alternativas terapêuticas sem etoposide

Apesar da boa efetividade dos estudos HLH 94 e 2004, intervenções sem o etoposide são exploradas, pois alguns efeitos colaterais desse medicamento podem limitar a intensidade e a continuidade da terapia, como a pancitopenia.

Um grupo francês publicou a experiência em pacientes diagnosticados com HLH familiar e tratados com globulina antitimocítica (ATG de coelho de 25 a 50 mg/Kg por 5 dias) combinada com metilprednisolona, seguida por ciclosporina até o momento do TCTH. Dos 38 pacientes estudados, 73% atingiram resposta completa e 24%, resposta parcial. O TCTH foi realizado em 80% dos casos e a sobrevida global foi de 55%.[29]

De forma análoga ao ATG, o alemtuzumabe (anticorpo monoclonal anti-CD52) também tem sido empregado no tratamento de HLH e, apesar de resultados pouco conhecidos como 1ª linha de terapia, é uma alternativa nas doenças refratárias e nos regimes preparatórios de TMO.[30] Outros estudos, ainda sem resultados publicados, avaliam a combinação de ATG com corticosteroides e etoposide (*Hybrid Immunotherapy* HIT – HLH trial NCT 01104025), o uso de tocilizumabe (NCT 02007239) e ruxolitinibe (NCT 02400463).[31]

Em 2019, foi aprovada pela agência norte-americana Food and Drug Administration (FDA) a primeira droga dedicada à HLH refratária, o emapalumab, um anticorpo monoclonal anti-interferon gama, ponto central na cascata de ativação imunológica anormal dessa condição clínica. Em estudo prospectivo fase 2/3, publicado em 2020,[32] 34 pacientes foram incluídos (27 previamente tratados e 7 casos novos, sem tratamento anterior) e taxas de resposta global – completa e parcial – ao redor de 65% foram observadas, com bom perfil de tolerância. Interessante que a sobrevida global foi de 71% em 12 meses de estudo, semelhante entre as duas populações de pacientes, independentemente do tratamento prévio. Apesar do número limitado de crianças recrutadas nesse estudo, seus resultados permitem contemplar o emapalumab em estudos futuros como uma droga-alvo dentro da tempestade de citocinas do paciente com HLH e como alternativa aos tratamentos citotóxicos existentes no momento.

Tratamento do sistema nervoso central

Aproximadamente um terço dos pacientes nos protocolos HLH 94 e 2004 teve acometimento do SNC (HLH-SNC) ao diagnóstico. A avaliação ativa com coleta de LCR e exames de neuroimagem, preferencialmente RM, é mandatória em todos os pacientes, em conjunto com a avaliação clínica. A melhor recomendação para tratamento específico do SNC não é estabelecida na literatura. Os protocolos da Sociedade de Histiocitose recomendam a administração intratecal semanal de metotrexato e corticosteroides, entre as semanas 3 e 6, para os pacientes com progressão de sintomas neurológicos após 2 semanas de tratamento sistêmico, ou para aqueles com persistência de alterações do LCR em vigência de terapia.

Resultados do estudo HLH 94 mostram que 67% dos sobreviventes com HLH-SNC tiveram melhora dos sintomas ao término de 2 meses de tratamento, embora não seja claro se atribuível à quimioterapia intratecal ou à intensificação do tratamento sistêmico. Outros grupos preconizam o tratamento dedicado ao SNC independentemente da resposta ao controle sistemico.[21]

Suporte geral

Os pacientes diagnosticados com HLH frequentemente necessitam de uma equipe multidisciplinar no seu cuidado. A *expertise* de imunologistas, reumatologistas, onco-hematologistas e de equipes de TMO deve convergir para que as melhores decisões terapêuticas a curto e longo prazo sejam tomadas. Entretanto, a interface com as unidades de suporte intensivo em razão da disfunção potencial de múltiplos órgãos e sistemas, o suporte hemoterápico efetivo para correção de distúrbios de coagulação e plaquetopenia com risco de sangramento e o adequado tratamento de gatilhos infecciosos também são imprescindíveis no cuidado do paciente com HLH. Recomenda-se profilaxia rotineira para *Pneumocystis jirovecii* com sulfametoxazol-trimetoprim, antifúngicos e antivirais, além do uso de antibióticos de amplo espectro em suspeita de infecção bacteriana. A reposição sistemática de imunoglobulina (0,5 g/Kg) a cada 4 semanas também é sugerida nos protocolos da Sociedade de Histiocitose.

Tratamento de resgate

Recaída ou refratariedade representam desafios na condução da doença. No protocolo HLH 94, melhora dos sintomas da síndrome hemofagocitica ocorreu em 32% dos casos, 4% não responderam e 11% faleceram nos primeiros 2 meses de tratamento em decorrência da doença de base. No estudo do grupo francês que utilizou ATG, metilprednisolona e ciclosporina, 26% das crianças foram consideradas respondedores parciais ou não respondedores.[31]

Importante considerar que pacientes com doença familiar podem evoluir com reativações como parte da evolução natural da doença, principalmente no momento do desmame da terapia (ao redor da 6ª semana do protocolo da Sociedade de Histiocitose), mas que podem ser adequadamente resgatados com intensificações do mesmo plano de tratamento (p. ex., aumento de doses de dexametasona e do etoposide conforme as fases iniciais do protocolo) ou incorporação de novos agentes. Analogamente, o transplante alogênico de medula óssea é uma opção de resgate desses pacientes, embora não desejável, e pode ser oferecido em pacientes com doença ativa.

Existem ainda, correspondendo a uma minoria dos pacientes, os não respondedores ao tratamento de 1ª linha que têm nos novos agentes disponíveis alternativas de resgate. Recentemente, a Sociedade de Histiocitose formou um comitê dedicado às doenças persistentes ou recorrentes (*Salvage Therapy Working Group*), mas a escassez da literatura ainda não permite estabelecer a melhor recomendação de resgate. No entanto, no momento, indiscutivelmente, o emapalumabe está em destaque. Outras opções são a anakinra, particularmente explorada em contextos reumatológicos;[33] ATG e alemtuzumab com taxas de resposta que variam de 25% a 90% em diferentes series de casos; e alterativas interessantes aos pacientes com refratariedade e/ou intolerância ao esquema contendo etoposide.[29,30]

O regime DEP (doxorrubicina liposomal, etoposide e dexametasona) foi avaliado em adultos com taxas de respostas parciais e completas próximas a 76%, semelhante ao resultado recentemente publicado por um grupo chinês, que avaliou prospectivamente a incorporação do ruxolitinibe ao esquema DEP.[34,35] O próprio ruxolitinibe, um potente bloqueador das vias JAK/STAT que regulam as múltiplas citocinas envolvidas na fisiopatologia da doença, tem sido estudado em pacientes com HLH refratária, embora a evidência ainda seja limitada a pequenas séries de casos.[36]

Tanto para situações de reativações como de refratariedade, é mandatório que o clínico descarte infecções oportunistas em pacientes gravemente imunossuprimidos pela terapia ou reconsidere a possibilidade de possíveis gatilhos não identificados e potencialmente tratáveis.

Transplante alogênico de células-tronco hematopoiéticas

O TCTH é a única medida curativa para os pacientes com HLH primárias, sendo indicado para todos os pacientes com diagnóstico genético confirmado, mas também para aqueles com doença recorrente/refratária. As particularidades do TCTH em HLH são inúmeras, permeadas por avanços substanciais da compreensão não apenas da HLH, mas também do TMO como especialidade, com utilização de modalidades tanto mielo ablativas como com intensidade reduzidas.[37-39]

Referências bibliográficas

1. CannaSW, MarshRA. Pediatrichemophagocyticlymphohistiocytosis. Blood. 2020;135(16):1332-43. doi: 10.1182/blood.2019000936.
2. Chellapandian D. Hemophagocytic lymphohistiocytosis: lessons learned from the dark side. Immunol Allergy Clin North Am. 2020;40(3):485-97. doi: 10.1016/j.iac.2020.04.003.
3. Marsh RA, Haddad E. How i treat primary haemophagocytic lymphohistiocytosis. Br J Haematol. 2018;182(2):185-99. doi: 10.1111/bjh.15274.
4. Kaplan J, Domenico I De, Ward DM. Chediak-higashi syndrome. Curr Opin Hematol. 2008;(15):22-9. doi: 10.1097/MOH.0b013e3282f2bcce.
5. Toro C, Nicoli E, Malicdan M, Adams D, Introne W, Adam MP, et al. Chediak-Higashi syndrome. GeneReviews® [internet]. Seattle (WA): University of Washington, 1993-2022.
6. Dotta L, Parolini S, Prandini A, Tabellini G, Antolini M, Kingsmore SF, et al. Clinical, laboratorial, and molecular signs of immunodeficiency in patients with partial oculo-cutaneous albinism. Orphanet J Rare Dis. 2013;8:168. doi: 10.1186/1750-1172-8-168.
7. Zamani R, Shahkarami S, Rezaei N. Primary immunodeficiency associated with hypopigmentation: a differential diagnosis approach. Allergol Immunophatol (Madr). 2021;49(2):178-90. doi: 10.15586/aei.v49i2.61.
8. Carneiro IM, Rodrigues A, Pinho L, de Jesus Nunes-Santos C, de Barros Dorna M, Moschione Castro APB, et al. Chediak-Higashi syndrome: lessons from a single-center case series. Allergol Immunopathol (Madr). 2019;47(6):598-603. doi: 10.1016/j.aller.2019.04.010.
9. Ménasché G, Pastural E, Feldmann J, Certain S, Ersoy F, Dupuis S, et al. Mutations in RAB27A cause Griscelli syndrome associated with haemophagocytic syndrome. Nat Genet. 2000;25(2):173-6. doi: 10.1038/76024.
10. Huizing M, Malicdan MCV, Gochuico BR, Gahl WA. Hermansky-Pudlak syndrome. In: GeneReviews® [Internet]. Seattle (WA): University of Washington, 2000:1993-2022.

11. Wysocki CA. Comparing hemophagocytic lymphohistiocytosis in pediatric and adult patients. Curr Opin Allergy Clin Immunol. 2017;17(6):405-13. doi: 10.1097/ACI.0000000000000405.
12. Henderson LA, Cron RQ. Macrophage activation syndrome and secondary hemophagocytic lymphohistiocytosis in childhood inflammatory disorders: diagnosis and management. Paediatr Drugs. 2020;22(1):29-44. doi: 10.1007/s40272-019-00367-1.
13. Henter JI, Horne A, Aricó M, Egeler RM, Filipovich AH, Imashuku S, et al. HLH-2004: Diagnostic and therapeutic guidelines for hemophagocytic lymphohistiocytosis. Pediatr Blood Cancer. 2007;48(2):124-31. doi: 10.1002/pbc.21039.
14. Henter JI, Elinder G, Ost A. Diagnostic guidelines for hemophagocytic lymphohistiocytosis. The FHL Study Group of the Histiocyte Society. Semin Oncol. 1991;18(1):29-33.
15. Griffin G, Shenoi S, Hughes GC. Hemophagocytic lymphohistiocytosis: an update on pathogenesis, diagnosis, and therapy. Best Pract Res Clin Rheumatol. 2020;34(4):101515. doi: 10.1016/j.berh.2020.101515.
16. Al-Samkari H, Berliner N. Hemophagocytic lymphohistiocytosis. Annu Rev Pathol. 2018;13:27-49. doi: 10.1146/annurev-pathol-020117-043625.
17. Trottestam H, Horne A, Aricò M, Egeler RM, Filipovich AH, Gadner H, et al. Chemoimmunotherapy for hemophagocytic lymphohistiocytosis: long-term results of the HLH-94 treatment protocol. Blood. 2011;118(17):4577-84. doi: 10.1182/blood-2011-06-356261.
18. Janka GE. Hemophagocytic syndromes. Blood Rev. 2007;21(5):245-53. doi: 10.1016/j.blre.2007.05.001.
19. Bergsten E, Horne A, Aricó M, Astigarraga I, Egeler RM, Filipovich AH, et al. Confirmed efficacy of etoposide and dexamethasone in HLH treatment: long-term results of the cooperative HLH-2004 study. Blood. 2017;130(25):2728-38. doi: 10.1182/blood-2017-06-788349.
20. Hines MR, von Bahr Greenwood T, Beutel G, Beutel K, Hays JA, Horne AC, et al. Consensus-Based guidelines for the recognition, diagnosis, and management of hemophagocytic lymphohistiocytosis in critically Ill children and adults. Crit Care Med. 2021. doi: 10.1097/CCM.0000000000005361.
21. Horne A, Wickström R, Jordan MB, Yeh EA, Naqvi A, Henter J-I, et al. How to treat involvement of the central nervous system in hemophagocytic lymphohistiocytosis? Curr Treat Options Neurol. 2017;19(1):3. doi: 10.1007/s11940-017-0439-4.
22. Malinowska I, Machaczka M, Popko K, Siwicka A, Salamonowicz M, Nasiłowska-Adamska B. Hemophagocytic syndrome in children and adults. Arch Immunol Ther Exp (Warsz). 2014;62(5):385-94. doi: 10.1007/s00005-014-0274-1.
23. Janka GE. Familial hemophagocytic lymphohistiocytosis. Eur J Pediatr. 1983;140(3):221-30. doi: 10.1007/BF00443367.
24. Chinn IK, Eckstein OS, Peckham-Gregory EC, Goldberg BR, Forbes LR, Nicholas SK, et al. Genetic and mechanistic diversity in pediatric hemophagocytic lymphohistiocytosis. Blood. 2018;132(1):89-100. doi: 10.1182/blood-2017-11-814244.
25. Jordan MB, Allen CE, Weitzman S, Filipovich AH, McClain KL. How I treat hemophagocytic lymphohistiocytosis. Blood. 2011;118(15):4041-52. doi: 10.1182/blood-2011-03-278127.
26. Jordan MB, Allen CE, Greenberg J, Henry M, Hermiston ML, Kumar A, et al. Challenges in the diagnosis of hemophagocytic lymphohistiocytosis: Recommendations from the North American Consortium for Histiocytosis (NACHO). Pediatr Blood Cancer. 2019;66(11):e27929. doi: 10.1002/pbc.27929.
27. Janka GE, Lehmberg K. Hemophagocytic lymphohistiocytosis: pathogenesis and treatment. Hematology Am Soc Hematol Educ Program. 2013;2013:605-611. doi: 10.1182/asheducation-2013.1.605.
28. Johnson TS, Terrell CE, Millen SH, Katz JD, Hildeman DA, Jordan MB. Etoposide selectively ablates activated T cells to control the immunoregulatory disorder hemophagocytic lymphohistiocytosis. J Immunol. 2014;192(1):84-91. doi: 10.4049/jimmunol.1302282.
29. Mahlaoui N, Ouachée-Chardin M, de Saint Basile G, Neven B, Picard C, Blanche S, et al. Immunotherapy of familial hemophagocytic lymphohistiocytosis with antithymocyte globulins: a single-center retrospective report of 38 patients. Pediatrics. 2007;120(3):e622-e8. doi: 10.1542/peds.2006-3164.

30. Marsh RA, Allen CE, McClain KL, Weinstein JL, Kanter J, Skiles J, et al. Salvage therapy of refractory hemophagocytic lymphohistiocytosis with alemtuzumab. Pediatr Blood Cancer. 2013;60(1):101-9. doi: 10.1002/pbc.24188.
31. Marsh RA, Jordan MB, Talano JA, Nichols KE, Kumar A, Naqvi A, et al. Salvage therapy for refractory hemophagocytic lymphohistiocytosis: a review of the published experience. Pediatr Blood Cancer. 2017;64(4):10.1002/pbc.26308. doi: 10.1002/pbc.26308.
32. Locatelli F, Jordan MB, Allen C, Cesaro S, Rizzari C, Rao A, et al. Emapalumab in children with primary hemophagocytic lymphohistiocytosis. N Engl J Med. 2020;382(19):1811-22. doi: 10.1056/NEJMoa1911326.
33. Mehta P, Cron RQ, Hartwell J, Manson JJ, Tattersall RS. Silencing the cytokine storm: the use of intravenous anakinra in haemophagocytic lymphohistiocytosis or macrophage activation syndrome. Lancet Rheumatol. 2020;2(6):e358-e67. doi: 10.1016/S2665-9913(20)30096-5.
34. Wang Y, Huang W, Hu L, Cen X, Li L, Wang J, et al. Multicenter study of combination DEP regimen as a salvage therapy for adult refractory hemophagocytic lymphohistiocytosis. Blood. 2015;126(19):2186-92. doi: 10.1182/blood-2015-05-644914.
35. Wang J, Zhang R, Wu X, Li F, Yang H, Liu L, et al. Ruxolitinib-combined doxorubicin-etoposide-methylprednisolone regimen as a salvage therapy for refractory/relapsed haemophagocytic lymphohistiocytosis: a single-arm, multicentre, phase 2 trial. Br J Haematol. 2021;193(4):761-8. doi: 10.1111/bjh.17331.
36. Keenan C, Nichols KE, Albeituni S. Use of the JAK Inhibitor Ruxolitinib in the treatment of hemophagocytic lymphohistiocytosis. Front Immunol. 2021;12:614704. doi: 10.3389/fimmu.2021.614704.
37. Aricò M, Janka G, Fischer A, Henter JI, Blanche S, Elinder G, et al. Hemophagocytic lymphohistiocytosis. Report of 122 children from the International Registry. FHL Study Group of the Histiocyte Society. Leukemia. 1996;10(2):197-203.
38. Marsh RA, Vaughn G, Kim MO, Li D, Jodele S, Joshi S, et al. Reduced-intensity conditioning significantly improves survival of patients with hemophagocytic lymphohistiocytosis undergoing allogeneic hematopoietic cell transplantation. Blood. 2010;116(26):5824-31. doi: 10.1182/blood-2010-04-282392.
39. Allen CE, Marsh R, Dawson P, Bollard CM, Shenoy S, Roehrs P, et al. Reduced-intensity conditioning for hematopoietic cell transplant for HLH and primary immune deficiencies. Blood. 2018;132(13):1438-51. doi: 10.1182/blood-2018-01-828277.

23

Desregulação Imune com Poliendocrinopatia e Enteropatia Ligada ao X (IPEX) e Defeitos IPEX-Símile

Adriana Gut Lopes Riccetto | Marcos Tadeu Nolasco da Silva | Maria Marluce dos Santos Vilela

Mais de 480 erros inatos da imunidade (EII) monogênicos já foram identificados[1,2] e, entre eles, há variantes em 129 genes associados a uma quebra da regulação da resposta imunológica, resultando em fenótipos clínicos de desregulação, caracterizados por autoimunidade, autoinflamação/hiperinflamação, linfoproliferação, malignidade, atopia e menos infecções.[3] Esses fenótipos estão categorizados como distúrbios primários da regulação imunológica (DPRI) e decorrem de defeitos nas vias imunológicas regulatórias que abrangem deficiências nas imunidades inata e adaptativa, humoral e celular.[3] Conhecer o gene envolvido auxilia no gerenciamento e na decisão terapêutica a favor ou contra o transplante de células-tronco hematopoiéticas (TCTH).

Neste capítulo, abordaremos apenas as doenças causadas por defeitos nas células T-regulatórias CD4+CD25+ (Treg), descritas como T-regopatias, que incluem: 1) síndrome da desregulação imune com poliendocrinopatia e enteropatia ligada ao X (IPEX), causada por variante no gene *Forkhead Box P3* (FOXP3), que é definidor da linhagem de células T reg; 2) síndromes IPEX-símile, com o gene FOXP3 normal, associada a variantes patogênicas nos genes, CD25 *Interleukin 2 Receptor Subunit Alpha* (*IL2RA*), CD122 (*IL2RB*), *CTLA4*, *LRBA*, *STAT1-GOF*, *STAT3-GOF*, *STAT5B*, *BACH2*, *DEF6*, e *FERMT1*, *HEM1*,[4-6] os quais codificam proteínas que contribuem para a função das Treg. Descreveremos as causas genéticas, diagnóstico, tratamento com imunossupressores, imunobiológicos e, em alguns casos, TCTH como terapia potencialmente curativa. Os demais DPRI com autoimunidade, mas sem defeitos das células Treg, conhecidos como "linfoproliferação autoimune" (ALPS e ALPS-símile), "hiperinflamação" e "desregulação imune com colite",[4-6] serão descritos em outros capítulos.

O FOXP3 é modulador da maquinaria de transcrição de genes relevantes para Treg, como interleucinas (IL) 2Rα (CD25) e CTLA4,[4] que agem como repressores de transcrição. As células reg mantêm a autotolerância periférica por meio do controle da proliferação, produção de citocinas pró-inflamatórias, fatores de crescimento e expressão de moléculas coestimuladoras de linfócitos T e B maduros. As células Treg que se desenvolvem no timo são conhecidas como "células Treg naturais" (nTreg) e as Tregs que são induzidas a partir de células efetoras CD4+ virgens (*naïve*) na periferia são identificadas como "iTregs". As células Treg FOXP3+ expressam várias moléculas que desempenham papéis na manutenção (CD25), no tráfego (CD103) e na função (CTLA4) das Treg. A regulação negativa do receptor de IL-7a (CD127) é outro marcador útil para identificar células Treg $CD4^+$ $FOXP3^+$, definidas por sua expressão $CD4^+CD25^+FOXP3^+CD127^-$.[4-7]

Desde a infância, as Tregs representam 5% a 7% do total das células T CD4+ do sangue periférico. As Tregs exercem seu efeito supressor por contato direto célula-célula. Utilizam receptores imunorreguladores, como CTLA4, ou secretam IL-10 e fator de crescimento transformador beta (TGF-β) que suprimem células efetoras, ou superexpressam CD25+ que age como "dreno de IL-2" privando as células efetoras dessa citocina crucial para seu desenvolvimento.[4-7] A Figura 23.1 ilustra que as Tregs, além de expressar moléculas inibitórias na superfície (CTLA-4, PD-1 e TIGIT), secretam citocinas imunossupressoras (IL-10 e TGF-β), por meio das quais exercem sua função reguladora. Vários outros marcadores de superfície (CD39, CD73, GARP, GITR, ICOS e CD95) e fatores de transcrição (BACH2, HELIOS e EOS) também desempenham um papel funcional nessas células. Os mecanismos moleculares das Treg FOXP3+ para suprimir funções de células-alvo também estão ilustrados na Figura 23.1: 1) secreção de citocinas imunossupressoras que inibem a ativação de células apresentadoras de antígenos (CAA) e de células T efetoras (Tef), além da proliferação de células T e B; 2) expressão de moléculas na membrana que inibem a ativação de CAA e dos sinais coestimulatórios cruciais para as células Tef; 3) alteração do metabolismo da adenosina: a conversão de ATP em AMP por meio de CD39/CD73 alterando o ambiente metabólico das células T e estimulando a expressão de receptores inibitórios por meio de receptores de adenosina; 4) deprivação de IL-2 no ambiente, por aumento do seu consumo, uma vez que Treg FOXP3+ expressa nível elevado do receptor de IL-2 de alta afinidade, CD25. Os destaques em vermelho na Figura 23.1 indicam que a mutação no gene corresponde a uma doença monogênica.

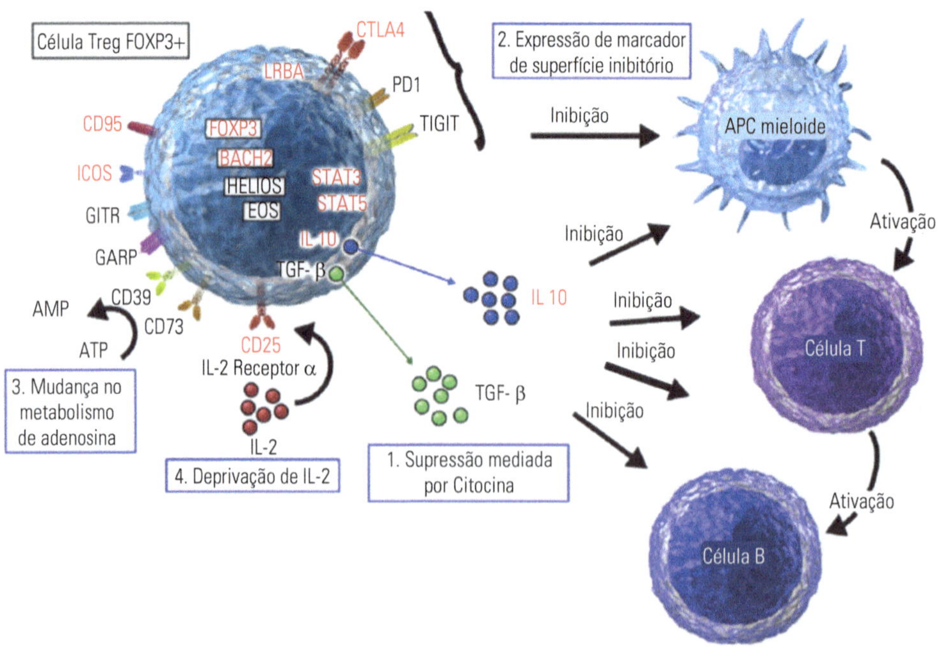

Figura 23.1. Mecanismos moleculares da função supressora das células Treg FOXP3+.[4]
Fonte: Adaptada de Cepika AM, Sato Y, Liu JM, 2018.

Síndrome IPEX – desregulação imune com poliendocrinopatia e enteropatia ligada ao X (OMIM # 304790)

A IPEX é um distúrbio hemizigótico raro. A primeira descrição de IPEX por Powell *et al.*, em 1982, referia-se a uma família com 21 homens afetados e que faleceram precocemente.[8] O defeito genético localiza-se no cromossomo X (Xp11.23–Xq13.3), no gene FOXP3.[9] Estão registradas 321 variantes no gene *FOXP3*, sendo 184 patogênicas, 18 provavelmente patogênicas e 58 de significado incerto.[10] As manifestações clínicas de IPEX são mais frequentes na primeira infância, mas podem ocorrer no período pré-natal[11] e caracterizam-se por enteropatia grave, dermatite crônica, diabetes *mellitus* tipo 1 (DM1) de início precoce, hipoparatireoidismo, citopenias e outros fenômenos autoimunes.[8] Os homens afetados e não tratados morrem geralmente no 1° ou 2° ano de vida.

Manifestações clínicas de IPEX e IPEX-símile

Estudo de revisão com 195 pacientes IPEX[12] mostrou que as manifestações clínicas mais frequentes foram: enteropatia (n = 191, 97,9%); manifestações cutâneas (n = 121, 62,1%); endocrinopatia (n = 104, 53,3%); anormalidades hematológicas (n = 75, 38,5%); infecções (n = 78, 40,0%); outras complicações relacionadas ao sistema imunológico (n = 43, 22,1%); e envolvimento renal (n = 32, 16,4%). Apresentações enteropáticas, eczema, anemia hemolítica autoimune e alergia alimentar foram associadas a melhor sobrevida, enquanto trombocitopenia e choque séptico, a maior risco de morte.[12]

Em uma coorte de 173 pacientes com o fenótipo IPEX, a mutação FOXP3 positiva foi identificada em 88 (50,9%) pacientes e negativa em 85 (49,1%). Comparativamente, os pacientes com IPEX foram mais propensos a serem afetados pela tríade clássica de enteropatia, endocrinopatia e manifestações cutâneas do que aqueles com IPEX-símile. No entanto, a gravidade dos sintomas mostrou-se imprevisível e não relacionada ao tipo de mutação. A média da idade, ao início das manifestações clínicas, foi de 27 meses no grupo IPEX e de 36 meses no grupo IPEX-símile.[6]

A enteropatia associada à diarreia aquosa foi a manifestação mais frequente em ambos os grupos, IPEX e IPEX-símile. Raramente foi descrito sangue ou muco nas fezes. O início da enteropatia ocorreu em média aos 7,8 meses no grupo IPEX e 17,3 meses no grupo IPEX-símile.

Endocrinopatias autoimunes, como DM1, hipo ou hipertireoidismo e insuficiência adrenal, foram observadas com frequência semelhante nos dois grupos, sendo que o DM1 foi mais frequente nos pacientes com IPEX. Anticorpos antidescarboxilase do ácido glutâmico (GAD) positivos ou anticorpos anticélulas das ilhotas na ausência de doença clínica foram também observados tanto nos pacientes com IPEX como nos IPEX-símile. Raros pacientes não apresentaram manifestações clínicas, mas tinham autoanticorpos antimicrossomal ou antitiroglobulina (IPEX n = 3, IPEX-símile n = 5).[6]

Um resumo das diferenças entre as manifestações de pacientes com IPEX e doenças IPEX-símile encontra-se na Tabela 23.1.

Tabela 23.1. Manifestações encontradas no IPEX e nas doenças IPEX-símile.

Características clínicas	IPEX	IPEX-símile	Valor de p
Enteropatia	97%	96%	1.000
Atrofia vilositária	45%	34%	0,162
Falha do crescimento	75%	71%	0,609
Alergia alimentar	36%	11%	< 0,0001
Doença de pele	89%	75%	0,029
Eczema	85%	65%	0,003
Eritrodermia	8%	11%	0,607
Alopecia	11%	15%	0,506
Endocrinopatia	65%	59%	0,438
Diabetes *mellitus*	49%	28%	0,008
Doença de tireoide	26%	39%	0,104
Tríade clássica*	58%	44%	0,069
Doença hematológica	42%	44%	0,879
Anemia	33%	42%	0,873
Trombocitopenia	22%	20%	0,853
Neutropenia	13%	15%	0,663
Manifestações pulmonares#	23%	27%	0,598
Manifestações cardiovasculares&	2%	5%	0,438
Manifestações renais$	28%	25%	0,609
Manifestações hepáticas**	20%	20%	1.000
Linfadenopatia	14%	19%	0,412
Artrite/vasculite	9%	11%	0,802
Manifestações neurológicas	24%	28%	0,604
Convulsões	14%	7%	0,214
Atraso do desenvolvimento	14%	24%	0,118
Ventriculomegalia	3%	5%	0,717
Infecções graves##	47%	44%	0,760
Estafilococos	23%	20%	0,713
Citomegalovírus	10%	7%	0,591
Candida spp.	19%	15%	0,550

*enteropatia, endocrinopatia e manifestações cutâneas; #doença pulmonar intersticial e asma; &pericardite, flutter atrial, raiz da aorta dilatada, derrame pericárdico e aneurismas; $glomerulonefrite, nefrite intersticial, hipertensão inexplicada, hematúria persistente ou proteinúria; **hepatite autoimune; ##sepse, meningite, peritonite e pneumonia.

Fonte: Adaptada de Gambineri E, Ciullini Mannurita S, Hagin D, *et al.*, 2018.

Exames laboratoriais

Os níveis de imunoglobulinas são geralmente normais, exceto imunoglobulina (Ig) E, que é elevada em 92% dos pacientes com IPEX, e 49% dos pacientes com IPEX-símile. Níveis de IgE > 1.000 UI/mL ocorrem em 59% dos pacientes com IPEX e 25,5% dos pacientes IPEX-símile, alguns com IgE > 10.000 UI/mL.[13] A hipogamaglobulinemia está descrita nas mutações dos genes *LRBA*, *STAT3-GOF* e *CTLA4*.

O número absoluto de linfócitos totais e de TCD4+ e TCD8+ são normais na maioria dos pacientes de ambos os grupos. A proliferação de linfócitos *in vitro* em resposta a mitógenos e antígenos também foi normal na maioria dos pacientes, assim como as respostas de anticorpos à imunização com antígenos proteicos.[13]

Tratamento da síndrome IPEX

A imunossupressão (IS), com drogas de ação imunossupressora e moduladora, é a terapia de 1ª linha para os pacientes IPEX. Uma coorte de 96 pacientes com IPEX em estudo retrospectivo multicêntrico internacional mostrou que 34 pacientes não transplantados usaram IS com um seguimento médio de 4 anos.[13] Entre os pacientes, 25 receberam corticosteroide associado com outras drogas, o que beneficiou 56% deles. Os inibidores da calcineurina (ciclosporina-A ou tacrolimus) beneficiaram 40% dos pacientes; azatioprina, 36%; rapamicina melhorou as manifestações autoimunes em 67% dos pacientes; e, quando usada como monoterapia, 6/15 pacientes alcançaram a remissão da autoimunidade. A combinação de corticosteroides com outros medicamentos IS promoveu remissão da autoimunidade em raros casos.[13]

A desnutrição e a diarreia intratável diminuíram após a introdução dos imunossupressores, e três em cada cinco pacientes com hepatite autoimune melhoraram. No geral, 10 dos 34 pacientes que receberam IS controlaram completamente a autoimunidade, mas 24 pacientes ainda apresentavam manifestações autoimunes, sobretudo enteropatia. Além disso, em 11 pacientes surgiram novas manifestações autoimunes durante o tratamento com IS, incluindo DM1, tireoidite, citopenia autoimune, hepatite autoimune, enteropatia, insuficiência adrenal e artrite. O uso de mAbs incluiu antifator de necrose tumoral alfa (TNF-α), anti-CD20 e anti-CTLA-4, uma proteína de fusão humana recombinante CTLA4-Ig (abatacepte) em adição a outros imunossupressores. Contudo, a sua eficácia como drogas únicas não pode ser avaliada e, raramente, resultou em remissão sustentada da autoimunidade.[13]

A maioria dos pacientes melhorou no curto prazo; enquanto, a longo prazo, o escore clínico em alguns casos piorou em razão da recorrência ou da progressão da doença e de efeitos colaterais do tratamento. As internações recorrentes por complicações da doença e infecções ocorreram em média quatro vezes por ano. Insuficiência respiratória, disfunção renal e infecções aumentaram com a IS. O suporte nutricional (enteral, parenteral ou ambos) por meses ou anos foi necessário para pacientes em uso de IS.[13]

Sobrevida

A terapia IS isolada esteve significativamente associada ao aumento da sobrevida cumulativa em comparação com os pacientes que não receberam tratamento.[12] Em um estudo retrospectivo, as causas de morte foram síndrome do desconforto respiratório agudo com falência múltipla de órgãos, pneumonia, parada cardíaca idiopática e sepse.[13] A sobrevida global estimada dos pacientes sob IS foi de 86,8% em 15 anos e 65,1% em 24 anos. Assim, a abordagem sintomática da IS de longo prazo pode ser benéfica a curto prazo, mas não impede a progressão da doença nem o aparecimento de complicações.[13]

Transplante de células-tronco hematopoéticas (TCTH)

Um estudo demonstrou que, entre 58 submetidos ao TCTH, 54 receberam IS antes do transplante, com benefício para 27 pacientes.[13] Sete pacientes necessitaram de um segundo transplante e um dos pacientes precisou receber três TCTH. A maioria dos transplantes foi realizada em idade precoce e próximo ao início da doença, com mediana de idade de 1,4 anos (variação, 1 mês a 18,8 anos). A sobrevida global estimada após TCTH foi de 73,2% em 15 anos, sendo o estado clínico prévio dos pacientes uma variável importante.[13]

Erros inatos da imunidade que produzem uma síndrome IPEX-símile

Por definição, os pacientes com a síndrome IPEX-símile não têm variantes no gene FOXP3 e sua etiologia em constante expansão está associada aos genes que codificam proteínas com funções relacionadas aos mecanismos de tolerância periférica realizados pelas células T regulatórias. Os fenótipos dos pacientes com mutações nos genes *CD25*, *CTLA4 LRBA*, *APDS*, *STAT1 STAT5b*, *STAT3 BACH* e *DEF6* são muito semelhantes ao IPEX, com a tríade clássica de enteropatia, doença de pele e endocrinopatia. Uma revisão sistemática de pacientes com síndrome IPEX e IPEX-símile delineou algumas diferenças entre os dois grupos de doenças[7] as quais estão resumidas no Quadro 23.1.

Quadro 23.1. Tregopatias e suas principais características clínicas e laboratoriais.

Distúrbios da desregulação imune	Achados laboratoriais	Achados clínicos	Via molecular direcionada	Tratamento direcionado
Síndrome IPEX (XL)	IgE e eosinófilos elevados; Treg FOXP3/e expressão de FOXP3 normal/baixa	Enteropatia; retardo no crescimento; diabetes tipo 1, tireoidite, hepatite, citopenia; dermatite	Defeitos das células Treg, aumento das células Teff	Tacrolimus Ciclosporina A Inibidor mTOR (sirolimo)
Deficiência de CD25 (AR) IL2Rα e IL2Rβ	Tregs circulantes normal/baixo; proliferação de células T prejudicada	Enteropatia; eczema; infecções respiratórias recorrentes; linfoproliferação	Comprometimento no compartimento das células Treg, aumento das células Teff	Ciclosporina A
Deficiência de CD122 (AR)	Tregs diminuídas; hipergamaglobulinemia, aumento de NK, com prejuízo de função; aumento da proliferação de T e B de memória	Anemia hemolítica autoimune; enteropatia; eczema; infecções recorrentes por EBV e CMV	STAT3 e STAT5 induzidas por IL-2 defeituoso em células T, células NK desreguladas	Inibidor de mTOR (sirolimo)
Deficiência de CTLA4 (AD)	Hipogamaglobulinemia; células T e B baixas; B de memória baixa; Tregs baixas, normais ou altas; expressão reduzida de FOXP3	Infecções recorrentes; citopenias autoimunes; infiltração linfocítica multiórgãos; enteropatia; doença pulmonar intersticial; linfoproliferação	*Upregulation* da via coestimuladora de células T	Inibidor mTOR (sirolimo); Proteína de fusão humana recombinante CTLA4-Fc (abatacepte, belatacepte)
Deficiência de LRBA (AR)	IgG e IgA baixos; células B de memória comutada baixa; células T com pouca memória; Tregs baixo, normal ou alto	Infecções recorrentes; citopenias autoimunes; infiltração linfocítica multiorgãos; enteropatia; doença pulmonar intersticial	Aumento da degradação de CTLA4 resultando em regulação positiva da via coestimuladora de células T	Inibidor de mTOR (sirolimo) Proteína de fusão CTLA4-Fc (abatacepte) Hidroxicloroquina

(*Continua*)

Quadro 23.1. Tregopatias e suas principais características clínicas e laboratoriais. (*Continuação*)

Distúrbios da desregulação imune	Achados laboratoriais	Achados clínicos	Via molecular direcionada	Tratamento direcionado
STAT1 GOF (AD)	Fosforilação anormal de STAT1 e desfosforilação prejudicada; diminuição das células TH17	Candidíase mucocutânea; suscetibilidade a infecções fúngicas, bacterianas e virais; citopenias autoimunes; diabetes; tireoidite; enteropatia	Atividade transcricional aumentada	Inibição de STAT1 JAK (ruxolitinibe, tofacitinibe, baricitinibe) Anti-CD20 (rituximabe)
STAT5b (AD ou AR)	Baixos números de CD4+, CD8+ e NK+; elevado nº de B e baixa expressão de FOXP3 em Treg, aumento das Imunoglobulinas	Deficiência de crescimento, autoimunidade e infecções crônicas	STAT5 fosforilada ativa produção de IL-2Rα, FOXP3, insulina-like fator de crescimento tipo 1 (IGF-1), proteína ligadora de IGF-1 célula B de linfoma-extra grande (Bcl-xL)	TMO/TCTH Controlar distúrbio endócrino e nutrição Ciclosporina, tacrolimo, sirolimo
STAT3 GOF (AD)	Células T e B baixas; diminuição de Tregs e células B de memória	Aumento de infecções; linfoproliferação; autoimunidade de órgão sólido	Atividade transcricional aumentada de STAT3	Inibidores da JAK (tocilizumabe, rituximabe) Inibição de IL-6R (tocilizumab) Anti-CD20 (rituximab)
Deficiência de BACH2 (AD)	Linfopenia de células T; células B com pouca memória; baixa expressão de FOXP3 em Tregs	Infecções sinopulmonares recorrentes; enteropatia; linfoproliferação	Comprometimento na diferenciação de células Treg e Teff	–
Deficiência de DEF6 (AR)	TCD3+ baixas; B normais/baixas; Tregs ligeiramente reduzidas	Infecções recorrentes; enteropatia; hepatoesplenomegalia; cardiomiopatia; dermatite	Expressão de CTLA4 defeituosa	Proteína de fusão humana recombinante CTLA-4-Fc

AD: autossômico dominante; AR: autossômico recessivo; BACH2: *basic leucine zipper transcription fator 2;* CTLA4: *cytotoxic T-lymphocyte-associated protein 4*; GOF: ganho de função, do inglês *gain of function;* IgG: imunoglobulina G; IgA: imunoglobulina A; IL2Rα: fração alfa do receptor de IL-2; IL2Rβ: fração beta do receptor de IL-2; STAT1: do inglês *signal transducer and activator of transcription 1*; STAT3: signal transducer and activator of transcription 3.

Fonte: Adaptado de Cepika AM, Sato Y, Liu JM, 2018; Jamee M, Zaki-Dizaji M, Lo B, *et al.*, 2020.

Deficiência de CD25/IL-2Rα (OMIM # 147730) e CD 122/IL-2Rβ (OMIM # 618495)

A ligação de IL2 às subunidades do receptor IL2R (CD25), CD25/IL-2Rα, IL-2Rβ e IL-2Rγc nos linfócitos Treg CD25+ sinaliza o núcleo para produzir IL-10 e TGF-β por intermédio da via de ativação e transcrição JAK-STAT. A deficiência de CD25 decorre de mutações no gene IL-2Rα.[14] Cerca de 50% dos pacientes descritos apresentaram enteropatia com achados histopatológicos de atrofia de vilosidades, infecção grave e recorrente por citomegalovírus (CMV), bactérias e fungos, com intensa resposta inflamatória e baixos níveis circulantes de IL10, além de eczema, citopenias autoimunes, cirrose biliar primária e DM1. Há diminuição de linfócitos B+ e NK+, aumento de T $CD8^+$, mas sua função citotóxica é deficiente.[14]

O CD122/IL-2Rβ é constitutivo ou de expressão induzida nas células Treg $CD4^+$, $CD4^+$, $CD8^+$, B+ e NK+. Sua deficiência é caracterizada por manifestações do trato gastrointestinal como diarreia crônica, desnutrição, alergias alimentares, e as biópsias revelam hiperplasia linfoide na submucosa do esôfago, estômago, duodeno e cólon. Podem manifestar eczema, pneumonia linfocítica, infecção, anemia hemolítica autoimmune e tireotoxicose, além de linfoproliferação.[14] O tratamento inclui medidas de suporte, antibióticos nas infecções, imunossupressores nas manifestações autoimunes, como inibidores de mTOR (rapamicina) e, eventualmente, TCTH. No futuro, a terapia gênica pode se mostrar uma alternativa viável.

Defeitos de CTLA4 (*cytotoxic T lymphocyte antigen 4*) (OMIM # 6161000 e LRBA (*lipopolysaccharide-responsive beige-like anchor protein*) (OMIM # 614700)

As proteínas CTLA4 e LRBA têm papel fundamental no mecanismo de tolerância periférica. CTLA4 é um receptor de linfócitos T que, com o receptor CD28, atua como coestimulador do receptor TCR, resultando em sinal inibitório (CTLA4) ou estimulatório (CD28) de TCR. Por meio de transendocitose, CTLA4 captura CD80 e CD86 das células apresentadoras de antígenos (APCs), cessando a estimulação do TCR via CD28. Essa ação de CTLA4 elimina células autorreativas da periferia.[15] A modulação da expressão e da atividade da proteína inibitória CTLA4 é realizada por LRBA por meio da prevenção da degradação lisossômica de CTLA4. LRBA recicla e encaminha moléculas de CTLA4 para a membrana da Treg.

Haploinsuficiência de CTLA4

A mutação em heterozigose no gene CTLA4 causa autoimunidade, imunodeficiência e linfoproliferação via haploinsuficiência, ou seja, a produção de metade da proteína em questão já é suficiente para causar doença.

Os achados mais frequentes são infecções recorrentes associadas à hipogamaglobulinemia; citopenias autoimunes; infiltração anormal de linfócitos em órgãos não linfoides (pulmões, cérebro, trato gastrointestinal). Observam-se linfopenia e valores anormais de linfócitos T, B, de células Treg e aumento de células TCRαβ+ $CD4^-CD8^-$ (DNT). Os sintomas aparecem entre o final da 1ª e 3ª décadas de vida.[15] A citometria de fluxo é uma ferramenta útil para demonstrar expressão diminuída de CTLA4 e o efeito de diferentes mutações na função de CTLA4.[5]

Nos pacientes com haploinsuficiência de CTLA4, predomina a ação de CD28. A terapia com proteína de fusão humana recombinante CTLA4-Ig (abatacepte) funciona como uma reposição de CTLA4, a qual bloqueia o sinal de coestimulação de CD28 e restabelece o equilíbrio entre inibição de CTLA4 e estimulação de CD28. É considerada benéfica nos pacientes com autoimunidade e linfoproliferação.[15]

Deficiência de LRBA

Mutações deletérias em homozigose no gene LRBA causam a "imunodeficiência comum variável (ICV) 8 com autoimunidade". O quadro clínico da deficiência de LRBA apresenta significativas superposições com a haploinsuficiência de CTLA4. As principais características são citopenias, enteropatia e endocrinopatias autoimunes, infiltração linfocitária de órgãos, neoplasias, infecções recorrentes e hipogamaglobulinemia. Observa-se redução do número e função de Treg, de linfócitos B de memória e plasmablastos. A apoptose e a autofagia estão prejudicadas.[16]

Comparativamente à deficiência de LRBA, a haploinsuficiência de CTLA4 (222 pacientes) mostrou mais história familiar positiva, maior incidência de granulomas, malignidades, acometimentos cutâneo e neurológico. Na deficiência de LRBA (212 pacientes), observaram-se maior prevalência de consanguinidade parental (75%), início mais precoce (medianas de 1,7 para LRBA vs 10 anos para CTLA4), maior incidência de infecções ameaçadoras de vida, pneumonias, afecções otorrinolaringológicas, organomegalias por infiltração linfocitária, enteropatia autoimune, insuficiência de crescimento e maior mortalidade. Contudo, manifestações de autoimunidade, diarreia e sintomas respiratórios destacaram-se em ambos os grupos.[16,17]

Os principais recursos terapêuticos na deficiência de LRBA são os inibidores da mTOR (sirolimo) ou a proteína de fusão humana recombinante CTLA4-Ig (abatacepte). O TCTH é um recurso curativo, porém com alta taxa de mortalidade (29%) atribuída ao grave comprometimento clínico dos pacientes transplantados.

Defeitos na via de sinalização JAK-STAT

A família dos transdutores de sinais e ativadores de transcrição (do inglês *signal transducer and activator of transcription*, STAT) reúne proteínas citoplasmáticas da via JAK-STAT (STAT1, STAT2, STAT3, STAT4, STAT5a, STAT5b, STAT6) que opera como uma cascata de sinalização para citocinas e fatores de crescimento, diferenciação, proliferação, metabolismo e apoptose celular e para a resposta aos patógenos.

STAT1-GOF (OMIM # 614162)

A sinalização da proteína STAT1 é feita a partir de estímulo de interferons tipo I (IFN-α and IFN-β), tipo II (IFN-γ), e Tipo III (IFN-λ) e de IL-27. As mutações descritas no gene STAT1 com perda de função (LOF) ou com ganho de função (GOF) resultam em deficiência total ou parcial de STAT1. As mutações STAT1-LOF se manifestam por suscetibilidade mendeliana a micobactérias.

As mutações STAT1-GOF se manifestam com candidíase mucocutânea crônica, autoimunidade, linfopenia e maior risco para desenvolver tumores.[18,19] A candidíase mucocutânea crônica (CMC) surge em mais de 60% dos pacientes nos primeiros anos de vida e, aos 10 anos, em mais de 90%. Em 30% dos casos, há infecções bacterianas recorrentes do trato respiratório (pneumonia, bronquite, sinusite) causadas por estafilococos, pneumococos, hemófilos, pseudomonas e micobactérias; cerca de 50% dos pacientes desenvolvem infecções virais recorrentes, principalmente por vírus do grupo herpes. Doenças autoimunes e autoinflamatórias acometem mais de 60% dos pacientes e incluem doenças tireoidianas, citopenias autoimunes, vitiligo/psoríase, alopecia, diabetes *mellitus*, hepatite autoimmune, doença inflamatória intestinal e hipogonadismo/deficiência de hormônio de crescimento (GH)/insuficiência adrenal. Alterações vasculares e neurológicas, eczema, osteoporose, bronquiectasias, estenose esofágica, carcinomas e outros tumores já foram descritas.

Os pacientes mostram linfopenia às custas de $TCD4^+$, $TCD8^+$, Th17 e NK; respostas proliferativas de linfócitos T para mitógenos e antígenos diminuídas; o número de linfócitos B pode estar normal, aumentado ou diminuído; os níveis de imunoglobulinas em alguns pacientes podem estar diminuídos.[18,19]

Os pacientes frequentemente necessitam de terapia antifúngica, antibioticoterapia profilática e infusões de imunoglobulina. TCTH pode ser benéfico em alguns pacientes. Os anticorpos monoclonais (mAbs) inibidores da cascata JAK-STAT atenuam as manifestações clínicas. Recomendam-se tofacitinibe e ruxolitinibe. Poucos pacientes com enteropatias graves receberam inibidores da JAK e a resposta costuma ser insuficiente, mostrando a necessidade de mais estudos.[18,19]

STAT3-GOF (OMIM # 615952)

Enquanto mutações STAT3-LOF causam a síndrome de hiper-IgE AD, mutações heterozigóticas em STAT3 com ganho de função (GOF) resultam em um fenótipo semelhante a ALPS.[5] As mutações STAT3-GOF aumentam a sua atividade transcricional e retardam a desfosforilação de STAT3, além de diminuir a apoptose induzida por FASL.[20]

As variantes germinativas heterozigotas com GOF em STAT3 estão associadas ao fenótipo de autoimunidade de início precoce com DM1, citopenias autoimunes, pneumonia intersticial, hipogamaglobulinemia, infecções recorrentes por micobactérias, fungos e vírus, linfoproliferação não maligna, incluindo linfadenopatia, esplenomegalia, baixa estatura e eczema.[21] As primeiras manifestações de variantes STAT3-GOF podem ser inflamação inespecífica e/ou linfoproliferação envolvendo diversos sistemas e órgãos e, desse modo, um paciente com STAT3-GOF pode ser examinado pela primeira vez por um médico de qualquer subespecialidade ainda não familiarizado com essa síndrome de desregulação imunológica.[21] Enteropatias e DM1 foram observadas nos 2 primeiros anos de vida e as doenças hematológicas com linfoproliferação, citopenias e suscetibilidade à infecção, em média aos 3,5 anos de idade. Já a doença pulmonar intersticial e infecções recorrentes do trato respiratório superior e inferior podem apresentar-se apenas na adolescência.[21]

Os achados laboratoriais observados são porcentagens elevadas de TCRαβ+CD4$^-$CD8 (DN) e de Th17 com função prejudicada, reduzida porcentagem de Tregs FOXP3+CD25+ e menor expressão de CD25 (IL2RA),[20] contribuindo para o aparecimento de autoimunidade e prejuízo na diferenciação de T CD4+ *naïve* em TCD4+ efetores.[5]

Nesse momento, faltam diretrizes terapêuticas precisas, mas o uso de agentes biológicos antirreceptor de IL-6 e inibidores da JAK são possibilidades atraentes.[21] A terapia de reposição com imunoglobulina humana é indicada para reduzir a frequência de infecções e/ou como imunomodulação, no tratamento de citopenias autoimunes. Pacientes com autoimunidade podem necessitar de terapia imunomoduladora adicional. Os agentes usados incluem corticosteroides sistêmicos, mofetil micofenolato, tacrolimo, ciclosporina, azatioprina e rapamicina (sirolimo).

Deficiência de STAT5B (OMIM # 245590 e OMIM # 618985)

As proteínas STAT5a e STAT5b estão envolvidas nas funções celulares de proliferação, diferenciação e apoptose, sendo relevantes em processos ligados à hematopoiese, regulação imune, reprodução, produção de prolactina e metabolismo lipídico. A ativação de STAT5 ocorre por receptores de citocinas tipo I e tipo II, GH, eritropoietina, trombopoietina e fator de crescimento de colônias de granulócitos (G-CSF). O STAT5b tem papéis de sinalização intracelular e de fator de transcrição nuclear. STAT5 fosforilada ativa a produção de receptores alfa de IL-2 (IL-2Rα), FOXP3, *Insulin-like Growth Factor type 1* (IGF-1), *IGF binding protein-3* e *B-cell lymphoma-extra large* (Bcl-xL).[22]

As mutações deletérias do gene STAT5b em homozigose causam o fenótipo conhecido como "insensibilidade ao GH com desregulação imune 1" (OMIM # 245590) e, quando em heterozigose, "insensibilidade ao GH com desregulação imune 2" (OMIM # 618985). Em ambos os fenótipos, o quadro clínico caracteriza-se por grave insuficiência de crescimento extrauterino, retardo puberal, doença pulmonar crônica com pneumonia intersticial linfocítica (LIP), eczema, trombocitopenia autoimune, enteropatia autoimune, alopecia, artrite e endocrinopatias, principalmente tireoidite. Infecções recorrentes, notadamente por vírus do grupo herpes, completam a gravidade do cenário. A avaliação imunológica, em geral, demonstra redução de CD4+, CD8+ e NK+ e disfunção de Treg, com baixa expressão de FOXP3. A contagem de linfócitos B e os níveis de imunoglobulinas tendem a estar aumentados.[22]

A associação entre deficiência de crescimento, autoimunidade e infecções crônicas deve desencadear a suspeita pelo pediatra. Detectam-se níveis reduzidos de IGF-1 e IGFBP-3, com concentrações normais ou elevadas de GH. A confirmação diagnóstica é feita por sequenciamento genético.[23] Não há tratamento específico para a deficiência de STAT5b. A administração de GH não é efetiva. Há relatos esparsos, ainda inconclusivos, sobre o potencial benefício do uso de IGF-1 recombinante. As infecções recorrentes deverão receber tratamento antimicrobiano adequado. Em virtude da raridade dos casos, a imunomodulação com corticosteroides, inibidores de calcineurina (ciclosporina e tacrolimo), inibidores de mTOR (sirolimo) são relatados, porém de forma não controlada.[24]

Deficiência de DEF6 (OMIM # 619573)

A proteína DEF6 (*differentially expressed in FDCP6 homolog*) é um fator de troca de nucleotídeos de guanina que age após estímulo ao receptor de célula T (TCR). Por meio da ativação de hidrolases de trifosfato de guanosina (GTPases), DEF6 tem papel crítico na sinalização para a formação da sinapse imunológica, diferenciação Th1/Th2, produção de IL17 e IL21, fagocitose, proliferação de linfócitos T e controle de autoimunidade. A proteína DEF6 defeituosa sofre prejuízo em sua interação com a GTPase RAB11, sendo está a base molecular para manifestações de desregulação imune.[25,26]

As mutações deletérias do gene *DEF6* em homozigose causam o fenótipo conhecido como imunodeficiência 87 e autoimunidade. Trata-se de condição extremamente rara. Até o momento, foram descritos sete pacientes em três famílias. As principais características clínicas são diarreia crônica de início precoce com infiltrado por linfócitos T e eosinófilos na mucosa do trato gastrointestinal, hepatoesplenomegalia, miocardiopatia, colestase, suscetibilidade a infecções virais e bacterianas, anemia hemolítica associada à infecção por CMV e trombocitopenia. São relatados autoanticorpos contra neutrófilos, cardiolipina, músculo liso e Beta2-glicoproteína. Observa-se ainda maior suscetibilidade para desenvolver linfoma associado ao vírus de Epstein-Barr (EBV) e síndrome de Evans associada ao CMV. Não há um padrão de imunofenotipagem de linfócitos, podendo haver redução de NK e de CD8+. Todos os casos apresentam redução da expressão de CTLA4 em Treg. O diagnóstico da deficiência de DEF6 deve ser suspeitado em pacientes que apresentem quadro de enteropatia autoimune, suscetibilidade aos vírus do grupo herpes e neoplasias e a confirmação é feita por sequenciamento genético.[25,26]

Com relação ao tratamento, é descrito o uso da proteína de fusão humana recombinante CTLA4-Ig (abatacepte), com melhora dos sintomas. Outros recursos sugeridos são o rituximabe e a azatioprina. Entretanto, a extrema raridade impede que se estabeleçam recomendações específicas.[25,26]

Haploinsuficiência de BACH2 (OMIM # 681394)

A proteína BACH2 (*basic leucine zipper transcription fator 2*) é um fator de transcrição com papel crítico na diferenciação e maturação de linfócitos T e B. A deficiência de BACH2 em heterozigose é considerada uma haploinsuficiência. As mutações deletérias do gene BACH2 em heterozigose causam o fenótipo conhecido como Imunodeficiência 60 e autoimunidade.[27] Trata-se de condição extremamente rara. Até o momento, foram descritos apenas três pacientes em duas famílias. O quadro clínico compreende febre recorrente, esplenomegalia, colite crônica, infiltrados linfocitários pulmonares, pancitopenia, linfopenia e hipogamaglobulinemia.[28] A avaliação imunológica mostrou deficiência de expressão de FOXP3 em Treg e redução de linfócitos B de memória. Em todos os casos relatados, o diagnóstico foi realizado por meio do sequenciamento completo do exoma. A abordagem terapêutica consistiu em uso de corticosteroides e reposição de imunoglobulina intravenosa.[27]

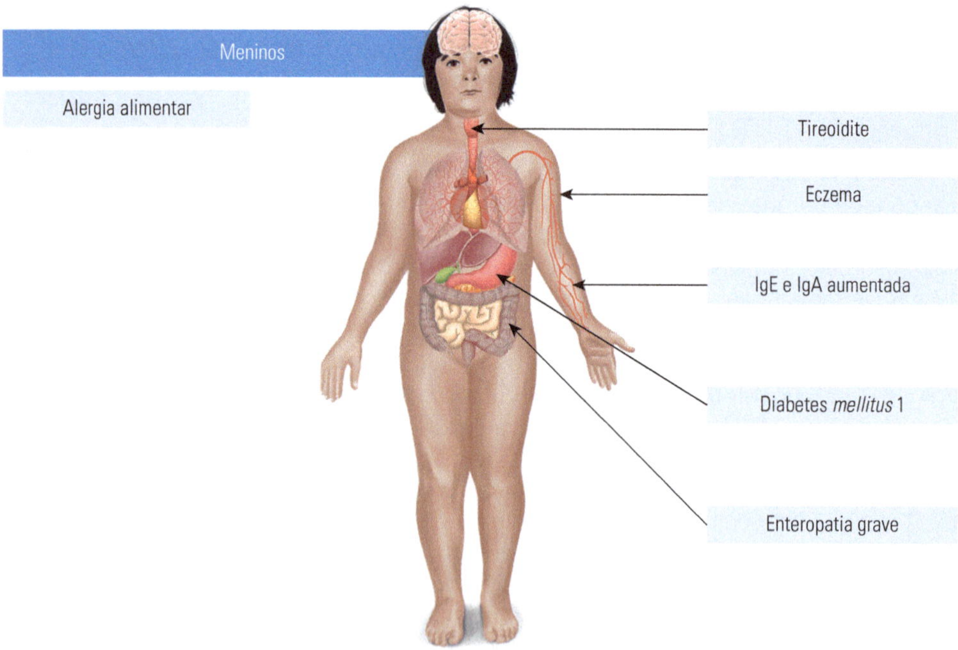

Figura 23.2. IPEX.
Fonte: Desenvolvida pela autoria.

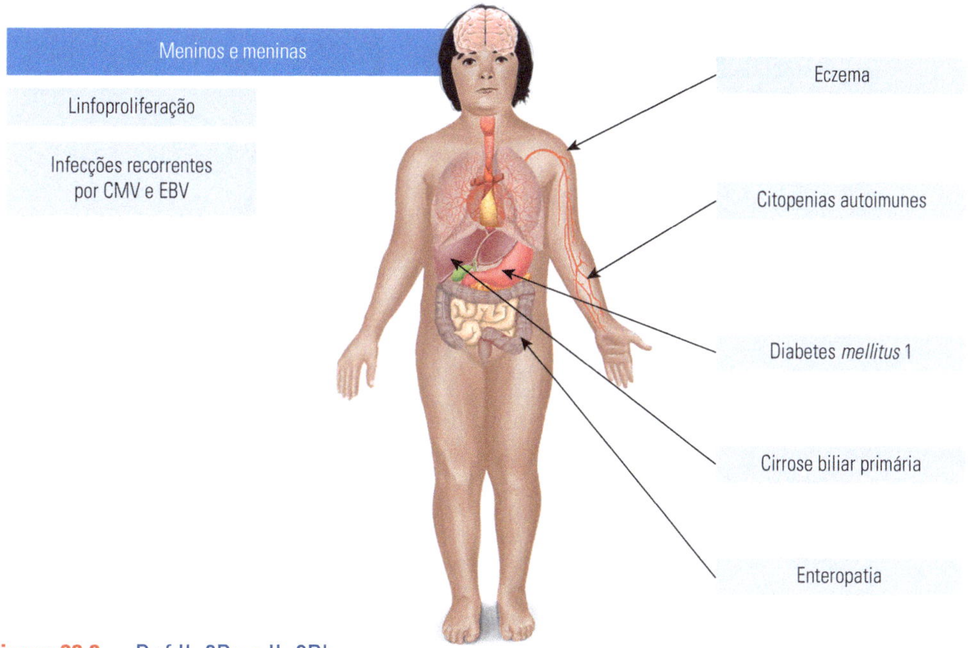

Figura 23.3. Def IL-2Ra e IL-2Rb.
Fonte: Desenvolvida pela autoria.

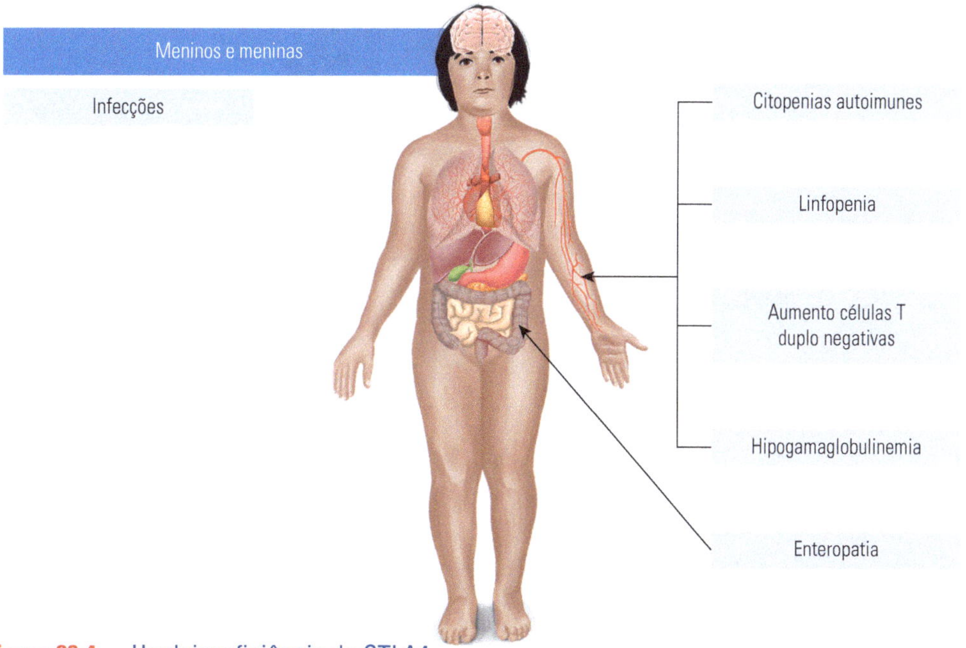

Figura 23.4. Haploinsuficiência de CTLA4.
Fonte: Desenvolvida pela autoria.

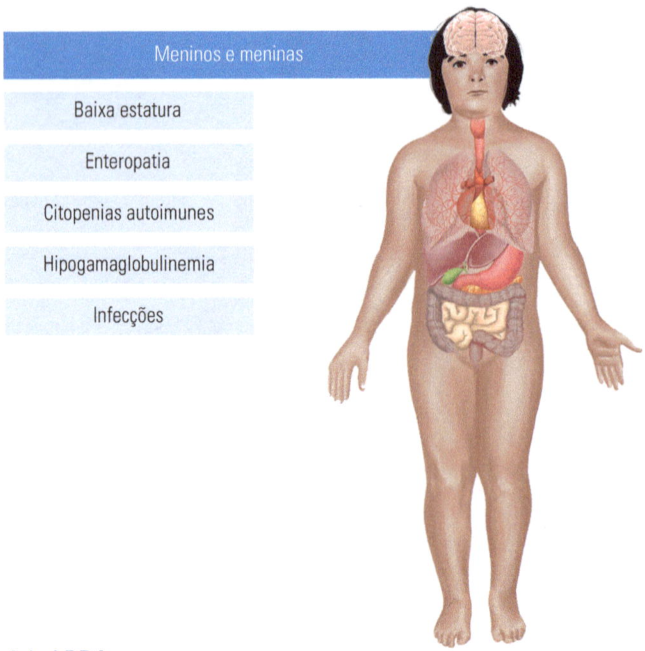

Figura 23.5. Def de LRBA.
Fonte: Desenvolvida pela autoria.

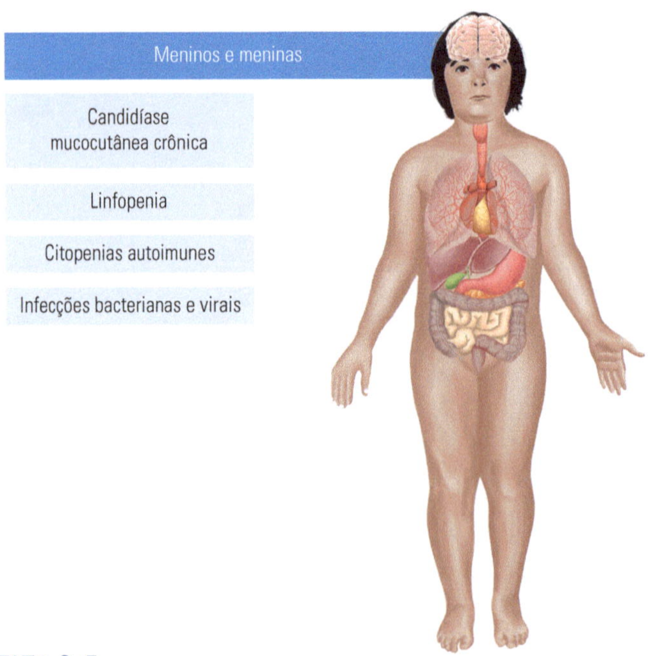

Figura 23.6. STAT 1 GoF.
Fonte: Desenvolvida pela autoria.

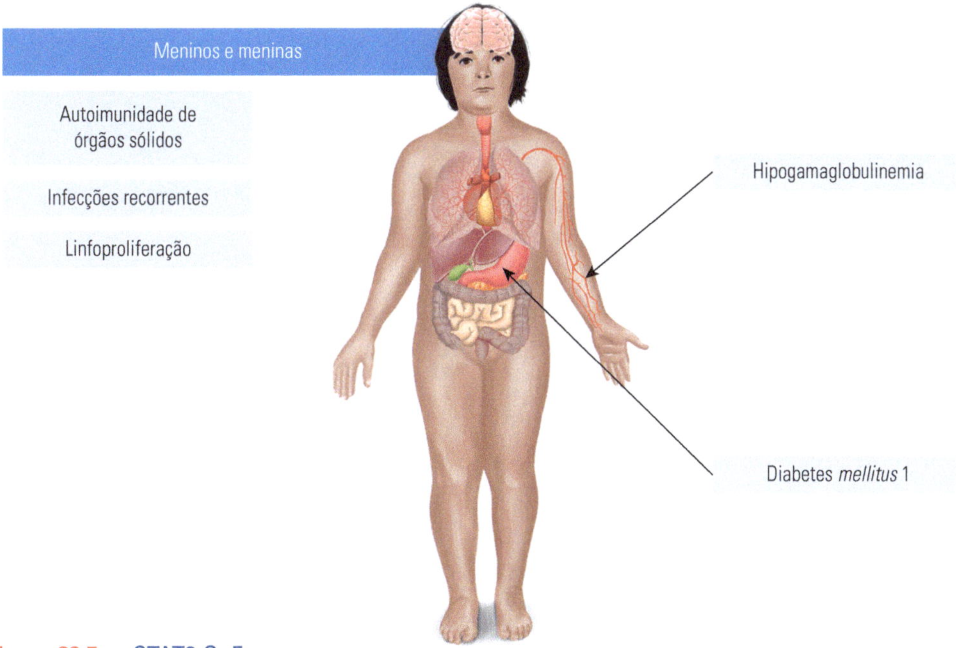

Figura 23.7. STAT3 GoF.

Fonte: Desenvolvida pela autoria.

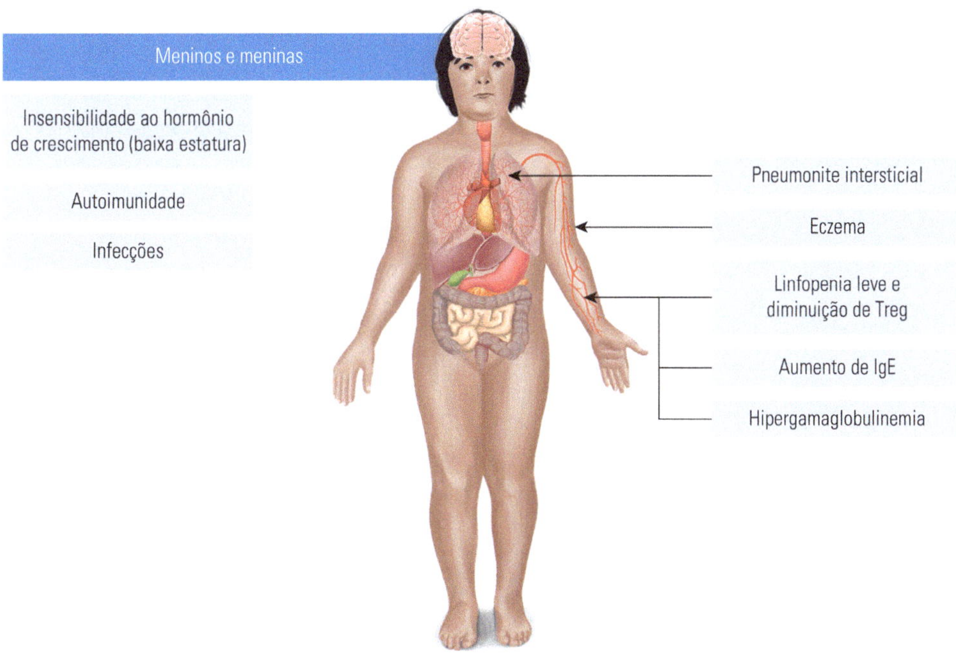

Figura 23.8. STAT5b autossômica recessiva.

Fonte: Desenvolvida pela autoria.

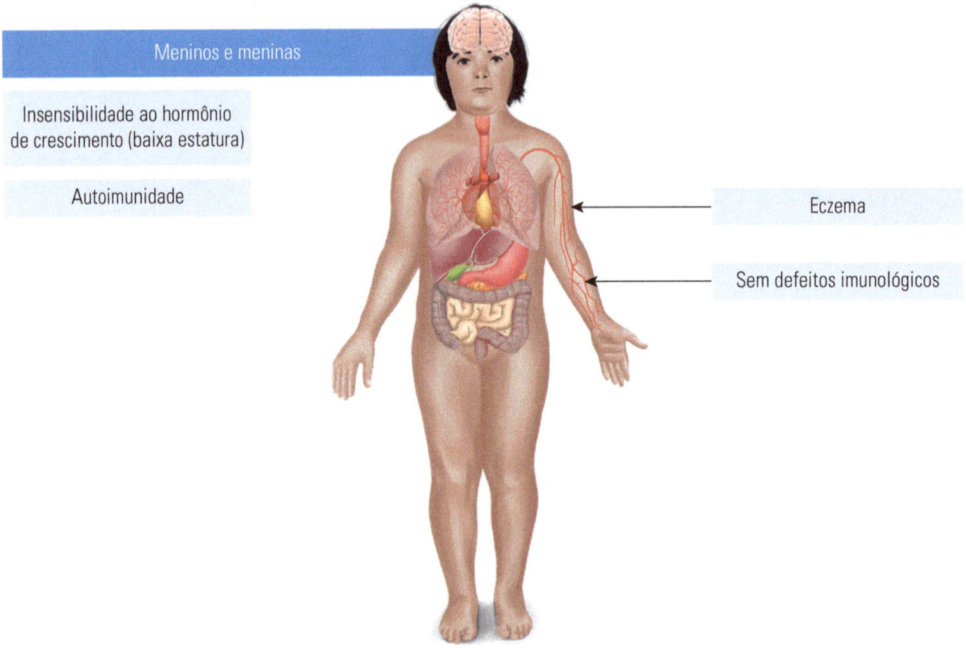

Figura 23.9. STAT5b autossômica dominante negativa.
Fonte: Desenvolvida pela autoria.

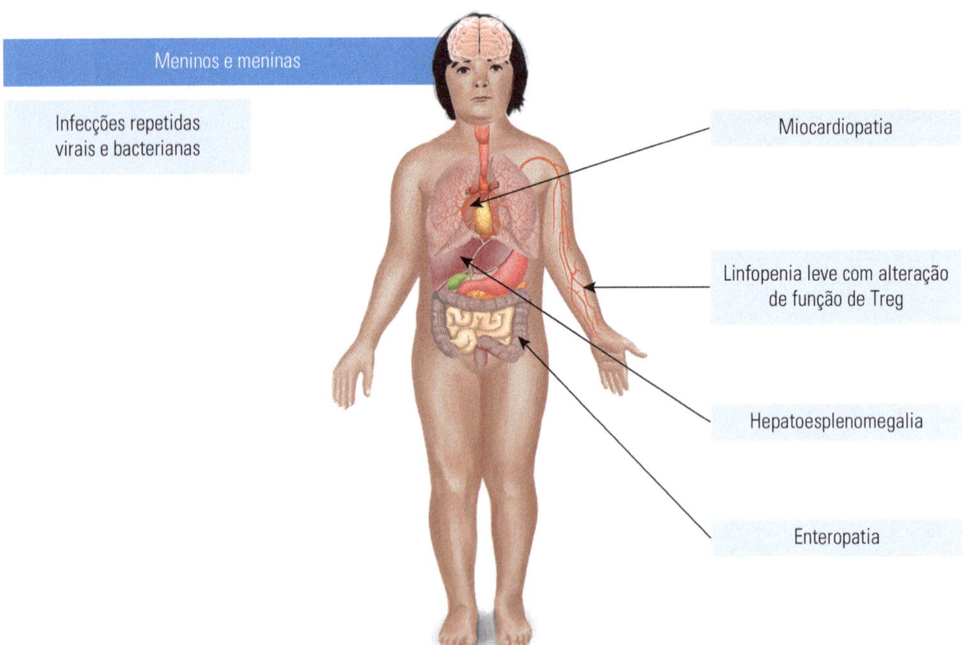

Figura 23.10. Deficiência de DEF6.
Fonte: Desenvolvida pela autoria.

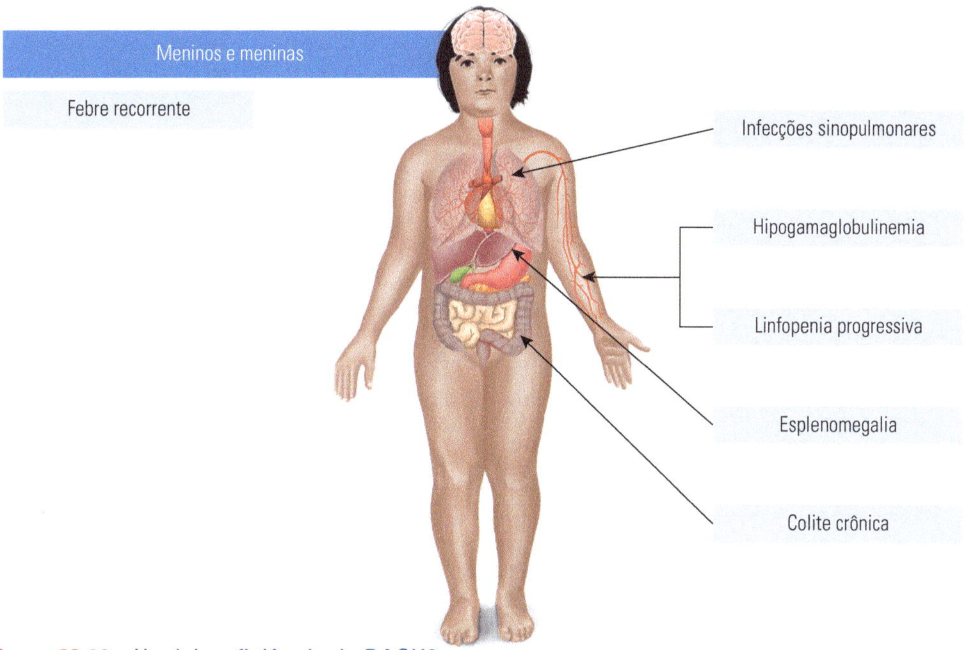

Figura 23.11. Haploinsuficiência de BACH2.
Fonte: Desenvolvida pela autoria.

Referências bibliográficas

1. Tangye SG, Al-Herz W, Bousfiha A, et al. Human inborn errors of immunity: 2022 update on the classification from the international union of immunological Societies Expert Committee. Epub 2022 Jun 24. J Clin Immunol. 2022;1-35. doi: 10.1007/s10875-022-01289-3.
2. Tangye SG, Al-Herz W, Bousfiha A, Cunningham-Rundles C, Franco JL, Holland SM, et al. The ever-increasing array of novel inborn errors of immunity: an interim update by the IUIS Committee. J Clin Immunol. 2021;41(3):666-79. doi: 10.1007/s10875-021-00980-1.
3. Chan AY, Torgerson TR. Primary immune regulatory disorders: a growing universe of immune dysregulation. Curr Opin Allergy Clin Immunol. 2020;20(6):582-90. doi: 10.1097/ACI.0000000000000689.
4. Cepika AM, Sato Y, Liu JM, Uyeda MJ, Bacchetta R, Roncarolo MG. Tregopathies: monogenic diseases resulting in regulatory T-cell deficiency. J Allergy Clin Immunol. 2018;142(6):1679-95. doi: 10.1016/j.jaci.2018.10.026.
5. Cabral-Marques O, Schimke LF, de Oliveira EB Jr, El Khawanky N, Ramos RN, Al-Ramadi BK, et al. Flow cytometry contributions for the diagnosis and immunopathological characterization of primary immunodeficiency diseases with immune dysregulation. Front Immunol. 2019;10:2742. doi: 10.3389/fimmu.2019.02742.
6. Gambineri E, Ciullini Mannurita S, Hagin D, Vignoli M, Anover-Sombke S, DeBoer S, et al. Clinical, immunological, and molecular heterogeneity of 173 patients with the phenotype of immune dysregulation, polyendocrinopathy, enteropathy, x-linked (IPEX) syndrome. Front Immunol. 2018;9:2411. doi: 10.3389/fimmu.2018.02411.
7. Jamee M, Zaki-Dizaji M, Lo B, Abolhassani H, Aghamahdi F, Mosavian M, et al. Clinical, immunological, and genetic features in patients with immune dysregulation, polyendocrinopathy, enteropathy, X-linked (IPEX) and IPEX-like syndrome. J Allergy Clin Immunol Pract. 2020;8(8):2747-60.e7. doi: 10.1016/j.jaip.2020.04.070.

8. Powell BR, Buist NRM, Stenzel P. An X-linked syndrome of diarrhea, polyendocrinopathy, and fatal infection in infancy. J Pediatr. 1982;100:731-7. doi: 10.1016/S0022-3476(82)80573-8.
9. Bennett CL, Yoshioka R, Kiyosawa H, Barker DF, Fain PR, Shigeoka AO, et al. X-Linked syndrome of polyendocrinopathy, immune dysfunction, and diarrhea maps to Xp11.23-Xq13.3. Am J Hum Genet. 2000;66:461-8. doi: 10.1086/302761.
10. ClinVar. [2023 Jun. 20]. Disponível em: http://www.ncbi.nlm.nih.gov/clinvar/.
11. Allenspach EJ, Finn LS, Rendi MH, Eken A, Singh AK, Oukka M, et al. Absence of functional fetal regulatory T cells in humans causes in útero organ-specific autoimmunity. J Allergy Clin Immunol. 2017;140:616-9e 7. doi: 10.1016/j.jaci.2017.02.017.
12. Park JH, Lee KH, Jeon B, Ochs HD, Lee JS, Gee HY, et al. Immune dysregulation, polyendocrinopathy, enteropathy, X-linked (IPEX) syndrome: a systematic review. Autoimmun Rev. 2020;19(6):102526. doi: 10.1016/j.autrev.2020.102526.
13. Barzaghi F, Amaya Hernandez LC, Neven B, Ricci S, Kucuk ZY, et al. Long-term follow-up of IPEX syndrome patients after different therapeutic strategies: an international multicenter retrospective study. J Allergy Clin Immunol. 2018;141(3):1036-49. doi: 10.1016/j.jaci.2017.10.041.
14. Zhang Z, Gothe F, Pennamen P, James JR, McDonald D, Mata CP, et al. Human interleukin-2 receptor beta mutations associated with defects in immunity and peripheral tolerance. J Exp Med. 2019;216:1311-27. doi: 10.1084/jem.20182304.
15. Lai N, Liu L, Cui C, Wang Y, Min Q, Xiong E, et al. Effective and safe treatment of a novel IL2RA deficiency with rapamycin. J Allergy Clin Immunol Pract. 2020;8(3):1132-35. doi: 10.1016/j.jaip.2019.09.027.
16. Schwab C, Gabrysch A, Olbrich P, Patino V, Warnas K, Wolff D, et al. Phenotype, penetrance, and treatment of 133 cytotoxic T-lymphocyte antigen 4-insufficient subjects. J Allergy Clin Immunol. 2018;142:1932-46. doi: 10.1016/j.jaci.2018.02.055.
17. Gámez-Díaz L, Seidel MG. Different apples, same tree: visualizing current biological and clinical insights into CTLA-4 insufficiency and LRBA and DEF6 deficiencies. Front Pediatr. 2021;9:662645. doi: 10.3389/fped.2021.662645.
18. Jamee M, Hosseinzadeh S, Sharifinejad N, Zaki-Dizaji M, Matloubi M, Hasani M, et al. Comprehensive comparison between 222 CTLA-4 haploinsufficiency and 212 LRBA deficiency patients: a systematic review. Clin Exp Immunol. 2021;205(1):28-43. doi: 10.1111/cei.13600.
19. Zhang W, Chen X, Gao G, Xing S, Zhou L, Tang X, et al. Clinical relevance of gain-and loss-of--function germline mutations in STAT1: a systematic review. Front Immunol. 2021;12:654406. doi: 10.3389/fimmu.2021.654406.
20. Forbes LR, Vogel TP, Cooper MA, Castro-Wagner J, Schussler E, Weinacht KG, et al. Jakinibs for the treatment of immunodysregulation in patients with gain of function STAT1 or STAT3 mutations. J Allergy Clin Immunol. 2018;142(5):1665-69. doi: 10.1016/j.jaci.2018.07.020.
21. Marega LF, Sabino JS, Pedroni MV, Teocchi M, Lanaro C, de Albuquerque DM, et al. Phenotypes of STAT3 gain-of-function variant related to disruptive regulation of CXCL8/STAT3, KIT/STAT3, and IL-2/CD25/Treg axes. Immunol Res. 2021;69(5):445-56. doi: 10.1007/s12026-021-09225-0.
22. Fabre A, Marchal S, Barlogis V, Mari B, Barbry P, Rohrlich PS, et al. Clinical aspects of STAT3 gain-of-function germline mutations: a systematic review. J Allergy Clin Immunol Pract. 2019;7(6):1958-69.e9. doi: 10.1016/j.jaip.2019.02.018.
23. Klammt J, Neumann D, Gevers EF, Andrew SF, Schwartz ID, Rockstroh D, et al. Dominant-negative STAT5B mutations cause growth hormone insensitivity with short stature and mild immune dysregulation. Nat Commun. 2018;9(1):2105. doi: 10.1038/s41467-018-04521-0.
24. Nadeau K, Hwa V, Rosenfeld RG. STAT5b deficiency: an unsuspected cause of growth failure, immunodeficiency, and severe pulmonary disease. J Pediatr. 2011;158(5):701-8. doi: 10.1016/j.jpeds.2010.12.042.
25. Pfäffle R, Kiess W. GH and IGF-1 replacement in children. In: Kiess W, Schwab M, van den Anker J (Eds.) Pediatric pharmacotherapy. Handbook of Experimental Pharmacology. 2019;261. Springer. doi: 10.1007/164_2019_337.

26. Serwas NK, Hoeger B, Ardy RC, Stulz SV, Sui Z, Memaran N, et al. Human DEF6 deficiency underlies an immunodeficiency syndrome with systemic autoimmunity and aberrant CTLA-4 homeostasis. Nat Commun. 2019;10(1):3106. doi: 10.1038/s41467-019-10812-x.
27. Fournier B, Tusseau M, Villard M, Malcus C, Chopin E, Martin E, et al. DEF6 deficiency, a mendelian susceptibility to EBV infection, lymphoma, and autoimmunity. J Allergy Clin Immunol. 2021;147(2):740-3.e9. doi: 10.1016/j.jaci.2020.05.052.
28. Afzali B, Grönholm J, Vandrovcova J, O'Brien C, Sun HW, Vanderleyden I, et al. BACH2 immunodeficiency illustrates an association between super-enhancers and haploinsufficiency. Nat Immunol. 2017;18(7):813-23. doi: 10.1038/ni.3753.

Síndrome de Linfoproliferação e Autoimunidade (ALPS) e ALPS-Símile

Fernanda Pinto Mariz | Flavia Amendola Anisio de Carvalho | Herberto Jose Chong Neto | Elisabete da Silva Blanc

Introdução

A síndrome linfoproliferativa autoimune, conhecida como ALPS (do inglês *autoimmune lymphoproliferative syndrome)*, faz parte do grupo de doenças de desregulação imunológica e é caracterizada por autoimunidade (especialmente citopenias), linfoproliferação crônica e risco aumentado de linfomas. Ocorre por mutações em genes (FAS, FASLG e CASP10) que codificam moléculas da via de sinalização FAS-FAS-L, comprometendo a apoptose de linfócitos.[1]

Mutações em outros genes foram identificadas em pacientes com quadro clínico sugestivo de ALPS (ALPS-símile), mas com outras manifestações clínicas e laboratoriais associadas.[2]

Atualmente, um número crescente de genes vem sendo relacionado ao fenótipo ALPS-símile, por exemplo: NRAS e KRAS (GOF, fenocópias de erros inatos da imunidade – EII), XIAP, MAGT1 e PRKCD (doenças com suscetibilidade ao vírus Epstein-Barr (EBV)), CASP8, STAT3 (ganho de função-GOF), FADD, proteína âncora tipo bege responsiva a lipopolissacarídeos (LRBA, do inglês *LPS-responsive beige-like anchor protein*) e CTLA-4 (doenças de desregulação imune), ITK e STK4 (imunodeficiências combinadas), STAT1 (GOF) e IL-12 (defeitos intrínsecos e de imunidade inata), ADA2 e TNFAIP3 (autoinflamatórias), PIK3R1 (LOF), PIK3CD e CARD11 (ambos GOF; deficiência predominantemente de anticorpos) e TET2 (desregulação/autoinflamatória).[3,4]

Em estudo recente de revisão sistemática da literatura envolvendo 645 pacientes com fenótipo ALPS-símile, foi descrito que mutações com perda de função nos genes CTLA-4 e LRBA foram as mais frequentes, correspondendo a 23,9% e 23,4% dos casos, respectivamente.[3]

Em seguida, foram relatados pacientes com mutações acarretando perda de função nos genes *XIAP* (9,9%), *ADA2* (4,8%), *SH2D1A* (3,9%), *TNFAIP3* (2,5%) e ganho de função nos genes *STAT3* (6,8%), *NRAS/KRAS* (5,3%), *PIK3CD* (3,4%), *CARD11* (2,5%), *STAT1* (2%). Mutações em outros genes foram observadas em menos de 2% dos pacientes.

As manifestações clínicas dos pacientes com doenças do grupo ALPS-símile são heterogêneas. Além de linfadenomegalia, hepatomegalia e/ou esplenomegalia associadas à autoimunidade, a maioria apresenta infecções de repetição, hipogamaglobulinemia e infiltrado linfocítico em alguns órgãos, o que difere dos pacientes com ALPS.[1]

Entre as infecções mais frequentes, destacam-se as do trato respiratório, tanto virais como bacterianas. Algumas doenças do grupo ALPS-símile podem cursar com candidíase mucocutânea, infecções por herpes-zóster, micobactérias ou outros patógenos intracelulares.[5]

A associação de autoimunidade com linfoproliferação foi descrita em 100% dos pacientes com mutações nos genes *CTLA-4*, *PRKCD*, *TET2*, *NRAS* e *KRAS*, variando entre 50% e 66% dos pacientes com mutações nos genes *CARD11* (*GOF*), *LRBA*, *STAT3* (*GOF*) e *STK4*. Nos outros defeitos ALPS-símile, essa associação foi raramente observada.[3]

Com relação às manifestações de autoimunidade, a maioria dos pacientes ALPS-símile apresenta anemia hemolítica, trombocitopenia e/ou neutropenia, entretanto, ao contrário dos pacientes com ALPS, doenças autoimunes órgão-específicas como diabetes *mellitus* tipo 1 (DM1), tireoidite, enteropatia e hepatite também são descritas, e a frequência depende da doença.[2]

Doença inflamatória intestinal, comprometimento do sistema nervoso central e periférico, linfo-histiocitose hemofagocítica (HLH), cardiopatia, nefropatia, comprometimento ponderoestatural e manifestações cutâneas como eczema, verrugas, abcessos, vasculite e lesões psoriasiformes podem estar presentes nos pacientes com doenças ALPS-*símile*.[3]

O Quadro 24.1 ilustra algumas manifestações clínicas dos pacientes ALPS-símile e os genes com os quais encontram-se mais frequentemente associadas.

Quadro 24.1. Correlação entre manifestações clínicas e genes acometidos nas doenças ALPS-símile.

Manifestações clínicas	Genes acometidos*
Artrite	*PIK3R1, STAT3 GOF, CTLA4, LRBA, DEF6, ADA2, TNFAIP3, NRAS* e *KRAS GOF*
Cardiopatia	*STK4, DEF6, NRAS* e *KRAS GOF*
Cutâneas	*PRKCD, XIAP, SH2D1A, RASGRP1, PIK3CD GOF, PIK3R1, ITK, STK4, STAT3 GOF, CTLA4, LRBA, IL2RA, IL2RB, TPP2, STAT1 GOF, IL12RB1, ADA2, TNFAIP3, RALD, CARD11 GOF*
Endocrinopatias	*PIK3R1, STAT3 GOF, IL2RA, TET2, STAT1 GOF*
Enteropatia	*PRKCD, XIAP, SH2D1A, RASGRP1, PIK3CD GOF, PIK3R1, STAT3 GOF, CTLA4, LRBA, IL2RB, DEF6, STAT1, TNFAIP3, NRAS* e *KRAS GOF*
Linfo-histiocitose hemofagocítica	*XIAP, SH2D1A, TNFRSF9, ITK, PIK3CD GOF, RASGRP1, CTLA4, LRBA, CARD11 GOF*
Malignidade	*MAGT1, SH2D1A, RASGRP1, TNFRSF9, PIK3CD GOF, PIK3R1, ITK, STK4, STAT3 GOF, CTLA4, LRBA, DEF6, TET2, NRAS* e *KRAS GOF, CARD11 GOF*
Neurológicas	*MAGT1, SH2D1A, CTLA4, LRBA, ADA2*
Citopenias	Todos os genes listados
Esplenomegalia e/ou hepatomegalia	Todos os genes listados
Infecções de repetição	Todos os genes listados (em algumas doenças do grupo apenas em vigência de citopenia)
Linfoadenomegalia	Todos os genes listados

*GOF: mutações resultando em ganho de função. Mutações resultando em perda de função ocorrem nos outros genes listados; As seguintes doenças encontram-se associadas às mutações dos genes listados: *PIK3CD GOF*: *APDS1*; ADA2: deficiência de adenosina deaminase 2; *NRAS* e *KRAS GOF*: RALD (*RAS-associated autoimmune leukoproliferative disease*); *MAGT1*: XMEN (ligada ao X, magnésio, EBV e neoplasia); *PIK3R1*: APDS2; SH2D1A: XLP do tipo 1; *TNFAIP3*: haploinsuficiência 20 (HA20); *TNFRSF9*: deficiência de CD137; *XIAP*: doença linfoproliferativa ligada ao X do tipo 1; *CARD11 GOF*: doença BENTA (expansão de linfócitos B, hiperestimulação de NFκB e anergia de linfócitos T).

Fonte: Adaptado de López-Nevado M, González-Granado LI, Ruiz-García R, *et al.*, 2021.

O diagnóstico definitivo requer confirmação genética da mutação patogênica associada à doença e será abordado em outro capítulo.

De forma geral, o tratamento dos pacientes com ALPS e ALPS-símile envolve drogas imunossupressoras visando o controle das manifestações clínicas relacionadas à desregulação imune e controle/prevenção de infecções nos pacientes ALPS-símile.[2] Pacientes com ALPS e ALPS-símile (p. ex., haploinsuficiência de CTLA-4, deficiência de LRBA, DADA2, RALD, CARD11 GOF e deficiência de TET2) com percentual elevado de células duplo-negativas costumam apresentar boa resposta ao tratamento com sirolimo. Medicamentos específicos, como abatacepte, inibidores da JAK e leniolisibe, capazes de interferir com o mecanismo fisiopatológico de algumas doenças do grupo ALPS-símile, também são eficazes nesses casos.[1]

O tratamento dos pacientes com ALPS e ALPS-símile requer monitorização quanto aos agentes infecciosos antes e durante o tratamento, assim como cuidados especiais quanto à vacinação. Esses temas serão abordados detalhadamente em outros capítulos.

As manifestações clínicas, alterações laboratoriais e, quando pertinente, peculiaridades do diagnóstico da síndrome linfoproliferativa autoimune (ALPS) clássica e das principais doenças do grupo ALPS-símile serão detalhadas a seguir.

Síndrome linfoproliferativa autoimune (ALPS) (OMIM # 601859)

A ALPS consiste em um grupo de doenças genéticas caracterizadas por linfoproliferação de início precoce, citopenias autoimunes e suscetibilidade a linfomas. As características clínicas definidoras de ALPS são linfadenopatia não maligna crônica, esplenomegalia e citopenias de linhagens múltiplas secundárias ao sequestro e destruição periférica autoimune.[6,7]

A maioria dos pacientes com ALPS tem mutações no gene FAS/*TNFRSF6*, que é uma reminiscência do modelo de camundongo lrp.[8,9]

Além disso, mutações em outros genes foram descritas em uma minoria de pacientes com ALPS, incluindo genes que codificam o ligante FAS (FASL/*TNFSF6*) e caspase 10 (CAS10). Portanto, o uso de nomenclatura baseada em genes é recomendado ao se descreverem os novos casos.[10]

Manifestações clínicas

ALPS geralmente se apresenta na primeira infância. Em uma revisão de um número de casos de ALPS, a idade média de início foi de 3 anos, embora 7% dos pacientes tenham manifestado a doença mais tarde na vida, entre 18 e 35 anos de idade.[6,7]

Em uma recente revisão sistemática envolvendo 780 pacientes com características clínicas de ALPS, incluindo 532 geneticamente determinados (mutações FAS, FASL, CAS8 e CAS10) e 189 sem determinação genética, ficou demonstrado que as primeiras manifestações foram linfadenopatia (45%), esplenomegalia (28%) e anemia hemolítica autoimune, seguido de infecções recorrentes, pancitopenia, trombocitopenia, febre e hepatomegalia, com mediana de idade de aparecimento dos sintomas aos 2 anos e de aparecimento da primeira doença autoimune aos 3 anos. A mediana de idade do diagnóstico foi de 8 anos e do atraso no diagnóstico, de 5 anos. A determinação genética demonstrou predomínio absoluto de mutações em FAS/TNFSF6 (germinativa em 446 e somática em 59), FAS (n = 12), CASP10 (n = 12).[11]

As principais cadeias de linfonodos acometidas são as cervicais, de mediastino, de axila, inguinais e pélvicas. A principal manifestação autoimune é a anemia hemolítica, seguida de trombocitopenia autoimune com consequente hiperesplenismo e sangramento mucocutâneo, palidez, icterícia e fadiga. Infecções são incomuns, mas podem ocorrer consequentemente à neutropenia autoimune. Febre recorrente não costuma acontecer em ALPS.[4]

Em decorrência da propensão maligna dos linfócitos, especial atenção deve ser dada ao aparecimento de linfomas, observando-se aumento ou aparecimento de linfonodos novos e associados a sintomas sistêmicos como febre, sudorese noturna e perda de peso.[11]

Alterações laboratoriais

O principal achado laboratorial da ALPS é a presença de uma população expandida de linfócitos CD3+, TCR-$\alpha\beta$+, CD4– e CD8–, denominados "células T duplo-negativas" (DNT). Estas são células T policlonais maduras, observadas no sangue periférico e no tecido linfoide secundário de pacientes com ALPS. Embora seja uma marca registrada dessa doença, o papel das células DNT na patogênese da doença não está bem estabelecido.[12]

Outros achados laboratoriais são níveis séricos elevados de IL-10, vitamina B12, FAS ligante solúvel e IL-18, os quais servem também de biomarcadores de atividade da doença. Níveis séricos elevados de IgG e IgA são descritos também.[12]

A utilidade diagnóstica de todos esses marcadores foi avaliada em uma grande coorte de 562 pacientes com ALPS e seus parentes, com ou sem mutações de FAS. Embora não seja clinicamente útil de forma isolada, a combinação desses marcadores provou ser um preditor da presença de mutações FAS em pacientes com fenótipo clínico de ALPS. Pacientes com uma combinação de DNT > 4% e interleucina 10 (IL-10) > 40 pg/mL ou B 12 > 1.500 ng/L ou sFASL > 300 pg/mL tinham 97% de chance de apresentar uma mutação em FAS. Por sua vez, pacientes com DNTs < 2% e sFASL < 200 pg/mL apresentavam apenas 1,7% de chance de ter uma mutação em FAS. Esses marcadores também foram muito sensíveis na detecção de pacientes com mutações somáticas de FAS. Assim, na presença de DNTs e B12 ou sFASL elevados, uma triagem genética negativa para mutações de FAS da linha germinativa deve resultar em uma investigação de mutações somáticas na população DNT classificada.[10]

Achados histopatológicos de biópsias de linfonodos são patognomônicos de ALPS. Esses achados incluem hiperplasia folicular, frequentemente com transformação progressiva focal dos centros germinativos; expansão paracortical com um infiltrado misto contendo as células DNT específicas observadas por imuno-histoquímica para marcadores CD3, CD4 e CD8; e plasmocitose policlonal.[13]

Diagnóstico

No primeiro *workshop* internacional realizado em 2009, foram revisados e estabelecidos os critérios para o diagnóstico de ALPS, sendo que o diagnóstico definitivo se baseia na presença de ambos os critérios requeridos mais um critério acessório primário, e um diagnóstico provável se baseia na presença de ambos os critérios requeridos mais um critério acessório secundário (Quadro 24.2).

Quadro 24.2. Critérios diagnósticos revisados para ALPS.[12]

Requeridos

1. Linfadenopatia não infecciosa ou esplenomegalia ou ambas, crônica (> 6 meses)
2. Células T duplo-negativas (DNT) CD3 + TCR-αβ + CD4 – CD8 – elevadas (≥ 1,5% dos linfócitos totais ou 2,5% dos linfócitos CD3 +) na contagem de linfócitos normais ou elevadas.

Acessórios

Primários

1. Defeito de apoptose do linfócito (em dois ensaios separados)
2. Mutações somáticas ou germinativas patogênicas in FAS, FASL ou CASP10

Secundários

1. Níveis plasmáticos elevados de sFASL (200 pg/mL) OU níveis plasmáticos de IL-10 elevados (> 20 pg/mL) OU níveis séricos ou plasmáticos de vitamina B12 > 1.500 ng/L OU níveis plasmáticos de IL-18 elevados (> 500 pg/mL).
2. Achados imuno-histológicos típicos revisados por hematopatologista experiente.
3. Citopenias autoimunes (anemia hemolítica, trombocitopenia ou neutropenia) E níveis elevados de IgG (hipergamaglobulinemia policlonal).
4. História familiar de linfoproliferação não maligna/não infecciosa com ou sem autoimunidade.

Fonte: Adaptado de Oliveira JB, Bleesing JJ, Dianzani U, *et al.*, 2010.

Apesar dos critérios propostos por Oliveira *et al.*[12] para o diagnóstico de ALPS, foi relatado, em estudo recente, que alguns pacientes com doenças ALPS-símile também preenchiam esses critérios em relação à vitamina B12, FASL solúvel e IL-10, o que resultou no seu diagnóstico errôneo de ALPS.[3]

Considerando que algumas doenças do grupo ALPS-símile cursam com valores de células TDN maiores do que 2,5% (em relação aos linfócitos CD3+) e raramente maiores do que 6%, a European Society for Immunodeficiencies (ESID), em 2019, sugeriu valores acima de 6% como um dos critérios a serem usados no registro de pacientes com ALPS sem diagnóstico genético (Quadro 24.3).[14,15]

Quadro 24.3. Critérios sugeridos pelo ESID para o registro de pacientes com ALPS sem diagnóstico genético.

Pelo menos um dos critérios:

1. esplenomegalia
2. linfadenopatia (> 3 cadeias acometidas, > 3 meses, ausência de infecções ou malignidade como doença de base)
3. citopenia autoimune (pelo menos duas linhagens)
4. história de linfoma
5. história familiar

E pelo menos um dos critérios:

1. CD3+TCRαβ+CD4– CD8– (em relação às células T CD3+TCRαβ+) > 6%
2. biomarcadores elevados (pelo menos 2)
   - sFASL > 200 pg/mL
   - vitamina B12 > 1.500 ng/L
   - IL-10 > 20 pg/mL
   - comprometimento da apoptose mediada por FAZ

Fonte: Adaptado de Seidel MG, Kindle G, Gathmann B, *et al.*, 2019.

Na ausência de um diagnóstico genético, outros marcadores vêm sendo sugeridos visando aumentar a precisão do diagnóstico de ALPS. Recentemente, diferentes subpopulações de linfócitos TDN foram identificadas, e aquelas expressando CD38 e CD45RA parecem caracterizar os pacientes com ALPS-FAS, representando mais de 25% das células TDN nesses casos.[16]

Em outro estudo envolvendo 264 pacientes com suspeita precoce de ALPS, foi demonstrado que acrescentar a investigação de linfócitos TCRαβ+B220+ aos critérios de Oliveira *et al.* aumentou a precisão diagnóstica e a detecção precoce desses pacientes.[4]

Síndromes ALPS-símile

Deficiência de LRBA (LATAIE) (OMIM # 614700) e Haploinsuficiência de CTLA-4 (CHAI) (OMIM # 616100)

As células T regulatórias (Treg) desempenham um papel central na homeostasia do organismo especialmente no que diz respeito às doenças autoimunes. Diferentes mecanismos regulatórios são utilizados por essas células, entre eles o controle da ativação e da proliferação de linfócitos T mediado pela molécula de CTLA-4, que é expressa na superfície das células Treg.

Após a interação de CTLA-4 com seu ligante, esse complexo é internalizado, ocorrendo interação de CTLA-4 com a molécula de LRBA, o que possibilita a recirculação e reexpressão de CTLA-4 na superfície celular. Portanto, níveis baixos de CTLA-4 podem ser observados em indivíduos com haploinsuficiência de CTLA-4 ou com deficiência de LRBA, acarretando comprometimento da função das células Treg e, consequentemente, favorecendo o desenvolvimento de manifestações clínicas relacionadas à autoimunidade e proliferação linfocitária.

Apesar de a diminuição de CTLA-4 ser observada em ambas, indivíduos com deficiência de LRBA costumam apresentar manifestações clínicas mais precoces e mais graves.

Deficiência de LRBA

Doença de herança autossômica recessiva relacionada a mutações no gene LRBA, atualmente também chamada de deficiência de LRBA com autoanticorpos, defeito de células Treg, infiltrado autoimune e enteropatia (LATAIE).

Em estudo recente, foi demonstrado que mutações do tipo *nonsense* ou inserções/deleções estavam associadas a múltiplas manifestações autoimunes. Entretanto, uma relação entre genótipo e fenótipo ainda não se encontra bem estabelecida nesses pacientes. Acredita-se que fatores ambientais, genéticos ou epigenéticos possam contribuir para a heterogeneidade do quadro clínico.[5]

Manifestações clínicas

O início dos sintomas é precoce na maioria dos casos, em média, em torno de 18 meses de idade, podendo variar entre 6 meses e 4 anos.[5] Entretanto, pacientes com mutações em heterozigose composta podem apresentar início tardio, contribuindo, muitas vezes, para o diagnóstico equivocado de imunodeficiência comum variável.[17]

Pacientes com deficiência de LRBA podem apresentar manifestações clínicas variadas, sendo a linfoproliferação não maligna (linfadenomegalia, esplenomegalia e/ou hepatomegalia), autoimunidade, especialmente citopenias e enteropatia, e infecções de repetição as mais frequentes. Em estudo recente, foi observada a coexistência de linfoproliferação e autoimunidade em 60% dos 270 pacientes com LATAIE.[3] Estudo recente de revisão sistemática incluindo 212 pacientes com diagnóstico confirmado de LATAIE descreveu que autoimunidade (especialmente anemia hemolítica e púrpura trombocitopênica), diarreia protraída e infecções respiratórias foram as manifestações clínicas iniciais mais comuns.[5]

Com relação à autoimunidade, as citopenias, incluindo anemia hemolítica, púrpura trombocitopênica e neutropenia, costumam ser as manifestações clínicas mais observadas, seguidas por enteropatia autoimune. Mais de uma manifestação autoimune pode ocorrer nesses pacientes, sendo citopenias e enteropatia a associação mais comum, seguida por citopenias e DM1.[3]

Além da enteropatia autoimune, esses pacientes podem apresentar doença inflamatória intestinal de início infantil ou precoce (antes dos 2 ou 6 anos de idade, respectivamente), com um fenótipo de doença de Crohn, retocolite ulcerativa ou doença inflamatória intestinal indefinida.[18]

Apesar de o DM1 ser a endocrinopatia mais frequente, a tireoidite autoimune também pode estar presente. Outras manifestações como artrite, hepatite, vasculite, doenças neurológicas e oculares autoimunes também vêm sendo descritas.[5]

Conforme mencionado anteriormente, as infecções de repetição, especialmente do trato respiratório ocorrem com frequência nesses pacientes, sendo o início em média aos 2 anos, podendo variar entre 1 e 6 anos de idade. Pneumonias (40,1%), sinusites (15%), outras infecções de trato respiratório superior (17%), sepse (6,6%), abscessos (5,2%), meningites (2,4%) e osteomielites (0,5%) foram relatadas em um grupo de 212 pacientes com deficiência de LRBA.[5]

Nesse mesmo estudo, também foram descritos pacientes com infecções virais por EBV, citomegalovírus (CMV) e vírus da varicela-zóster (VZV), além de infecções por cândida e *Aspergillus* sp.

Manifestações pulmonares não infecciosas também podem ocorrer e incluem bronquiectasias (descritas em aproximadamente um terço dos pacientes), nódulos pulmonares, linfadenomegalia mediastinal, opacidade em vidro fosco, doença pulmonar intersticial linfocítica granulomatosa (GLILD).[17] Baqueteamento digital consequente ao comprometimento pulmonar crônico também pode ser observado.[5,19] Alguns autores recomendam a realização de tomografia computadorizada para avaliação pulmonar em pacientes com diagnóstico de deficiência de LRBA mesmo assintomáticos.

Infecções de trato respiratório superior e inferior, assim como bronquiectasias, vêm sendo correlacionadas com níveis baixos de imunoglobulina (Ig) G, IgA e células B de memória com *switch* de classe.[20]

Alterações laboratoriais

Hipogamaglobulinemia vem sendo descrita em 60% dos pacientes. Diminuição do número de linfócitos B, redução/ausência de células B de memória (CD27+), ausência de plasmoblastos, níveis elevados de células B CD21^{low} e de linfócitos B autorreativos foram descritos. Quanto aos linfócitos T, observam-se diminuição do número e da função de células Treg e diminuição de linfócitos TCD4+ e TCD8+, com aumento de células T de memória.[1,5]

Autoanticorpos também podem estar presentes nesses pacientes, sendo anticorpo antieritrócitos o mais comum, seguido por anticorpo antitireoperoxidase e anticorpo antinuclear.[5]

Diagnóstico

O exame físico minucioso (especialmente de pele e fâneros), avaliação de outras manifestações clínicas, história familiar e avaliação laboratorial (hemograma, imunoglobulinas e perfil linfocitário) podem auxiliar no direcionamento do diagnóstico.[21,22]

A detecção da proteína LRBA por citometria de fluxo apresenta 90% de especificidade e sensibilidade, sendo essa avaliação recomendada para o diagnóstico de pacientes com fenótipo ALPS-*símile*. A expressão diminuída ou ausente sugere o diagnóstico de LRBA, entretanto alguns pacientes podem apresentar expressão normal desta proteína.[22]

Ensaio funcional avaliando a transendocitose de CD80 (dependente de CTLA-4) também pode ser útil para pacientes com fenótipo clínico ALPS-símile apresentando variantes de significado incerto no gene LRBA e/ou expressão normal dessa proteína. A diminuição da transendocitose ocorre em pacientes com deficiência de LRBA, haploinsuficiência de CTLA-4 e deficiência de DEF6.[23]

Níveis maiores que 2,5% de DNT ($CD3^+$ $TCR\alpha\beta^+$ $CD4^-$ $CD8^-$) em relação ao valor total de células $CD3^+$ vêm sendo observados em algumas doenças do grupo ALPS-símile, incluindo deficiência de LRBA. Entretanto, ao contrário dos pacientes com ALPS, valores acima de 6% raramente são observados.[3]

A vitamina B12, IL-10, FAS-L solúvel são considerados critérios acessórios secundários para o diagnóstico de ALPS[12] e podem estar aumentados em pacientes ALPS-símile, incluindo deficiência de LRBA. Defeito de apoptose de linfócitos induzida por FAS também pode ocorrer nesses pacientes.[24] Apesar dessas alterações, ainda não existe um consenso para o uso desses biomarcadores e de DNT como critério diagnóstico para as doenças do grupo ALPS-símile.[3]

O diagnóstico definitivo de deficiência de LRBA é feito por meio de sequenciamento genético, confirmando a presença de mutações nesse gene.[1]

Tratamento

O tratamento dos pacientes com deficiência de LRBA deve ser individualizado e feito com base nas manifestações clínicas apresentadas.

Estudo envolvendo 270 com LATAIE descreveu o uso de corticosteroide, por período curto, associado a outras drogas imunossupressoras (p. ex., sirolimo e micofenolato de mofetil) para o tratamento de citopenias autoimunes, especialmente para anemia hemolítica autoimune. Com relação à púrpura trombocitopênica autoimune, foi utilizada Ig humana por via endovenosa em dose imunomoduladora (2 g/kg) associada à corticosteroideterapia. O anticorpo monoclonal anti-CD20, rituximabe, foi reservado para os casos de citopenias autoimune refratárias ao tratamento considerado de 1ª linha.[3]

Em pacientes com hipogamaglobulinemia, deve ser feita a reposição de Ig humana, seja por via endovenosa ou subcutânea.[25] Cabe ressaltar que esse tipo de tratamento não interfere nas manifestações relacionadas à enteropatia, frequentemente observadas em pacientes com deficiência de LRBA.

O uso de abatacepte (proteína de fusão CTLA-4 solúvel), por um lado, vem sendo associado à melhora clínica importante nesses pacientes,[5] especialmente em relação à autoimunidade e ao comprometimento pulmonar. Por outro lado, estudos ainda são necessários para avaliar se o uso desse medicamento é capaz de induzir uma remissão prolongada em pacientes com inflamação intestinal e se a associação com outras drogas, por exemplo o sirolimo, poderia ser benéfica.[26]

Maior suscetibilidade a vírus como norovírus e CMV foi relacionada ao uso de abatacepte. Portanto, esses e outros patógenos devem ser sempre cogitados diante de uma piora clínica.

Os dados da literatura sobre o transplante de células-tronco hematopoiéticas (TCTH) são heterogêneos. Maior gravidade da doença no que diz respeito às infecções e às manifestações de desregulação pode contribuir para uma maior mortalidade após o transplante.[27] Pacientes com doença pulmonar descontrolada podem ser considerados como os de maior risco, sendo recomendado o uso de drogas imunossupressoras (p. ex., abatacepte e sirolimo) visando o melhor controle do quadro clínico antes do transplante.[27]

Apesar da heterogeneidade da doença, a possibilidade de complicações em longo prazo, incluindo malignidades e aquelas relacionadas ao uso crônico de drogas imunossupressoras, resulta em que alguns autores preconizem o transplante precocemente, antes do desenvolvimento de complicações mais graves.[1,27]

Haploinsuficiência de CTLA-4

Doença de herança autossômica dominante, também conhecida como CHAI, relacionada a mutações heterozigóticas no gene CTLA-4. Apesar de as mutações apresentarem penetrância completa quanto à expressão de CTLA-4, a penetrância clínica é incompleta, sendo observados quadros mais leves com apenas uma ou poucas manifestações clínicas em torno de 30% dos portadores.[1] Acredita-se que fatores ambientais, genéticos ou epigenéticos possam contribuir para essas diferenças, mas ainda não foram identificados.[1]

Manifestações clínicas

Os pacientes com CHAI apresentam manifestações clínicas semelhantes àquelas descritas nos pacientes com deficiência de LRBA. Citopenias autoimunes (anemia, plaquetopenia e neutropenia), enteropatia, infiltrado linfocítico em diversos órgãos não linfoides, incluindo pulmão e sistema nervoso central, e infecções recorrentes são as mais comuns.[1]

Estudo de revisão de literatura avaliando 222 pacientes com CHAI observou mediana de início dos sintomas aos 10 anos de idade, podendo variar entre 6 e 16 anos[5] sendo, portanto, de início mais tardio que nos pacientes com deficiência de LRBA.

As manifestações clínicas iniciais mais comuns observadas nesse estudo foram autoimunidade (43%), infecções respiratórias (17%), diarreia protraída (16%) e manifestações neurológicas (9%) como crises convulsivas, atraso de desenvolvimento e doença desmielinizante.[5] Aproximadamente 40% dos pacientes evoluíram com organomegalia, observando-se mediana de início aos 17 anos, variando entre 13 e 33 anos de idade.[5]

Vem sendo descrito que 30% dos pacientes apresentam uma ou poucas manifestações clínicas, podendo ocorrer apenas citopenia autoimune ou enteropatia e, mais raramente, linfoma de Hodgkin associado ao EBV.[23]

A associação de manifestações relacionadas à autoimunidade é observada com frequência nesses pacientes, sendo citopenias e enteropatia autoimune a mais comum, seguida por citopenias e manifestações cutâneas como psoríase e vitiligo. Entre as endocrinopatias, tireoidite autoimune e DM1 são as mais frequentes.[5]

Por sua vez, hepatite autoimune, artrite, vasculite e manifestações oculares raramente são observadas.[5]

Com relação às infecções, predominam as virais e bacterianas do trato respiratório, sendo as pneumonias as mais frequentes.[5] Infecções por EBV, CMV, *Salmonella* spp. e *Mycobacterium tuberculosis* também foram relatadas. Apesar de raramente descritas, candidíase e infecções recorrentes por herpes-zóster também podem ocorrer.[3]

Estudo envolvendo 131 pacientes observou proliferação maligna em 13%, sendo linfoma e câncer gástrico os mais comuns, com mais da metade dos casos associados ao EBV.

Alterações laboratoriais

A hipogamaglobulinemia vem sendo descrita em mais de 80% dos pacientes. Diminuição progressiva do número de linfócitos B, aumento de células B CD21^{low} e linfopenia de linfócitos TCD4 também são observados. Apesar do aumento do número de células Treg, estas apresentam comprometimento de sua função.[1]

Anticorpo antinuclear (40%), antieritrócito (20%) e antiácido glutâmico descarboxilase (16%) foram os mais frequentemente observados de acordo com uma revisão de literatura avaliando autoanticorpos em 141 pacientes com CHAI.[5]

Diagnóstico

A avaliação da molécula CTLA-4 por citometria de fluxo e o ensaio funcional avaliando a transendocitose de CD80 (dependente de CTLA-4) são recomendados, quando disponíveis, para a avaliação inicial dos pacientes com manifestações clínicas e laboratoriais sugestivas de CHAI ou naqueles com fenótipo ALPS-símile nos quais LATAIE foi excluída.[23]

Diante de exames normais, esse diagnóstico torna-se improvável. Por sua vez, a diminuição/ausência da molécula CTLA-4 e da transendocitose de CD80 sugere o diagnóstico de CHAI ou LATAIE. O diagnóstico, no entanto, deve ser confirmado por sequenciamento genético.[23]

Assim como em outras doenças do grupo ALPS-símile, esses pacientes podem apresentar aumento de DNT (geralmente inferior a 6%) e aumento nos níveis de vitamina B12, FAS-L solúvel e CD-25, mas esses biomarcadores ainda não são utilizados como critério diagnóstico.[14]

Tratamento

O tratamento dos pacientes com CHAI deve ser individualizado e feito com base nas manifestações clínicas relacionadas à infecção e à desregulação do sistema imunológico. Dessa forma, reposição de Ig humana, corticosteroides, imunomoduladores (especialmente o sirolimo) e o imunobiológico abatacepte fazem parte do arsenal terapêutico desses casos.[2]

Outro aspecto importante no acompanhamento desses pacientes diz respeito à necessidade de monitorização frequente (por meio de proteína C-reativa (PCR)) de infecção por CMV e EBV.

A reposição de Ig humana deve ser indicada seguindo as recomendações usuais[25] e é eficaz na redução das infecções.[23] Entretanto, seu uso não promove melhora das manifestações clínicas gastrointestinais.

Por sua vez, o sirolimo é eficaz no controle dos sintomas relacionados à linfoproliferação, autoimunidade e enteropatia, especialmente no que diz respeito à diarreia e à perda ponderal.[23]

No que se refere ao abatacepte, vem sendo observada melhora clínica da linfoproliferação, enteropatia e autoimunidade, especialmente das citopenias.[23]

Apesar de o TCTH ser o único tratamento curativo, o momento ideal para a sua realização ainda não está claro. O controle clínico adequado da doença encontra-se relacionado ao melhor prognóstico pós-transplante.

STAT-3 GOF (OMIM # 615952)

Ganho de função no gene do sinal transdutor e ativador da transcrição 3 (*STAT* GOF) é um defeito monogênico de início precoce caracterizado por distúrbios autoimunes de múltiplos órgãos, falha de crescimento e linfoproliferação. As manifestações clínicas mais comuns são citopenia autoimune, linfoproliferação, enteropatia, doença intersticial pulmonar, tireoidite, DM1, artrite e déficit ponderoestatural de início antes dos 3 anos de idade.[28]

Laboratorialmente, distingue-se de ALPS por apresentar DNT normal/alto, vitamina B_{12} normal/moderadamente alta, sFASL elevado, IL-10 normal, níveis de IgG baixo/normal, IgA e IgM baixo/normal/alto. Além disso, são observados níveis baixos de linfócitos TCD3 e células NK. A avaliação funcional evidencia STAT3 normal/alto.[3]

DADA2 (OMIM # 615688)

Deficiência de adenosina-deaminase tipo 2 (DADA2) é uma síndrome de imunodesregulação de herança autossômica recessiva causada pela perda de função do gene *ADA2/CECR1*. O fenótipo clínico de DADA2 inicialmente descrito descrevia febres intermitentes, derrames isquêmicos ou hemorrágicos e outras manifestações neurovasculares, livedo reticular, poliarterite nodosa hepatoesplenomegalia, vasculopatia sistêmica e hipogamaglobulinemia (Figuras 24.1 e 24.2).

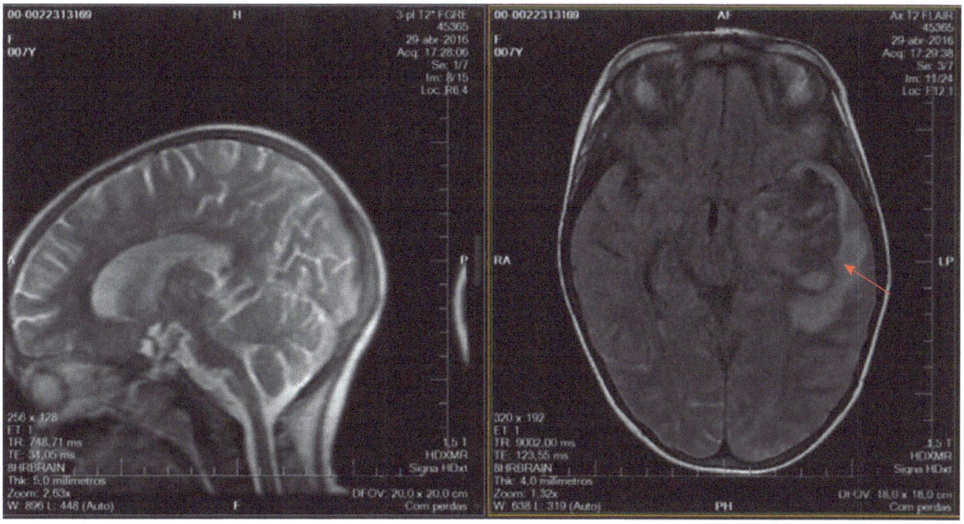

Figura 24.1. RM do SNC demonstrando hematoma intraparenquimatoso em estágio hiperagudo/agudo no lobo temporal esquerdo, associado a sinais de isquemia perilesional e sinais de hemoventrículo. RM: ressonância magnética; SNC: sistema nervoso central.

Fonte: Adaptada de Chong-Neto HJ, Segundo GRS, Bandeira M, *et al.*, 2019.

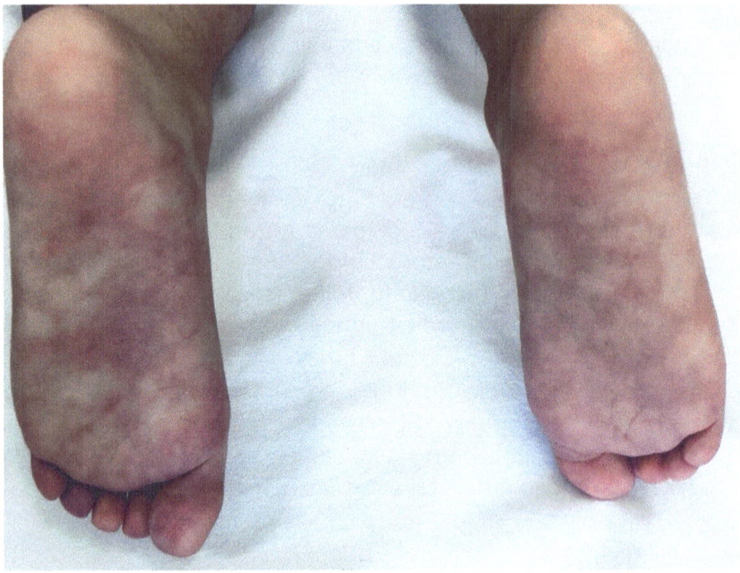

Figura 24.2. Livedo reticular na região plantar.
Fonte: Acervo da autoria.

Posteriormente, relatos de casos sugeriram que os pacientes com DADA2 podem apresentar um fenótipo clínico altamente variável, incluindo citopenias e falência de medula óssea.[29]

Algumas manifestações podem mimetizar ALPS: anemia hemolítica, trombocitopenia autoimune, linfoproliferação crônica associadas a imunodesregulação e falência de medula óssea, exigindo avaliação precoce, especialmente molecular, para um correto diagnóstico.[30] A DADA2 é mais bem apresentada no capítulo de desordens autoinflamatórias.

CARD 11 GOF (OMIM # 616452)

Mutações de ganho de função (GOF) no gene *CARD11* têm herança autossômica dominante e são também conhecidas como "doença BENTA" (expansão de células B com NF-κβ e anergia de células T, do inglês *B cell Expansion and NF-κβ and T cell anergy*).[1] As mutações ocorrem em heterozigose com alterações na atividade da resposta imune adaptativa no controle da diferenciação de células B periféricas e uma variedade de funções efetoras de células T.[31-33]

Deve-se suspeitar da doença BENTA em um cenário de linfocitose persistente e esplenomegalia, com ou sem infecções recorrentes.[34] No Quadro 24.4, estão descritas algumas características clínicas e laboratoriais dessa doença. A autoimunidade na forma de citopenias e produção de autoanticorpos parece afetar apenas uma minoria dos pacientes.[35]

A capacidade prejudicada das células B de se diferenciarem em plasmoblastos e plasmócitos gera respostas insuficientes a antígenos polissacarídicos (pneumocócicas e meningocócicas) e/ou respostas de longa duração prejudicadas para vacinas conjugadas T-dependentes, como aquelas contra sarampo e varicela-zóster.[36] Além disso, esses pacientes não apresentam alteração nos valores de vitamina B12, IL-10 e sFASL, e os valores de células TDN podem estar elevados (> 2,5%).[6]

Quadro 24.4. Aspectos clínicos, laboratoriais e do tratamento das síndromes associadas a CARD11 GOF, PI3KD e XIAP.

	CARD11 GOF	PI3KD	XIAP
Classificação IUIS (10)	Deficiência de anticorpo	Deficiência de anticorpo	Desregulação imune
Manifestações clínicas	Linfadenopatia Esplenomegalia e/ou hepatomegalia Infecções sinopulmonares recorrentes Linfo-histiocitose hemofagocítica		
	Lesões cutâneas	Suscetibilidade a infecção por EBV Artrite Enteropatias e hiperplasia nodular linfoide	Suscetibilidade a infecção por EBV Artrite (AIJ) Enteropatias Lesões cutâneas Encefalite autoimune Doença pulmonar intersticial granulomatosa linfocítica (GLILD)
Alterações laboratoriais	Citopenias • ↓ da resposta de anticorpos a antígenos • ↓ proliferativa a mitógenos		
	IgG: normal ou aumentado **IgA:** normal ou baixo **IgM:** normal **Linfocitose B** **Linfócito B:** • ↑ B *naïve* • ↓ B memória e switch de classe **Linfócito T** • ↓ ou normais • ↑ células TDN **iNKT** • baixa **NK** • Normal	**IgG:** normal ou baixo **IgA:** normal ou baixo **IgM:** alto **Linfopenia progressiva** **Linfócito B:** • ↓ B memória • ↑ B transicionais **Linfócito T** Inversão CD4:CD8 • ↓ CD4 • ↓ CD8 *naïve* • ↑ CD8 senescentes **iNKT** • baixa **NK** • Normal	**IgG:** normal ou baixo **IgA:** normal ou baixo **IgM:** normal ou baixo **Linfopenia** **Linfócito B:** • ↓ B **Linfócito T** Inversão CD4:CD8 • ↑ T memória **iNKT** • baixa **NK** • normal ou baixa
Tratamento	Monitoramento e tratamento de infecções Corticosteroides TCTH Terapia de reposição de imunoglobulina (se necessário)		
	Sirolimo Rituximabe Inibidores da protease MALT1	**Sirolimo** Inibidores seletivos de PI3Kδ (leniolisibe)	**Imunossupressores** Anti-TNF-α (adalimumabe/ infliximabe)

LHH: linfo-histiocitose hemofagocítica; AIJ: artrite idiopática juvenil; EBV: vírus Epstein-Barr; MALT1: proteína 1 de translocação de linfoma de tecido linfoide associado a mucosa; PI3Kδ: fosfoinositídeo 3-quinase delta; TCTH: transplante de células-tronco hematopoiéticas; TNF-α: fator de necrose tumoral alfa.

Fonte: Adaptado de López-Nevado M, *et al.*, 2021; Sneller MC, *et al.*, 1997; Watanabe-Fukunaga R, *et al.*, 1992; Stinson JR, *et al.*, 2020; Arjunaraja S, *et al.*, 2015; Gupta M, *et al.*, 2018; Costagliola G, *et al.*, 2021; Coulter TI, *et al.*, 2017; Mudde ACA, *et al.*, 2021; Rigaud S, *et al.*, 2006; Marsh RA, *et al.*, 2009; Lougaris V, *et al.*, 2022; Arjunaraja S, *et al.*, 2017; Brohl AS, *et al.*, 2015; Castagnoli R, *et al.*, 2019; Lu HY, *et al.*, 2019; Coulter TI, *et al.*, 2018; Elkaim E, *et al.*, 2016.

O monitoramento por meio da citometria de fluxo é uma ferramenta importante para garantir que não há sinais de expansão clonal de células B, o que pode resultar em malignidades, principalmente a leucemia linfocítica crônica de célula B.[35,37]

APDS (OMIM # 616513 e # 616005)

A síndrome da fosfoinositídeo 3-quinase ativada (APDS) ativada é uma imunodeficiência de herança autossômica dominante associada à linfoproliferação e à autoimunidade (Quadro 24.4). A doença é causada por mutações no complexo molecular da fosfoinositídeo 3-quinase (PI3K), particularmente por fosfatidilinositol-4,5-bisfosfato 3-quinase catalítica subunidade δ (PIK3CD). Pacientes com mutações GOF neste gene *PIK3CD* são classificados como APDS 1.[38,39] Pacientes com mutações no receptor 1 de PI3K (PI3KR1), também de herança autossômica dominante, são classificados como APDS 2.

Assim como ocorre na mutação de ganho de função de CARD11, há ativação constitutiva de importantes vias de sinalização em linfócitos.[33] A ativação de mutações somáticas *de PIK3CD* tem sido associada a malignidades, principalmente a linfomas de Hodgkin, mas há também descrição de linfoma não Hodgkin.[40]

A suscetibilidade ao EBV e a outras infecções por herpesvírus em pacientes com APDS é intrigante, pois as infecções virais são tipicamente observadas com mutações de perda de função e defeito na imunidade mediada por células. Embora haja expansão de células T CD8+ efetoras na APDS, estas apresentam características de senescência e esse pode ser um dos motivos da resposta defeituosa das células T CD8+ ao EBV.[41]

Deficiência do inibidor de apoptose ligado ao X (XIAP) (OMIM # 300635)

A deficiência de XIAP é um erro inato de imunidade classificado pela IUIS dentro das doenças com desregulações imunes.[42] É denominada "síndrome linfoproliferativa ligada ao X tipo 2" (XLP-2) e geralmente desenvolve HLH em resposta à infecção pelo EBV.[44] No Quadro 24.4 estão descritas as principais características clínicas e laboratoriais dessa doença.

A XIAP desempenha papel relevante na resposta imune inata e adaptativa e na regulação imune, principalmente por meio da modulação da sinalização do receptor do fator de necrose tumoral (TNF) e regulação da atividade do inflamassoma NLRP3. A sua deficiência promove uma superprodução de IL-1β e IL-18 inflamatórias[43] além de uma maior suscetibilidade à morte celular, principalmente das células T.[44]

Não há relato de alterações nos valores de vitamina B12, IL-10, sFASL e células TDN nesses pacientes.[43] A citometria de fluxo ajuda em uma triagem rápida em indivíduos suspeitos de deficiência de XIAP, pois a maioria dos pacientes apresenta a expressão de XIAP diminuída ou ausente.[45] No entanto, o padrão-ouro para esse diagnóstico continua sendo a identificação de uma mutação causadora de doença no gene XIAP/*BIRC4* por sequenciamento genético.[43]

Deficiência de Caspase-8 (OMIM # 607271)

O estado de deficiência da caspase-8 (CEDS) é causado por mutações homozigóticas de herança autossômica recessiva no gene CASP8, que codifica a proteína caspase-8 com papel fundamental na apoptose e na inflamação.[53]

Manifestações clínicas

As manifestações clínicas relatadas nos poucos pacientes com deficiência de caspase-8 descritos na literatura são variadas e, apesar da descrição de início tardio dos sintomas, na grande maioria dos casos, inicia-se na infância.[54] Esplenomegalia, linfoadenopatia, infecções bacterianas sinopulmonares recorrentes, podendo provocar bronquiectasias, infecções mucocutâneas por vírus do grupo herpes, lesões multinodulares em fígado e baço, doença inflamatória intestinal e síndromes neurológicas vêm sendo descritos.[1,55] Por sua vez, autoimunidade raramente foi observada e até o momento não existe relato de linfomas.[1]

Alterações laboratoriais

Ativação defeituosa de células T, B e células *natural-killers* (NK) resultando em imunodeficiência combinada, relação CD4/CD8 invertida, diminuição dos níveis séricos de IgG, IgM e IgA, comprometimento da resposta humoral frente a antígenos polissacarídeos, discreta elevação das células TDN e apoptose defeituosa de linfócitos.[1,53]

Tratamento

Dada a raridade dessa condição, o prognóstico e o tratamento ideal não estão definidos. Esses pacientes podem se beneficiar do uso de Ig humana intravenosa, aciclovir profilático (visando diminuir os episódios recorrentes de herpes mucocutâneo) e antibiótico profilático em pacientes com bronquiectasias.[56,57]

■ Doença leucoproliferativa autoimune associada ao RAS (OMIM # 614470)

A doença linfoproliferativa autoimune associada ao RAS (RALD) é uma doença rara causada por mutações somáticas produzindo ganho de função nos genes KRAS (homólogo de oncogene viral do sarcoma de rato *Kirsten*) ou NRAS (neuroblastoma homólogo de oncogene viral RAS).[1]

Em artigo recente, foram revistos 27 pacientes com diagnóstico de RALD, sendo 59% com mutações em KRAS e 41% em NRAS.[58]

Manifestações clínicas

Apesar do diagnóstico muitas vezes tardio, podendo variar entre 1 e 47 anos de idade,[1] o início das manifestações clínicas costuma ocorrer na infância, sendo descrita uma mediana de 2 anos, podendo variar entre 3 meses e 36 anos. Pacientes com mutações em NRAS parecem iniciar o quadro mais precocemente (mediana de 9 meses) quando comparados àqueles com mutações em KRAS (mediana de 3 anos).[58]

As manifestações clínicas mais comuns são linfadenopatia periférica, esplenomegalia importante e citopenias autoimunes,[1] especialmente anemia hemolítica e plaquetopenia.[58] Infecções leves de trato respiratório,[1] erupções cutâneas com infiltração histiocítica,[59] manifestações gastrointestinais, artrite/artralgia, pericardite e glomerulonefrite também foram relatadas.[58] Recentemente foram relatados pacientes com leucemia mieloide aguda, linfoma B não Hodgkin e leucemia mielomonocítica juvenil (LMMJ) anos após o diagnóstico de RALD.[58,60]

Achados laboratoriais

Monocitose absoluta ou relativa é observada em todos os pacientes descritos até o momento. Os autoanticorpos também são frequentemente detectados, incluindo fator antinuclear, fator reumatoide, antifosfolipídeo, anticardiolipina, antiplaquetário, antineutrófilos e/ou antieritrócito.[61,62]

Atualmente sabe-se que pacientes com RALD podem apresentar células TDN maiores do que 2,5%, assim como ocorre em outras doenças do grupo ALPS-símile.[11,58] Por sua vez, os achados histopatológicos não evidenciam a típica expansão paracortical causada por células DNT observada em pacientes com ALPS, sendo observado apenas plasmocitose policlonal inespecífica com folículos secundários reativos.[1]

Apesar de os níveis de FASL solúvel, vitamina B12 e apoptose *in vitro* induzida por FAS serem classicamente descritos como normais, estudo de revisão recente evidenciou níveis elevados de vitamina B12 em dois de cinco pacientes avaliados.

Além disso, as células T obtidas de pacientes com RALD são resistentes à morte celular induzida pela privação de IL-2, apontando para um efeito apoptótico fundamentalmente diferente nessa doença.[61,63]

Tratamento

O tratamento assemelha-se ao utilizado em outras doenças do grupo ALPS-símile visando o controle das citopenias. Corticosteroides são considerados medicamentos de 1ª linha, seguidos pelos imunomoduladores, como os inibidores de mTOR, micofenolato de mofetil, ciclosporina, ciclofosfamida, leflunomida e rituximabe.[1]

Outras intervenções terapêuticas incluem Ig humana, citarabina, hidroxicloroquina, transfusão de plaquetas e TCTH. O uso de corticosteroide tópico foi descrito com sucesso em paciente com manifestação cutânea e linfoproliferação leve, mas sem outros sintomas.[58]

■ Doença linfoproliferativa ligada ao X tipo 1 (XLP1) (também denominada "síndrome de Purtilo" ou "deficiência de SAP") (OMIM # 308240)

A XLP1 é um erro inato da imunidade que faz parte das síndromes linfoproliferativas ligadas ao cromossoma X. Essa doença rara é decorrente de uma mutação em *SH2D1A*, o que acarreta ausência ou diminuição da expressão da proteína SAP, implicando o comprometimento de número ou de função de linfócitos T e células NK, contribuindo para a suscetibilidade ao EBV.[64,65] Além disso, o comprometimento de células iNKT (células NKT invariantes) pode favorecer o desenvolvimento de desordens linfoproliferativas relacionadas aos linfócitos B.[65]

Manifestações clínicas

A XLP1 classicamente se manifesta como HLH, em geral desencadeada por EBV, doença linfoproliferativa não maligna e/ou maligna (sobretudo linfoma não Hodgkin, mais comumente do tipo Burkitt) e disgamaglobulinemia ou hipogamaglobulinemia progressivas favorecendo infecções, especialmente do trato respiratório. Os sintomas costumam se iniciar na infância, em geral em idade pré-escolar.[65,66]

Hepatoesplenomegalia, linfadenomegalia, citopenias autoimunes, HLH, linfoma não Hodgkin, diarreia, infecções de trato respiratório e manifestações cutâneas ou neurológicas foram descritas como mais frequentes em um estudo envolvendo 25 pacientes com XLP1.[3]

Manifestações clínicas menos frequentes incluem anemia aplástica, vasculite (principalmente de sistema nervoso central), granulomatose linfomatoide, encefalite, colite, pneumonia intersticial e artrite que, em conjunto, afetam 3% a 6% dos pacientes.[65,67]

Apesar de não haver uma correlação genótipo/fenótipo, existem evidências de que o nível de expressão da proteína SAP possa estar correlacionado com a gravidade das manifestações clínicas.[68] Na grande maioria das vezes, os pacientes com XLP1 costumam ser assintomáticos até que ocorra infecção pelo EBV,[69] especialmente no que diz respeito à HLH.[70] Entretanto, foi relatado que 20% a 50% dos pacientes com linfoma não demonstram evidências de EBV prévio.[71,72]

Sabe-se que pacientes deficientes em SAP têm um risco entre 20% e 30% maior de desenvolver distúrbios linfoproliferativos malignos e não malignos, na maioria das vezes de células B.[69,73] A região ileocecal é a mais comumente acometida, seguida pelas áreas cervical e do sistema nervoso central.[67,71,72,74]

Achados laboratoriais

A disgamaglobulinemia ou a hipogamaglobulinemia progressiva fazem parte da tríade clássica da doença e costumam ter início em torno dos 9 anos de idade.[71]

Geralmente, observam-se níveis normais de linfócitos B, entretanto com diminuição de células B de memória especialmente com *switch* de classe (CD19+CD27+ IgM-).[75] Além disso, a análise histopatológica de linfonodos evidencia ausência de centro germinativo.[65]

Ainda quanto à imunidade humoral, esses pacientes apresentam resposta normal para os antígenos polissacarídeos.

Redução importante ou ausência de células iNKT, diminuição da atividade citotóxica de TCD8 e células NK, prejuízo na apoptose de linfócitos TCD4 e TCD8 em ensaios *in vitro* e relação TCD4/TCD8 invertida também são observados.

Diagnóstico

O diagnóstico deve ser sempre suspeitado diante de um paciente do sexo masculino que apresente HLH, hipogamaglobulinemia, linfoma (especialmente linfoma de Burkitt recorrente), anemia aplástica, vasculite ou processos linfoproliferativos atípicos associados ao EBV ou a qualquer outro vírus do grupo herpes. A deficiência de SAP também deve ser considerada em pacientes assintomáticos com história familiar ou suspeita da doença, pois podem ser assintomáticos antes do contato com EBV.[65,76]

O exame de triagem pode ser realizado por citometria de fluxo avaliando a expressão de SAP em linfócitos T e NK, com especificidade e sensibilidade em torno de 90%.[77] Pacientes com ausência ou redução da proteína devem realizar sequenciamento do gene SH2D1A para confirmação do diagnóstico.[78]

Tratamento

O manejo dos pacientes deve ser direcionado pelas manifestações clínicas, incluindo reposição de Ig humana, imunossupressores, tratamento da HLH e de linfoma, além do uso de rituximabe visando auxiliar na prevenção de infecções graves pelo EBV.[79]

Todo paciente com suspeita de XLP1 deve ser rastreado para EBV por PCR e sorologia. Com relação à dosagem de IgG para EBV, deve-se levar em consideração os níveis séricos desta Ig e se o paciente se encontra em terapia de reposição. O rastreio por imagem de linfoma também é recomendado.[65]

A mortalidade dos pacientes não transplantados é elevada, sendo o TCTH o único tratamento considerado curativo. A sobrevida de pacientes com XLP1 submetida ao TCTH alogênico parece ser de 70% a 92%, devendo ser realizado idealmente antes da infecção pelo EBV.[72,80]

Diagnósticos diferenciais

O Quadro 24.5 ilustra os principais diagnósticos diferenciais de pacientes com ALPS e doenças ALPS-símile discutidas neste capítulo.

Quadro 24.5. Diagnósticos diferenciais de pacientes com ALPS e doenças ALPS-símile.

	Diagnósticos diferenciais
ALPS	Linfoma, doenças infecciosas que cursam com linfoproliferação, doenças autoimunes, doenças ALPS-símile[2]
LATAIE	IDCV, doenças autoimunes, ALPS[5] CHAI (sintomas mais tardios; granulomas, malignidade, atopia, doenças cutâneas ou neurológicas são mais comuns em CHAI)[5] Imunodeficiência combinada grave (SCID), imunodeficiências combinadas (CIDs), deficiência de IL-10 e receptor de IL-10, IPEX, doença granulomatosa crônica e síndrome linfoproliferativa ligada ao X 2 (XLP2; especialmente em pacientes com diarreia crônica)[21,22]
CHAI	IDCV, doenças autoimunes, ALPS[5] LATAIE (infecções importantes do trato respiratório, enteropatia autoimune, organomegalia e *failure to thrive* são mais comuns em LATAIE)[5]
STAT3 GOF	ALPS, doenças autoimunes[28]
DADA2	ALPS, artrite idiopática juvenil, IDCV, aplasia pura de células vermelhas, anemia de Diamond-Blackfan, CIDs[1,30,81]
CARD11 GOF	ALPS, leucemia linfocitica crônica[35,37]
APDS1	ALPS, IDCV, APDS2, deficiência de CD40 e CD40L, deficiência de citidina desaminase (AID) e uracil-DNA glicosilase (UNG)[39]
XLP2	ALPS, IDCV, XLP1, doenças autoimunes[43,65]
CEDS	IDCV, XLP1, XLP2, APDS1, APDS2[1,65]
RALD	ALPS, leucemia mielomonocítica juvenil (LMMJ).[1]
XLP1	ALPS, IDCV (linfoma em região ileocecal é incomum), XLP2 (enterocolite e linfoma; febre e/ou citopenias recorrentes sem evolução para HLH; resposta citotóxica de TCD8 e NK normal; redução menos importante de iNKT) e outras ALPS-símile que cursam com evolução grave após EBV.[65]

Fonte: Desenvolvido pela autoria.

Considerações finais

Diante de um paciente com linfoproliferação e citopenias autoimunes, a possibilidade de ALPS deve ser sempre considerada. Para esses pacientes, na ausência de diagnóstico genético, exames laboratoriais incluindo células TDN e outros biomarcadores podem auxiliar.

Em pacientes com suspeita clínica de ALPS, sem critérios laboratoriais para confirmação do diagnóstico, e especialmente com outras manifestações além de linfoproliferação e citopenias autoimunes, o diagnóstico de doenças do grupo ALPS-símile deve ser sempre considerado. É importante salientar que o aumento de células TDN (em geral menor do que 6%), assim como outros biomarcadores, pode estar elevado em algumas doenças desse grupo.

O Quadro 24.6 resume as principais semelhanças e diferenças dos pacientes com ALPS e ALPS-símile.

Quadro 24.6. Comparação das principais manifestações clínicas e laboratoriais dos pacientes com ALPS e ALPS-símile.[11,24]

Manifestações clínicas e laboratoriais	ALPS	ALPS-símile
Esplenomegalia/linfadenopatias	+	+
Autoimunidade		
Órgão sólidos	Raro	Frequente
Citopenias autoimune	+	+
Cronologia das manifestações autoimunes	**1.** AHAI **2.** trombocitopenia **3.** neutropenia	**1.** AHAI **2.** trombocitopenia **3.** tireoidite
Infecções de trato respiratório	Incomuns (associadas à neutropenia)	+ (associadas à hipogamaglobulinemia ou citopenia)
Enteropatia	Raro	+ (em algumas doenças do grupo)
Níveis séricos de imunoglobulinas (Ig)	IgG e IgA elevadas	IgM elevada (em algumas doenças do grupo) IgG, IgA e IgM diminuídas (em algumas doenças do grupo)
Vitamina B12, FAS L solúvel OU IL-10	Elevados	Normais ou levemente elevados
Células TDN	Elevadas (> 6%)	Elevadas[1] (> 2,5% e raramente > 6%) ou normais

*ALPS: 532 pacientes e ALPS-*símile* 59 pacientes. A maioria dos pacientes com ALPS apresentava mutação no gene FAS e a maioria dos pacientes com ALPS-*símile*, mutações nos genes STAT3, LRBA e CARD11(GOF); [1]Até o momento descrito em pacientes ALPS-*símile* com mutações nos genes: PIK3CD, ITK, STK4, STAT3 (GOF), CTLA4, LRBA, TET2, ADA2, TNFAIP3, NRAS/KRAS e CARD11 (GOF).

Fonte: Hafezi N, Zaki-Dizaji M, Nirouei M, *et al.*, 2021; Casamayor-Polo L, López-Nevado M, Paz-Artal E, *et al.*, 2021.

O diagnóstico genético deve ser realizado sempre que disponível, possibilitando o tratamento de maior precisão para algumas doenças do grupo ALPS-símile.

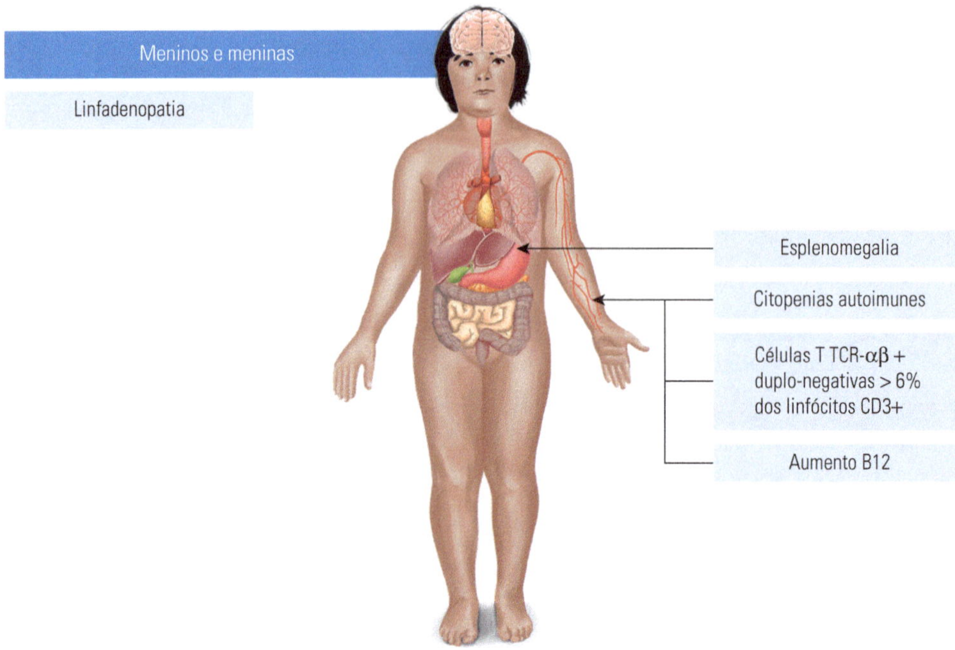

Figura 24.3. Síndrome Linfoproliferativa Autoimune.
Fonte: Desenvolvida pela autoria.

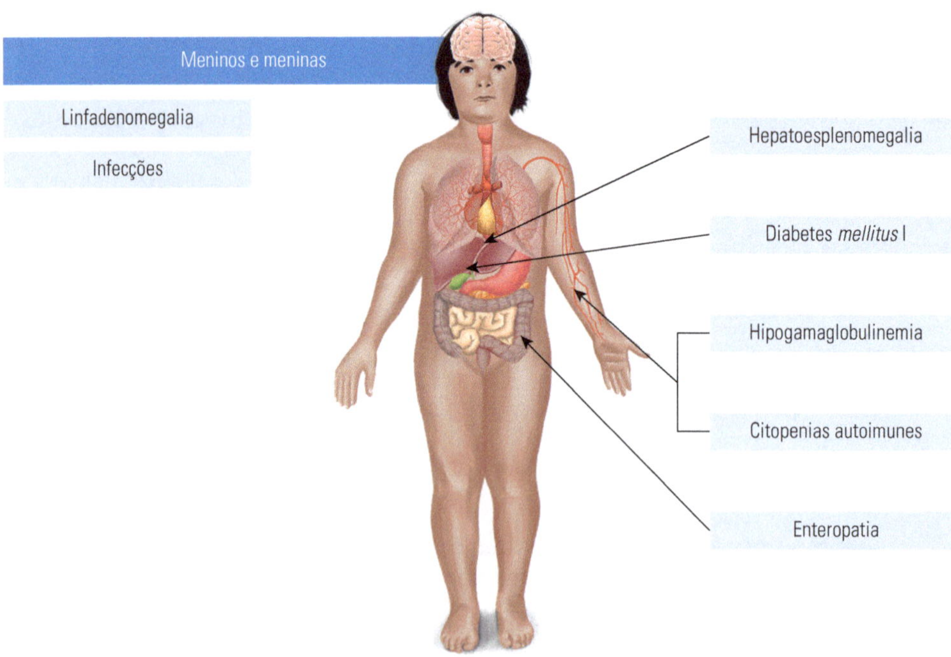

Figura 24.4. Haploinsuf CTLA4.
Fonte: Desenvolvida pela autoria.

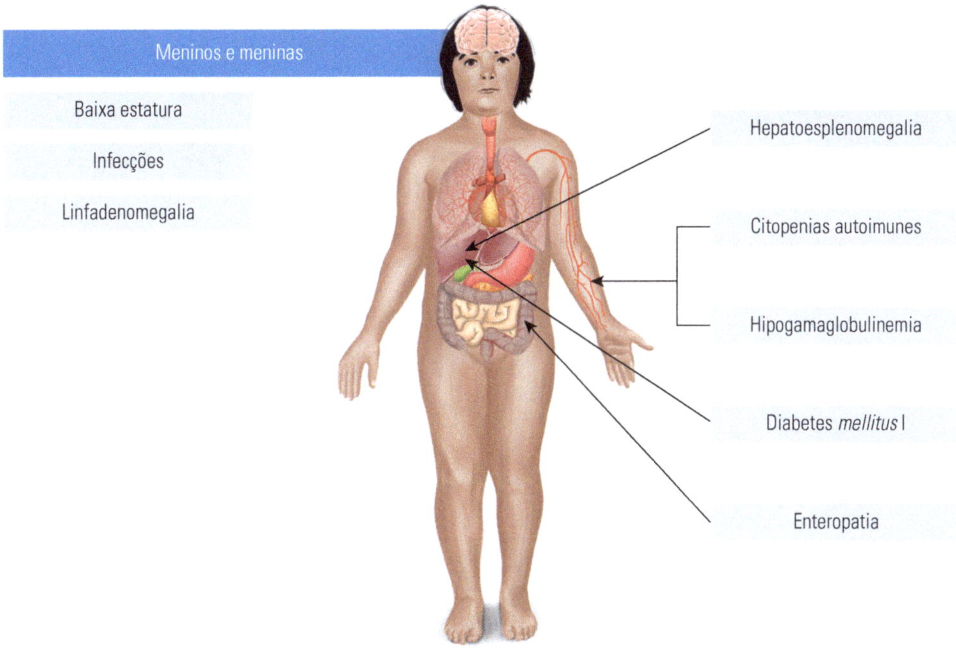

Figura 24.5. Deficiência de LRBA.
Fonte: Desenvolvida pela autoria.

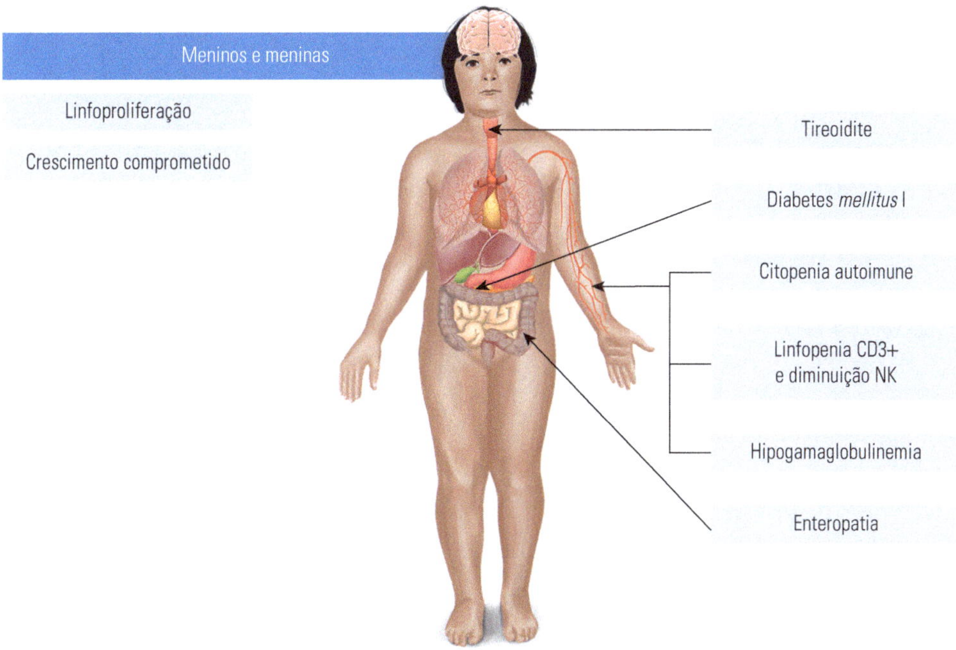

Figura 24.6. Mutação com GOF de STAT3.
Fonte: Desenvolvida pela autoria.

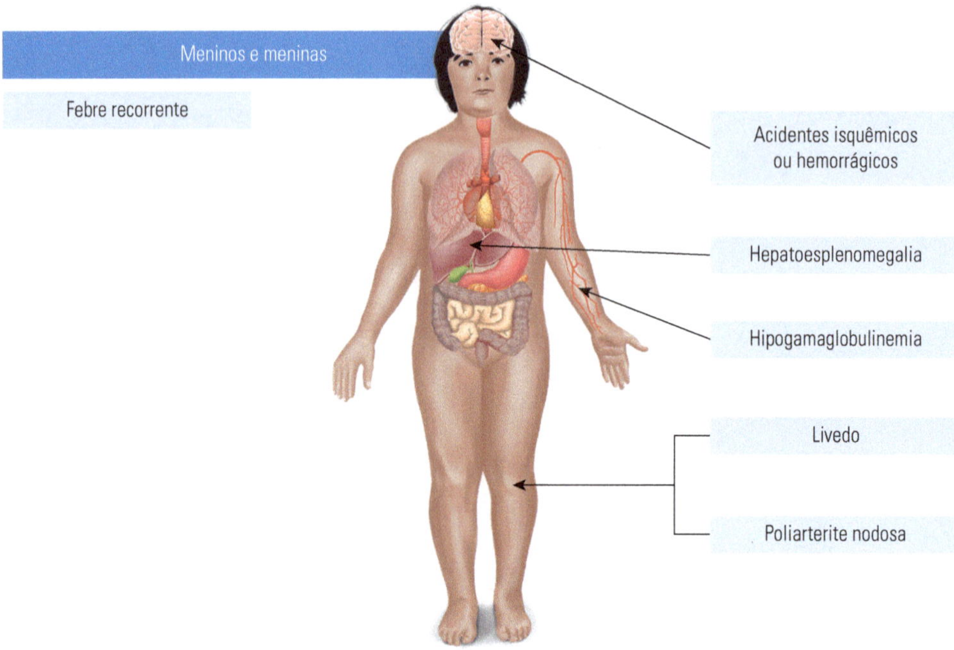

Figura 24.7. Deficiência de ADA2.
Fonte: Desenvolvida pela autoria.

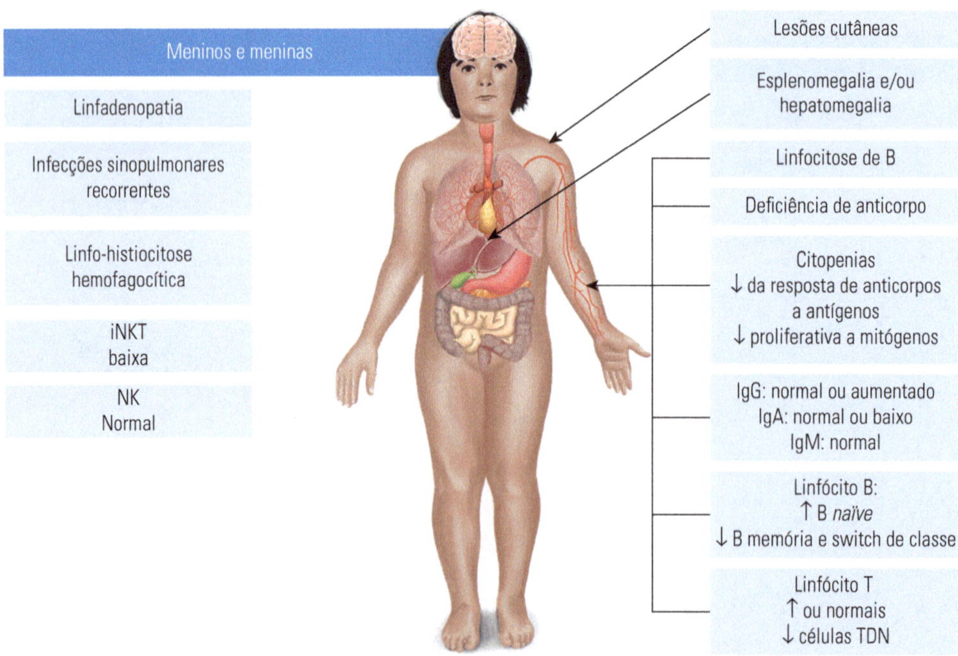

Figura 24.8. Mutação GOF em CARD11.
Fonte: Desenvolvida pela autoria.

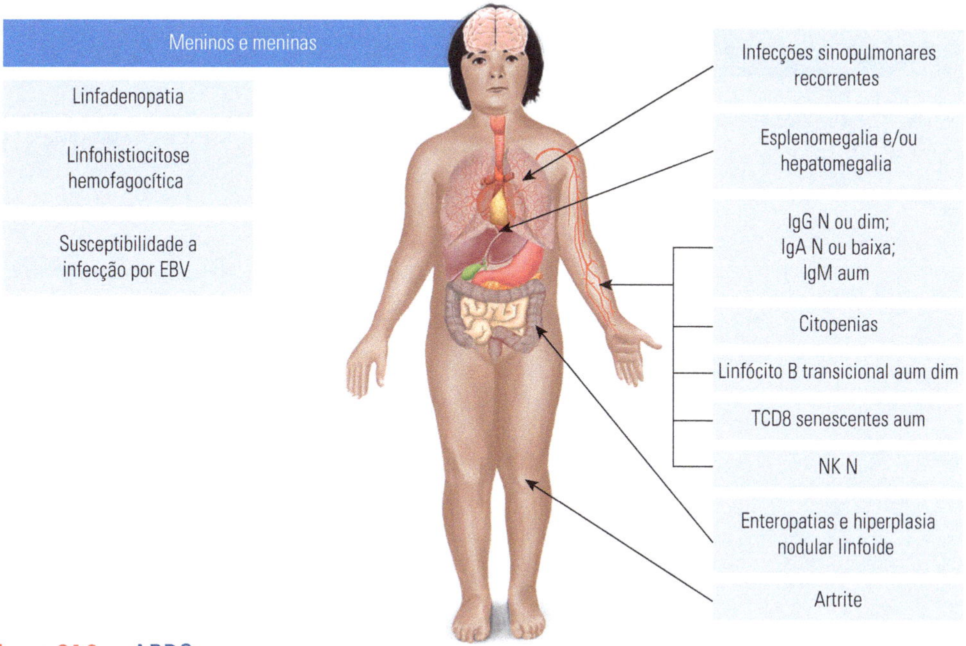

Figura 24.9. APDS.

Fonte: Desenvolvida pela autoria.

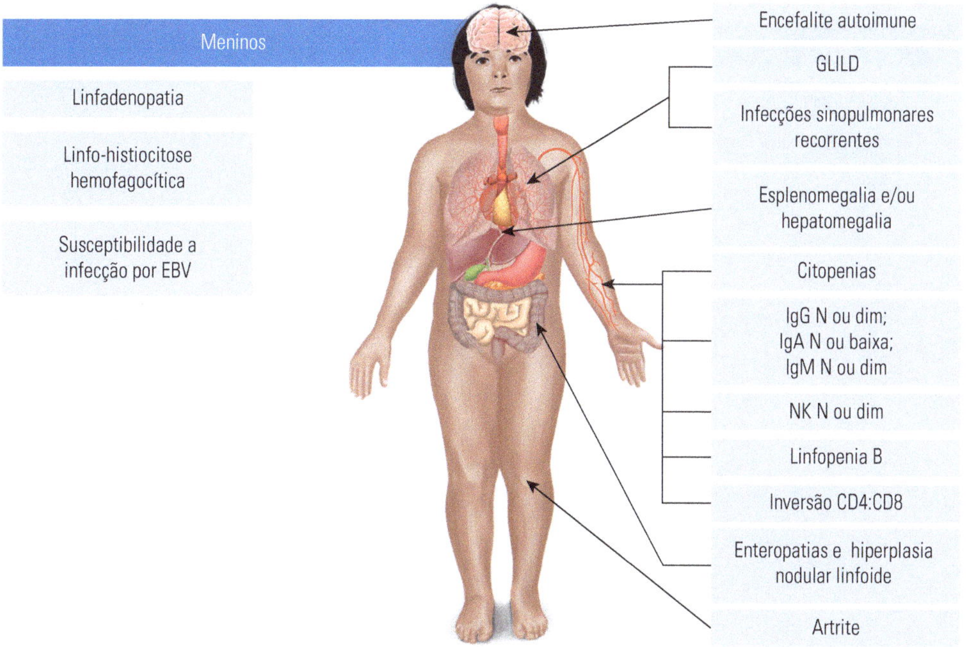

Figura 24.10. XIAP.

Fonte: Desenvolvida pela autoria.

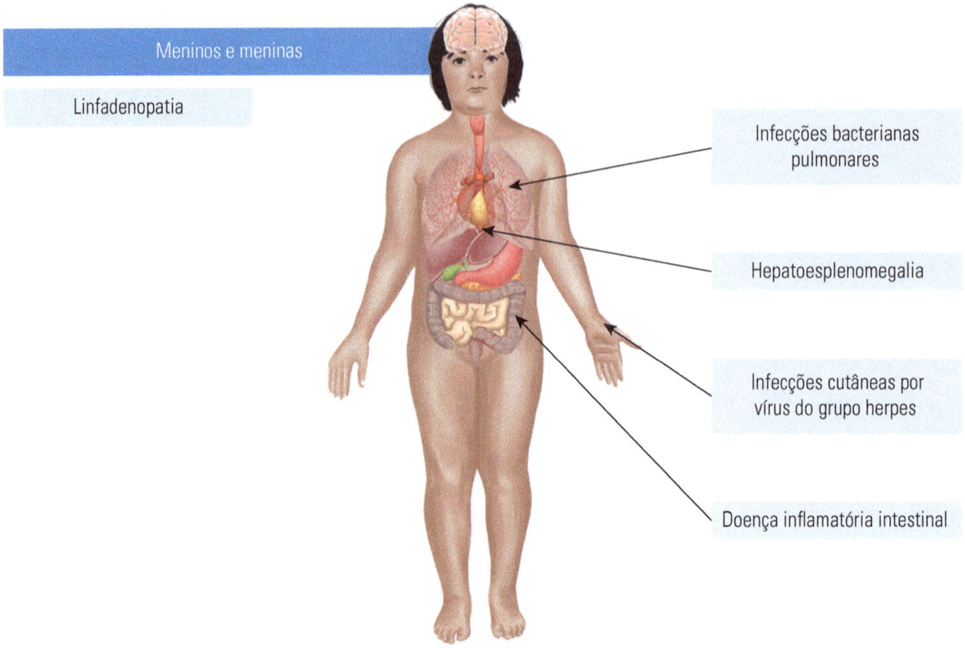

Figura 24.11. Deficiência de Caspase-8.
Fonte: Desenvolvida pela autoria.

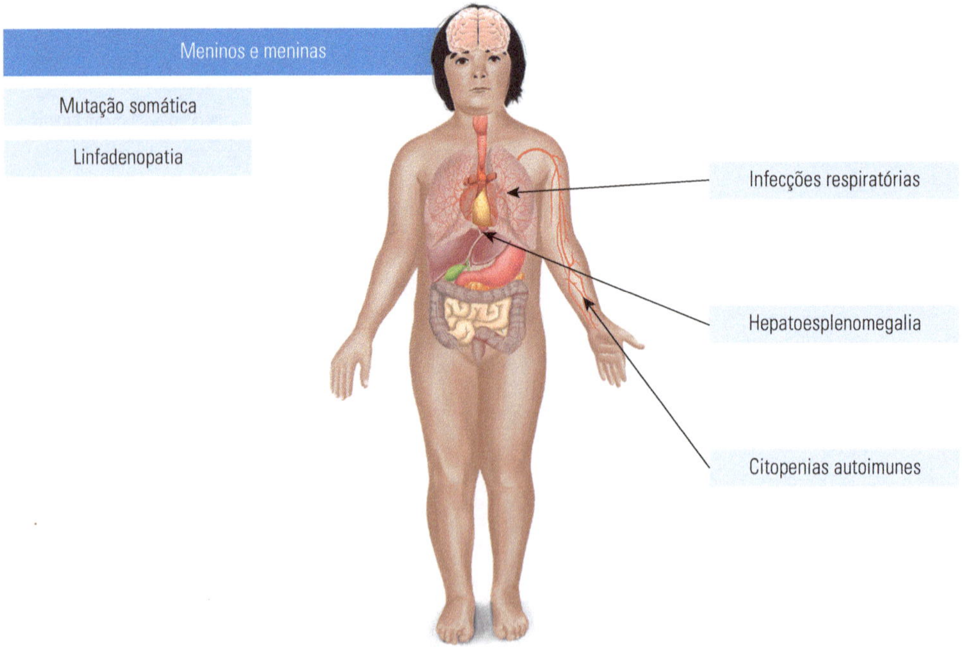

Figura 24.12. RALD.
Fonte: Desenvolvida pela autoria.

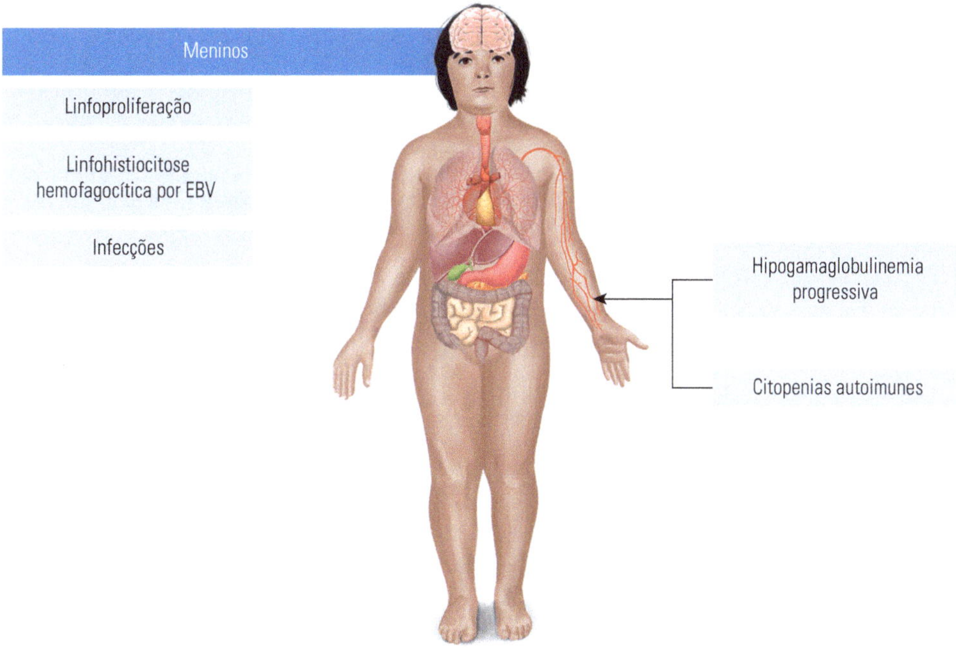

Figura 24.13. Deficiência de SAP.
Fonte: Desenvolvida pela autoria.

Referências bibliográficas

1. Oliveira JB. Autoimmune lymphoproliferative syndrome. In: Stiehm's immune deficiencies: inborn errors of immunity. 2. ed. New York: Academic Press, 2020(24):573-89.
2. Consonni F, Gambineri E, Favre C. ALPS, FAS, and beyond: from inborn errors of immunity to acquired immunodeficiencies. Ann Hematol. 2022;101(3):469-84. doi: 10.1007/s00277-022-04761-7.
3. López-Nevado M, González-Granado LI, Ruiz-García R, Pleguezuelo D, Cabrera-Marante O, Salmón N, et al. Primary immune regulatory disorders with an autoimmune lymphoproliferative syndrome-like phenotype: immunologic evaluation, early diagnosis and management. Front Immunol. 2021;12:671755. doi: 10.3389/fimmu.2021.671755.
4. Oliveira Mendonça L, Matucci-Cerinic C, Terranova P, Casabona F, Bovis F, Caorsi R, et al. The challenge of early diagnosis of autoimmune lymphoproliferative syndrome in children with suspected autoinflammatory/autoimmune disorders. Rheumatology. 2022;61(2):696-704. doi: 10.1093/rheumatology/keab361.
5. Jamee M, Hosseinzadeh S, Sharifinejad N, Zaki-Dizaji M, Matloubi M, Hasani M, et al. Comprehensive comparison between 222 CTLA-4 haploinsufficiency and 212 LRBA deficiency patients: a systematic review. Clin Exp Immunol. 2021;205(1):28-43. doi: 10.1111/cei.13600.
6. Neven B, Magerus-Chatinet A, Florkin B, Gobert D, Lambotte O, De Somer L, et al. A survey of 90 patients with autoimmune lymphoproliferative syndrome related to TNFRSF6 mutation. Blood. 2011;118(18):4798-807. doi: 10.1182/blood-2011-04-347641.
7. Sneller MC, Wang J, Dale JK, Strober W, Middelton LA, Choi Y, et al. Clincal, immunologic, and genetic features of an autoimmune lymphoproliferative syndrome associated with abnormal lymphocyte apoptosis. Blood. 1997;89(4):1341-8.
8. Watanabe-Fukunaga R, Brannan CI, Copeland NG, Jenkins NA, Nagata S. Lymphoproliferation disorder in mice explained by defects in Fas antigen that mediates apoptosis. Nature. 1992;356(6367):314-7. doi: 10.1038/356314a0.

9. Rieux-Laucat F, Le Deist F, Hivroz C, Roberts IA, Debatin KM, Fischer A, et al. Mutations in Fas associated with human lymphoproliferative syndrome and autoimmunity. Science. 1995;268(5215):1347-9. doi: 10.1126/science.7539157.

10. Bousfiha A, Jeddane L, Picard C, Al-Herz W, Ailal F, Chatila T, et al. Human inborn errors of immunity: 2019 update of the IUIS Phenotypical Classification. J Clin Immunol. 2020;40(1):66-81. doi: 10.1007/s10875-020-00758-x.

11. Hafezi N, Zaki-Dizaji M, Nirouei M, Asadi G, Sharifinejad N, Jamee M, et al. Clinical, immunological, and genetic features in 780 patients with autoimmune lymphoproliferative syndrome (ALPS) and ALPS-*like* diseases: a systematic review. Pediatr Allergy Immunol. 2021;32(7):1519-32. doi: 10.1111/pai.13535.

12. Oliveira JB, Bleesing JJ, Dianzani U, Fleisher TA, Jaffe ES, Lenardo MJ, et al. Revised diagnostic criteria and classification for the autoimmune lymphoproliferative syndrome (ALPS): report from the 2009 NIH International Workshop. Blood. 2010;116(14):e35-40. doi: 10.1182/blood-2010-04-280347.

13. Lim MS, Straus SE, Dale JK, Fleisher TA, Stetler-Stevenson M, Strober W, et al. Pathological findings in human autoimmune lymphoproliferative syndrome. Am J Pathol. 1998;153(5):1541-50. doi: 10.1016/S0002-9440(10)65742-2.

14. Seidel MG, Kindle G, Gathmann B, Quinti I, Buckland M, van Montfrans J, et al. The European Society for immunodeficiencies (ESID) registry working definitions for the clinical diagnosis of inborn errors of immunity. J Allergy Clin Immunol Pract. 2019;7(6):1763-70. doi: 10.1016/j.jaip.2019.02.004.

15. Pinto-Mariz F, Costa ES, Goudouris ES. Células T αβ duplo negativas para o diagnóstico de ALPS e ALPS-like – os valores do critério diagnóstico de ALPS de 2010 são adequados? Arq Asma Alergia Imunol. 2022;6(1):144-5.

16. Maccari ME, Fuchs S, Kury P, Andrieux G, Völkl S, Bengsch B, et al. A distinct CD38+CD45RA+ population of CD4+, CD8+, and double-negative T cells is controlled by FAS. J Exp Med. 2021;218(2):e20192191. doi: 10.1084/jem.20192191.

17. Maffucci P, Filion CA, Boisson B, Itan Y, Shang L, Casanova JL, et al. Genetic diagnosis using whole exome sequencing in common variable immunodeficiency. Front Immunol. 2016;7:220. doi: 10.3389/fimmu.2016.00220.

18. Tegtmeyer D, Seidl M, Gerner P, Baumann U, Klemann C. Inflammatory bowel disease caused by primary immunodeficiencies-clinical presentations, review of literature, and proposal of a rational diagnostic algorithm. Pediatr Allergy Immunol. 2017;28(5):412-29. doi: 10.1111/pai.12734.

19. Krone KA, Winant AJ, Vargas SO, Platt CD, Bartnikas LM, Janssen E, et al. Pulmonary manifestations of immune dysregulation in CTLA-4 haploinsufficiency and LRBA deficiency. Pediatr Pulmonol. 2021;56(7):2232-41. doi: 10.1002/ppul.25373.

20. Habibi S, Zaki-Dizaji M, Rafiemanesh H, Lo B, Jamee M, Gámez-Díaz L, et al. Clinical, immunologic, and molecular spectrum of patients with LPS-responsive beige-like anchor protein deficiency: a systematic review. J Allergy Clin Immunol Pract. 2019;7(7):2379-86.e5. doi: 10.1016/j.jaip.2019.04.011.

21. Zheng HB, de la Morena MT, Suskind DL. The growing need to understand very early onset inflammatory bowel disease. Front Immunol. 2021;12:675186. doi: 10.3389/fimmu.2021.675186.

22. Ouahed J, Spencer E, Kotlarz D, Shouval DS, Kowalik M, Peng K, et al. Very early onset inflammatory bowel disease: a clinical approach with a focus on the role of genetics and underlying immune deficiencies. Inflamm Bowel Dis. 2020;26(6):820-42. doi: 10.1093/ibd/izz259.

23. Gámez-Díaz L, Grimbacher B. Immune checkpoint deficiencies and autoimmune lymphoproliferative syndromes. Biomed J. 2021;44(4):400-11. doi: 10.1016/j.bj.2021.04.005.

24. Casamayor-Polo L, López-Nevado M, Paz-Artal E, Anel A, Rieux-Laucat F, Allende LM. Immunologic evaluation and genetic defects of apoptosis in patients with autoimmune lymphoproliferative syndrome (ALPS). Crit Rev Clin Lab Sci. 2021;58(4):253-74. doi: 10.1080/10408363.2020.1855623.

25. Goudouris ES, Silva AM do R, Ouricuri AL, Grumach AS, Condino-Neto A, Costa-Carvalho BT, et al. Comment to: II Brazilian Consensus on the use of human immunoglobulin in patients with primary immunodeficiencies. Einstein (São Paulo). 2017;15(1):1-16. doi: 10.1590/S1679-45082017AE3844.

26. Shouval DS, Kowalik M, Snapper SB. The treatment of inflammatory bowel disease in patients with selected primary immunodeficiencies. J Clin Immunol. 2018;38(5):579-88. doi: 10.1007/s10875-018-0524-9.
27. Lankester AC, Albert MH, Booth C, Gennery AR, Güngör T, Hönig M, et al. EBMT/ESID inborn errors working party guidelines for hematopoietic stem cell transplantation for inborn errors of immunity. Bone Marrow Transplant. 2021;56(9):2052-62. doi: 10.1038/s41409-021-01378-8.
28. Fabre A, Marchal S, Barlogis V, Mari B, Barbry P, Rohrlich PS, et al. Clinical aspects of STAT3 gain-of-function germline mutations: a systematic review. J Allergy Clin Immunol Pract. 2019;7(6):1958-69.e9. doi: 10.1016/j.jaip.2019.02.018.
29. Chong-Neto HJ, Segundo GRS, Bandeira M, Chong-Silva DC, Rosário CS, Riedi CA, et al. Homozygous splice ADA2 gene mutation causing ADA-2 deficiency. J Clin Immunol. 2019; 39(8):842-5. doi: 10.1007/s10875-019-00697-2.
30. Dell'Orso G, Grossi A, Penco F, Caorsi R, Palmisani E, Terranova P, et al. Case report: deficiency of adenosine deaminase 2 presenting with overlapping features of autoimmune lymphoproliferative syndrome and bone marrow failure. Front Immunol. 2021. [2023 Jun. 20]. Disponível em: https://www.frontiersin.org/article/10.3389/fimmu.2021.754029.
31. Stinson JR, Dorjbal B, McDaniel DP, David L, Wu H, Snow AL. Gain-of-function mutations in CARD11 promote enhanced aggregation and idiosyncratic signalosome assembly. Cell Immunol. 2020;353:104129. doi: 10.1016/j.cellimm.2020.104129.
32. Jiang C, Lin X. Regulation of NF-κB by the CARD proteins. Immunol Rev. 2012;246(1):141-53. doi: 10.1111/j.1600-065X.2012.01110.x.
33. Arjunaraja S, Snow AL. Gain-of-function mutations and immunodeficiency: at a loss for proper tuning of lymphocyte signaling. Curr Opin Allergy Clin Immunol. 2015;15(6):533-8. doi: 10.1097/ACI.0000000000000217.
34. Gupta M, Aluri J, Desai M, Lokeshwar M, Taur P, Lenardo M, et al. Clinical, immunological, and molecular findings in four cases of b cell expansion with NF-κB and T cell anergy disease for the first time from india. Front Immunol. 2018;9:1049. doi: 10.3389/fimmu.2018.01049.
35. Snow AL, Xiao W, Stinson JR, Lu W, Chaigne-Delalande B, Zheng L, et al. Congenital B cell lymphocytosis explained by novel germline CARD11 mutations. J Exp Med. 2012;209(12):2247-61. doi: 10.1084/jem.20120831.
36. Desjardins M, Arjunaraja S, Stinson JR, Dorjbal B, Sundaresan J, Niemela J, et al. A Unique heterozygous CARD11 mutation combines pathogenic features of both gain-and loss-of-function patients in a four-generation family. Front Immunol. 2018;9:2944. doi: 10.3389/fimmu.2018.02944.
37. Jhamnani RD, Rosenzweig SD. An update on gain-of-function mutations in primary immunodeficiency diseases. Cur Op Allergy Clin Immunol. 2017;17(6):391-7. doi: 10.1097/ACI.0000000000000401.
38. Costagliola G, Consolini R. Lymphadenopathy at the crossroad between immunodeficiency and autoinflammation: an intriguing challenge. Clin Exp Immunol. 2021;205(3):288-305. doi: 10.1111/cei.13620.
39. Jamee M, Moniri S, Zaki-Dizaji M, Olbrich P, Yazdani R, Jadidi-Niaragh F, et al. Clinical, immunological, and genetic features in patients with activated PI3Kδ syndrome (APDS): a systematic review. Clinc Rev Allerg Immunol. 2020;59(3):323-33. doi: 10.1007/s12016-019-08738-9.
40. Coulter TI, Chandra A, Bacon CM, Babar J, Curtis J, Screaton N, et al. Clinical spectrum and features of activated phosphoinositide 3-kinase δ syndrome: a large patient cohort study. J Allergy Clin Immunol. 2017;139(2):597-606.e4. doi: 10.1016/j.jaci.2016.06.021.
41. Singh A, Joshi V, Jindal AK, Mathew B, Rawat A. An updated review on activated PI3 kinase delta syndrome (APDS). Genes Dis. 2019;7(1):67-74. doi: 10.1016/j.gendis.2019.09.015.
42. Tangye SG, Al-Herz W, Bousfiha A, Chatila T, Cunningham-Rundles C, Etzioni A, et al. Human inborn errors of immunity: 2019 update on the classification from the International Union of Immunological Societies Expert Committee. J Clin Immunol. 2020;40(1):24-64. doi: 10.1007/s10875-019-00737-x.
43. Mudde ACA, Booth C, Marsh RA. Evolution of our understanding of XIAP deficiency. Front Pediatr. 2021;9:660520. doi: 10.3389/fped.2021.660520.
44. Rigaud S, Fondanèche MC, Lambert N, Pasquier B, Mateo V, Soulas P, et al. XIAP deficiency in humans causes an X-linked lymphoproliferative syndrome. Nature. 2006;444(7115):110-4. doi: 10.1038/nature05257.
45. Marsh RA, Villanueva J, Zhang K, Snow AL, Su HC, Madden L, et al. A rapid flow cytometric screening test for X-linked lymphoproliferative disease due to XIAP deficiency. Cytometry B Clin Cytom. 2009;76(5):334-44. doi: 10.1002/cyto.b.20473.

46. Lougaris V, Cancrini C, Rivalta B, Castagnoli R, Giardino G, Volpi S, et al. Activated phosphoinositide 3-dinase delta syndrome (APDS): an update. Pediatr Allergy Immunol. 2022;33(Suppl 27):69-72. doi: 10.1111/pai.13634.
47. Arjunaraja S, Nosé BD, Sukumar G, Lott NM, Dalgard CL, Snow AL. Intrinsic plasma cell differentiation defects in B cell expansion with NF-κB and T cell anergy Patient B Cells. Front Immunol. 2017;8:913. doi: 10.3389/fimmu.2017.00913.
48. Brohl AS, Stinson JR, Su HC, Badgett T, Jennings CD, Sukumar G, et al. Germline CARD11 mutation in a patient with severe congenital B cell lymphocytosis. J Clin Immunol. 2015;35(1):32-46. doi: 10.1007/s10875-014-0106-4.
49. Castagnoli R, Delmonte OM, Calzoni E, Notarangelo LD. Hematopoietic stem cell transplantation in primary immunodeficiency diseases: current status and future perspectives. Front Pediatr. 2019;7:295. doi: 10.3389/fped.2019.00295.
50. Lu HY, Biggs CM, Blanchard-Rohner G, Fung SY, Sharma M, Turvey SE. Germline CBM-opathies: from immunodeficiency to atopy. J Allergy Clin Immunol. 2019;143(5):1661-73. doi: 10.1016/j.jaci.2019.03.009.
51. Coulter TI, Cant AJ. The treatment of activated PI3Kδ syndrome. Front Immunol. 2018;9:2043. doi: 10.3389/fimmu.2018.02043.
52. Elkaim E, Neven B, Bruneau J, Mitsui-Sekinaka K, Stanislas A, Heurtier L, et al. Clinical and immunologic phenotype associated with activated phosphoinositide 3-kinase δ syndrome 2: a cohort study. J Allergy Clin Immunol. 2016;138(1):210-218.e9. doi: 10.1016/j.jaci.2016.03.022.
53. Chun HJ, Zheng L, Ahmad M, Wang J, Speirs CK, Siegel RM, et al. Pleiotropic defects in lymphocyte activation caused by caspase-8 mutations lead to human immunodeficiency. Nature. 2002;419(6905):395-9. doi: 10.1038/nature01063.
54. Niemela J, Kuehn HS, Kelly C, Zhang M, Davies J, Melendez J, et al. Caspase-8 deficiency presenting as late-onset multi-organ lymphocytic infiltration with granulomas in two adult siblings. J Clin Immunol. 2015;35(4):348-55. doi: 10.1007/s10875-015-0150-8.
55. Kanderova V, Grombirikova H, Zentsova I, Reblova K, Klocperk A, Fejtkova M, et al. Lymphoproliferation, immunodeficiency and early-onset inflammatory bowel disease associated with a novel mutation in Caspase 8. Haematologica. 2019;104(1):e32-e34. doi: 10.3324/haematol.2018.201673.
56. Ochs HD, Filipovich AH, Veys P, Cowan MJ, Kapoor N. Wiskott-Aldrich syndrome: diagnosis, clinical and laboratory manifestations, and treatment. Biol Blood Marrow Transplant. 2009;15(Suppl 1):84-90. doi: 10.1016/j.bbmt.2008.10.007.
57. Seelow D, Schwarz JM, Schuelke M. GeneDistiller--distilling candidate genes from linkage intervals. PLoS One. 2008;3(12):e3874. doi: 10.1371/journal.pone.0003874.
58. Neven Q, Boulanger C, Bruwier A, de Ville de Goyet M, Meyts I, Moens L, et al. Clinical spectrum of ras-associated autoimmune leukoproliferative disorder (RALD). J Clin Immunol. 2021;41(1):51-8. doi: 10.1007/s10875-020-00883-7.
59. Tran TAN, Grow WB, Chang CC. Superficial and deep cutaneous involvement by RAS-associated autoimmunne leukoproliferative disease (RALD Cutis): a histologic mimicker of histiocytoid sweet syndrome. Am J Dermatopathol. 2019;41(8):606-10. doi: 10.1097/DAD.0000000000001332.
60. Lanzarotti N, Bruneau J, Trinquand A, Stolzenberg MC, Neven B, Fregeac J, et al. RAS-associated lymphoproliferative disease evolves into severe juvenile myelo-monocytic leukemia. Blood. 2014;123(12):1960-3. doi: 10.1182/blood-2014-01-548958.
61. Takagi M, Shinoda K, Piao J, Mitsuiki N, Takagi M, Matsuda K, et al. Autoimmune lymphoproliferative syndrome-like disease with somatic KRAS mutation. Blood. 2011;117(10):2887-90. doi: 10.1182/blood-2010-08-301515.
62. Oliveira JB, Bidère N, Niemela JE, Zheng L, Sakai K, Nix CP, et al. NRAS mutation causes a human autoimmune lymphoproliferative syndrome. Proc Natl Acad Sci U S A. 2007;104(21):8953-8. doi: 10.1073/pnas.0702975104.
63. Liao J, Mehta L. Molecular genetics of noonan syndrome and RASopathies. Pediatr Endocrinol Rev. 2019;16(Suppl 2):435–46. doi: 10.17458/per.vol16.2019.lm.molecularnoonan.
64. Panchal N, Booth C, Cannons JL, Schwartzberg PL. X-Linked lymphoproliferative disease type 1: a clinical and molecular perspective. Front Immunol. 2018;9:666. doi:10.3389/fimmu.2018.00666.

65. Nichols KE, Marsh RA. EBV susceptibility. In: Stiehm's immune deficiencies: inborn errors of immunity. 2. ed. New York: Academic Press, 2020(25):591-616.

66. Jiang Y, Firan M, Nandiwada SL, Reyes A, Marsh RA, Vogel TP, et al. The Natural history of X-Linked lymphoproliferative disease (XLP1): lessons from a long-term survivor. Case Reports Immunol. 2020;2020:8841571. doi: 10.1155/2020/8841571.

67. Pachlopnik Schmid J, Canioni D, Moshous D, Touzot F, Mahlaoui N, Hauck F, et al. Clinical similarities and differences of patients with X-linked lymphoproliferative syndrome type 1 (XLP-1/SAP deficiency) versus type 2 (XLP-2/XIAP deficiency). Blood. 2011;117(5):1522-9. doi: 10.1182/blood-2010-07-298372.

68. Filipovich AH, Zhang K, Snow AL, Marsh RA. X-linked lymphoproliferative syndromes: brothers or distant cousins? Blood. 2010;116(18):3398-408. doi: 10.1182/blood-2010-03-275909.

69. Sumegi J, Huang D, Lanyi A, Davis JD, Seemayer TA, Maeda A, et al. Correlation of mutations of the SH2D1A gene and epstein-barr virus infection with clinical phenotype and outcome in X-linked lymphoproliferative disease. Blood. 2000;96(9):3118-25.

70. Xu T, Zhao Q, Li W, Chen X, Xue X, Chen Z, et al. X-linked lymphoproliferative syndrome in mainland China: review of clinical, genetic, and immunological characteristic. Eur J Pediatr. 2020;179(2):327-38. doi: 10.1007/s00431-019-03512-7.

71. Seemayer TA, Gross TG, Egeler RM, Pirruccello SJ, Davis JR, Kelly CM, et al. X-linked lymphoproliferative disease: twenty-five years after the discovery. Pediatr Res. 1995;38(4):471-8. doi: 10.1203/00006450-199510000-00001.

72. Booth C, Gilmour KC, Veys P, Gennery AR, Slatter MA, Chapel H, et al. X-linked lymphoproliferative disease due to SAP/SH2D1A deficiency: a multicenter study on the manifestations, management and outcome of the disease. Blood. 2011;117(1):53-62. doi: 10.1182/blood-2010-06-284935.

73. Brandau O, Schuster V, Weiss M, Hellebrand H, Fink FM, Kreczy A, et al. Epstein-Barr virus-negative boys with non-Hodgkin lymphoma are mutated in the SH2D1A gene, as are patients with X-linked lymphoproliferative disease (XLP). Hum Mol Genet. 1999;8(13):2407-13. doi: 10.1093/hmg/8.13.2407.

74. Harrington DS, Weisenburger DD, Purtilo DT. Malignant lymphoma in the X-linked lymphoproliferative syndrome. Cancer. 1987;59(8):1419-29. doi: 10.1002/1097-0142(19870415)59:8<1419::aid-cncr2820590807>3.0.co;2-p.

75. Ma CS, Pittaluga S, Avery DT, Hare NJ, Maric I, Klion AD, et al. Selective generation of functional somatically mutated IgM+CD27+, but not Ig isotype-switched, memory B cells in X-linked lymphoproliferative disease. J Clin Invest. 2006;116(2):322-33. doi: 10.1172/JCI25720.

76. Takagi M, Hoshino A, Yoshida K, Ueno H, Imai K, Piao J, et al. Genetic heterogeneity of uncharacterized childhood autoimmune diseases with lymphoproliferation. Pediatr Blood Cancer. 2018;65(2). doi: 10.1002/pbc.26831.

77. Shinozaki K, Kanegane H, Matsukura H, Sumazaki R, Tsuchida M, Makita M, et al. Activation-dependent T cell expression of the X-linked lymphoproliferative disease gene product SLAM-associated protein and its assessment for patient detection. Int Immunol. 2002;14(10):1215-23. doi: 10.1093/intimm/dxf084.

78. Tabata Y, Villanueva J, Lee SM, Zhang K, Kanegane H, Miyawaki T, et al. Rapid detection of intracellular SH2D1A protein in cytotoxic lymphocytes from patients with X-linked lymphoproliferative disease and their family members. Blood. 2005;105(8):3066-71. doi: 10.1182/blood-2004-09-3651.

79. Chellapandian D, Das R, Zelley K, Wiener SJ, Zhao H, Teachey DT, et al. Treatment of Epstein Barr virus-induced haemophagocytic lymphohistiocytosis with rituximab-containing chemo-immunotherapeutic regimens. Br J Haematol. 2013;162(3):376-82. doi: 10.1111/bjh.12386.

80. Marsh RA, Bleesing JJ, Chandrakasan S, Jordan MB, Davies SM, Filipovich AH. Reduced-intensity conditioning hematopoietic cell transplantation is an effective treatment for patients with SLAM-associated protein deficiency/X-linked lymphoproliferative disease type 1. Biol Blood Marrow Transplant. 2014;20(10):1641-5. doi: 10.1016/j.bbmt.2014.06.003.

81. Pilania RK, Banday AZ, Sharma S, Kumrah R, Joshi V, Loganathan S, et al. Deficiency of human adenosine deaminase type 2 – a diagnostic conundrum for the hematologist. Front Immunol. 2022;13:869570. doi: 10.3389/fimmu.2022.869570.

25

Doenças com Suscetibilidade ao Vírus de Epstein-Barr

Irma Cecília Douglas Paes Barreto | Erica Gomes do Nascimento Cavalcante | Gerusa Ninos Feitosa | Bruno Acatauassu Paes Barreto

Introdução

O vírus Epstein-Barr (EBV) é um *gamma herpesvirus* com prevalência superior a 90% na população adulta. A maioria dos indivíduos é infectada durante a infância, com pouca ou nenhuma sintomatologia. Em pacientes imunocompetentes, o EBV estabelece um estado de infecção latente ao longo da vida. No entanto, alguns adolescentes e adultos jovens podem desenvolver a forma clássica de mononucleose infecciosa (MI), uma doença autolimitada que se apresenta com febre, dor de garganta, linfadenopatia, hepatoesplenomegalia e fadiga. A infecção primária pelo EBV ocorre principalmente através do epitélio orofaríngeo transmitido pela saliva. A infecção lítica do epitélio é seguida por um alto tropismo do vírus para as células B.[1]

O controle das células infectadas pelo EBV é feito pelas células *natural-killers* (NK), células T NK invariantes (iNKTs), pelos linfócitos TCD4 e TCD8. A infecção viral induz redução da expressão do complexo maior de histocompatibilidade (MHC, do inglês *major histocompatibility complex*) de classe I nas células infectadas; mesmo assim, as células NK podem reconhecer essa estratégia para driblar o sistema imunológico e destruir as células comprometidas.[1]

O mecanismo de defesa imunológico demonstra características específicas para o EBV, com formação de proteínas do hospedeiro importantes na interação de células T ou NK com os linfócitos B (LB). O controle da infecção pelo EBV é distinto daqueles que controlam infecções por outros patógenos, mesmo para outros vírus da família dos herpesvírus. Assim sendo, mutações genéticas específicas podem estar associadas à infecção grave pelo EBV manifestando-se como doenças linfoproliferativas malignas e não malignas, infecção crônica e linfo-histiocitose hemofagocítica (HLH). Essas mutações, atualmente, podem ser identificadas por sequenciamento genético, permitindo o diagnóstico mais preciso e, possivelmente no futuro, tratamento mais específico com novas medicações.[1,2,3]

Embora haja participação das células NK na fisiopatologia dos EII com suscetibilidade ao EBV, as células T desempenham papel crucial na maioria deles. A expansão defeituosa de células T CD8+, com prejuízo na eliminação de células B infectadas pelo EBV está relacionada à ocorrência de linfoma. Por sua vez, a expansão prolongada de células T, desencadeada por defeitos na apoptose de células B infectadas, resulta em HLH, caracterizada pela ativação descontrolada de células T e macrófagos.[4]

A seguir, descreveremos os EII relacionados ao EBV em quatro grupos: EII seletivamente suscetíveis ao EBV; EII com suscetibilidade mais ampla ao vírus, porém com doença por EBV frequente; EII geralmente suscetíveis a infecções virais e não virais; e EII com inerente suscetibilidade a linfoma.[5,6]

EII seletivamente suscetíveis ao EBV (Quadro 25.1)

Quadro 25.1. EII seletivamente suscetíveis ao EBV.

Gene/proteína deficiente	Síndrome	Tipo de herança	Manifestações clínicas relacionadas ao EBV
PRF1/Perforina	LHL2	AR	Infecção crônica pelo EBV, HLH, esplenomegalia[1,2]
UNC13D/Munc 13-4	LHL3	AR	Infecção crônica pelo EBV, HLH, vasculites, hepatomegalia[1]
STXBP2/Munc 18-2	LHL5	AR	Infecção crônica pelo EBV, HLH, linfoma, esplenomegalia[1]
SH2D1A/SAP	XLP-1	Ligada ao X	HLH, linfoma de células B, aplasia medular, Vasculites hipogamaglobulinemia[1,4,7]
BIRC4/XIAP	XLP-2	Ligada ao X	HLH, uveíte, colangite, doença de Crohn[1,7]

EBV: vírus de Epstein-Barr; HLH: linfo-histiocitose hemofagocítica; FHL: linfo-histiocitose hemofagocítica familiar; XLP-1: síndrome linfoproliferativa ligada ao X do tipo 1; XLP-2: síndrome linfoproliferativa ligada ao X do tipo 2; AR: autossômica recessiva.

Fonte: Adaptado de Palendira U, Rickinson AB, 2015; Segundo GR, 2016.

As doenças nesse grupo caracterizam-se por suscetibilidade especificamente para o EBV.

■ Doença Linfoproliferativa do Tipo 1 (XLP1) (OMIM # 308240)

A XLP1 tem vários espectros de apresentação, desde infecção grave, HLH, linfoma, até a falência medular e/ou hepática, com elevado risco de morte. É uma doença de herança genética ligada ao X, na qual há mutação do gene SH2D1A. Portanto, os meninos são os afetados e as meninas costumam ser portadoras do gene. A suscetibilidade é específica ao EBV, sem risco aumentado para outras doenças infecciosas.[1,4,7]

■ Doença Linfoproliferativa do Tipo 2 (XLP2) (OMIM # 300635)

Também com suscetibilidade específica ao EBV e de herança genética ligada ao X, a doença linfoproliferativa do tipo 2 é causada pela mutação do gene BIRC4, que codifica a proteína inibitória do apoptose ligado ao X (XIAP). Pacientes portadores da doença apresentam predisposição aumentada para doenças inflamatórias (como colite e uveíte), mononucleose grave e HLH.[1,7]

■ Linfo-histiocitose hemofagocítica familiar (LHF) (OMIM # 603553, # 608898, # 603552, # 613101)

Doenças autossômicas recessivas em que há resposta imunológica intensa, com produção exagerada de citocinas inflamatórias (tempestade de citocinas) e ativação maciça de macrófagos. Existem três mutações genéticas que causam LHF com predisposição ao EBV, a saber: *PRF1* (gene codificador da perforina); *UNC13D* (gene codificador do Munc 13-4); e *STXBP2* (gene codificador do Munc 18-2). Essas mutações estão ligadas à LHF tipo 2, tipo 3 e tipo 5, respectivamente.[1]

EII com suscetibilidade mais ampla a vírus, porém mais frequente à doença por EBV (Quadro 25.2)

Quadro 25.2. EII com suscetibilidade mais ampla aos vírus, porém com doença por EBV frequente.

Gene	Síndrome	Tipo de herança	Manifestações clínicas relacionadas ao EBV	Outros patógenos
CD27/CD70	Deficiência de CD27	AR	Hipogamaglobulinemia, MI grave/crônica, LPD, linfoma e HLH[5,8]	*Influenza*, VZV e CMV
MAGT1	XMEN	Ligada ao X	Infecção crônica por EBV, hipogamaglobulinemia, autoimunidade, HL e NHL[5,8]	Poxvírus e herpesvírus HSV e VZV
ITK	Deficiência de ITK	AR	Viremia pelo EBV, LPD, hipogamaglobulinemia, linfopenia e linfoma de Hodgkin[5,8]	CMV e VZV
CORO1A	Deficiência de Coronin-1A	AR	Viremia por EBV, LPD, hipogamaglobulinemia e linfopenia[7,8]	HPV e HSV
FCGR3	Deficiência de CD16	AR	Infecção Grave por EBV e LPD[5]	HPV e VZV
MCM4	Deficiência de MCM4	AR	Insuficiência adrenal e LPD[1,5]	HSV e VZV

AR: autossômica recessiva; CMV: citomegalovírus; EBV: vírus de Epstein-Baar; HHV6: herpesvírus humano 6; HLH: linfo-histiocitose hemofagocítica; HPV: papilomavírus humano; HSV: herpesvírus simples; LH: linfoma Hodgkin; LPD: doença linfoproliferativa; MI: mononucleose infecciosa; NHL: linfoma não Hodgkin; VZV: vírus varicela-zóster.

Fonte: Adaptado de Palendira U, Rickinson AB, 2015; Segundo GR, 2016.

As doenças nesse grupo mostram aumento na suscetibilidade não apenas para o EBV, mas também para outras famílias de herpesvírus, por exemplo, para o papilomavírus humano (HPV).[5]

Deficiência no CD27 (OMIM # 615122)

O CD27 é um receptor coestimulador da família do fator de necrose tumoral (TNFR), expresso em vários linfócitos, como células B, T e NK. Liga-se ao CD70 que ativa a via do fator nuclear cadeia *kappa-leve*, potencializador da ativação do linfócito B (NF-kβ). Após a infecção pelo EBV, ocorre super-regulação de CD70 em células B. A estimulação de CD27 induz o desenvolvimento de células T e o aumento da ativação de CD8 e contribui para diferenciação de células T CD8 de memória. Entretanto, os pacientes com deficiência de CD27 apresentam poucas alterações nos linfócitos do sangue. As manifestações clínicas mais comuns nesses pacientes são hipogamaglobulinemia, MI grave, doença linfoproliferativa, linfoma e HLH. Além disso, também podem apresentar suscetibilidade a infecções pelo vírus influenza, herpesvírus, como o varicela-zóster (VZV) e citomegalovírus (CMV).[5,8]

Deficiência de MAGT1 (OMIM # 300853)

A mutação do gene da proteína transportadora dos íons Mg^{2+} ligada ao cromossomo X (MAGT1), associada à infecção pelo EBV e neoplasia, é denominada "síndrome de XMEN". Essa proteína MAGT1 favorece um rápido influxo de Mg^{2+}, mediado pela ativação dos receptores de células T (RCT). Na deficiência de MAGT1, ocorrem erros de glicosilação de glicoproteínas específicas, como NKG2D e CD70, que estão expressas em células imunes, como as NK e os linfócitos CD8, fundamentais no combate à infecção pelo EBV. Pode se apresentar por infecções recorrentes, linfopenia (de células CD4), hipogamaglobulinemia, linfoadenopatia e suscetibilidade à malignidade, como o linfoma de Hodgkin. Esses pacientes também apresentam infecções graves por poxvírus (molusco contagioso) e herpesvírus.[5,8]

Deficiência de ITK (OMIM # 186973)

A tirosina proteína quinase, ou quinase de célula T induzível por interleucina-2 (ITK), é um membro da família TEC de quinases, importante na sinalização e amplificação da resposta celular após a ativação do RCT como coestimulador celular. A deficiência de ITK resulta em baixos valores de células T CD4 e células iNKT, porém com células T CD8 e NK normais. As manifestações são hipogamaglobulinemia pelo comprometimento das células T CD4, viremia pelo EBV, doença linfoproliferativa (LPD) induzida pelo EBV e linfoma, sendo mais comumente o linfoma de Hodgkin. Os pacientes também apresentam suscetibilidade a infecções por CMV e VZV.[5,8]

Deficiência no Coronin-1A (OMIM # 615401)

A deficiência da proteína Coronin-1A, que é codificada pelo gene *CORO1A*, causa, com mais frequência, infecções graves e linfomas de células B. Pode ocorrer linfopenia importante, especialmente de células T, associada a defeitos tímicos, com diminuição ou ausência de células T *naïve*. Por isso, os pacientes podem apresentar infecções virais recorrentes e dificuldade inata em controlar as infecções pelo EBV, associadas com LPD e linfomas. Embora ainda seja incerto o mecanismo desse defeito, a deficiência de Coronin-1A mostrou células NK com diminuição da citotoxicidade e degranulação, ocasionando o acúmulo de actina-F nas sinapses imunológicas. Alguns pacientes podem apresentar suscetibilidade ao HPV, com epidermodisplasia verruciforme. Há também descrição de associação com sintomas neurológicos, como o autismo.[7,8]

Deficiência de CD16 (OMIM # 615707)

A mutação do gene *FCGR3A*, que codifica o receptor CD16 nas células NK maduras, provoca diminuição da função dessas células, especialmente na citotoxicidade celular mediada por anticorpo (ADCC). Isso decorre da falta de ligação do CD16 com o CD2 de células infectadas, anulando a lise celular. Infecções pelo HPV e VZV também foram associadas.[5]

Deficiência de MCM4 (OMIM # 609981)

Pacientes com mutação no componente 4 do complexo manutenção minicromossomo (MCM4) apresentam insuficiência adrenal e retardo no crescimento, associados à diminuição de células NK. Observaram-se em crianças infecções recorrentes do trato respiratório, assim como infecções pelo herpesvírus simples (HSV) e VZV. Também foi relacionado com LPD associada ao EBV.[1,5]

EII suscetíveis a infecções virais e não virais (Quadro 25.2)

Quadro 25.3. EII suscetíveis a infecções virais e não virais.

Gene/ proteína deficiente	Síndrome	Tipo de herança	Manifestações clínicas	Outros patógenos
PIK3CD	Síndrome de ativação de proteína quinase PI3 delta – APDS	AD	HL, NHL[5]	CMV, HSV e VZV, Bactérias respiratórias
STK4	Deficiência no MST1	AR	LPD, HL[5,8]	Bactérias, fungos, HPV, HSV, VZV, CMV
ZAP70	Deficiência no ZAP70	AR	NHL[5]	Bactérias, fungos, HPV, HSV, poxvírus
CTPS1	Deficiência de CTPS1	AR	MI grave, linfoma e LPD[5,7,8]	VZV, HHV6, CMV e bactérias encapsuladas
GATA2	Síndrome MonoMAC	AD	Mielodisplasia, leucemia mieloide aguda. Leiomiosarcoma[5]	Micobactérias, fungos, VZV, CMV, HSV, HPV
LyST	Síndrome de Chédiak-Higashi	AR	LPD, HLH[5,9]	Bactérias
ARTEMIS	Deficiência do NHEJ	AR	Fenótipo de imunodeficiência combinada grave, LPD, linfomas de células B associados ao EBV[5]	Bactérias e vírus
LRBA	Deficiência de LRBA	AR	Fenótipo de imunodeficiência comum variável, doença inflamatória intestinal, citopenias autoimunes, LPD[1,9]	Bactérias
TyK2	Deficiência de TYK2		Sintomas da síndrome de Hiper IgE, linfoma de células B associado ao EBV[9]	*Staphylococcus* sp., micobactérias e HSV
CARMIL2	Deficiência de CARMIL2	AR	Viremia pelo EBV, LPD, doença inflamatória intestinal, tumor músculo liso[8,9]	Bactérias pulmonares, micobactérias, candidíase, abscessos cutâneos, molusco contagioso
PRKCD	Deficiência de PRKCD	AR	Viremia crônica por EBV, hepatoesplenomegalia, linfoadenopatia, linfocitose de células B[9]	Bactérias encapsuladas
CARD11	Deficiência de CARD11	AD LOF	Viremia crônica pelo EBV, atopia, esplenomegalia, linfoadenopatia[1,9]	Bactérias encapsuladas
CD16	Deficiência do Fcγ receptor 3A	AR	Linfoadenopatia[6]	BCG, VZV e HPV
RASGRP1	Deficiência de RASGRP1	AR	Viremia pelo EBV, hepatoesplenomegalia e linfadenopatia, linfopenia, LPD e linfoma de células B, autoimunidade[7,9]	HSV, HPV, CMV, fungos e bactérias

EBV: vírus de Epstein Baar, HSV: herpesvírus simples; VZV: vírus varicela-zóster; HPV: papilomavírus humano; HHV6: herpesvírus humano 6; CMV: citomegalovírus; BCG: bacilo *Calmette-Guérin*; HLH: linfo-histiocitose hemofagocítica, MI: mononucleose Infecciosa; LPD: doença linfoproliferativa; LH: linfoma Hodgkin; NHL: linfoma não Hodgkin; AR: autossômica recessiva; AD: autossômica dominante.

Fonte: Adaptado de Palendira U, Rickinson AB, 2015; Segundo GR, 2016.

São EII complexos, com diferentes tipos de predisposições a vários microrganismos, inclusive ao EBV.

Síndrome de ativação da Proteína Quinase PI3 Delta (APDS) (OMIM # 615513, # 171833)

Esta síndrome cursa com infecções virais e bacterianas de repetição e está associada com hiperativação da via da proteína fosfatidilinositol 3-OH quinase (PI3K), com subunidades catalíticas (p10alfa, p110beta ou p110delta) e subunidades regulatórias (p85alfa, p85beta e p55gama), sendo que p110delta e p85alfa, estão relacionadas com a sinalização e mutações do RCT e de célula B. Os pacientes apresentam perda progressiva dos linfócitos CD4, defeito de resposta T dependente, com redução do *switch* de classe de imunoglobulinas e nas células B de memória. Os pacientes apresentam infecções bacterianas e virais, por EBV, CMV, HSV e VZV, além do risco de linfoma Hodgkin.[5]

Deficiência no MST1 (OMIM # 614868)

A mutação do gene *STK4*, que expressa a proteína quinase 4 serina-treonina, conhecida como proteína MST1, provoca deficiência grave de células T, inclusive as células T *naïve*, porém com células NK normais. Esses pacientes apresentam precocemente infecções bacterianas, fúngicas e virais como, EBV, HPV, HSV e VZV, além de tendência para malignidades.[5,8]

Deficiência no Zap-70 (OMIM # 269840)

A deficiência no gene ZAP70 ocasiona alterações na via de transdução dos componentes de sinalização para os RCT. A mutação no ZAP70 resulta em depressão profunda de células T (principalmente de TCD8+), com células B e NK normais. As infecções iniciam-se nos 2 primeiros anos de vida, com suscetibilidade a infecções bacterianas, fúngicas e virais, como EBV, HSV, HPV e poxvírus. Muitas vezes, os pacientes apresentam comprometimento do ganho ponderal.[5]

Deficiência no CTPS1 (OMIM # 615897)

A mutação do gene que codifica a sintase citidina 5 trifosfato (CTPS1) é responsável pela replicação do ácido desoxirribonucleico (DNA) e provoca uma deficiência combinada do sistema imune, com diminuição de linfócitos TCD4, diminuição de linfócitos B de memória e ausência de iNKT. As manifestações clínicas incluem MI grave e doença linfoproliferativa induzida por EBV, além de linfomas. Os pacientes apresentam infecções virais recorrentes por EBV, VZV, HHV6 e/ou CMV, além de infecções por bactérias encapsuladas.[5,7,8]

Deficiência de GATA2 (OMIM # 614172)

O gene *GATA2* (*GATA-binding protein 2*) é importante membro da família de fatores de transcrição, principalmente relacionado à hematopoise e ao desenvolvimento vascular. A sua mutação ocorre nos domínios *zinc fingers* e ocasiona a síndrome MonoMAC (do inglês *monocytopenia and Mycobacterium avium complex infection*). A mutação pode induzir o aparecimento de citopenias, como as de células B, células NK e monócitos. Entretanto, há grande variabilidade de apresentações clínicas, sendo mais frequentes as infecções por vírus (70%), micobacterioses disseminadas (53%) e as infecções fúngicas invasivas (16%), além de malignidades hematológicas, como a mielodisplasia

(84%) e a leucemia mieloide aguda (14%). Também foi descrito leiomiosarcoma com a presença de EBV.[5]

Síndrome de Chédiak-Higashi (OMIM # 214500)

A mutação autossômica recessiva do gene *LYST* afeta o tamanho, a estrutura e a função dos lisossomos e outros grânulos, resultando em acúmulo de inclusões intracitoplasmáticas, com disfunção de células NK e neutropenias. Os pacientes apresentam infecções bacterianas e virais recorrentes. No passado, antes do advento do transplante de células hematopoiéticas, 85% dos pacientes afetados evoluíam com a denominada fase acelerada de infiltração linfoproliferativa (ou HLH). Provavelmente o gatilho dessa evolução são as infecções virais, sobretudo a infecção pelo EBV.[5,9]

Mutações hipomórficas na proteína ARTEMIS (OMIM # 603554) ou na ligase IV do DNA (OMIM # 601837)

Os defeitos genéticos nos diversos componentes do NHEJ (do inglês *nonhomologus DNA end joining*), tanto na proteína Artemis como na ligase IV do DNA, causam limitações ao desenvolvimento de linfócitos T e B, produzindo imunodeficiências combinadas graves, com suscetibilidade a múltiplas infecções no início da vida, além da possibilidade de linfomas de células B associados ao EBV.[5]

Deficiência de LRBA (OMIM # 614700)

A mutação no gene da *lipopolysaccharide* (LRBA do inglês *LPS-responsive and beige-like anchor protein*) é uma alteração autossômica recessiva, que cursa com desregulação imunológica e quadro clínico variável. O fenótipo é semelhante ao da imunodeficiência comum variável (IDCV), com doença inflamatória intestinal, enteropatias, citopenias autoimunes. Os pacientes podem apresentar hipogamaglobulinemia e infecções recorrentes. É descrita a possibilidade de LPD relacionada com o EBV.[1,9]

Deficiência de tirosina quinase 2 (OMIM # 176941)

A deficiência no gene *TYK2*, cursa com importante alteração na transdução de citocinas, como a IL-1, IL-10, Il-12 e IL-23, e sintomas semelhantes aos da síndrome de hiper-IgE, com suscetibilidade a infecções por Staphylococcus sp., micobacterias e HSV. Já foi descrito, nesses pacientes, a possibilidade de linfoma de células B, associado ao EBV.[9]

Imunodeficiência combinada por deficiência no gene CARMIL2 (OMIM # 618131)

A deficiência do gene *CARMIL2* que codifica a regulação da proteína *capping* e o ligante 2 da miosina 1 (RLTPR) pode se apresentar clinicamente com dermatite, infecções pulmonares e abscessos cutâneos, além de infecções virais, como verrugas, molusco contagioso e EBV. Também pode estar associada com candidíase mucocutânea grave e infecções por micobactérias. Não foram observados linfomas, mas sim associação com tumores de músculo liso.[8,9]

Deficiência de proteína quinase C Delta (PRKCD) (OMIM # 176977)

Os pacientes com esta alteração apresentam deficiência no gene que codifica uma proteína integrante da família das serina/treonina quinases que têm papel importante na regulação de vários processos celulares, incluindo a proliferação, apoptose e diferenciação celular. Já foram descritos, nesses pacientes, infecções respiratórias repetidas, como otite média aguda e sinusite. Também pode cursar com hepatoesplenomegalia, linfadenopatia generalizada, linfocitose de células B e viremia persistente por EBV, com presença de autoanticorpos e diminuição de células NK.[9]

Deficiência na proteína CARD11 (OMIM # 615206)

A CARD11 é uma proteína multidomínio que desempenha papel fundamental como um *hub* de sinalização durante a resposta imune adaptativa. Os pacientes com mutações com ganho de função nesse gene manifestam manifestam linfocitose de células B, esplenomegalia, linfoadenopatia, sinusites e otites médias de repetição, além de viremia crônica pelo EBV.[1,9]

Deficiência no receptor Fcγ 3A (CD16a) (OMIM # 615707)

Os receptores Fc gama (Receptor para Fc da IgG) desempenham um papel importante nas reações imunes, ligando-se à região Fc da IgG e ativando mecanismos efetores, como fagocitose e citotoxicidade. Um desses receptores que tem sido extensivamente estudado, principalmente por ser o único receptor Fc nas células NK, é o FcγRIIIA (CD16A). Pacientes com essas alterações se apresentam com infecção pelo EBV e linfadenopatia, além de infecções graves pelo bacilo de Calmette-Guérin (BCG), VZV e HPV.[1]

Deficiência de RASGRP1 (OMIM # 618734)

A alteração no gene que codifica a proteína 1 de liberação de guanil do RAS (RASGRP1) promove disfunções imunológicas que se manifestam clinicamente por infeções virais, fúngicas e bacterianas recorrentes; hepatoesplenomegalia e linfadenopatia; LPD ligada ao EBV; linfoma; e manifestações autoimunes (anemia hemolítica, trombocitopenia e uveíte).[7,9]

EII com inerente suscetibilidade a linfoma (Quadro 25.4)

Quadro 25.4. EII com inerente suscetibilidade a linfoma.

Gene/ proteína deficiente	Síndrome	Tipo de herança	Manifestações clínicas	Outros patógenos
WAS/WASp	Síndrome de Wiskott-Aldrich	Ligada ao X	Trombocitopenia com microplaquetas e dermatite atópica e manifestações autoimunes, linfomas[1]	Bactérias, fungos e vírus
ATM/ATM	Síndrome de ataxia telangiectasia	AR	Hipogamaglobulinemia, infecções sinopulmonares e linfoma[1,5]	Bactérias
FAS/ TNFRSF6	Síndrome linfoproliferativa autoimune – ALPS-FAS	AD/AR	Hepatoesplenomegalia, linfoadenopatia, citopenia e hipergamaglobulinemia, linfoma[9]	Infecções secundárias a citopenias
CXCR4/ CXCR4	Síndrome WHIM	AD GOF	Verrugas, hipogamaglobulinemia, infecções e mielocatexia, LPD[9]	HPV e herpesvírus

AD: autossômica dominante; AR: autossômica recessiva; EBV: vírus de Epstein-Baar; HPV: papilomavírus humano; LPD: doença linfoproliferativa; MI: mononucleose infecciosa.

Fonte: Adaptado de Palendira U, Rickinson AB, 2015; Segundo GR, 2016.

Esses EII apresentam diferentes níveis de deficiência no sistema imunológico associada ao aumento da incidência de câncer, sobretudo linfoma induzido pela infecção pelo EBV.

Síndrome de Wiskott-Aldrich (OMIM # 301000)

É um erro inato da imunidade ligado ao X, causado pela mutação do gene *WAS*, localizado no braço curto do cromossomo X, ocasionando redução ou ausência da expressão da proteína WAS. A síndrome apresenta-se com infecções de repetição por bactérias, fungos e vírus, como o EBV, que pode estar associado ao desenvolvimento de linfomas; trombocitopenia com microplaquetas; dermatite atópica; além de manifestações autoimunes.[1]

Síndrome de ataxia telangiectasia (OMIM # 208900)

É uma doença autossômica recessiva, com mutação no gene *ATM*, importante na reparação do DNA. Os pacientes apresentam ataxia cerebelar progressiva, telangiectasia oculares, sensibilidade à radiação ionizante e elevado risco de malignidades. Apresentam diminuição de células T e B, evoluindo com hipogamaglobulinemia e, por isso, apresentam infecções sinopulmonares recorrentes, com lesões pulmonares intersticiais. Esses pacientes apresentam maior suscetibilidade a linfomas associados ao EBV.[1,5]

Síndrome linfoproliferativa autoimune (ALPS) (OMIM # 601859)

ALPS consiste em um grupo de desordens de desregulação imune causadas pelas mutações em genes relacionados à apoptose dos linfócitos. Os pacientes se apresentam, já na primeira década de vida, com adenomegalia benigna persistente, esplenomegalia, citopenias autoimunes, maior propensão a linfomas (15% a 40% associados à infecção crônica por EBV) e expansão de uma subpopulação linfocitária específica de células T duplonegativas (CD3+ CD4– CD8–).[9]

Síndrome WHIM (OMIM # 193670)

É um EII com características clínicas que incluem suscetibilidade a verrugas (*warts*) induzida pelo papilomavírus humano, condiloma acuminado e carcinomas; neutropenia, linfopenia de células B e hipogamaglobulinema (*hypogammaglobulinemia*), que evoluem para infecções recorrentes (*infections*); e mielocatexia (*myelocathexis*), ou seja, retenção de neutrófilos dentro da medula óssea. Foram relatados casos de LPD associada ao EBV.[9]

O reconhecimento dos EII pelo sequenciamento genético e as suas repercussões no sistema imunológico são fundamentais para compreendermos a fisiopatologia das infecções atípicas pelo EBV, de maneira a instituir um manejo clínico/terapêutico mais adequado a cada caso.[9]

Referências bibliográficas

1. Cohen JI. Primary immunodeficiencies associated with EBV disease. Curr Top Microbiol Immunol. 2015;390(1):241-65. doi: 10.1007/978-3-319-22822-8_10.
2. Tangye SG. Genetic susceptibility to EBV infection: insights from inborn errors of immunity. Hum Genet. 2020;139(6-7):885-901. doi: 10.1007/s00439-020-02145-3.
3. Latour S, Fischer A. Signaling pathways involved in the T-cell-mediated immunity against Epstein-Barr virus: lessons from genetic diseases. Immunol Rev. 2019;291(1):174-89. doi: 10.1111/imr.12791.

4. Tangye SG, Latour S. Primary immunodeficiencies reveal the molecular requirements for effective host defense against EBV infection. Blood. 2020;135(9):644-5. doi: 10.1182/blood.2019000928.
5. Palendira U, Rickinson AB. Primary immunodeficiencies and the control of Epstein-Barr virus infection. Ann NY Acad Sci. 2015;1356:22-44. doi: 10.1111/nyas.12937.
6. Segundo GR. Atypical manifestations of Epstein-Barr virus: red alert for primary immunodeficiencies. J. Pediatr (Rio J). 2016;92:539-40. doi: 10.1016/j.jped.2016.05.002.
7. Latour S; Winter S. Inherited immunodeficiencies with high predisposition to Epstein-Barr virus-driven lymphoproliferative diseases. Front Immunol. 2018;9:1103. doi: 10.3389/fimmu.2018.01103.
8. Lino CNR, Ghosh S. Epstein-Barr virus in inborn immunodeficiency-more than infection. Cancers (Basel). 2021;13(19):4752. doi: 10.3390/cancers13194752.
9. Ovadia A, Dalal I. Epstein-Barr virus infection in primary immunodeficiency. LymphoSign J. 2018;5(3):65-85. [2023 Jun. 21]. Disponível em: doi.org/10.14785/lymphosign-2018-0011.

26

Doença Inflamatória Intestinal de Início Precoce

Tatyana Borges da Cunha Kock | Gesmar Rodrigues Silva Segundo

Introdução

A doença inflamatória intestinal (DII) é uma enfermidade com etiopatogênese ainda não totalmente elucidada, decorrente de uma resposta inflamatória exagerada do hospedeiro ao seu microbioma intestinal, dependente de fatores genéticos e ambientais que atuam em conjunto para o seu desenvolvimento.[1] Por sua heterogeneidade fenotípica e resposta variada aos tratamentos, é diferenciada em doença de Crohn (DC), retocolite ulcerativa (RCU) e colite indeterminada (CI). A DII pode ocorrer em qualquer idade, mas a maior prevalência acontece entre 15 e 29 anos de idade.

Nas últimas décadas, no entanto, a incidência de DII na faixa etária pediátrica vem aumentando, com estudos demonstrando aumento de 7% ao ano entre os 6 meses e os 5 anos de idade.[1] A DII intestinal pediátrica (a que ocorre em menores de 17 anos de idade), principalmente a de início precoce, que acomete menores de 10 anos (*early onset* – EO-IBD) apresenta peculiaridades como pouco envolvimento ileal e características sorológicas da DC e pancolite da RCU. As crianças menores que 10 anos apresentam, com frequência, uma forma fenotípica e geneticamente distinta da doença que ocorre em crianças maiores e adolescentes.[2]

A DII de início muito precoce VEO-IBD (do inglês *very early onset inflammatory bowel disease*) representa um subgrupo da DII que é diagnosticada antes dos 6 anos de idade, sendo ainda subclassificada em DII infantil, quando acomete menores de 2 anos e DII neonatal, quando ocorre abaixo de 28 dias de vida.[1,3,4] A classificação da DII pediátrica se encontra na Tabela 26.1.

Tabela 26.1. Subgrupos de DII pediátrica de acordo com a idade de início.

Subgrupo	Classificação prévia	Idade de início
DII pediátrica	Montreal A1 Paris A1b	Menores de 17 anos
DII início precoce	Paris A1a	Menores de 10 anos
DII início muito precoce	Paris A1a	Menores de 6 anos
DII infantil	Paris A1a	Menores de 2 anos
DII neonatal	Paris A1a	Menores de 28 dias de vida

Fonte: Classificação de Montreal modificada por Paris e Adaptada de Uhlig HH, Charbit-Henrion F, Kotlarz D, *et al.*, 2021.[5]

A DII de início muito precoce pode corresponder de 4% a 10% dos casos de DII pediátrica[2] e representa aproximadamente 25% dos casos de colite ocorridos durante a infância.[4,6] Na VEO-IBD, há redução da responsividade à terapia convencional e maior proporção de casos com desordem monogênica subjacente. As formas infantis e neonatais estão associadas a cursos ainda mais graves da doença com altas taxas de resistência ao tratamento com medicamentos. Em crianças acima de 10 anos e adolescentes, a DII tem causa poligênica em sua maioria, com a interação de múltiplos genes e de fatores do meio ambiente, o que a caracteriza como DII multifatorial.[1,3,4]

Indivíduos com defeitos monogênicos podem desenvolver comorbidades significativas associadas a um erro inato da imunidade (EII), impactando as opções de tratamento. O reconhecimento inadequado do defeito monogênico subjacente pode resultar em terapias inadequadas, mais invasivas, com cirurgias extensas, por vezes com evolução fatal. Por essas razões, o diagnóstico e o manejo corretos são imperativos, demandando uma estreita colaboração entre os pediatras, patologistas, geneticistas e imunologistas, em uma abordagem multidisciplinar.[7,8]

Fisiopatologia envolvida nos erros inatos da imunidade relacionados com DII

Ainda que a etiologia da DII permaneça incerta, o que tem sido proposto é a interação de fatores genéticos e ambientais, além da composição da microbiota e resposta do sistema imune.[3] É possível que agentes ambientais e/ou mudanças na microbiota e/ou na resposta imunitária venham incrementando o número dos casos na faixa etária pediátrica. Alguns fatores têm sido relacionados com a explosão de casos, sobretudo em países desenvolvidos, como maior exposição a antibióticos, amplo consumo de alimentos processados e ricos em carboidratos e em gorduras saturadas, e obesidade.[9] Uma resposta imunológica desregulada seria desencadeada por esses gatilhos ambientais em pacientes geneticamente predispostos.[10]

A inflamação crônica desencadeada por citocinas e mediadores inflamatórios no intestino impõe um estresse ambiental e metabólico a tecidos e células. A autofagia integra o metabolismo e catabolismo celular para dar conta das demandas energéticas celulares desencadeadas pelo estresse celular, consistindo-se em um sistema de descarte celular por degradação proteolítica por meio de lisossomos celulares e desempenhando funções diversas em vários processos celulares incluindo defesa, homeostase lisossômica e secreção celular. O comprometimento dessas vias de estresse celular pode predispor as células epiteliais secretoras a desenvolverem uma resposta patológica promovendo apoptose celular, quebra da barreira intestinal e inflamação crônica.[11] Além disso, a mucosa inflamada gera uma demanda oxidativa elevada que promove estresse oxidativo e hipoxia. Esse ambiente colabora para injúria celular que pode causar danos teciduais com fibrose, cicatrizes irreversíveis e outras complicações não desejáveis.[12]

Avanços em estudos genéticos têm permitido compreender que uma função imunológica desregulada da mucosa associada a uma disbiose da microbiota intestinal impulsiona o ciclo inflamatório patológico.[11] A identificação de genes relacionados à DII, especialmente aquela de início muito precoce, permitiu ampliar o conhecimento acerca dos mecanismos imunológicos e permitiu classificar os defeitos em cinco grandes grupos (Quadro 26.1):

1) Defeitos da barreira epitelial.
2) Defeitos fagocitários.
3) Defeitos de células B e T.
4) Desregulação imunológica.
5) Defeitos hiper ou autoinflamatórios.[1,9,12,15]

Quadro 26.1. Defeitos genéticos mais comumente encontrados na DII de início precoce, seu fenótipo clínico e principais alterações imunológicas.

Grupo	Gene	Fenótipo clínico	Alterações imunológicas
Disfunção da barreira epitelial			
Defeito intrínseco do epitélio			
Diarreia familiar	*GUCY2*	Diarreia secretora, enteropatia com desordens eletrolíticas, obstrução ileal, esofagite	–
Deficiência de fosfolipase 2-α	*PLA2G4A*	Enterite estenosante ulcerativa multifocal	–
Osteoartropatia hipertrófica	*SLCO2A1*	Baqueteamento digital, periostose, paquidermia, úlceras múltiplas em intestino delgado	–
Diarreia congênita	*SLC26A3*	Diarreia, enteropatia com desordens eletrolíticas	–
Cloridorreia congênita	*SLC9A3*	Diarreia aquosa profusa, com mecanismo de inflamação desconhecido	–
Deficiência de Munc18-2	*STXBP2*	Linfo-histiocitose hemofagocitica familiar tipo 5, com colite	Aumento CD25 solúvel, prejuízo citotoxicidade de NK
Defeito em organização epitelial/apoptose e necroptose de células epiteliais			
Deficiência ADAM17	*ADAM17*	*Rash* eritematoso psoriásico, dermatite, enteropatia	Baixa resposta para lipopolissacarídeos, em células mononucleares e células T
Epidermólise distrófica	*COL7A1*	Epidermólise bolhosa distrófica, estenoses esofágicas, doença de Crohn-símile	Anticorpos contra colágeno VII
Síndrome Kindler	*FERMT1*	Lesões de pele bolhosas, atrofia, câncer, colite ulcerativa-símile	–
Atresia intestinal múltipla hereditária	*TTC7A*	Atresia intestinal, enterocolite apoptótica esfoliativa, imunodeficiência combinada	Células T diminuídas, ausência de células T regulatórias
Doença de Niemann-Pick tipo C1	*NPC1*	Doença neurodegenerativa com depósito lisossomal e colite fistulizante com formação de granuloma, alteração de autofagia	–
Defesa da mucosa			
Deficiência de MASP2	*MASP2*	Infecções piogênicas, Inflamação intestinal e pulmonar, autoimunidade	Defeito da via da lectina do complemento
Doença de CHAPEL	*CD55*	Trombose, enteropatia perdedora de proteínas	Hiperatividade do complemento
Deficiência de ficolina	*FCN3*	Infecções respiratórias, abscessos	Defeitos na via da ficolina do complemento
Deficiência de fosfatase alcalina intestinal	*ALPI*	Diarreia, perda ponderal, ulceração grave de cólon transverso e reto	Defeito na remoção de LPS no trago intestinal
Colite granulomatosa	*TRIM22*	Colite granulomatosa, doença perianal fistulizante	Doença autoinflamatória
Síndrome linfoproliferativa ligada ao X tipo 2	*XIAP*	Esplenomegalia, linfo-histiocitose hemofagocitária, enteropatia fistulizante, DII infantil, infecção por EBV, hepatite	Células T ativadas normais ou aumentadas, células NK normais ou aumentadas, células B de memória normais ou reduzidas, hipogamaglobulinemia Defeito na sinalização de NOD2 que reconhece peptidoglicans de parede celular de bactérias

(Continua)

Quadro 26.1. Defeitos genéticos mais comumente encontrados na DII de início precoce, seu fenótipo clínico e principais alterações imunológicas. (*Continuação*)

Grupo	Gene	Fenótipo clínico	Alterações imunológicas
Disfunção da barreira epitelial			
Defeitos em fagócitos			
Doença granulomatosa crônica	*CYBB, CYBA, NCF1, NCF2, NCF4*	Infecções bacterianas e fúngicas graves, inflamação intestinal fistulizante com granulomas, obstrução intestinal, abscesso perianal	Alteração de DHR, memoria células B e células T reduzida, provável hiperativação do inflamassoma
Deficiência de adesão leucocitária (LAD1)	*ITGB2*	Perda tardia do cordão umbilical, cicatrização prejudicada, infecções cutâneas sem pus, enteropatia	Leucocitose importante, neutrofilia, expressão CD18/CD11 baixas
Neutropenia congênita 4	*G6PC3*	Infecções bacterianas cutâneas e abscessos profundos, inflamação intestinal	Alteração de função de NADPH oxidase
Deficiência de NOX1	*NOX1*	DII de início precoce, alteração de NADPH oxidase em epitélio intestinal	–
Disormoniogênese tireoidiana	*DUOX2*	DII de início precoce, alteração de NADPH oxidase em epitélio intestinal. Hipotireoidismo congênito	–
Perda de tolerância – imunodesregulação			
Defeitos combinados de células T e B			
Imunodeficiência combinada grave	*ADA, DCRE1C, RAG1/2, IL2RG, IL7R, LIG4, JACK3*	SCID clássico ou *leaky* SCID, infecções recorrentes, Enteropatia e enterocolite, falência de crescimento, diarreia crônica	Linfopenia importante, hipogamaglobulinemia
Imunodeficiência combinada menos grave	*ZAP70*	Infecções, autoimunidade e inflamação intestinal	TCD8 baixo, TCD4 normal, células B e Igs normais
Síndrome de Omenn	*DCRE1C, RAG1/2*	Eritrodermia esfoliativa, linfadenopatia, eosinofilia, alopecia, esplenomegalia, inflamação intestinal	Linfopenia T, eosinofilia
Displasia ectodérmica anidrótica com imunodeficiência (NEMO)	*IKBKG*	Displasia ectodérmica, deficiência de anticorpos, infecções bacterianas, virais micobacterianas e fúngicas, enterocolite	Células T normais ou baixas, linfócitos de B de memória e com *switch* de classes baixos, hipogamaglobulinemia, com IgM normal ou elevada, disfunção de monócitos
Síndrome de Wiskott-Aldrich	*WAS*	Trombocitopenia com plaquetas pequenas, sangramentos/hematomas, eczema, infecções, colite	Hipogamaglobulinemia, função reduzida de células T e B
Síndrome Loeys-Dietz	*TGFBR1 e 2*	Hiper IgE AD, infecções repetidas, alergia alimentar, eczema, hipermobilidade articular, escoliose, aneurismas, retenção de dentes primários, colite eosinofílica	Eosinofilia, elevação IgE, com linfócitos T e B normais
Defeitos de canais de cálcio	*ORAI1, STIM1*	Infecções, miopatia não progressiva, autoimunidade	Defeito de ativação de TCR, com linfócitos T e B normais

(*Continua*)

Quadro 26.1. Defeitos genéticos mais comumente encontrados na DII de início precoce, seu fenótipo clínico e principais alterações imunológicas. (*Continuação*)

Grupo	Gene	Fenótipo clínico	Alterações imunológicas
Perda de tolerância – imunodesregulação			
Defeitos combinados de células T e B			
Disceratose congênita ligada ao X	*DKC1*	Falência de medula, distrofia ungueal, leucoplaquia, infecções, enteropatia, asplenia	Linfopenia B e T, citopenias
Disceratose congênita AD 4	*RTEL1*		
Imunodeficiência com instabilidade centromérica e anomalias faciais (ICF)	*ZBTB24*	Dismorfismos faciais, macroglossia, infecções, malabsorção intestinal, malignidades	Hipogamaglobulinemia. Células T e B normais ou baixas, citopenias
Defeitos de células T regulatórias (Treg)			
Síndrome IPEX	*FOXP3*	Diabetes *mellitus* tipo I, eczema, infecções de pele e respiratórias, citopenias autoimunes, alergia enteropatia autoimune	Células T regulatórias baixas, IgE e IgA elevadas
Síndrome IPEX like	*STAT1 GOF,* *STAT3 GOF* *LRBA,* *CTLA4* *IL2RA*	Enteropatia, linfoproliferação, infecções bacterianas e virais graves, endocrinopatia autoimune, CMC (STAT1 GOF) Enteropatia, citopenias autoimunes, linfadenopatia e hepatoesplenomegalia, infecções Enteropatia, linfoproliferação, anemia autoimune	Células B e T diminuídas e IgG baixa Imunoglobulinas normais ou baixas, células B de memória baixas, CD4 baixo Células T normais ou diminuídas, proliferação diminuída de células T
Defeitos de IL-10	*IL10,* *IL10RA,* *IL10RB*	Colite, foliculite, infecções respiratórias, fístula perianal, linfoma de células B, artrite	Defeito de sinalização IL-10, células T e B normais
Doenças inflamatórias/mecanismos diversos			
Alterações de células B e imunoglobulinas			
Agamaglobulinemia ligada ao X	*BTK*	Infecções bacterianas, suscetibilidade para enterovírus, ausência de amigdalas palatinas	Células B muito baixas e agamaglobulinemia
IDCV-símile	*PTEN*	Infecções, linfoproliferação, autoimunidade, atraso no desenvolvimento	Hipogamaglobulinemia com células B normais ou pouco diminuídas
Hiper IgM com defeito humoral	*AICDA*	Infecções, linfoproliferação, autoimunidade	Hipogamaglobulinemia com IgM normal ou aumentada, células B em número normal
Hiper IgM ligada ao X	*CD40LG*	Infecções graves/oportunistas, colangite esclerosante, autoimunidade, citopenias	Linfócitos T normais ou baixos, hipogamaglobulinemia com IgM normal ou aumentada, alteração de células B de memória
Deficiência ICOS	*ICOS*	Infecções recorrentes, autoimunidade, granulomas, gastroenterite	Células B de memória baixas, hipogamaglobulinemia
Desordem pigmentar reticulada ligada ao X	*POLA1*	Hipopigmentação, facies característico, envolvimento pulmonar e intestinal	–
Síndrome trico-hepatoentérica	*SKIV2L* *TTC37*	Alterações do crescimento, infecções, diarreia precoce e intratável, cirrose hepática, alterações de plaquetas, cabelo com aspecto de lã	Menor produção de IFN-γ por células T, redução de células B com *switch* de classes, hipogamaglobulinemia

(*Continua*)

Quadro 26.1. Defeitos genéticos mais comumente encontrados na DII de início precoce, seu fenótipo clínico e principais alterações imunológicas. *(Continuação)*

Grupo	Gene	Fenótipo clínico	Alterações imunológicas
Doenças inflamatórias/mecanismos diversos			
Alterações de células B e imunoglobulinas			
APDS tipo I e tipo 2	*PIK3CD* *PIK3R1*	Infecções bacterianas, viremia EBV/CMV persistente, linfoproliferação, autoimunidade, linfoma	Hipogamagobulinemia com IgM normal ou aumentada, diminuição de células B de memória e aumento das transicionais, aumento TCD8 efetor
SIFD	*TRNT1*	Anemia sideroblástica, surdez, atraso desenvolvimento, infecções, febre recorrente (autoinflamação)	Linfopenia B com hipogamaglobulinemia
Autoinflamação – desregulação da imunidade inata			
Síndrome de ativação macrofágica	*NLRC4*	Enterocolite grave, autoinflamação com síndrome de ativação macrofágica	Inflamação sistêmica
Deficiência de mevalonatoquinase (síndrome de HiperIgD)	*MVK*	Febre periódica, linfadenomegalia, inflamação desencadeada por vacinas, lesões urticariformes, peritonite, artrite, enterocolite	
Febre familiar do Mediterrâneo	*MEFV*	Febre recorrente, dor abdominal, serosites, lesões erisipela-símile	
Deficiência de A20	*TNFAIP3*	Artralgia, úlceras orais, inflamação ocular, quadro Behçet-símile	
PLAID	*PLCG2*	Imunodeficiência com imunodesregulação, infecções, autoimunidade, inflamação	Hipogamaglobulinemia, inflamação sistêmica
ALPS-caspase8	*CASP8*	Linfoproliferação, autoimunidade, infecções	Hipogamaglobulinemia, pequeno aumento de células Tαβ DN

CMC: candidíase mucocutânea crônica; CMV: citomegalovírus; DHR: di-hidrorodamina; DN: duplonegativas; EBV: vírus de Epstein-Barr; GOF: ganho de função; Igs: imunoglobulinas; LPS: lipopolissacarídeos; SCID: *severe combined immunodeficiency*; TCR: receptor de células T; IL: interleucina.

Fonte: Adaptado de Uhlig HH, Charbit-Henrion F, Kotlarz D, *et al.*, 2021; Pazmandi J, Kalinichenko A, Ardy RC, *et al.*, 2019; Tangye SG, Al-Herz W, Bousfiha A, *et al.*, 2022;[13] Bousfiha A, Moundir A, Tangye SG, *et al.*, 2022.[14]

Defeitos da barreira epitelial

A barreira epitelial forma uma barreira física, bioquímica e imune que se relaciona intensamente com a microbiota intestinal. A mucosa intestinal é constituída de células especializadas que conectam funcionalmente o sistema fisiológico do hospedeiro a comunidades comensais extrínsecas, patógenos, metabólitos e fatores dietéticos. As células epiteliais funcionam como uma barreira entre o hospedeiro e o ambiente, modulando as interações e as respostas a este último. As células de Paneth do intestino delgado participam da imunidade inata produzindo peptídeos antimicrobianos que protegem contra as infecções microbianas.[11]

Alterações do epitélio intestinal podem resultar em uma hiperativação do sistema imune que culmina na inflamação intestinal.[12,15] Os defeitos da barreira intestinal que podem provocar o desenvolvimento da DII incluem defeitos da organização epitelial, defeitos que causam apoptose e necrose celular e defeitos intrínsecos da função celular.[12] Na inflamação crônica associada à DII, podem ocorrer danos nas criptas e alterações na programação da reconstituição epitelial e perda da homeostase do sistema imune-microbioma.

Além disso, o intestino delgado apresenta um abundante número de células absortivas que funcionam também como barreira física entre o epitélio e o conteúdo da luz intestinal. Na doença ativa, os enterócitos podem exibir defeitos morfológicos funcionais resultando em comprometimento da função absortiva e da função de barreira física.

Os defeitos monogênicos específicos da barreira intestinal nem sempre se constituem em EII e estão relacionados a quatro mecanismos: defeitos intrínsecos da função do epitélio; defeitos na organização epitelial; defeitos que promovem apoptose e necroptose epitelial; e defeitos na defesa local do epitélio contra patógenos (ver Quadro 26.1). Importante mencionar que nem sempre o transplante de células-tronco hematopoiéticas resolve esse tipo de defeito.[12]

Defeitos de fagócitos

Evidências recentes sugerem que o neutrófilo desempenha um papel importante na integridade do aparelho digestório. Sua função no intestino não se restringe à morte de bactérias que se translocam através do epitélio intestinal. Durante a resposta inflamatória, os neutrófilos também contribuem para o recrutamento de outras células imunes e facilitam a cicatrização da mucosa, liberando mediadores necessários para a resolução da inflamação. Alterações no recrutamento e função dos neutrófilos observados em quadros com neutropenia podem causar prejuízo da defesa da mucosa subjacente a uma colite. A doença granulomatosa crônica (DGC) é resultado do defeito em fagócitos intestinais, especificamente dos granulócitos, responsáveis pelo clareamento e morte de bactérias. O complexo NADPH-oxidase atua na morte de bactérias por meio da produção de superóxido que é convertido em peróxido de oxigênio e, juntos, têm capacidade de matar micro-organismos fagocitados. Mutações em qualquer parte desse complexo (*CYBB, CYBA, NCF1, NCF2, NCF4*) podem resultar em perda da produção de superóxido, com consequente inflamação intestinal.[12] Outros genes envolvidos incluem aqueles relacionados com a motilidade de fagócitos como *ITGB2* (ver Quadro 26.1).

Defeitos combinados de linfócitos T e/ou B

Algumas variantes genéticas podem alterar o desenvolvimento e a função das células do sistema imune adaptativo de maneira extrínseca e intrínseca. Defeitos genéticos que perturbam a seleção, ativação e diferenciação de células imunológicas adaptativas podem se manifestar como distúrbios imunológicos complexos que resultam em autoimunidade e inflamação intestinal, incluindo defeitos que bloqueiam o receptor de células B e T. A DII impacta diretamente no processamento e na apresentação de peptídeos por meio do complexo principal de histocompatibilidade (MHC, do inglês *major histocompatibility complex*) e ativação de células T, impactando na tolerância central e periférica, manutenção e diversidade de células T. Defeitos de células B que resultam na ausência de células B maduras e diminuição de anticorpos circulantes têm sido associados a um fenótipo de DII. Linfócitos B representam uma robusta arma do sistema de mucosas responsável pela proteção contra micróbios comensais e patógenos. A mucosa intestinal é rica em anticorpos da classe imunoglobulina A (IgA) que promove a homeostase intestinal. A produção prejudicada de anticorpos, especialmente a deficiência de IgA, pode contribuir para o desenvolvimento de disbiose intestinal. Como acontece nas agamaglobulinemias, na imunodeficiência comum variável, e na deficiência seletiva de IgA, a relação dos defeitos de células B e a doença intestinal parece refletir mudanças da microbiota por alteração da tolerância imunológica, aumento da translocação bacteriana, estimulando uma resposta aberrante a uma infecção ativa. Enquanto esses anticorpos são considerados neutralizantes, outros isotipos, como anticorpos da classe IgG, podem disparar mecanismos via mastócitos e sistema do complemento, induzindo liberação de citocinas inflamatórias e uma resposta inflamatória macrofágica[12] (ver Quadro 26.1).

Desregulação imunológica – perda da tolerância imunológica

O sistema imunológico da mucosa intestinal apresenta um número surpreendente de células que coordenam funções únicas por redes de comunicação intercelular mediadas por citocinas. Patologias inflamatórias podem impactar nessa comunicação, o que ocasiona um desajuste na liberação de citocinas inflamatórias. Um dos primeiros modelos foi a observação de que defeitos no receptor de interleucina 10 (IL-10) comprometem a sinalização deste, com liberação de níveis elevados de IL-22, o que, por sua vez, induz as células epiteliais a recrutarem neutrófilos para a mucosa intestinal, ampliando a resposta inflamatória patológica. A IL-10 é uma citocina regulatória secretada por uma variedade de células, incluindo células dendríticas, células (NK, do inglês *natural-killers*), eosinófilos, mastócitos, macrófagos, células B e células TCD4. Essa citocina promove a homeostase por meio da supressão de uma resposta pró-inflamatória excessiva. Defeitos no receptor de IL-10 estão associados a um fenótipo de enterocolite grave com doença perianal.[12]

Em geral, defeitos nas células T reguladoras cursam com uma série de manifestações gastrointestinais incluindo enteropatias e colites graves como na IPEX (do inglês *ommune dysregulation, polyendocrinopathy, enteropathy, X-linked*), haploinsuficiência de CTLA-4 (do inglês: *cytotoxic T-lymphocyte-associated protein 4*) e deficiência de LRBA (do inglês, *LPS responsive beige-like anchor protein*) grupo conhecido como *IPEX-símile*.[12] A atrofia vilositária no intestino delgado também pode estar presente nessas doenças (ver Quadro 26.1).

Doenças hiper e/ou autoinflamatórias

Enfermidades que cursam com hiper e/ou autoinflamação sistêmicas constituem um grupo de condições de desregulação da imunidade inata que se apresenta, em geral, na primeira infância com febre e alguns padrões específicos de cada uma das muitas doenças. Os mecanismos etiológicos exatos ainda não estão completamente esclarecidos, mas parece haver rompimento da delicada homeostase entre o sistema imunológico, as células epiteliais e a microbiota intestinal, ativando persistentemente as vias pró-inflamatórias.

O sistema imune inato da barreira intestinal, por meio de um arsenal de sensores, reconhece micro-organismos presentes no trato gastrointestinal. O receptor de nucleotídeo e domínio de oligomerização (NOD)-*like* age como a primeira linha de defesa contra bactérias. O NOD2, um dos primeiros a serem descritos, funciona como sensor intraepitelial que se liga a um componente peptidoglicano derivado da parede bacteriana, desencadeando um processo inflamatório pela liberação de IL-1β.[12] Quando a sinalização de NOD2 é atenuada, ocorre uma resposta antibacteriana ineficaz resultando em um fenótipo hiperinflamatório. Outros sensores microbianos já foram implicados nesse processo.

O sistema do complemento é composto por muitas proteínas plasmáticas distintas que promovem a opsonização de bactérias e induzem uma série de respostas inflamatórias da imunidade adaptativa. Defeitos de componentes do sistema complemento manifestam-se principalmente como infecções recorrentes resultantes de alterações no processo de eliminação de bactérias, assim como em autoimunidade tal como o lúpus eritematoso sistêmico.[12]

São exemplos desse grupo, mutações no *NLRC4* (do inglês, *NOD-like receptor family CARD-containing 4 protein*), a deficiência de mevalonatoquinase e o defeito de sinalização do NOD 2 (TRIM22)[12] (ver Quadro 26.1).

Quadro clínico

Em crianças com DII de início muito precoce, a presença de muco nas fezes e o sangramento retal são mais prevalentes, refletindo a localização colônica; enquanto naquelas com DII de início precoce, a perda de peso e a dor abdominal parecem ser os sintomas mais prevalentes.[2]

Em geral, as crianças menores de 8 anos apresentam inflamação colônica isolada, o que confere o diagnóstico inicial errôneo de RCU ou de CI.[16] Aproximadamente um quinto dos pacientes com DII antes dos 6 anos de idade e um terço das crianças com menos de 3 anos são classificados como CI.[16] A frequência do diagnóstico de CI em crianças com a forma muito precoce da doença pode chegar a 7% em comparação com 2% nas de início precoce.[3] Cerca de 25% dos pacientes com DII de início muito precoce são diagnosticados inicialmente como CI ou RCU e, posteriormente, reclassificados como DC. Ainda não se sabe em que momento o envolvimento colônico evolui para um maior comprometimento ileal.[2]

As evidências sugerem que crianças com manifestações precoces, com fenótipos mais graves e infecções graves podem complicar o curso da doença e indicar a possibilidade de um EII. As formas monogênicas têm apresentação variável, mas em comum demonstram baixa resposta aos tratamentos convencionais e, muitas vezes, apresentam manifestações clínicas associadas como quadros de autoimunidade, infecções recorrentes, doença perianal, linfo-histiocitose hemofagocítica, lesões de pele e malignidade.[3,17] As manifestações clínicas das doenças monogênicas variam conforme o defeito genético, determinando fenótipos clínicos e laboratoriais variados (Quadro 26.1).[2,17]

Quando suspeitar de doença monogênica diante de um quadro de DII?

Os indicadores-chave para se suspeitar de uma DII monogênica incluem a idade de início dos sintomas, história familiar positiva, história de consanguinidade e manifestações extraintestinais (de acordo com os respectivos defeitos genéticos).[16] Sinais relevantes incluem baixo ganho ponderoestatural, alterações endócrinas, citopenias, infecções repetidas e/ou febre de origem indeterminada/recorrente, doença perianal grave, obstrução intestinal, anormalidades de pele, dentes e cabelos, síndrome de ativação macrofágica ou linfo-histiocitose hematofagocítica e presença de malignidades.[4]

Com relação à história familiar, dois pontos são relevantes: a presença de consanguinidade que está relacionada ao aumento na incidência de doenças genéticas de herança autossômica recessiva; e a identificação de manifestações de DII nos familiares, assim como outras manifestações de autoimunidade e infecções repetidas. Vale lembrar que a apresentação de uma doença monogênica pode ser diferente entre os membros da família, ainda que tenham o mesmo defeito genético.[16]

Achados de exame físico e algumas comorbidades devem chamar a atenção para a possibilidade de uma doença monogênica, sendo as manifestações extraintestinais indicadores críticos (Figura 26.1).[17] Cerca de 76% dos pacientes com DII monogênica apresentam pelo menos uma manifestação extraintestinal e/ou comorbidade durante o curso clínico da doença. Infecções recorrentes e atípicas podem acometer esses pacientes quando o defeito envolve uma imunodeficiência associada. Lesões de pele, linfadenopatias e hepatoesplenomegalia são achados de exame físico que podem orientar para o diagnóstico de defeito monogênico específico. Doença perianal grave, foliculites e artrite de surgimento precoce na infância podem sugerir defeitos no receptor de IL-10. Manifestações extraintestinais como anemia autoimune, diabetes *mellitus* tipo I, trombocitopenia autoimune ou tireoidite autoimune podem sugerir IPEX (deficiência de FOXP3) ou uma síndrome IPEX-símile. A presença de hipoglicemia e de hepatomegalia pode apontar para o diagnóstico de algum erro inato do metabolismo.

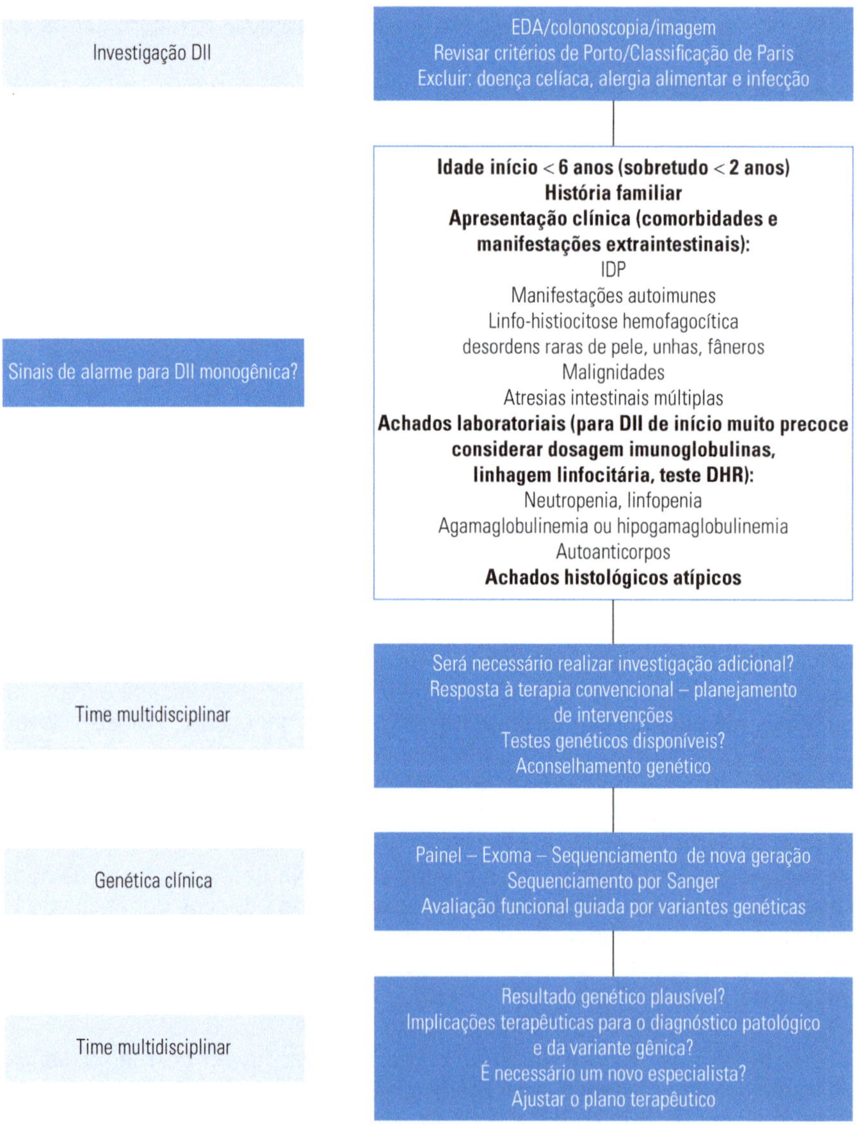

Figura 26.1. Algoritmo para a investigação de DII monogênica.
Fonte: Adaptada de Nambu R, Muise AM,2021.

De maneira geral, pacientes com DII de início muito precoce, quando comparados com pacientes mais velhos com DII, apresentam evolução mais grave, maior uso de imunomoduladores como monoterapia desde o início do diagnóstico, com taxas elevadas de falência após 1 ano de tratamento habitual, incluindo imunomoduladores associados ou não à terapia com antifator de necrose tumoral alfa (TNF-α).

Enquanto a doença estenótica é a causa mais comum de indicação cirúrgica em crianças maiores, na DII de início muito precoce, a indicação cirúrgica mais comum é a inflamação crônica grave refratária, com necessidade de instituir ileostomias e colostomias.[18]

Abordagem diagnóstica

Os passos iniciais para o diagnóstico de DII de início muito precoce são inicialmente os mesmos utilizados para crianças maiores: caracterização dos fenótipos da doença intestinal e extraintestinal por meio de avaliação clínica, laboratorial, radiológica e endoscópica.[2,4,6] Há exames complementares de 1ª e de 2ª linha (ver Quadro 26.2).[11,19]

Quadro 26.2. Exames complementares iniciais na investigação da DII de início precoce.

	Primeira linha	Segunda linha
Sangue	Hemograma completo Painel metabólico VHS e PCR Considerar triagem para doença celíaca e doença tireoidiana	Dosagem de imunoglobulinas (IgA, IgG, IgM, IgE) Contagem de subpopulações de linfócitos por citometria de fluxo Dosagem de anticorpos vacinais Avaliação de sensibilização alérgica Teste da Diidrorodamina Teste tuberculínico Sorologia para HIV (se houver hipogamaglobulinemia, pesquisa de carga viral) Sequenciamento genético: painel, exoma ou genoma completos
Fezes	Pesquisa de sangue oculto/hemoglobina humana Dosagem de calprotectina/lactoferrina Pesquisa de micro-organismos: • *Shigella* sp. • *Salmonella* sp. • *Yersinia* sp. • *E. coli* entero-hemorrágica e enteropatogênica • *Campylobacter* sp. • *Clostridium difficile* (se > 1 ano) • antígeno de giardia	Pesquisa de coccídeos: *Isospora* sp., *Cryptosporidium* sp. Pesquisa de *Cryptococcus* sp.

Ig: imunoglobulina; PCR: proteína C-reativa; VHS: velocidade de hemossedimentação.
Fonte: Adaptado de Graham DB, Xavier RJ, 2020; Kelsen JR, Sullivan KE, Rabizadeh S, *et al.*, 2020.

Neutropenia e leucocitose são comuns em pacientes com DII de início muito precoce.[19] Endoscopia digestiva alta e colonoscopia total com intubação ileal e biópsias devem ser realizadas em todos as crianças com suspeita de DII.[19] Diante da dificuldade de acesso, exames de imagem podem ser necessários para visualização do intestino delgado e melhor avaliação da localização e extensão da doença.[6]

Achados consistentes com DII de início muito precoce incluem evidências de inflamação crônica (alteração arquitetural, aumento de criptas, infiltrado inflamatório crônico na lâmina própria e granulomas não caseosos, presença de apoptose celular), achatamento de vilosidade intestinal, infiltração eosinofílica.[10] A presença de granuloma sugere a associação com DGC, embora granulomas não sejam vistos com mais frequência nas formas mais precoces que nas tardias.[19]

Devem ser excluídas infecções do trato gastrointestinal, distúrbios gastrointestinais eosinofílicos de natureza alérgica e outras causas não inflamatórias de diarreia crônica. A doença celíaca é um importante diagnóstico diferencial em muitas partes do mundo.[1,2,6,17] Em pacientes com achatamento das vilosidades, que não apresentem melhora com a dieta de exclusão do glúten, deve-se cogitar o diagnóstico de uma desregulação de células T, como o IPEX, particularmente se houver endocrinopatia autoimune associada.

A avaliação habitual da DII para classificá-la em DC ou RCU pode ser útil, mas não é suficiente para diferenciar pacientes com doença monogênica da doença convencional.[4] Uhlig *et al.*[5] foram os primeiros a propor uma abordagem para diferenciar DII clássica daquela de início muito precoce e várias revisões e posicionamentos se seguiram.[2] Mais recentemente, um algoritmo diagnóstico foi proposto pelo grupo de DII da Sociedade Europeia de Gastroenterologia Pediátrica, incluindo indicações para realização de investigação genética (Figura 26.1).[5] Para aqueles com forte suspeita de doença monogênica, a triagem imunológica deve incluir inicialmente dosagens de imunoglobulinas e avaliação de anticorpos vacinais, análise quantitativa e funcional de células T e B, além de teste de oxidação de neutrófilos conhecido como teste da diidrorrodamina (DHR).[2,17]

A realização de sequenciamento genético, por meio de painéis ou exoma completo é altamente recomendada em crianças com DII de início muito precoce com suspeita de doença monogênica.[5] Alterações genéticas consideradas patogênicas têm sido detectadas em 15% a 20% dos pacientes com formas muito precoces da DII.[5] Estabelecer um diagnóstico genético traz benefícios para o paciente e seus familiares por auxiliar na avaliação do prognóstico da doença, permitir que se antecipem complicações, facilitar o aconselhamento genético, além de permitir uma escolha terapêutica direcionada para o defeito encontrado. No entanto, antes de se iniciar a investigação genética, é importante ter em mente com clareza quais as principais suspeitas, de forma a selecionar o exame genético mais indicado, facilitando a interpretação dos resultados.[5]

O posicionamento do Grupo Europeu de DII em Crianças revisou as recomendações de quatro artigos de revisão extensos feitos por especialistas e chegou a um consenso que inclui uma lista de 75 genes relacionados a DII monogênica (Quadro 26.3).[5] A análise e a interpretação dos dados do sequenciamento devem ser feitas por profissionais da bioinformática treinados e discutidas com especialistas da área de imunologia e gastroenterologia experientes no manejo de DII de início precoce.

Quadro 26.3. Genes (n = 75) a serem prioritariamente investigados na DII de início precoce.

Gene	Desordem
ADA	Imunodeficiência combinada
ADAM17	Doença inflamatória intestinal e de pele, neonatal
AICDA	Imunodeficiência humoral com hiper-IgM
ALPI	Deficiência de fosfatase alcalina intestinal

(*Continua*)

Quadro 26.3. Genes (n = 75) a serem prioritariamente investigados na DII de início precoce. (*Continuação*)

Gene	Desordem
ARPC1B	Imunodeficiência combinada com alteração em plaquetas
BTK	Agamaglobulinemia ligada ao X
CASP8	Síndrome linfoproliferativa autoimune (ALPS)
CD3G	Imunodeficiência combinada
CD40L	Imunodeficiência combinada com hiper-IgM
CD55	Síndrome CHAPLE (hiperativação do complemento, trombose angiopática e enteropatia perdedora de proteínas)
COL7A1	Epidermólise bolhosa distrófica
CTLA4	Desregulação imune (Treg), imunodeficiência e linfoproliferação
CYBA	Doença granulomatosa crônica ligada ao X
CYBB	Doença granulomatosa crônica AR
DCLREIC	Deficiência de Artemis (imunodeficiência combinada)
DKC1	Disceratose congênita
DOCK8	Síndrome de hiper-IgE AR
FERMT1	Síndrome Kindler (epidermólise bolhosa de pés e mãos com poiquilodermia)
FOXP3	IPEX – poliendocrinopatia, enteropatia com imunodesregulação (Treg) ligada ao X
G6PC3	Neutropenia congênita 4
GUCY2C	Diarreia familiar
HSP1	Síndrome Hermansky-Pudlak tipo 1
HSP4	Síndrome Hermansky-Pudlak tipo 4
HPS6	Síndrome Hermansky-Pudlak tipo 6
ICOS	Imunodeficiência combinada
IKBKG	NEMO – displasia ectodérmica com imunodeficiência ligada ao X
IL10	Deficiência de IL-10
IL10RA	Deficiência da cadeia α receptor de IL-10
IL10RB	Deficiência da cadeia β do receptor de IL-10
IL21	Imunodeficiência combinada
IL2RA	Defeito de Treg – IPEX-símile
IL2RB	Defeito de Treg – IPEX-símile
IL2RG	Imunodeficiência combinada
ITCH	Doença autoimune multissistêmica com dismorfismos faciais
ITGB2	LAD I – deficiência de adesão leucocitária tipo 1
LIG4	Imunodeficiência combinada
LRBA	Desregulação imune (Treg), imunodeficiência e linfoproliferação
MALT1	Imunodeficiência combinada
MASP2	Defeito do complemento – via da lectina

(*Continua*)

Quadro 26.3. Genes (n = 75) a serem prioritariamente investigados na DII de início precoce. (*Continuação*)

Gene	Desordem
MVK	Deficiência Mevalonato Quinase – síndrome de hiper IgD
NCF1	Doença granulomatosa crônica AR
NCF2	Doença granulomatosa crônica AR
NCF4	Doença granulomatosa crônica AR
NLRC4	Autoinflamação com enterocolite infantil
NPC1	Doença de Niemann-Pick tipo C1
PIK3CD	APDS tipo 1 (*activated p110δ syndrome*)
PIK3R1	APDS tipo 2 (herança AD)
PLCG2	PLAID – autoinflamação, defeito de anticorpos e desregulação imune
POLA1	Síndrome PDR (desordem pigmentar reticular ligada ao X) – interferonopatia
RAG1	Imunodeficiência combinada
RAG2	Imunodeficiência combinada
RIPK1	Desregulação imunológica com colite (herança AR)
RTEL1	Disceratose congênita de herança AD
SH2D1A	Síndrome linfoproliferativa ligada ao X 1
SKIV2L	Sindrome trico-hepatoentérica
SLC37A4	Doença de deposito de glicogênio Tipo 1b
SLC9A3	Diarreia congênita
SLCO2A1	Deficiência do transportador de prostaglandina – osteoatropatia
STAT1	AD com ganho de função – candidíase mucocutânea crônica com autoimunidade
STAT3	AD com ganho de função – autoimunidade, linfoproliferação e infecções
STIM1	Imunodeficiência combinada com comprometimento canais de cálcio
STXBP2	Linfo-histiocitose hemofagocítica familiar tipo 5
STXBP3	Defeito proteína ligadora de sintaxina 3
TGFB1	Imunodesregulação com colite
TGFBR1	Sindrome Loeys-Dietz 1 – Hiper IgE AD
TGFBR2	Sindrome Loeys-Dietz 2 – Hiper IgE AD
TNFAIP3	Deficiência de A20 – síndrome Behçet-símile
TRIM22	Colite granulomatosa – desordem autoinflamatória
TRNT1	SIFD – anemia sideroblástica, imunodeficiência, febre periódica e retardo desenvolvimento
TTC37	Síndrome trico-hepatoentérica
TTC7A	Imunodeficiência combinada com múltiplas atresias intestinais
WASP	Síndrome Wiskott-Aldrich, neutropenia ligada ao X
ZAP70	Imunodeficiência combinada com deficiência de TCD8
ZBTB24	Síndrome ICF – imunodeficiência, instabilidade centromérica e alterações faciais

Fonte: Adaptado de Uhlig HH, Charbit-Henrion F, Kotlarz D, *et al.*, 2021.

Tratamento

O objetivo principal do tratamento é alcançar o controle clínico e laboratorial da doença, com crescimento ponderoestatural e desenvolvimento neuropsicomotor adequados, rotina diária o mais próximo possível do normal para a faixa etária, com o mínimo de efeitos adversos.

A escolha da terapêutica para pacientes com DII muito precoce deve se basear na história clínica e avaliação diagnóstica individualizada de cada paciente. Por isso, a avaliação genética nos casos de DII de início precoce é altamente recomendável.[19]

Em caso de exclusão de um EII como doença de base, a maioria dos pacientes é tratada conforme sua classificação em DC ou RCU. Para RCU e DC colônica leve, imunomoduladores como a mesalazina ou a sulfasalazina, na forma oral ou por enemas, podem apresentar bons resultados.[20] Para pacientes com RCU moderada, as estratégias incluem antibióticos, mesalazina e, em alguns casos, deve-se lançar mão do uso de corticosteroides sistêmicos. Nesses pacientes que requerem corticoterapia, se mais prolongada, a remissão pode ser induzida por terapias imunomoduladoras ou terapia anti-TNF-α. Outras terapias incluem anti-integrina (vedolizumabe) e bloqueador de IL-12/IL-13 como o ustequinumabe.[20]

Pacientes com DII de início precoce têm demonstrado uma resposta insatisfatória a esses tratamentos habituais[6], particularmente se há associação com algum EII. Terapias para pacientes com algum EII e DII apresentam algumas particularidades, a indicação de imunossupressão/imunomodulação e o transplante de células-tronco hematopoiéticas podem variar de acordo com o EII e a variante genética identificados (ver Quadro 26.4).[7] Em geral, são utilizados corticosteroides, como prednisolona e outro imunossupressor oral.[19] Biológicos são também comumente utilizados, embora sua eficácia ainda não seja plenamente conhecida nesse grupo especial de pacientes.[20] Algo importante a considerar é que, nesse grupo de pacientes, o uso de inibidor de TNF-α está associado a maior risco de infecções graves por fungos ou micobactérias, sobretudo os pacientes com DGC.[20]

Quadro 26.4. Alternativas terapêuticas para o manejo de DII de início muito precoce com defeito monogênico identificado.

Considerar TCTH
IL/10/IL10RB/IL10RA
CYBB/NCF1/NCF4
XIAP
CTL4/LRBA/MALT1/STAT1/STAT3
FOXP3, G6PC3, PIK3CD, ITGB2, WAS
CD3G/DCLREIC/IL2RG/RAG1
RIPK1, SH2D1A, DOCK8, ZAP70

Não considerar TCTH
TT7A, TTC37

Considerar imunobiológicos específicos:
HPS1/6: anti TNF α (infliximabe, adalimumabe)
CTL4/LRBA: CTLA4-Ig (abatacepte)
MVK/NLRC4: antagonista de IL-1, IL-1β (anakinra, canaquinumabe)

Cirurgia seletiva

Fonte: Adaptado de Nambu R, Warner N, Mulder DJ, *et al.*, 2022.[7]

Tratamentos-alvo direcionados para uma via patogênica específica podem requerer o uso de agentes terapêuticos que não fazem parte do arsenal do tratamento da DII clássica, como a abatacepte (proteína de fusão, solúvel, que consiste no domínio extracelular do CTLA-4 unido à região Fc modificada de IgG1), indicado especialmente em defeitos de CTLA4 e LRBA.

Dieta enteral exclusiva

A dieta enteral exclusiva é uma terapia segura e efetiva na indução da remissão em crianças, particularmente quando há grande envolvimento do intestino delgado. Em lactentes, as fórmulas de aminoácidos têm sido usadas como 1ª linha no tratamento da DII de início muito precoce.

Terapia imunossupressora

Metotrexato ou tiopurinas (azatioprina e 6-mercaptopurinas, por exemplo) são usados como monoterapia em alguns pacientes com DII muito precoce, ou como terapia combinada com imunobiológicos. Quando as tiopurinas são utilizadas em tratamento de pacientes com DII de início muito precoce, doses altas frequentemente são requeridas para alcançar níveis terapêuticos, em geral, acima de 3 mg/kg/dia. Desde que foi identificado o risco de linfoma hepatoesplênico de células T, a azatioprina e a 6-mercaptopurina têm sido menos utilizadas.

Imunossupressores bastante utilizados, particularmente na DII associada a alguns EII refratária aos imunossupressores mencionados, são o sirolimo (inibe mTOR)[21] e o tacrolimo (inibidor da calcineurina).[22]

Terapia com biológicos

Os imunobiológicos se tornaram uma das mais importantes armas terapêuticas no tratamento da DII em adultos e crianças. Anticorpos monoclonais contra TNF-α, como o infliximabe e o adalimumabe, são seguros e efetivos para a indução e manutenção da remissão da DC e da RCU moderadas a graves. Entretanto, um terço dos pacientes não é respondedor e cerca de 20% ao ano dos respondedores primários desenvolvem perda de resposta.[23] Além disso, pacientes que não respondem a um antagonista de TNF, provavelmente responderão menos a um segundo agente do mesmo grupo.

Uma resposta menos robusta a esses agentes tem sido observada em pacientes com DII de início precoce. Alguns estudos demonstraram que a taxa de descontinuidade da terapia com infliximabe foi maior nos pacientes com DII de início precoce comparada à taxa de descontinuidade naqueles com DII de início mais tardio.[6] A diferença entre as repostas pode ser secundária às diferentes vias imunológicas envolvidas na doença ou por diferenças em farmacocinética. Uma revisão recente observou uma taxa de 21% de melhora com uso infliximabe ou adalimumabe em pacientes com DII e EII.[24] Outro estudo retrospectivo comparou a resposta com a terapia anti-TNF em pacientes com DII de início precoce e de início tardio e demonstrou que crianças com DII de início muito precoce em tratamento com infliximabe apresentavam taxas mais altas de descontinuidade do tratamento.[25] Estratégias alternativas têm sido iniciar com doses mais elevadas (10 mg/kg), realizar infusões mais frequentes e otimizar o regime de tratamento por meio da monitorização dos níveis séricos dos medicamentos.[19]

Pacientes que não respondem bem à terapia com anti-TNF-α tradicional podem se beneficiar de golimumabe (anti-TNF-α), vedolizumabe e ustequinumabe (anti-IL-12/IL-23).[24]

Vedolizumabe é um anticorpo monoclonal anti-α4β7 integrina que atua na regulação da inflamação intestinal, inibindo especificamente a migração de linfócitos T nos tecidos. Além disso, seu mecanismo de ação está restrito ao trato gastrointestinal, o que potencialmente diminui os riscos de imunossupressão sistêmica. Estudos com esse medicamento ainda são escassos, mas tem se demonstrado seguro e eficaz na indução e na manutenção tanto na DC como na RCU, ainda que com os melhores resultados para a RCU. O medicamento não está liberado para uso na faixa etária pediátrica, mas um estudo recente avaliou o uso desse biológico em crianças com a forma precoce da doença e a taxa de reposta observada, após 3 doses do vedolizumabe, foi acima de 40%, com melhora do estado nutricional e dos exames laboratoriais, embora não tenha sido observada cicatrização da mucosa.

Terapias-alvo

A identificação de variantes genéticas associadas à DII traz conhecimentos acerca da via patológica envolvida e, dessa forma, tem permitido intervenções mais direcionadas, segundo a lógica da Medicina de precisão.

Os medicamentos anti-IL1 têm sido usados em pacientes com doença granulomatosa com níveis elevados de IL-1, com algumas doenças autoinflamatórias, assim como em pacientes com defeitos de IL-10R/IL-10.

As manifestações gastrointestinais da haploinsuficiência de CTLA-4 e da deficiência de LRBA podem ser controladas com o uso de abatacepte (atua como o CTLA4, ligando-se a CD80/CD86) ou rapamicina (sirolimo) (liga-se a mTOR).

A profilaxia de infecções graves como antibacterianos e antifúngicos são fundamentais nos pacientes com doença granulomatosa e defeito de adesão leucocitária tipo 1 (LAD1).

Imunizações

Antes de iniciar a terapia imunossupressora ou imunobiológica, está recomendado que o *status* vacinal do paciente seja atualizado. Vacinas de vírus vivo atenuado como sarampo, rubéola, varicela e caxumba devem ser administradas pelo menos 15 dias antes do início da terapia imunossupressora. As vacinas inativadas são seguras, mas devem ser atualizadas, uma vez que o uso do imunossupressor pode comprometer a resposta a elas.

Transplante de Células-Tronco Hematopoiéticas (TCTH)

O TCTH é a terapêutica definitiva para defeitos dos fagócitos, como a DGC, e para outros EII como os defeitos no receptor de IL-10, os defeitos nas células T regulatórias e deficiência de XIAP.[10]

Entretanto, o TCTH acarreta riscos significativos como infecções graves e recorrentes, doença enxerto contra hospedeiro e toxicidade pelas medicações usadas.[6] Logo, riscos e benefícios devem ser avaliados antes de indicar esse tratamento, lembrando que, em muitos casos, a doença intestinal não se corrige com o transplante.

Intervenção cirúrgica

Pela natureza de refratariedade ao tratamento da DII de início muito precoce, a intervenção cirúrgica pode ser necessária. Como há uma distribuição predominantemente colônica da doença, colectomia com ileostomia são as cirurgias mais comuns. Embora esse procedimento seja muitas vezes curativo para a RCU grave, existe um grande risco de complicações como estenose, fistulização e inflamação recorrente da bolsa (pouchite). Todos os recursos medicamentosos devem ser tentados antes de se indicar um procedimento mais invasivo, particularmente no sentido de identificar um defeito monogênico que permita uma abordagem de medicina de precisão.

Suporte para paciente e sua família

Suporte psicológico e emocional para o paciente e seus familiares, sobretudo para aqueles que requerem hospitalizações frequentes, deve ser oferecido. Aconselhamento genético é primordial no caso de pacientes com doença monogênica.[8]

Comentários finais

Os recentes estudos sobre DII monogênica têm contribuído para o crescente conhecimento acerca da patogênese da doença, seus diferentes fenótipos e tratamentos-alvo com base nas variantes genéticas identificadas. Em primeiro lugar, tem-se revelado novos genes codificadores de proteínas no trato intestinal, sua função na homeostase intestinal e vários mecanismos imunológicos envolvidos no controle da inflamação intestinal. Em segundo lugar, têm sido elucidados os diferentes fenótipos e cursos clínicos da DII de início muito precoce. Por último, tem sido possibilitada a escolha de tratamento apropriado para pacientes com DII monogênica resistentes aos tratamentos convencionais, evitando a necessidade de cirurgias extensas e suas graves consequências a médio e longo prazo.[2]

Referências bibliográficas

1. Zheng HB, de la Morena MT, Suskind DL. The growing need to understand very early onset inflammatory bowel disease. Front Immunol. 2021;12:675186. doi: 10.3389/fimmu.2021.675186.
2. Crowley E, Muise A. Inflammatory bowel disease: what very early onset disease teached us. Gastroenterol Clin North Am. 2018;47(4):755-72. doi: 10.1016/j.gtc.2018.07.004.
3. Shim JO. Recent advance in very early onset inflammatory bowel disease. Pediatr Gastroenterol Hepatol Nutr. 2019;22(1):41-9. doi: 10.5223/pghn.2019.22.1.41.
4. Uhlig HH, Schwerd T, Koletzko S, Shan N, Kammermeier J, Elkadri A, et al. The diagnostic approach to monogenic very early onset inflammatory bowel disease. Gastroenterology. 2014;147:990-1007.e3. doi: 10.1053/j.gastro.2014.07.023.
5. Uhlig HH, Charbit-Henrion F, Kotlarz D, Shouval DS, Schwerd T, Strisciuglio C, et al. Clinical genomics for the diagnosis of monogenic forms of inflammatory bowel disease: a position paper from the paediatric IBD group of European Society of Paediatric Gastroenterology, Hepatology and Nutrition. J Pediatr Gastroenterol Nutr. 2021;72(3):456-73. doi: 10.1097/MPG.0000000000003017.
6. Katsuhiro A. Very early-onset inflammatory bowel disease: a challenging fields for pediatric gastroenterologists. Pediatr Gastroenterol Hepatol Nutr. 2020;23(5):411-22. doi: 10.5223/pghn.2020.23.5.411.
7. Nambu R, Warner N, Mulder DJ, Kotlarz D, McGovern D, Cho J, et al. A systematic review of monogenic inflammatory bowel disease. Clin Gastroenterol Hepatol. 2022;20(4):e653-e63. doi: 10.1016/j.cgh.2021.03.021.
8. Parente P, Pastore M, Grillo F, Fassan M, Francalanci P, Dirord A, et al. Very early onset-IBD: evidence for the need of a multidisciplinar approach. Pathologica. 2022;114(1):3-11. doi: 10.32074/1591-951X-336.
9. Kim ES, Kim D, Yoon Y, Kwon Y, Park S, Kim J, et al. Needs for increased awareness of gastrointestinal manifestations in patients with human inborn errors of immunity. Front Immunol. 2021;12:698721. doi: 10.3389/fimmu.2021.698721.

10. Ouahed J, Spenser E, Kotlarz D, Shouval DS, Kowakik M, Peng K, et al. Very early onset inflammatory bowel disease: a clinical approach with focus on the role of genetics and underlying immune deficiencies. Inflamm Bowel Dis. 2019;26(6):820-38. doi: 10.1093/ibd/izz259.
11. Graham DB, Xavier RJ. Pathway paradigms revealed from genetics of imflammatory bowel disease. Nature. 2020;578(7796):527-39. doi: 10.1038/s41586-020-2025-2.
12. Pazmandi J, Kalinichenko A, Ardy RC, Botztug K. Early-onset inflammatory bowel disease as a model disease to identify key regulators of immune homeostasis mechanism. Imunol Rev. 2019;287(1):162-85. doi: 10.1111/imr.12726.
13. Tangye SG, Al-Herz W, Bousfiha A, et al. Human inborn errors of immunity: 2022 update on the Classification from the International Union of Immunological Societies Expert Committee. J Clin Immunol. 2022;1-35. doi: 10.1007/s10875-022-01289-3.
14. Bousfiha A, Moundir A, Tangye SG, et al. The 2022 update of IUIS phenotypical classification for human inborn errors of immunity. J Clin Immunol. 2022;42(7):1508-20. doi: 10.1007/s10875-022-01352-z.
15. Conrad M, Kelsen JR. Genomic and immunologic drivers of very early-onset inflammatory bowel disease. Pediatr Dev Pathol. 2019;22(3):183-93. doi: 10.1177/1093526619834807.
16. Mesquita MB, Shouval DS. Evaluation of very early-onser inflammatory bowel disease. Curr Opin Gastroenterol. 2020;36(6):464-9. doi: 10.1097/MOG.0000000000000680.
17. Nambu R, Muise AM. Advanced understanding of monogenic inflammatory bowel disease. Front Pediatr. 2021;8:618918. doi: 10.3389/fped.2020.618918.
18. Kelsen JR, Conrad MA, Dawany N, Patel T, Shraim R, Merz A, et al. The unique disease course of children with very early onset-inflammatory bowel disease. Inflamm Bowel Dis. 2020;26(6):909-18. doi: 10.1093/ibd/izz214.
19. Kelsen JR, Sullivan KE, Rabizadeh S, Singh N, Snapper S, Elkadri A, et al. North American Society for pediatric gastroenterology, hepatology, and nutrition position paper on the evaluation and management for patients with very early-onset inflammatory bowel disease. J Pediatr Gastroenterol Nutr. 2020;70(3):389-403. doi: 10.1097/MPG.0000000000002567.
20. Kelsen JR, Sullivan KE. Inflammatory bowel disease in primary immunodeficiencies. Curr Allergy Asthma Rep. 2017;17(8):57. doi: 10.1007/s11882-017-0724-z.
21. Mutalib M, Borrelli O, Blackstock S, et al. The use of sirolimus (rapamycin) in the management of refractory inflammatory bowel disease in children. J Crohns Colitis. 2014;8(12):1730-4. doi: 10.1016/j.crohns.2014.08.014.
22. Thin LWY, Murray K, Lawrance IC. Oral tacrolimus for the treatment of refractory inflammatory bowel disease in the biologic era. Inflammatory Bowel Dis. 2013;19(7):1490-98. doi: 10.1097/MIB.0b013e318281f362.
23. Fabiszewska S, Derda E, Szymanska E, Osiecki M, Kierkus J. Safety and effetiveness os vedolizumabe for the treatment of pediatric patients with very early onset inflammatory disease. J Clin Med. 2021;10(13):2997. doi: 10.3390/jcm10132997.
24. Both T, Dalm VASH, Richardson AS, van Schie N, van den Broek L, de Vries A, et al. Inflammatory bowel disease in primary immunodeficiency disorders is a heterogeneus clinical entity requiring an individualized treatment strategy: a systematic review. Autoimmun Rev. 2021;20(8):102872. doi: 10.1016/j.autrev.2021.102872.
25. Bramuzzo M, Arrigo S, Romano C, Filardi MC, Lionetti P, Agrusti A, et al. Efficacy and safety of infliximab in very early onset inflammatory bowel disease: a national comparative retrospective study. United European Gastroenterol J. 2019;7(6):759-66. doi: 10.1177/2050640619847592.

27

Defeitos Quantitativos de Fagócitos

Antônio Vaz de Macedo | Thalita Rodrigues Dias | Fernanda Gontijo Minafra | Luciana Araújo Oliveira Cunha

Introdução

Os defeitos quantitativos dos neutrófilos englobam a família das neutropenias congênitas e podem ser permanentes ou intermitentes, graves (menor que 500 células/mm^3) ou moderadas/leves (entre 500 e 1.500 células/mm^3). Podem afetar órgãos como pele, pâncreas, músculos e sistema nervoso central (SNC). A neutropenia pode facilitar as infecções piogênicas ameaçadoras à vida, gengivoestomatites, doença periodontal crônica e cada uma das sucessivas infecções pode deixar sequelas permanentes. O risco de infecção é, de modo prático, inversamente proporcional à contagem de neutrófilos polimorfonucleares circulantes e particularmente alto em contagens inferiores à 200 células/mm.[1,3]

Os defeitos quantitativos dos neutrófilos são caracterizados por neutropenia crônica em razão de um defeito constitucional. Desde a década de 90, mas especialmente a partir dos anos 2000, as bases moleculares de diversas entidades foram descritas, ocasionando mudanças na classificação das doenças.

Definições

A neutropenia é definida como uma redução no número absoluto de neutrófilos na circulação sanguínea. O exame hematológico padrão é a contagem celular na hematoscopia por microscópio óptico, que é necessária para confirmar desordens identificadas pelos contadores automáticos e, especialmente, para examinar a morfologia celular. A neutropenia é definida pela contagem abaixo de 1.000 células/mm^3 em crianças entre 2 e 12 meses e abaixo de 1.500 células/mm^3 em crianças acima de 1 ano.

O número de neutrófilos é elevado durante os 2 primeiros meses de vida. A contagem se eleva durante as primeiras 72 horas, seguida de uma queda gradual até a idade de 2 meses. O trabalho de parto prolongado por mais de 12 horas é associado a contagens maiores, enquanto a prematuridade (idade gestacional inferior a 32 semanas) é associada com contagens menores.

A neutropenia é definida como grave para valores inferiores a 500 células/mm^3 e, como crônica, quando dura mais de 3 meses, quer seja de forma permanente, quer seja intermitente.

A contagem de neutrófilos mostra uma flutuação fisiológica, caótica e não aleatória. Existem também variações diárias e sazonais, que persistem em situações patológicas. Assim, a neutropenia deve ser confirmada idealmente em um período de 6 semanas, com coleta de três amostras por semana. Os ciclos regulares de neutropenia não são muito prevalentes e variações regulares são vistas mesmo em pacientes com neutropenia permanente.[2] Consideramos, então, mais adequado usar os termos "neutropenia permanente" e "neutropenia intermitente", levando em conta que existe um espectro de variações entre esses dois extremos.

A neutropenia é considerada central quando o compartimento da medula óssea é depletado, demonstrando uma deficiência nos estágios tardios de maturação (menos de 10% de neutrófilos maduros) e periférica, quando a maturação de neutrófilos na medula é normal. A neutropenia periférica está particularmente relacionada a hiperesplenismo e autoimunidade, condições que podem ocorrer em muitos outros erros inatos da imunidade (EII) e em diversas outras doenças.

Monocitose, hipereosinofilia e hipergamaglobulinemia policlonal podem estar associadas com a neutropenia e são inversamente proporcionais à sua gravidade. Um papel compensatório dessas condições pode explicar a boa tolerância clínica a algumas formas de neutropenia profundas.[3]

A neutropenia febril é definida para uma temperatura oral isolada $\geq$ 38,3 °C ou $\geq$ 38,0 °C por $\geq$ 1 hora, associada à contagem absoluta de neutrófilos < 500 células/mm^3 de acordo com a Infectious Diseases Society of America (IDSA).[4]

Fisiologia da maturação mieloide

A granulopoiese é o processo pelo qual os neutrófilos circulantes são produzidos e regulados. Os neutrófilos, juntamente com os monócitos, são responsáveis pela imunidade inata a bactérias e fungos, por meio de fagocitose, liberação de proteases, peptídeos antimicrobianos e espécies reativas de oxigênio. Desempenham também papel relevante na inflamação e na cicatrização. Pensava-se que esse sistema, ao contrário dos linfócitos, não poderia ser "educado", mas existem evidências atuais de que esse sistema pode ser treinado por infecções e vacinas, tendo a sua atividade microbicida aprimorada.[5,6]

A dinâmica do sistema de neutrófilos e a distribuição de neutrófilos tissulares foram investigadas com métodos de radiomarcação nos anos 1960 a 1970. A granulopoiese demora entre 7 e 13 dias, e os neutrófilos têm meia-vida entre 6 e 8 horas no sangue periférico. Os neutrófilos circulantes representam 3% a 5% de todos os neutrófilos e seu número total são 350 milhões kg. Esse sistema tem natureza dinâmica. Em condições basais, aproximadamente 60 milhões são substituídos a cada hora. A análise dos neutrófilos circulantes mostra só uma fotografia da situação em determinado momento. As citocinas, mediadoras desse processo, começaram a ser descritas nas décadas de 1980 a 1990. Essas descobertas permitiram o desenvolvimento do fator estimulador de colônias de granulócitos (G-CFS, do inglês *granulocyte colony-stimulating factor*), o que resultou em melhora no tratamento das malignidades e de doenças hematológicas, incluindo as neutropenias congênitas.[6]

Neutropenias congênitas – classificação e etiologia

Não existe um consenso simples na classificação das neutropenias congênitas. A informação mais importante para distinguir a forma de neutropenia é o genótipo. O fenótipo representa um contínuo, com sobreposição das manifestações clínicas, sendo que algumas formas de acometimento de órgãos podem não se apresentar de início.

Neste capítulo, vamos considerar os defeitos quantitativos centrais dos neutrófilos descritos na tabela 5 da classificação de EII realizada pela União Internacional das Sociedades de Imunologia Clínica, incluídos como neutropenias congênitas e transcrito na Tabela 27.1.[7]

Tabela 27.1. Neutropenias congênitas listadas na classificação da União Internacional das Sociedades de Imunologia Clínica – 2022.[7]

Doença	Defeito genético/ herança/OMIM	Células afetadas/ funções afetadas	Aspectos associados
Deficiência de elastase (neutropenia congênita grave1)	*ELANE* – AD #202700	Neutrófilos/diferenciação mieloide	Suscetibilidade a leucemia e mielodisplasia/Neutropenia congênita grave ou neutropenia cíclica
Deficiência de GFI1 (neutropenia congênita grave 2)	*GF1* – AD #613107	Neutrófilos/diferenciação mieloide	Linfopenia B e T
Deficiência de HAX1 (doença de Kostmann/ Neutropenia congênita grave 3)	*HAX* – AR #610738	Neutrófilos/diferenciação mieloide	Deficiências cognitivas e neurológicas em pacientes com defeitos nas duas isoformas do HAX1/Suscetibilidade à leucemia e mielodisplasia
Deficiência de G6PC3 (neutropenia congênita grave 4)	*G6PC3* – AR #612541	Neutrófilos/diferenciação mieloide/ quimiotaxia/produção de O_2	Defeitos estruturais do coração, anormalidades urogenitais, surdez, angiectasias em tronco e membros
Deficiência de VPS45 (neutropenia congênita grave 5)	*VPS45* – AR #615285	Neutrófilos/diferenciação mieloide/ migração	Hematopoiese extramedular, fibrose da medula óssea, esplenomegalia
Doença de depósito de glicogênio tipo 1b	*G6PT1* – AR #232220	Neutrófilos e monócitos/ diferenciação mieloide/quimiotaxia/ produção de O_2	Hipoglicemia de jejum, acidose lática, hiperlipidemia e hepatomegalia
Neutropenia ligada ao X/ mielodisplasia	*WAS* – ligada ao X/ ganho de função #300299	Neutrófilos/diferenciação/mitose Resulta de mutações com ganho de função no domínio de ligação da GTPase na WASp	Neutropenia, parada da diferenciação mieloide, monocitopenia e anormalidades linfoides variáveis
P14/Deficiência de LAMTOR2	*LAMTOR2* – AR #610798	Neutrófilos e monócitos/biogênese endossomal	Neutropenia, diminuição de CD8, citotoxicidade, albinismo parcial, atraso no crescimento
Síndrome de Barth/ Aciduria 3-metilglutacônica tipo II	*TAZ* – Ligada ao X #302060	Neutrófilos e linfócitos Melanócitos/função mitocondrial	Cardiopatia, miopatia, retardo do crescimento, neutropenia
Síndrome de Cohen	*VPS13B* – AR #216550	Neutrófilos/diferenciação mieloide	Dismorfismo, retardo mental, obesidade, surdez, neutropenia
Síndrome de Clericuzio (poiquilodermia com neutropenia)	*USB1* – AR #604173	Neutrófilos/diferenciação mieloide	Retinopatia, atraso do desenvolvimento, dismorfismo facial, poiquilodermia

(Continua)

Tabela 27.1. Neutropenias congênitas listadas na classificação da União Internacional das Sociedades de Imunologia Clínica – 2022.[7] (*Continuação*)

Doença	Defeito genético/ herança/OMIM	Células afetadas/ funções afetadas	Aspectos associados
Deficiência de JAGN1 (neutropenia congênita grave 6)	*JAGN1* – AR #616022	Neutrófilos/diferenciação mieloide	Parada da maturação mieloide, osteopenia
Acidúria 3-metilglutacônica (neutropenia congênita grave 9)	*CLPB* – AR #619813	Neutrófilos/diferenciação mieloide Proteína mitocondrial	Aberrações do desenvolvimento neurocognitivo, microcefalia, hipoglicemia, hipotonia, convulsões, ataxia, catarata, crescimento intrauterino retardado
Defeito do receptor de G-CSF (neutropenia congênita grave 7)	*CFS3R* – AR #617014	Neutrófilos/perturbação da granulopoise de estresse	Neutropenia não responsiva a G-CSF, mas pode responder a GM-CSF
Deficiência de SMARCD2 (def específica de grânulos 2)	*SMARCD2* – AR #617475	Neutrófilos/remodelamento da cromatina, diferenciação mieloide e defeito funcional dos neutrófilos	Neutropenia, desenvolvimento aberrante dos ossos, das células-tronco hematopoiéticas, mielodisplasia
Deficiência específica de grânulos	*CEBPE* – AR #189965	Neutrófilos/disfunção global e terminal da maturação	Neutropenia ou neutrofilia com neutrófilos com núcleos bilobulados
Shwachman-Diamond *Syndrome*	*SBDS* – AR #260400	Neutrófilos + células-tronco hematopoiéticas	Pancitopenia, insuficiência pancreática exócrina, condrodisplasia
	DNAJC21 – AR #617052 *EFL1* – AR #617941	Neutrófilos + células-tronco hematopoiéticas/maturação dos neutrófilos, quimiotaxia, biogênese ribossomal	Pancitopenia, insuficiência pancreática exócrina
Deficiência de HYOUI1	*HYOUI1* – AR #233600	Neutrófilos/resposta proteica desdobrada	Hipoglicemia, complicações inflamatórias
Deficiência de SRP54 (neutropenia congênita grave 8)	*SRP54* – AD #618752	Neutrófilos/translocação de proteínas para o retículo endoplasmático, diferenciação mieloide e defeito funcional e neutrófilos	Neutropenia, insuficiência pancreática exócrina
Deficiência de CXCR2 (síndrome WHIM 2)	*CXCR2* – AR #619407	Neutrófilos/menor expressão de CXCR2 com menor resposta a CXCL8	Neutropenia, mielocatexia, hipergamaglobulinemia

AD: autossômica dominante; AR: autossômica recessiva; G-CSF: fator de estimulação de granulócitos; GM-CSF: fator de estimulação de granulócitos e monócitos.

Fonte: Adaptada de Tangye SG, Al-Herz W, Bousfiha A, *et al.*, 2022.

Diagnóstico diferencial

A neutropenia é um achado laboratorial frequente; em geral, é bem tolerada e normaliza-se rapidamente, motivo pelo qual intervenções específicas não costumam ser necessárias. Algumas vezes, esse é um achado secundário em pacientes com desordens significativas, gerando risco de complicações infecciosas. Raramente ela persiste ou emerge como a única causa dos sintomas do paciente. Nesses casos, a investigação é necessária.[1]

Em primeiro lugar, é importante identificar se a neutropenia é persistente ou intermitente, além de classificá-la em leve, moderada ou grave, como descrito anteriormente. A neutropenia crônica grave é definida por contagem absoluta de neutrófilos < 500/mm,[3] com duração de meses a anos. Estão incluídas nessa categoria, a neutropenia congênita, a neutropenia cíclica e a neutropenia idiopática.[8,9]

No período neonatal, a neutropenia é mais frequentemente decorrente de doenças infecciosas no pós-natal imediato, doenças genéticas ou alterações ocorridas na vida intrauterina. É particularmente mais comum em pacientes admitidos em unidade de terapia intensiva (UTI) neonatal e em prematuros. A infecção é, de longe, a causa mais comum de neutropenia nesse grupo e é mais comumente de origem viral.[10] Ao contrário das crianças maiores e dos adultos imunocompetentes, a resposta à infecção em recém-nascidos é frequentemente uma queda nos neutrófilos. A razão disso não é totalmente esclarecida, apesar de se supor que resulte da pequena reserva de precursores de granulócitos.

Em recém-nascidos e lactentes, a investigação começa com a determinação da magnitude da neutropenia. Para pacientes com neutrófilos inferiores a 500/mm,[3] podem ser indicados antibioticoterapia e fator de estimulação de granulócitos (G-CSF), desde que o diagnóstico mais provável seja infecção. Em crianças sadias, outros diagnósticos a serem considerados são as neutropenias crônicas. Nesses pacientes, antibióticos profiláticos podem não ser necessários em virtude do baixo risco de infecção. Em pacientes com achados clínicos sugerindo síndromes genéticas associadas a neutropenias, testes genéticos devem ser considerados.[10] Uma terceira possibilidade é a neutropenia induzida por drogas de uso materno.

Em crianças mais velhas e adultos, neutropenias induzidas por infecções, autoimunidade, malignidades e deficiências nutricionais são comuns. Deve-se realizar uma revisão criteriosa dos medicamentos utilizados e os hemogramas anteriores devem ser reavaliados. Pacientes sadios com neutropenia isolada de longa evolução, pertencentes a grupos étnicos conhecidos por ter baixa contagem de neutrófilos, provavelmente correspondem à neutropenia étnica benigna. Indivíduos com oscilações periódicas da contagem de neutrófilos, com declínio e normalização da contagem, podem ser identificados com neutropenia cíclica. Em pacientes com outras citopenias, trombocitopenia e anemia, especialmente se macrocítica, o diagnóstico de anemia megaloblástica deve ser considerado. Para esse diagnóstico, níveis séricos de vitamina B12, folato, cobre e zinco são úteis. Outra possibilidade nesses pacientes inclui as citopenias autoimunes que podem estar relacionadas a uma gama de doenças, incluindo lúpus eritematoso sistêmico. No entanto, autoanticorpos antineutrófilos são raramente identificados em sangue periférico em pacientes com neutropenia autoimune. Pacientes com neutropenia, com ou sem outras citopenias, sem causa identificada, devem ser submetidos a aspirado e/ou biópsia de medula com análise por citometria de fluxo, citogenética e sequenciamento de próxima geração que podem indicar malignidades ou outras síndromes mielodisplásicas.[10]

Manifestações clínicas

Na neutropenia congênita, a frequência e a gravidade das infecções dependem da contagem (e/ou da velocidade de queda) dos neutrófilos, de anormalidades da função fagocitária ou outros déficits na função imunológica associados, de outras condições e funções orgânicas afetadas do hospedeiro, assim como do micro-organismo envolvido.[4]

As infecções iniciam-se no 1° ano de vida e, mais comumente, ocorrem em pele/mucosas e pulmões, com elevado risco de sepse na neutropenia grave. Em geral, não há formação de pus. Manifestações orais são comuns: aftas; gengivite; e periodontite.[11]

Os agentes infecciosos mais frequentes são bacterianos, cocos e bacilos Gram-positivos e Gram-negativos, como estafilococos, estreptococos e Pseudomonas sp. Infecções fúngicas profundas por *Candida* sp., *Aspergillus* sp. e/ou mucormicose ocorrem particularmente em pacientes com neutropenia crônica, prolongada e grave.[11]

As neutropenias congênitas podem ser sindrômicas ou não, ou seja, podem se manifestar apenas com neutropenia e suas consequências infecciosas ou virem acompanhadas de surdez neurossensorial, dismorfismos, malformações renais ou cardíacas, poiquilodermia, retinopatia, glicogenose e outros (Tabela 27.1).

Os pacientes com neutropenia congênita apresentam maior risco de desenvolvimento de leucemia ou síndrome mielodisplásica (SMD), principalmente se há monossomia do 7 ou mutações somáticas em *CSF3R*; portanto, avaliações periódicas da medula óssea são recomendadas.[11]

Aspectos terapêuticos da neutropenia congênita

Os fatores de crescimento da linhagem mieloide, fatores estimuladores de colônias de granulócitos (G-CSF-filgrastim/lenograstim) e fatores estimuladores de colônias de granulócitos-monócitos (GM-CSF – molgramostim/sargramostim) fazem parte da família de citocinas reguladoras da proliferação, diferenciação e ativação funcional das células hematopoiéticas mieloides.[12]

O G-CSF regula a produção da linhagem neutrofílica. Sua administração promove aumento de níveis de neutrófilos circulantes, sobretudo por reduzir o tempo de maturação da célula progenitora até o neutrófilo maduro. O filgrastim é uma glicoproteína produzida por técnica de DNA recombinante em *E. coli*. Já o lenograstim é produzido por células derivadas de ovários de hamster. Ambos se ligam a receptores específicos da membrana de progenitores mieloides, promovendo a proliferação e a diferenciação da linhagem neutrofílica e ativando funções fagocíticas e citotóxicas de neutrófilos maduros.

GM-CSF estimula o crescimento de colônias de granulócitos, macrófagos e eosinófilos. Seu uso resulta em aumento dose-dependente de neutrófilos, eosinófilos, macrófagos e, às vezes, linfócitos no sangue periférico. O molgramostim é menos usado por causa do maior número de efeitos adversos.[13]

Apesar de outras complicações particularmente relacionadas a cada síndrome de neutropenia congênita (Tabela 27.1), as complicações infecciosas permanecem como causas relevantes de morbimortalidade nesses pacientes. O impacto na qualidade de vida desses doentes é elevado, bem como os custos para o Sistema de Saúde.[14]

A despeito do efeito benéfico do G-CSF, como aumento do número de neutrófilos e redução do tempo de neutropenia e, de modo menos consistente, redução do número de infecções e de internações hospitalares, não há, geralmente, diminuição de mortalidade.[12]

O uso dos fatores de crescimento de linhagem mieloide deve levar em consideração a avaliação de risco global do paciente, no que se refere a contagem de neutrófilos (atual ou prevista) e condições relacionadas ao paciente como idade, presença de comorbidades; condições clínicas significativas, história de tratamento radio ou quimioterápico anterior; doença de base; toxicidade do tratamento; intenção do tratamento (curativo ou paliativo).

Recomendações para o uso de fatores estimuladores de linhagem mieloide

Há consenso internacional sobre o uso dos fatores estimulantes de linhagem mieloide para tratamento da neutropenia congênita, embasado tanto por ensaios clínicos randomizados como por metanálises.[15,16]

Esquema de administração e tempo de tratamento

De modo geral, utilizam-se os G-CSF e GM-CSF na dose de 5 mcg/kg/dia para a maioria das situações clínicas.[4] O uso de fatores de crescimento em pacientes com neutropenia crônica (constitucional) grave (neutropenia congênita, cíclica e idiopática) pode ser realizado tanto em nível ambulatorial como hospitalar.[17,18] É considerada indicação geral dos fatores de crescimento quando o número total de neutrófilos é igual ou inferior a 500/mm^3. Dependendo da situação clínica, o uso pode ser justificado com contagens maiores, embora as evidências, nesses casos, não sejam claras.[19]

O tratamento eficaz é obtido com doses entre 1 e 10 mcg/kg/dia[9] em uso diário ou em dias alternados a longo prazo. Em geral, inicia-se com a dose de 5mcg/kg/dia, que pode ser escalonada para 10 mcg/kg/dia em caso de não resposta, e incrementos posteriores de 10 mcg/kg/dia a cada 14 dias, até a obtenção de uma contagem de neutrófilos superior a 1.000 a 1.500/mm.[3,9] Em seguida, deve-se reduzir a dose progressivamente e utilizar a menor dose suficiente para manter as contagens de neutrófilos acima de 500/mm^3. Preconiza-se o uso de filgrastim (ou molgramostim) em doses baixas (1 a 5 mcg/kg diariamente ou a cada 2 a 7 dias).[20] Consideram-se não respondedores os pacientes que não tenham obtido contagem satisfatória com doses de até 120 mcg/kg/dia de G-CSF.[9] Nesses pacientes, o transplante de células-tronco hematopoiéticas (TCTH) ou terapias adicionais devem ser considerados.[21]

Os benefícios gerais esperados são:[9,15,22-25] aumento na produção e maturação de neutrófilos; aumento no número de neutrófilos circulantes; redução na incidência e na duração dos eventos infecciosos; redução na incidência de infecções graves; redução no tempo de uso de antibióticos; aumento na sobrevida global. O uso, a longo prazo, do G-CSF está relacionado com aumento mantido na contagem absoluta de neutrófilos em mais de 90% dos pacientes e redução na incidência de infecções graves.[9,18,22,23]

A dor osteomuscular é o efeito adverso mais comum decorrente do uso de fatores estimuladores de colônia.[26] Podem ocorrer também cefaleia, sintomas "gripais", artralgia, parestesia, sintomas gastrointestinais, esplenomegalia, plaquetopenia moderada, anemia, osteopenia/osteoporose, hipotireoidismo, hiperuricemia, alterações hepáticas e renais; e, mais raramente, febre, fotofobia, reações alérgicas e anafilaxia, exacerbação de doenças autoimunes latentes, injúria pulmonar e eventos cardiovasculares; há relatos de casos isolados de ruptura esplênica com dose de fatores de crescimento hematopoiético 20 mcg/kg/dia em doadores sadios.[24,26-28]

Ainda, esses medicamentos poderiam atuar como fatores de crescimento para clones leucêmicos já existentes, efeito observado *in vitro*, mas ainda não comprovado *in vivo*.[29] Pacientes com neutropenia congênita e síndrome de Shwachman-Diamond em uso de G-CSF, principalmente em doses acima de 8 μg/kg, parecem apresentar maior risco de desenvolver mielodisplasia e leucemia mieloide aguda; no entanto, é possível que isso esteja mais relacionado à própria história natural da doença. O uso de G-CSF, ao prolongar a sobrevida, poderia permitir o acúmulo gradativo de aberrações genéticas em pacientes já predispostos para transformação maligna.[24,25,30] No entanto, não foram demonstrados efeitos especificamente relacionados ao seu uso prolongado (por mais de 11 anos, em uso diário ou alternado) ou à dose de tratamento,[8,27] segundo o registro Internacional de Neutropenia Crônica Grave (SCNIR, do inglês *severe chronic neutropenia international registry*).

O tempo de tratamento varia conforme cada contexto clínico e/ou doença de base. O uso crônico continuado (com administração diária ou intermitente) é previsto nas neutropenias crônicas graves. A reavaliação dos tratamentos crônicos deve se basear no julgamento clínico, sugerindo-se, para tanto, intervalos mínimos mensais/bimensais.[12]

Para monitorar durante o tratamento com fatores de crescimento, recomenda-se:

a) Hemograma com leucograma diferencial e contagem de plaquetas deve ser realizado duas ou três vezes por semana ou ser ajustado para cada contexto clínico particular.[30] Esse controle pode ser mais espaçado no caso de doenças crônicas.
b) Em vista do potencial de toxicidade hepática e renal e de hiperuricemia, sobretudo com o uso prolongado, sugere-se avaliação bioquímica a cada 4 semanas, que deve incluir alanino aminotransferase (ALT) e aspartato aminotransferase (AST), creatinina e ácido úrico.
c) Atentar para possíveis sinais clínicos, como esplenomegalia, urticária, hipotireoidismo, alterações oculares, a cada avaliação clínica.
d) Nas neutropenias congênitas, aspirado de medula óssea deve ser realizado em casos de uso crônico, antes e após o início da medicação, a intervalos de 6 meses a 1 ano, com base na avaliação de risco inicial, para estudo morfológico, citogenético, relação mieloide/eritroide e, se disponível, avaliação de unidades formadoras de colônias de granulócitos-macrófagos.[18] Se houver sinais incipientes de mielodisplasia, como a presença de alteração citogenética clonal isolada sem outras evidências de doença, ou mutação isolada do receptor para os fatores de crescimento hematopoiético, pode-se adotar conduta conservadora. Nesse caso, é recomendado reduzir a dose do fator ao máximo e monitorar os sinais de progressão para doença maligna manifesta.[25,31]

O único tratamento curativo disponível no momento é o TCTH. Há consenso de que o transplante haploidêntico deve ser indicado em caso de resistência ao tratamento com fatores de crescimento ou desenvolvimento de SMD. Alguns autores sugerem que o TCTH deva ser cogitado quando o paciente necessita de doses de G-CSF acima de 8 μg/kg, quando apresenta monossomia do cromossomo 7/mutação somática em *CSF3R*, ou quando apresenta a mutação Gly185Arg no gene *ELANE*.[11]

A Figura 27.1 apresenta um algoritmo sugerido para o manejo geral das neutropenias.

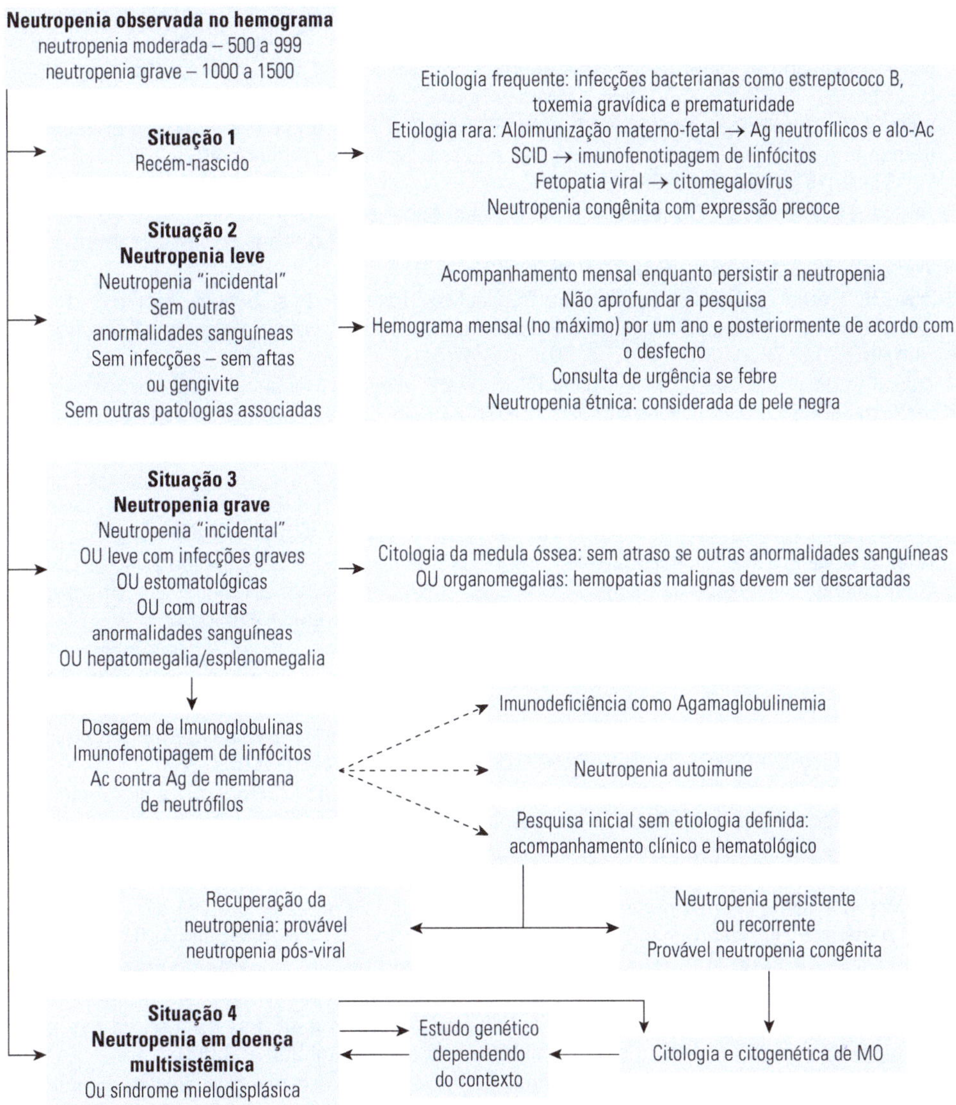

Figura 27.1. Algoritmo para o manejo das neutropenias.

Fonte: Adaptada de Donadieu J, Fenneteau O, Beaupain B, *et al.*, 2011.

Referências bibliográficas

1. Donadieu J, Fenneteau O, Beaupain B, Mahlaoui N, Chantelot CB. Congenital neutropenia: diagnosis, molecular bases and patient management. Orphanet J Rare Dis. 2011;6(1):1-28. doi: 10.1186/1750-1172-6-26.
2. Haurie C, Dale DC, Mackey MC. Occurrence of periodic oscillations in the differential blood counts of congenital, idiopathic, and cyclical neutropenic patients before and during treatment with G-CSF. Exp Hematol. 1999;27(3):401-9. doi: 10.1016/S0301-472X(98)00061-7.
3. Baehner RL, Johnston RB. Monocyte function in children with neutropenia and chronic infections. Blood. 1972;40(1):31-41.
4. Hughes WT, Armstrong D, Bodey GP, Bow EJ, Brown AE, Calandra T, et al. 2002 Guidelines for the use of antimicrobial agents in neutropenic patients with cancer. Clin Infect Dis 2002;34(6):730-51.
5. Netea MG, van der Meer JWM. Trained immunity: an ancient way of remembering. Cell Host Microbe. 2017;21(3):297-300. doi: 10.1016/j.chom.2017.02.003.
6. Netea MG, Domínguez-Andrés J, Barreiro LB, Chavakis T, Divangahi M, Fuchs E, et al. Defining trained immunity and its role in health and disease. Nat Rev Immunol. 2020;20(6):375-88. doi: 10.1038/s41577-020-0285-6.
7. Tangye SG, Al-Herz W, Bousfiha A, et al. Human inborn errors of immunity: 2022 update on the classification from the International Union of Immunological Societies Expert Committee. J Clin Immunol. 2022;1-35. doi: 10.1007/s10875-022-01289-3.
8. Dale DC, Cottle TE, Fier CJ, Bolyard AA, Bonilla MA, Boxer LA, et al. Severe chronic neutropenia: treatment and follow-up of patients in the severe chronic neutropenia international registry. Am J Hematol. 2003;72(2):82-93. doi: 10.1002/ajh.10255.
9. Zeidler C, Boxer L, Dale DC, Freedman MH, Kinsey S, Welte K. Management of Kostmann syndrome in the G-CSF era. Br J Haematol. 2000;109(3):490-5. doi: 10.1046/j.1365-2141.2000.02064.x.
10. Frater JL. How I investigate neutropenia. Int J Lab Hematol. 2020;42(S1):121-32. doi: 10.1111/ijlh.13210.
11. Klein C. Congenital neutropenia. In: Sullivan KE, Richar Stiehm E (Eds). Stiehm's immune decieincies – unborn errors of immunity. 2. ed. London: Elsevier, 2020;(35):797-812.
12. Anemia Aplástica, Mielodisplasia e Neutropenias Constitucionais PCDT. Protoc Clínico e Diretrizes Terapêuticas – Ministério da Saúde do Brasil. 2010. [2023 Jan. 22]. Disponível em: http://conitec.gov.br/images/Protocolos/pcdt-anemia-aplast-mielod-e-neutrop-livro-2010.pdf.
13. Souza LM, Boone TC, Gabrilove J, Lai PH, Zsebo KM, Murdock DC, et al. Recombinant human granulocyte colony-stimulating factor: effects on normal and leukemic myeloid cells. Science. 1986;232(4746):61-5. doi: 10.1126/science.2420009.
14. Lyman GH, Kuderer NM. Filgrastim in patients with neutropenia: potential effects on quality of life. Drugs. 2002;62(1):65-78. doi: 10.2165/00003495-200262001-00005.
15. Dale DC, Bonilla MA, Davis MW, Nakanishi AM, Hammond WP, Kurtzberg J, et al. A randomized controlled phase III trial of recombinant human granulocyte colony-stimulating factor (Filgrastim) for treatment of severe chronic neutropenia. Bone. 2014;23(1):1-7.
16. Gurion R, Gafter-Gvili A, Paul M, Vidal L, Ben-Bassat I, Yeshurun M, et al. Hematopoietic growth factors in aplastic anemia patients treated with immunosuppressive therapy-systematic review and meta-analysis. Haematologica. 2009;94(5):712-9. doi: 10.3324/haematol.2008.002170.
17. Capsoni F, Sarzi-Puttini P, Zanella A. Primary and secondary autoimmune neutropenia. Arthritis Res Ther. 2005;7(5):208-14. doi: 10.1186/ar1803.
18. Zeidler C, Welte K. Hematopoietic growth factors for the treatment of inherited cytopenias. Semin Hematol. 2007;44(3):133-7. doi: 10.1053/j.seminhematol.2007.04.003.
19. Lacerda JFDE, Leal F, Costa DA, Pereira AM. Uso de factores de crescimento de granulócitos: recomendações da Sociedade Portuguesa de Hematologia. Acta Med Port. 2008:412-26.
20. Bernini JC, Wooley R, Buchanan GR. Low-dose recombinant human granulocyte colony-stimulating factor therapy in children with symptomatic chronic idiopathic neutropenia. J Pediatr. 1996;129(4):551-8. doi: 10.1016/S0022-3476(96)70120-8.

21. Zeidler C, Welte K, Barak Y, Barriga F, Bolyard AA, Boxer L, et al. Stem cell transplantation in patients with severe congenital neutropenia with evidence of leukemic transformation. Bone Marrow Transplant. 2005;35(5):473-77. doi: 10.1038/sj.bmt.1704813.
22. Dale DC, Bolyard AA, Aprikyan A. Cyclic neutropenia. Semin Hematol. 2002;39(2):89-94. doi: 10.1053/shem.2002.31917.
23. Carlsson G, Fasth A. Infantile genetic agranulocytosis, morbus Kostmann: Presentation of six cases from the original "Kostmann family" and a review. Acta Paediatr Int J Paediatr. 2001;90(7): 757-64.
24. Smith MA, Smith JG. The use of granulocyte colony-stimulating factor for treatment of autoimmune neutropenia. Curr Opin Hematol. 2001;8(3):165-9. doi: 10.1097/00062752-200105000-00007.
25. Freedman MH, Bonilla MA, Fier C, Bolyard AA, Scarlata D, Boxer LA, et al. Myelodysplasia syndrome and acute myeloid leukemia in patients with congenital neutropenia receiving G-CSF therapy. Blood. 2000;96(2):429-36.
26. Tigue CC, McKoy JM, Evens AM, Trifilio SM, Tallman MS, Bennett CL. Granulocyte-colony stimulating factor administration to healthy individuals and persons with chronic neutropenia or cancer: an overview of safety considerations from the research on adverse drug events and reports project. Bone Marrow Transplant. 2007;40(3):185-92. doi: 10.1038/sj.bmt.1705722.
27. Cottle TE, Fier CJ, Donadieu J, Kinsey SE. Risk and benefit of treatment of severe chronic neutropenia with granulocyte colony-stimulating factor. Semin Hematol. 2002;39(2):134-40. doi: 10.1053/shem.2002.31914.
28. D'Souza A, Jaiyesimi I, Trainor L, Venuturumili P. Granulocyte colony-stimulating factor administration: adverse events. Transfus Med Rev. 2008;22(4):280-90. doi: 10.1016/j.tmrv.2008.05.005.
29. Ozer H, Armitage JO, Bennett CL, Crawford J, Demetri GD, Pizzo PA, et al. 2000 update of recommendations for the use of hematopoietic colony-stimulating factors: evidence-based, clinical practice guidelines. J Clin Oncol. 2000;18(20):3558-85. doi: 10.1200/JCO.2000.18.20.3558.
30. Ammann RA, Leibundgut K, Hirt A, Lüthy AR. Individual timing of blood counts in G-CSF prophylaxis after myelosuppressive chemotherapy reduces G-CSF injections, blood counts, and costs: a prospective randomized study in children and adolescents. Supp Care Cancer. 2002;10(8):613-8. doi: 10.1007/s00520-002-0365-0.
31. Freedman MH. Safety of long-term administration of granulocyte colony-stimulating factor for severe chronic neutropenia. Curr Opin Hematol. 1997;4(3):217-22. doi: 10.1097/00062752-199704030-00011.

28

Doença Granulomatosa Crônica e Outros Defeitos Funcionais de Fagócitos

Antonio Condino Neto | Tiago Santos de Oliveira | Lillian Nunes Gomes

Doença granulomatosa crônica (DGC) (OMIM # 306400, # 233690, # 233700, # 233710, # 613960, # 618935)

A DGC é um erro inato da imunidade (EII) com incidência estimada de 1:250.000 nascidos vivos/ano nos Estados Unidos. Caracteriza-se por baixa ou ausente produção de ânion superóxido (O_2^-) e, consequentemente, falha na atividade microbicida de fagócitos, tornando os pacientes mais susceptíveis a infecções bacterianas (especialmente por micro-organismos catalase-positivos) e fúngicas, recorrentes e graves, com risco de morte. A falha de produção de espécies reativas de oxigênio (EROs) é resultado de defeitos nos genes que codificam as proteínas do complexo nicotinamida adenina nucleotídeo fosfato (NADPH) oxidase, conforme resumido na Tabela 28.1.

Tabela 28.1. Informações geneticomoleculares do complexo NADPH oxidase.

Genética da doença granulomatosa cônica			
Complexo enzimático	**Proteínas**	**Gene**	**Herança**
NADPH oxidase	gp91phox	*CYBB*	L-X
	p22phox	*CYBA*	AR
	p47phox	*NCF1*	AR
	p67phox	*NCF2*	AR
	p40phox	*NCF4*	AR
Chaperona 1 (Eros)		*CYBC1*	AR

Fonte: Adaptada de Blancas-Galicia L, Santos-Chávez E, Deswarte C, *et al.* Genetic, 2020;[1]

A NADPH-oxidase é composta por duas proteínas transmembranas, a gp91phox e a p22phox, que são codependentes para a montagem estável do citocromo b558, e mais três componentes citoplasmáticas – a p47phox, p67phox e p40phox. Após um estímulo, os componentes citoplasmáticos formam um heterotrímero que se associa a um cofator, a Rac2 GTPase, e translocam para o citocromo *558*. A Figura 28.1 resume esse processo. Estudo recente mostrou que a proteína transmembrana denominada "Eros" (do inglês, *essential for reactive oxygen species*) atua como uma chaperona e é necessária para a expressão da gp91phox.[2]

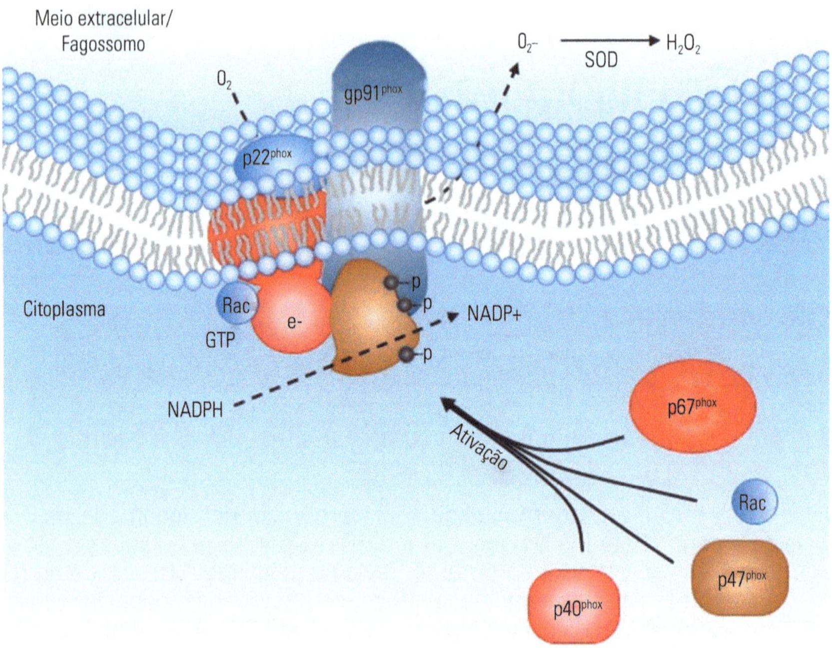

Figura 28.1. Esquema ilustrativo da montagem do complexo NADPH-oxidase.
Fonte: Adaptada de Lacerda-Pontes R, Gomes LN, Albuquerque RS, *et al.*, 2019.[3]

Entre as formas de DGC, a mais comum é a ligada ao cromossomo X (DGC-XL), que representa aproximadamente 60% a 70% dos casos, com mutações altamente heterogêneas. No entanto, a DGC autossômica recessiva (DGC-AR) que compõe o restante dos casos tem em ~25% dos casos um defeito no gene *NCF1*. O gene *NCF1* apresenta uma sequência GTGT no início do exon 2, enquanto seus pseudogenes têm apenas GT. Por mecanismos ainda não totalmente esclarecidos, o *NCF1* perde um GT (ΔGT), o que induz *frameshift* e término precoce da síntese proteica.[4] Os 5% restantes dos casos de DGC decorrem da deficiência de p67phox, p22phox e p40phox.

Pacientes com DGC-XL tendem a apresentar doença mais grave e sintomas mais precoces, antes dos 5 anos de idade. Já as DGC-AR podem se apresentar mais tardiamente, inclusive na idade adulta, por conta de produção residual de EROs. A deficiência de p40phox é considerada uma forma leve e atípica de DGC na qual os pacientes sofrem de hiperinflamação (comum na DGC-XL) e infecções mais leves, sem infecções bacterianas ou fúngicas invasivas.[2]

Manifestações clínicas, infecções e epidemiologia

Em geral, exceto no defeito em p40phox, os pacientes com DGC são especialmente suscetíveis a infecções graves e/ou recorrentes por bactérias catalase-positivas, particularmente o *Staphylococcus aureus* e *Nocardia* spp., assim como por bactérias Gram-negativas incomuns e infecções fúngicas atípicas.[5] O Quadro 28.1 resume as principais infecções e micro-organismos isolados.

Quadro 28.1. Principais manifestações clínicas infecciosas e principais micro-organismos isolados na DGC.

Manifestações clínicas infecciosas
Pneumonia e outras infecções do trato respiratório
Linfadenopatias
Infecções de pele com e sem abscessos
Gastroenteropatia
Abscesso intra-abdominal e perianal
Abscesso hepático
Hepatoesplenomegalia
Sepse
Infecção do trato urinário
Osteomielite
Granulomas em vários órgãos
Outros abscessos profundos (SNC e etc.)

Micro-organismos isolados		
Bactéria	**Gram**	**Catalase**
Staphylococcus aureus	Pos	+
Nocardia spp.	Pos	+
Burkholderia cepacia	Neg	+
Serratia marcescens	Neg	+
Chromobacterium violaceum	Neg	+
Klebsiella spp.	Neg	+
Pseudomonas aeruginosa	Neg	+
Salmonella spp.	Neg	+
Mycobacterium spp.*	N/A#	+
Fungo		
Aspergillus fumigatus	N/A	N/A
Candida spp.	N/A	N/A

N/A: não se aplica; SNC: sistema nervoso central. *Micobactérias tuberculosas e não tuberculosas e bacilo calmette-guérin (BCG); #Coram pela técnica de Ziehl-Neelsen (álcool-ácido resistente).

Fonte: Adaptado de Yu HH, Yang YH, Chiang BL, 2021; Marciano BE, Spalding C, Fitzgerald A, *et al.*, 2015.

A bactéria mais frequentemente isolada é o *Staphylococcus* spp., enquanto o principal fungo é o Aspergillus spp., seguido por *Candida* spp. Diferentes regiões geográficas, fatores ambientais e socioeconômicos influenciam no espectro de infecções, a exemplo da Nocardia spp. que é frequente no clima temperado, enquanto Salmonella spp. e micobactérias são prevalentes em regiões tropicais e em países em desenvolvimento, onde a tuberculose é endêmica. Reações anormais, por vezes graves, à vacina bacilo calmette-guérin (BCG) também são frequentes em países que adotam essa vacina.[6]

As principais manifestações infecciosas em ambas as formas de DGC estão descritas no Quadro 28.1, porém é importante salientar que não estão dispostas na ordem de ocorrência, já que há certa discrepância entre diferentes regiões do mundo.

As infecções mais frequentes, incluindo as reações à vacina BCG e infecções por outras micobactérias, na maioria das vezes, são as primeiras manifestações da doença, identificadas ainda nos 2 primeiros anos de vida, em países que aplicam a vacina no período neonatal.[6] Os processos inflamatórios crônicos, algumas vezes com envolvimento granulomatoso obstrutivo, acometendo os tratos gastrointestinal, urinário e pulmonar, apesar de ocorrerem, em geral, mais tardiamente (como na deficiência de p40phox), podem ser os primeiros sinais, sobretudo na DGC-XL.[2,5]

Mulheres portadoras (heterozigotas para mutação em *CYBB*) costumam ser assintomáticas, mas a depender do grau de inativação do cromossomo X, e consequentemente, menor produção de O_2^-, podem apresentar quadro de DGC leve ou até mesmo semelhante ao da DGC-XL. Além disso, por motivos ainda não muito claros, são mais susceptíveis a eventos autoimunes como o lúpus discoide.[2]

Diagnóstico de DGC

Diagnóstico clínico

A suspeita diagnóstica de DGC se dá pela apresentação das principais manifestações previamente descritas. Porém, o histórico familiar de infecções, confirmação de familiares com DGC e mulheres portadoras podem ser indícios para solicitar exames confirmatórios mesmo antes do início dos sintomas.

Diagnóstico laboratorial (bioquímico)

Para confirmar o diagnóstico, é feita a avaliação funcional dos fagócitos pela dosagem EROs produzidas após estímulo. Os dois testes comumente utilizados são o nitroazul tetrazólio (NBT, do inglês *nitro blue tetrazolium*), um ensaio qualitativo colorimétrico por microscopia de luz; e o ensaio da di-hidrorodamina (DHR, do inglês, *dihydrorhodamine*), semiquantitativo, que avalia por citometria de fluxo, a fluorescência após a conversão da di-hidrorodamina-1,2,3 em rodamina-1,2,3 na presença de H_2O_2. O estímulo mais utilizado é o PMA (do inglês *Phorbol-myristate acetate*), pois ocasiona a produção rápida e robusta de O_2^-. No entanto, em pacientes com defeito na p40phox, o uso de PMA pode estar associado a um teste falso-negativo e a *E. coli* opsonizada pelo soro seria um melhor estímulo a ser usado.[2] É recomendável que amostras de sangue dos pais e das irmãs sejam solicitadas para rastrear a herança, identificar outros casos de DGC, assim como detectar pessoas portadoras de mutação em *CYBB* (dupla população no resultado do DHR)[7] (Figura 28.2).

Diagnóstico geneticomolecular

O resultado do DHR e o histórico clínico não definem o padrão de herança (se AR ou LX). Somente técnicas geneticomoleculares podem definir qual a proteína/gene afetado. As técnicas mais utilizadas atualmente são o sequenciamento de nova geração (NGS) e o sequenciamento direto por metodologia de Sanger. Quando há fortes indícios ou conhecimento de mutação na família, o Sanger é o mais indicado. Caso contrário, técnicas de NGS e SNP (do inglês *single nucleotide polimorphism*) *array* são necessárias, sendo confirmados os achados por Sanger da região específica. Mutações em sítios de *splicing* (mutação no sítio composto por introns e exons responsável pela maturação de precursor de RNA mensageiro a RNA mensageiro maduro) devem ser confirmadas com cDNA e grandes deleções requerem técnicas específicas para sua detecção.[8] Alternativamente, *Western blot, Northern blot* ou citometria de fluxo são úteis para confirmar o efeito na expressão gênica e proteica. A análise do gene *NCF1* é uma situação a ser analisada à parte, por conta de seus pseudogenes e demanda técnicas específicas como o *gene-scan*.[4]

Além da definitiva confirmação da causa molecular da DGC, o diagnóstico genético é importante para avaliar o prognóstico, para a seleção de doador para transplante de células-tronco hematopoiéticas (TCTH), terapia gênica e o aconselhamento genético, sendo este último essencial como medida preventiva de ocorrência de novos casos na família.

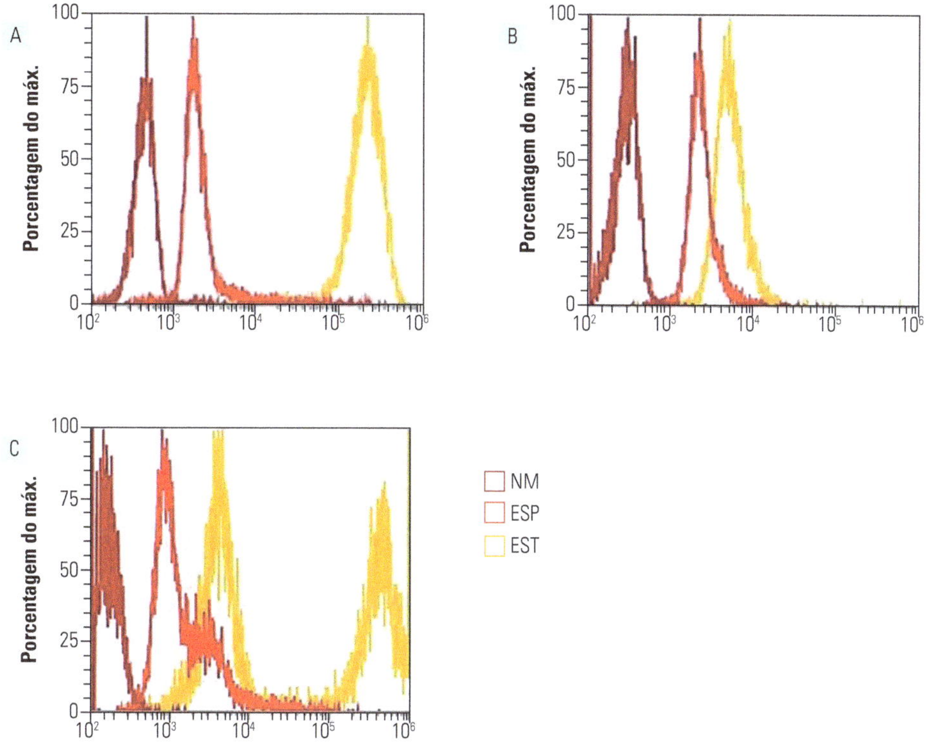

Figura 28.2. Resultado de DHR. **(A)** Normal, toda população responde fortemente ao estímulo. **(B)** Alterado (sugestivo de DGC), as células estimuladas produzem quantidade de O_2^- semelhante às não estimuladas. **(C)** Dupla população responsiva ao estímulo (portadora), uma população celular responde fortemente (como em A) e outra com mesmo padrão de B. NM: não marcado; ESP: espontâneo (não estimulado); EST: estimulado.

Fonte: Desenvolvida pela autoria.

Tratamento: terapia e profilaxia

Antibióticos, antifúngicos e o interferon gama

A combinação de sulfametoxazol/trimetoprima e itraconazol é utilizada para profilaxia de infecções bacterianas e fúngicas, respectivamente. Em infecções agudas, o uso de antibiótico e antifúngico com cobertura para *S. aureus*, bactérias Gram-negativas e *Aspergillus* spp. devem ser adotados e, não havendo resposta em 48 horas, outros procedimentos podem ser considerados, como drenagem cirúrgica ou excisão de linfonodos (linfadenopatia), de abscessos hepáticos ou SNC, assim como uso de altas doses intravenosas (IV) de antibióticos e antifúngicos triazólicos ou derivados da anfotericina.[9]

O interferon gama (IFN-γ) recombinante humano em conjunto com sulfametoxazol/trimetropima e itraconazol promove redução de infecções e hospitalizações, independentemente da idade e genótipo, com aumento na expressão de *CYBB* e níveis de O_2^- em granulócitos e monócitos, além de regulação positiva de vários genes envolvidos na resposta imune.[10] O acesso em nosso país não é fácil e seu uso muitas vezes fica restrito aos pacientes com infecções mais graves.

Corticosteroides e outras terapias

Corticosteroides são geralmente usados para tratar infecções ativas como abscessos hepáticos e algumas infecções pulmonares, doença inflamatória intestinal (DII), processos granulomatosos e outras complicações inflamatórias clinicamente significativas. Em alguns casos, são usados anti-inflamatórios não hormonais, imunomoduladores como mesalazina ou azatioprina e, em alguns casos, imunobiológicos como anti-TNF-α e o antagonista do receptor de IL-1 foram indicados. Esses últimos, no entanto, apesar de reduzirem consideravelmente a inflamação, aumentam o risco de infecções graves e fatais.[3] Em caso de infecções graves refratárias, a transfusão de granulócitos pode ser uma opção; contudo, a aloimunização é uma preocupação para um possível futuro TCTH.

Transplante de células-tronco hematopoiéticas (TCTH)

Atualmente, a única opção curativa para a DGC é o TCTH. Pacientes com ausência ou baixa produção de O_2^-, com prognóstico menos favorável e/ou não responsivos à profilaxia e às medidas de controle de infecção, são os mais indicados para o TCTH. Contudo, evidências crescentes em outros EII mostram que o transplante feito o mais precocemente possível apresenta melhores resultados.

Com o regime de condicionamento menos agressivo adotado atualmente e compatibilidade total do HLA, a sobrevida global pós-TCTH chega a 90%, com baixa ocorrência de doença do enxerto contra o hospedeiro (DECH) aguda e crônica, infecções menos graves e necessitando de menos hospitalizações, quando comparado com a profilaxia antimicrobiana apenas.[9,11] O TCTH haploidêntico é uma opção viável com boas taxas de sucesso. Para mais informações sobre TCTH, ler os Capítulos 47 – Transplante de Células-Tronco Hematopoiéticas e 51 – Aconselhamento Genético.

Terapia gênica

Nos últimos 20 anos, a terapia gênica despontou como uma possibilidade de cura para DGC em alternativa ao TCTH. Pela prevalência e quadro clínico mais severo da DGC-XL, o gene *CYBB* tem sido o alvo principal dessa abordagem e baseia-se na inserção do gene funcional em células-tronco hematopoiéticas e progenitoras autólogas por meio de um vetor viral (o aprimoramento da técnica está em andamento) [12]. Outras metodologias estão sendo desenvolvidas, tais abordagens que exploram mecanismos de reparo do DNA após indução de quebras da dupla fita para recombinação com cDNA[9,12] e CRISPR-Cas9 (do inglês, *clustered regularly interspaced short palindromic repeat*), com RNA que se ajusta ao lócus a ser corrigido.[12]

Deficiência de glicose-6-fosfatodesidrogenase (G6PD) (OMIM # 300908)

A enzima G6PD é fundamental na conversão da glicose em pentose fosfato durante o metabolismo celular, o que leva à redução de ($NADP^+$) em NADPH que é importante para produção de um importante antioxidante, a glutationa. Hemácias de pacientes deficientes em G6PD sofrem mais com danos oxidativos, já que a única fonte de NADPH é via G6PD.

Certos gatilhos que ocasionam aumento do estresse oxidativo podem acarretar anemia hemolítica aguda (AHA), como infecção, certos alimentos e medicamentos.[13]

A deficiência de G6PD é um distúrbio ligado ao X e, atualmente, existem cerca de 200 mutações descritas e a maioria mantém alguma atividade residual.[13] Segundo a Organização Mundial da Saúde (OMS), a deficiência de G6PD está segmentada em classes e pode apresentar diferentes manifestações de acordo com a atividade enzimática residual, mutações e fatores externos que se apresentam como gatilhos para a anemia hemolítica autoimune.[14] Entre esses gatilhos, a mais citada é a infecção, principalmente para aqueles com deficiência de G6PD grave, pois, para os fagócitos a NADPH, é indispensável na produção de EROs. Portanto, esses pacientes podem estar suscetíveis a infecções recorrentes.[13]

Como os medicamentos são um gatilho comum de hemólise, a prescrição deve ser feita com cautela, mediante consulta a listas anualmente atualizadas e disponíveis nos *websites* da G6PD Deficiency Association (www.g6pddf.org) e Azzociazone Italiana Favismo Deficit di G6PD (www.g6pd.org/it).

Para o diagnóstico da deficiência de G6PD, é recomendado medir a atividade enzimática. Além disso, a análise molecular pode ser usada para detectar mutações do gene *G6PD*.

Deficiência de adesão de leucócitos (LAD) (OMIM # 116920, # 266265, # 612840)

A deficiência de adesão leucocitária (LAD, do inglês *leukocyte adhesion deficiency*) resulta de defeitos nas moléculas de adesão que estão presentes em células endoteliais e nos leucócitos. Há três formas da doença, numeradas na ordem de quando foram descritas (LAD-1, -2 e -3), todas autossômicas recessivas e caracterizadas por leucocitose persistente e incapacidade dos leucócitos de migrarem para os tecidos.[15]

A **LAD-1** é causada por mutações no gene *ITGB2* (localizado no cromossomo 21) que causam diminuição ou ausência da expressão da integrina β2 (CD18), afetando seus heterodímeros: antígeno 1 associado à função leucocitária (LFA-1, do inglês *leukocyte function-associated antigen 1*, ou CD11aCD18), Mac-1 (CD11bCD18), p150/95 (CD11cCD18) e αDβ2 (CD11d/CD18), diminuindo a adesão firme dos leucócitos ao endotélio.[16] A gravidade do quadro clínico está diretamente relacionada ao grau da deficiência, com fenótipos graves quando a expressão é < 2%. Os pacientes apresentam suscetibilidade a infecções bacterianas e fúngicas ainda na infância, principalmente em pele e mucosas por *S. aureus* e organismos entéricos Gram-negativos, destacando-se quadros graves de gengivite e periodontite.[15]

A ausência de formação de pus, leucocitose crônica e acentuada, cicatrização prejudicada e separação tardia do cordão umbilical são características da LAD-1.[16] O diagnóstico se dá pela avaliação da expressão de CD18 por citometria de fluxo e pela confirmação da mutação no gene *ITGB2*. O tratamento dos casos mais leves consiste no manejo de infecções e profilaxia antimicrobiana, permitindo sobrevida até a fase adulta. Nos casos graves, o prognóstico é muito ruim sem o TCTH.[15]

Na **LAD-2**, o defeito se dá na primeira etapa da cascata de adesão ao endotélio, ou seja, na ligação leucocitária mediada por selectina. Mutações no gene que codifica o transportador de GDP-fucose de Golgi (*GFTP*) resulta em deficiência de fucosilação de glicoestruturas, como ligantes de E e P-selectinas endoteliais, pela não incorporação da fucose na formação do Sialil Lewis X (SLeX).[17]

Do ponto de vista imunológico, as principais características clínicas da LAD-2 são leucocitose marcante e episódios de infecções bacterianas recorrentes nos primeiros anos de vida, que se tornam menos frequentes, sendo a periodontite a principal manifestação persistente.[18] Porém, as consequências vão além de afetar a adesão leucocitária. Essa deficiência acarreta anormalidades do crescimento e do desenvolvimento psicomotor, baixa estatura, déficit intelectual grave, retardo dos marcos de desenvolvimento motor, bem como da fala, pois o metabolismo da fucose é importante também no SNC.[18]

O diagnóstico de LAD-2 é feito pela avaliação da expressão de SLeX por citometria de fluxo e teste genético confirmatório. As infecções são tratadas à medida que surgem e indica-se suplementação de fucose.[17]

Na **LAD-3**, a expressão de CD18 é normal, bem como o rolamento dos leucócitos. A deficiência está na ativação das integrinas estimuladas por quimiocinas por conta de mutações no gene *FERMT3,* o que resulta na expressão anormal de kindlin-3, uma proteína do citoesqueleto com um papel importante na regulação da ativação da integrina. A agregação plaquetária também se encontra afetada, podendo ocasionar distúrbios de coagulação potencialmente fatais.[19]

Pacientes com LAD-3 têm infecções bacterianas e fúngicas recorrentes de pele e de tecidos moles sem formação de pus, assim como tendência a sangramentos. Alguns pacientes também apresentam um defeito ósseo semelhante à osteopetrose, pois a perda de kindlin-3 prejudica a ativação das integrinas nos osteoclastos e etapas necessárias para a reabsorção óssea. Semelhante ao que ocorre na LAD-1, os pacientes frequentemente apresentam destacamento tardio do cordão umbilical e cicatrização prejudicada.[16] O diagnóstico é confirmado pela descoberta de mutações em *FERMT3.* Os pacientes com LAD-3 necessitam de antibióticos profiláticos, bem como transfusões de sangue frequente, mas a única terapia curativa é o TCH.[19]

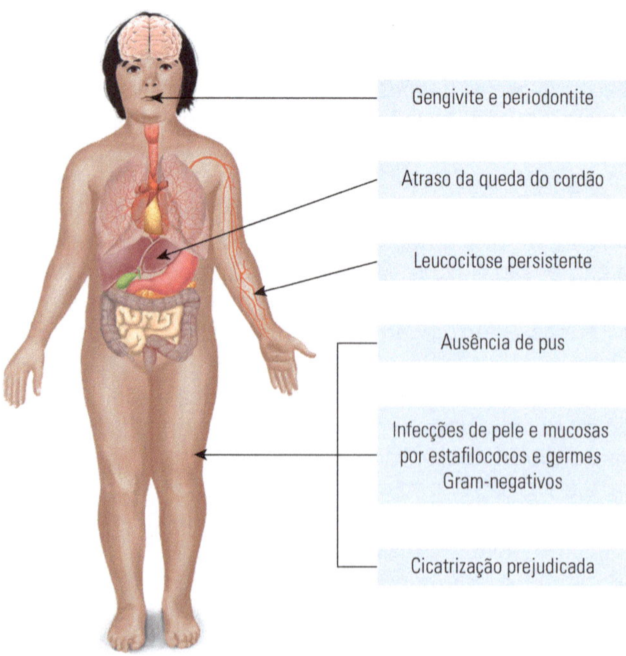

Figura 28.3. LAD 1.
Fonte: Desenvolvida pela autoria.

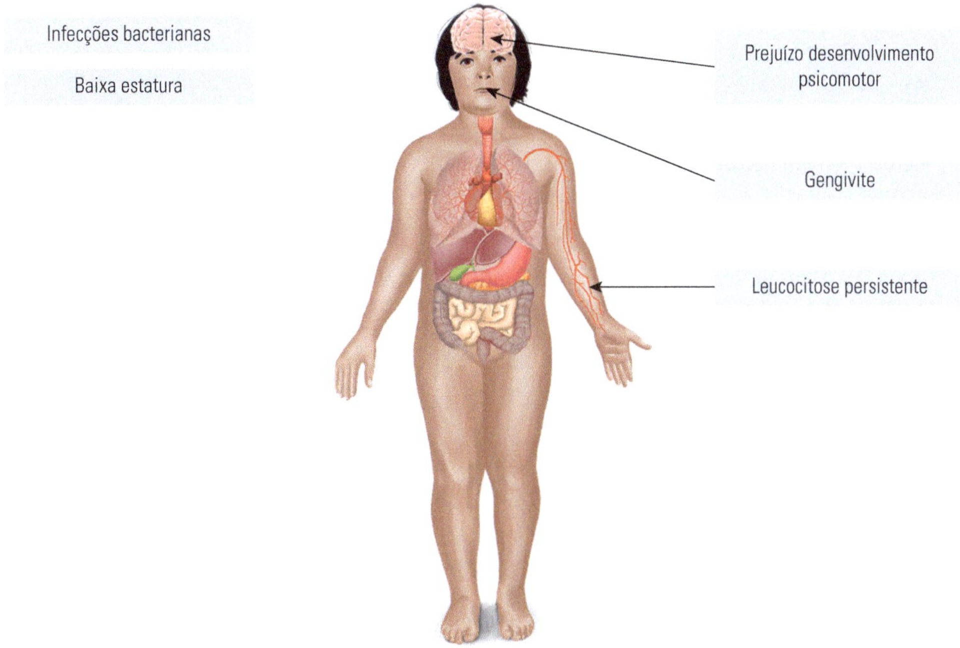

Figura 28.4. LAD 2.
Fonte: Desenvolvida pela autoria.

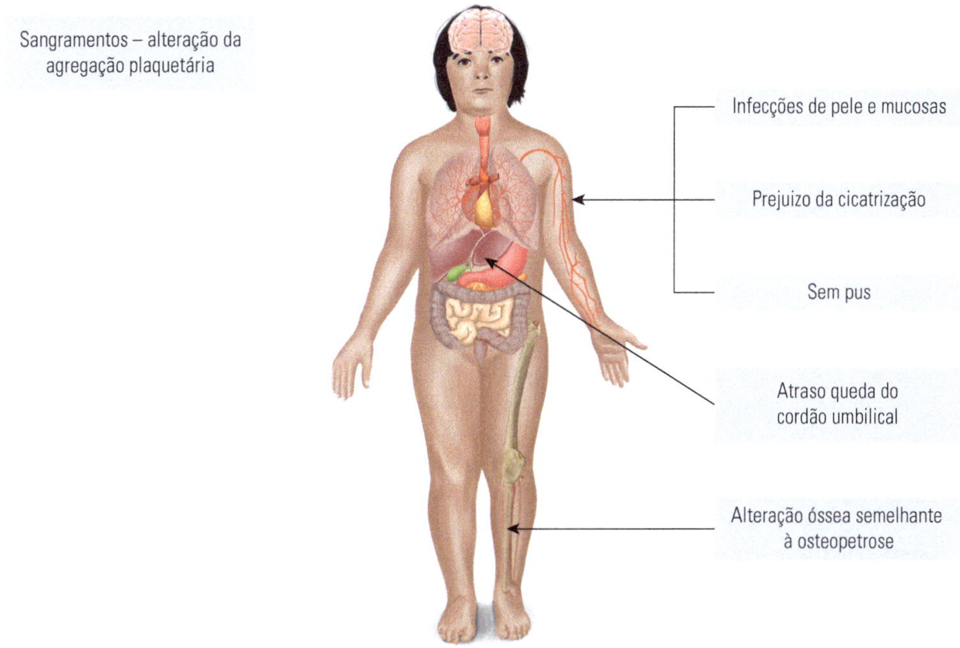

Figura 28.5. LAD 3.
Fonte: Desenvolvida pela autoria.

Referências bibliográficas

1. Blancas-Galicia L, Santos-Chávez E, Deswarte C, Mignac Q, Medina-Vera I, León-Lara X. et al. Genetic, immunological, and clinical features of the first mexican cohort of patients with chronic granulomatous disease. J Clin Immunol. 2020;40(3):475-93. doi: 10.1007/s10875-020-00750-5.
2. Yu HH, Yang YH, Chiang BL. Chronic granulomatous disease: a comprehensive review. Clin Rev Allergy Immunol. 2021;61(2):101-13. doi: 10.1007/s12016-020-08800-x.
3. Lacerda-Pontes R, Gomes LN, Albuquerque RS, Soeiro-Pereira PV, Condino-Neto A. The extended understanding of chronic granulomatous disease. Curr Opin Pediatr. 2019;31(6):869-73. doi: 10.1097/MOP.0000000000000830.
4. Kuhns DB, Hsu AP, Sun D, Lau K, Fink D, Griffith P, et al. NCF1 (p47phox)-deficient chronic granulomatous disease: comprehensive genetic and flow cytometric analysis. Blood Adv. 2019;3(2): 136-47. doi: 10.1182/bloodadvances.2018023184.
5. Marciano BE, Spalding C, Fitzgerald A, Mann D, Brown T, Osgood S, et al. Common severe infections in chronic granulomatous disease. Clin Infect Dis. 2015;60(8):1176-83. doi: 10.1093/cid/ciu1154.
6. Rawat A, Vignesh P, Sharma A, Shandilya JK, Sharma M, Suri D, et al. Infection profile in chronic granulomatous disease: a 23-year experience from a tertiary care center in North India. J Clin Immunol. 2017;37(3):319-28. doi: 10.1007/s10875-017-0382-x.
7. Yu JE, Azar AE, Chong HJ, Jongco AM 3rd, Prince BT. Considerations in the diagnosis of chronic granulomatous disease. J Pediatric Infect Dis Soc. 2018;7(suppl_1):S6-S11. doi: 10.1093/jpids/piy007.
8. Roos D, Tool AT, van Leeuwen K, de Boer M. Biochemical and genetic diagnosis of chronic granulomatous disease. In: Seger RA, Roos D, Segal B, Kuijpers TW (Eds.) Chronic granulomatous disease – genetics, biology and clinical management. New York: Nova Biomedical, 2017;231-300.
9. Roos D. Chronic granulomatous disease. Methods Mol Biol. 2019;1982:531-42. doi: 10.1007/978-1-4939-9424-3_32.
10. Ambruso DR, Briones NJ, Baroffio AF, Murphy JR, Tran AD, Gowan K, et al. In vivo interferon--gamma induced changes in gene expression dramatically alter neutrophil phenotype. PLoS One. 2022;17(2):e0263370. doi: 10.1371/journal.pone.0263370.
11. Thomsen IP, Smith MA, Holland SM, Creech CB. A Comprehensive approach to the management of children and adults with chronic granulomatous disease. J Allergy Clin Immunol Pract. 2016;4(6):1082-8. doi: 10.1016/j.jaip.2016.03.021.
12. Keller MD, Notarangelo LD, Malech HL. Future of care for patients with chronic granulomatous disease: gene therapy and targeted molecular medicine. J Pediatric Infect Dis Soc. 2018;7(suppl_1):S40-S4. doi: 10.1093/jpids/piy011.
13. Harcke SJ, Rizzolo D, Harcke HT. G6PD deficiency: an update. JAAPA. 2019;32(11):21-6. doi: 10.1097/01.JAA.0000586304.65429.a7.
14. WHO Working Group. Glucose-6-phosphate dehydrogenase deficiency. Bull World Health Organ. 1989;67(6):601-11.
15. Almarza Novoa E, Kasbekar S, Thrasher AJ, Kohn DB, Sevilla J, Nguyen T, et al. Leukocyte adhesion deficiency-I: a comprehensive review of all published cases. J Allergy Clin Immunol Pract. 2018;6(4):1418-20.e10. doi: 10.1016/j.jaip.2017.12.008.
16. Harris ES, Weyrich AS, Zimmerman GA. Lessons from rare maladies: leukocyte adhesion deficiency syndromes. Curr Opin Hematol. 2013;20(1):16-25. doi: 10.1097/MOH.0b013e32835a0091.
17. Yakubenia S, Wild MK. Leukocyte adhesion deficiency II. Advances and open questions. FEBS J. 2006;273(19):4390-8. doi: 10.1111/j.1742-4658.2006.05438.x.
18. Das J, Sharma A, Jindal A, Aggarwal V, Rawat A. Leukocyte adhesion defect: where do we stand circa 2019? Genes Dis. 2019;7(1):107-14. doi: 10.1016/j.gendis.2019.07.012.
19. Saultier P, Szepetowski S, Canault M, Falaise C, Poggi M, Suchon P, et al. Long-term management of leukocyte adhesion deficiency type III without hematopoietic stem cell transplantation. Haematologica. 2018;103(6):e264-e7. doi: 10.3324/haematol.2017.186304.

29

Suscetibilidade Mendeliana a Micobactérias

Mariana de Gouveia Pereira Pimentel | Pedro Fiorini Puccini | Janete Kamikawa

Introdução

A suscetibilidade mendeliana a infecções micobacterianas, mais conhecida como MSMD (do inglês *mendelian susceptibility to micobacterial disease*), é a denominação de um grupo de erros inatos da imunidade (EII) caracterizados por uma predisposição seletiva a agentes infecciosos intracelulares, particularmente às micobactérias. Essa predisposição é determinada por fatores genéticos, os quais resultam em uma resposta imunológica deficiente mediada pelo interferon gama (IFN-γ).[1] A MSMD foi a primeira "infecção mendeliana" a ter uma etiologia decifrada a nível molecular, no ano de 1996, em um paciente com uma infecção fatal causada pelo bacilo Calmette-Guérin (BCG).[2,3] Até então, muitas das complicações causadas pelo BCG eram consideradas idiopáticas, uma vez que não se conhecia uma causa que justificasse essas complicações.[4,5] Apesar de rara, a MSMD adquire importância diante da situação endêmica da tuberculose (TB) que assola muitos países e principalmente pelo fato de que a única vacina disponível para a prevenção das formas graves desta infecção, a BCG. Essa vacina é aplicada logo após o nascimento em crianças de muitos países e pode gerar consequências fatais se estas forem portadoras de determinados EII, entre eles, a MSMD.[7]

Tuberculose

De acordo com o relatório mais recente (2021) da Organização Mundial de Saúde (OMS), a TB, causada pelo bacilo *Mycobacterium tuberculosis*, está entre as 10 principais causas de morte e é a segunda maior causa de mortalidade infecciosa em todo o mundo, superada somente pela infecção pandêmica mais recente, a COVID-19. Estima-se que um quarto da população mundial seja portadora da infecção pelo *Mycobacterium tuberculosis*,[8] e o Brasil continua entre os 30 países de alta carga para a TB, estando entre as prioridades da OMS para o controle da doença no mundo. No Brasil, em 2020, o coeficiente de incidência foi de 31,6 casos/100 mil habitantes, com um total de 66.819 casos novos de TB e, em 2019, o coeficiente de mortalidade foi de 2,2 óbitos/100 mil habitantes, com um total de 4,5 mil óbitos por TB notificados naquele ano.[9]

Para reduzir o impacto causado pela TB, é preciso identificar e tratar precocemente os pacientes infectados e, nesse cenário, a OMS estabeleceu como meta a redução de 95% no número absoluto de mortes causadas pela TB e de 90% na taxa de incidência no período compreendido entre os anos de 2015 até 2035. Entretanto, a pandemia de COVID-19 reverteu anos de progresso na prestação de serviços essenciais de saúde no combate à

TB, aumentando ainda mais o agravo social e econômico causado por essa doença. Além da ameaça à saúde da população em geral, a TB representa um grande risco aos pacientes portadores de comorbidades, entre os quais estão os pacientes portadores de EII. Esses pacientes exigem uma abordagem diferenciada, uma vez que são mais suscetíveis à aquisição da TB e também ao desenvolvimento de complicações. Além disso, os testes diagnósticos frequentemente utilizados, como o intradérmico com tuberculina e o ensaio de liberação de IFN-γ, podem ter a sua sensibilidade reduzida nesses pacientes.[10]

Micobactérias não tuberculosas (MNT)

As MNT são um grupo de mais de 190 espécies de micobactérias distintas do complexo *Mycobacterium tuberculosis* e do *Mycobacterium leprae*. Esses organismos estão presentes em qualquer lugar no meio ambiente, em particular no solo e nas fontes de água (algumas espécies são capazes de sobreviver dentro de biofilmes em chuveiros) e são cada vez mais reconhecidos como causadores de doenças humanas. As manifestações clínicas das infecções por MNT são inespecíficas. Em geral, suspeita-se de infecção por MNT em um indivíduo com sintomas persistentes como febre, sintomas respiratórios, lesões cutâneas que não respondem à terapia antibacteriana tradicional. Ademais, o cenário clínico em que ocorrem pode aumentar a suspeita da presença de uma infecção por MNT.[11]

Apesar dos dados escassos, a incidência de infecções humanas por MNT parece ter aumentado significativamente nas últimas décadas, em paralelo com o surgimento da síndrome da imunodeficiência adquirida (AIDS) durante as décadas de 1980 e 1990 e, posteriormente, também em populações imunocompetentes. As MNTs podem ser coradas diretamente em esfregaços usando fluorocromo, Kinyoun ou Ziehl-Neelsen. Tendem a ser pleomórficas em sua aparência e características como a morfologia da colônia, taxa de crescimento e pigmentação podem dar uma indicação quanto ao grupo micobacteriano até que seja feito o diagnóstico definitivo. No entanto, um número substancial de desafios está associado ao diagnóstico e gerenciamento de infecções por esses agentes. A identificação de MNT, quase sempre, requer métodos moleculares que podem não estar amplamente disponíveis e outros métodos diagnósticos utilizados para identificação de TB podem não ser adequados. Os ensaios comerciais de liberação de IFN-γ (IGRA) usados para o diagnóstico de TB se baseiam em antígenos estimuladores ausentes da maioria das espécies de MNT e, portanto, geralmente não desempenham um papel no diagnóstico dessas infecções.[12]

Vacina BCG

Atualmente, a única vacina disponível para a prevenção das formas mais graves da tuberculose na criança, como a TB miliar e a meningite tuberculosa, é a vacina que contém o BCG, uma micobactéria viva e atenuada, o *Mycobacterium bovis*.[13] Essa vacina é utilizada desde a década de 1920 como medida preventiva complementar no combate à TB e, desde então, tem contribuído para a diminuição da mortalidade infantil por TB em países endêmicos (http://www.bcgatlas.org). No Brasil, a vacina BCG foi introduzida no calendário nacional de vacinação no ano de 1977, por meio do Programa Nacional de Imunizações (PNI) e é aplicada nos neonatos já na maternidade, podendo também ser aplicada nas unidades básicas de saúde até os 4 anos de idade.[14] Entretanto, nos pacientes com EII, a própria vacina pode causar complicações como uma reação local exacerbada, conhecida como BCGite, ou até uma doença disseminada, a BCGose.[2,15] Quando aplicada logo após o nascimento, a vacina representa um desafio para o sistema imunológico de recém-nascidos, cuja competência imunológica é desconhecida, o que pode ter consequências fatais para aqueles com EII. Em uma recente revisão sistemática da literatura, foi observado que, entre os pacientes com EII, os mais suscetíveis às complicações associadas à vacina BCG eram aqueles com MSMD, em uma frequência que chegava a 90%.[7,10]

MSMD

Os pacientes com MSMD têm uma suscetibilidade específica a infecções por micro-organismos intracelulares, particularmente aos do gênero Micobacterium. Essa suscetibilidade inclui as diversas espécies de micobactérias, desde as MNTs até as infecções disseminadas pela vacina BCG e pelo *Mycobacterium tuberculosis*.[5] A apresentação clínica pode ser muito variável, a depender da mutação e da penetrância desta. Nas formas mais graves, as infecções têm início precoce e resultam em doenças disseminadas; enquanto nas formas mais brandas, as infecções podem ser relativamente circunscritas, ter início tardio, podendo melhorar espontaneamente com a idade ou, até mesmo, permanecer silenciosas em razão da penetrância incompleta do gene mutado.[16,17] Os pacientes têm também uma predisposição a infecções por outros agentes intracelulares, como *Salmonella spp.*, *Listeria spp.*, *Nocardia spp.*, fungos (doenças invasivas por *Candida spp.*, *Histoplasma capsulatum* e *Paracoccidioides brasiliensis*) e, mais raramente, alguns vírus (citomegalovírus, herpesvírus 8, parainfluenza 3, vírus sincicial respiratório e varicela-zóster) e parasitas (*Toxoplasma gondii e Leishmania spp.*). A síndrome de ativação macrofágica é de rara ocorrência, provavelmente como consequência da infecção micobacteriana não controlada. Por outro lado, como a resposta aos micro-organismos não intracelulares é normal, os pacientes apresentarem-se clinicamente sadios na grande maioria dos casos. A frequência da MSMD é estimada em 1/50.000 indivíduos em todo o mundo, já tendo sido descritos em torno de 500 casos de indivíduos com alterações genéticas definidas, pertencentes a 356 famílias, originárias de 57 países em cinco continentes (Figura 29.1).[1,6]

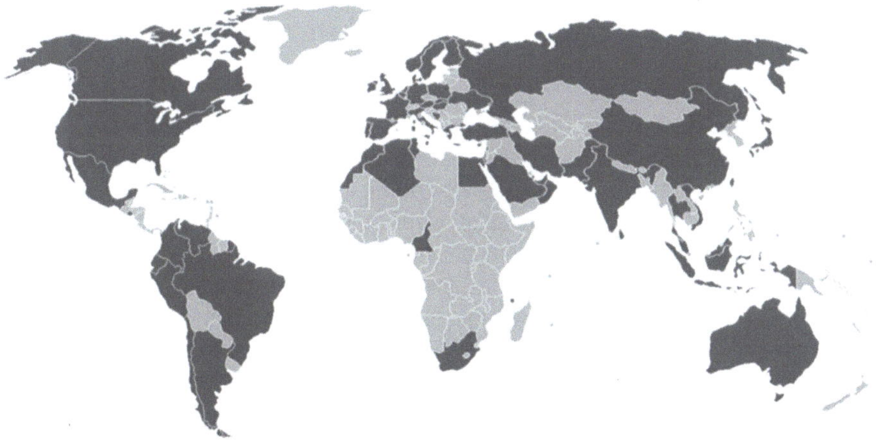

Figura 29.1. Distribuição geográfica dos pacientes com MSMD. Em cinza-escuro estão evidenciados os países com casos descritos de MSMD.

Fonte: Adaptada de Bustamante J, 2020; Rosain J, Kong XF, Martinez-Barricarte R, *et al.*, 2019.

Controle da infecção por micobactérias

As micobactérias são micro-organismos intracelulares e o IFN-γ tem um papel importante para o controle de patógenos intracelulares. A cascata de estimulação entre macrófago e linfócito é denominada "eixo IFN-γ/IL-12". Em linhas gerais, o macrófago contendo as micobactérias fagocitadas produz IL-12 que estimula o linfócito T a produzir IFN-γ que novamente estimula o macrófago. A partir de descobertas mais recentes, entendeu-se a importância de outras interleucinas (IL) como a IL-23 e IL-17 e fatores de transcrição como o STAT e o TYK, assim como o complexo NADPH do macrófago (*burst* oxidativo com produção de reativos de oxigênio) (Figura 29.2).

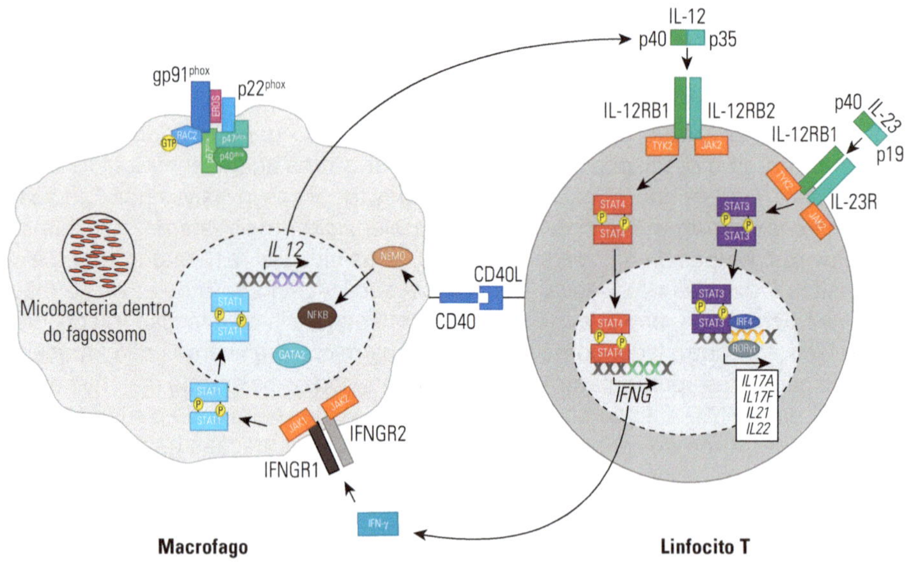

Figura 29.2. Esquematização do Eixo IFN-γ/IL-12. O macrófago ativado produz IL-12 que se liga ao receptor de IL-12 no linfócito que, através do TYK2/JAK2, fosforila STAT 4 resultando na produção de IFN-γ. O IFN-γ, por sua vez, liga-se a receptores de IFN no macrófago que, através de JAK1/JAK2, fosforilam STAT1 resultando na produção de IL-12 e na transcrição de genes de defesa do hospedeiro. O complexo NADPH, que faz o *burst* oxidativo, é formado pelo heterodímero gp91 phox e p22 phox ligados à membrana (citocromo b558) e estabilizado pela proteína chaperona transmembrana EROS. Outros componentes citosólicos restantes, p67 phox, p47 phox e p40 phox, juntamente com RAC2-GTP, associam-se para formar o complexo NADPH ativado. GATA2: fator de ligação GATA 2; gp: glicoproteína; IFN: interferon; IFN-γ: interferon gama; IFN-γR: receptor de interferon gama; IL: interleucina; IL-12RB: subunidade beta do receptor de IL-12; IRF4: fator regulador de interferon 4; JAK2: janusquinase 2; NAPDH: nicotinamida adenina dinucleotídeo; NEMO: modulador essencial do fator nuclear-κβ: NF-κβ, fator nuclear-κβ; NK: *natural-killer*, RAC2: GTPase 2 pequena da família Rac; RORγt: receptor órfão γt relacionado com RAR; STAT: transdutor de sinal e ativador de transcrição; TH1: linfócito T auxiliar tipo 1; TYK2: tirosina quinase 2.

Fonte: Adaptada de Constantine MG, Lionakis MS, 2020.

As micobactérias são reconhecidas e fagocitadas por células apresentadoras de antígenos (APCs), principalmente pelos macrófagos, que ocasionam a secreção de IL-12, formada pelas subunidades p40 e p35. A ligação de IL-12 ao seu receptor na superfície dos linfócitos T ou das células *natural-killers* (NK) ativa a cascata de sinalização JAK2 e TYK2 que resulta na fosforilação e dimerização de STAT4. Os homodímeros STAT4 se translocam para o núcleo e induzem a transcrição de IFN-γ pelo linfócito T. Da mesma forma, a IL-23 formada pelas subunidades p40 e p19 se liga ao receptor de IL-23 na superfície dos linfócitos T. Essa ligação ativa JAK2/TYK2 que resulta na fosforilação, dimerização e translocação nuclear de STAT3. A associação de STAT3 com IRF4 e RORγt no núcleo culmina com a transcrição de IL-17, IL-21 e genes relacionados com IL-22.

Por sua vez, o IFN-γ produzido pelo linfócito T se liga ao seu receptor (INFG1 e INFG2) na superfície de macrófagos, o que ativa a cascata de sinalização JAK1 e JAK2, resultando na fosforilação e dimerização de STAT1. Os homodímeros STAT1 fosforilados se translocam para o núcleo, o que resulta na transcrição de genes de defesa do hospedeiro.[18]

A MSMD é causada por defeitos monogênicos em diferentes etapas desse circuito, prejudicando a produção ou a resposta ao IFN-γ e, portanto, comprometendo a resposta imunológica a infecções por micobactérias. No entanto, outras vias moleculares também são importantes para o funcionamento desse circuito. O sinal secundário da ligação CD40/CD40L ativa a via NF-κβ e controla a produção de IL-12. Ademais, o funcionamento adequado do complexo NADPH no macrófago que é responsável pelo *burst* oxidativo é extremamente importante para o extermínio da micobactéria. As mutações CYBB causadoras de MSMD prejudicam seletivamente a explosão respiratória em macrófagos. O impacto específico dessas mutações em MSMD é dependente dos níveis de proteína gp91phox e citocromo b558 e correlacionado com o defeito na atividade da NADPH oxidase.[16]

Diagnóstico diferencial de MSMD

Pacientes sem outras condições hematoimunológicas que desenvolvem infecções recorrentes ou graves/disseminadas causadas por BCG, *Mycobacterium tuberculosis*, MNT ou *Salmonella* spp., isoladamente ou em combinação com outros patógenos intracelulares, devem ser investigados para EII.

Defeitos no eixo do IFN-γ não são os únicos EII que predispõem à doença micobacteriana. Antes de realizar testes específicos para MSMD, imunodeficiências combinadas graves, imunodeficiências combinadas e doença granulomatosa crônica (DGC) devem ser descartadas. Essas doenças são mais comuns do que a MSMD e conferem suscetibilidade a vários micro-organismos além das micobactérias.

Além dos EII, outras condições devem ser descartadas como imunodeficiência adquirida pelo vírus da imunodeficiência humana (HIV), malignidades (como leucemia de células pilosas) e o uso de drogas imunossupressoras, incluindo anticorpos antifator de necrose tumoral alfa (TNF-α), como azatioprina, ciclofosfamida, micofenolato, ciclosporina e corticosteroides.

Finalmente, pacientes que apresentem autoanticorpos neutralizantes anti-IFN-γ podem desenvolver manifestações clínicas semelhantes às da MSMD e fazem parte do grupo dos EII nomeados de fenocópias de EII. Essa condição é mais frequente em asiáticos.[19]

Nos pacientes com defeito no circuito do IFN-γ, os exames imunológicos rotineiramente utilizados para a triagem de imunodeficiências primárias são normais.

Diagnóstico laboratorial de MSMD

A detecção de IFN-γ basal no plasma por ensaio imunoenzimático (ELISA) é uma técnica simples que pode ajudar a identificar pacientes com deficiência completa de receptor de IFN-γ (IFN-γR), pois apresentam níveis aumentados de IFN-γ no plasma. Pacientes com formas recessivas de deficiência parcial de IFN-γR apresentam níveis detectáveis de IFN-γ, enquanto em outras formas de MSMD e em controles saudáveis, os níveis são indetectáveis. Nesse método, o estado infeccioso do paciente deve ser levado em conta e deve ser realizado pelo menos 30 dias após a resolução da infecção aguda.

O padrão-ouro para o estudo do eixo IFN-γ/IL-12 foi desenvolvido por Feinberg *et al.* e avalia a produção de citocinas, IL-12p40, IL-12p70 e IFN-γ após estimulação de células mononucleares de sangue total ou sangue periférico (PBMC) com BCG viva por 18 horas (para medição de IL-12) ou 48 horas (para IFN-γ e IL-12). Uma alternativa para o uso de BCG é o emprego de mitógenos: fito-hemaglutinina (PHA a 1%) ou LPS (de *Salmonella minesotta*) combinados com IL12p70 recombinante humana (hrIL-12p70) ou IFN-γ recombinante humano (hrIFN-γ).[20] Os resultados obtidos ajudarão a distinguir entre defeitos de resposta de IFN-γ e defeitos de produção de IFN-γ como demonstrados na Tabela 29.1.

Formas completas de IFN-γR1, IFN-γR2, IL-12Rβ1 ou IL-12p40 podem ser detectados com essa abordagem; no entanto, algumas etiologias genéticas de MSMD, como deficiência de CYBB ou IRF8 autossômica dominante, terão resultados normais nesse ensaio.

Os defeitos de produção de IFN-γ são caracterizados pela ausência ou baixa produção de IFN-γ após estimulação com BCG. Se não houver recuperação de IFN-γ após coestimulação de hrIL-12p70, a deficiência de IL-12Rβ1 deve ser estudada primeiro, seguida por deficiências de ISG15 ou TYK2. Pacientes com deficiência de IL-12p40 produzem baixos ou muito baixos níveis de IFN-γ em resposta à estimulação com BCG, que podem ser resgatados, pelo menos parcialmente, com hrIL-12p70 exógeno. Em defeitos de resposta de IFN-γ completos (IFN-γR1 completo e deficiências de IFN-γR2), não há resposta ao hrIFN-γ em termos de produção de IL-12.[20]

Outros métodos podem ser associados para melhor avaliação funcional dos pacientes com MSMD como a detecção do IFN-γR por citometria de fluxo, uma técnica rápida para a detecção de formas completas de deficiência de IFN-γR1 e IFN-γR2, ambas autossômicas recessivas com expressão proteica ausente na membrana dos monócitos e que pode ser realizada tanto em sangue total como em PBMC. No entanto, a expressão normal de IFN-γR não exclui uma deficiência funcional. Nesses casos de expressão de receptores normais, mas com suspeita de MSMD, outras técnicas que avaliam as respostas celulares ao IFN-γ devem ser usadas.[19]

O estudo de ligação de IFN-γ é um estudo funcional que facilmente detecta defeitos na expressão de IFN-γR1, mas também auxilia no diagnóstico de defeitos que não alteram a expressão do IFN-γR na membrana do monócito, e sim sua função. Outro método funcional a ser utilizado é a detecção citométrica de moléculas fosforiladas de STAT. As proteínas STAT desempenham um papel crucial na sinalização de citocinas. As mais relevantes são STAT1, que é ativado após estimulação com IFN-γ/IFN-α; e STAT4, que é ativado após estimulação com IL-12p70. No entanto, os resultados de fosforilação de STAT4 devem ser interpretados com cautela em razão da falta de um anticorpo STAT4 adequado para avaliar o STAT4 total na célula com citometria de fluxo. Por fim, a detecção de autoanticorpos anti-IFN-γ pode ser realizada por ELISA, embora não seja estritamente uma técnica de diagnóstico de MSMD, mas sim para detectar uma fenocópia desta.[19]

Tabela 29.1. Resultados possíveis de estudos do eixo IFN-γ/IL-12 de acordo com os possíveis defeitos na produção ou resposta ao IFN-γ.

Gene	Herança/ OMIM	Defeito completo/ parcial (C/P)	Estímulo com BCG		Estímulo com mitógenos		Dosagem basal de IFN-γ	Fosforilação STAT1 em resposta ao IFN-γ
			Produção de IFN-γ	Produção de IL-12	Produção de IFN-γ	Produção de IL-12		
IFN-γ R1	AR #209950	C	Normal	Não aumenta com coestímulo com IFN-γ	Normal após PHA	Normal ou reduzida com LPS; Sem resposta ao IFN-γ	Muito alta	Abolida
	AR	C	Normal	Não aumenta com coestímulo com IFN-γ	Normal; baixo após PHA resgatado após IL12p70	Sem resposta ao IFN-γ	Muito alta	Abolida
	AD #615978	P	Normal	Aumenta com coestímulo com IFN-γ	Baixa produção de IFN-γ pelas células T após estímulo com IL-12	Prejudicada, mas não abolida em resposta a LPS + IFN-γ	Normal	Prejudicada, mas não abolida
	AR	P	Normal	Só aumenta com coestímulo com IFN-γ em altas doses	SD	Baixa resposta com baixas/médias doses de IFN-γ	Alta	Prejudicada, mas não abolida
IFN-γ R2	AR #614889	C	Normal	Não aumenta com coestímulo com IFN-γ	SD	SD	Alta	Abolida
	AR	C	Normal	Não aumenta com coestímulo com IFN-γ	Baixa após estímulo com PHA; normal a aumentada após IL-12	SD	Alta	Abolida
	AR	P	Normal	Prejudicada, aumenta com coestímulo com IFN-γ	SD	SD	Aumentada ou normal	SD
STAT1	AD #614892	P	Normal, aumenta com coestímulo com IL-12	Prejudicada, aumenta com coestímulo com IFN-γ	SD	SD	SD	Normal
	AD	P	Normal, aumenta com coestímulo com IL-13	Prejudicada, aumenta com coestímulo com IFN-γ	SD	SD	SD	Prejudicada

(*Continua*)

Tabela 29.1. Resultados possíveis de estudos do eixo IFN-γ/IL-12 de acordo com os possíveis defeitos na produção ou resposta ao IFN-γ. (*Continuação*)

Gene	Herança OMIM	Defeito completo/ parcial (C/P)	Estímulo com BCG		Estímulo com mitógenos		Dosagem basal de IFN-γ	Fosforilação STAT1 em resposta ao IFN-γ
			Produção de IFN-γ	Produção de IL-12	Produção de IFN-γ	Produção de IL-12		
IL12B	AR #614890	C	Prejudicada, mas normaliza após coestímulo com IL-12p70	Abolido ou muito baixo	Muito baixo, mas aumenta após coestimulação com IL-12p70	Abolido	Indetectável	SD
IL12Rβ1	AR #614891	C	Baixa e sem reposta após coestímulo com IL-12p70	Normal	SD	SD	Indetectável	SD
	AR	C	Baixa e sem reposta após coestímulo com IL-12p71	Normal	Abolido ou muito baixo	SD	Indetectável	Normal em resposta ao IFN-γ
IRF8	AD #614893	P	Normal após estimulação com BCG	Normal após BCG	Normal com PHA	1/3 de produção após estímulo com R848	SD	SD
ISG15	AR #616126	C	Sem produção de IFN-γ após BCG, com recuperação parcial após coestímulo com IL-12	Normal	SD	SD	SD	SD
CYBB	XL #300645	C	Normal	Normal	SD	SD	SD	SD
IKBKG (NEMO)	XL #300636	P	SD	Normal	Níveis baixos após PHA ou anti-CD3	SD	SD	SD
TYK2	AR #611521	P	Produção de IFN-γ baixa, mas não abolida; não se recupera após coestímulo com IL-12	Normal	SD	SD	SD	SD

AD: autossômico dominante; AR: autossômico recessivo; PHA: fito-hemaglutinina; SD: sem dados publicados; XL: ligado ao X.

Fonte: Adaptada de Esteve-Sole A, Sologuren I, Martínez-Saavedra MT, *et al.*, 2018.

Diagnóstico genético

Mutações em 18 genes diferentes (*IFNGR1, IFNGR2, IFNG, STAT1, JAK1, IRF8, ZNFX1, SPPL2A, IL12B, IL12RB1, IL12RB2, IL23R, ISG15, TYK2, RORC, TBX21, CYBB* e *IKBKG-NEMO*) causam MSMD. As mutações definem 33 doenças com alto grau de heterogeneidade alélica e de lócus, mas com notável homogeneidade fisiológica. De fato, existe um mecanismo patogênico comum a todos esses distúrbios: comprometimento da produção ou respostas ao IFN-γ.[21]

Os diferentes defeitos genéticos são definidos pela natureza dos alelos causais (nulos ou hipomórficos), níveis de proteína (normais, baixos ou ausentes) e o modo de herança (autossômica recessiva ou dominante, ou ligada ao X). Várias mutações, incluindo variantes de nucleotídeo único (SNVs) e estruturais (NV, incluindo variantes de número de cópias – CNV), foram relatadas em pacientes com MSMD.[1]

Surpreendentemente, a gravidade e a penetrância da MSMD estão inversamente correlacionadas aos níveis residuais de IFN-γ. De fato, as únicas quatro etiologias genéticas demonstradas até o momento como totalmente penetrantes (ou seja, mendelianas) na infância e sempre letais antes da terceira década de vida na ausência de transplante de células-tronco hematopoiéticas (TCTH) são deficiências completas de IFN-γR1 e IFN-γR2. As outras etiologias genéticas da MSMD não apresentam traço mendeliano, sendo distúrbios monogênicos com penetrância incompleta em decorrência de atividade residual do IFN-γ.[6]

Tratamento

Aspectos gerais

Não existem consensos estabelecidos em relação a tratamento e à profilaxia secundária de infecções causadas por micobactérias em pacientes com MSMD. De modo geral, a abordagem terapêutica baseia-se no emprego de múltiplas drogas ativas contra micobactérias, por longos períodos, associadas ou não a IFN-γ, além de procedimentos cirúrgicos, a depender do sítio da infecção e da evolução clínica. Pacientes com deficiências completas de receptores de IFN-γ apresentam fenótipos clínicos mais graves e não se beneficiam do uso de IFN-γ. Esses pacientes devem manter uso de drogas contra micobactérias indefinidamente e são candidatos ao TCTH.[22]

Embora as vias de sinalização e as funções imunológicas dos interferons tipo I (INF-α e β) e do tipo II (IFN-γ) sejam distintas, sobrepõem-se por meio do uso comum da via JAK2 e STAT1. O IFN-α pode aumentar os efeitos terapêuticos de antimicobacterianos em um grupo selecionado de pacientes com defeitos na resposta ao IFN-γ, melhorando a sinalização que antes era prejudicada pelo defeito nessa via, principalmente em infecções por MNT, mas ainda com grande variabilidade da resposta quando usado.[23] Algumas evidências, no entanto, sugerem que o tratamento com IFN-α exógeno pode agravar a doença micobacteriana.[16]

Em pacientes diagnosticados com deficiência completa do IFN-γR 1 ou 2 autossômica recessiva (ou deficiência de STAT1 autossômica recessiva), o TCTH pode ser uma opção curativa. No entanto, em função de infecções recorrentes e altos níveis séricos de IFN-γ, o TCTH pode levar a desfechos desfavoráveis. Recentemente, a transdução de vetores lentivirais que expressam o cDNA de IFN-γR1 humano foi capaz de restaurar a via do IFN-γ sem os efeitos adversos do TCTH. No entanto, mesmo em pacientes candidatos ao TCTH ou à terapia gênica, as infecções devem estar sob controle com esquema antimicobacteriano.[22]

Nos fenótipos clínicos de menor gravidade (deficiências parciais de receptores de IFN-γ, deficiência de STAT-1, deficiência completa de IL-12Rβ1 e IL-12p40 e deficiência de NEMO), a associação de IFN ao esquema antimicrobiano pode ser benéfica.[16,24]

A duração do tratamento antimicobacteriano é longa e dependerá do grau de imunodeficiência, da gravidade da apresentação clínica e do sucesso no controle e cura da infecção, sendo, na maioria dos casos, maior que 12 meses.[16,24] Pela escassez de estudos, a personalização do tratamento se faz necessária.

Doença causada pela BCG

O manejo da doença causada pela vacina BCG, em pacientes com MSMD, deve ser agressivo. O esquema terapêutico, em geral, é composto por três ou mais drogas ativas contra micobactérias, nas doenças locais e regionais; e quatro ou mais drogas, nas doenças distantes do sítio de inoculação ou disseminadas.[25,26] Além da reconhecida resistência intrínseca da BCG à pirazinamida, atualmente vem sendo identificada resistência a outras drogas, inclusive entre cepas de BCG Moreau-Rio de Janeiro, no Brasil.[27] Desse modo, a escolha dos antimicrobianos deve ser, preferencialmente, guiada por teste de sensibilidade, a fim de se reduzirem as chances de falha no tratamento. O esquema terapêutico deve conter drogas orais de 1ª linha (rifampicina, isoniazida, etambutol), que podem ser associadas a aminoglicosídeos (amicacina, estreptomicina), fluorquinolonas (ofloxacina, moxifloxacina, ciprofloxacina) e outros antimicrobianos (linezolida, etionamida, claritromicina, capreomicina), de acordo com evolução clínica e perfil de sensibilidade.

Não há consenso em relação à manutenção de medicamentos profiláticos após a resolução da infecção. Ying *et al.* descrevem desfechos favoráveis, com poucos eventos adversos, em pacientes que mantiveram profilaxia com IFN-γ, particularmente naqueles com deficiência de IL-12Rβ1. A manutenção de drogas ativas contra micobactérias também é prática descrita em diferentes relatos.[25]

Doença causada por micobactérias não tuberculosas (MNT)

Muitas MNT são intrinsecamente resistentes a diversas drogas utilizadas nas infecções causadas por micobactérias do complexo *Mycobacterium tuberculosis,* dificultando uma escolha antimicrobiana apropriada. Além disso, os testes de sensibilidade devem ser interpretados com precaução, uma vez que, em muitos casos, não se correlacionam à resposta clínica.

Nas infecções causadas por MNT de crescimento lento (complexo *M. avium*, *M. kansasii*, *M. haemophilum*), utiliza-se, a princípio, a combinação de um macrolídeo (claritromicina, azitromicina), etambutol e rifampicina. Naquelas causadas por MNT de crescimento rápido (*M. abscessus*, *M. chelonae*, *M. fortuitum*), considerando-se evolução clínica, grau de imunodeficiência e perfil de sensibilidade, recomenda-se a combinação de três a cinco das seguintes drogas: claritromicina; amicacina; imipenem; doxiciclina; sulfonamidas; fluorquinolonas; linezolida; cefoxitina; e tobramicina.[12] No que se refere à profilaxia secundária, embora não existam claras evidências para os pacientes com MSMD, há relatos de sucesso com uso de azitromicina.

Doença causada pelo *Mycobacterium tuberculosis*

A TB, em pacientes com MSMD, apresenta maior chance de gravidade, falha terapêutica e recorrência. Dessa forma, deve-se considerar o prolongamento do tratamento habitual e a associação de outras drogas ativas contra micobactérias (etambutol, fluorquinolonas, aminoglicosídeos), levando-se em conta os riscos e benefícios do esquema proposto.[28]

Da mesma forma que mencionado para as demais infecções, não há clareza em relação ao uso de profilaxia antimicrobiana, após resolução do quadro de infecção aguda. No entanto, deve-se considerar a isoniazida uma possibilidade a depender da avaliação individual do paciente.

Referências bibliográficas

1. Bustamante J. Mendelian susceptibility to mycobacterial disease: recent discoveries. Hum Genet. 2020;139(6-7):993-1000. doi: 10.1007/s00439-020-02120-y.
2. Jouanguy E, Altare F, Lamhamedi S, Revy P, Emile JF, Newport M, et al. Interferon-gamma-receptor deficiency in an infant with fatal bacille Calmette-Guérin infection. N Engl J Med. 1996;335(26):1956-61. doi: 10.1056/NEJM199612263352604.
3. Newport MJ, Huxley CM, Huston S, Hawrylowicz CM, Oostra BA, Williamson R, et al. A mutation in the interferon-gamma-receptor gene and susceptibility to mycobacterial infection. N Engl J Med. 1996;335(26):1941-9. doi: 10.1056/NEJM199612263352602.
4. Mimouni J. Our experiences in three years of BCG vaccination at the center of the O.P.H.S. at Constantine; study of observed cases (25 cases of complications from BCG vaccination). Alger Medicale. 1951;55(8):1138-47.
5. Casanova JL, Jouanguy E, Lamhamedi S, Blanche S, Fischer A. Immunological conditions of children with BCG disseminated infection. Lancet. 1995;346(8974):581. doi: 10.1016/s0140-6736(95)91421-8.
6. Rosain J, Kong XF, Martinez-Barricarte R, Oleaga-Quintas C, Ramirez-Alejo N, Markle J, et al. Mendelian susceptibility to mycobacterial disease: 2014-2018 update. Immunol Cell Biol. 2019;97(4):360-7. doi: 10.1111/imcb.12210.
7. Reyes SOL, Condino-Neto A, Stepensky P. Global perspectives on primary immune deficiency diseases. In: Sullivan KE, Stiehm ER (eds.). Stiehm's Immune Deficiencies. 2. ed. New York: Elsevier Inc., 2020:1129-42.
8. Global Tuberculosis Report. Geneva: World Health Organisation; 2021. [2023 Jan. 23]. Disponível em: https://www.who.int/publications/i/item/9789240037021.
9. Boletim Epidemiológico Tuberculose. Brasil: Ministério da Saúde do Brasil; 2021. [2023 Jan. 23]. Disponível em: http://www.aids.gov.br/pt-br/pub/2021/boletim-tuberculose-2021.
10. Fekrvand S, Yazdani R, Olbrich P, Gennery A, Rosenzweig SD, Condino-Neto A, et al. Primary immunodeficiency diseases and bacillus Calmette-Guérin (BCG) – vaccine-derived complications: a systematic review. J Allergy Clin Immunol Pract. 2020;8(4):1371-86. doi: 10.1016/j.jaip.2020.01.038.
11. Pennington KM, Vu A, Challener D, Rivera CG, Shweta FNU, Zeuli JD, et al. Approach to the diagnosis and treatment of non-tuberculous mycobacterial disease. J Clin Tuberc Other Mycobact Dis. 2021;24:100244. doi: 10.1016/j.jctube.2021.100244.
12. Van der Loeff IS, Owens S. Non-tuberculous mycobacterial infection in children. Paediatr Child Health. 2021;31(3):102-9. doi: 10.3390/pathogens9070553.
13. Zwerling A, Behr MA, Verma A, Brewer TF, Menzies D, Pai M. The BCG world atlas: a database of global BCG vaccination policies and practices. PLoS Med. 2011;8(3):e1001012. doi: 10.1371/journal.pmed.1001012.
14. Manual de Recomendações para o Controle da Tuberculose no Brasil. 2. ed. atualizada. Brasília: Ministério da Saúde do Brasil; 2019. [2023]. Disponível em: https://sbpt.org.br/portal/wp-content/uploads/2019/06/manual_recomendacoes_tb_2ed_atualizada_8maio19.pdf.
15. Movahedi Z, Norouzi S, Mamishi S, Rezaei N. BCGiosis as a presenting feature of a child with chronic granulomatous disease. Braz J Infect Dis. 2011;15(1):83-6. doi: 10.1016/s1413-8670(11)70146-5.

16. Bustamante J, Boisson-Dupuis S, Abel L, Casanova JL. Mendelian susceptibility to mycobacterial disease: genetic, immunological, and clinical features of inborn errors of IFN-γ immunity. Semin Immunol. 2014;26(6):454-70. doi: 10.1016/j.smim.2014.09.008.
17. Kong XF, Martinez-Barricarte R, Kennedy J, Mele F, Lazarov T, Deenick EK, et al. Disruption of an antimycobacterial circuit between dendritic and helper T cells in human SPPL2a deficiency. Nat Immunol. 2018;19(9):973-85. doi: 10.1038/s41590-018-0178-z.
18. Constantine MG, Lionakis MS. Recent advances in understanding inherited deficiencies in immunity to infections. F1000Res. 2020;9:F1000 Faculty Rev-243. doi: 10.12688/f1000research.22036.1.
19. Esteve-Sole A, Sologuren I, Martínez-Saavedra MT, Deya-Martínez A, Oleaga-Quintas C, Martinez-Barricarte R, et al. Laboratory evaluation of the IFN-γ circuit for the molecular diagnosis of Mendelian susceptibility to mycobacterial disease. Crit Rev Clin Lab Sci. 2018;55(3):184-204. doi: 10.1080/10408363.2018.1444580.
20. Feinberg J, Fieschi C, Doffinger R, Feinberg M, Leclerc T, Boisson-Dupuis S, et al. Bacillus Calmette Guérin triggers the IL-12/IFN-γ axis by an IRAK-4-and NEMO-dependent, non-cognate interaction between monocytes, NK, and T lymphocytes. Eur J Immunol. 2004;34:3276-84. doi: 10.1002/eji.200425221.
21. Noma K, Mizoguchi Y, Tsumura M, Okada S. Mendelian susceptibility to mycobacterial diseases: state-of-the-art. Clin Microbiol Infect. 2022;10:S1198-743X(22)00143-4. doi: 10.1016/j.cmi.2022.03.004.
22. Mahdaviani SA, Fallahi M, Jamee M, Marjani M, Tabarsi P, Moniri A, et al. Efective anti-mycobacterial treatment for BCG disease in patients with mendelian susceptibility to mycobacterial disease (MSMD): a case series. Ann Clin Microbiol Antimicrob. 2022;21:8. doi: 10.1186/s12941-022-00500-y.
23. Bax HI, Freeman AF, Ding L, Hsu AP, Marciano B, Kristosturyan E, et al. Interferon alpha treatment of patients with impaired interferon gamma signaling. J Clin Immunol. 2013;33(5):991-1001. doi: 10.1007/s10875-013-9882-5.
24. Azarsiz E, Karaca N, Karaca E, Aksu G, Genel F, Gulez N, et al. Eight years of follow-up experience in children with mendelian susceptibility to mycobacterial disease and review of the literature. Asian Pac J Allergy Immunol. 2021. doi: 10.12932/AP-271219-0726.
25. Ying W, Liu D, Dong X, Wang W, Hui X, Hou J, et al. Current status of the management of mendelian susceptibility to mycobacterial disease in Mainland China. J Clin Immunol. 2019;39(6):600-10. doi: 10.1007/s10875-019-00672-x.
26. Alsuhaibani M, Felimban G, Shoukri M, Alosaimi A, Almohaizeie A, AlHajjar S. Safety and tolerability of moxifloxacin for the treatment of disseminated BCGitis in children. Int J Pediatr Adolesc Med. 2019;6(2):47-50. doi: 10.1016/j.ijpam.2019.01.003.
27. Sisco MC, da Silva MG, de Carvalho LD, Campos CED, Caldas PCS, et al. Phenotypic and genotypic drug susceptibility assessment of Mycobacterium bovis Bacillus Calmette-Guérin clinical strains. Infect Drug Resist. 2021;5(14):459-66. doi: 10.2147/IDR.S248096.
28. Cornelissen HM, Glanzmann B, Van Coller A, Engelbrecht C, Abraham DR, Reddy K, et al. Mendelian susceptibility to mycobacterial disease in tuberculosis-hyperendemic South Africa. S Afr Med J. 2021;111(10):998-1005. doi: 10.7196/SAMJ.2021.v111i10.15341.

30

Outros Defeitos da Imunidade Inata

Anna Clara Pereira Rabha | Maria Elisa Bertocco Andrade

Introdução

O sistema imunológico inato é o mais antigo filogeneticamente e atua de imediato, tanto reconhecendo e eliminando patógenos, como coordenando a resposta imunológica e ativando, se necessário, a resposta imune adaptativa. É descrito mais detalhadamente em outro capítulo.

É a primeira linha de defesa contra patógenos, pois promove a resposta inflamatória e antiviral, a ingestão e a morte de micro-organismos por fagócitos ativados, e o recrutamento de leucócitos para os locais de infecção. Além disso, é capaz de eliminar células danificadas, iniciar o reparo tecidual e estimular a resposta inata adaptativa.[1]

Os defeitos em qualquer um dos componentes da imunidade inata podem resultar em suscetibilidade a infecções, mesmo que o sistema imune adaptativo esteja íntegro. Apesar da relativa inespecificidade da imunidade inata, seus defeitos, em geral, produzem suscetibilidade especificamente a um tipo de agente infeccioso.[2]

Devemos suspeitar de defeitos nesse setor do sistema imunológico em pacientes com infecções recorrentes bacterianas, virais, fúngicas ou por micobactérias que apresentem investigação imunológica inicial normal. A localização da infecção pode auxiliar na investigação.

Defeitos quantitativos e funcionais de fagócitos, defeitos do sistema do complemento, doenças com suscetibilidade à infecção por micobactérias são discutidas em outros capítulos. Aqui tratamos de defeitos de outros componentes da imunidade inata, resumidos no Quadro 30.1.

Quadro 30.1. Outros defeitos da imunidade inata.

Defeito imunológico inato	Gene	Herança	Manifestações clínicas	Alterações laboratoriais	Tratamento
Defeitos na via de sinalização de receptores *Toll-like* (maioria com suscetibilidade a infecções bacterianas)					
Deficiência de MyD88	*MYD88*	AR	Infecções bacterianas invasivas recorrentes na primeira infância, que melhoram com a idade Habitualmente febre baixa ou ausente e poucos sinais inflamatórios associados à infecção Queda tardia do cordão umbilical – IRAK4	Subpopulação de linfócitos normal, proliferação de linfócitos normais, níveis normais ou aumentados de imunoglobulina, resposta normal a antígenos proteicos IgE e IgG4 podem estar particularmente aumentadas (IRAK4 e MyD88)	Antibióticos profiláticos, tratamento precoce de infecções, imunização contra *S. pneumoniae, H. influenzae* e *N. meningitidis* Reposição de imunoglobulina pode estar indicada em crianças
Deficiência de IRAK-4	*IRAK4*	AR			
Deficiência de TIRAP	*TIRAP*	AR	Doença estafilocócica na infância	Avaliação imunológica inicial normal	Tratamento precoce das infecções
Deficiência de IRAK1	*IRAK1*	XL	Infecções virais leves		Tratamento sintomático
Deficiência de TLR7	*TLR7*	XL	Infecção grave pelo SARS-CoV2		
TLR8 GOF	*TLR8*	XL	Citopenias, principalmente anemia hemolítica, linfoproliferação, autoinflamação progressiva		
Suscetibilidade à encefalite por herpes simples (HSV)					
Deficiência de TLR3	*TLR3*	AR, AD	Encefalite por HSV e quadro pulmonar grave por influenza, suscetibilidade ao vírus varicela-zóster	Avaliação imunológica de rotina geralmente é normal, sequenciamento genético faz o diagnóstico	Tratamento da infecção com IFN-α pode ser útil Profilaxia antiviral deve ser considerada
Deficiência de TBK1	*TBK1*	AD	Encefalite recorrente por herpes		
Deficiência de UNC93B1	*UNC93B1*	AR			
Deficiência de TRAF3	*TRAF3*	AD			
Deficiência de TRIF	*TICAM1*	AD ou AR			
Deficiência de IRF3	*IRF3*	AD			
Deficiência de DBR1	*DBR1*	AR	Encefalite em tronco cerebral, outras infecções virais em tronco cerebral		
Deficiência de SNORA31	*SNORA31*	AD	Encefalite de prosencéfalo por HSV1		
Deficiência de ATG4A	*ATG4*	AD	Meningite de Mollaret (meningite recorrente linfocítica) por HSV1		
Deficiência de MAP1LC3B2	*MAP1LC3B2*	AD			

(*Continua*)

Quadro 30.1. Outros defeitos da imunidade inata. *(Continuação)*

Defeito imunológico inato	Gene	Herança	Manifestações clínicas	Alterações laboratoriais	Tratamento
Infecções invasivas por fungos					
Deficiência de CARD9	*CARD9*	AR	Candidíase oral e vaginal, meningite/encefalite por cândida, dermatofitoses profundas, outras infecções fúngicas invasivas	Diminuição do número de células TH17	Profilaxia antifúngica, fator estimulador de colônia de granulócitos-macrófagos, TCTH
Candidíase mucocutânea crônica (CMC)					
Deficiência de IL-17RA	*IL17RA*	AR	CMC, foliculite	Defeito via sinalização IL-17	Profilaxia antifúngica
Deficiência de IL-17RC	*IL17RC*	AR	CMC		
Deficiência de IL-17F	*IL17F*	AD	CMC, foliculite		
STAT1 GOF	*STAT1*	AD GOF	CMC, enteropatia, outras infecções fúngicas, bacterianas e virais, autoimunidade (tireoide, diabetes, citopenias)	Redução de TH17	
Deficiência de ACT1	*TRAF3IP2*	AR	CMC, blefarite, foliculite, macroglossia	Defeito de resposta a Il-17	
Haploinsuficiência de JNK1	*MAPK8*	AD	CMC, alteração de tecido conjuntivo semelhante ao Ehrlers-Danlos	Redução de TH17	
Epidermodisplasia verruciforme (infecção pelo papilomavírus humano – HPV)					
Deficiência de EVER1	*TMC6*	AR	Papilomatose cutânea disseminada grave, câncer de pele	Células T normais em número e função	Evitar exposição à radiação e UVB, rastreamento frequente de câncer de pele
Deficiência de EVER2	*TMC8*	AR			
Deficiência de CIB1	*CIB1*	AR	Papilomatose cutânea disseminada grave		
Síndrome WHIM	*CXCR4*	AD GOF	Verrugas, infecções repetidas	Hipogamaglobulinemia, neutropenia, linfopenia B	Reposição de imunoglobulina, G-CSF, mais recentemente, plerixafor (antagonista de CXCR4)
Suscetibilidade a infecções virais graves					
Deficiência de STAT1	*STAT1*	AR LOF	Infecções graves por vírus e micobactérias	Avaliação imunológica inicial normal; positividade de PCR quali-quantitativos específicos	Quando disponíveis: antivirais para tratamento e/ou profilaxia, vacinas específicas inativadas
Deficiência de STAT2	*STAT2*	AR	Infecções graves por vírus, e pelo vírus vacinal do sarampo		

(Continua)

Quadro 30.1. Outros defeitos da imunidade inata. *(Continuação)*

Defeito imunológico inato	Gene	Herança	Manifestações clínicas	Alterações laboratoriais	Tratamento
Suscetibilidade a infecções virais graves					
Deficiência de IRF9	*IRF9*	AR	Infecção grave por influenza		
Deficiência de IRF7	*IRF7*	AR			
Deficiência de IFNAR1	*IFNAR1*	AR	Doença grave pelos vírus vacinais do sarampo e da febre amarela		
Deficiência de IFNAR2	*IFNAR2*	AR	Infecções graves pelo herpesvírus 6 e vírus vacinal do sarampo		
Deficiência de CD16	*FCGR3A*	AR	Infecções graves por herpesvírus, principalmente varicela--zóster, Epstein-Barr e papilomavírus humano		
Deficiência de MDA5	*IFIH1*	AR LOF	Infecções graves por rinovírus e outros vírus RNA		
Deficiência de NOS2	*NOS2*	AR	Infecções graves por citomegalovírus		
Deficiência de ZNFX1	*ZNFX1*	AR	Infecções graves por vírus RNA/DNA e por micobactérias, inflamação precoce de fígado, cérebro, rins e pulmões, linfoproliferação		
Deficiência de RNA polimerase III	*POLR3A* *POLR3C* *POLR3F*	AD	Infecções graves pelo vírus varicela-zóster		
Defeitos relacionados a tecidos não hematopoiéticos					
Asplenia congênita isolada	*RPSA*	AD	Infecção invasiva por bactérias encapsuladas	Presença de corpos de Howell Jolly no esfregaço de sangue periférico	Profilaxia antibiótica durante pelo menos os primeiros 5 anos de vida, vacinação contra *S. pneumoniae*, *H. influenzae* e *N. meningitidis*
	HMOX	AR	Infecção invasiva por bactérias encapsuladas, hemólise, nefrite, inflamação	Avaliação imunológica de rotina geralmente é normal, sequenciamento genético faz o diagnóstico	
Tripanossomíase	*APOL1*	AD	Infecções por Trypanossoma spp. não patogênicos		Suramina
Deficiência NBAS	*NBAS*	AR	Febre promove insuficiência hepática		
Encefalopatia necrosante aguda	*RANBP2*	AR	Febre promove encefalopatia aguda		

(Continua)

Quadro 30.1. Outros defeitos da imunidade inata. (*Continuação*)

Defeito imunológico inato	Gene	Herança	Manifestações clínicas	Alterações laboratoriais	Tratamento
Defeitos relacionados a tecidos não hematopoiéticos					
Osteopetrose	*CLCN7*	AR	Osteopetrose com hipocalcemia e manifestações neurológicas		TCTH
	OSTM1	AR			
	SNX10	AR	Osteopetrose com alterações visuais		
	PLEKHM1	AR	Osteopetrose		
	TCIRG1	AR	Osteopetrose com hipocalcemia		
	TNFRSF11A	AR	Osteopetrose		
	TNFSF11	AR	Osteopetrose com atraso importante do crescimento		
Hidradenite supurativa	*NCSTN*	AD	Doença de Verneuil (acne inversa) – hidroadenite com acne		Clindamicina tópica, abordagem cirúrgica, anti-TNF, anti-IL1, anti-IL-17
	PSEN	AD	Doença de Verneuil (acne inversa) – hidroadenite com hiperpigmentação cutânea		
Defeitos relacionados a leucócitos					
Haploinsuficiência de IRF4	*IRF4*	AD	Doença de Whipple	Exames iniciais imunológicos normais	
Deficiência de IL-18BP	*IL18BP*	AR	Hepatite viral fulminante	Aumento atividade de IL-18	

AD: autossômica dominante; AR: autossômica recessiva; GOF: ganho de função do inglês *gain of function*; LOF: *loss of function*-perda de função; TCTH: transplante de células-tronco hematopoiéticas; WHIM: *warts*-verrugas, *hypogammaglobulinemia*-hipogamaglobulinemia, *infections*-infecções, *mykolcathexis*-mielocatexia; XL: ligado ao X; PCR: reação em cadeia de polimerase.

Fonte: Adaptado de Akar-Ghibril N, 2022; Tangye SG, Al-Herz W, Bousfiha A, *et al.*, 2022.

Defeitos na sinalização de receptores *Toll-like*

Os receptores *Toll-like* (TLR) são proteínas transmembrana do tipo I ativados após ligação com padrões moleculares (PAMPS) de bactérias, fungos e vírus, o que resulta na produção de citocinas inflamatórias (fator de necrose tumoral alfa (TNF-α), interleucina (IL) 6, IL-1B, IL-12) e interferon do tipo 1 (IFN-I).[1] A maioria dos defeitos cursa com susce-tibilidade a infecções bacterianas.

■ Deficiência de MyD88 e IRAK-4 (OMIM # 602170 e # 606883)

As deficiências de MyD88 e IRAK-4 são de herança autossômica recessiva, causadas por mutações em homozigose ou em heretozigose composta dos genes MyD88 e IRAK4, respectivamente. Todos os TLR, com exceção do TLR3, bem como vários IL-1Rs usam a molécula adaptadora MyD88 e ativam a quinase intracelular IRAK-4. As deficiências de MyD88 e IRAK-4 ocasionam alterações na imunidade mediada por TLR e IL1-R, e os pacientes com essas deficiências exibem manifestações clínicas semelhantes.[1]

Ambas se caracterizam por suscetibilidade a infecções bacterianas piogênicas invasivas principalmente por *S. pneumoniae*, mas também por *S. aureus* e *P. aeruginosa*. As infecções são recorrentes, iniciam-se na primeira infância, podendo se manifestar como meningite, artrite e/ou sepse, assim como osteomielite e abscessos profundos.[1] Uma característica importante é a pobreza de sinais de resposta inflamatória sistêmica durante o episódio infeccioso, que podem aparecer tardiamente. Há formação de pus, ainda que tardiamente em muitos casos. Óbitos são mais frequentes antes dos 8 anos de idade, principalmente antes dos 2 anos, sendo a causa mais frequente a doença pneumocócica invasiva.[3] Queda tardia do coto umbilical foi relatada na deficiência de IRAK4.[1,3]

Com o passar da idade, há melhora da recorrência das infecções bacterianas invasivas, com menor risco de infecções graves ou óbito.[1,3] Acredita-se que isso decorra do desenvolvimento da imunidade adaptativa, mais antígeno-específica dos linfócitos T e B. Pacientes adultos, no entanto, podem evoluir com quadros de sinusites, pneumonias e piodermites, principalmente na deficiência de MyD88.

Nessas doenças, pode ocorrer um defeito na migração de neutrófilos e podem cursar com neutropenia transitória associada a infecções.[3] Os linfócitos T e B estão normais em número e função. Imunoglobulina IgM e IgG para pneumococos e iso-hemaglutininas estão diminuídos em mais de 50% dos casos, não havendo correlação entre os níveis de anticorpos antipneumocócicos e doença pneumocócica invasiva. A resposta de anticorpos específicos para antígenos proteicos é normal. As subpopulações de linfócitos e a proliferação de células T são normais.[1]

É imprescindível imunizar todos os pacientes com as vacinas antipneumocócicas conjugada e não conjugada, assim como com vacinas conjugadas contra *H. Influenzae* e diferentes sorotipos de *N. meningitidis*. Considerar a profilaxia com antibiótico como cotrimoxazole ou penicilina V (ou equivalente). Nesses pacientes, é fundamental iniciar rapidamente o tratamento com antibiótico parenteral empírico diante da suspeita de infecção, pois podem não manifestar febre ou marcadores inflamatórios elevados. A infusão de imunoglobulina humana antes dos 10 anos de idade pode ser considerada em alguns casos, como profilaxia de infecções bacterianas invasivas.[1]

Deficiência de TIRAP (OMIM # 614382)

TIRAP é um adaptador entre TLR2/TLR4 e MyD88. A deficiência de herança autossômica recessiva de TIRAP foi relatada em oito indivíduos, que tinham respostas prejudicadas aos agonistas de TLR1/2, TLR 2/6 e TLR4 nos fibroblastos e leucócitos; mas apenas um teve doença estafilocócica grave durante a infância, por apresentar também deficiência de anticorpos contra o ácido lipoteicoico de *S. aureus*, o que demonstra que a imunidade adaptativa humana pode compensar um defeito da imunidade inata.[1,4]

Deficiência de IRAK1 (OMIM # 300283)

Apenas um paciente com defeito completo foi identificado. Esse paciente tinha diagnóstico de síndrome de Rett, apresentava apenas infecções virais leves (conjuntivites, infecções por rinovírus), mas faleceu precocemente.[4]

Deficiência de TLR7 (OMIM # 301051)

Resposta comprometida aos ligantes de TLR7 com menor produção e interferon do tipo I foi descrita em pacientes jovens com infecção grave pelo SARS-CoV-2.[5]

Ganho de função de TLR8 (ainda sem OMIM)

Mutação do gene do TLR8 promovendo ganho de função foi descrita como causa de anemia hemolítica autoimune agravada por infecções, além de autoinflamação manifestando-se como enterite, febre, artrite e vasculite de sistema nervoso central.[6]

Suscetibilidade à encefalite por herpes simples

TLR3 e 4 ativam uma via alternativa, ao contrário dos demais TLR que envolvem MyD88 e IRAK4. TLR3 ativa o fator 3 associado ao TNF (TRAF3) por meio do TRIF (adaptador contendo domínio TIR que induz interferon-β). O TRAF3 promove expressão de fatores reguladores de interferon (IRF) 3 e 7, que resultam na transcrição de interferons do tipo I. UNC93B1 é uma proteína do retículo endoplasmático que transloca TLR3, 7, 8 e 9 para o endossomo. TBK1 é uma quinase importante no controle do herpesvírus simples no sistema nervoso central (SNC) mediado por TLR3 e interferon. Deficiências de TLR3 (OMIM # 613002), UNC93B (OMIM # 608204), TRAF3 (OMIM # 601896), TRIF (OMIM # 607601), TBK1 (OMIM # 604834) e IRF3 (OMIM # 616532) levam à falha na sinalização de TLR3 produzindo suscetibilidade à encefalite (em prosencéfalo – parte anterior do cérebro: hemisférios cerebrais, tálamo e hipotálamo) pelo herpesvírus simples na infância, em geral entre os 3 meses e 6 anos de vida.[1]

A avaliação imunológica inicial é normal. O tratamento profilático com aciclovir é indicado nesses pacientes e o tratamento combinado com IFN-α recombinante pode ser considerado durante uma infecção aguda.[1]

Encefalite em tronco cerebral por HSV1 e influenza B foram descritas em pacientes entre 10 meses e 13 anos de idade com defeito em DBR1 (OMIM # 607024).[4]

Deficiência de SNORA31 (OMIM # 619396) foi descrita em cinco pacientes com produção prejudicada de IFN-I e que apresentavam encefalite (em prosencéfalo) por HSV1. Quadro de meningite de Mollaret (meningite linfocítica recorrente) causada por HSV2 foi descrita em dois pacientes, um deles com deficiência de ATG4A e outro, de MAP1LC3B2, com prejuízo da autofagia induzida pelo vírus, com maior replicação viral e indução de apoptose de fibroblastos.[2]

Encefalite por herpes simples pode ser uma manifestação de outros erros inatos da imunidade (EII) como deficiência de STAT1, deficiência de NEMO, imunodeficiência comum variável, deficiência de DOCK8 e deficiência de GATA2.[4]

Candidíase mucocutânea crônica

A candidíase mucocutânea é caracterizada por infecções de unhas, pele, couro cabeludo e/ou mucosas oral e genital causadas por *Candida* spp., principalmente *C. albicans*. A candidíase mucocutânea crônica (CMC) é uma doença grave, persistente ou recorrente, que recidiva após a descontinuação do tratamento.[4]

No contexto da imunidade inata, os defeitos se relacionam com a IL-17 em razão de níveis anormalmente baixos de células T produtoras de IL-17 (Th17) circulantes ou pela presença de autoanticorpos direcionados contra citocinas IL-17. O defeito pode ser nos genes *IL17RA*, *IL17F*, *IL-17RC*, *STAT1* com ganho de função, *ACT1* ou *MAPK8*[2,7] (Tabela 30.1).

Os defeitos em IL17F (OMIM # 606496) e IL17RC (OMIM # 610925) se apresentam apenas como candidíase mucocutânea. Os defeitos em IL17RA (OMIM # 605461) e ACT1(OMIM # 607043) podem cursar também com foliculite por estafilococos e dermatite seborreica.[7] Macroglossia foi descrita na deficiência de ACT1.[2]

As mutações em STAT1 com ganho de função (OMIM # 600555) produzem, além da candidíase mucocutânea crônica, infecções por HPV, herpes simples, varicela-zóster, infecções bacterianas sinopulmonares e cutâneas, infecções disseminadas por micobactérias, outras infecções fúngicas (criptococose, aspergilose, histoplasmose) e manifestações de autoimunidade (enteropatia, tireoidite, diabetes, citopenias).[7]

A haploinsuficiência de JNK1 (por mutações em *MAPK8*), descrita em três pacientes, está relacionada à CMC e a uma alteração de tecido conjuntivo que se assemelha à síndrome de Ehrlers-Danlos.[2]

A primeira evidência clínica é geralmente de candidíase persistente. Depois, observam-se alterações da coloração, onicólise e distrofia das unhas, acometendo principalmente a parte proximal e as bordas laterais. A pele, o cabelo e a mucosa geralmente são afetados. A infecção persistente ou recorrente por cândida pode predispor ao desenvolvimento de malignidades (carcinoma espinocelular) acometendo principalmente o esôfago e a boca.[8]

Outros EII podem cursar com candidíase mucocutânea. (Tabela 30.1)

Tabela 30.1. Outros defeitos genéticos associados à candidíase mucocutânea crônica (CMC), suas principais manifestações clínicas e os principais achados imunológicos.

Doença	Gene	Padrão de herança	Frequência CMC (%)	Características clínicas associadas	Achados imunológicos principais
HIES – síndrome de Job	*STAT3*	AD	83% a 85%	Pneumonias por estafilococos com pneumatoceles, facies típica, retenção de dentes primários, escoliose, hipermobilidade articular, fraturas	Células T normais, com redução Th17, diminuição de células B de memória, IgE aumentada, defeito na produção de anticorpos específicos
HIES	*ZNF341*	AR	74%		Diminuição de Th17 e NK, aumento de IgE e IgG, defeito na produção de anticorpos específicos
HIES	*PGM3*	AR	35%	Eczema, alergia alimentar, esofagite por herpes simples, viremia por vírus de Epstein-Barr, infecções cutâneas por estafilococos	IgE aumentada e eosinofilia, IgG e IgA normais ou aumentadas, pode haver linfopenia TCD4, TCD8 e B
HIES	*DOCK8*	AR	65%	Infecções cutâneas por vírus e bactérias, alergia, vasculite	Linfopenia T, redução de NK com função comprometida, aumento células B com redução de B de memória, IgM baixa, IgG e IgA normais ou aumentadas, IgE bem aumentada, resposta de anticorpos comprometida

(*Continua*)

Tabela 30.1. Outros defeitos genéticos associados à candidíase mucocutânea crônica (CMC), suas principais manifestações clínicas e os principais achados imunológicos. (*Continuação*)

Doença	Gene	Padrão de herança	Frequência CMC (%)	Características clínicas associadas	Achados imunológicos principais
APS-1	*AIRE*	AR	70% a 98%	Endocrinopatias autoimunes, alopecia, hipoplasia esmalte dentário, enteropatia	Células T autorreativas e redução de Treg
MSMD	*RORC*	AR	85%	Infecções disseminadas por micobactérias, esplenomegalia	Alterações no ensaio IFNγ/IL-12
	IL12p40	AR	4%	Infecções por micobactérias, sepse por Salmonella spp.	
	IL12RB1	AR	25%		
Deficiência de GATA2	*GATA2*	AD	5%	Síndrome mielodisplásica, infecções por micobactérias, papilomavírus humano, Epstein-Barr, linfedema	Monocitopenia, NK baixo
EDA-ID GOF IKBKB	*IKBKB*	AD GOF	75%	Defeitos ctodérmicos variados, infecções por vírus, fungos e bactérias	Diminuição de células T e prejuízo ativação de TCR
EDA-ID GOF IKBA	*NFKBIA*	AD GOF	50%	Displasia ectodérmica com infecções por micobactérias, fungos, vírus, dentes cônicos, colite	Prejuízo na ativação de receptores de célula T e B
EDA-ID NEMO	*IKBKG*	XL	3%		
Deficiência de RLTPR	*CARMIL2*	AR	50%	Infecções por micobactérias, bactérias, fungos, verrugas, molusco contagioso, linfoproliferação por vírus de Epstein-Barr	Redução de Treg e de células de memória central TCD4 e TCD8
Defeitos combinados de células T e B	*STAK4* *IL21R* e outros	Variadas	25% a 45%	Infecções por vírus, fungos, micobactérias, bactérias	Linfopenia, disfunção de células T
Fenocópia CMC	–	–	100%	Endocrinopatias autoimunes	Autoanticorpos anti IL-17 e/ou IL-22

AD: autossômica dominante; AR: autossômica recessiva; APS-1: síndrome de poliendocrinopatia autoimune 1; EDA-ID: displasia ectodérmica anidrótica com imunodeficiência; GOF: ganho de função; HIES: síndrome de hiper-IgE; NK: células *natural-killers*; MSMD: suscetibilidade mendeliana a micobactérias; XL: ligado ao X.

Fonte: Adaptada de Abers MS, Lionakis MS, 2020; Egri N, Esteve-Solé A, Deyà-Martínez À, *et al.*, 2021; Puel A, 2020.

A candidíase invasiva (CI) é definida como infecções na corrente sanguínea ou infecções profundas causadas por Candida spp. A CI está relacionada à deficiência de CARD9 (OMIM # 607212), um adaptador responsável pela transdução de sinais de receptores de lectina do tipo C após o reconhecimento de componentes da parede celular fúngica. Sua deficiência confere suscetibilidade seletiva a doenças fúngicas em indivíduos saudáveis, com ou sem outras manifestações infecciosas. Mais de 70% dos pacientes com deficiência de CARD9 desenvolveram CI, com forte tropismo pelo SNC, como meningoencefalite, abscessos cerebrais ou massas simulando metástases. Os pacientes apresentam também dermatofitoses invasivas e aspergilose extrapulmonar, além de infecções invasivas por fungos melanizados (ou demáceos) e Exophiala spp.[4]

Os pacientes com deficiência de CARD9 não têm fenótipo imunológico bem estabelecido, apresentando contagem normal de leucócitos, proliferação normal de células T em resposta a mitógenos ou antígenos, e avaliação funcional de fagócitos também normal. No entanto, observam-se eosinofilia e elevados níveis séricos de IgE.[8]

Infecções fúngicas invasivas por Candida spp. podem ocorrer em outros EII como doença granulomatosa crônica, neutropenias congênitas e LAD1.[7]

O diagnóstico de CMC deve ser considerado em pacientes com infecções fúngicas, principalmente por Candida sp. ou dermatófitos (confirmados por cultura), que podem ser crônicas (duração da candidíase superior a 6 meses) ou recorrentes, envolvendo unhas, pele e mucosas como a principal apresentação infecciosa. Devem ser descartadas causas secundárias como uso prolongado de antibióticos, corticosteroides sistêmicos ou imunossupressores, e doenças como diabetes *mellitus* e infecção por HIV.[9]

Após o diagnóstico clínico e microbiológico, devem ser realizados estudos imunológicos: fenotipagem de linfócitos (células T, B, células NK); proliferação de linfócitos T frente a mitógenos/antígenos; e análise de subpopulações de linfócitos T e B, incluindo Th1/Th2/Th17 (se possível), dosagens de IgG, IgA, IgM e IgE, e resposta vacinal contra antígenos proteicos e polissacarídicos.[8]

Uma característica comum aos pacientes com CMC é a anergia *in vitro* dos linfócitos T quando estimulados com antígenos de cândida.[8]

O sequenciamento genético para verificação das mutações nos genes associados à CMC deve ser solicitado. O ensaio de fosforilação/desfosforilação de STAT1 deve ser usado para avaliar o impacto funcional de mutações de significado incerto em STAT1 para confirmar o ganho de função.[8]

O tratamento inicial deve ser feito com derivados imidazólicos, sendo o fluconazol o medicamento de eleição para tratamento e profilaxia. No entanto, a ocorrência frequente de resistência aos medicamentos é a principal limitação. Neste caso, podem-se usar itraconazol, voriconazol ou posaconazol e, em casos refratários, anfotericina B ou equinocandinas.[8]

Pacientes com mutação STAT1 GOF representam até 50% dos casos de CMC, e o tratamento com inibidores da janusquinase (JAK) podem controlar a CMC. O TCTH é atualmente o único tratamento curativo disponível indicado para todos os pacientes com mutações STAT1 GOF com fenótipo clínico grave, que sofrem de complicações infecciosas e não infecciosas graves, refratárias aos tratamentos aqui já descritos.[8]

Epidermodisplasia verruciforme ou papilomatose cutânea disseminada grave

Epidermodisplasia verruciforme (EV) é uma doença rara, de caráter hereditário, que cursa com suscetibilidade a infecções cutâneas por HPV. Foi descrita em 1922, sendo provavelmente o primeiro relato de imunodeficiência primária e, também, a primeira evidência da relação do HPV com o desenvolvimento de câncer de pele.[1,10] Cerca de 75% dos casos são decorrentes da deficiência de EVER1 (OMIM # 605828) e EVER2 (OMIM # 605829) (mutações respectivamente em *TCM6* e *TCM8*). Mais recentemente foi descrito um quadro típico de EV em pacientes com mutações em CIB1 (OMIM # 618267), que codifica uma proteína que forma um complexo com EVER 1 e 2.[2,10]

A maioria dos pacientes com a forma típica não tem infecções além da papilomatose cutânea. Há surgimento difuso e refratário de verrugas e lesões ptiríase versicolor-símile.[10] Existem duas apresentações clínicas descritas: a forma disseminada; e a localizada. A forma localizada é benigna, com aparecimento de verrugas planas na infância. As lesões iniciam-se nas áreas expostas ao sol, são hipo ou hiperpigmentadas e raramente acometem mucosas. A forma maligna é caracterizada por lesões verrucosas em áreas extensas, inclusive em mucosas. Há risco de desenvolvimento de malignidade em pele.[11]

Um fenótipo de EV atípico, que tem defeito de células T, cursa com infecções bacterianas, infecções recorrentes dos tratos respiratório e gastrointestinal, candidíase mucocutânea, vírus do herpes cutâneo, molusco contagioso, doença broncopulmonar e linfoma de Burkitt. Em alguns desses casos, foram identificadas mutações em *RHOH* e *STK4*.[1]

O diagnóstico da lesão é feito por hibridização *in situ* ou PCR positivo para HPV. A lesão histológica clássica é plana, com mínima queratose e acantose.

Não há até o momento nenhuma terapia definitiva, apenas o tratamento das lesões com curetagem, remoção cirúrgica e crioterapia. Efeito modesto tem sido obtido com o uso de substâncias tópicas como imiquimode, cantaridina, podofilina ou 5-fluoruracil. Em caso de lesões muito extensas, retinoides orais, interferon ou vacinas contra HPV podem ser tentados.[10] Os pacientes devem ser orientados a evitar a exposição aos raios ultravioleta e a realizar rastreamento frequente de câncer de pele.[11]

A síndrome WHIM (OMIM # 162643) é caracterizada pela presença de verrugas HPV, hipogamaglobulinemia, infecções bacterianas recorrentes e mielocatexia (retenção de neutrófilos maduros na medula óssea. As infecções bacterianas normalmente se apresentam como otites, sinusites, pneumonias, celulites, abscessos e periodontite. Há também infecções por micobactérias e risco de malignidades cutâneas e hematológicas. A hipogamaglobulinemia é variável e afeta todos os isotipos. Linfopenia B também tem sido descrita, assim como defeitos na proliferação de linfócitos T. A neutropenia costuma ser grave, com contagens abaixo de 500. O tratamento, em geral, é feito com reposição de imunoglobulina, uso de antibióticos, G-CSF e tratamento local das verrugas.[11] O uso de plerixafor (um antagonista de CXCR4) tem se mostrado eficiente no controle de verrugas e da neutropenia.[10]

Muitos outros EII podem estar associados à infecção por HPV como deficiência de CD16, de DOCK8, de GATA2, de IL-17, de IRF8, de TWEAK, de CARD11 (hipomórfico), de RLTPR (CARMIL2), síndrome de Netherton, ataxia telangiectasia, X-MEN, síndrome de hiper-IgM (defeito de CD40L/CD40), LAD1, síndrome de Wiskott-Aldrich, defeito de NEMO, defeitos combinados de células T e B (CORO1A, ARTEMIS) e imunodeficiência comum variável.[10]

Defeitos com suscetibilidade a infecções virais graves

Os defeitos da imunidade inata responsáveis por infecções virais graves estão relacionados com alterações em sensores para vírus, ou na indução ou sinalização das vias do interferon. Foram descritos defeitos em múltiplas moléculas que atuam nas vias de IFN tipo I e III como STAT1 (perda de função) (OMIM # 60555), STAT2 (OMIM # 600556), receptor de IFN-α e β 1 e 2 (*IFNRA1* e *IFNRA2*) (OMIM # 107450 e # 602376)), IRF7 (OMIM # 605047) e IRF9 (OMIM # 147574), assim como em moléculas relacionadas a sensores para vírus (*MDA5*, *ZNFX1* e RNA polimerase III). (OMIM # 606951, # 619644, # 614258, 617454, 617455).[2,12]

CD16 é uma molécula que permite às células NK reconhecer alvos opsonizados por IgG. NOS2 é uma molécula promotora de oxido nítrico sintetase. Defeitos em CD16 (OMIM # 146740) e NOS2 também estão relacionados a infecções virais graves.[2]

Um resumo desses defeitos e suas manifestações está na Tabela 30.1.

Deve-se suspeitar deste tipo de defeito diante de pacientes com doença grave por vacinas de vírus vivo atenuado, com infecções virais recorrentes por diferentes vírus ou pelo mesmo vírus, complicações graves de infecções por vírus comuns como influenza, particularmente se há familiares com quadros semelhantes.[12]

O diagnóstico funcional destes defeitos é complexo e habitualmente indisponível, sendo necessário lançar mão do sequenciamento genético.

Defeitos não relacionados a tecidos hematopoiéticos

Neste grupo estão defeitos heterogêneos acometendo diferentes órgãos e tecidos como baço, macrófagos, osteoclastos e epiderme. Um resumo dos defeitos genéticos e principais manifestações se encontra no Quadro 30.1.

Asplenia congênita isolada

É uma doença de herança autossômica dominante, que causa mutações em *RPSA* (OMIM # 271400), o gene que codifica uma proteína envolvida na regulação transcricional do desenvolvimento do baço. Caracteriza-se clinicamente por infecções graves por bactérias encapsuladas, principalmente *Streptococcus pneumoniae.*[11]

O diagnóstico se baseia na presença de corpos de Howell Jolly em hemácias no esfregaço de sangue periférico e na ausência de baço por meio de ultrassonografia abdominal.[11]

O tratamento consiste na imunização contra *S. pneumoniae, H. influenzae* e *Neisseria meningitidis*, além de profilaxia antibiótica durante os primeiros 5 anos de vida, pelo menos.[11]

Mutação em *HMOX1* (deficiência de heme oxigenase 1) (OMIM # 141250) se apresenta com asplenia, hemólise de início precoce, nefrite e inflamação sistêmica.[2]

Referências bibliográficas

1. Akar-Ghibril N. Defects of the innate immune system and related immune deficiencies. Clinic Ver Allerg Immunol. 2022;63:36-54. doi: 10.1007/s12016-021-08885-y.
2. Tangye SG, Al-Herz W, Bousfiha A, et al. Human inborn errors of immunity: 2022 update on the classification from the international union of immunological Societies Expert Committee. J Clin Immunol. 2022;1-35. doi: 10.1007/s10875-022-01289-3.
3. Picard C, von Bernuth H, Ghandil P, et al. Clinical features, and outcome of patients with IRAK-4 and MyD88 deficiency. Medicine. 2010;89(6):403-25. doi: 10.1097/MD.0b013e3181fd8ec3.
4. Boisson B, Zhang S, Casanova JL, Puel A. Inherited disorders of TLR, IL-1R and NFκB immunity. In: Sullivan KE, Richard Stiehm E (Eds.). Stiehm's immune deficiencies – inborn errors of immunity. 2. ed. London: Elsevier, 2020(38):869-83.
5. Asano T, Boisson B, Onodi F, Matuozzo D, Moncada-Velez M, Maglorius Renkilaraj MRL, et al. X-linked recessive TLR7 deficiency in ~1% of men under 60 years old with life-threatening COVID-19. Sci Immunol. 2021;6(62):eabl4340. [2023 Jun. 23]. Disponível em: https://doi.org/10.1126/sciimmunol.Abl4348.
6. Fejtkova M, Sukova M, Hlozkova K, Skvarova Kramarzova K, Rackova M, Jakubec D, et al. TLR8/TLR7 dysregulation due to a novel TLR8 mutation causes severe autoimmune hemolytic anemia

and autoinflammation in identical twins. Am J Hematol. 2022;97(3):338-51. [2023 Jun. 23]. Disponível em: https://doi.org/10.1002/ajh.26452.

7. Abers MS, Lionakis MS. Chronic mucocutaneous candidiasis ans invasive fungal infeccion susceptibility. In: Sullivan KE, Richard Stiehm E (Eds). Stiehm's immune deficiencies – inborn errors of immunity. 2. ed. London: Elsevier, 2020(44):961-89.
8. Egri N, Esteve-Solé A, Deyà-Martínez À, de Landazuri IO, Vlagea A, García A, et al. Primary immunodeficiency and chronic mucocutaneous candidiasis: pathophysiological, diagnostic, and therapeutic approaches. Allergol Immunopathol. 2021;49(1):18-127. doi: 10.15586/aei.v49i1.20.
9. Puel A. Human inborn errors of immunity underlying superficial or invasive candidiasis. Hum Genet. 2020;139(6-7):1011-22. doi: 10.1007/s00439-020-02141-7.
10. Henrickson SE. Susceptibility to papillomavirus. In: Sullivan KE, Richard Stiehm E (Eds.). Stiehm's Immune deficiencies – inborn errors of immunity. 2. ed. London: Elsevier, 2020(40):885-903.
11. Parvaneh N, Lilic D, Roesler J, Niehues T, Casanova JL, Picard C. Defects in intrinsic and innate immunity: receptors and signaling components. In: Rezaei N, Aghamohammadi A, Notarangelo LD (eds.). Primary immunodeficiency diseases. Springer. 2. ed. Berlin, 2017(6):339-92.
12. Duncan CJA, Hambleton S. Innate defects with isolated susceptibility to viral disease. In: Sullivan KE, Richard Stiehm E (eds.). Stiehm's Immune deficiencies – Inborn Errors of Immunity. 2. ed. London: Elsevier, 2020(41):905-17.

31

Doenças Autoinflamatórias Monogênicas

Leonardo Oliveira Mendonça | Alex Isidoro Ferreira Prado | Jaqueline Cubo Brandão | Myrthes Anna Maragna Toledo Barros

Introdução

As síndromes autoinflamatórias são doenças genéticas de reconhecimento recente no campo da imunologia clínica. Em 1997, o gene *MEFV* associado à febre familiar do mediterrâneo (FFM) foi identificado e associado à proteína pirina, que desempenha papel importante na resposta imunológica inata. Em 1999, Daniel Kastner e Isabelle Touitou publicaram quase que simultaneamente estudos sobre os genes *MEFV*, FFM e *TNFRSF2 – Tumor Necrosis Factor Receptor-Associated Periodic Syndrome* (TRAPS), e ambos formaram o primeiro grupo de estudos nessas doenças, inicialmente intitulado "International Society for Systemic Autoinflammatory Diseases" (ISSAID). Atualmente, já foram descritos mais de 100 genes associados às doenças autoinflamatórias.[1] Esse é o grupo de erros inatos da imunidade (EII) com maior crescimento nos últimos anos. Certamente, ainda muitas outras condições clínicas serão descritas.

O conceito de autoinflamação, um processo inflamatório asséptico e sem relação com fenômenos autoimunes gerado por defeitos nas vias da inflamação, teve um impacto importante. Essa descrição permitiu a dissecção desse grupo de doenças e o desenvolvimento de inúmeras armas terapêuticas personalizadas, como as drogas bloqueadoras da interleucina-1 (IL-1) e as drogas que atuam no interferon do tipo-1.[1] As doenças autoinflamatórias podem ser monogênicas (alterações em um único gene) ou poligênicas (alterações em múltiplos genes) e, no segundo caso, mais recentemente reconhecidas como de natureza multifatorial, envolvem interferência de fatores ambientais na expressão de diversos genes.

De modo geral, diante de quadros caracterizados por inflamação sistêmica, com ampla variedade de manifestações clínicas, procede-se à investigação de causas infecciosas, autoimunes e/ou malignas. Na ausência destas, a suspeita de uma doença autoinflamatória se impõe, sendo seu diagnóstico mais comumente confirmado por meio de sequenciamento genético.

Atualmente, três grandes grupos de doenças são reconhecidas de acordo com a plataforma inflamatória predominante: as inflamassomopatias; as relopatias; e as interferonopatias. Neste capítulo, serão descritas as principais doenças monogênicas de cada um desses grupos.[1]

Inflamassomopatias

Febre familiar do Mediterrâneo (OMIM # 249100)

A FMF é a doença autoinflamatória monogênica mais comum, com prevalência estimada de 1:50.000 indivíduos nos Estados Unidos. A fisiopatologia está associada a um defeito na proteína nomeada "pirina". A maioria dos pacientes tem início dos sintomas nas primeiras décadas de vida, apesar de haver relatos de casos com início acima dos 50 anos. Os defeitos estão no gene *MEFV* e sua herança pode ser autossômica recessiva e, em alguns casos, dominante.[2]

Clinicamente, os pacientes apresentam febre com duração de 1 a 3 dias, associada a serosites (peritonite que cursa com dor abdominal intensa; pleurite ou pericardite, que cursam com dor torácica) e artrite. Durante os quadros abdominais, muitos pacientes apresentam íleo adinâmico com constipação. Além dessas manifestações, os pacientes podem apresentar quadros cutâneos similares à erisipela ou mesmo similares à púrpura de Henoch-Schönlein. Raramente, os pacientes apresentam meningite asséptica, adenomegalia e esplenomegalia. Não há gatilho conhecido para os ataques febris, mas é comum haver associação com estresse, vacinas e, até mesmo, alimentos como desencadeantes.[2]

Laboratorialmente, na grande maioria dos pacientes com doenças autoinflamatórias, há elevação dos marcadores inflamatórios de fase aguda proteína C-reativa (PCR), velocidade de hemossedimentação (VHS); e proteína amiloide A (PAA), além de leucocitose com neutrofilia. A PAA elevada constantemente, mesmo fora da fase aguda, aumenta o risco de desenvolvimento de amiloidose AA ou amiloidose secundária a uma doença crônica. Na dependência da mutação encontrada, a ocorrência de amiloidose pode chegar próximo a 20% (p. ex., na mutação em homozigose *M694V*). A amiloidose em pacientes masculinos frequentemente causa infertilidade. Estigmas como ginecomastia ou redução de pilificação podem indicar esse tipo de complicação.[1]

O diagnóstico desses pacientes deve seguir o binômio "quadro clínico + genética", com identificação de mutações no gene *MEFV* em homozigose ou heterozigose composta (trans). O tratamento de escolha é a colchicina e a maioria dos pacientes apresenta excelente resposta. A dose inicial varia de acordo com a faixa etária (0,07 mg/kg/dia para pacientes com menos de 5 anos). O aumento da dose dependerá da resposta clínica e da tolerância do paciente, já que a faixa terapêutica é estreita e muitos apresentam intolerância gástrica, com até 10% dos pacientes com diarreia e dor abdominal no primeiro mês de uso. Essa medicação é considerada segura na gestação; mas em homens, altas doses em uso crônico podem resultam em azoospermia. O consumo de frutas cítricas (principalmente a toranja) deve ser evitado pelo risco de aumentar a biodisponibilidade da droga. Outras interações bastante conhecidas são com o fluconazol, diuréticos, estatinas, ciclosporina e inibidores de protease. Apesar de ser uma droga muito segura, a monitorização hepática e renal se faz necessária ao longo do tratamento.[1,2]

Em até 10% dos casos, há resposta insuficiente à colchicina (muitas vezes quando há associação com a mutação no éxon *M694V*). Para casos refratários ou que evoluem para amiloidose, o bloqueio da IL-1β é mandatório e pode ser feito com canaquinumabe, anakinra ou rilonacept.[1]

Síndromes associadas às criopirinas (CAPS)

As chamadas criopirinopatias compõem um grupo de doenças com três níveis de gravidade. Os polos leve, moderado e grave são respectivamente, a síndrome autoinflamatória familiar associada ao frio [FCAS] – OMIM # 120100), a síndrome de Muckle-Wells [SMW] – OMIM # 191900) e a doença neonatal multissistêmica inflamatória [CINCA/NOMID] – OMIM # 607115). Apesar de diferentes em sua evolução, essas doenças apresentam a mesma fisiopatologia (ativação exagerada do inflamassoma na ausência de estímulos como PAMPs, do inglês *pathogen-associated molecular patterns* ou DAMPs, do inglês *danger-associated molecular patterns*), com acometimento em intensidades diferentes.[3]

Clinicamente, todos os pacientes apresentam quadro febril com lesões cutâneas semelhantes à urticária, com infiltrado neutrofílico no estudo anatomopatológico. Outros achados são adicionados à medida que a doença se aproxima do polo mais grave. Os pacientes com FCAS tipicamente apresentam febre periódica com lesões urticariformes, conjuntivite, e é frequente que refiram artralgia. Vale lembrar que, nesses casos, o teste da urticária ao frio (teste do cubo de gelo) é sempre negativo. Os pacientes com SMW apresentam febre, urticária neutrofílica e surdez neurossensorial em até 20% dos casos, sendo esta uma das causas de surdez súbita em adultos e adolescentes. NOMID é a doença no polo mais grave, caracterizada por quadros multi-inflamatórios precoces e persistentes envolvendo meningite asséptica, alterações de disco óptico, anormalidades do esqueleto (bossa frontal, supercrescimento epifisário com deformidades articulares, aumento da patela), surdez neurossensorial, *rash* urticariforme e atraso no desenvolvimento neuropsicomotor. Nos casos em que o tratamento não é feito precocemente, a criança pode evoluir com hipertensão intracraniana e óbito.[3,4]

Nos adultos, o principal diagnóstico diferencial das CAPS é a síndrome de Schnitzler, uma vez que estes pacientes também apresentam urticária neutrofílica, mas, neste caso, acompanhada de dores ósseas com gamopatia monoclonal geralmente de imunoglobulina M (IgM).[4]

Laboratorialmente, os pacientes apresentam elevação das provas de fase aguda (PCR, VHS, PAA e ferritina) e anemia. Com exceção dos pacientes com FCAS, os marcadores inflamatórios podem persistir elevados mesmo sem atividade clínica. A avaliação óssea por imagem e a audiometria podem auxiliar no diagnóstico. O sequenciamento genético para avaliação de mutações no gene *NLRP3* confirmará o diagnóstico. As doenças têm herança autossômica dominante e já se conhecem mais de 240 variantes nesse gene, sendo mais de 100 delas patogênicas ou provavelmente patogênicas. A chance de desenvolvimento de amiloidose é maior nos polos mais graves, podendo chegar a 25% na SMW, enquanto na NOMID é de até 60%.[3]

Nos casos de FCAS, um recurso terapêutico é evitar o gatilho principal, que é o frio. O único tratamento efetivo para as CAPS é o bloqueio da IL-1 que impede a instalação da amiloidose, mas não impede o desenvolvimento de surdez.[3]

Deficiência de mevalonatoquinase (Hiper-IgD) (OMIM # 260920)

A deficiência de mevalonatoquinase é uma condição com doenças em dois polos de gravidade, uma com manifestações mais brandas, a síndrome de Hiper IgD, e outra com manifestações graves e potencialmente fatais, a acidúria mevalônica. A incidência varia de acordo com a população estudada, mas sabe-se que até 60% dos pacientes têm ascendência holandesa ou francesa. A enzima mevalonatoquinase tem a função de produzir colesterol e moduladores negativos da inflamação – bloqueadores do inflamassoma. Geneticamente, trata-se de uma doença autossômica recessiva.[5]

As manifestações incluem crises febris recorrentes com duração de 3 a 7 dias, de início precoce, em geral, no 1° ano de vida, com erupção cutânea urticariforme, morbiliforme ou purpúrica, aftas, artralgia/artrite, adenopatia cervical dolorosa. Eventualmente, os pacientes podem apresentar adenite mesentérica, com dores abdominais intensas e diarreia, sugerindo o diagnóstico de FFM. Um fato bastante característico dessa síndrome é que o principal gatilho do primeiro episódio agudo é a vacinação.[5,6]

Nos pacientes com doença mais branda (hiper-IgD), há ainda alguma atividade residual da enzima mevalonatoquinase e não é comum ocorrer manifestações no sistema nervoso central (SNC). Já nos casos de acidúria mevalônica, comumente há prejuízo do desenvolvimento neuropsicomotor, com ataxia e atraso na fala, assim como dismorfismo facial. Apesar de raros, existem relatos de síndrome de ativação macrofágica e amiloidose, que têm incidência próxima de 3% nesse grupo.[5]

Além das provas de atividade inflamatória alteradas, esses pacientes podem apresentar aumento da imunoglobulina D (em 90% dos casos), mas este parece ser um epifenômeno da síndrome, já que seu papel ainda não foi esclarecido. Os valores de IgA também podem estar elevados. A dosagem de colesterol realizada nas crises revela, na maioria das vezes, valores reduzidos. A dosagem do ácido mevalônico urinário nas crises tem poder diagnóstico com especificidade de até 90%.[6]

Já foram encontradas mais de 120 variantes genéticas no gene *MVK* e a mais comum é a *V377I*. Quando ocorrem mutações em regiões que codificam a parte central da proteína, os quadros tendem a ser mais graves, diferentemente de quando a mutação é periférica e pode manter atividade proteica residual. A colchicina, então, não está indicada nesses casos. O corticosteroide pode ser utilizado para controle das crises, nos casos leves. Em casos graves e não responsivos à corticosteroideterapia, medicamentos anti-TNF ou bloqueadores de IL-1 podem ser benéficos. Em pacientes graves, deve-se procurar conciliar as datas da vacinação com as do uso do imunobiológico.[5]

Síndrome associada ao receptor do fator de necrose tumoral (TRAPS) (OMIM # 142680)

A TRAPS é uma síndrome autoinflamatória monogênica rara com prevalência estimada de 1:1.000.000 de indivíduos. É conhecida entre as síndromes clássicas por cursar com o maior período febril (superior a 20 dias) e com maior risco de evolução para amiloidose.[7]

Essa doença apresenta ampla gama de sinais e sintomas, o que pode dificultar o diagnóstico. É comum que, durante os surtos febris, os pacientes apresentem edema bipalpebral bilateral acompanhado de dor abdominal ou torácica (serosite), artralgia, mialgia migratória, lesões cutâneas serpiginosas/anulares centrífugas (que acompanham a mialgia). Podem-se encontrar conjuntivite, cefaleia, meningite asséptica, dor escrotal ou pericardite/miocardite.[7]

As provas inflamatórias costumam estar elevadas persistentemente e pode haver trombocitose. Nos casos em que a PAA se mantém elevada, mesmo fora dos períodos febris, a biópsia da gordura periumbilical com coloração pelo vermelho do congo é imperativa. O estudo anatomopatológico das lesões cutâneas revela resultado inespecífico, com infiltrados diversos – de linfócitos (CD3, CD4 e CD8), monócitos (CD68), macrófagos e até leucocitoclasia. Geneticamente, a TRAPS é uma doença autossômica dominante com mutações no gene *TNFRSF2*, sendo a variante mais comum a *T79M*. Os critérios propostos por Gattorno *et al.* são atualmente os mais aceitos, pois, mesmo na ausência de testes genéticos, a sensibilidade, a especificidade e a acurácia são de 95%, 99% e 99%, respectivamente.[7,8]

O tratamento da TRAPS visa evitar a progressão para amiloidose considerando que o risco dessa complicação é maior do que nas outras doenças autoinflamatórias já descritas. O bloqueio do TNF-α com o etanercepte é o primeiro tratamento a ser indicado. Uma resposta adequada é alcançada em 80% dos casos, mas apenas 30% têm remissão completa da inflamação. Paradoxalmente, outros bloqueadores do TNF-α, como o adalimumabe e o infliximabe, foram associados à piora das crises inflamatórias. Em casos com refratariedade ou mesmo evolução para amiloidose, as drogas bloqueadoras da IL-1 são as de escolha. Na literatura, existem casos refratários com boa resposta ao tocilizumabe (anti-IL6r).[7,8]

DIRA (deficiência do antagonista do receptor da interleucina-1) (OMIM # 612852)

A DIRA, também conhecida como "osteomielite estéril multifocal com periostose" (OMPP), é uma síndrome autossômica recessiva decorrente de mutações com perda de função (LOF) no gene *IL1RN*, cujo produto gênico é o antagonista do receptor da IL-1. Fisiologicamente, esse antagonista desempenha papel anti-inflamatório importante ligando-se de maneira não produtiva ao receptor de IL-1 na superfície de diversos tipos celulares, prevenindo, desse modo, o efeito pró-inflamatório da IL-1β e da IL-1α. As mutações no gene IL1RN resultam em uma proteína truncada não funcional com consequente desencadeamento de processo inflamatório sistêmico crônico.[9,10]

Clinicamente, a DIRA é caracterizada pelo início no período neonatal de uma erupção cutânea similar à psoríase pustular, predominantemente no dorso e na fronte, além de osteomielite multifocal estéril com periostite e edema periarticular grave. Mais tardiamente, a maioria dos pacientes desenvolve lesões pustulares cutâneas generalizadas. A osteíte é muito intensa, com padrão osteolítico envolvendo periósteo, afetando tipicamente ossos longos, corpos vertebrais e fêmur proximal, resultando em deformidades articulares proeminentes e intenso comprometimento funcional. Caracteristicamente, a osteomielite é piogênica estéril, com culturas negativas para agentes infecciosos. Embora apresentem elevação significativa dos marcadores de inflamação, os pacientes com DIRA não apresentam febre.[10]

A DIRA não tem predominância racial aparente e, desde sua primeira descrição, já foram relatadas ao menos 18 mutações no gene IL1RN, em diferentes países. No Brasil, foram descritas duas variantes: p.Asp72_Ile76del no gene IL1RN em dois pacientes com DIRA; e, mais recentemente em um paciente, em heterozigose composta, uma nova mutação, a p.Q45* (rs1019766125).[9]

Laboratorialmente, os pacientes apresentam níveis elevados dos reagentes de fase aguda (VHS, PCR, PAA e ferritina) mesmo na ausência de febre. As biópsias mostram infiltrados neutrofílicos na epiderme e na derme, formação de pústulas ao longo dos folículos capilares, acantose e hiperceratose. Nas imagens ósseas, mais frequentemente são encontrados balonamento de epífises dos ossos longos, alargamento das extremidades anteriores das costelas e lesões osteolíticas multifocais. A biópsia óssea é caracterizada pela presença de osteomielite piogênica, fibrose e esclerose.[10]

Os esteroides são particularmente eficazes no controle dos sintomas ocasionando a normalização das provas inflamatórias. Considerando o envolvimento da IL-1 na patogênese da DIRA, o tratamento de escolha inclui os inibidores da IL-1 como anakinra, rilonacept e canaquiinumabe. O tratamento com a proteína de fusão da IL-1Ra-anakinra produz respostas rápidas, com a resolução dos sintomas, das lesões ósseas e redução dos marcadores inflamatórios. O tratamento deve ser contínuo tendo em vista que a suspensão do medicamento poderá produzir exacerbações súbitas.[10]

Síndrome de Majeed (OMIM # 609628)

A Síndrome de Majeed (SMJD) descrita pela primeira vez por Majeed e colaboradores, em 1989, caracteriza-se por mutações em homozigose no gene *LPIN2*, localizado no cromossomo 18p11. Clinicamente, manifesta-se como osteomielite crônica recorrente associada à anemia diseritropoiética congênita (icterícia leve ou moderada, haptoglobina baixa ou ausente, reticulócitos elevados não proporcionais ao nível da anemia) e dermatose neutrofílica similar à da síndrome de *Sweet*. O curso da osteomielite crônica recorrente é caracterizado pelo início precoce na infância e episódios agudos uma a três vezes por mês, associados muitas vezes à febre baixa. De modo geral, as crianças afetadas apresentam falha de crescimento, com peso e altura abaixo do percentil 5 e atraso da idade óssea. Alguns pacientes apresentam hepatoesplenomegalia e requerem transfusões sanguíneas frequentes.[11,12] Alguns pacientes tratados com agentes bloqueadores de IL-1 tiveram melhora em sua anemia, mas não há dados sobre novas biópsias de medula óssea para determinar se a diseritropoiese foi revertida. Mais estudos são necessários para determinar o melhor tratamento para a síndrome de Majeed.[12]

Síndrome PAPA (acrônimo de *pyogenic sterile arthritis pyoderma gangrenosum and acne*) (OMIM # 604416)

A síndrome PAPA integra o espectro das doenças piogênicas inflamatórias e estéreis, com herança autossômica dominante e relacionada à mutação do gene *PSTPIP1* (*proline/serine/threoninephosphatase-interacting protein 1*) localizado no cromossomo 15q24.[13]

Os pacientes apresentam artrite erosiva estéril, intermitente, pauciarticular, atingindo cotovelos, joelhos e quadris. A biópsia do tecido sinovial mostra infiltrado polimorfonuclear na ausência de depósito de imunoglobulinas ou complemento. A artrite piogênica estéril atinge quase 95% dos pacientes e está associada ou não a outras manifestações: cutâneas (pioderma gangrenoso, acne cística sob a forma de abscessos estéreis faciais ou em qualquer outro local do corpo, como no local de injeções); hematológicas (pancitopenia normocítica após uso de sulfonamidas); e gastrointestinais (síndrome do intestino irritável).[14]

A artrite se inicia na primeira infância e o da acne na adolescência, persistindo na idade adulta. A evolução clínica pode ser aguda e agressiva ou crônica e lenta. Quando não ocorre acometimento de qualquer outro órgão e a evolução é crônica, é denominada "osteomielite multifocal recorrente crônica".[13] O tratamento com adalimumabe parece ser promissor.[14,15]

Pioderma, artrite e hidradenite supurativa (PASH), pioderma, acne, artrite piogênica e hidradenite (PAPASH), artrite psoriática (PsAPACHE) e pioderma, artrite piogênica e sacroileíte (PASS)

Essas síndromes derivam do espectro clínico associado ao pioderma gangrenoso e hidradenite supurativa. A classificação sistemática da hidradenite supurativa sistêmica se baseia em fatores clínicos, patogenéticos e genéticos, mas está em constante evolução em virtude de crescente conhecimento sobre a doença. Os pacientes frequentemente têm um curso grave, apresentando envolvimento atípico da pele, sinais de inflamação sistêmica e resistência aos tratamentos convencionais. O tratamento é difícil e deve ser personalizado.[15,16] Os inibidores específicos de TNF-α, IL-12/23 e IL-17 podem ser utilizados.[17]

Deficiência do antagonista do receptor da IL-36 (DITRA) (OMIM # 614204)

A DITRA é causada por mutações com perda de função (LOF) no gene *IL36RN* que codifica o antagonista do receptor da IL-36. Essa citocina faz parte da família IL-1 de citocinas e exerce efeitos pró-inflamatórios por meio da ativação de queratinócitos e de células apresentadoras de antígenos (APC) na pele, além de atividade proliferativa de células T. O antagonista do receptor da IL-36 (IL36Ra), por sua vez, antagoniza com sinais pró-inflamatórios dos membros da família da IL-36 (IL-36α, IL36β e IL36γ) e sua perda funcional potencializa a inflamação mediada pela IL-36.[18]

DITRA é uma doença rara, relatada em aproximadamente 200 pacientes, a maioria originários da Ásia, afetando principalmente crianças pequenas ou adolescentes. Caracteriza-se pela presença de psoríase pustular generalizada, podendo estar associada a manifestações sistêmicas, principalmente em crianças. Os episódios de exacerbação são caracterizados por febre, mal-estar, neutrofilia e elevação dos marcadores inflamatórios.[18]

A resposta terapêutica a tratamentos convencionais é variável, sendo administrados inibidores específicos de TNF-α, IL-12/23 e IL-17. A eficácia de inibidores da IL-1 também varia nos diversos estudos. Ensaios clínicos de fase II e III com imunobiológicos inibidores do receptor da IL-36 estão em andamento.[16-20]

Psoríase tipo 2 ou CARD14 *mediated psoriasis* (CAMPS) (OMIM # 602723)

O defeito de CARD14 ou PSORS2 é causado por uma mutação em heterozigose no gene *CARD14*, presente no cromossomo 17q25. Há lesões psoriasiformes, com tendência familiar. O início é precoce e é comum a formação de grandes placas. Do mesmo modo que a DITRA, não cursa com acometimento articular, mas alguns pacientes podem apresentar deformidades de pontas de dedos e artralgia durante as fases de exacerbação da doença. Durante sua evolução, são formadas grandes cicatrizes com atrofias cutâneas.[18] O uso de anti-IL12-23 pode ser indicado.[22,23,24]

Síndromes associadas ao NLRC4 (do acrônimo AIFEC – *autoinflammation with infantile enterocolitis*) (OMIM # 616050)

Recentemente, foram descritas mutações em heterozigose com ganho de função no gene que codifica o NLRC4, causando a síndrome AIFEC. Há ativação do inflamassoma, na ausência de infecções, desencadeando inflamação sistêmica descontrolada recorrente, com febre e dano tecidual. Os primeiros relatos descreveram episódios recorrentes de autoinflamação e enterocolite infantil (AIFEC). Posteriormente, foram relatados pacientes portadores de mutações NLRC4 com um amplo espectro de manifestações autoinflamatórias, variando desde uma forma leve de erupção urticariforme a uma forma fatal da síndrome de ativação macrofágica (MAS) e enterocolite grave.[13,19,23]

Têm sido relatados fenótipos clínicos adicionais associados a novas mutações germinativas ou somáticas de NLRC4, caracterizando as recentemente denominadas "inflamassomopatias" do NLRC4. Os gatilhos para as exacerbações agudas da AIFEC não estão bem caracterizados, havendo relatos da participação de estresse físico e emocional. Outro possível gatilho é a ativação do mutante NLRC4 do inflamossoma por bactérias Gram-negativas que expressam flagelina ou T3SS.[19]

As inflamassomopatias do NLRC4 são caracterizadas pelos altos níveis de IL-18 livre no soro dos pacientes, distinguindo-as de outras inflamassomopatias monogênicas, como a febre do Mediterrâneo e as CAPS. As exacerbações agudas da AIFEC também têm sido comparadas à linfo-histiocitose hemofagocítica, sendo que essas duas entidades compartilham a sintomatologia característica da assinatura de IL-1β (febre, taquicardia) e as alterações histopatológicas relacionadas ao IFN-γ (hemofagocitose). Um biomarcador que auxilia na distinção entre a AIFEC e a hemofagocitose primária são as concentrações séricas extremamente elevadas de IL-18 (> 104 pg/mL). Elevações de IL-18 nessa magnitude são descritas em apenas um restrito quadro de doenças inflamatórias, além da AIFEC: deficiência de inibidor de apoptose ligado ao X (XIAP) e a artrite idiopática juvenil sistêmica/doença de Still do adulto. O tratamento das inflamassomopatias do NLRC4 baseia-se no uso de terapias direcionadas, como antagonistas do receptor de interleucina 1 (anakinra), de antagonistas da proteína de ligação a IL-18 recombinante (IL-18BP) e do anticorpo monoclonal anti-interferon-γ (emapalumabe).[19,23]

Doenças associadas ao gene PLCG2: PLAID e APLAID (OMIM # 614468 e # 614878)

As doenças associadas a mutações no gene *PLCG2* incluem a síndrome autoinflamatória relacionada ao frio tipo 3 (PLAID) e a autoinflamação, deficiência de anticorpos e desregulação imunológica associada a PLCG2 (APLAID). Ambas, a PLAID e a APLAID, estão ligadas a variantes patogênicas hipermórficas no gene *PLCG2* que codifica a enzima-chave de transdução de sinal PLCγ2. Caracterizam-se clinicamente por inflamação cutânea de início precoce e infecções recorrentes.[20,21]

A PLAID é uma doença de herança autossômica dominante causada por deleção genômica em *PLCG2*, caracterizada pela presença de urticária, eritema e prurido após exposição ao frio, que desaparecem quando a pele é aquecida. Em contraste, as pessoas com PLAID não reagem quando tocam em um objeto frio (o teste do cubo de gelo é negativo). No entanto, algumas pessoas referem sensação de queimação em orofaringe quando ingerem alimentos frios ou ardor na pele quando expostas ao ar-condicionado. A exposição prolongada ao frio pode resultar em perda de consciência ou, até mesmo, anafilaxia. Uma manifestação mais rara é a presença de erupções cutâneas bolhosas em ponta do nariz, orelhas e dedos logo após o nascimento. A erupção geralmente apresenta regressão espontânea na infância, embora em casos raros piore com o tempo. Depois que a erupção inicial desaparece, podem aparecer mais tardiamente granulomas no tronco e nos membros que, caracteristicamente, não aparecem em regiões mais quentes do corpo, como axilas e outras dobras cutâneas.[20]

Os indivíduos afetados apresentam defeitos imunológicos variáveis, incluindo níveis séricos baixos de IgG, IgA e IgM, defeito da troca de isótipos e número reduzido de células B e de células (NK, do inglês *natural-killers*). Essas alterações estão associadas com maior suscetibilidade a infecções respiratórias como sinusites recorrentes e pneumonia intersticial com bronquiolite; e, no trato gastrointestinal, com diarreia e colite ulcerativa. Menos frequentemente, existe aumento do risco de doenças autoimunes, sendo mais comuns o vitiligo e a tireoidite, mas também a presença de autoanticorpos sem manifestações clínicas. A IgE pode estar elevada e estar associada à asma, rinite e alergia alimentar. A apresentação da PLAID é precoce, ocorre já nos primeiros 6 meses de vida e permanece ao longo da vida. Alguns sintomas podem diminuir após os 30 anos de idade.[21]

A APLAID é um distúrbio sistêmico de herança autossômica dominante caracterizado por lesões bolhosas recorrentes na pele com um denso infiltrado inflamatório (às custas de neutrófilos, eosinófilos, histiócitos e linfócitos) que podem piorar com o calor e a exposição ao sol. Também ocorre envolvimento variável de outros tecidos, incluindo pneumonite intersticial, inflamação articular, ocular e enterocolite. Exames laboratoriais mostram uma diminuição nos anticorpos IgM e IgA circulantes, diminuição do número de células B de memória com mudança de classe e diminuição do número de células NK.[21]

Os indivíduos afetados têm uma deficiência imunológica humoral leve associada a infecções sinopulmonares recorrentes, mas sem evidência de autoanticorpos circulantes.

Ao contrário do que ocorre na PLAID, não apresentam urticária ao frio ou autoimunidade.[6-9] Em alguns pacientes, os sintomas respondem parcialmente a inibidores de IL-1 ou a altas doses de corticosteroides.[20]

Extremamente rara e herdada de forma autossômica dominante, a APLAID está incluída entre as raras doenças autoinflamatórias monogênicas que combinam inflamação estéril e imunodeficiência humoral.[21]

Relopatias

Trata-se de um grupo mais recentemente reconhecido de distúrbios autoinflamatórios resultantes da desregulação na via da ubiquitina. A dissecção dos genes envolvidos nessa via ampliou a compreensão dos mecanismos moleculares subjacentes à autoinflamação.[25,26]

A ubiquitinação é um mecanismo de modificação pós-transducional importante para a regulação de uma variedade de processos celulares. Cadeias lineares de ubiquitina, formadas exclusivamente pelo complexo de montagem da cadeia de ubiquitina linear (LUBAC), são cruciais para a sinalização da resposta imune e regulação da apoptose. A regulação negativa da via do NF-κβ é essencial para interromper a resposta inflamatória e depende do nível de ubiquitinação das proteínas associadas à sinalização do receptor 1 do TNF. (25)

Até o momento, há síndromes clínicas conhecidas por deficiências do LUBAC, deficiências de OTULIN (otulipenia) e haploinsuficiência de A20 (HA20).

■ Deficiências do complexo LUBAC

O complexo LUBAC consiste em pelo menos três proteínas: RNF31/HOIP; RBCK1/HOIL1; e SHARPIN/SIPL1.

Em pacientes com mutações no gene *HOIL-1* (OMIM # 615895), as manifestações clínicas apresentadas são: amilopectinose muscular (acúmulo anormal de glicogênio); provas de atividade inflamatória persistentemente elevadas; e infecções bacterianas graves.[25]

Já nos pacientes com deficiência de HOIP (OMIM # 612487), é comum encontrar febre recorrente, esteatorreia crônica e infecções bacterianas graves. Poliartrite soronegativa de início precoce também pode ser encontrada.[26]

A deficiência de SHARPIN (OMIM # 611885) é caracterizada por colite, poliartrite, predisposição a infecções pelo paramixovírus e hepatoesplenomegalia, com resposta parcial à terapia anti-IL-6.[22]

■ Síndrome inflamatória relacionada à OTULIN (OMIM # 617099)

A mutação está localizada na deubiquitinase catalítica do domínio OTU, o que resulta em uma perda da função da proteína. Níveis mais baixos de OTULIN se correlacionam com aumento na ativação canônica da via NF-κβ, resultando no acúmulo de proteínas-alvo OTULIN poliubiquitinadas, por exemplo, NEMO, RIPK1, ASC, TNFR1 e elevado níveis de citocinas pró-inflamatórias, como IL-6 e TNF.

O quadro clínico relatado inclui baixa estatura, febre de início precoce, autoimunidade com presença de autoanticorpos, lipodistrofia, paniculite e dermatose neutrofílica, além de inflamação sistêmica com neutrofilia.[25]

Direcionar o tratamento para a inibição do TNF é uma opção muito promissora e demonstrou ser bem-sucedida em alguns pacientes.[25]

Haploinsuficiência de A20 (OMIM # 616744)

A haploinsuficiência A20 é uma doença autoinflamatória de início precoce e de herança autossômica dominante, causada por mutações de perda de função no *TNFAIP3*, que resultam em uma desubiquitinação prejudicada, aumento da fosforilação do complexo IKK e supressão insuficiente da atividade de NF-κβ. Secundariamente, ocorre um aumento da ativação do inflamassoma de NLRP3, resultando em uma superprodução de citocinas pró-inflamatórias e em inflamação sistêmica.[26]

Os sintomas têm início, em geral, após a primeira década de vida e o aparecimento de úlceras orais e/ou genitais é a característica clínica mais marcante da doença. Diferentemente do que ocorre na doença de Behçet em que as úlceras cicatrizam sem deixar lesão residual, as úlceras na HA20 deixam cicatrizes e os pacientes apresentam pouco acometimento ocular. Muitos pacientes apresentam manifestações autoimunes, com uma doença semelhante ao lúpus eritematoso sistêmico (LES), à hepatite autoimune ou à tireoidite de Hashimoto. Outros achados são febre recorrente, sintomas musculoesqueléticos como artrite e artralgia, alterações gastrointestinais como diarreia, vômitos e dor abdominal, sintomas cardiovasculares e vasculites. Até a confirmação genética da doença, os pacientes podem ser erroneamente diagnosticados com doença de Behçet e PFAPA, síndrome de hiper-IgD e doença inflamatória intestinal.[25,26]

O diagnóstico é feito pela identificação de mutações do tipo *stop-codon* prematuro no gene *TNFAIP3*. As citocinas pró-inflamatórias dependentes de NF-κβ são potenciais alvos terapêuticos, mas até o momento nenhum medicamento se mostrou eficaz isoladamente. Alguns pacientes que tenham assinatura de INF-do tipo I respondem ao uso de inibidores de janusquinase (JAK).[26]

Síndrome de Blau (OMIM # 186580)

A síndrome de Blau é uma doença monogênica resultante de mutações com ganho de função no domínio NACHT da proteína NOD2, resultando no aumento da ativação de NF-κβ. As mutações mais comuns são R334W e R334Q. Essa síndrome é caracterizada fenotipicamente pela tríade de dermatite granulomatosa, artrite e uveíte. Os sintomas geralmente aparecem na primeira infância, antes dos 5 anos de idade. Outros sintomas como febre, sialoadenite, linfadenopatia, doença pulmonar intersticial, vasculite leucocitoclástica, eritema nodoso, nefrite granulomatosa glomerular e intersticial, infiltração granulomatosa hepática, envolvimento esplênico e insuficiência renal crônica também podem estar presentes, apesar de não serem manifestações clássicas.[22,27]

O diagnóstico depende da identificação de mutações no gene NOD2. O achado de granulomas não caseosos na derme, sinóvia e até em conjuntiva o fortalece. Foram observadas mutações no mesmo gene, além de outras variantes em diversos outros genes em pacientes com sarcoidose de início precoce sugerindo que as duas condições representem a forma familiar e esporádica, respectivamente, da mesma doença.[27]

O tratamento tem como principal objetivo minimizar as sequelas da doença, principalmente da artrite e da uveíte. Os corticosteroides, tanto tópicos como sistêmicos, são muito utilizados para o tratamento da uveíte, mas em virtude de sua característica crônica e recidivante, agentes poupadores de esteroides são amplamente utilizados. O metotrexate é a 1ª linha no tratamento, mas outros antimetabólitos como o mofetil de micofenolato e a azatioprina também são amplamente utilizados. Os imunobiológicos antifatores de necrose tumoral (TNF) são a melhor opção terapêutica para os pacientes, tanto com síndrome de Blau como para os com sarcoidose de início precoce.[27]

Interferonopatias

Síndrome de Aicairdi-Goutières (AGS) 1 a 9 (OMIM # 225750, # 610181, # 610329, # 610333, # 612952, # 615010, # 615846, # 619486, # 619487)

A primeira descrição da síndrome AGS foi feita em 1984, por dois franceses cujos sobrenomes batizam a síndrome. Naquele momento, observou-se que se tratava de doença de origem genética (transmissibilidade e herança) e que simulava infecções virais congênitas. A observação de que o interferon do tipo I (IFN-I) tinha papel na patogênese da doença e a identificação dos genes envolvidos na síndrome ocorreram posteriormente.[28]

Após a descrição dos genes envolvidos na AGS, ao menos seis fenótipos puderam ser identificados. Contudo, todos apresentam muita semelhança entre si, com padrão clínico central de febre com meningite neonatal, com predomínio de neutrófilos no líquido cefalorraquiano (LCR). Podem-se observar calcificações no SNC, principalmente nos gânglios da base. Há aumento de provas inflamatórias (PCR e VHS) sem a presença de um agente infeccioso, além da existência de assinatura de IFN-I. É um diagnóstico diferencial para as síndromes infecciosas congênitas do SNC, conhecidas pelo acrônimo TORCH (toxoplasmose, rubéola, citomegalovírus e herpes simples). Outras manifestações podem ocorrer, principalmente na pele, como as lesões vasculíticas de extremidade (semelhantes ao pérnio, *chilblain*) e outras associadas à autoimunidade, mimetizando lúpus eritematoso sistêmico (LES).[28]

Os genes envolvidos nos diferentes fenótipos de AGS são: *TREX1; RNASEH2A; RNASEH2B; RNASEH2C; SAMHD1; ADAR* (DRADA); *IFIH1*(MDA5); LSM11; RNU7-1. Atualmente, não existe tratamento eficaz para essas doenças. Já foi proposto o uso de antirretrovirais, de drogas imunossupressoras e diferentes outros tratamentos pontuais também foram relatados. Foi proposto o uso de inibidores do sistema JAK, mas sem muito efeito a longo prazo. A doença pode ter herança autossômica dominante ou recessiva a depender do gene e, portanto, é mandatório aconselhamento genético familiar.[28]

Síndrome COPA (OMIM # 616414)

O gene *COPA* é responsável pela formação do *coatomer associated protein subunit alpha (COPα).* Todas as mutações nesse gene associadas a essa síndrome estão localizadas no mesmo complexo, a porção WD40 entre a região 230 e 243.[29]

Clinicamente, a síndrome COPA se apresenta ao redor dos 5 anos de idade com lesões pulmonares do tipo vasculite, com ou sem hemorragia pulmonar, e febre. A partir daí, ocorre predominantemente lesão pulmonar crônica, com formação de cistos e fibrose. Em geral por volta dos 10 a 11 anos, surgem as manifestações articulares caracterizadas por artropatias não destrutivas. Surgem também lesões renais caracterizadas por glomerulopatias que se assemelham ao LES. São comuns o aumento das provas inflamatórias (PCR, VHS) e a identificação de autoanticorpos, como ANCA (c e p), FAN e fator reumatoide, além da assinatura de IFN-I. Portanto, a síndrome COPA é um importante diagnóstico diferencial com as vasculites associadas ao ANCA.[29]

O diagnóstico de síndrome COPA possibilita não só o aconselhamento genético como também uma terapia individualizada e mais assertiva. Drogas como micofenolato mofetil, anti-CD20 e os inibidores de JAK demonstram benefício clínico na literatura.[29]

Síndrome SAVI (OMIM # 615934)

A síndrome SAVI (*sting-associated vasculitis with onset in infancy*) foi descrita nos anos 2000. Ela é causada por mutações em heterozigose no gene estimulador do INF-I (*STING1*) que é responsável pela metabolização na posição 173 de uma proteína transmembrana. Como o próprio nome do gene diz, existe estímulo exagerado do INF-I que é responsável pelas manifestações clínicas.

O fenótipo clássico é de vasculite de pequenos e médios vasos de início muito precoce. Geralmente, as primeiras lesões são na pele, com trombose e risco de amputação do membro acometido. Por acometer os pequenos vasos, há preferência pelas extremidades como dedos, ponta de nariz e orelhas. Pode haver livedo reticular e fenômeno de Raynaud. Febre baixa recorrente pode estar presente. Com a evolução da doença, mas ainda de forma precoce, ocorre a instalação das lesões pulmonares, com pneumonia intersticial e fibrose. Esse é o principal fator prognóstico, pois infecções secundárias são a principal causa de óbito nesses pacientes. Laboratorialmente, além de aumento de provas inflamatórias (PCR e VHS), é comum o achado de autoanticorpos, como ANCA (c e p), FAN e fator reumatoide, que flutuam ao longo curso da doença, além da assinatura de IFN-I. Sendo assim, a síndrome SAVI também é um importante diagnóstico diferencial com as vasculites ANCA-positivas.[30]

Diversas drogas já foram propostas para o tratamento da síndrome SAVI, mas este ainda permanece um desafio. O uso de anti-CD20 parece piorar o prognóstico imunológico, enquanto o uso de inibidores da JAK também aumenta o risco de infecções secundárias em pacientes com quadro pulmonar muito avançado.[30]

Síndromes associadas ao proteassoma/CANDLE (OMIM # 256040)

As proteassomapatias ou PRAAS (do inglês *proteassome-related autoinflammatory-associated syndrome*) são um grupo de doenças causadas por mutações nas subunidades do proteassoma, um complexo citoplasmático composto por subunidades, promovendo aumento na produção de IFN-I. A síndrome CANDLE (do inglês *chronic atypical neutrophilic dermatosis with lipodystrophy and elevated temperature*) é o protótipo desse grupo de doenças. Elas são causadas por mutações bialélicas ou digênicas dentro das várias subunidades (p. ex., β5i) formadoras do proteassoma, causando alterações imunocatalíticas.[31]

O quadro clínico inicial é de *rash* cutâneo violáceo difuso, edema e eritema periorbitário, associados à febre. A histopatologia das lesões de pele revela infiltrado predominantemente neutrofílico, com considerável paniculite, geralmente lobar. À imuno-histoquímica, é comum observar-se aumento de células TCD8+ e, à imunofluorescência, é comum encontrar depósito de IgM. Com a evolução do quadro, observam-se importante lipodistrofia, atrofia muscular e contratura articular secundária. Além disso, inflamação do SNC sem calcificações, com meningites neutrofílicas e atraso do crescimento e do desenvolvimento são comuns. Laboratorialmente, é comum o achado de provas inflamatórias elevadas (PCR, VHS), autoanticorpos (FAN, ANCA c e p, fator reumatoide), além da assinatura de IFN-I.[31]

Esses pacientes parecem responder aos inibidores de JAK, apesar de haver poucos relatos na literatura. Recentemente, o transplante de medula óssea em pacientes com defeito no gene *POMP*, uma das proteassomapatias, mostrou-se curativo e uma importante luz para a terapia desses pacientes.[31]

Deficiência de adenosina deaminase 2 (DADA2) (OMIM # 615688)

Doença causada por mutações bialélicas no gene *ADA2* (anteriormente denominado *CECR1*). Foi descrita em 2014, por dois grupos independentes, como uma síndrome de vasculite semelhante à poliarterite nodosa e acomete principalmente judeus e turcos.[32]

O gene *ADA2* encontra-se no cromossomo 22 (22q11.1) e codifica a proteína que, com a adenosina deaminase 1 (ADA1), funciona como enzima catalisadora envolvida no metabolismo de purinas. A ADA1 se apresenta de forma monomérica e é expressa em todas as células, enquanto a ADA2 é produzida principalmente por monócitos e células mieloides e apresenta-se de forma dimérica, exercendo atividade catalisadora bem inferior à da ADA1. Diante dessas diferenças, a falta de uma dessas proteínas (ADA1 ou ADA2) não é compensada pela outra.[32]

A patogênese da deficiência de ADA2 ainda não está completamente esclarecida. A adenosina está envolvida na resposta inflamatória e a ADA2 regula seus níveis no meio extracelular. Na presença de um defeito na atividade de ADA2, níveis persistentemente elevados de adenosina promovem ambiente proinflamatório, com dano tecidual e fibrose. A ADA2 também tem ação reguladora da atividade de neutrófilos e promove a formação das armadilhas extracelulares de neutrófilos (NET, do inglês *neutrophil extracelular traps*) que causam produção aumentada de TNF-α por macrófagos. Existe um aumento de estímulo de genes estimulados por IFN-I por um mecanismo molecular ainda não conhecido.[32] A ADA2 tem ainda atividade como fator de crescimento, diferenciação e proliferação de macrófagos e possivelmente tenha ação na hematopoiese. A adenosina extracelular parece regular o *switch* de classes de imunoglobulinas em células B.

Diferentes fenótipos clínicos têm sido relatados desde a descrição inicial de uma vasculite semelhante à poliarterite nodosa. A idade de início varia desde o nascimento até os 59 anos de idade, sendo que a maioria dos casos começa na infância. As manifestações vasculares, vasculite ou vasculopatia, são as predominantes, acometendo principalmente pele e SNC, acompanhadas de febre e inflamação sistêmica. São descritos *rash* livedoide, eritema nodoso, fenômeno de Raynaud, úlceras e gangrena de dedos. Os acidentes vasculares isquêmicos de SNC são mais comuns que os hemorrágicos, sendo relatados também outros quadros neurológicos como convulsões, cefaleia, ataxia, vertigem, paralisia de nervos cranianos e alterações de comportamento. Têm sido descritas também outras manifestações de autoinflamação como úlceras orais/genitais, artralgia/artrite e enteropatia inflamatória. A imunodeficiência humoral leve com IgM baixa parece ocorrer em 30% dos casos, mas há relatos de pan-hipoglobulinemia e defeito no *switch* de classes de células B. Alterações hematológicas são relatadas em 40% dos casos, sendo a linfopenia a mais comum, seguida de neutropenia. No entanto, a linfoproliferação com linfadenopatia e hepatoesplenomegalia também têm sido relatadas em quase 30% dos pacientes.[32]

O diagnóstico é feito por meio de dosagem da atividade de ADA2 no plasma e identificação da mutação no gene ADA2. Há ainda muita discussão sobre a relevância clínica dos defeitos em heterozigose com expressão parcial da enzima no plasma.

O tratamento é variável de acordo com o fenótipo clínico e gravidade, sendo os imunobiológicos anti-TNF os mais indicados para as manifestações vasculares e inflamatórias.

Corticoterapia sistêmica, imunossupressores e reposição de imunoglobulina humana podem estar indicados.[32]

Síndrome PFAPA: febre periódica, aftas orais, faringite e adenite cervical

PFAPA é a síndrome mais comum que cursa com febre periódica em crianças. A verdadeira prevalência e a etiologia permanecem desconhecidas, embora um estudo escandinavo tenha estimado a incidência em 2,3 por 10 mil crianças.[33] Pacientes apresentam nos anos pré-escolares episódios recorrentes de febre alta com duração de 3 até 7 dias que ocorre a cada 2 a 8 semanas. Faringite, linfadenopatia cervical e/ou estomatite aftosa podem estar associadas à febre. A PFAPA geralmente se resolve após alguns anos. No entanto, os episódios impactam a qualidade de vida nas crianças afetadas e suas famílias. O tratamento atual para PFAPA inclui corticosteroides (em uma ou duas doses) administrados no início de um episódio e colchicina diariamente como profilaxia e, em alguns casos, a amigdalectomia.[33]

Síndrome de febre recorrente indiferenciada

A síndrome da febre recorrente indiferenciada (SURF) é um grupo heterogêneo de doenças autoinflamatórias caracterizada por episódios autolimitados de inflamação sistêmica sem diagnóstico molecular confirmado, não preenchendo os critérios para a síndrome de PFAPA.[34]

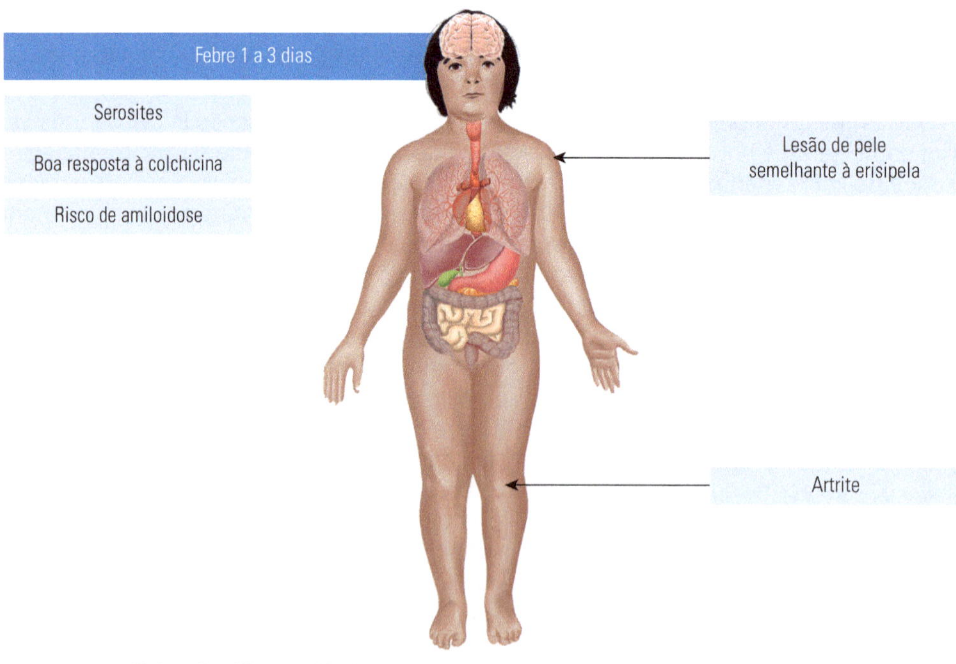

Figura 31.1. Febre familiar do Mediterrâneo.
Fonte: Desenvolvida pela autoria.

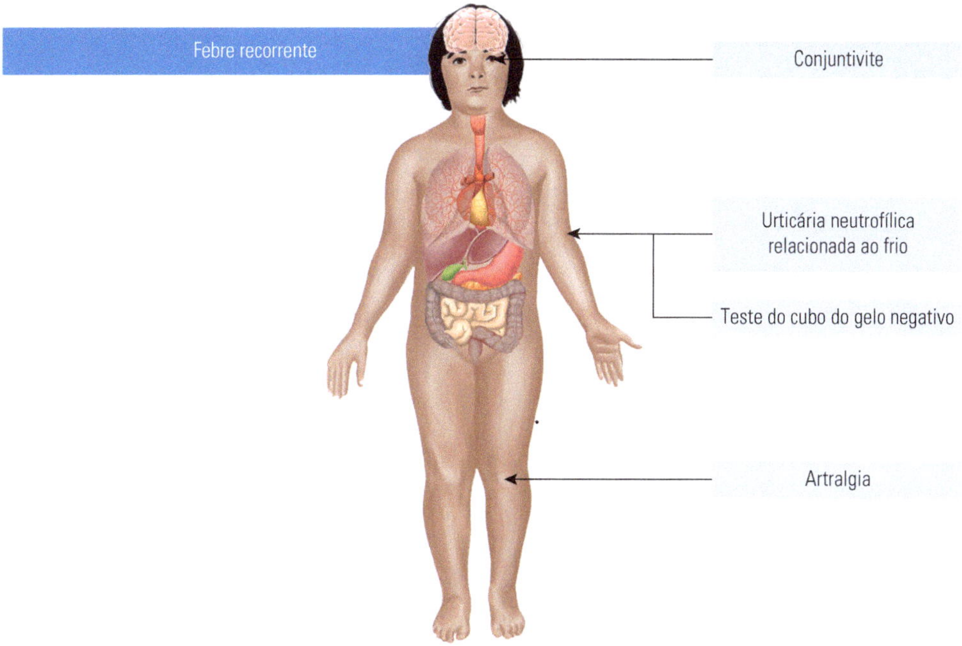

Figura 31.2. FCAS.
Fonte: Desenvolvida pela autoria.

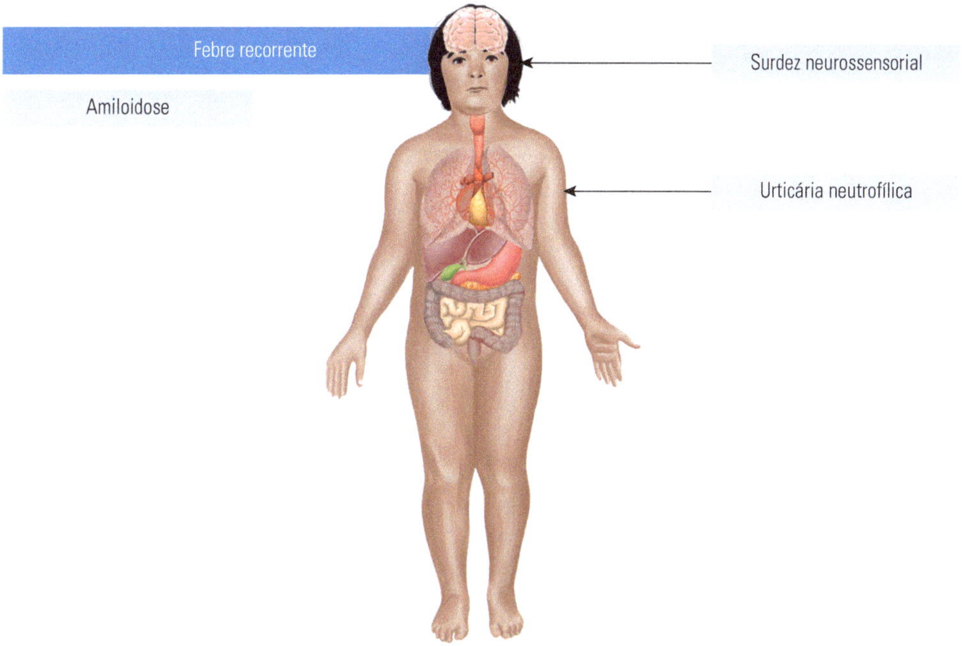

Figura 31.3. Síndrome de Muckle-Wells.
Fonte: Desenvolvida pela autoria.

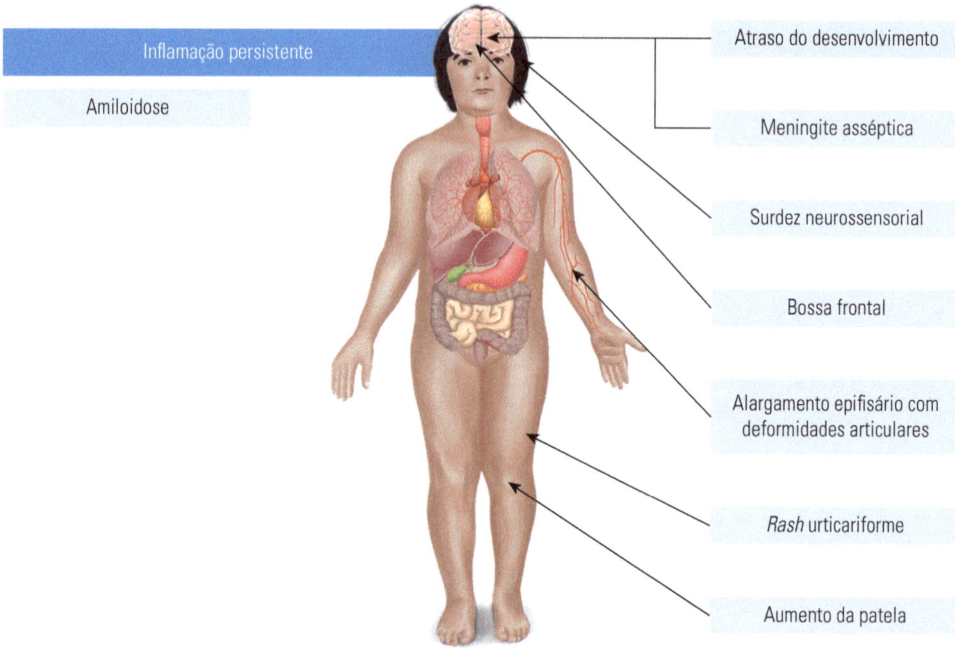

Figura 31.4. CINCA/NOMID.
Fonte: Desenvolvida pela autoria.

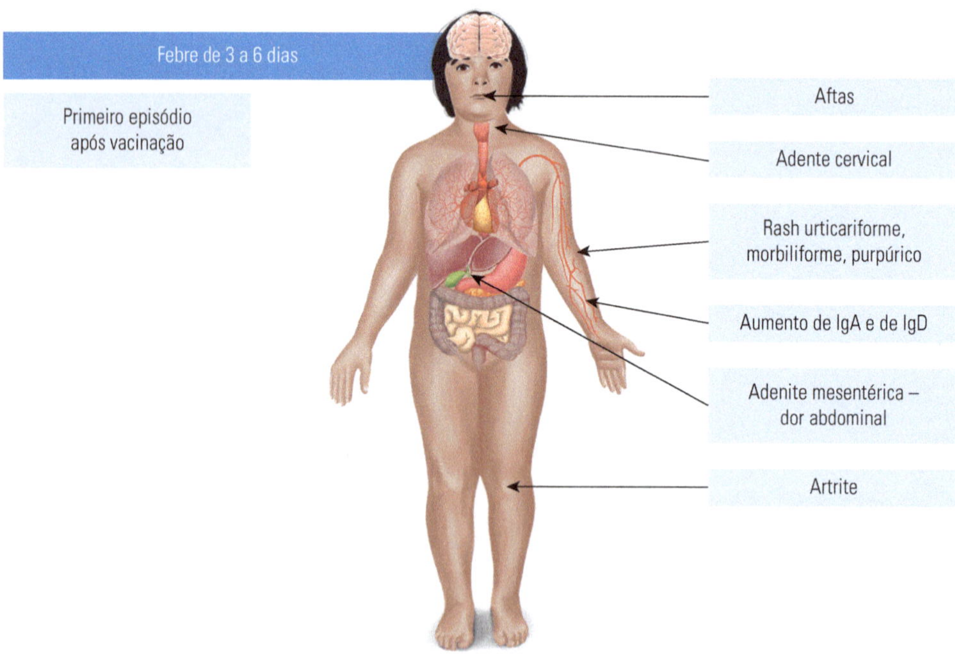

Figura 31.5. Deficiência de MVK.
Fonte: Desenvolvida pela autoria.

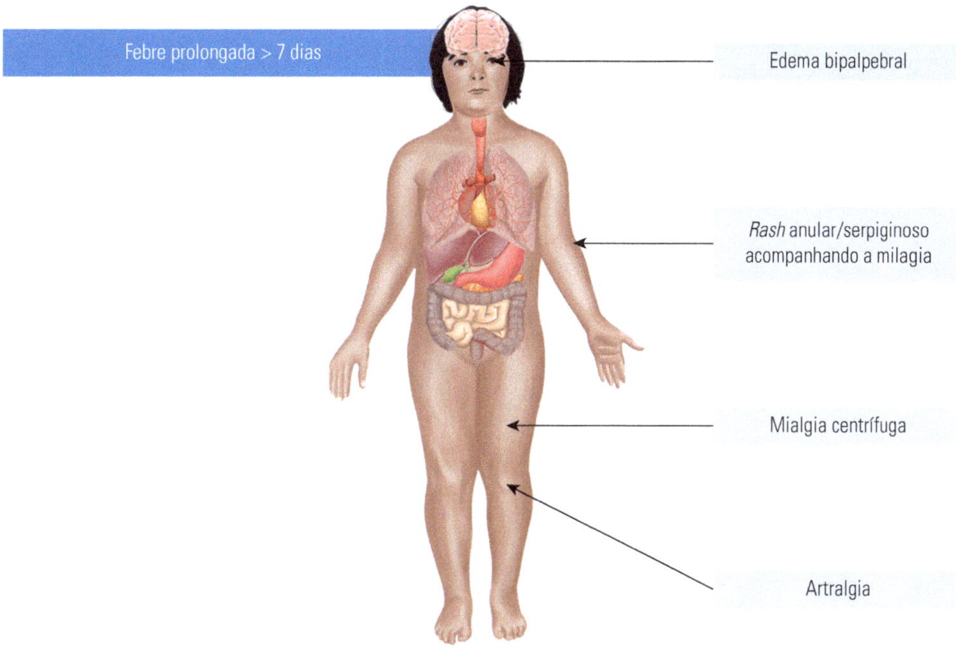

Figura 31.6. TRAPS.
Fonte: Desenvolvida pela autoria.

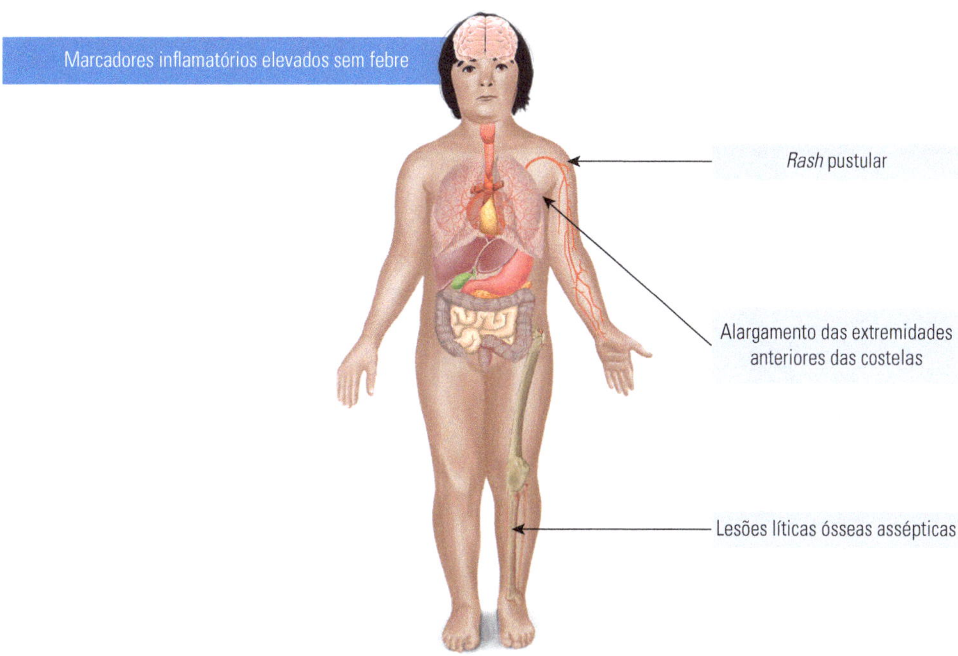

Figura 31.7. DIRA
Fonte: Desenvolvida pela autoria.

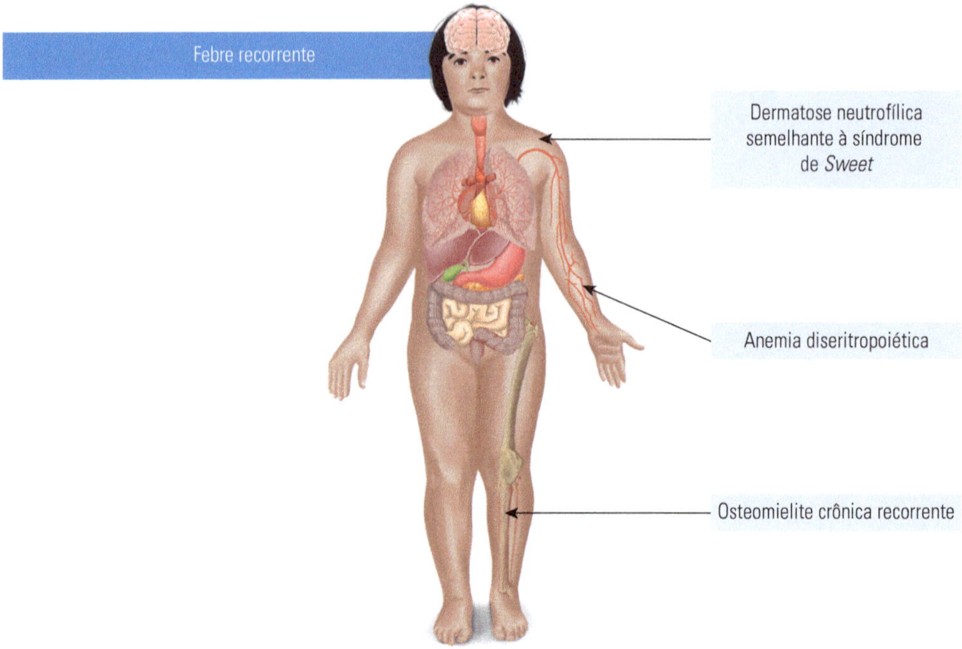

Figura 31.8. Síndrome de Majeed.
Fonte: Desenvolvida pela autoria.

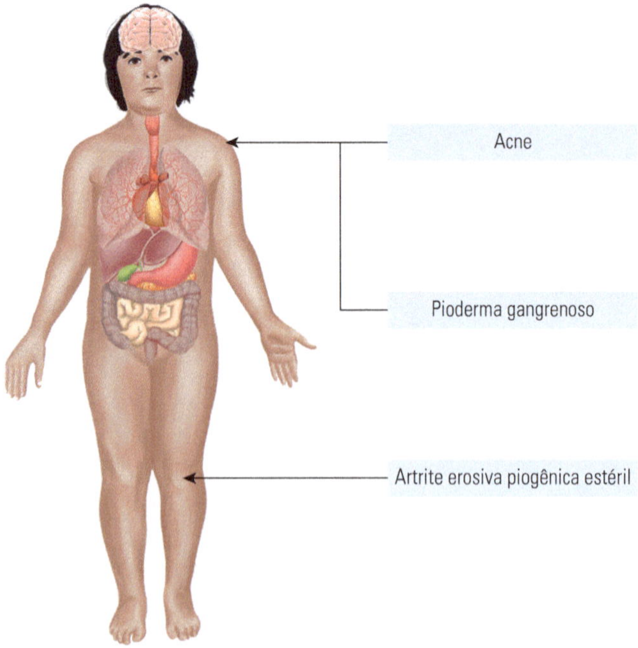

Figura 31.9. PAPA.
Fonte: Desenvolvida pela autoria.

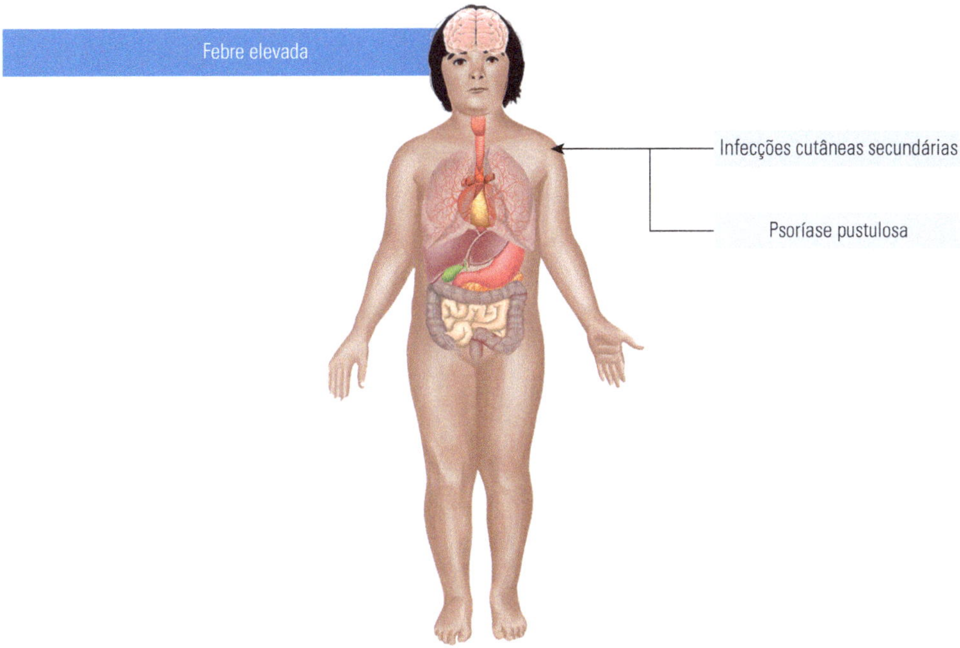

Figura 31.10. DITRA.
Fonte: Desenvolvida pela autoria.

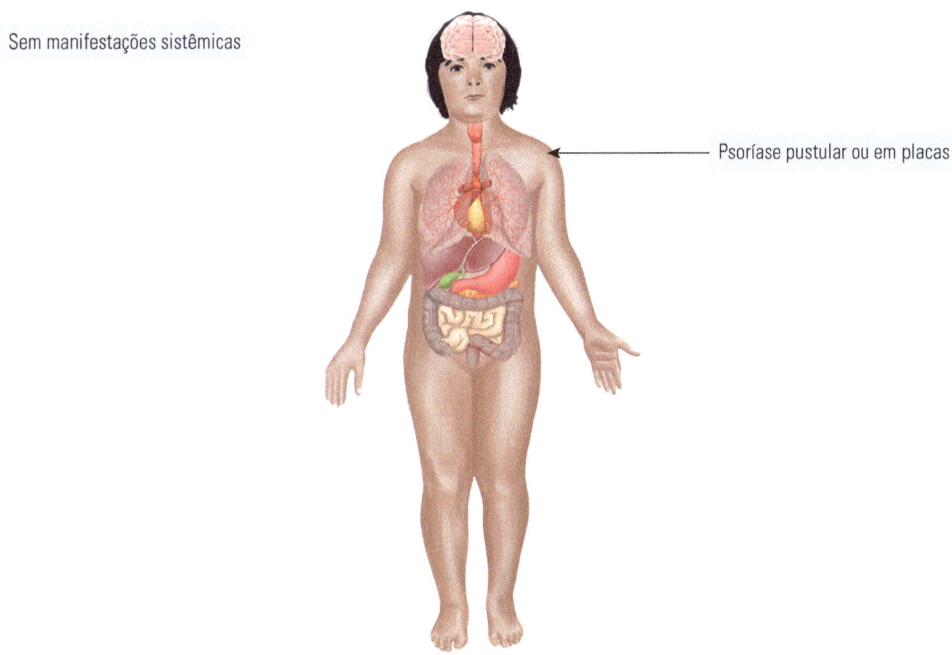

Figura 31.11. Deficiência de CARD14.
Fonte: Desenvolvida pela autoria.

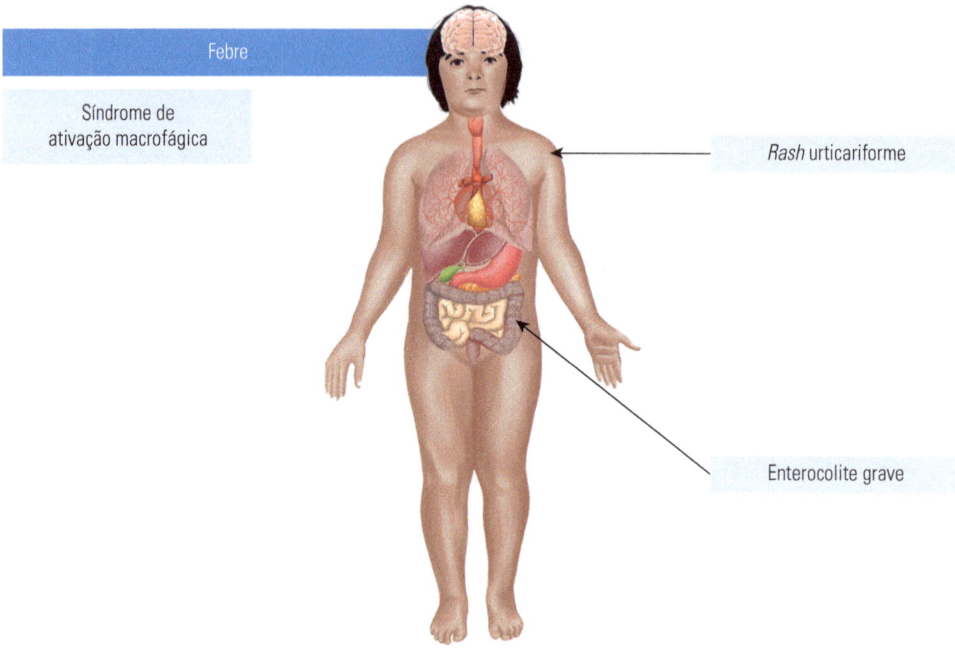

Figura 31.12. Síndromes NLRC4.
Fonte: Desenvolvida pela autoria.

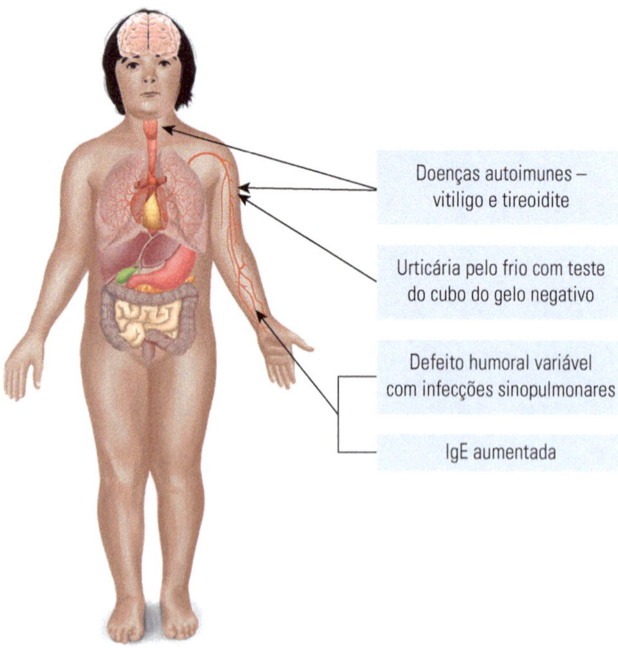

Figura 31.13. PLAID.
Fonte: Desenvolvida pela autoria.

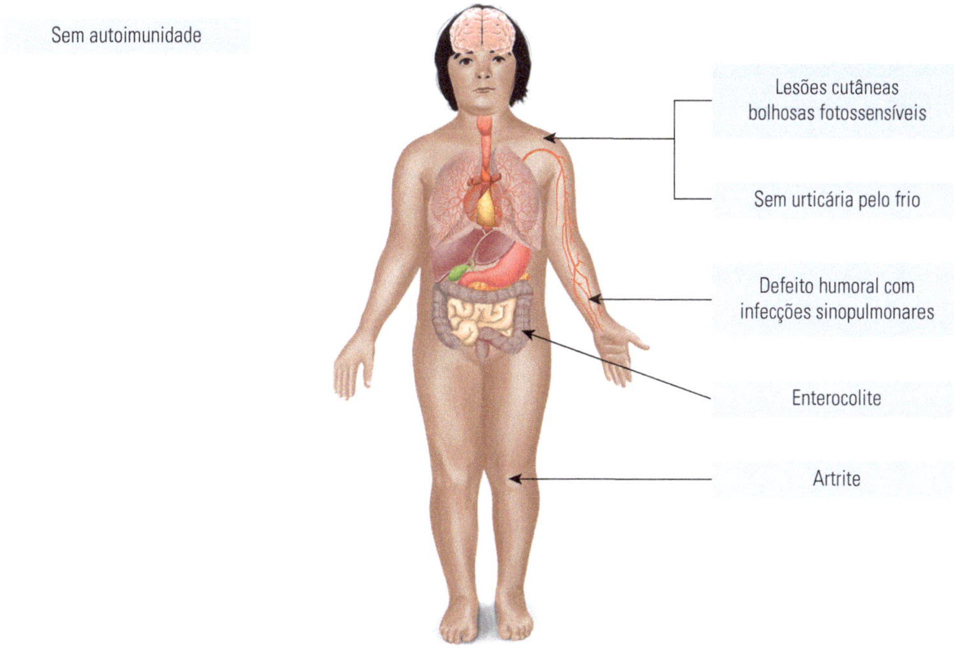

Figura 31.14. APLAID.
Fonte: Desenvolvida pela autoria.

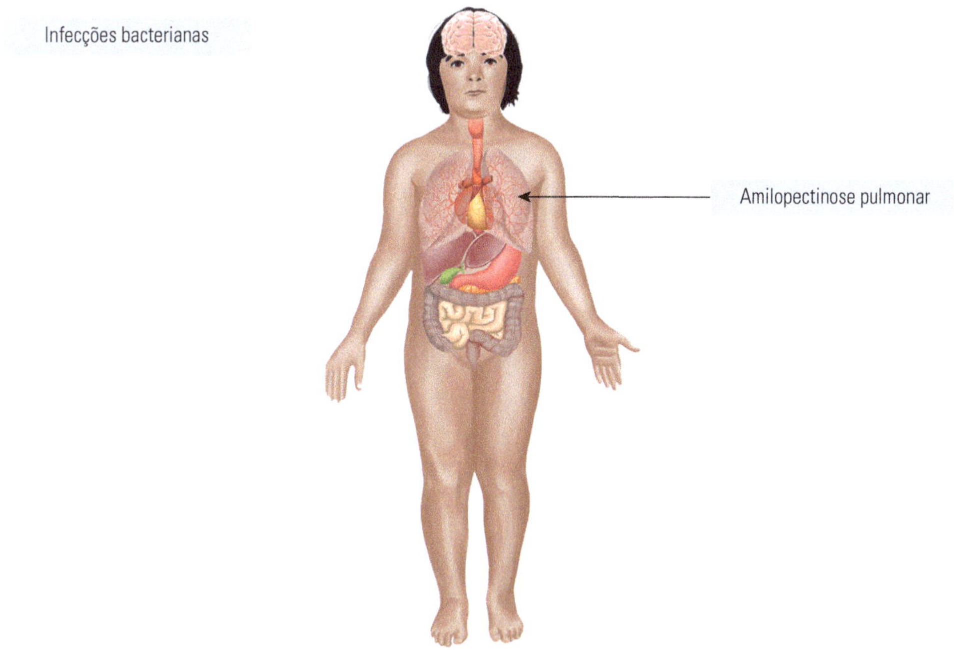

Figura 31.15. HOIL.
Fonte: Desenvolvida pela autoria.

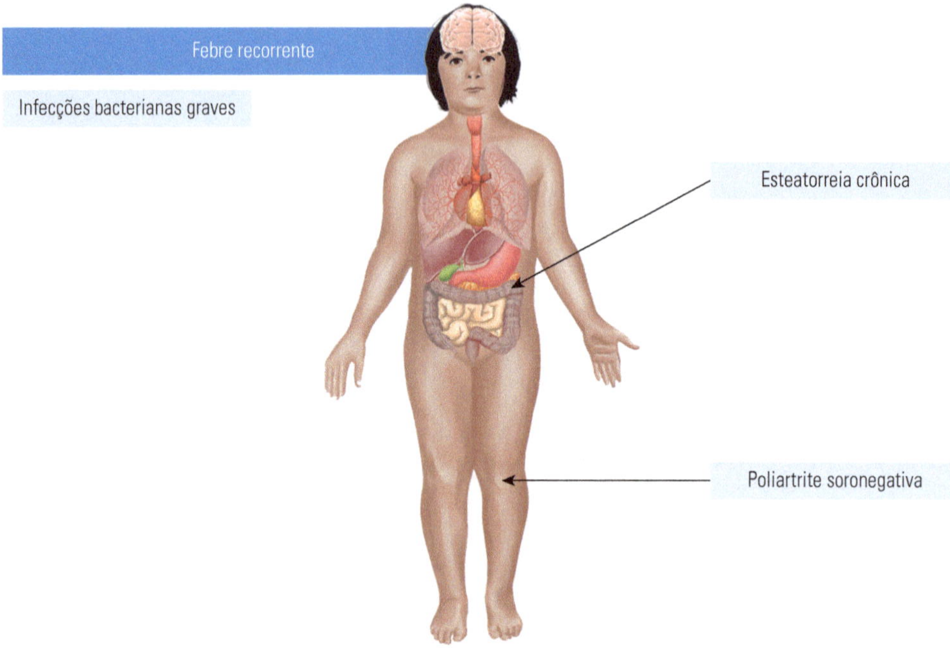

Figura 31.16. HOIP.
Fonte: Desenvolvida pela autoria.

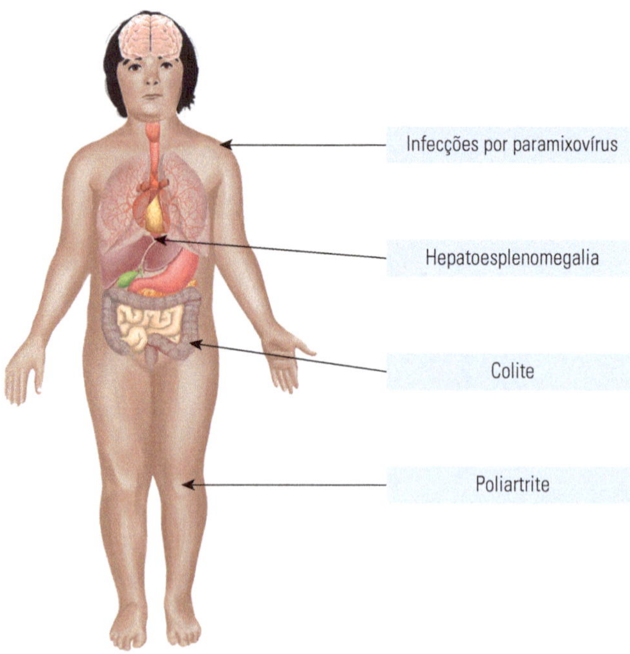

Figura 31.17. SHARPIN.
Fonte: Desenvolvida pela autoria.

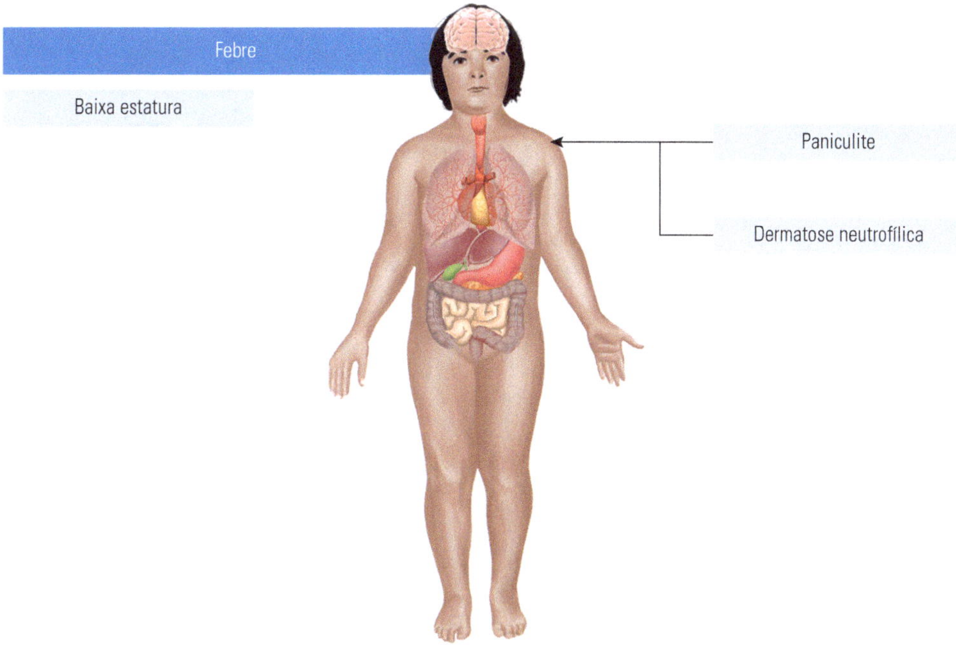

Figura 31.18. OTULIN.
Fonte: Desenvolvida pela autoria.

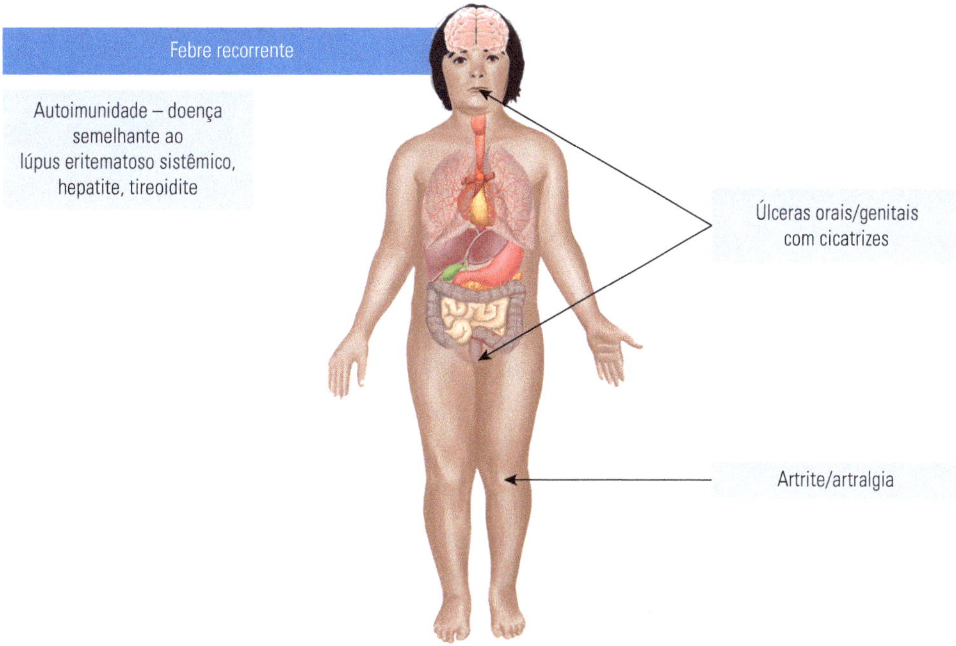

Figura 31.19. Deficiência de A20.
Fonte: Desenvolvida pela autoria.

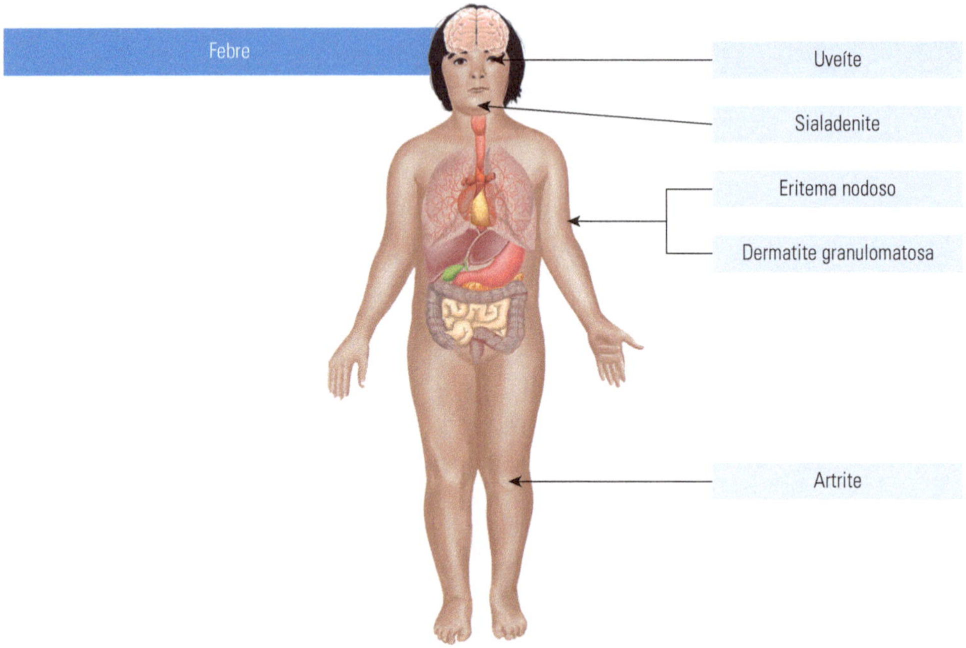

Figura 31.20. Síndrome de Blau.
Fonte: Desenvolvida pela autoria.

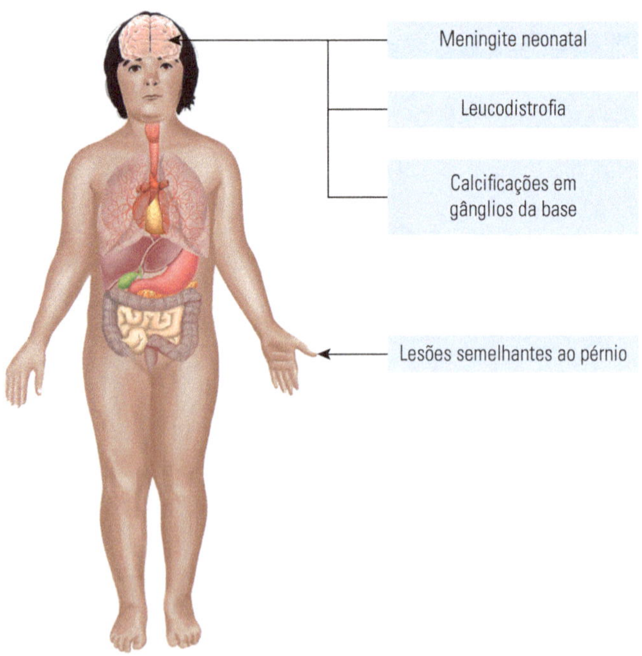

Figura 31.21. Síndrome de Aicardi-Goutieres.
Fonte: Desenvolvida pela autoria.

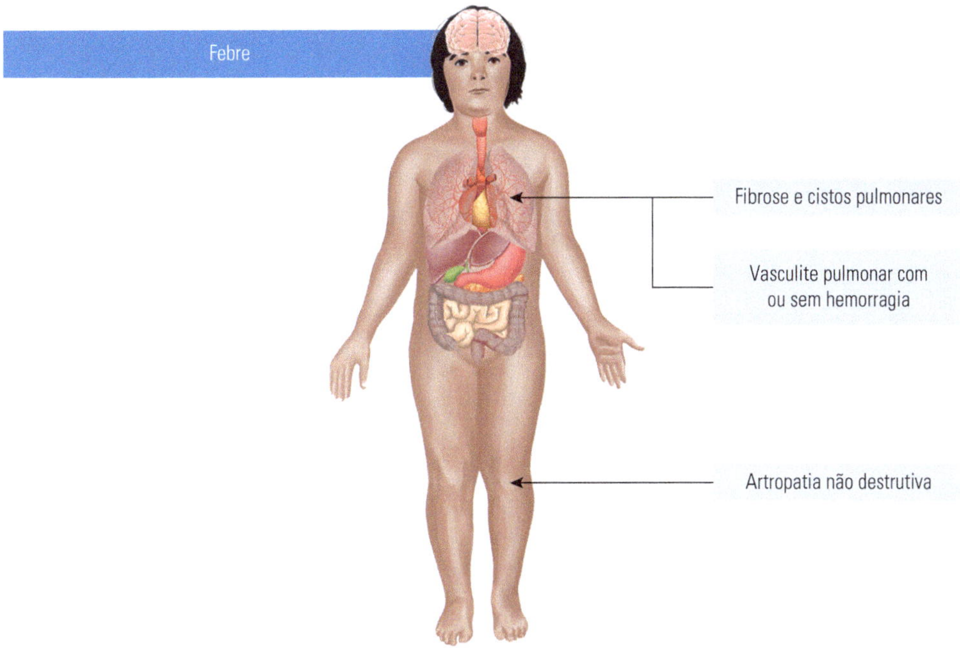

Figura 31.22. COPA.
Fonte: Desenvolvida pela autoria.

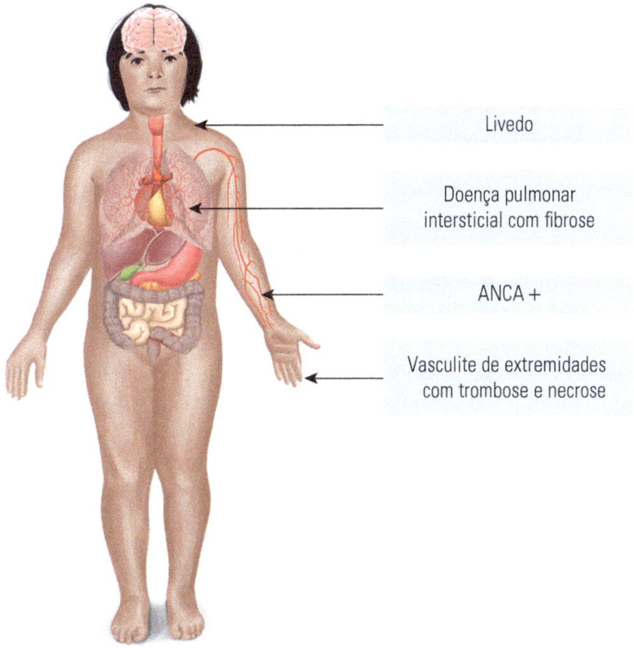

Figura 31.23. SAVI.
Fonte: Desenvolvida pela autoria.

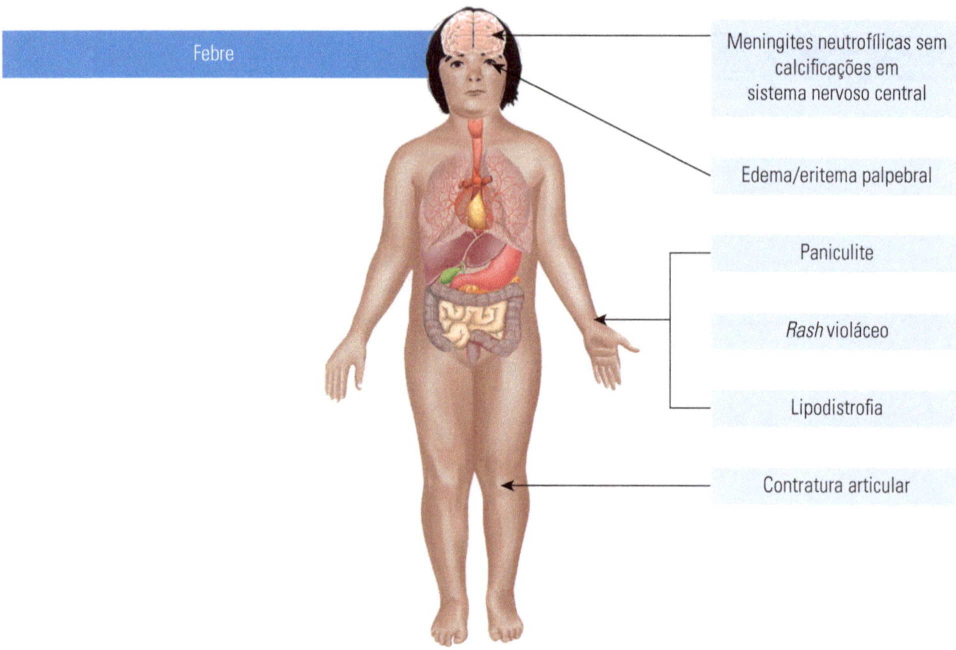

Figura 31.24. PRAAS.
Fonte: Desenvolvida pela autoria.

Referências bibliográficas

1. Batu ED, Basaran O, Bilginer Y, Ozen S. Familial mediterranean fever: how to interpret genetic results? How to treat? A quarter of a century after the association with the MEFV gene. Curr Rheumatol Rep. 2022;24(6):206-12. doi: 10.1007/s11926-022-01073-7.
2. Accetturo M, D'Uggento AM, Portincasa P, Stella A. Improvement of MEFV gene variants classification to aid treatment decision making in familial Mediterranean fever. Rheumatology (Oxford). 2020;59(4):754-61. doi: 10.1093/rheumatology/kez332.
3. Betzler KRP, Chiosini V, Prado AI, Gehlen B, Castro FFM, Barros MT, et al. O estado da arte das síndromes autoinflamatórias associadas à criopirina. Arq Asma Alerg Imunol. 2021;5(3):246-54.
4. Booshehri LM, Hoffman HM. CAPS and $NLRP_3$. J Clin Immunol. 2019;39(3):277-86. doi: 10.1007/s10875-019-00638-z.
5. Prado AIF, Castro FFM, Kalil J, Barros MT, Mendonça LO. Síndrome de hiper-IgD: espectros clínicos, achados genéticos e condutas terapêuticas. Arq Asma Alerg Imunol. 2020;4(3):325-31.
6. Favier LA, Schulert GS. Mevalonate kinase deficiency: current perspectives. Appl Clin Genet. 2016;9:101-10.
7. Cudrici C, Deuitch N, Aksentijevich I. Revisiting TNF receptor-associated periodic syndrome (TRAPS): current perspectives. Int J Mol Sci. 2020;21(9):3263. doi: 10.3390/ijms21093263.
8. Gattorno M, Hofer M, Federici S, Vanoni F, Bovis F, Aksentijevich I, et al. Classification criteria for autoinflammatory recurrent fevers. Ann Rheum Dis. 2019;78(8):1025-32. doi: 10.1136/annrheumdis-2019-215048.
9. Mendonça LO, Grossi A, Caroli F, de Oliveira RA, Kalil J, Castro FFM, et al. A case report of a novel compound heterozygous mutation in a Brazilian patient with deficiency of Interleukin-1 receptor antagonist (DIRA). Pediatr Rheumatol Online J. 2020;18(1):67. doi: 10.1186/s12969-020-00454-5.

10. Aksentijevich I, Masters SL, Ph D, Ferguson PJ, Dancey P, Frenkel J, et al. Anautoinflammatory disease with deficiency of the Interleukin-1-receptor antagonist autoinflammatory disease: recurrent episodes of inflammatory. N Engl J Med. 2009;360(23):2426-37.
11. Ferguson PJ, El-Shanti H. Majeed syndrome: a review of the clinical, genetic and immunologic features. Biomolecules. 2021;11(3):367. doi: 10.3390/biom11030367.
12. Al Mosawi Z, Madan W, Al Moosawi B, Al-Wadaei S, Naser H, Ali F. Dramatic response of familial majeed syndrome to interleukin-1 antagonist therapy: Case report. Arch. Rheumatol. 2019;34:352-6.
13. Fernandes SJ, Valdomir Nadaf MI, Monteiro NH, Nadaf IN, Lélis CR, Takano BY, et al. Clinical and genetic findings of the first report of PAPA syndrome in Brazil. Case Reports Immunol. 2021;6660937. doi: 10.1155/2021/6660937.
14. Sood AK, McShane DB, Googe PB, Wu EY. "Successful treatment of PAPA syndrome with dual adalimumab and tacrolimus therapy." Journal of Clinical Immunology. 2019;832-35.
15. Genovese G, Moltrasio C, Garcovich S, Marzano AV. PAPA spectrum disorders. G Ital Dermatol Venereol. 2020;155(5):542-50. doi: 10.23736/S0392-0488.20.06629-8.
16. Marrakchi S, Guigue P, Renshaw BR, Puel A, Pei XY, Fraitag S, et aL. Interleukin-36-receptor antagonist deficiency and generalized pustular psoriasis. N Engl J Med. 2011;365(7):620-8. doi: 10.1056/NEJMoa1013068.
17. Cugno M, Borghi A, Marzano AV. PAPA, PASH and PAPASH syndromes: pathophysiology, presentation and treatment. Am J Clin Dermatol. 2017;18(4):555-62. doi: 10.1007/s40257-017-0265-1.
18. Sugiura K. Autoinflammatory diseases in dermatology: DITRA and CAMPS]. Nihon Rinsho Meneki Gakkai Kaishi. 2017;40(3):169-73. doi: 10.2177/jsci.40.169.
19. Steiner A, Reygaerts T, Pontillo A, Ceccherini I, Moecking J, Moghaddas F, et al. Recessive NLRC4-autoinflammatory disease reveals an ulcerative colitis locus. J Clin Immunol. 2022;42(2):325-35. doi: 10.1007/s10875-021-01175-4.
20. Kutukculer N, Topyildiz E, Berdeli A, GuvenBilgin B, Aykut A, Durmaz A, et al. Four diseases, PLAID, APLAID, FCAS3 and CVID and one gene (PHOSPHOLIPASE C, GAMMA-2; *PLCG2*): Striking clinical phenotypic overlap and difference. Clin Case Rep. 2021;9(4):2023-31. doi: 10.1002/ccr3.3934.
21. Shea J, Huynh T, Milner J, Chamlin S. PLAID syndrome: characteristic presentation and a novel therapeutic option. Pediatr Dermatol. 2020;37(1):147-9. doi: 10.1111/pde.13972.
22. Brazee P, Dada LA, Sznajder JI. Role of linear ubiquitination in health and disease. Am J Respir Cell Mol Biol. 2016;54(6):761-8. doi: 10.1165/rcmb.2016-0014TR.
23. Harapas CR, Steiner A, Davidson S, Masters SL. An update on autoinflammatory diseases: inflammasomopathies. Curr Rheumatol Rep. 2018;20(7):40. doi: 10.1007/s11926-018-0750-4.
24. Harden JL, Lewis SM, Pierson KC, Suárez-Fariñas M, Lentini T, Ortenzio FS, et al. CARD14 expression in dermal endothelial cells in psoriasis. PLoS One. 2014;9(11):e111255. doi: 10.1371/journal.pone.0111255.
25. Verboom L, Hoste E, van Loo G. OTULIN in NF-κβ signaling, cell death, and disease. Trends Immunol. 2021;42(7):590-603. doi: 10.1016/j.it.2021.05.003.
26. Yu MP, Xu XS, Zhou Q, Deuitch N, Lu MP. Haploinsufficiency of A20 (HA20): updates on the genetics, phenotype, pathogenesis, and treatment. World J Pediatr. 2020;16(6):575-84. doi: 10.1007/s12519-019-00288-6.
27. Kaufman KP, Becker ML. Distinguishing blau syndrome from systemic sarcoidosis. Curr Allergy Asthma Rep. 2021;21(2):10. doi: 10.1007/s11882-021-00991-3.
28. Crow YJ, Shetty J, Livingston JH. Treatments in Aicardi-Goutières syndrome. Dev Med Child Neurol. 2020;62(1):42-7. doi: 10.1111/dmcn.14268.
29. Vece TJ, Watkin LB, Nicholas S, Canter D, Braun MC, Guillerman RP, et al. Copa syndrome: a novel autosomal dominant immune dysregulatory disease. J Clin Immunol. 2016;36(4):377-87. doi: 10.1007/s10875-016-0271-8.
30. Liu Y, Jesus AA, Marrero B, Yang D, Ramsey SE, Sanchez GAM, et al. Activated STING in a vascular and pulmonary syndrome. N Engl J Med. 2014;371(6):507-18. doi: 10.1056/NEJMoa1312625.

31. Feist E, Brehm A, Kallinich T, Krüger E. Clinical aspects, and genetics of proteasome-associated autoinflammatory syndromes (PRAAS). Z Rheumatol. 2017;76(4):328-34. doi: 10.1007/s00393-017-0264-x.
32. Pinto B, Deo P, Sharma S, Syal A, Sharma A. Expanding spectrum of DADA2: a review of phenotypes, genetics, pathogenesis, and treatment. Clin Rheumatol. 2021;40:3883-96. doi: 10.1007/s10067-021-05711-w.
33. Amarilyo G, Rothman D, Manthiram K, Edwards KM, Li SC, Marshall GS, et al. Consensus treatment plans for periodic fever, aphthous stomatitis, pharyngitis and adenitis syndrome (PFAPA): a framework to evaluate treatment responses from the childhood arthritis and rheumatology research alliance (CARRA) PFAPA workgroup. Pediatr Rheumatol Online J. 202;18(1):31. doi: 10.1186/s12969-020-00424-x.
34. Papa R, Penco F, Volpi S, Sutera D, Caorsi R, Gattorno M. Syndrome of undifferentiated recurrent fever (SURF): an emerging group of autoinflammatory recurrent fevers. J Clin Med. 2021;10(9):1963. doi: 10.3390/jcm10091963.

32

Angioedema Hereditário

Eli Mansour | Eliana Toledo | Faradiba Sarquis Serpa |
Luís Felipe Ramos Berbel Angulski

Introdução

O angioedema hereditário (AEH) é uma doença rara, caracterizada por episódios de edema localizado, deformante, assimétrico, não flogístico e não pruriginoso, por vezes doloroso e autolimitado, que ocorre na camada subcutânea da pele e/ou na submucosa de órgãos internos.[1,2]

O padrão de herança genética é autossômico dominante com penetrância clínica variável, resultante na maioria dos casos, de variantes no gene *SERPING1* que codifica a proteína inibidor de C1 (C1-INH).[1,2] Mutações *de novo* ocorrem em aproximadamente 25% dos casos.[1,3] O C1-INH regula diversas etapas dos sistemas de contato e calicreína-cinina, da coagulação e de fibrinólise e a sua deficiência resulta em aumento da produção de bradicinina (BK).[2]

Epidemiologia

O AEH é pouco conhecido, mesmo entre médicos especialistas, o que resulta em subdiagnóstico e em um atraso considerável entre o início dos sintomas e a suspeita diagnóstica. A prevalência mundial estimada é de 1:50.000, sem predileção por gênero ou etnia.[1,2]

Classificação

O angioedema pode ser classificado de acordo com o mediador químico envolvido em mediado por BK ou por mediadores de mastócitos (histamina). No grupo do angioedema mediado por BK, estão incluídos o AEH e o angioedema adquirido (AEA).[4]

Dois grupos principais de AEH são descritos: com deficiência do C1-INH (AEH-C1-INH) e sem deficiência do C1-INH, classificado como AEH com C1-INH normal (AEH-nl-C1-INH) (Figura 32.1). A deficiência quantitativa do C1-INH causa o AEH-C1-INH tipo I, responsável por 85% dos casos, e o AEH-C1-INH tipo II ocorre pela produção de C1-INH disfuncional, representando 15% dos casos restantes.[1,2]

Diferentes variantes foram descritas no AEH-nl-C1-INH, mas a causa desconhecida (AEH-UNK) ainda é a mais prevalente, representando aproximadamente 80% dos casos.[2] O angioedema adquirido (AEA) pode ser consequente à deficiência do C1-INH (AEA-C1-INH), relacionado a doenças autoimunes e linfoproliferativas ou induzido por fármacos como os inibidores da enzima conversora de angiotensina ou IECAs (AEA-iECA) e as gliptinas. O angioedema por mediadores de mastócitos pode ser mediado por IgE, por outros mecanismos ou pode ser idiopático.[1,4]

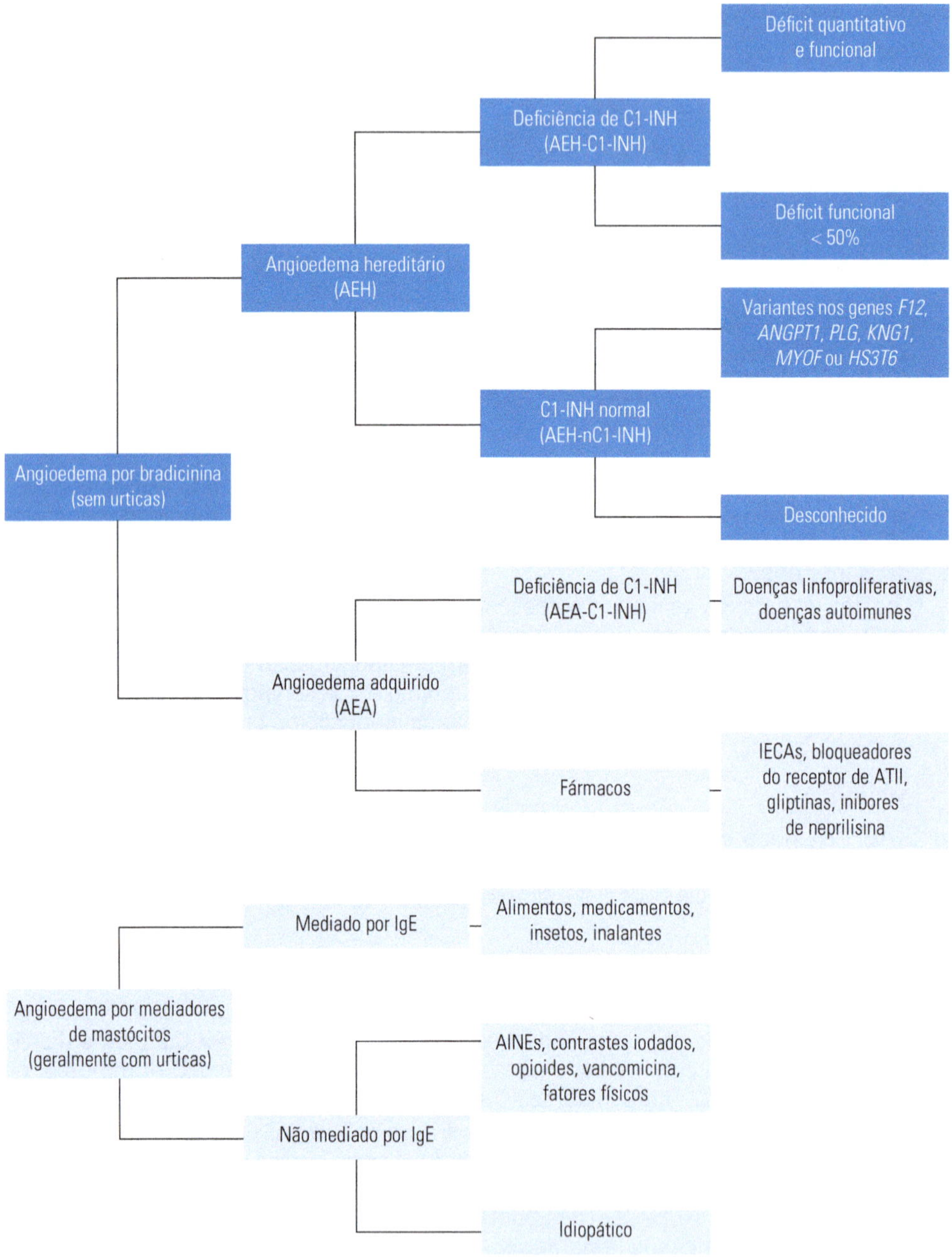

Figura 32.1. Classificação do angioedema de acordo com mecanismo. AEH: angioedema hereditário; AINEs: anti-inflamatórios não esteroidais. *ANGPT1*: gene da angiopoetina-1; ATII: angiotensina II; C1-INH: inibidor de C1; IECA: enzima conversora da angiotensina; *F12*: gene do fator XII; *HS3ST6*: gene do heparan sulfato 3ST6; IgE: imunoglobulina E; *KNG1*: gene do cininogênio 1; *MYOF*: gene da mioferlina; *PLG*: gene do plasminogênio.[5]

Fonte: Adaptada de Giavina-Bianchi P, Arruda LK, Aun MV, *et al.*, 2017; Maurer M, Magerl M, Betschel S, *et al.*, 2022.

Fisiopatologia

O C1-INH, uma proteína membro da superfamília das serpinas ou inibidores de serinoproteases, é o produto do gene *SERPING1*, localizado no cromossomo 11, e variantes nesse gene resultam na redução quantitativa ou funcional do C1-INH que é produzido principalmente pelo hepatócito.[1,3]

O C1-INH inibe a forma ativada do C1 e, na sua deficiência ou disfunção, o C4, que é o substrato preferencial do C1, é depletado e torna-se continuamente diminuído no plasma.[1] Além de regular o sistema do complemento, o C1-INH também inibe várias proteases plasmáticas dos sistemas de contato e calicreína-cinina, da coagulação e de fibrinólise.[2,3] No AEH-C1-INH, a deficiência quantitativa ou a disfunção do C1-INH resultam em ativação desses sistemas com o aumento da produção da BK.[2]

O sistema de contato calicreína-cinina é ativado por superfícies negativamente carregadas ou macromoléculas, quando o fator de coagulação XII (FXII) torna-se ativado (FXIIa). Subsequentemente, o FXIIa ativa mais FXII, em um processo de autoativação. O próximo substrato da cascata é a pré-calicreína que é convertida em sua forma ativa, a calicreína, que, por sua vez, atua sobre o cininogênio de alto peso molecular (HMWK) liberando a BK. Quando se liga ao seu receptor B2, a BK interfere nas junções endoteliais, aumentando a permeabilidade vascular e induzindo o angioedema, além de vasodilatação por contração do citoesqueleto. Em adição, a calicreína ativa diretamente o FXII e converte o plasminogênio em plasmina que ativa mais FXII, formando um ciclo de retroativação. O C1-INH exerce uma ação inibitória em diferentes etapas dessas vias (Figura 32.2).[1-3]

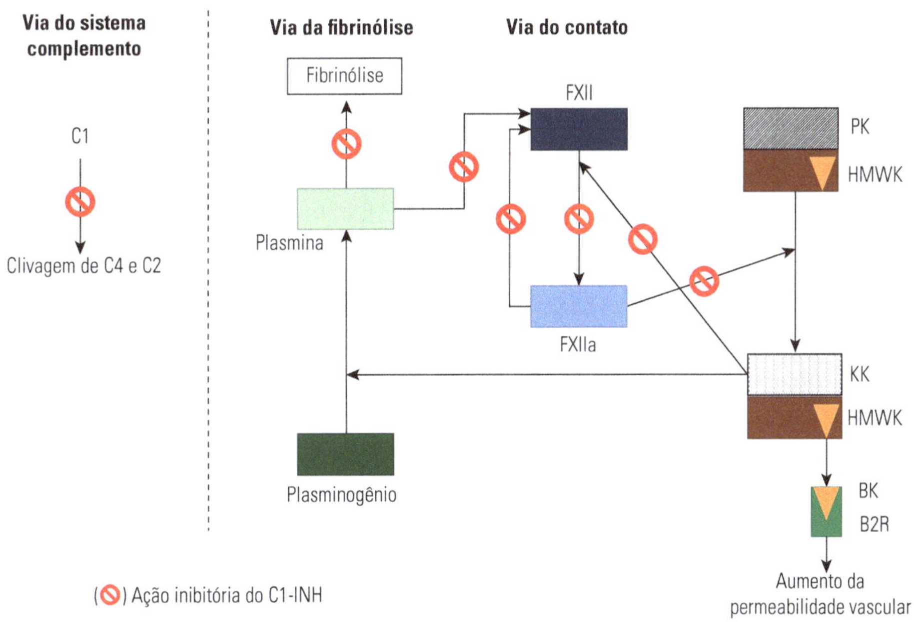

Figura 32.2. Ativação das vias do complemento, de contato e calicreína-cininas, e da fibrinólise e a ação inibitória do inibidor de C1. B2R: receptor 2 da bradicinina no endotélio; BK: bradicinina; C1-INH: inibidor de C1; FXIIa: FXII ativado; HMWK: cininogênio de alto peso molecular; KK: calicreína; PK: pró-calicreína.[1,3]

Fonte: Adaptada de Giavina-Bianchi P, Arruda LK, Aun MV, *et al.*, 2017; Wu MA, Bova M, Berra S, *et al.*, 2020.

No grupo do AEH-nl-C1-INH, o primeiro a ser descrito foi o AEH-FXII com mutações no gene (*F12*), codificador do FXII, de herança autossômica dominante. Essas variantes tornam o FXII mais susceptível à ativação pela plasmina.[1,2] Outras mutações foram identificadas em pacientes com AEH-nl-C1-INH. Essas variantes podem alterar a permeabilidade vascular pela liberação da BK ou por disfunção do endotélio vascular. São exemplos de AEH mediados por BK, o AEH-C1-INH tipos I e II, por mutações no *SERPING1*, os AEH-nl-C1-INH por mutações em *F12*, mutações no gene do plasminogênio (*PLG*) e no gene do cininogênio 1 (*KNG1*). Os tipos de AEH-nl-C1-INH com mutações nos genes angiopoietina 1 (*ANGPT1*), da mioferlina (*MYOF*) e do heparan sulfatoglucosamina 3-O-sulfotransferase 6 (*HS3ST6*) são exemplos de variantes que causam disfunção endotelial e consequente angioedema.[2,6]

A BK é degradada por várias peptidases, como a dipeptidil peptidase 4 (DPP4) e pela mais importante delas, a enzima conversora da angiotensina (ECA). A BK é transformada por essas peptidases em des-Arg-BK, que é a sua forma inativa. Assim, o uso dos IECA e dos inibidores da DPP4 (gliptinas) resulta em angioedema pela diminuição do catabolismo da BK com consequente acúmulo.[7]

Manifestações clínicas

O AEH-C1-INH manifesta-se com episódios recorrentes de edema deformante, assimétrico, não pruriginoso e contrariamente ao angioedema por mediadores de mastócitos apresenta-se sem urticas e não regride ao tratamento com anti-histamínicos, corticosteroides e nem mesmo adrenalina. Os locais mais acometidos são as extremidades, os lábios, as pálpebras e a genitália, além das mucosas das alças intestinais e da laringe. Nesse tipo de angioedema, a instalação é gradual (em 12 a 24 horas) e a regressão, lenta (em 2 a 5 dias); entretanto, quando afeta o abdome e a laringe, pode se instalar mais rapidamente. Na maioria dos casos, o início dos sintomas ocorre na primeira década de vida e raramente antes de 1 ano de idade.[1,2,8] Os afetados podem permanecer assintomáticos em 5% a 10% dos casos.[8]

A frequência e a gravidade do quadro clínico são extremamente variáveis entre os indivíduos de uma mesma família e podem variar no mesmo indivíduo em diferentes fases da vida. A doença afeta ambos os sexos, mas tende a ser mais grave e frequente na mulher pelo papel do estrogênio na patogênese da AEH.[1,2,8] É comum ocorrer piora na frequência e na gravidade das crises, após a puberdade, tanto em mulheres como em homens.

Quando acomete as alças intestinais, a dor abdominal é intensa, frequentemente confundida com abdome agudo cirúrgico, resultando em laparotomias exploradoras desnecessárias em um terço dos pacientes. Náuseas, vômitos, diarreia aquosa, ascite e aumento do volume do abdome consequentemente ao extravasamento de fluidos para a luz ou peritônio também são comuns. Pela mesma razão, a hemoconcentração, a hipotensão arterial e até mesmo o choque hipovolêmico podem ocorrer.[8] Apesar de menos frequente, o edema laríngeo é potencialmente fatal, com risco de morte por asfixia em 50% dos pacientes não tratados, podendo ser a apresentação inaugural do AEH-C1-INH.[1,2,8]

O AEH-nl-C1-INH sintomático é mais prevalente em mulheres, o início dos sintomas é mais tardio, os pródromos são menos frequentes, o estrógeno tem papel mais relevante, a frequência de crises é menor, e os locais mais acometidos são face, língua e laringe, podendo cursar com hematomas.[6]

O AEA-iECA é mais prevalente em mulheres, negros e fumantes, com acometimento frequente de língua.[1,2] O AEA-C1-INH tem início tardio (> 40 anos) e muitas vezes está associado a doenças neoplásicas ou a autoanticorpos para o C1-INH.[1,2]

Diferentes fatores desencadeantes de crises de AEH são conhecidos, mas o angioedema pode se desenvolver espontaneamente. Trauma, estresse e ansiedade, atividades físicas intensas, infecções e medicamentos estão entre os desencadeantes mais frequentemente descritos. O uso medicamentos que podem desencadear crises como IECA e estrógenos deve ser evitado.[9]

Os pacientes podem experimentar sintomas prodrômicos até 24 horas antes da crise. O eritema *marginatum* é o mais comum e consiste em lesões cutâneas eritematosserpiginosas, fugazes e não pruriginosas, frequentemente confundidas com urticária. Sintomas inespecíficos, como astenia, sede, fome, náusea, fadiga mental, mudanças de humor, depressão, ansiedade, irritabilidade, agressividade, dores musculares, formigamento ou aperto na área que será afetada, além de sintomas semelhantes aos da gripe também foram relatados como sintomas prodrômicos.[1,2]

Diagnóstico

O diagnóstico laboratorial do AEH-C1-INH se baseia na dosagem sérica de C4, C1-INH quantitativo e funcional. Níveis normais de C4 podem ocorrer entre as crises; por isso, recomenda-se a repetição do teste na crise de angioedema. Níveis de C1-INH quantitativo e funcionais são baixos (< 50% do normal) no HAE-C1-INH tipo 1; enquanto no tipo 2, apenas o funcional é baixo (< 50% do normal). Em relação aos ensaios funcionais do C1-INH, o cromogênico é mais sensível que o ensaio imunoenzimático (ELISA). Em razão da alta termolabilidade dos componentes do sistema do complemento, é recomendável o processamento imediato das amostras de sangue, principalmente para os testes funcionais. Em pacientes com início de sintomas após os 40 anos de idade ou com doenças autoimunes ou neoplásicas concomitantes, o nível de C1q deverá ser avaliado, pois pode estar diminuído em até 80% dos pacientes com AEA-C1-INH e raramente baixo no HAE-C1-INH.[1,2,4]

Níveis séricos de C4 e C1-INH podem ser fisiologicamente baixos na criança menor de 1 ano e devem ser repetidos após essa idade. Assim, somente o estudo genético pode diagnosticar AEH-C1INH na criança menor de 1 ano de vida.[1,2]

O diagnóstico do AEH-nl-C1INH é feito somente por meio de estudo genético, incluindo os genes associados a esse tipo de AEH.[1-3] Uma vez confirmado o diagnóstico de AEH, o *screening* familiar é fortemente recomendado.[1,2,4]

Diagnóstico diferencial

Entre os diagnósticos diferenciais do AEH-C1-INH, deve-se considerar o AAE-C1-INH e o AEH-iECA que também são causados pelo excesso de BK por causa de sua menor catabolização. Além dos IECAs (p. ex., captopril e enalapril), outros fármacos podem causar angioedema: os hipoglicemiantes orais iDPP4; os inibidores dos canais de cálcio (p. ex., amlodipina); e os antagonistas do receptor da angiotensina II (p. ex., losartana).[4,5,7]

O AEA-C1-INH incide, de preferência, entre as terceira e quarta décadas de vida e, laboratorialmente, diferencia-se do AEH-C1-INH por apresentar diminuição do C1q sérico em 70% dos casos. Nesse tipo de angioedema, o consumo de C1q e do C1-INH, por malignidade ou autoimunidade, resulta no surgimento do edema. As dosagens séricas do C4 e do C1-INH, quantidade e função, e do C1q estão diminuídas.[4]

O angioedema causado por mediadores de mastócitos, ou histaminérgico, pode ser induzido por drogas (a exemplo dos anti-inflamatórios não esteroidais), alérgico (como na alergia alimentar) ou idiopático. Esse último tem um curso crônico, responsivo a altas doses de anti-histamínicos na maioria dos casos e pode estar associado a urticas.[1,4]

A síndrome de Melkersson-Rosenthal também é um diagnóstico diferencial a ser considerado. Trata-se de uma doença granulomatosa rara de causa desconhecida e início na infância ou adolescência. A apresentação clínica é de paralisia facial recorrente, língua com fissuras e edema orofacial recorrente e progressivo.[10]

Tratamento

O tratamento do AEH tem como objetivo atingir o controle total da doença e proporcionar ao paciente uma vida normal.[2,11] Para isso, são necessárias ações educativas para pacientes e familiares (Quadro 32.1), tratamento medicamentoso para crises e, quando indicado, profilaxia de curto (PCP) e de longo prazo (PLP). O manejo do AEH deve ser personalizado e envolve um processo de tomada de decisão compartilhada (TDC), especialmente no que diz respeito ao tratamento medicamentoso.[2,11] Novos medicamentos capazes de reduzir significativamente o número de crises, ou mesmo controlar totalmente a doença, estão disponíveis e questionários para avaliar o controle, a atividade e a qualidade de vida foram desenvolvidas, tornando possível personalizar e acompanhar a resposta ao tratamento.[2]

Quadro 32.1. Ações educativas e orientações para pacientes diagnosticados com AEH.[2]

- **Orientar pacientes e familiares sobre a doença**
  (herança, sintomas, diagnóstico e estratégias de tratamento)
- Orientar pacientes e familiares quanto aos **desencadeantes** de crises
  (medicamentos, procedimentos cirúrgicos e dentários, traumas, estresse, infecções)
- Fornecer **plano de ação** para crises e laudo médico sobre a doença
- Orientar sobre a necessidade de **tratar precocemente** as crises
- Treinar o preenchimento dos **questionários** validados
  (AAS, AECT, AE-QoL ou HAE-QOL)
- Tomar **decisões compartilhadas**
  (estratégias de tratamento e prescrição dos fármacos disponíveis para cada situação)
- Treinar **autoaplicação** dos medicamentos de crise
- Prescrever atualização do **calendário vacinal**
- Orientar sobre a necessidade de **triagem dos familiares**
  (pesquisar a doença mesmo se assintomáticos)
- Orientar sobre as formas de **acesso ao tratamento** medicamentoso
- Estimular o cadastro na **associação de pacientes**

AAS: escore de atividade do angioedema; AECT: teste de controle do angioedema; AE-QoL ou HAE-QoL: questionários de qualidade de vida no AEH.

Fonte: Adaptado de Maurer M, Magerl M, Betschel S, *et al.*, 2022.

Tratamento medicamentoso

O tratamento medicamentoso do AEH envolve três estratégias: tratamento das crises, PCP e de PLP. Todos os pacientes devem ser orientados e treinados para o tratamento da crise e PCP quando submetido a situações com potencial risco de desencadeá-las. A PLP é individualizada e considera a frequência e gravidade das crises e a qualidade de vida. Em todas as estratégias adotadas, a tomada de decisão deve ser compartilhada. Os consensos atuais contemplam os fármacos disponíveis para o tratamento como de 1ª e 2ª linha considerando a sua eficácia e segurança[11-13] (Tabela 32.1).

Tabela 32.1. Medicamentos para tratamento do AEH disponíveis para uso no Brasil.[1,14]

Fármaco	Nome comercial	Linha de tratamento	Mecanismo de ação	Via de uso	Indicações	Dose (adultos)	Dose crianças	Eventos adversos	Precauções/ contraindicações
pdC1INH	Berinert®	1ª	Reposição de C1-INH	IV	Crise	20 UI/kg (4 mL/min)	20 UI/kg (4 mL/min)	Disgeusia, náusea, cefaleia, reação no local da injeção, hipersensibilidade, febre, eventos trombóticos, risco de transmissão de infecção	
	Berinert SC®			SC	PLP	60 UI/kg 2 vezes por semana	≥ 8 anos: igual à dose de adulto		
pdC1INH	Cinryze®	1ª	Reposição de C1-INH	IV	Crise	1.000 UI (repetir 1 hora após se necessário)	12 a 17 anos: igual à dose de adultos	Hipersensibilidade, cefaleia, tontura, náusea, vômito, *rash*, eritema, prurido, pirexia, reação no local de infusão, eventos trombóticos, risco de transmissão de infecção	
					PCP	1.000 UI 1 a 24 horas antes do procedimento	12 a 17 anos: igual à dose de adultos		
					PLP	1.000 UI a cada 3 ou 4 dias (2 vezes por semana)	12 a 17 anos: igual à dose de adultos		
Icatibanto	Firazyr®	1ª	Antagonista do receptor B2 de bradicinina	SC	Crise	30 mg	≥ 2 anos: 0,4 mg/kg 12 a 25 kg: 10 mg (1 mL) 26 a 40 kg: 15 mg (1,5 mL) 41 a 50 kg: 20 mg (2 mL) 51 a 65 kg: 25 mg (2,5 mL) ≥ 65 kg: 30 mg (3 mL)	Reação no local da injeção, tontura, dor de cabeça, náusea, pirexia	Doença isquêmica do coração ativa, acidente vascular cerebral nas 2 semanas prévias.
Lanadelumab	Takhzyro®	1ª	Anticorpo monoclonal Inibidor da calicreína	SC	PLP	300 mg a cada 2 semanas Se sem crises por 6 meses, espaçar para 4 semanas	≥ 12 anos (igual adultos)	Hipersensibilidade, reação no local da injeção, cefaleia, tontura, mialgia diarreia, aumento das transarsinases	

(*Continua*)

Tabela 32.1. Medicamentos para tratamento do AEH disponíveis para uso no Brasil.[1,14] (*Continuação*)

Fármaco	Nome comercial	Linha de tratamento	Mecanismo de ação	Via de uso	Indicações	Dose (adultos)	Dose crianças	Eventos adversos	Precauções/ contraindicações
Ácido Tranexâmico*	Transamin® Trexacont® Traneger® Hemoblock® genérico	2ª	Atividade antiplasmina e antiplasminogênico	Oral, IV	PLP	1.000 a 3.000 mg/dia	30 a 50 mg/kg/dia	Dores musculares, fraqueza, CPK elevada, náusea, diarreia, vertigem, hipotensão grave, trombose	Doença pró-trombótica de base, Coagulação intravascular ativa, vasculopatia oclusiva aguda
Danazol*	Ladogal®	2ª	Andrógeno atenuado. Aumenta síntese hepática do C1-INH Aumenta função da APP (aminopeptidase)	Oral	PLP PCP	Dose máxima: 200 mg/dia 200 mg/dia. Iniciar 5 dias pré e manter até 2 dias pós procedimento	2,5 mg/kg/dia 5 a 10 mg/lg/dia (máximo 600 mg/dia). Iniciar 5 dias antes e manter até 2 dias após o procedimento	Ganho de peso, cefaleia, alterações menstruais, acne, alterações na libido, ansiedade, transtornos de humor, hipertensão, miopatia, alterações no perfil lipídico, hematúria, hepatoma, hepatocarcinoma	Gravidez, amamentação, insuficiência hepática, renal ou cardíaca graves; porfiria; tumor androgênio-dependente. Sangramento vaginal anormal ainda não diagnosticado, trombose ativa ou doença tromboembólica, histórico de ambos eventos e uso concomitante com sinvastatina
Oxandrolona*	Formulado evidências não disponíveis de que a Anvisa tenha avaliado a eficácia e segurança	2ª	Andrógeno atenuado. Aumenta síntese hepática do C1-INH Aumenta função da APP (aminopeptidase)	Oral	PLP	Dose máxima: 10 mg/dia	–		
Plasma fresco congelado*		2ª	Reposição de C1-INH	IV	Crise PCP	2 unidades 2 a 4 unidades, 1 a 6 horas pré-procedimento	10 mL/kg 10 mL/kg, 1 a 6 horas pré-procedimento	Anafilaxia, hipervolemia, transmissão de infecção	Contém substratos nos quais o C1-INH atua, o que pode levar a agravamento da crise

IV: intravenoso; PCP: profilaxia de curto prazo; PLP: profilaxia de longo prazo; SC: subcutâneo.

*Devem ser prescritos se nenhuma opção de 1ª linha estiver disponível.

Fonte: Adaptada de Giavina-Bianchi P, Arruda LK, Aun MV, *et al.*, 2017; Caballero T, 2021.

Para o AEH-nl-C1-INH, recomendam-se as mesmas estratégias de tratamento do AEH-C1-INH, pois não existem estudos sobre a eficácia dos diferentes fármacos nesse grupo de pacientes.[11]

Tratamento da crise

O tratamento das crises de AEH deve ser o mais precoce possível e, para tanto, os pacientes devem ter acesso à terapia e ser treinados para a autoadministração dos medicamentos.[2,11,12] A única localização de crise passível de conduta expectante é a das extremidades, desde que não seja incapacitante. Na crise com o acometimento da laringe, o retardo no tratamento pode ser fatal.[1,5]

Os medicamentos de 1ª linha preconizados para o tratamento da crise atuam inibindo o receptor B2 da BK, mecanismo de ação do icatibanto; aumentando os níveis do C1-INH, com o concentrado do inibidor de C1 derivado de plasma (pdC1-INH) ou recombinante (rhC1-INH); ou inibindo a calicreína (ecallantide) e, consequentemente, reduzindo os níveis de BK.[1,5,14] No Brasil, os produtos aprovados para o tratamento das crises do AEH são: pdC1-INH (Berinert® e Cinryze®); e o icatibanto (Firazyr®).[5] Na indisponibilidade de medicamentos de 1ª linha, o plasma fresco congelado pode ser indicado.[1]

Tratamento profilático de curto prazo

A PCP é indicada para prevenir crises que podem ser desencadeadas por procedimentos diagnósticos ou cirúrgicos (procedimentos odontológicos, endoscopia digestiva alta, broncoscopia, colonoscopia, cirurgias com intubação orotraqueal e parto) e até mesmo durante períodos de estresse. O uso da PCP não exclui a necessidade de ter medicamento de crise disponível durante o procedimento.[14]

O medicamento de 1ª linha para a PCP é o pdC1-INH. Os andrógenos atenuados e o plasma fresco congelado podem ser indicados quando a 1ª linha de tratamento não estiver disponível.[12,14]

Tratamento profilático de longo prazo

A PLP deve ser individualizada e sua necessidade, avaliada em todas as consultas. Na indicação dessa estratégia de tratamento, devem ser consideradas a atividade e o controle da doença, a qualidade de vida, as preferências do paciente e o acesso ao tratamento.[2] Os medicamentos de 1ª linha aprovados no Brasil para a PLP são o pdC1-INH endovenoso (Cynrize®) e o subcutâneo (Berinert SC®), e o inibidor da calicreína, lanadelumabe (Takhzyro®).[2,11-13]

O pdC1-INH está indicado como PLP em todas as faixas etárias e na gestação. É preconizado seu uso, duas vezes por semana, com base na meia-vida do produto, entretanto a dose e/ou a frequência e via de administração podem ser individualizadas.[14] O lanadelumabe é um anticorpo monoclonal anticalicreína de uso subcutâneo e quinzenal, mas após controle da doença, o aumento do intervalo entre as doses pode ser considerado.[12,14,15]

Os andrógenos atenuados e o ácido tranexâmico, um antifibrinolítico, são medicamentos de 2ª linha e indicados somente na impossibilidade de acesso aos tratamentos de 1ª linha. Os efeitos colaterais dos andrógenos são numerosos e devem ser monitorados. Por isso, recomenda-se a dose máxima de 200 mg/dia para danazol ou equivalentes, com posterior redução para dose mínima efetiva para controlar as crises.[2,11-13] O perfil de segurança do ácido tranexâmico é bom, mas faltam dados de eficácia sobre esse medicamento.[2] É mais utilizado na faixa etária pediátrica, diante da impossibilidade de usar os andrógenos.

Novas tecnologias para a PLP direcionadas ao controle do sistema calicreína-cininas, considerada terapia de 1ª linha, estão em desenvolvimento e algumas já estão em uso fora do Brasil, como o berotralstate por via oral.[2,11,12,14]

Novas terapias

Estudos pré-clínicos já foram finalizados e estudos de terapia gênica para o AEH estão em andamento. O BMN 331 é uma terapia gênica experimental baseada em AAV5 (adenovírus tipo 5 associado) em desenvolvimento para o tratamento de HAE.[14,16] Todas essas iniciativas podem contribuir para mudança do panorama da assistência ao paciente com AEH nos próximos anos.

O impacto do AEH e os questionários de atividade, controle e qualidade de vida

O impacto do AEH na vida dos pacientes é substancial e manifesta-se tanto durante as crises como no período intercrises. O medo de um novo ataque, a ansiedade e a depressão são comuns nesses pacientes. Os médicos devem acessar, rotineiramente, a qualidade de vida (QoL) dos pacientes. Para isso, o uso dos questionários validados da QoL no AEH (*AE-QoL ou HAE-QoL*) é importante. Da mesma forma, o uso concomitante de outros questionários é recomendado, como o escore de atividade do angioedema (*AAS*) e o teste de controle do angioedema (*AECT*) que avaliam a atividade e a resposta ao tratamento do angioedema, respectivamente.[2]

Referências bibliográficas

1. Giavina-Bianchi P, Arruda LK, Aun MV, Campos RA, Chong-Neto HJ, Constantino-Silva RN, et al. Diretrizes brasileiras para o diagnóstico e tratamento do angioedema hereditário – 2017. Arq Asma Alerg Imunol 2017;1. doi: 10.5935/2526-5393.20170005.
2. Maurer M, Magerl M, Betschel S, Aberer W, Ansotegui IJ, Aygören-Pürsün E, et al. The international WAO/EAACI guideline for the management of hereditary angioedema-The 2021 revision and update. Allergy. 2022;77(7):1961-90. doi: 10.1111/all.15214.
3. Wu MA, Bova M, Berra S, Senter R, Parolin D, Caccia S et al. The central role of endothelium in hereditary angioedema due to C1 inhibitor deficiency. Int Immunopharmacol. 2020;82:106304. doi: 10.1016/j.intimp.2020.106304.
4. Grumach AS, Veronez CL, Csuka D, Farkas H. angioedema without wheals: challenges in laboratorial diagnosis. Front Immunol. 2021;12:785736. doi: 10.3389/fimmu.2021.785736.
5. Serpa FS, Mansour E, Aun MV, Giavina-Bianchi P, Chong HJ, Arruda LK et al. Hereditary angioedema: how to approach it at the emergency department? Einstein (São Paulo). 2021;19:eRW5498. doi: 10.31744/einstein_journal/2021RW5498.
6. Veronez CL, Csuka D, Sheikh FR, Zuraw BL, Farkas H, Bork K. The expanding spectrum of mutations in hereditary angioedema. J Allergy Clin Immunol Pract. 2021;9:2229-34. doi: 10.1016/j.jaip.2021.03.008.
7. Cicardi M, Zuraw BL. Angioedema due to bradykinin dysregulation. J Allergy Clin Immunol Pract. 2018;6:1132-41. doi: 10.1016/j.jaip.2018.04.022.
8. Azmy V, Brooks JP, Hsu FI. Clinical presentation of hereditary angioedema. Allergy Asthma Proc. 2020;41:S18-S21. doi: 10.2500/aap.2020.41.200065.
9. Debreczeni ML, Németh Z, Kajdácsi E, Farkas H, Cervenak L. Molecular dambusters: what is behind hyperpermeability in bradykinin-mediated angioedema? Clin Rev Allergy Immunol. 2021;60:318-47. doi: 10.1007/s12016-021-08851-8.

10. Bakshi SS. Melkersson-Rosenthal syndrome. J Allergy Clin Immunol Pract. 2017;5:471-2. doi: 10.1016/j.jaip.2016.09.034.
11. Busse PJ, Christiansen SC, Riedl MA, Banerji A, Bernstein JA, Castaldo AJ et al. US HAEA Medical Advisory Board 2020 Guidelines for the Management of Hereditary Angioedema. J Allergy Clin Immunol Pract. 2021;9:132-150.e3. doi: 10.1016/j.jaip.2020.08.046.
12. Betschel S, Badiou J, Binkley K, Borici-Mazi R, Hébert J, Kanani A et al. The International/ Canadian Hereditary Angioedema Guideline. Allergy Asthma Clin Immunol. 2019;15:72. doi: 10.1186/s13223-019-0376-8.
13. Bork K, Anderson JT, Caballero T, Craig T, Johnston DT, Li HH et al. Assessment and management of disease burden and quality of life in patients with hereditary angioedema: a consensus report. Allergy Asthma Clin Immunol. 2021;17:40. doi: 10.1186/s13223-021-00537-2.
14. Caballero T. Treatment of hereditary angioedema. J Investig Allergol Clin Immunol. 2021;31:1-16. doi: 10.18176/jiaci.0653.
15. Buttgereit T, Vera C, Weller K, Gutsche A, Grekowitz EM, Aykanat S et al. Lanadelumab efficacy, safety, and injection interval extension in HAE: a real-life study. J Allergy Clin Immunol Pract. 2021;9:3744-51. doi: 10.1016/j.jaip.2021.04.072.
16. NIH. U.S. National Library of Medicine. Clinical Trials. [2023 Jun. 27]. Disponível em: https://clinicaltrials.gov/ct2/results?cond=Hereditary+Angioedema&term=bmn+331&cntry=&state=&city=&dist=.

33

Defeitos do Sistema Complemento

Nyla Thyara Melo Lobão Fragnan | Maine Bardou | Anete Sevciovic Grumach

Introdução

O sistema complemento representa um importante mecanismo da imunidade inata, que atua tanto na resposta a processos infecciosos como na dissolução de complexos imunes. A modulação de outros componentes do sistema imunológico como as células T, produção de anticorpos, entre outros, tem sido reconhecida também como funções do sistema complemento. Nos últimos anos, verificou-se que o sistema complemento pode também ser ativado intracelularmente, reforçando a interação deste com outros mecanismos da resposta imunitária.

Diversas doenças têm o sistema complemento atuando em sua imunopatologia, como as nefropatias, o lúpus eritematoso sistêmico (LES), as doenças neurológicas, entre outras. Entretanto, os defeitos primários do sistema complemento têm sido relatados como raros. Estima-se que as deficiências congênitas de complemento correspondem de 2% a 6% de todos os erros inatos da imunidade (EII).[1] Por sua vez, o acesso ao diagnóstico e à avaliação laboratorial tem sido restritos, o que, provavelmente, influencia na baixa identificação desses defeitos.

Considerando-se as vias de ativação e a via terminal do complemento, assim como as proteínas que atuam para o seu controle, as manifestações clínicas das deficiências de complemento serão agrupadas na mesma sequência (ver Capítulo 1 – Visão Geral do Sistema Imunológico).

Deficiências da via clássica

Tanto a deficiência como a ativação do sistema complemento podem estar relacionadas a doenças autoimunes. Os níveis reduzidos de componentes do sistema complemento podem causar excesso de imunocomplexos circulantes juntamente com uma alta concentração de células apoptóticas, resultando em dano inflamatório.[2]

A deficiência dos componentes iniciais da via clássica do sistema complemento, principalmente C1q, C1r/C1s, C4 e C2, resulta na suscetibilidade ao LES, bem como a outras doenças autoimunes do tecido conjuntivo: dermatomiosite; púrpura de Henoch-Schönlein; artrite reumatoide juvenil; e glomerulonefrite.[3] Cada um dos componentes citados pode apresentar deficiência total ou parcial, determinando a suscetibilidade não somente a doenças autoimunes, assim como a infecções bacterianas por encapsulados.

Entre as proteínas do complemento, um papel primário na atividade de depuração de imunocomplexos e de apoptose é atribuído a C1q. Embora a deficiência completa de C1q seja menos frequente, essa condição está associada a uma maior prevalência de LES e às manifestações mais graves da doença.[2]

A deficiência de C2 é considerada a deficiência hereditária mais frequente da via clássica do complemento. Esse defeito pode interferir também na via das lectinas, assim como ocorre na deficiência de C4. Na ausência de C2, mecanismos compensatórios podem ser ativados, resultando em 60% de indivíduos assintomáticos. Os demais apresentam doença autoimune sistêmica, particularmente LES e processos infecciosos. Estima-se que cerca de 50% dos pacientes desenvolvam infecções bacterianas graves, incluindo meningite, pneumonia, artrite ou sepse, predominando entre deficientes de C2.[2,4,5]

A deficiência de C4 completa é extremamente rara, sobretudo em razão do fato de C4 ser codificado por diversos pares de alótipos, no braço curto do cromossomo humano 6 (6p), do complexo principal de histocompatibilidade. Portanto, múltiplas mutações dependentes de antecedentes raciais e genéticos precisam ocorrer para que a deficiência total aconteça.[5] Entretanto, a deficiência de pares de alótipos C4A e C4B tem sido associada com maior suscetibilidade a doenças autoimunes ou a infecções.[3,6]

Foram identificados níveis elevados de anticorpos antinucleares em indivíduos com deficiência de C1/C4 (75%) e C2 (25% a 55%). Anticorpos anti-DNA de dupla hélice também estão presentes em portadores de deficiência de C1q/C4 (20%) e C2 (33%).[7] Embora a ocorrência de autoimunidade e autoanticorpos possa ser destacada como sinal de alerta, a deficiência de quaisquer componentes da via clássica está também relacionada com maior suscetibilidade a infecções, predominantemente por bactérias encapsuladas e, mais comumente, pelo *Streptococcus pneumoniae*. Foram descritas como as principais causas de morte nesses pacientes processos infecciosos e complicações vasculares.[5,8]

Deficiências da via alternativa

A via alternativa apresenta-se ativa de modo constante em baixos níveis (vigilância), dependendo amplamente de reguladores como os fatores D, H e I para controlar a ativação da via alternativa.[5,9] Os defeitos de componentes da via alternativa (properdina, fatores D e B) respondem por apenas 2,5% de todas as deficiências do complemento e estão associados à incapacidade de opsonizar patógenos invasores (predominantemente da espécie Gênero Neisseria) e à formação insuficiente do complexo de ataque à membrana (MAC).[9,10]

A deficiência de properdina é rara e é a única proteína do complemento cuja herança é ligada ao cromossomo X. Pode apresentar-se com ausência completa da molécula (tipo I), deficiência parcial (tipo II) ou um nível normal de proteína disfuncional (tipo III). Indivíduos com deficiência de properdina são suscetíveis à doença meningocócica com evolução fulminante, em geral na adolescência.[1,5]

A deficiência de fator D foi descrita em menos de 10 pacientes, com padrão de herança semelhante ao da maioria dos defeitos do complemento, autossômica recessiva. A deficiência completa do fator D foi associada a uma diminuição da capacidade de opsonizar e fagocitar bactérias em um paciente holandês com histórico de meningite. Outros relatos de caso também associaram as deficiências de fator D à infecção por *N. gonorrhoeae* e a infecções respiratórias.[9]

A deficiência do fator B foi descrita em dois pacientes que apresentaram infecções recorrentes por bactérias encapsuladas. Raramente pode ser implicada como causa genética nos casos de síndrome Hemolítico urêmica atípica (SHUa).[5] É importante mencionar que, provavelmente, há o subdiagnóstico dos defeitos da via alternativa, pois a investigação laboratorial dessas proteínas é restrita.[1,11]

Deficiência de C3

O componente C3 desempenha um papel central em todas as três vias de ativação e sua deficiência está associada a infecções bacterianas piogênicas graves e recorrentes, além de doenças mediadas por imunocomplexos.[12] Os pacientes estão propensos a infecções como sinusites, otites, pneumonias, meningite, osteomielite ou sepse. Os principais agentes causadores são as bactérias encapsuladas, tanto Gram-negativas como Gram-positivas, com destaque para *Neisseria meningitidis, Enterobacter aerogenes, Haemophilus influenzae* e *Escherichia coli, Streptococcus pyogenes* e *Staphylococcus aureus*. Essas infecções são precoces com tendência à recorrência.[13,14]

Os pacientes também podem apresentar glomerulonefrite membranosa e os sintomas consistentes com LES são menos frequentes.[5,15] Mutações raras de ganho de função (GOF) em C3 podem causar SHUa.[16] Variantes no gene de C3 foram também associadas a um risco aumentado de degeneração macular relacionada à idade (DMRI).[17] Deficiências de fatores H e I resultam em níveis séricos reduzidos de C3 e serão discutidas adiante.

Deficiência da via das lectinas

As lectinas, MBL (lectina ligadora de manose), ficolina-1, ficolina-2, ficolina-3, colectina-10 e colectina-11, reconhecem padrões de carboidratos encontrados na superfície de patógenos. Após o reconhecimento, serinoproteases associam-se a essas lectinas, às MASPs (serinoproteases associadas à MBL) e ativam o C4 e C2 por clivagem proteolítica, seguindo-se a ativação de forma semelhante à via clássica.[18]

A deficiência da via das lectinas tem sido associada com autoimunidade e com suscetibilidade às infecções. A deficiência de MBL foi relacionada a infecções respiratórias superiores e a um risco maior de infecções meningocócicas ou pneumocócicas graves em crianças.[19] Pacientes infectados pelo HIV, sob quimioterapia ou após transplante de medula óssea parecem ser mais suscetíveis a infecções graves se apresentarem também deficiência de MBL.[20] Polimorfismos da MBL também podem estar associados a uma maior suscetibilidade à infecção recorrente pelo herpesvírus simples 2 (HSV2).[21] Risco moderadamente aumentado de aquisição ou progressão de outras doenças virais crônicas, infecções pulmonares crônicas por *Aspergillus sp.*, malária grave, hepatite C, fibrose cística, imunodeficiência comum variável, entre outras, foi descrito na deficiência de MBL.[22,23] Por sua vez, concentrações diminuídas de MBL ou ficolinas podem ser benéficas em certas infecções causadas por *Leishmania sp.* ou *Mycobacteria sp.*[24] No entanto, é provável que haja outros fatores envolvidos na gravidade dos desfechos, pois alguns estudos não encontraram correlação entre o polimorfismo das lectinas e a gravidade ou a evolução da doença.[25]

Com relação à suscetibilidade e à gravidade para a doença autoimune, por um lado, um efeito benéfico foi associado à febre reumática;[26] por outro lado, os polimorfismos podem aumentar a suscetibilidade ao LES[27] e um estudo na população brasileira observou o desenvolvimento de nefrite lúpica em pacientes com deficiência de MBL.[28] Assim, o *status* das concentrações de MBL pode ser considerado um modificador, seja agravando, seja melhorando o curso de uma doença, de acordo com seu polimorfismo.

Os casos de deficiência de ficolina-3 manifestam sintomas clínicos variáveis, particularmente infecções, distúrbios autoimunes e complicações neurológicas. Apenas alguns casos homozigotos foram descritos e diferentes sintomas clínicos, incluindo enterocolite, infecções respiratórias e cutâneas, abscesso cerebral, convulsões refratárias e síndrome nefrótica foram observados.[29] Deficiências parciais de ficolina-2 ou de ficolina-3 não são bem estudadas e têm significado clínico incerto.[30]

A serinoprotease 1 associada à MBL (MASP1) é a protease mais abundante da via das lectinas e tem um papel central na ativação de MASP2. A síndrome de Malpuech, Michels e Mingarelli-Carnevale (3MC) é caracterizada por dismorfismos faciais e outros defeitos, como fissura labiopalatina, deficiência de crescimento pós-natal, déficit cognitivo e perda auditiva. É causada por mutações homozigóticas no gene MASP1 (síndrome 3MC 1) ou por membros da subfamília colectina, COLEC10 ou COLEC11 (síndrome 3MC 2). Essa síndrome é decorrente do papel dessas lectinas no desenvolvimento embriológico.[5]

Um caso de deficiência de MASP-2 foi originalmente descrito associado ao autoanticorpo anti-C1q em um paciente com doença inflamatória persistente, episódios de pneumonia pneumocócica grave e fibrose pulmonar progressiva.[31] Houve associação também com risco aumentado de febre e neutropenia em pacientes pediátricos submetidos à quimioterapia e à prematuridade e com baixo peso ao nascer, sem infecções perinatais associadas.[32,33] Entretanto, em uma metanálise, verificou-se que um polimorfismo comum que afeta níveis de MASP2 não foi associado com o desenvolvimento de doenças infecciosas e a maioria dos indivíduos com insuficiência de MASP2 foi assintomática.[5]

Deficiência de componentes da via terminal

Os componentes da via terminal são compartilhados pela via clássica, das lectinas e via alternativa, e são responsáveis pela formação do MAC, composto pelas proteínas C5b, C6, C7, C8 e C9.[34] Defeitos dos componentes terminais estão associados de forma clara a um risco aumentado para doença meningocócica invasiva recorrente e infecção gonocócica disseminada.[14] Em decorrência da imaturidade imunológica do lactente, observa-se que a probabilidade de se diagnosticar deficiência do complemento é maior em crianças com mais de 5 anos de idade que adquirem meningite meningocócica,[1] sendo a época média de aparecimento por volta da adolescência.[5] No que se refere à infecção meningocócica, a recorrência da meningite é outra característica; quase 50% dos indivíduos com deficiências em componentes da via terminal experimentarão pelo menos um episódio adicional.[35] O acesso à imunização específica pode alterar esse perfil.[8] Descreve-se que a deficiência de componentes da via terminal é mais provável se houver história de infecções recorrentes por *Neisseriae spp.* No caso das meningites meningocócicas, o acometimento seria por sorotipos incomuns como W-135, X, Y ou Z.[5] A deficiência de C9 é extremamente rara em caucasianos, entretanto, foi detectada em cerca de 0,1% dos doadores japoneses de sangue, sem consequências clínicas.[1,14]

Indivíduos com deficiência hereditária de componentes terminais apresentam menor mortalidade por episódio meningocócico em comparação com pacientes sem déficit do complemento (1,5% *vs.* 19% de mortalidade por 100 episódios). Esses dados sugerem que a mortalidade e a gravidade da doença meningocócica são proporcionais ao grau de ativação do complemento e aos níveis de endotoxinas no plasma.[35]

Deficiência das proteínas reguladoras do complemento

As poderosas cascatas de ativação do sistema complemento requerem uma regulação rigorosa para manter a homeostase adequada e evitar danos excessivos ao nosso corpo. Uma função prejudicada dessas proteínas reguladoras é frequentemente deletéria[27] resultando em fenótipos que incluem o angioedema hereditário (AEH) (com ou sem deficiência de inibidor de C1 [C1-INH]), doenças renais e oculares (fator H, fator I ou deficiência CD46), enteropatia perdedora de proteínas (deficiência de CD55) e hemoglobinúria paroxística noturna (HPN) (deficiência de CD55 ou de CD59).[5,27] É importante notar que, em contraste com deficiências completas de proteínas reguladoras do complemento que resultam no consumo de múltiplos componentes em uma via, a haploinsuficiência pode causar inflamação local excessiva ou acúmulo de detritos. Por exemplo, a haploinsuficiência do fator H (FH) e a deficiência heterozigota do fator I (FI) predispõem à SHUa e à DMRI.[36,37]

O FH e o FI são os principais reguladores da via alternativa. A deficiência dessas proteínas reguladoras gera baixos níveis de C3 circulante, provocando infeções recorrentes.[38] Como exemplo, a deficiência de FH em homozigose, resulta na ativação da via alternativa, na clivagem e no consumo de C3 e do fator B (FB) e, consequentemente, o aumento da suscetibilidade a infecções piogênicas.[5] A deficiência parcial de FI também foi previamente associada a manifestações clínicas, incluindo amigdalite recorrente, infecções urinárias, otite, pielonefrite, meningite grave e sepse.[38]

Diversas situações clínicas têm sido associadas a variantes genéticas em proteínas reguladoras do complemento. Polimorfismos em genes que codificam para FH, C3 e FI foram associados à DMRI, com possível desempenho relevante na sua patogênese.[39] Aproximadamente 50% dos pacientes com SHUa têm mutações genéticas de FH, FI, C3, FB e/ou proteína cofator de membrana (MCP) e deleção de FH relacionada as proteínas 1 e 3 do complemento (CFHR1/CFHR3).[40] Mutações em FH, MCP e FI também foram relatadas na glomerulopatia C3 (anteriormente conhecida como glomerulonefrite membranoproliferativa), bem como aqueles que apresentam síndrome HELLP com pré-eclâmpsia, hemólise, níveis elevados de enzimas hepáticas e baixos níveis de plaquetas.[5]

CD55 (DAF, do inglês *decay accelerating fator*) e CD59 são proteínas de membrana ancoradas por glicosilfosfatidilinositol (GPI) com propriedades reguladoras da ativação da cascata do complemento. Essa regulação ocorre por meio da inibição da C3 convertase pelo CD55 e pela prevenção da etapa final de polimerização do complexo de ataque à membrana pelo CD59. O CD59 é um regulador de membrana-chave da via terminal que impede a inserção do MAC no tecido hospedeiro.[41] Mutações somáticas no GPI que codifica a estrutura de ancoragem de ambos os inibidores ocasiona a HPN.[42] A deficiência congênita isolada de CD55 é rara, mas tem sido observada em pacientes que sofrem de enteropatia perdedora de proteína de início precoce,[43] enquanto sintomas neurológicos do tipo Guillain-Barré com hemólise são a marca registrada de casos raros de deficiência isolada de CD59.[44]

O AEH pode ser causado pela deficiência de inibidor de C1 esterase (C1-INH) ou com C1-INH normal. O AEH com déficit de C1-INH é o único defeito do sistema complemento com herança autossômica dominante. Além de controlar a ativação do sistema complemento, o inibidor de C1 regula os sistemas fibrinolítico, de coagulação e de contato. A falta de inibição, principalmente do sistema calicreína-bradicinina, resulta na geração excessiva de bradicinina, aumentando a permeabilidade vascular, ao ocasionando o angioedema. O início da doença é precoce na vida, causando edema subcutâneo e de submucosa. As crises de angioedema afetam a face, membros, genitais, abdômen e laringe, sendo desencadeadas por infecções, estrógeno, fator emocional, traumas, procedimentos como tratamento dentário e endoscopia, temperaturas extremas e álcool; porém, em diversas ocasiões, a causa é desconhecida. A obstrução das vias aéreas superiores pode resultar em asfixia se não for tratada. As crises têm uma duração de 3 a 5 dias e resultam em edema desfigurante, dor abdominal intensa simulando o abdômen agudo ou causando obstrução de via aérea superior.[45] Outro tipo de AEH foi identificado em pacientes com níveis normais de C1-INH. Mutações nos genes que codificam o fator XII (FXII-AEH), plasminogênio (PLG-AEH) e, em poucas famílias, angiopoietina-1, cininogênio-1, mioferlina ou heparan sulfato 3-O-sulfotransferase 6 foram encontradas nesse grupo de pacientes; porém, em muitas situações, a mutação não foi definida.[46] Uma forma adquirida de deficiência de inibidor de C1 ocorre principalmente acima da quarta década de vida e está associada a distúrbios linfoproliferativos e à presença de autoanticorpos para inibidor de C1.[47,48]

A Figura 33.1 resume as vias de ativação e MAC com o quadro clínico resultante de distúrbios do sistema complemento.

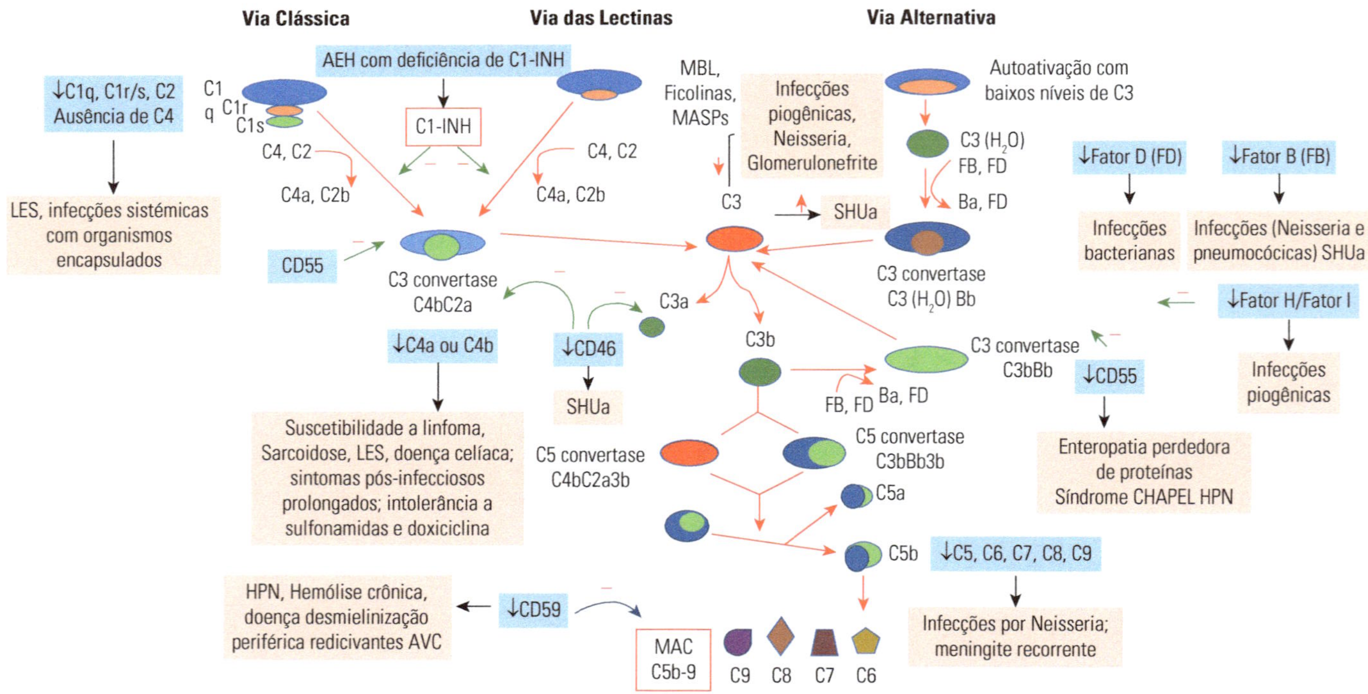

Figura 33.1. Vias de ativação e complexo de ataque à membrana com o quadro clínico resultante de distúrbios do sistema complemento. SHUa: síndrome hemolítico urêmica atípica; LES: lúpus eritematoso sistêmico; AEH: angioedema hereditário; C1-INH: inibidor de C1; FB: fator B; FD: fator D; MBL: lectina ligadora de manose; MASPs: serinoproteases associadas à MBL; AVC: acidente vascular cerebral.

Fonte: Desenvolvida pela autoria.

A Tabela 33.1 apresenta as deficiências de proteínas do complemento e de proteínas reguladoras com os genes relacionados, o modo de herança e as manifestações clínicas principais.

Tabela 33.1. Deficiências de proteínas do complemento e de proteínas reguladoras: genes, herança e manifestações clínicas.

Deficiência	Gene	Herança	Sintomas e/ou síndromes associadas
C1q	1p36	AR	LES, infecções sistêmicas com organismos encapsulados
C1r/s	12p13	AR	
C2	6p21	AR	
C4 (deficiência total)	6p21	AR	
C4A ou C4B	Crom. 6, braço curto. MHC III	Complexa	Suscetibilidade a linfoma, sarcoidose, LES, doença celíaca; sintomas pós-infecciosos prolongados; intolerância a sulfonomidas e doxiciclina
C3 com ganho de função (GoF)	19p13	AD	SHUa
C3	19p13	AR	Infecções piogênicas, infecções por *Neisseria* sp., glomerulonefrite
Factor H	1q32	AR	Degeneração macular relacionada à idade (DMRI)
Factor I	4q25	AR	Infecções piogênicas, infecções por *Neisseria* sp.
C5	9q33-34	AR	Infecções por *Neisseria* sp.; meningite recorrente
C6	5p13	AR	
C7	5p13	AR	
C8α-γ/C8β	C8α/β: 1p32 C8γ: 9q34	AR	
C9	5p14-p12	AR	Infecções por *Neisseria* sp. ou assintomáticos
Factor B	6p21	AR	Infecções por *Neisseria* sp. e pneumocócicas, SHUa
Factor D	19p13	AR	Infecções bacterianas
MBL	10q11	Polimorfismo	Efeitos possíveis incluem suscetibilidade a infecções bacterianas e autoimunidade
Ficolina 3 (H-ficolina)	1p36	Polimorfismo	Vários fenótipos clínicos
MASP1	3q27	AR	Síndrome 3MC (Malpuech, Michels e Mingarelli-Carnevale)
MASP2	1p36		Infecções respiratórias, principalmente assintomáticas
Inibidor de C1 (C1-INH)	11q11-q13	AD	AEH com deficiência de C1-INH
Proteina ligadora de C4	1q32	Desconhecido	Um caso de doença de Behçet atípica, angioedema, angioedema, déficit da proteína S

(Continua)

Tabela 33.1. Deficiências de proteínas do complemento e de proteínas reguladoras: genes, herança e manifestações clínicas. (*Continuação*)

Deficiência	Gene	Herança	Sintomas e/ou síndromes associadas
Properdina	Xp11	Ligada ao X recessivo	Meningite (Neisseria)
CFHR1-3 deleção	1q32	Complexa	SHUa, LES e proteção para DMRI e nefropatia por IgA
Thrombomodulina (CD141)	20p11	AD	SHUa
CD46/MCP	1q32	Heterozigose	SHUa
CD55/DAF	1q32	AR	Hemoglobinúria paroxística noturna
CD55/DAF	1q32	AR	Enteropatia perdedora de proteínas Síndrome CHAPEL
CD59	11p13	AR	Hemoglobinúria paroxística noturna Hemólise crônica, doença desmielinização periférica redicivante e AVC.

AEH: angioedema hereditário; LES: lúpus eritematoso sistêmico; SHUa: síndrome hemoliticourêmica atípica; AVC: acidente vascular cerebral.
Fonte: Desenvolvida pela autoria.

Tratamento das deficiências do sistema complemento

Vacinação

Nas deficiências de complemento, o esquema vacinal habitual pode ser seguido sem restrições. É essencial dar enfoque para a cobertura completa para bactérias encapsuladas, reforçando a indicação das vacinas contra *S. pneumoniae*, *H. influenzae* e *N. meningitidis*. Os conviventes também devem receber as mesmas vacinas para reduzir a possibilidade de transmissão. Recomenda-se, ainda, avaliar como foi a resposta vacinal desses pacientes.[5,49] Para pacientes com AEH que podem necessitar de hemoderivados como parte de sua terapia, atenção especial para a vacinação contra hepatite A e B é recomendada.[53]

Cabe ressaltar que o Programa Nacional de Imunizações brasileiro não inclui como vacina de rotina, ou em casos especiais, as vacinas contra o sorotipo B do meningococo, e a vacina contra os sorotipos A, W e Y somente está disponível para indivíduos a partir dos 11 anos na rotina e em casos de hemoglobinúria paroxística noturna. As vacinas pneumocócicas encontram-se disponíveis na rotina, na forma conjugada 10-valente. Para os portadores de EII, é liberado o acréscimo da vacina Pneumocócica 23-valente em maiores de 2 anos. A recomendação da Associação Brasileira de Alergia e Imunologia/Associação Brasileira de Imunizações (Asbai/SBIm) é o uso da vacina Pneumocócica conjugada 13-valente e da Pneumocócica polissacarídica 23-valente no esquema sequencial, com intervalo de 2 meses entre elas, nos maiores de 2 anos.[54]

Antibióticos profiláticos

O uso de profilaxia com antibióticos nas deficiências do complemento, apesar de ainda controversa, geralmente está indicado em pacientes com infecções recorrentes apesar da vacinação apropriada e naqueles com maior risco de exposição endêmica ou ocupacional, visando proteger contra bactérias encapsuladas.[49]

A penicilina benzatina mensal foi descrita como protetora contra a infecção por Neisseriae sp. em 40 pacientes com deficiência homozigota de C6, em estudo realizado antes da ampla vacinação contra meningococos. Outros protocolos avaliaram o uso de profilaxia com amoxicilina em crianças com otite média aguda recorrente nas quais a redução das infecções foi mais evidente nos primeiros 6 meses de tratamento em comparação com placebo.[42,50,51]

Terapias específicas

As terapias direcionadas para pacientes com defeitos do sistema complemento ainda são escassas; porém, no último século, as terapias voltadas para o controle da ativação excessiva desse sistema vêm ganhando destaque.

O eculizumabe é um anticorpo monoclonal humanizado que se liga a C5, impedindo sua clivagem em C5a e C5b. Dessa forma, impede a geração da via terminal do complemento (C5b-9) e, seu uso, resultou no controle parcial ou total de doenças que causam ativação crônica descontrolada do complemento, como a SHUa e a hemoglobinúria paroxística noturna.[52]

Mais recentemente, foi aprovado o ravulizumabe, um inibidor de C5, de segunda geração e de ação prolongada, para ser administrado por via intravenosa a cada 8 semanas, com resultados comparáveis ao eculizumabe.[53] Mais inibidores do complemento estão em estudos clínicos de fase 2 e fase 3, potencialmente permitindo uma melhor intervenção no sistema complemento.[54]

Angioedema hereditário

O tratamento do AEH encontra-se mais detalhado no Capítulo 32 – Angiodema Hereditário e pode ser abordado como profilaxia a longo prazo, tratamento profilático em curto prazo ou o tratamento durante as crises. O plano de tratamento do paciente é estabelecido de forma individualizada, levando-se em conta a frequência e a gravidade das crises ou prejuízo na qualidade de vida do paciente. A indicação é individualizada e a decisão deve ser tomada após discussão do médico com o paciente.

A droga utilizada inicialmente para o tratamento profilático é o danazol. Há muitos efeitos adversos decorrentes de seu uso, como a irregularidade menstrual, ganho de peso, alteração em níveis de colesterol e até neoplasia hepática. Inibidores de plasmina também são utilizados, entretanto sua eficácia é restrita. Mais recentemente, houve um progresso intenso na profilaxia em longo prazo com a introdução de inibidor de C1 esterase por via endovenosa ou subcutânea, inibidores de calicreína por via subcutânea ou por via oral, melhorando sensivelmente a qualidade de vida e o controle da doença.

Os medicamentos para as crises de angioedema atuam na reposição de inibidor de C1 por via endovenosa, inibidor de receptor de bradicinina e inibidor de calicreína e têm evitado as complicações relacionadas à gravidade.

Ainda, o inibidor de C1 derivado de plasma deve ser usado para a profilaxia das crises que podem ser precipitadas por procedimentos dentários, endoscópicos ou cirúrgicos.[45]

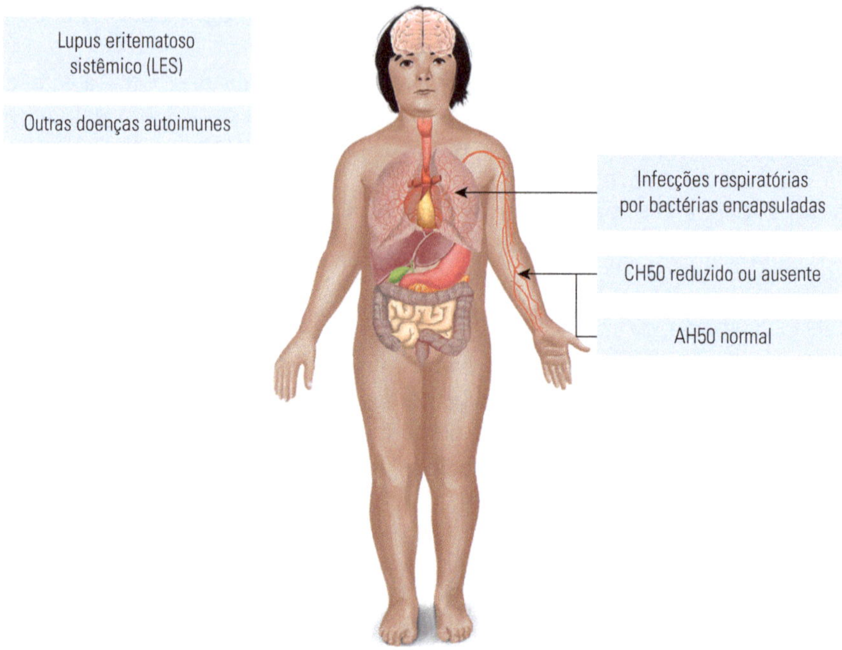

Figura 33.2. Deficiências da via clássica – componentes iniciais.
Fonte: Desenvolvida pela autoria.

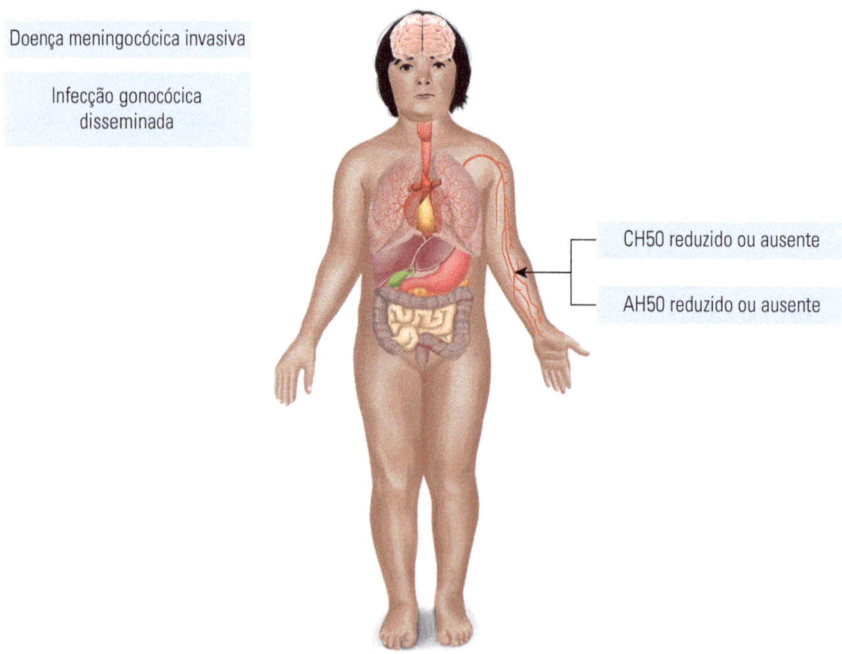

Figura 33.3. Deficiências de componentes terminais.
Fonte: Desenvolvida pela autoria.

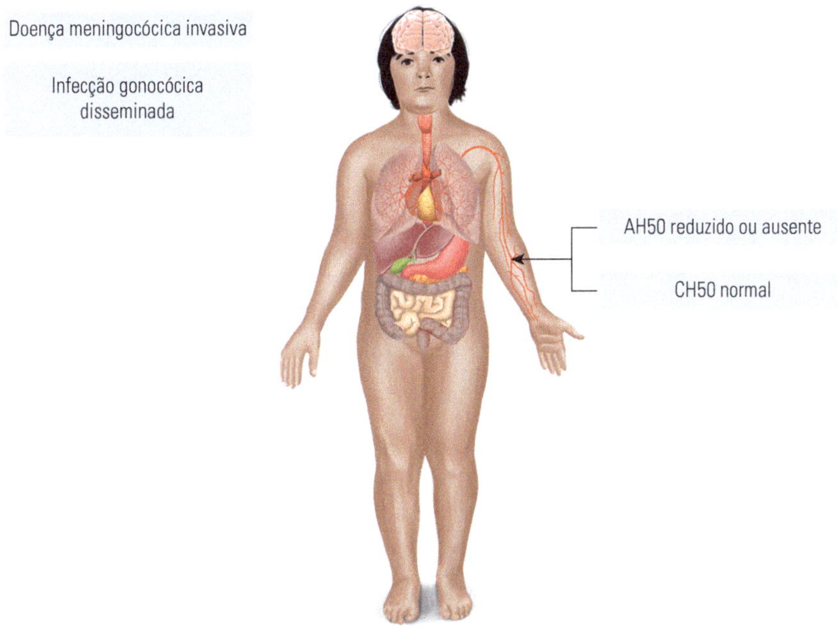

Figura 33.4. Deficiências da via alternativa.
Fonte: Desenvolvida pela autoria.

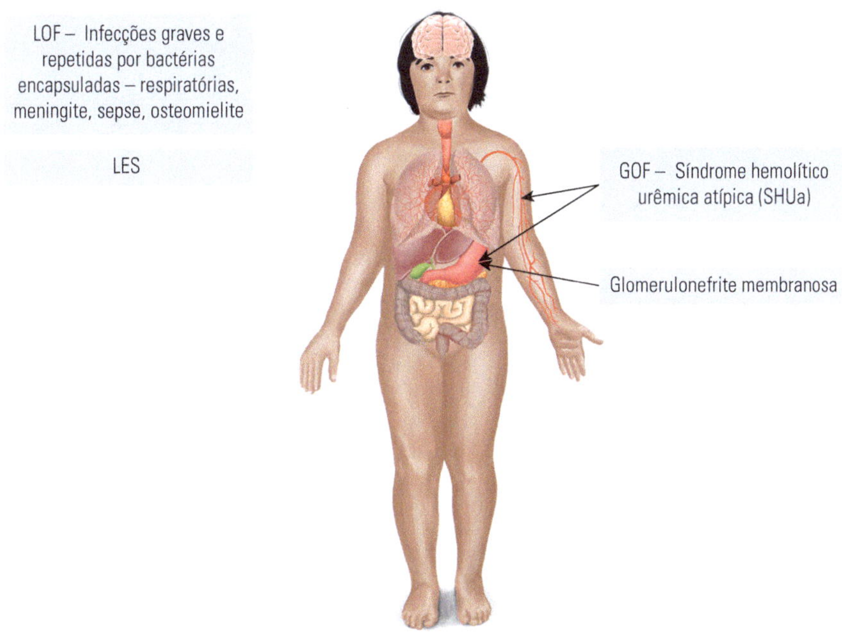

Figura 33.5. Defeitos de C3.
Fonte: Desenvolvida pela autoria.

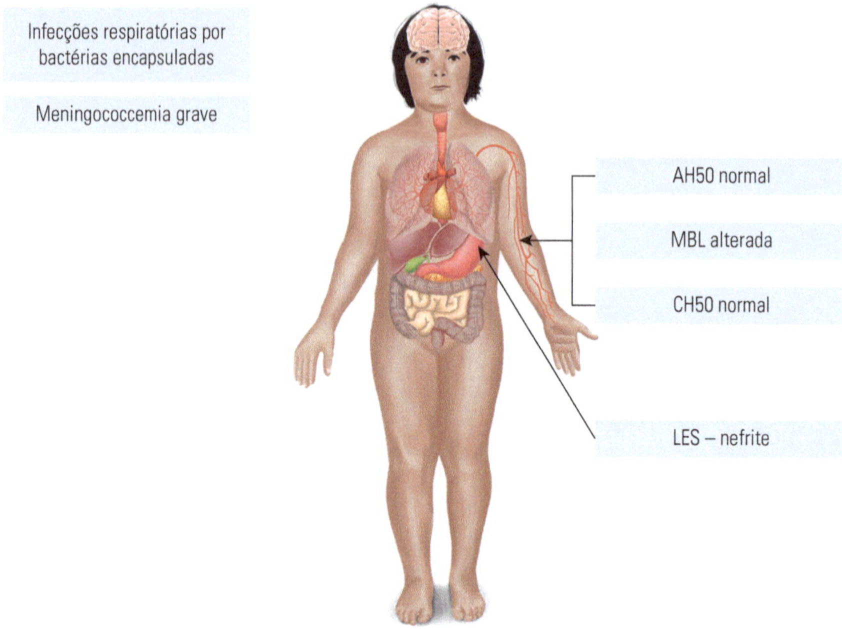

Figura 33.6. Deficiências da via das lectinas.
Fonte: Desenvolvida pela autoria.

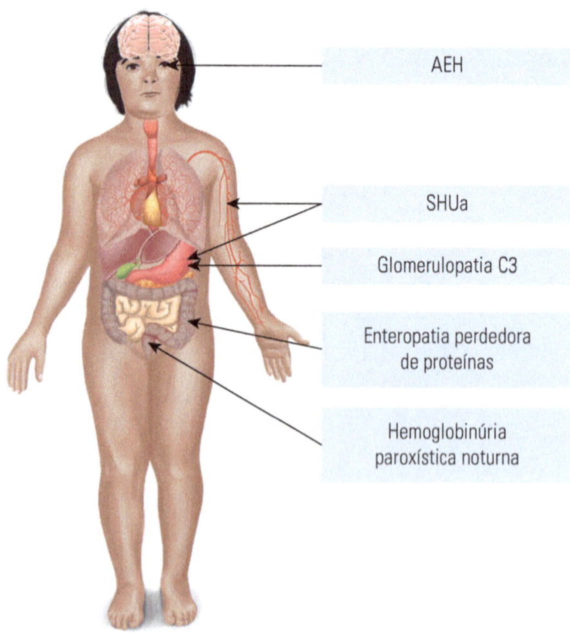

Figura 33.7. Deficiência de proteínas reguladoras.
Fonte: Desenvolvida pela autoria.

Referências bibliográficas

1. Grumach AS, Kirschfink M. Are complement deficiencies really rare? Overview on prevalence, clinical importance and modern diagnostic approach. Mol Immunol. 2014;61(2):110-7. doi: 10.1016/j.molimm.2014.06.030.
2. Conigliaro P, Triggianese P, Ballanti E, Perricone C, Perricone R, Chimenti MS. Complement, infection, and autoimmunity. Curr Opin Rheumatol. 2019;31(5):532-41. doi: 10.1097/BOR.0000000000000633.
3. Macedo AC, Isaac L. Systemic lupus erythematosus and deficiencies of early components of the complement classical pathway. Front Immunol. 2016;7:55. doi: 10.3389/fimmu.2016.00055.
4. Degn SE, Jensenius JC, Thiel S. Disease-causing mutations in genes of the complement system. Am J Hum Genet. 2011;88(6):689-705. doi: 10.1016/j.ajhg.2011.05.011.
5. Brodszki N, Frazer-Abel A, Grumach AS, Kirschfink M, Litzman J, Perez E, et al. European Society for Immunodeficiencies (ESID) and European Reference Network on Rare primary immunodeficiency, autoinflammatory and autoimmune diseases (ERN RITA) complement guideline: deficiencies, diagnosis, and management. J Clin Immunol. 2020;40(4):576-91. doi: 10.1007/s10875-020-00754-1.
6. Samano ES, Ribeiro Lde M, Gorescu RG, Rocha KC, Grumach AS. Involvement of C4 allotypes in the pathogenesis of human diseases. Rev Hosp Clin Fac Med São Paulo. 2004;59(3):138-44. doi: 10.1590/s0041-87812004000300009.
7. Mitchell DA, Pickering MC, Warren J, Fossati-Jimack L, Cortes-Hernandez J, Cook HT, et al. C1q deficiency and autoimmunity: the effects of genetic background on disease expression. J Immunol. 2002;168(5):2538-43. doi: 10.4049/jimmunol.168.5.2538.
8. Ram S, Lewis LA, Rice PA. Infections of people with complement deficiencies and patients who have undergone splenectomy. Clin Microbiol Rev. 2010;23(4):740-80. doi: 10.1128/CMR.00048-09.
9. Barratt J, Weitz I. Complement factor D as a strategic target for regulating the alternative complement pathway. Front Immunol. 2021;12:712572. doi: 10.3389/fimmu.2021.712572.
10. Audemard-Verger A, Descloux E, Ponard D, Deroux A, Fantin B, Fieschi C, et al. Infections revealing complement deficiency in adults: a french nationwide study enrolling 41 patients. medicine (Baltimore). 2016;95(19):e3548. doi: 10.1097/MD.0000000000003548.
11. Slade C, Bosco J, Unglik G, Bleasel K, Nagel M, Winship I. Deficiency in complement factor B. N Engl J Med. 2013;369(17):1667-9. doi: 10.1056/NEJMc1306326.
12. E S Reis, Falcão DA, Isaac L. Clinical aspects and molecular basis of primary deficiencies of complement component C3 and its regulatory proteins factor I and factor H. Scand J Immunol. 2006;63(3):155-68. doi: 10.1111/j.1365-3083.2006.01729.x.
13. Lewis LA, Ram S. Meningococcal disease and the complement system. Virulence. 2014;5(1):98-126. doi: 10.4161/viru.26515.
14. Figueroa JE, Densen P. Infectious diseases associated with complement deficiencies. Clin Microbiol Rev. 1991;4(3):359-95. doi: 10.1128/CMR.4.3.359.
15. Bryan AR, Wu EY. Complement deficiencies in systemic lupus erythematosus. Curr Allergy Asthma Rep. 2014;14(7):448. doi: 10.1007/s11882-014-0448-2.
16. Loirat C, Frémeaux-Bacchi V. Atypical hemolytic uremic syndrome. Orphanet J Rare Dis. 2011;6:60. doi: 10.1016/j.pcl.2018.02.003.
17. Schramm EC, Clark SJ, Triebwasser MP, Raychaudhuri S, Seddon J, Atkinson JP. Genetic variants in the complement system predisposing to age-related macular degeneration: a review. Mol Immunol. 2014;61(2):118-25. doi: 10.1016/j.molimm.2014.06.032.
18. Kjaer TR, Le le TM, Pedersen JS, Sander B, Golas MM, Jensenius JC, et al. Structural insights into the initiating complex of the lectin pathway of complement activation. Structure. 2015;23(2):342-51. doi: 10.1016/j.str.2014.10.024.
19. Grumach AS. C5b-C9 Deficiency. In: Orange JS, Chinen J (eds.) Encyclopedia of medical immunology. 2016. New York: Springer. [2023 Jun. 27]. Disponível em: https://doi.org/10.1007/978-1-4614-8678-7.
20. Beltrame MH, Boldt AB, Catarino SJ, Mendes HC, Boschmann SE, Goeldner I, et al. MBL-associated serine proteases (MASPs) and infectious diseases. Mol Immunol. 2015;67(1):85-100. doi: 10.1016/j.molimm.2015.03.245.

21. Seppänen M, Lokki ML, Lappalainen M, Hiltunen-Back E, Rovio AT, Kares S, et al. Mannose-binding lectin 2 gene polymorphism in recurrent herpes simplex virus 2 infection. Hum Immunol. 2009;70(4):218-21. doi: 10.1016/j.humimm.2009.01.022.

22. Eisen DP, Minchinton RM. Impact of mannose-binding lectin on susceptibility to infectious diseases. Clin Infect Dis. 2003;37(11):1496-505. doi: 10.1086/379324.

23. Heitzeneder S, Seidel M, Förster-Waldl E, Heitger A. Mannan-binding lectin deficiency – good news, bad news, doesn't matter? Clin Immunol. 2012;143(1):22-38. doi: 10.1016/j.clim.2011.11.002.

24. de Messias-Reason IJ, Boldt AB, de Moraes Braga AC, Von Rosen Seeling Stahlke E, Dornelles L, Pereira-Ferrari L, et al. The association between mannan-binding lectin gene polymorphism and clinical leprosy: new insight into an old paradigm. J Infect Dis. 2007;196(9):1379-85. doi: 10.1086/521627.

25. Dahl M, Tybjaerg-Hansen A, Schnohr P, Nordestgaard BG. A population-based study of morbidity and mortality in mannose-binding lectin deficiency. J Exp Med. 2004;199(10):1391-9. doi: 10.1084/jem.20040111.

26. Vignesh P, Rawat A, Sharma M, Singh S. Complement in autoimmune diseases. Clin Chim Acta. 2017;465:123-30. doi: 10.1016/j.cca.2016.12.017.

27. Liszewski MK, Atkinson JP. Complement regulators in human disease: lessons from modern genetics. J Intern Med. 2015;277(3):294-305. doi: 10.1111/joim.12338.

28. Perazzio SF, Silva NP, Carneiro-Sampaio M, Andrade LE. Mild and moderate Mannose binding lectin deficiency are associated with systemic lupus erythematosus and lupus nephritis in Brazilian patients. Rev Bras Reumatol Engl Ed. 2016;56(3):220-7. doi: 10.1016/j.rbre.2016.01.002.

29. Babaha F, Abolhassani H, Hamidi Esfahani Z, Yazdani R, Aghamohammadi A. A new case of congenital ficolin-3 deficiency with primary immunodeficiency. Expert Rev Clin Immunol. 2020;16(7):733-8. doi: 10.1080/1744666X.2020.1792779.

30. Bjarnadottir H, Arnardottir M, Ludviksson BR. Frequency and distribution of FCN2 and FCN3 functional variants among MBL2 genotypes. Immunogenetics. 2016;68(5):315-25. doi: 10.1007/s00251-016-0903-4.

31. Stengaard-Pedersen K, Thiel S, Gadjeva M, Møller-Kristensen M, Sørensen R, Jensen LT, et al. Inherited deficiency of mannan-binding lectin-associated serine protease 2. N Engl J Med. 2003;349(6):554-60.

32. Schlapbach LJ, Aebi C, Otth M, Leibundgut K, Hirt A, Ammann RA. Deficiency of mannose--binding lectin-associated serine protease-2 associated with increased risk of fever and neutropenia in pediatric cancer patients. Pediatr Infect Dis J. 2007;26(11):989-94. doi: 10.1097/INF.0b013e31811ffe6a.

33. Świerzko AS, Szala-Poździej A, Kilpatrick DC, Sobociński M, Chojnacka K, Sokołowska A, et al. Components of the lectin pathway of complement activation in paediatric patients of intensive care units. Immunobiology. 2016;221(5):657-69. doi: 10.1016/j.imbio.2016.01.003.

34. Nesargikar PN, Spiller B, Chavez R. The complement system: history, pathways, cascade and inhibitors. Eur J Microbiol Immunol (Bp). 2012;2(2):103-11. doi: 10.1556/EuJMI.2.2012.2.2.

35. Lewis LA, Ram S. Complement interactions with the pathogenic Neisseriae: clinical features, deficiency states, and evasion mechanisms. FEBS Lett. 2020;594(16):2670-94. doi: 10.1002/1873-3468.13760.

36. Legendre CM, Licht C, Muus P, Greenbaum LA, Babu S, Bedrosian C, et al. Terminal complement inhibitor eculizumab in atypical hemolytic-uremic syndrome. N Engl J Med. 2013;368(23):2169-81. doi: 10.1056/NEJMoa1208981.

37. Seddon JM, Yu Y, Miller EC, Reynolds R, Tan PL, Gowrisankar S, et al. Rare variants in CFI, C3 and C9 are associated with high risk of advanced age-related macular degeneration. Nat Genet. 2013;45(11):1366-70. doi: 10.1038/ng.2741.

38. Grumach AS, Leitão MF, Arruk VG, Kirschfink M, Condino-Neto A. Recurrent infections in partial complement factor I deficiency: evaluation of three generations of a Brazilian family. Clin Exp Immunol. 2006;143(2):297-304. doi: 10.1111/j.1365-2249.2005.02988.x.

39. Geerlings MJ, Volokhina EB, de Jong EK, van de Kar N, Pauper M, Hoyng CB, et al. Genotype-phenotype correlations of low-frequency variants in the complement system in renal disease and age-related macular degeneration. Clin Genet. 2018;94(3-4):330-8. doi: 10.1111/cge.13392.

40. Nester CM, Barbour T, de Cordoba SR, Dragon-Durey MA, Fremeaux-Bacchi V, Goodship TH, et al. Atypical aHUS: State of the art. Mol Immunol. 2015;67(1):31-42. doi: 10.1016/j.molimm.2015.03.246.
41. Zipfel PF, Skerka C. Complement regulators and inhibitory proteins. Nat Rev Immunol. 2009;9(10):729-40. doi: 10.1038/nri2620.
42. Brodsky RA. Paroxysmal nocturnal hemoglobinuria. Blood. 2014;124(18):2804-11. doi: 10.1182/blood-2014-02-522128.
43. Ozen A, Comrie WA, Ardy RC, Domínguez Conde C, Dalgic B, Beser Ö F, et al. CD55 deficiency, early-onset protein-losing enteropathy, and thrombosis. N Engl J Med. 2017;377(1):52-61.
44. Ardicli D, Taskiran EZ, Kosukcu C, Temucin C, Oguz KK, Haliloglu G, et al. Neonatal-onset recurrent Guillain-Barré syndrome-like disease: clues for inherited CD59 deficiency. neuropediatrics. 2017;48(6):477-81. doi: 10.1055/s-0037-1604483.
45. Maurer M, Magerl M, Betschel S, Aberer W, Ansotegui IJ, Aygören-Pürsün E, et al. The international WAO/EAACI guideline for the management of hereditary angioedema-The 2021 revision and update. Allergy. 2022;77(7):1961-90. doi: 10.1111/all.15214.
46. Veronez CL, Csuka D, Sheikh FR, Zuraw BL, Farkas H, Bork K. The expanding spectrum of mutations in hereditary angioedema. J Allergy Clin Immunol Pract. 2021;9(6):2229-34.
47. Cicardi M, Aberer W, Banerji A, Bas M, Bernstein JA, Bork K, et al. Classification, diagnosis, and approach to treatment for angioedema: consensus report from the Hereditary Angioedema International Working Group. Allergy. 2014;69(5):602-16. doi: 10.1111/all.12380.
48. Bork K, Machnig T, Wulff K, Witzke G, Prusty S, Hardt J. Clinical features of genetically characterized types of hereditary angioedema with normal C1 inhibitor: a systematic review of qualitative evidence. Orphanet J Rare Dis. 2020;15(1):289. doi: 10.1186/s13023-020-01570-x.
49. Shears A, Steele C, Craig J, Jolles S, Savic S, Hague R, et al. Clinical outcome and underlying genetic cause of functional terminal complement pathway deficiencies in a multicenter UK cohort. J Clin Immunol. 2022:1-7. doi: 10.1007/s10875-022-01213-9.
50. Tanaka K, Fujita N, Hibino S. Prophylactic amoxicillin for the prevention of meningococcal infection in infants with atypical hemolytic uremic syndrome under treatment with eculizumab: a report of two cases. CEN Case Rep. 2020;9(3):247-51. doi: 10.1007/s13730-020-00465-x.
51. Roark R, Berman S. Continuous twice daily or once daily amoxicillin prophylaxis compared with placebo for children with recurrent acute otitis media. Pediatr Infect Dis J. 1997;16(4):376-81. doi: 10.1097/00006454-199704000-00008.
52. Mache CJ, Acham-Roschitz B, Frémeaux-Bacchi V, Kirschfink M, Zipfel PF, Roedl S, et al. Complement inhibitor eculizumab in atypical hemolytic uremic syndrome. Clin J Am Soc Nephrol. 2009;4(8):1312-6.
53. Kulasekararaj AG, Hill A, Rottinghaus ST, Langemeijer S, Wells R, Gonzalez-Fernandez FA, et al. Ravulizumab (ALXN1210) vs eculizumab in C5-inhibitor-experienced adult patients with PNH: the 302 study. Blood. 2019;133(6):540-9. doi: 10.1182/blood-2018-09-876805.
54. Mastellos DC, Ricklin D, Lambris JD. Clinical promise of next-generation complement therapeutics. Nat Rev Drug Discov. 2019;18(9):707-29. doi: 10.1038/s41573-019-0031-6.

34

Doenças Associadas à Falência Medular

Eveline Medeiros Nóbrega | Janaira Fernandes Severo Ferreira | Viviany de Oliveira Viana

Introdução

As síndromes de falência medular congênitas são um grupo heterogêneo de desordens genéticas associadas à produção inadequada, pela medula óssea, de um ou mais elementos precursores do sangue. Diversos mecanismos de herança genética estão envolvidos na transmissão dessas patologias, embora mais raramente mutações *de novo* possam ocorrer em estágios iniciais da embriogênese. A incidência anual estimada é de 65 casos/milhão de nascidos vivos.[1]

Várias alterações podem ser identificadas antes do diagnóstico de falência medular; entre elas, destacam-se as citopenias (identificadas ao nascimento ou adquiridas com o passar dos anos, podendo acometer uma ou mais linhagens do sangue periférico), que costumam ser a causa inicial para investigação diagnóstica. Alterações fenotípicas podem estar presentes, embora sua ausência não afaste a possibilidade de uma desordem congênita, especialmente em situações de falência medular ou neoplasia mieloide em pacientes pediátricos e adultos jovens.

Apesar de raras, essas doenças são clinicamente relevantes, pois as citopenias envolvem risco de vida, além da propensão para evolução para anemia aplástica grave, síndromes mielodisplásicas (SMD), leucemias agudas e outras malignidades não hematológicas. Existe uma sobreposição importante nas características clínicas e medulares dessas patologias, cujas fronteiras nem sempre são fáceis de identificar.[2] Por exemplo, síndromes de falência medular podem cursar com medula óssea hipocelular e com dispoiese significativa; nesse caso, é importante o diagnóstico diferencial com mielodisplasia.

Nesse contexto, não é infrequente a presença de quadros infecciosos que podem ser atribuídos a erros inatos de imunidade (EII), primários ou secundários à citopenia existente. Esses quadros infecciosos podem gerar significativa morbidade e mortalidade nesse grupo de pacientes.

A importância de diagnosticar pacientes portadores de síndromes congênitas com predisposição a aplasia medular e/ou neoplasias mieloides vem sendo cada vez mais reconhecida.[3-5] Existem implicações no que se refere ao tipo de tratamento a ser instituído, ao momento ideal para indicação e à escolha de doador adequado para o transplante de medula óssea (TMO), ao aconselhamento genético do paciente e de seus familiares, bem como o seguimento pós-diagnóstico desses pacientes, considerando-se que essas patologias podem estar inseridas em síndromes clínicas que afetam outros órgãos e sistemas com necessidade de seguimento ao longo da vida.

Uma discussão pertinente nesse momento é a indicação de *screening* genético em pacientes com diagnóstico de aplasia/SMD neoplasias mieloides com características clínicas atípicas e/ou fora de faixas etárias habituais, que se referem particularmente ao grupo pediátrico. Identificar critérios que possibilitem uma abordagem econômica e tecnicamente racional dessa testagem é de fundamental importância, especialmente em países com recursos limitados.

Síndromes genéticas com predisposição a aplasia medular, síndrome miledodisplásica e neoplasias mieloides

Com o avanço do conhecimento acerca do mecanismo genético de diversas síndromes que resultam na predisposição aumentada para falência medular, SMD e/ou leucemia mieloide aguda (LMA), tornou-se importante organizar essas síndromes em categorias que facilitem o raciocínio clínico e o rastreio diagnóstico.[5-8] A classificação procura agrupar as patologias de acordo com a apresentação clínica e/ou o tipo de alteração genética envolvido (Quadros 34.1, 34.2 e Figura 34.1).

Quadro 34.1. Classificação das doenças associadas à falência medular, mielodisplasia e/ou leucemia mieloide aguda.

Síndromes clássicas de falência medular congênita • Anemia de Fanconi • Disceratose congênita/telomeropatias • Síndrome de Shwachman-Diamond • Neutropenia congênita grave • Anemia de Blackfan-Diamond • Trombocitopenia amegacariocítica
Síndromes Familiares Associadas SMD/LMA • Plaquetopenia familiar associada à mutação RUNX1 • Trombocitopenia associada a ANKRD26 ou trombocitopenia tipo 2 • Trombocitopenia tipo 5 • LMA familiar com mutação DDX41 • LMA/SMD familiar com mutação GATA2 (Deficiência GATA2 • Aplasia/SMD familiar com mutação de SRP72 • LMA familiar com mutação de CEBPA • SAMD9/SAMD9L
Anemia aplástica adquirida
Outras doenças constitucionais associadas à SMD/LMA • Neurofibromatose tipo 1 • Síndrome de Li Fraumeni • RASopatias (via de sinalização RAS/MAPK) • Síndrome de Wiscott-Aldrich
Cromossomopatias • Síndrome de Down • Trissomia do 8 (síndrome de Warkany)

LLA: leucemia linfoide aguda; LMA: leucemia mieloide aguda; SMD: síndrome mielodisplásica.

Fonte: Desenvolvido pela autoria.

Quadro 34.2. Síndromes clássicas de falência medular congênita.

Patologia	Hereditariedade	Defeito genético	Via celular	Características clínicas	Malignidades associadas
Anemia de Fanconi	AR (exceções: *FANCB-LX/FANCR/RAD51*-AD)	> 22genes FA/BRCA na via reparo do DNA (*FANCA*-60% *FANCC* 15%)	Reparo DNA	Alterações polegares, baixa estatura, alterações pigmentação, manchas café com leite	SMD, LMA, CCE, TU Wilms, TU cerebral
Disceratose congênita	XL, AD, AR, esporádica	*DKC1* (25%), *TERT, TERC, TINF2, NOP10, NHP2, TCAB1, C16orf57, RTEL1*	Manutenção de telômeros	Pigmentação reticular da pele, leucoplaquia de mucosa, distrofia ungueal	SMD, LMA, CCE, TU Wilms, outros TU sólidos
Síndrome de Shwachman--Diamond	AR	*SBDS (90%), DNAJC21, SRP54*	Montagem ribossomal	Insuficiência pancreática exógena, anormalidades esqueléticas	SMD, LMA, possivelmente LLA, TU ovário
Anemia de Blackfan Diamond	AD (exceção GATA1-XL)	Proteínas ribossomais, *RPS19* (25%)	Biogênese ribossomal	Baixa estatura, anormalidades de polegares	SMD, LMA, osteossarcoma, TU cólon, outros
Neutropenia congênita grave por mutação em ELANE	AD	*ELANE* (elastase do neutrófilo) 50% a 75% casos	Resposta proteica alterada	Pneumonia, infecção cutânea, onfalite	SMD, LMA
Trombocitopenia amegacariocítica congênita	AR	*MPL* (receptor de trombopoetina)	Megacariopoiese	Ausência de achados específicos	SMD, LMA, anemia aplástica

AD: autossômica dominante; AR: autossômica recessiva; CCE: carcinoma de células escamosas; LLA: leucemia linfoide aguda; LMA: leucemia mieloide aguda; SMD: síndrome mielodisplásica; TU: tumor; XL: ligada ao X.

Fonte: Adaptado de Elghetany MT, Punia JN, Marcogliese AN, 2021.

Anemia de Fanconi

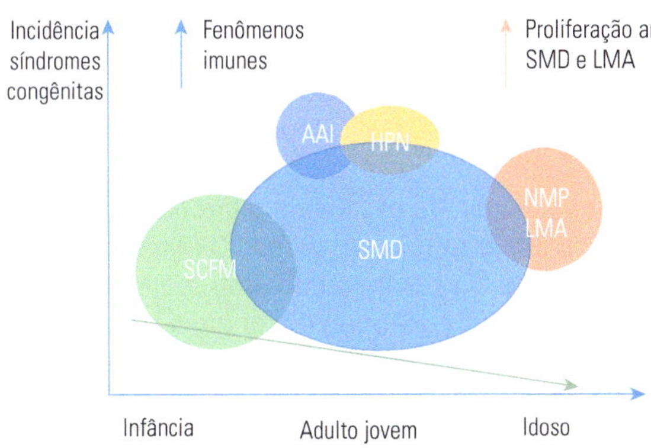

Figura 34.1. Síndromes e manifestações clínicas. AAI: anemia aplástica idiopática; LMA: leucemia mieloide aguda; NPM: neoplasias mieloproliferativas; SMD síndrome mielodisplásica; SCFM: síndromes congênitas de falência medular; HPN: hemoglobinuria paroxística noturna.

Fonte: Adaptada de Tanaka TN, Bajar R, 2019.

A anemia de Fanconi (AF) é uma síndrome clínica caracterizada por uma variedade de anormalidades congênitas, falência medular progressiva e propensão para o desenvolvimento de leucemia e de outras formas de câncer, além de sensibilidade aumentada a agentes clastogênicos.[9] Apesar de rara, é uma das síndromes de insuficiência medular congênitas mais comuns. Em geral, a AF é causada por mutações em um dos 22 diferentes genes da AF (de FANCA a FANCQ). Na maioria dos casos, a herança é autossômica recessiva de mutações homozigotas ou heterozigotas compostas que afetam um gene individual. A principal função das proteínas FA é manter a estabilidade genômica.

As manifestações clínicas da AF são heterogêneas em razão de penetrância e expressividade variáveis. As malformações congênitas são as características mais comuns (60% a 75% dos pacientes) e, entre elas, estão: baixa estatura, dismorfismos faciais (rosto afilado, boca, queixo e olhos pequenos) e esqueléticos (ausência ou redução do tamanho do polegar), endocrinopatias, malformações cardíacas e geniturinárias, atraso neurocognitivo e alterações de pigmentação da pele (manchas "café com leite", hiper ou hipopigmentação). Pacientes com AF podem ter diferentes combinações de anomalias congênitas. Os achados hematológicos incluem citopenias, medula óssea hipocelular, macrocitose, displasia da medula óssea em graus variados, além de risco aumentado para falência medular e SMD/LMA. O atraso no diagnóstico é comum na FA, especialmente em indivíduos que não desenvolvem falência medular no início do curso da doença. A maioria das crianças é diagnosticada entre 6 e 9 anos de idade, concomitantemente ao início da falência medular. A disfunção imunológica pode ocorrer em indivíduos com AF, mas não tem sido bem caracterizada, especialmente naqueles com falência medular menos grave.[10] Há diminuição no número e função das células B e células (NK, do inglês *natural-killers*). Estudos sugerem que o sistema imunológico é disfuncional e pode contribuir para a patogênese tanto da falência da medula óssea como da doença neoplásica.

Disceratose congênita (DC)/telomeropatia

Os telômeros são um complexo de nucleoproteínas presentes nas extremidades dos cromossomos com um papel essencial na manutenção da integridade destes.[11] A DC é causada por uma alteração nesse sistema de manutenção dos telômeros, com encurtamento prematuro e senescência, resultando em desordens mucocutâneas, hematopoiéticas e outras alterações somáticas, sendo sua incidência em crianças estimada em 4 casos/milhão/ano. A relação sexo masculino/sexo feminino é de 3,2:1, refletindo o impacto da herança ligada ao X.[12] A tríade diagnóstica clássica (pigmentação reticular da parte superior do corpo, leucoplaquia de mucosa e distrofia ungueal), em geral, não está presente ao nascimento, mas aparece nos primeiros 10 anos de vida, acometendo cerca de 70% pacientes. A presença de citopenia, de uma ou mais linhagens, é observada em cerca de 85% pacientes, sendo trombocitopenia e anemia as alterações mais precoces. A pancitopenia se desenvolve, em 50% casos, até os 10 anos de idade e, em 95%, até 40 anos. Citopenia muito precoce na infância pode ser por mecanismo imunológico, autoimune. A anemia aplástica grave ocorre, em 50% dos pacientes, até os 50 anos.[12] O risco de malignidade aumenta após os 20 anos de idade, e é de 20% a 30% o risco de tumores sólidos malignos aos 65 anos (sendo a maioria carcinomas de células escamosas de cabeça e/ou pescoço) e o risco de leucemia mieloide aguda (LMA) estimado em menos de 10% aos 70 anos.[13] Outras manifestações, menos frequentes, são alterações oculares em 30% dos casos (estenose do ducto lacrimal, epífora, retinopatia exsudativa e catarata) e doença pulmonar em 20% casos (fibrose pulmonar e anormalidades vasculares).[14] As complicações pulmonares são responsáveis por 10% das causas de óbito e podem ocorrer mesmo após o TMO. Foram descritas na literatura algumas variantes da DC: síndrome de Revesz (retinopatia exsudativa bilateral, podendo se associar a calcificações intracranianas, falência medular, alterações mucocutâneas, atraso do desenvolvimento neuropsicomotor, hipoplasia cerebelar e comprometimento do crescimento intrauterino); síndrome de Hoyeraal-Hreidarsson (forma grave com comprometimento do crescimento intrauterino, microcefalia, hipoplasia cerebelar, deficiência intelectual grave, imunodeficiência progressiva e pancitopenia) e doença de Coats-plus (microangiopatia cerebroretiniana com calcificações e cistos).[15] O único tratamento curativo para falência de medula óssea, síndrome mielodisplásica e LMA, em pacientes com DC, é o transplante de células-tronco hematopoiéticas.[16]

Síndromes mielodisplásicas

SMD são desordens clonais heterogêneas caracterizadas por hematopoese ineficaz, citopenias e displasia em sangue periférico e precursores hematopoiéticos, em uma ou múltiplas linhagens, além de risco aumentado de evolução para LMA.[17,18] Trata-se de uma desordem claramente relacionada ao avançar da idade, com mediana de diagnóstico na sétima década de vida e relacionada a aumento na frequência de alterações clonais da hematopoese com a senescência. O diagnóstico de SMD em crianças e adultos jovens, menores de 40 anos, é incomum. Enquanto a incidência global de SMD na população geral varia de 2-13,2/100.000 indivíduos, pode chegar a 50/100.000 indivíduos em idosos maiores de 70 anos. Diferenças marcantes na fisiopatogenia da SMD em crianças e adultos jovens *versus* a população idosa são mais bem esclarecidas na atualidade e sugerem diferenças no processo de leucemogênese. Na população idosa, mutações somáticas associadas à falha de mecanismos de reparo de DNA são fatores implicados. Na população pediátrica, alterações genéticas germinativas predisponentes representam proporção expressiva de casos de SMD.

Tradicionalmente, as SMD são classificadas quanto à sua fisiopatogenia em primárias e secundárias. SMD primária ou *de novo* são aquelas em que fatores predisponentes não foram identificados. SMD secundária refere-se a um conjunto de desordens que predispõe ao desenvolvimento de alterações medulares sugestivas de mielodisplasia como terapia antineoplásica prévia ou radiação ionizante, síndromes de falência medular, ou aplasia medular adquiridas. Com os avanços na caracterização molecular das SMD, diversas alterações genéticas congênitas associadas à hematopoese clonal têm sido descritas e podem justificar situações clínicas, anteriormente descritas como SMD *de novo* ou primária, sendo essa situação a mais frequente, embora não a única, na faixa etária pediátrica. Esse conjunto de alterações genéticas têm sido reportado como síndromes de predisposição genética à SMD/LMA e representam importante subgrupo de pacientes com SMD, especialmente na faixa etária pediátrica.

A abordagem diagnóstica compreende avaliação medular, na presença de citopenia sustentada, e investigação de alterações citogenéticas. Deve ser realizada ampla investigação de doenças infecciosas, reumatológicas e imunológicas que constituem os diagnósticos diferenciais mais importantes das SMD em pediatria.

O tratamento deve ser individualizado, considerando se foi identificada síndrome clínica de base, se há dependência transfusional e/ou infecções de repetição e se há sinais de evolução para SMD avançada, com presença de excesso de blastos. O tratamento definitivo, em geral, necessita de transplante de células-tronco hematopoiéticas.

Entre as **síndromes genéticas com predisposição à SMD/LMA** descritas mais recentemente, destacamos duas situações amplamente implicadas em deficiências imunológicas:[19]

LMA/SMD familiar com mutação GATA2 (deficiência de GATA2)

Ocorre mutação germinativa de GATA2, gene localizado no cromossomo 3q21. As manifestações clínicas são heterogêneas. Até 70% dos pacientes apresentaram evolução para SMD/LMA, com média de aparecimento em torno dos 30 anos de vida. Existem duas síndromes clínicas bem descritas, que parecem cursar com evolução mais precoce para SMD/LMA:[20]

- Síndrome de Emberger caracterizada por linfedema primário, perda auditiva neurosensorial, verrugas cutâneas, baixos níveis de linfócitos T CD4/CD8.
- Síndrome *MonoMac* caracterizada por imunodeficiência relacionada à deficiência funcional de linfócitos B/NK, de células dendríticas e de monócitos, ocasionando predisposição a infecções invasivas por fungos e micobactérias, além de proteinose alveolar.

Mutações germinativas do gene GATA2 podem também cursar sem alterações sindrômicas e com neutropenia moderada crônica. A morfologia da medula óssea de pacientes com uma mutação em GATA2 é habitualmente hipocelular e pode revelar displasia megacariocítica. A evolução para expansão clonal parece acontecer, na maioria dos pacientes, com progressão para malignidade mieloide, sendo mais comum a associação com monossomia do 7 e mutação do gene ASLX1. O prognóstico da LMA, nesses casos, é reservado e o transplante de células-tronco hematopoiéticas é geralmente indicado.

SAMD9/SAMD9L[21]

Ocorrem mutações germinativas nos genes SAMD9/SAMD9L, que são genes parálogos* localizados na posição 7q.21 do cromossomo 7, em heterozigose, e com ganho de função. Os pacientes apresentam risco aumentado de falência medular e SMD associada à monossomia do 7. Diversos relatos apresentam experiências de diferentes grupos quanto à prevalência de SMD em pediatria associada à mutação germinativa em SAMD/DMD9L (variação de 8% a 18%) com descrição de duas síndromes clínicas:

- Síndrome ***MIRAGE*** (mutação no gene SAMD9), associada com mielodisplasia em idade precoce, infecções invasivas, restrição do crescimento, hipoplasia adrenal, alterações genitais e enteropatia. A herança é autossômica dominante, com elevada penetrância.

* Genes homólogos (que derivam de ancestrais comuns) divergentes dentro de uma mesma espécie que se originaram de um processo de duplicação genética.

- Síndrome ***ataxia-pancitopenia*** (mutação no gene SAMD9L), associada com síndrome neurológica progressiva, pancitopenia e medula óssea hipocelular. A penetrância para malignidades hematológicas é descrita em torno de 70%.

Mais recentemente, foi descrita uma mutação germinativa do gene SAMD9L associada à paniculite autoinflamatória semelhante à síndrome CANDLE (dermatose neutrofílica crônica atípica).

Considerações finais

Síndromes congênitas que cursam com falências medulares e predisposição para evolução para neoplasias mieloides são patologias raras, porém novas entidades vêm sendo descritas e suas identificação e condução adequada são fundamentais. A sobreposição clínica com fenômenos que podem mimetizar imunodeficiências primárias ou secundárias torna importante o reconhecimento dessas patologias pelo imunologista, que pode ser o primeiro profissional a ser acionado para investigação e, idealmente, deve trabalhar em conjunto com os hematologistas para o diagnóstico correto e condução clínica adequada do paciente.

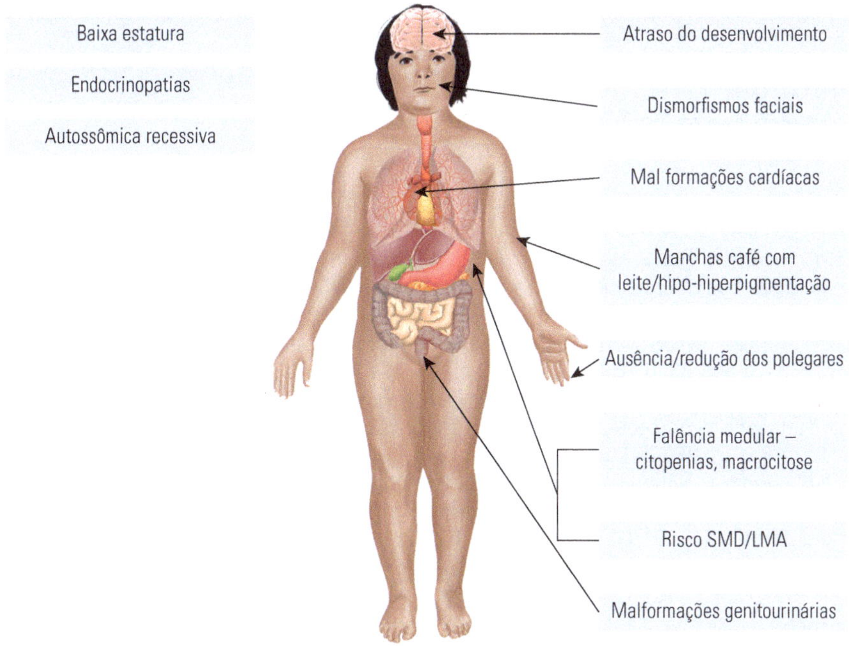

Figura 34.2. Anemia de Fanconi.

LMA: leucemia mieloide aguda; SMD: síndromes mielodisplásicas.

Fonte: Desenvolvida pela autoria.

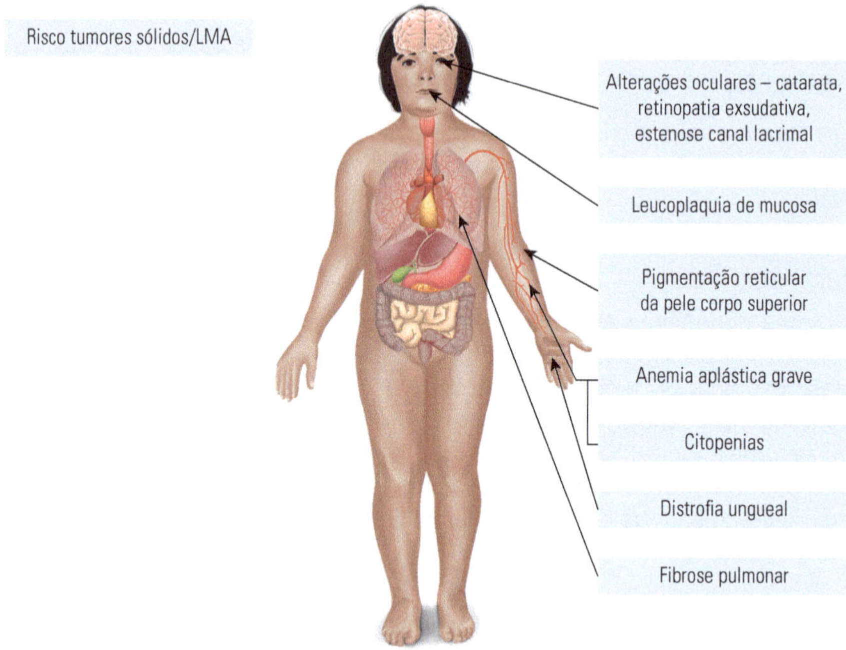

Figura 34.3. Disceratose congênita.
LMA: leucemia mieloide aguda.
Fonte: Desenvolvida pela autoria.

Referências bibliográficas

1. Dror Y. Inherited bone marrow failure syndromes. In: Hoffman RB, Silberstain LE (eds.). Hematology: basic principles and practice. 7. ed. Philadelphia: Elsevier Health Sciences, 2018;350-93.
2. Tanaka TN, Bajar R. MDS overlap disorders and diagnostic boundaries. Blood. 2019;133(10):1086-95. doi: 10.1182/blood-2018-10-844670.
3. Schaefer EJ, Lindsley RC. Significance of clonal mutations in bone marrow failure and inherited myelodysplastic syndrome/acute myeloid leukemia predisposition syndromes. Hematol Oncol Clin North Am. 2018;32(4):643-55. doi: 10.1016/j.hoc.2018.03.005.
4. Keel SB, Scott A, Sanchez-Bonilla M, Ho PA, Gulsuner S, Pritchard CC, et al. Genetic features of myelodysplastic syndrome and aplastic anemia in pediatric and young adult patients. Hematologica. 2016;101(11):1343-50. doi: 10.3324/haematol.2016.149476.
5. Kennedy AL, Shimamura A. Genetic predisposition to MDS: clinical features and clonal evolution. Blood. 2019;133(10):1071-85. doi: 10.1182/blood-2018-10-844662.
6. Babushok DV, Bessler M, Olson TS. Genetic predisposition to myelodysplastic syndrome and acute myeloid leukemia in children and young adults. Leuk Lymphoma. 2016;*57*(3):520-36. doi: 10.3109/10428194.2015.1115041.
7. West AH, Godley LA, Churpek JE. Familial myelodysplastic syndrome/acute leukemia syndromes: a review and utility for translational investigations. Ann N Y Acad Sci. 2014;1310(1):111-8. doi: 10.1111/nyas.12346.
8. Bannon SA, DiNardo CD. Hereditary predispositions to myelodysplastic syndrome. Int J Mol Sci. 2016;17(6):838. doi: 10.3390/ijms17060838.
9. Myers KC, Sauter S, Zhang X, Bleesing JJ, Davies SM, Wells SI, et al. Impaired immune function in children and adults with Fanconi anemia. Pediatr Blood Cancer. 2017;64(11):10.1002/pbc.26599. doi: 10.1002/pbc.26599.

10. Fagerlie SR, Bagby GC. Immune defects in Fanconi anemia. Crit Rev Immunol. 2006;26(1):81-96. doi: 10.1615/critrevimmunol.v26.i1.40.
11. Savage SA. Beginning at the ends: telomeres and human disease F1000Res. 2018;7:F1000. doi: 10.12688/f1000research.14068.1.
12. Shimamura A, Alter BP. Pathophysiology and management of inherited bone marrow failure syndromes. Blood Rev. 2010;24(3):101-22. doi: 10.1016/j.blre.2010.03.002.
13. Locatelli F, Strahm B. How I treat myelodisplastic syndromes of childhood. Blood. 2018;131:1406-14. doi: 10.1182/blood-2017-09-765214.
14. Alder JK, Parry EM, Yegnasubramanian S, Wagner CL, Lieblich LM, Auerbach R, et al. Telomere phenotypes in females with heterozygous mutations in the dyskeratosis congenita 1 (DKC1) gene. Hum Mutat. 2013;34(11):1481-5. doi: 10.1002/humu.22397.
15. Alter BP, Giri N, Savage SA, Rosenberg PS. Cancer in the National Cancer Institute inherited bone marrow failure syndrome cohort after fifteen years of follow-up. Haematologica. 2018;103(1):30-6. doi: 10.3324/haematol.2017.178111.
16. Elghetany MT, Punia, JN, Marcogliese AN. Inherited bone marrow failure syndromes: biology and diagnostic clues. Clin Lab Med. 2021;41(3):417-31. doi: 10.1016/j.cll.2021.04.014.
17. Hasle H, Niemeyer C. Advances in the prognostication and management of advanced MDS in children. Br J Haematol. 2011;154(2):185-95. doi: 10.1111/j.1365-2141.2011.08724.x.
18. Liew E, Owen C. Familial myelodisplastic syndromes: a review of the literature. Hematologica. 2011;96(10):1536-42. doi: 10.3324/haematol.2011.043422.
19. Schratz KE, Dezern AE. Genetic predisposition to myelodisplastic syndrome in clinical practice. Hematol Oncol North Am. 2010;34(2):333-56. doi: 10.1016/j.hoc.2019.10.002.
20. McReynolds LJ, Calvo KR, Holland SM. Germline $GATA_2$ mutation and bone marrow failure. Hematol Oncol Clin North Am. 2018;32(4):713-28. doi: 10.1016/j.hoc.2018.04.004.
21. Wong JC, Bryant V, Lamprecht T, Ma J, Walsh M,Schwartz J, et al. Germline $SAMD_9$ and $SAMD_9L$ mutations are associates with esptensive genetic Evolution and diverse hematologic outcomes. JCI insight. 2018;3(14):e121086. doi: 10.1172/jci.insight.121086.

35

Fenocópias de Erros Inatos de Imunidade

Gabriela Assunção Goebel | Laís Sezini de Lima | Rhaianny Gomes de Souza Mariano | Fernanda Gontijo Minafra

Introdução

As fenocópias dos erros inatos da imunidade (EII) são um grupo novo de doenças imunológicas, a sua maioria identificada na última década, que mimetizam manifestações clínicas de alguns EII. Podem ser causadas por uma mutação somática, e não mutação gênica/germinativa, não seguindo o padrão de herança mendeliano, ou podem ser causadas pela presença de autoanticorpos contra citocinas ou componentes do sistema complemento.[1] Este capítulo fornece uma atualização sobre as manifestações clínicas, diagnóstico e manejo dessas doenças.

Fenocópias dos erros inatos da imunidade associados a mutações somáticas

As mutações genéticas podem ocorrer em qualquer célula, tanto nas de linhagem germinativa como nas somáticas. Somente as mutações na linhagem germinativa são transmitidas de uma geração para a outra e, por isso, consideradas hereditárias. No entanto, a grande maioria das divisões celulares que produzirão um organismo adulto a partir do zigoto ocorre nas linhagens somáticas e, portanto, não são herdáveis. Dependendo da natureza da mutação, da localização no genoma e do tecido envolvido, o efeito fenotípico de uma mutação somática pode ter um impacto devastador no indivíduo, pois, quando uma mutação somática acontece, todas as células derivadas dela herdarão essa mutação[2] (Tabela 35.1).

Tabela 35.1. Fenocópias dos EII associados a mutações somáticas.[3]

Nome	Defeito genético	Células T circulantes	Células B circulantes	Ig sérica	Características associadas
Síndrome linfoproliferativa autoimune (ALPS – sFAS)	*TNFRSF6*	↑ TCR $\alpha\beta$ CD4-CD8-DN	Normal ↑ Cel. B CD5+	Normal ou ↑	Esplenomegalia, linfadenopatia, citopenias autoimunes, defeitos na apoptose de linfócitos
Doença leucoproliferativa autoimune associada a RAS (RALD)	*KRAS (GOF)*	Normal	Linfocitose de células B	Normal ou ↑	Esplenomegalia, linfadenopatia, citopenias autoimunes, granulocitose, monocitose.
	NRAS (GOF)	↑ TCR $\alpha\beta$ CD4-CD8-DN	Linfocitose de células B	Normal ou ↑	Esplenomegalia, linfadenopatia, autoanticorpos

(*Continua*)

Tabela 35.1. Fenocópias dos EII associados a mutações somáticas.[3] (*Continuação*)

Nome	Defeito genético	Células T circulantes	Células B circulantes	Ig sérica	Características associadas
Criopirinopatia (Muckle--Wells/CINCA/ NOMID – símile)	*NLRP3*	Normal	Normal	Normal	Erupção cutânea semelhante à urticária, artropatia, sinais neurológicos
Síndrome hipereosinofílica decorrente de mutações somáticas em STAT5B	*STAT5B (GOF)*	Normal	Normal	Normal	Eosinofilia, dermatite atópica, erupção urticariforme, diarreia
Síndrome VEXAS (vacúolos, enzima E1, ligada ao X, autoinflamatória, somática)	*UBA1*	–	Reduzidas	–	Síndrome inflamatória sistêmica refratária de início tardio Febre Medula óssea displásica com citopenias, nefrite intersticial, condrite
Ganho de função de TLR8	*TLR8*	Aumento leve de TCD4, TCD8 e subpopulações efetoras e de memória, Redução de NK	Normal	Normais ou IgG baixa com IgM e IgA aumentadas	Citopenias graves com medula óssea hipocelular, linfoproliferação Infecções recorrentes Inflamação sistêmica

Fonte: Adaptada de Tangye SG, Al-Herz W, Bousfiha A, *et al.*, 2022.

Síndrome linfoproliferativa autoimune (ALPS – sFAS)

A síndrome linfoproliferativa autoimune (ALPS) é tipicamente um distúrbio hereditário de apoptose celular, resultando no acúmulo de linfócitos autorreativos duplo-negativos (receptor de células T, TCRαβ DN $CD3^{+}CD4-$ $CD8-$) no sangue periférico maior que 2%.[4] Manifesta-se na primeira infância como linfadenopatia não maligna e não infecciosa, com hepatoesplenomegalia e citopenias autoimunes com um risco aumentado de desenvolver linfomas.[5] O ALPS clássico encontra-se descrito no Capítulo 24 – Síndrome de Linfoproliferação e Autoimunidade (ALPS) e ALPS-Símile. Mutações somáticas no gene FAS (sFAS) encontradas em células T duplo-negativas (DNT) foram relatadas pela primeira vez em 2004.[5] Em seguida, diversos outros autores descreveram outras mutações somáticas associadas ao fenótipo de ALPS.[6]

O fenótipo clínico de pacientes ALPS-sFAS é semelhante ao de outros tipos de ALPS com hepatoesplenomegalia, linfadenopatia, autoimunidade, elevação de células DNT, IL-10 e de vitamina B12, com FAS-ligante sérico aumentado. No entanto, o início dos sintomas é geralmente mais tardio, podendo atrasar o diagnóstico.[7] Em virtude da similaridade fenotípica, todos os pacientes com suspeita clínica de ALPS com biomarcadores séricos elevados e sem mutações na linhagem germinativa devem ser investigados para mutações somáticas no gene FAS. O diagnóstico é estabelecido isolando células DNT do sangue periférico e fazendo a análise genética para o gene FAS nessas células por meio do sequenciamento de Sanger. No entanto, o tempo, o custo e as exigências técnicas tornam esse processo não acessível a todos os laboratórios.[4,8] Com o desenvolvimento de novas tecnologias, têm sido estudadas estratégias para facilitar o diagnóstico desses pacientes.[9]

O tratamento é direcionado para as manifestações da doença e é semelhante ao dos outros tipos de ALPS. Manifestações autoimunes são tratadas com imunossupressores como glicocorticoides, micofenolatomofetil, rituximabe, ciclosporina e sirulimo. Na doença refratária, a imunoglobulina intravenosa e a plasmaférese podem ser usadas.

O transplante de células-tronco hematopoiéticas (TCTH) também tem sido indicado para alguns pacientes.[8]

Doença leucoproliferativa autoimune associada a RAS (RALD) com mutação em KRAS e NRAS (ALPS-símile)

A RALD decorre de um defeito intrínseco da apoptose de linfócitos. A média de idade de início dos sintomas é de 2 anos de vida. Os pacientes com RALD descritos até agora apresentam mutações somáticas com ganho de função nos genes KRAS ou NRAS, em células progenitoras hematopoiéticas ou células-tronco, e são subsequentemente encontradas em linfócitos e monócitos.[10] O gene RAS é um conhecido oncogene envolvido em diversos processos celulares como migração, diferenciação, proliferação, sobrevivência, invasão e apoptose celular. Em pacientes com mutações no gene RAS, ocorre uma superativação de vias de transdução de sinal e consequentes proliferação, migração e sobrevivência descontrolada das células.[11]

As principais características clínicas são linfoproliferação e manifestações autoimunes, incluindo citopenias imunes e elevação de biomarcadores, semelhante às encontradas no ALPS e, por esse motivo, distinguir entre RALD e ALPS pode ser desafiador. A hipergamaglobulinemia e a monocitose estão frequentemente presentes e a história de infecções recorrentes é relatada em alguns pacientes, sugerindo a possibilidade de um quadro de imunodeficiência associado.[10] Devem-se considerar alguns diagnósticos diferenciais como ALPS, leucemia mielomonocítica juvenil e lúpus eritematoso sistêmico (LES).[10]

A maioria dos pacientes necessita de corticosteroides e/ou de drogas imunossupressoras para tratar as complicações autoimunes e o TCTH é o único tratamento curativo disponível até o momento.[10]

Criopirinopatia (Muckle-Wells/CINCA/NOMID – símile)

A síndrome periódica associada à criopirina (CAPS) refere-se a um grupo de doenças autoinflamatórias hereditárias raras caracterizadas por inflamação sistêmica, cutânea, musculoesquelética e do sistema nervoso central (SNC). Mutações de ganho de função em NLRP3 em pacientes com CAPS causam a ativação do inflamassoma criopirina, resultando na liberação inadequada de citocinas inflamatórias, incluindo IL-1β.[12] A fenocópia desse EII acontece secundariamente a mutações somáticas em NLPR3, com um comportamento clínico fenotipicamente semelhante ao das mutações de linhagem germinativa.

As manifestações clínicas dessa fenocópia têm sido relatadas em síndromes similares à síndrome de Muckle-Wells (MWS), à síndrome neurológico-cutaneoarticular crônica infantil (CINCA) ou doença inflamatória multissistêmica neonatal (NOMID). Até o momento, nenhuma evidência de mosaicismo NLRP3 foi relatada na síndrome autoinflamatória familiar relacionada ao frio (FCAS).[13] Todos os subtipos clínicos podem apresentar manifestações cutâneas (urticária-símile), musculoesqueléticas (mialgia e artralgia), oculares (conjuntivite e ceratite) e envolvimento do SNC em graus variados (cefaleia, meningite asséptica), sendo que a manifestação inicial mais comum em qualquer uma das síndromes é a erupção cutânea. A febre nem sempre é o sintoma principal e, apesar de presente, em geral, não se apresenta com temperaturas muito elevadas. Em alguns casos, os sintomas podem ser desencadeados por exposição ao frio.[12,13] As fenocópias tendem a ter aparecimento mais tardio dos sintomas, muitas vezes na idade adulta, assim como menor acometimento neurológico.[14]

O tratamento consiste em bloquear a ação da interleucina (IL) 1 com medicações como anakinra, rilonacepte ou canaquinumabe.[13]

Síndrome hipereosinofílica decorrente de mutações somáticas em STAT5b

As STATs (do inglês *signal transducers and activators of transcription*) são proteínas citoplasmáticas latentes que, quando ativadas na via de ativação janusquinase (JAK)/STAT), sofrem fosforilação e dimerização migrando para o núcleo celular onde funcionam como fatores de transcrição para gerar resposta efetora a jusante da sinalização do receptor de citocinas e fatores de crescimento.[15] Mutações somáticas no gene STAT5b já foram relatadas por predispor a malignidades, como leucemias e linfomas.[16] Recentemente uma mutação somática N642H no gene STAT5b em células progenitoras hematopoiéticas foi identificada, causando hipereosinofilia (≥ 1.500 células/mm^3), dermatite atópica, erupção urticariforme, alergias, infecções respiratórias e diarreia episódica.[17] Há descrição de outros casos com a mesma mutação em pacientes com síndrome hipereosinofílica idiopática (HES) e neoplasias mieloides com eosinofilia,[18] reforçando a importância de manter seguimento rotineiro de pacientes com quadros de HES idiopática.[19]

O tratamento ainda não é bem estabelecido, mas foi descrito uso de prednisona e de imatinibe.[17-19]

Síndrome Vexas

A VEXAS, um acrônimo para vacúolos, enzima E1, ligada ao X, autoinflamatória, somática, é uma síndrome inflamatória de início na idade adulta descrita em 2020. Foram descritos inicialmente 25 homens com idades entre 45 e 80 anos com mutações somáticas no gene *UBA1* localizado no cromossomo X.[20]

O gene UBA1 codifica a enzima E1 necessária para iniciar a sinalização de ubiquitina. A ubiquitinização de proteínas promove sua degradação via proteassoma, modifica sua localização, afeta sua atividade ou promove/previne interação com outras proteínas.

Esses pacientes apresentam febre (92%), inflamação cutânea neutrofílica (88%), infiltrado pulmonar (72%), condrite (de orelhas e nariz – 64%), tromboembolismo venoso (44%), citopenias e vacúolos característicos (100%) em precursores mieloides e eritroides na medula óssea que se encontra displásica. A maioria desses pacientes tinha recebido diagnóstico prévio de outras síndromes inflamatórias (como síndrome de Sweet, poliarterite nodosa, arterite de células gigantes ou policondrite recorrente) ou doença hematológica (síndrome mielodisplásica ou mieloma múltiplo).[20]

TLR8 ganho de função

Em 2021, foram descritos seis pacientes (cinco deles com mutações somáticas) com mutações no gene TLR8 localizado no cromossomo X e que apresentam um quadro inflamatório associado a células T ativadas e alterações na diferenciação de células B.[21]

A sinalização via TLR8 ativa a via NF-$\kappa\beta$ com aumento da transcrição de citocinas pró-inflamatórias. As mutações identificadas causam um ganho de função, com aumento de sinalização dessa via.

As mutações somáticas identificadas em cinco pacientes se apresentaram com menos de 30% de mosaicismo, o que caracteriza um efeito dominante. Um dos seis pacientes descritos apresentava uma mutação germinativa, com fenótipo clínico semelhante aos demais pacientes descritos.[21]

O paciente com mutação germinativa iniciou o quadro clínico aos 9 meses de vida, enquanto nos demais cinco pacientes (com mutações somáticas em mosaico) o quadro se iniciou entre 1 e 16 anos de idade. As manifestações clínicas descritas mais importantes foram quadros infecciosos repetidos variados (bacteriemia por Clostridium sp., pneumonia, otite média, linfadenite, infecções por Nocardia sp. e fúngicas). Também foi descrita linfoproliferação (adenomegalias, hepatoesplenomegalia). Laboratorialmente foram descritas: IgG reduzida; trombocitopenia; neutropenia grave; e medula óssea hipocelular.[21]

Fenocópias dos erros inatos da imunidade associadas a autoanticorpos

Esse grupo engloba as doenças relacionadas à produção de autoanticorpos contra citocinas e fatores do complemento (Tabela 35.2).

Tabela 35.2. Fenocópias dos EII associados a autoanticorpos.[3]

Nome	Defeito genético	Células T circulantes	Células B circulantes	Ig sérica	Características associadas
Candidíase mucocutânea crônica	Autoanticorpos contra IL-17 e/ou IL-22	Normal	Normal	Normal	Endocrinopatia, candidíase mucocutânea crônica
Imunodeficiência de início na idade adulta com suscetibilidade a micobactérias/MSMD ou CID	Autoanticorpos contra IFN-γ	↓ Células T *naïve*	Normal	Normal	Infecções por micobactérias, fúngicas, por salmonela, Infecções por VZV
Infecção cutânea recorrente/deficiência de STAT3	Autoanticorpos contra IL-6	Normal	Normal	Normal	Infecções estafilocócicas
Proteinose alveolar pulmonar/deficiência de CSF2RA	Autoanticorpos contra GM-CSF	Normal	Normal	Normal	Proteinose alveolar pulmonar, meningite criptocóccica, nocardiose disseminada
Angioedema adquirido	Autoanticorpos contra inibidor de C1 esterase	Normal	Normal	Normal	Angiodema recorrente
SHUa	Autoanticorpos contra fator H do complemento	Normal	Normal	Normal	SHUa por ativação espontânea da via alternativa do complemento
Timoma com hipogamaglobulinemia (síndrome de Good)	Autoanticorpos contra várias citocinas	↑ Células T CD8+	Ausentes	↓	Infecções invasivas bacterianas, virais ou por germes oportunistas, autoimunidade, PRCA (*pure red cell aplasia*), líquen plano, citopenia, colite, diarreia crônica
COVID-19 grave	Autoanticorpos contra interferon do tipo I (IFN-α e IFN-ω)	–	–	–	Infecção grave pelo SARS-CoV-2

CID: imunodeficiência combinada; MSMD: suscetibilidade mendeliana a micobactérias; SHUa: síndrome hemoliticourêmica atípica; VZV: vírus varicela-zóster.

Fonte: Desenvolvida pela autoria.

Candidíase mucocutânea crônica (isolada ou associada à síndrome de poliendocrinopatia-candidíase-distrofia ectodérmica (APECED))

A candidíase mucocutânea crônica (CMC) manifesta-se como infecções persistentes ou recorrentes por Candida spp. envolvendo pele, unhas e mucosas.[22] É tipicamente uma doença monogênica associada a mutações de genes que causam o comprometimento da imunidade associada às interleucinas IL-17 e IL-22,[23] citocinas pró-inflamatórias produzidas predominantemente por células T CD4+ e células T *helper* 17 (Th17) sabidamente envolvidas no controle das infecções por cândida em humanos.[23,24]

A associação de CMC, hipoparatireoidismo, hipotireoidismo, insuficiência adrenal, diabetes *mellitus* e insuficiência gonadal autoimunes é conhecida como APECED (do inglês, *autoimmune polyendocrinopathy candidiasis ectodermal dystrophy*) ou síndrome poliendócrina tipo 1 (APS-1), doença causada tipicamente por uma mutação bialélica de perda de função no gene regulador autoimune (AIRE). A proteína AIRE é essencial para o processo de tolerância imune central e um defeito nesse gene permite que as células T autorreativas não passem pela seleção negativa dentro do timo, sendo liberadas para a periferia e ocasionando diversas manifestações de autoimunidade.[25] A CMC em pacientes com APECED é explicada pela diminuição dos níveis séricos de citocinas IL-17 e IL-22. Na fenocópia de CMC com ou sem endocrinopatia autoimune, são detectados títulos elevados de autoanticorpos neutralizantes anti-IL-17 e/ou anti-IL-22.[23]

O manejo desses pacientes envolve o tratamento das doenças endócrinas e das infecções. Considerando-se a imunopatologia da fenocópia (autoanticorpos), o tratamento imunossupressor é indicado com azatioprina, micofenolato de mofetil ou sirulimo e, em alguns casos, rituximabe.[24]

Imunodeficiência de início na idade adulta com suscetibilidade a micobactérias

Trata-se de uma condição clínica semelhante à doença de suscetibilidade mendeliana a micobactérias (MSMD) ou à imunodeficiência combinada (CID).

O interferon gama (IFN-γ) é a citocina predominante na defesa contra patógenos intracelulares. Os macrófagos, depois de fagocitarem os micro-organismos, produzirão interleucina 12 (IL-12) que, por sua vez, estimulará uma cascata de ativação de IFN-γ via JAK/STAT, regulando-o positivamente, promovendo ativação de mais macrófagos, com maior expressão de IL-12 e fator de necrose tumoral (TNF-α), que é essencial para formação de granulomas.[25]

Todos os casos descritos dessa fenocópia são de início na idade adulta e associados a elevados títulos de autoanticorpos neutralizantes anti-IFN-γ que bloqueiam a ativação dessa citocina, impedindo a continuação da resposta via STAT1.[25]

As manifestações clínicas são semelhantes àquelas observadas em pacientes com mutação genética no eixo IL-12/IFN-γ, que incluem infecções por micobactérias e outros agentes oportunistas. Em razão do início tardio dessas manifestações, os pacientes não desenvolvem doença pela vacina do Bacilo Calmette-Guérin (BCG). Há uma associação dessa doença com alelos HLA DRB*16:02 e DRB*05:0271 e parece haver influência de fatores genéticos e ambientais.[25]

O manejo dos pacientes inclui o uso de tuberculostáticos. A terapia imunomoduladora para diminuir a produção desses autoanticorpos pode ser necessária em casos que não respondem apenas aos agentes antimicrobianos. Foi descrito uso de ciclofosfamida, imunoglobulina intravenosa, plasmaférese e rituximabe.[26,27]

Infecção cutânea recorrente (semelhante à deficiência de STAT3)

A IL-6 é conhecida como uma citocina pleiotrópica envolvida em inúmeras funções biológicas como respostas inflamatórias e imunes, hematopoiese e oncogênese. É produzida transitoriamente por células imunes, como monócitos e macrófagos, e outras linhagens celulares mediante vários estímulos como infecções ou lesão tecidual. A IL-6 liga-se ao seu receptor, induzindo as moléculas de sinalização a jusante, JAKs, a recrutarem o STAT3 ou as proteínas quinases ativadas por mitógeno (MAPKs), causando a transcrição de genes induzíveis por IL-6, que resultará na produção de proteínas como a proteína C-reativa (PCR), fibrinogênio e proteína amiloide A sérica. A PCR é um reagente de fase aguda derivado de hepatócitos em condições inflamatórias, particularmente em resposta a infecções. Suas funções biológicas são a promoção de processos imunes inatos, incluindo opsonização, ativação do complemento, indução da liberação de citocinas pró-inflamatórias e/ou promoção de fagocitose e quimiotaxia. Portanto, fatores que interferem no recrutamento de respostas imunes inatas mediado por IL-6, como anticorpos anti-IL6, podem comprometer a resistência do hospedeiro a patógenos.[28]

Até o momento, apenas quatro pacientes foram identificados com infecções bacterianas graves por estafilococos (cutâneas e repetidas), anticorpos neutralizantes contra IL-6 e resposta de fase aguda prejudicada, sendo que apenas um deles apresentou resposta inflamatória sistêmica grave. Em pacientes com infecções bacterianas graves por estafilococos sem elevação da PCR é preciso pensar na presença de autoanticorpos anti-IL6.[28,29]

O objetivo do tratamento dessa fenocópia é evitar complicações da infecção estafilocócica com detecção precoce e tratamento antibiótico oportuno.[29]

Proteinose alveolar pulmonar/semelhante à deficiência de CSF2RA

A proteinose alveolar pulmonar (PAP) é caracterizada pelo acúmulo de surfactante em macrófagos alveolares e alvéolos, resultando em prejuízo na troca gasosa. Clinicamente, os pacientes com PAP podem ser assintomáticos ou apresentarem dispneia progressiva e suscetibilidade aumentada a infecções pulmonares. A PAP tem um curso clínico variável desde a resolução espontânea até o óbito por infecção ou insuficiência respiratória.[30]

As principais anormalidades na PAP em adultos resultam da deficiência de depuração do surfactante e alteração da sua homeostase no pulmão consequente à função prejudicada dos macrófagos alveolares. A maturação inadequada dos macrófagos alveolares é tipicamente causada pela sinalização inadequada do fator estimulador de colônias de granulócitos-macrófagos (GM-CSF), que é crucial para o desenvolvimento das funções metabólicas e imunes de macrófagos. A PAP autoimune, anteriormente conhecida como PAP idiopática, é a responsável pela grande maioria (90% a 95%) dos casos em adultos e ocorre quando os anticorpos anti-GM-CSF causam deficiência de GM-CSF biodisponível, prejudicando a sinalização adequada para a maturação dos macrófagos alveolares.[30]

A PAP autoimune é considerada uma fenocópia de um defeito genético raro nas cadeias α ou β do receptor GM-CSF (CSF2RA, CSF2RB) que também pode provocar a maturação prejudicada de macrófagos, porém na ausência de autoimunidade (PAP congênita ou hereditária).[30]

A lavagem pulmonar total é a principal terapia para esses pacientes, com melhora do prognóstico. O uso de GM-CSF inalado ou subcutâneo demonstrou efeito benéfico, e o inalado mostrou uma melhor taxa de resposta.[30]

O tratamento direcionado contra a autoimunidade pode incluir corticosteroides em pacientes com doença concomitante do tecido conjuntivo. Outras terapias, incluindo rituximabe, plasmaférese e transplante de pulmão foram descritas, mas devem ser reservadas aos casos refratários.[30]

Angioedema adquirido

O angioedema adquirido (AEA) manifesta-se geralmente após a segunda década de vida e está associado à presença de autoanticorpos neutralizantes anti-inibidor de C1 esterase (C1–INH). Pode estar associado a quadros de malignidades, gamopatia monoclonal de significado incerto, distúrbios autoimunes como LES e dermatomiosite, e infecção pelo vírus da imunodeficiência humana (HIV).[31]

A apresentação clínica é semelhante à do angioedema hereditário com edema recorrente, autorresolutivo e não pruriginoso, porém de aparecimento em idade mais tardia, como mencionado, e sem história familiar. O diagnóstico é definido pelas dosagens baixas de C4, C1–INH e C1q.[31]

A 1ª linha de terapia para o tratamento das crises é o concentrado de C1-INH humano derivado de plasma; porém, quando não há disponibilidade, o concentrado de plasma fresco congelado pode ser administrado. O icatibanto, antagonista do receptor B2 da bradicinina, também pode ser usado nas crises desses pacientes. Como terapia de manutenção, podem-se utilizar o ácido tranexâmico, concentrado de C1–INH humano derivado de plasma ou andrógenos atenuados. Plasmaférese e terapia citotóxica também têm sido utilizadas em casos resistentes ao tratamento habitual. Quando o AEA ocorre em associação com malignidades, geralmente se resolve após o tratamento destas.[32]

Síndrome hemolítico urêmica atípica (SHUa)

O sistema complemento é um componente essencial do sistema imunológico inato, sendo o fator H a sua principal proteína reguladora. Os autoanticorpos direcionados contra o fator H (anticorpos anti-FH) estão implicados em diferentes patologias, gerando uma ativação espontânea da via alternativa do complemento.[33]

A forma atípica da SHU (SHUa) é uma doença rara com um prognóstico reservado. Pode haver comprometimento extrarrenal em até 20% dos casos, com sintomas isquêmicos dos sistemas nervoso central, cardiovascular e respiratório, manifestações cutâneas, musculoesqueléticas e gastrointestinais.[33,34]

Os critérios diagnósticos são: 1) anemia hemolítica microangiopática (hemoglobina < 10 g/dL) com teste de Coombs direto negativo, elevação da lactatodesidrogenase (LDH), diminuição da haptoglobina sérica com esquizócitos no esfregaço de sangue periférico; 2) trombocitopenia (< 150.000 células/mm^3); e 3) lesão renal aguda.[33] A via do complemento também deve ser avaliada com dosagem dos níveis séricos de C3, fator H, I e B, além de autoanticorpos contra o fator H.[34]

A terapia de troca de plasma tem sido o principal método para o manejo da SHUa em razão da capacidade de remoção dos autoanticorpos anti-FH da circulação. A troca plasmática combinada com imunossupressores (azatioprina, ciclosporina ou rituximabe) ou corticosteroides produz melhores resultados, com queda dos anticorpos. O eculizumabe, um anticorpo monoclonal que bloqueia a ativação de C5, tem sido indicado.[33]

Timoma com hipogamaglobulinemia (síndrome de Good)

A síndrome de Good (SG), com timoma e hipogamaglobulinemia, é uma imunodeficiência secundária rara. Os timomas são tumores infrequentes do epitélio tímico que desencadeiam complicações autoimunes paraneoplásicas que afetam a medula óssea, ocasionando aplasia de células B puras (3% a 4% dos pacientes).[35]

Apresenta-se com linfócitos B baixos ou ausentes, pan-hipogamaglobulinemia e defeitos variáveis na imunidade mediada por células, incluindo baixas contagens de linfócitos TCD4+, inversão da relação linfócitos TCD4+/CD8+ e respostas proliferativas reduzidas de linfócitos T frente a mitógenos.[35]

Clinicamente apresenta-se com infecção sinopulmonar recorrente, diarreia crônica, infecções oportunistas relacionadas com linfopenia, leucoencefalopatia multifocal progressiva e diversas manifestações de autoimunidade.[35]

O tratamento deverá ser voltado para o tumor, além de reposição de imunoglobulina intravenosa e uso de profilaxia antimicrobiana.[35] Imunossupressores e anticorpos monoclonais, como rituximabe e tocilizumabe, têm sido usados para o tratamento das manifestações autoimunes.[36]

COVID-19 grave

No primeiro ano da pandemia, por iniciativa do prof. Jean Laurent Casanova, criou-se um consórcio internacional, o COVID Human Genetic Effort, com o objetivo de identificar determinantes genéticos relacionados à proteção contra e à predisposição para desenvolver COVID-19 grave.[37]

Enquanto se procuravam defeitos primários de interferons (IFN) do tipo I, também se procuraram autoanticorpos contra esses interferons, previamente descritos em condições como o APECED (defeito de *AIRE*).[38] Em um estudo inicial, 10,2% de pacientes (maioria do sexo masculino) com pneumonia grave por SARS-CoV-2 foram identificados autoanticorpos neutralizantes contra IFN-ω e/ou IFN-α antes da infecção, e que estavam ausentes em indivíduos com infecção assintomática ou com infecção leve pelo SARS-CoV-2.[39] Um estudo posterior com número bem maior de pacientes (n = 3595) confirmou a presença de autoanticorpos capazes de neutralizar elevadas concentrações de IFN-α e IFN-ω em aproximadamente 10% dos pacientes com COVID-19 crítica e sua ausência em pacientes com infecção assintomática. Além disso, identificou-se a presença de autoanticorpos capazes de neutralizar níveis fisiológicos de IFN-α e IFN-ω em 13,6% dos 3.595 pacientes, 21% dos pacientes acima de 80 anos de idade, 6,5% dos pacientes com COVID-grave e 18% dos pacientes com COVID-19 fatal. Os níveis de autoanticorpos anti-IFN-α e IFN-ω foram mais prevalentes em pacientes mais velhos (1% em < 70 anos, 2,3% entre 70 e 80 anos e 6,3% naqueles acima de 80 anos de idade).[40] A presença de autoanticorpos contra IFN do tipo I foi associada a maior risco de internação em unidades de terapia intensiva (UTI) e a tempo mais prolongado para eliminar o vírus.[41]

Referências bibliográficas

1. Singh A, Jindal AK, Joshi V, Anjani G, Rawat A. An updated review on phenocopies of primary immunodeficiency diseases. Genes Dis. 2019;7(1):12-25. doi: 10.1016/j.gendis.2019.09.007.
2. Nussbaum R (Ed.). Thompson & Thompson Genetics in Medicine. 8. ed. New York: Elsevier, 2016;560.
3. Tangye SG, Al-Herz W, Bousfiha A, et al. Human inborn errors of immunity: 2022 update on the Classification from the International Union of Immunological Societies Expert. J Clin Immunol. 2022;1-35. doi: 10.1007/s10875-022-01289-3.
4. Holzelova E, Vonarbourg C, Stolzenberg MC, Arkwright PD, Selz F, Prieur AM, et al. Autoimmune lymphoproliferative syndrome with somatic Fas mutations. N Engl J Med. 2004;351(14):1409-18. doi: 10.1056/NEJMoa040036. PMID: 15459302.

5. Straus SE, Jaffe ES, Puck JM, Dale JK, Elkon KB, Rösen-Wolff A, et al. The development of lymphomas in families with autoimmune lymphoproliferative syndrome with germline Fas mutations and defective lymphocyte apoptosis. Blood. 2001;98(1):194-200. doi: 10.1182/blood.v98.1.194.
6. Neven B, Magerus-Chatinet A, Florkin B, Gobert D, Lambotte O, De Somer L, et al. A survey of 90 patients with autoimmune lymphoproliferative syndrome related to TNFRSF6 mutation. Blood. 20113;118(18):4798-807. doi: 10.1182/blood-2011-04-347641.
7. Garcia Garcia GM, Bureo Dacal JC, Suarez-Varela Pineda S, Elduayen Izaguirre R. Adult onset autoimmune lymphoproliferative syndrome due to somatic FAS mutation. Intern Med J. 2015;45(4):462-4. doi: 10.1111/imj.12714.
8. Singh A, Jindal AK, Joshi V, Anjani G, Rawat A. An updated review on phenocopies of primary immunodeficiency diseases. Genes Dis. 2019;7(1):12-25. doi: 10.1016/j.gendis.2019.09.007.
9. López-Nevado M, Docampo-Cordeiro J, Ramos JT, Rodríguez-Pena R, Gil-López C, Sánchez-Ramón S, et al. Next generation sequencing for detecting somatic fas mutations in patients with autoimmune lymphoproliferative syndrome. Front Immunol. 2021;12:656356. doi: 10.3389/fimmu.2021.656356.
10. Neven Q, Boulanger C, Bruwier A, Goyet MV, Meyts I, Moens L, et al. Clinical spectrum of ras--associated autoimmune leukoproliferative disorder (RALD). J Clin Immunol. 2021;41(1):51-8. doi: 10.1007/s10875-020-00883-7.
11. Lin Y, Zheng Y. Approaches of targeting Rho GTPases in cancer drug discovery. Exp Opin Drug Discov. 2015;10(9):991-1010.
12. Booshehri LM, Hoffman HM. CAPS and $NLRP_3$. J Clin Immunol. 2019;39(3):277-86. doi: 10.1007/s10875-019-00638-z.
13. Lasigliè D, Mensa-Vilaro A, Ferrera D, Caaorsi R, Penco F, Santamaria G, et al. Cryopyrin-associated periodic syndromes in italian patients: evaluation of the rate of somatic $NLRP_3$ mosaicism and phenotypic characterization. J Rheumatol. 2017;44(11):1667-73. doi: 10.3899/jrheum.170041.
14. Rowczenio DM, Gomes SM, Arostegui JI, Mensa-Vilaro A, Omoyinmi E, Trojer H, et al. Late-onset cryopyrin-associated periodic syndromes caused by somatic NLRP3 mosaicism-UK single center experience. Front Immunol. 2017;8:1410. doi: 10.3389/fimmu.2017.01410.
15. Swiatek-Machado K, Kaminska B. STAT Signaling in glioma cells. Adv Exp Med Biol. 2020;1202:203-22. doi: 10.1007/978-3-030-30651-9_10.
16. Nicolae A, Xi L, Pittaluga S, Abdullaev Z, Pack SD, Chen J, Waldmann TA, et al. Frequent $STAT_5B$ mutations in γδ hepatosplenic T-cell lymphomas. Leucemia. 2014;28(11):2244-8. doi: 10.1038/leu.2014.200.
17. Ma CA, Xi L, Cauff B, DeZure A, Freeman AF, Hambleton S, et al. Somatic STAT5b gain-of-function mutations in early onset nonclonal eosinophilia, urticaria, dermatitis, and diarrhea. Blood. 2017;129(5):650-3. doi: 10.1182/blood-2016-09-737817.
18. Cross NCP, Hoade Y, Tapper WJ, Carreno-Tarragona G, Fanelli T, Jawhar M, et al. Recurrent activating STAT5B N642H mutation in myeloid neoplasms with eosinophilia. Leukemia. 2019;33(2):415-25. doi: 10.1038/s41375-018-0342-3.
19. Ding F, Wu C, Li Y, Mukherjee S, Ghosh S, Arrossi AV, et al. A case of hypereosinophilic syndrome with STAT5b N642H mutation. Oxf Med Case Reports. 2021;2021(1):omaa129. doi: 10.1093/omcr/omaa129.
20. Beck DB, Ferrada MA, Sikora KA, et al. Somatic nutations in *UBA1* and severe adult-onset autoinflammatory disease. N Engl J Med. 2020;383(27):2628-38. doi: 10.056/NEJMoa2026834.
21. Aluri J, Bach A, Kaviany S, et al. Immunodeficiency and bone marrow failure with mosaic and germline TLR8 gain of function. Blood. 2021;137(18):2450-62. doi: 10.1182/blood.2020009620.
22. Shamriz O, Tal Y, Talmon A, Nahum A. Chronic mucocutaneous candidiasis in early life: insights into immune mechanisms and novel targeted therapies. Front Immunol. 2020;11:593289. doi: 10.3389/fimmu.2020.593289.
23. Okada S, Puel A, Casanova JL, Kobayashi M. Chronic mucocutaneous candidiasis disease associated with inborn errors of IL-17 immunity. Clin Transl Immunol. 2016;5(12): e114. doi: 10.1038/cti.2016.71.
24. Constantine GM, Lionakis MS. Lessons from primary immunodeficiencies: autoimmune regulator and autoimmune polyendocrinopathy-candidiasis-ectodermal dystrophy. Immunol Rev. 2019;287(1):103-20. doi: 10.1111/imr.12714.

25. Wu, Un-In, and Steven M Holland. Host susceptibility to non-tuberculous mycobacterial infections. Lancet Infect Dis. 2015;15(8): 968-80. doi: 10.1016/S1473-3099(15)00089-4.
26. Chetchotisakd P, Anunnatsiri S, Nanagara R, Nithichanon A, Lertmemongkolchai G. Intravenous cyclophosphamide therapy for anti-IFN-gamma autoantibody-associated mycobacterium abscessus infection. J Immunol Res. 2018;2018:6473629. doi: 10.1155/2018/6473629.
27. Browne SK, Zaman R, Sampaio EP, Jutivorakool K, Rosen LB, Ding L, et al. Anti-CD20 (rituximab) therapy for anti-IFN-g autoantibody-associated nontuberculous mycobacterial infection. Blood. 2012;119(17):3933-9. doi: 10.1182/blood-2011-12-395707.
28. Bloomfield M, Parackova Z, Cabelova T, Pospisilova I, Kabiecek P, Houstkova H, et al. Anti-IL6 autoantibodies in an infant with CRP-less septic shock. Front Immunol. 2019;10:2629. doi: 10.3389/fimmu.2019.02629.
29. Puel A, Picard C, Lorrot M, Pons C, Chrabieh M, Lorenzo L, et al. Celulite estafilocócica recorrente e abscessos subcutâneos em uma criança com autoanticorpos contra IL-6. J Immunol. 2008;180:647-54. 10.4049/jimmunol.180.1.647.
30. Kumar A, Abdelmalak B, Inoue Y, Culver DA. Pulmonary alveolar proteinosis in adults: pathophysiology and clinical approach. Lancet Respir Med. 2018;6(7):554-65. doi: 10.1016/S2213-2600(18)30043-2.
31. Bova M, De Feo G, Parente R, De Pasquale T, Gravante C, Pucci S, et al. Hereditary and acquired angioedema: heterogeneity of pathogenesis and clinical phenotypes. Int Arch Allergy Immunol. 2018;175:126-35. 10.1159/000486312.
32. Zanichelli A, Bova M, Coerezza A, Petraroli A, Triggiani M, Cicardi M. Icatibant treatment for acquired C1-inhibitor deficiency: a real-world observational study. Allergy. 2012;67(8):1074-7. doi: 10.1111/j.1398-9995.2012.02853.x.
33. Sénant M, Dragon-Durey MA. Anti-factor H autoantibodies assay by ELISA. In: Autoantibodies. Berlin: Springer, 2019. [2023 Jun. 28]. Disponível em: http://link.springer.com/10.1007/978-1-4939-8949-2_15.
34. Franchini M.) Atypical hemolytic uremic syndrome: from diagnosis to treatment. Clin Chem Lab Med. 2015;53:1679-88. doi: 10.1515/cclm-2015-0024.
35. Tamburello A, Castelnovo L, Faggioli P, Bompane D, Brando B, Gatti A, et al. Good's syndrome, a rare form of acquired immunodeficiency associated with thymomas. Clin Practi. 2019;9:51-4. doi: 10.4081/cp.2019.1112.
36. Sveinsson O, Piehl F, Aspegren O, Hietala MA. Successful combined treatment with thymectomy, rituximab and tocilizumab for severe thymoma-associated multi autoimmune syndrome. J Neuroimmunol. 2019;336:577028. 10.1016/j.jneuroim.2019.577028.
37. Casanova JL, Su HC; COVID Human Genetic Effort. A global effort to define the human genetics of protective immunity to SARS-CoV-2 infection. Cell. 2020;181(6):1194-9. doi: 10.1016/j.cell.2020.05.016.
38. Meager A, Visvalingam K, Peterson P, et al. Anti-interferon autoantibodies in autoimmune polyendocrinopathy syndrome type 1. PLoS Med. 2006;3(7):e289. doi: 10.1371/journal.pmed.0030289.
39. Bastard P, Rosen LB, Zhang Q, et al. Autoantibodies against type I IFNs in patients with life-threatening COVID-19. Science. 2020;370(6515):eabd4585. doi: 10.1126/science.abd4585.
40. Bastard P, Gervais A, Le Voyer T, et al. Autoantibodies neutralizing type I IFNs are present in ~ 4% of uninfected individuals over 70 years old and account for ~ 20% of COVID-19 deaths. Sci Immunol. 2021;6(62):eabl4340. doi: 10.1126/sciimmunol.abl4340.
41. Abers MS, Rosen LB, Delmonte OM, et al. Neutralizing type-I interferon autoantibodies are associated with delayed viral clearance and intensive care unit admission in patients with COVID-19. Immunol Cell Biol. 2021;99(9):917-21. doi: 10.1111/imcb.12495.

36

Imunodeficiências Secundárias

Marina Teixeira Henriques | Ekaterini Goudouris | Anete Sevciovic Grumach

Introdução

A imunodeficiência (ID) secundária pode ser definida como um comprometimento transitório ou persistente da função de células ou tecidos do sistema imunológico causado por fatores que não são intrínsecos ao sistema imunológico.[1] Ocorre mais frequentemente que a ID primária e, geralmente, acomete indivíduos com mais idade e por um fator externo, como o vírus da ID humana, malária, doença hepática grave, uremia, desnutrição, esplenectomia, diabetes *mellitus*, queimaduras extensas, síndrome nefrótica, enteropatias com perda de proteínas, câncer e após uso de drogas assim como a quimioterapia. As ID secundárias geralmente têm uma patogênese complexa, relacionada tanto com a doença de base como decorrente do seu tratamento farmacológico, como é o caso dos tumores sólidos e doenças mielo ou linfoproliferativas.[2,3] O resultado da ID secundária pode se estender desde uma vulnerabilidade leve a moderada a infecções, até condições mais graves, como infecções pulmonares de repetição e infecções oportunistas virais ou fúngicas.[4] Este capítulo terá como foco algumas condições associadas a defeitos imunológicos, sem, no entanto, esgotar todas as condições clínicas possíveis (Quadro 36.1).

Alterações metabólicas

Desnutrição

A desnutrição pode ser definida como uma deficiência de micro e/ou macronutrientes, gerando um desequilíbrio entre o suprimento de energia e a demanda do organismo. Pode ser classificada, de acordo com a sua causa, em primária ou secundária, com diferentes graus de gravidade.[6] De acordo com o relatório divulgado pela Organização das Nações Unidas (ONU), em 2021, mais de 149 milhões de crianças menores de 5 anos de idade sofrem de desnutrição crônica no mundo.[7]

Crianças desnutridas morrem principalmente de infecções comuns, o que implica que a mortalidade está relacionada à ID subjacente, mesmo em formas leves de desnutrição.[8] Assim, a desnutrição aumenta a suscetibilidade a infecções e, por sua vez, as infecções agravam a desnutrição, diminuindo o apetite, induzindo o catabolismo e aumentando a demanda por nutrientes.[9]

Quadro 36.1. Principais condições associadas a imunodeficiências secundárias.

Causas	Exemplos
1. Alterações metabólicas	• Distúrbios nutricionais e metabólicos • Diabetes *mellitus* • Insuficiência renal/diálise • Insuficiência hepática
2. Fatores traumáticos	• Esplenectomia • Queimaduras • Cirurgias
3. Agentes infecciosos	• Infecções bacterianas (micobacterioses) • Infecções virais (HIV, sarampo, mononucleose, COVID-19) • Infecções fúngicas (paracoccidioidomicose, aspergilose, histoplasmose) • Infecções parasitárias (malária, chagas, esquistossomose)
4. Doenças hematológicas, mieloproliferativas e malignidades	• Anemia falciforme (e asplenia funcional) • Leucemias • Linfomas • Doença de Hodgkin • Mieloma múltiplo • Tumores sólidos
5. Doenças autoimunes	• Lúpus eritematoso sistêmico • Artrite reumatoide • Dermatomiosite
6. Doenças com perda proteica	• Síndrome nefrótica • Enteropatia exsudativa ou perdedora de proteínas • Linfangiectasia intestinal
7. Agentes terapêuticos	• Quimioterápicos citotóxicos • Corticosteroides • Agentes biológicos (anticorpos monoclonais) • Ciclosporina • Anticonvulsivantes (fenitoina) • Talidomida e dapsona
8. Exposição ambiental	• Radiação (ionizante e ultravioleta) • Agentes químicos tóxicos (alcoolismo e tabagismo)
9. Doenças genéticas	• Síndrome de Down • Outras síndromes genéticas associadas à asplenia • Outras alterações genéticas com ID
10. Outros	• Exercício físico • Estresse • Prematuridade • Gravidez • Envelhecimento • Transfusão sanguínea alogênica

Fonte: Adaptado de Pastorino AC, Jacob CM, 2009.

A desnutrição edematosa tem como característica uma dermatose caracterizada por hiperpigmentação, rachaduras e descamação da epiderme, proporcionando uma porta de entrada para patógenos. A mucosa do intestino delgado é atrofiada e permeável em desnutridos, podendo resultar em translocação bacteriana. A flora de todo o trato gastrointestinal é diferente nesses pacientes, sendo mais patogênica, menos madura e diversificada.[9]

O tecido linfático, particularmente o timo, sofre atrofia de acordo com o grau de desnutrição, sendo o seu tamanho um preditor de sobrevida dessas crianças. Acontece também atrofia de linfonodos, baço, amígdalas, apêndice e placas de Peyer. A histologia revela redução dos centros germinativos e depleção de linfócitos em áreas paracorticais.[9] Os linfócitos T (LT) de indivíduos desnutridos são menos responsivos à estimulação por mitógenos e podem apresentar marcadores de apoptose (CD95) e sinais de danos ao ácido desoxirribonucleico (DNA).

É comum a redução do número de linfócitos B (LB), assim como a IgA secretória encontra-se frequentemente reduzida na desnutrição grave.[8] Há redução nas taxas de soroconversão vacinal ou soroconversão retardada para difteria, tétano, coqueluche, hepatite B, sarampo e febre amarela.[9] Apesar disso, a maioria das crianças desnutridas parece responder adequadamente à vacinação, embora o tempo, a qualidade e a longevidade das respostas específicas vacinais possam estar prejudicados.[8] O sistema imunológico parece direcionado para uma resposta Th2.[9]

No que concerne à imunidade inata, a quimiotaxia de granulócitos frequentemente está reduzida e os níveis de C3 podem, também, estar diminuídos.

Atualmente, sabe-se que a desnutrição pode influenciar o desenvolvimento imunológico antes da concepção, visto que a condição nutricional materna confere modificações epigenéticas em sua prole. O que não se sabe ainda, todavia, é qual o mecanismo pelo qual o epigenoma imune perinatal afeta a função imune a longo prazo.[8]

Obesidade

De acordo com a Sociedade Brasileira de Endocrinologia e Metabologia, a obesidade é definida por um índice de massa corpórea (IMC) acima de 30 kg/m^2. Representa uma das doenças não transmissíveis mais prevalentes e uma preocupação para a saúde pública mundial em virtude de sua relação bem estabelecida com a resistência insulínica, diabetes, aterosclerose, hipertensão e neoplasias.[10] Pode estar associada a um elevado risco de contrair infecções e/ou piora do prognóstico de infecções em andamento.

Existem vários mecanismos responsáveis pela vulnerabilidade aumentada a infecções e o principal deles é um estado de inflamação crônica de baixo grau relacionado à obesidade. Por meio dele, há um desequilíbrio entre a produção de fatores pró-inflamatórios (leptina e inúmeras citocinas) e fatores anti-inflamatórios (adiponectina e IL-10), o que ocasiona alterações na funcionalidade do sistema imunológico inato e adaptativo.[11]

No tecido adiposo, há um aumento do número de neutrófilos e de macrófagos, diminuição de eosinófilos, redução da capacidade bactericida dos polimorfonucleares, diminuição do número e atividade de células (NK, do inglês *natural-killers*). Há a mudança de um fenótipo anti-inflamatório (M2) para um padrão inflamatório (M1), com a produção de mediadores inflamatórios, como fator de necrose tumoral alfa (TNF-α), interleucina (IL) 6, IL-12 e IL-1β.

As alterações do sistema imune adaptativo podem propiciar infecções virais e fúngicas. Ocorrem a depleção de LT CD8+ de memória, a redução de número e da funcionalidade de células T CD4+, o aumento dos níveis de células T reguladoras e a diminuição do número e da função de células B. O risco de infecções bacterianas e fúngicas também aumenta pela presença de outras comorbidades relacionadas à obesidade, como o diabetes *mellitus* tipo 2, que causa prejuízo na cicatrização de feridas.[11]

Além disso, a obesidade resulta em alterações anatomofuncionais em decorrência do obstáculo mecânico do excesso de tecido adiposo que prejudica os mecanismos respiratórios e, consequentemente, predispõe a infecções respiratórias. Indivíduos com obesidade também correm risco de dobras cutâneas e sudorese mais profusa consequentemente às espessas camadas de gordura subcutânea, favorecendo a proliferação de micro-organismos e retardando o reparo de feridas. Todos esses fatores tornam os indivíduos com obesidade mais propensos a desenvolver infecções hospitalares, no sítio cirúrgico, na pele e tecidos moles. Também, favorecem a bacteremia, infecções do trato urinário (ITU) e micoses. Além disso, infecções em indivíduos com obesidade têm pior prognóstico, prolongando, com frequência, o tempo de hospitalização, como verificado em várias infecções virais como a gripe e, recentemente, para a COVID-19.[11]

Em adultos, as respostas à vacina contra a hepatite B mostrou-se reduzida na obesidade. Há evidências conflitantes da eficácia da resposta à vacina contra influenza, com títulos iniciais de anticorpos IgG antigripais mais altos, seguidos por um declínio mais pronunciado ao longo de 12 meses.[12]

Diabetes *mellitus*

Diabetes *mellitus* é o termo coletivo utilizado para distúrbios metabólicos heterogêneos cujo principal achado é a hiperglicemia crônica. É causada por secreção inadequada de insulina, resistência periférica à insulina ou, mais comumente, por ambos.[13] Acredita-se que a hiperglicemia cause uma disfunção da resposta imunológica fazendo com que esses pacientes não consigam controlar a disseminação de patógenos invasores e sejam mais suscetíveis a infecções.[14] Além do maior risco de desenvolver infecções, esses pacientes apresentam maior índice de mortalidade quando as infecções ocorrem.[15]

As principais alterações imunológicas descritas em neutrófilos são defeitos na quimiotaxia, na degranulação, na formação de "armadilhas" extracelulares de neutrófilos (NET) e diminuição da fagocitose; entretanto, assim que o controle glicêmico é alcançado, a função leucocitária tende a melhorar.[14]

Além da disfunção imunológica, a neuropatia diabética e a má circulação, especialmente quando há doença vascular periférica, geram risco aumentado de infecções típicas e atípicas.[15] As mais comuns são as de pele e tecidos moles, as do trato respiratório (tuberculose pulmonar e pneumonia), as do trato urinário, sepse e osteomielite.[14] Ocorrem também infecções mais graves, como gangrena de Fournier, mucormicose rinocerebral e otite externa maligna, porém com menor frequência.

A substância P e o fator de crescimento nervoso promovem a quimiotaxia de leucócitos e proliferação de células imunes. A diminuição da produção desses neuropeptídeos em pacientes com neuropatia diabética pode retardar a cicatrização de feridas, que funcionam como porta de entrada para micro-organismos patogênicos. Além disso, a migração de leucócitos pode estar prejudicada em tecidos desnervados.[15] Pacientes com diabetes *mellitus* têm potencial de infecção por organismos multirresistentes, especialmente por *Staphylococcus aureus* resistente à meticilina.[15]

Doença renal crônica

Doenças cardiovasculares e infecções são as principais causas da elevada morbimortalidade em pacientes com doença renal crônica (DRC).[16] Esses pacientes apresentam maior incidência e gravidade de infecções em comparação com a população em geral. A necessidade de procedimentos de diálise e uso de dispositivos vasculares são fatores de risco independentes para infecções invasivas.[4] A função renal diminuída causa a redução da taxa de filtração glomerular e a retenção de toxinas urêmicas que, quando acumuladas, geram efeitos prejudiciais sobre as células imunes.[16] A disfunção imune na DRC decorre, em grande parte, da proteinúria e da uremia.[1]

Múltiplos defeitos da imunidade inata e adaptativa têm sido descritos como fatores no aumento da frequência de infecções em pacientes nefropatas.[4] Na imunidade adaptativa, ocorrem a diminuição do número de células B e T virgens, a redução da função efetora de LT e da ativação de LB e o aumento da apoptose de LB.[1] Como consequência desses defeitos, pacientes com DRC têm capacidade diminuída de gerar memória para resposta de anticorpos, independentemente da vacinação repetida.[4] As nefropatias associadas à proteinúria geralmente induzem hipogamaglobulinemia e a suplementação de imunoglobulina deve ser considerada para se reduzir o risco de infecções.[1] Na imunidade inata, há diminuição da apresentação de antígenos por células dendríticas, aumento da apoptose de neutrófilos,[1] defeito na quimiotaxia de fagócitos e atividade microbicida diminuída.[4] O estresse oxidativo aumenta em paralelo com o desenvolvimento da DRC. Sob condições inflamatórias na DRC, as toxinas urêmicas de fontes bacterianas rompem a barreira intestinal e ativam as células imunes na circulação.[17]

Fatores traumáticos

Traumas, queimaduras e cirurgias extensas podem causar imunossupressão importante, com maior risco de óbito por sepse. O dano tecidual envolvido nessas situações clínicas libera moléculas-padrão de dano tecidual (DAMPs) que são reconhecidas por moléculas receptoras-padrão (PRR) da imunidade inata, dando início a uma sequência de eventos que desencadeia processo inflamatório, com ativação do sistema complemento. A liberação de citocinas inflamatórias e os mecanismos regulatórios que são desencadeados podem promover anergia do sistema imune e imunossupressão. Podem envolver ainda imunossupressão por perda de proteínas.[1]

A remoção do timo ou do baço produzem repercussões significativas na resposta imunológica. Lactentes submetidos à timectomia durante correções cirúrgicas de cardiopatias congênitas apresentam linfopenia, mais acentuadamente de células TCD4+. Quando se tornam adultos, esses lactentes apresentam menor diversidade no repertório de receptores de células T.[1]

A esplenectomia após trauma ou como tratamento de citopenias ou a asplenia funcional por doença (p. ex., anemia falciforme) promovem maior suscetibilidade a infecções por germes encapsulados como *Streptococcus pneumoniae, Neisseria meningitidis e Haemophilus influenzae* tipo b. A ausência do baço, importante órgão linfoide periférico, está relacionada a prejuízo da capacidade de filtração de micro-organismos opsonizados e de imunocomplexos, além de redução da função fagocítica e comprometimento da produção de imunoglobulinas.[1]

Agentes infecciosos

A persistência de um quadro infeccioso associada a mecanismos de escape imunológico pode comprometer a integridade da resposta imune e induzir doenças graves, às vezes fatais. Infecções por bactérias, vírus, fungos ou protozoários determinam respostas imunológicas complexas na tentativa de destruir estes agressores. No entanto, esses agentes, para escapar da resposta imune, desenvolvem mecanismos de inibição das células imunocompetentes ou de seus produtos solúveis, favorecendo maior morbidade ou até coinfecções.[1,5,18]

Infecções virais

A persistência intracelular e a variação antigênica dos vírus são alguns dos mecanismos pelos quais esses agentes podem se ocultar das células e das moléculas efetoras do sistema imune. No entanto, a supressão da resposta imune ainda é o mecanismo principal utilizado por esses patógenos para sua permanência e maior infectividade no hospedeiro[18,19] (Quadro 36.2).

Quadro 36.2. Alterações imunológicas nas infecções virais.

Vírus do sarampo	Redução na apresentação de antígenos por células dendríticas; menor produção de IL-12, IFN-γ e TNF-α
CMV	Linfoproliferação reduzida; hipogamaglobulinemia; presença de linfócitos atípicos
Parvovírus	Imunodeficiência celular transitória; níveis reduzidos de IgG específica
Rubéola	Hipogamaglobulinemia
EBV	Descontrole na atividade de macrófagos; hipogamaglobulinemia; desequilíbrio na produção IL-2 e IFN-γ
HIV	Redução de células T, ativação imune crônica e esgotamento do sistema imune

IL: interleucina; IFN-γ: interferon gama; TNF-α: fator de necrose tumoral alfa; EBV: vírus de Epstein-Barr; HIV: vírus da imunodeficiência humana; CMV: citomegalovírus.

Fonte: Adaptado de Romano CC, Grumach AS, Benard G, 2009.

O vírus do sarampo causa uma profunda imunossupressão que, apesar de transitória, pode determinar um aumento da suscetibilidade para infecções secundárias bacterianas e virais. As anormalidades no sistema imune associadas ao sarampo incluem o desaparecimento das reações de hipersensibilidade, desequilíbrio na ativação e função das células apresentadoras de antígeno e dos linfócitos e baixa produção de citocinas pró-inflamatórias como IL-12 e interferons. Diversas proteínas do vírus parecem estar associadas ao quadro de ID, como hemaglutininas, proteínas de fusão, nucleoproteínas e proteínas não estruturais que interagem com receptores de leucócitos (CD46, CD150 e TLR2) e promovem sua inibição. Além disso, a célula dendrítica (CD) também apresenta um papel importante na patogênese da infecção, induzindo a supressão imune e, possivelmente, permitindo que o vírus invada o trato respiratório e dissemine-se para o tecido linfoide. Essa imunossupressão induzida pela CD parece estar associada à interação das proteínas do vírus do sarampo com o receptor CD46 da CD que promoveriam diminuição na apresentação antigênica e na produção de citocinas como IFN-γ e TNF-α e, consequentemente, disseminação da infecção.[5,20,21]

O citomegalovírus (CMV) também pode ser considerado um patógeno comum causando infecções primárias e secundárias em crianças. O CMV é um membro da família do herpesvírus que pode infectar todas as faixas etárias, causando uma doença suave e limitada. A soroprevalência em mulheres grávidas varia de 50% a 80%, com uma correlação inversa aos níveis socioeconômicos. A infecção por CMV durante a gravidez aumenta o risco de transmissão intrauterina, podendo resultar em danos graves ao feto, incluindo retardo do crescimento, hepatoesplenomegalia e anormalidades no sistema nervoso central (SNC). Os recém-nascidos assintomáticos podem desenvolver posteriormente transtornos de aprendizagem. Hoje, considera-se que a transmissão intrauterina possa ocorrer mesmo na presença de imunidade materna.[21] A defesa do hospedeiro ao CMV em indivíduos imunocompetentes combina as respostas imunes celulares e humoral que impedem uma doença grave. Os anticorpos da classe de IgM são produzidos imediatamente depois da infecção primária e podem também ser produzidos em infecções secundárias, em alguns casos. Os anticorpos da classe IgG também são produzidos imediatamente depois da infecção e permanecem durante a vida.[21]

Em crianças, a infecção pelo CMV também pode estar associada ao desequilíbrio na função das células T, comprometendo principalmente a sua atividade proliferativa. No entanto, os estudos clínicos associam a infecção por CMV com a recuperação incompleta das células T em indivíduos pós-transplante. A infecção aguda caracteriza-se por alteração na apresentação antigênica, aumento do número de linfócitos atípicos e hiperativação das células NK, geralmente associadas à hipogamaglobulinemia. Essas alterações podem persistir por semanas, predispondo ao aparecimento de infecções secundárias ou ainda comprometendo a recuperação de pacientes após transplantes de medula, fígado ou rim.[25]

Na rubéola congênita, observam-se alterações na resposta imune como hipogamaglobulinemia e falha na conversão de IgM para IgG. Essas anormalidades desaparecem com a excreção viral.[26]

O vírus de Epstein-Barr (EBV) infecta os LT e LB proliferando-se intensamente no interior dessas células. Na fase aguda da infecção viral, podemos observar elevação sérica de IgM, associada à ativação policlonal de LB e à produção excessiva de IL-2 e IFN-γ que promovem hiperatividade de macrófagos e, consequentemente, possíveis hemofagocitose e descontrole da resposta imune específica ao vírus. O genoma do EBV é homólogo ao gene humano que codifica a IL-10. Essa homologia permite o aparecimento de mecanismos inibitórios, principalmente para a função macrofágica e a produção de citocinas como IL-1, IL-12 e TNF; o resultado é uma diminuição da resposta de linfócitos Th1.[21]

O vírus da imunodeficiência humana (HIV) que causa a síndrome de imunodeficiência adquirida (AIDS) é importante causa de defeito imunológico secundário e deve ser sempre descartado durante a investigação de defeitos imunológicos. O HIV é um lentivírus cujo principal alvo são as células TCD4+, causando sua depleção, mas também afeta monócitos, células dendríticas, células NK e Th17, produzindo comprometimento mais amplo do sistema imune. A depleção de células T ocorre por lise direta e indução de apoptose e autofagia. Em parte, é também induzida por ativação imunológica crônica que também está relacionada ao desenvolvimento de complicações não infecciosas. Anticorpos neutralizantes são prontamente produzidos após a infecção inicial; no entanto, o vírus sofre mutações constantes, escapando da imunidade humoral. Com a evolução da infecção, ocorrem alterações do balanço Th1-Th2, com redução das citocinas Th1 (IIL-2, TNF-α, IFN-γ e IL-12), níveis normais ou aumentados de citocinas Th2 (IL-10 e IL-4) e aumento de citocinas pró-inflamatórias (IL-1, IL-6, IL-8).[20]

A infecção aguda pelo HIV pode ser assintomática ou se manifestar como uma síndrome viral inespecífica, muitas vezes semelhante à síndrome de mononucleose infecciosa. A infecção crônica é caracterizada por ativação imunológica crônica que evolui para colapso do sistema imune, com infecções por *Pneumocystis jiroveci*, *Toxoplasma gondii*, *Mycobacterium tuberculosis*, complexo *Mycobacterium avium*, Cyptococcus sp., vírus varicela-zóster, *Histoplasma spp.*, Coccidioides spp. e outros agentes virais, bacterianos e fúngicos.[27]

Infecções bacterianas

A virulência de bactérias extracelulares inclui propriedades de adesão das proteínas de superfície bacteriana, mecanismos antifagocitários e inibição do complemento ou inativação dos produtos do complemento (Quadro 36.3). Bactérias Gram-positivas e negativas contêm um ou mais resíduos de ácido siálico que inibem a ativação do complemento pela via alternativa. As bactérias encapsuladas também resistem à fagocitose e são muito mais virulentas que cepas homólogas sem a cápsula. Para se evadirem da imunidade específica, as bactérias utilizam, por exemplo, a variação genética de antígeno de superfície.

Quadro 36.3. Mecanismos de imunossupressão na infecção por bactérias.

Bactérias extracelulares	
Streptococcus spp. grupo B	Induz apoptose de monócitos/macrófagos
S. pneumoniae	Hipogamaglobulinemia
Staphylococcus spp.	Menor produção de IL-12 por macrófagos; redução na resposta Th1
Bactérias intracelulares	
Mycobacteria spp.	Inibe a produção de IL-12 e IFN-γ
M. leprae	Menor atividade de macrófagos
Brucella spp.	Menor atividade microbicida de macrófagos

Fonte: Adaptado de Romano CC, Grumach AS, Benard G, 2009.

Muitas bactérias secretam proteases que clivam a região de dobradiça da IgA. A clivagem de IgA resulta no aparecimento de fragmentos Fab monovalentes que têm uma vida média muito mais curta que a imunoglobulina intacta, além de serem menos eficazes que o dímero.

Infecções por patógenos extracelulares também podem promover immunossupressão e/ou immunodesregulação, principalmente associadas a mecanismos inatos e humorais. Nas infecções por *Streptococcus* spp. do grupo B em crianças, ocorre uma intensa resposta inflamatória que se caracteriza por febre, alterações respiratórias e cardiovasculares, que pode culminar com sepse. A persistência dessa infecção bacteriana, mesmo em indivíduos imunocompetentes, parece estar associada à apoptose de macrófagos induzida por essa bactéria, modulando a atividade das caspases 3 e 9[5,21,27] (Quadro 36.3).

Infecções fúngicas

As infecções fúngicas podem determinar alterações como leucopenia, diminuição na quimiotaxia, alteração no perfil de citocinas pró e anti-inflamatórias e, ainda, redução na capacidade fagocítica e microbicida de monócitos (Quadro 36.4).

Quadro 36.4. Mecanismos de imunossupressão nas infecções fúngicas.

Histoplasmose	Resposta imune celular reduzida; menor produção de citocinas
Paracoccidioidomicose	Redução na resposta linfoproliferativa; menor produção de IL-12 e IFN-γ; hiperprodução de IL-10; expressão reduzida da cadeia β2 do receptor de IL-12
Candidíase	Inibição da resposta imune celular, redução na produção de IFN-γ
Aspergilose	Redução na atividade do complemento; menor capacidade fagocítica em macrófagos

IFN-γ: inferferon gama; IL: interleucina.

Fonte: Adaptado de Romano CC, Grumach AS, Benard G, 2009.

A histoplasmose, principalmente em sua forma disseminada, é um distúrbio raro e grave consequente ao fungo *Histoplasma capsulatum*. Essa doença é vista principalmente nos pacientes com algum tipo de deficiência imune, tanto crianças como idosos. Nesses pacientes podem-se observar diferentes graus de imunossupressão que afetam principalmente a capacidade linfoproliferativa e a produção de citocinas por monócitos e linfócitos.[21,22]

Na paracoccidiodomicose (PCM) humana, micose sistêmica causada pelo fungo *Paracoccidioides brasiliensis*, vários estudos têm demonstrado diminuição da imunidade celular principalmente na forma aguda da doença, que pode ser vista em crianças. Essa imunossupressão se caracteriza por redução na resposta linfoproliferativa antígeno-específica, níveis reduzidos de citocinas Th-1 como IL-12 e IFN-γ e aumento nos níveis de IL-10 associados a altos títulos de anticorpos anti-*Paracoccidioides brasiliensis* que, no entanto, não conferem proteção. Em relação à produção de anticorpos frente ao fungo, observa-se que o *switch* para subclasses de IgG na PCM parece estar regulado pelo padrão de citocinas predominante no microambiente.[21,22]

Da mesma forma, na candidíase e na aspergilose, existe associação do quadro fúngico com redução na resposta imune celular, menor produção de citocinas Th-1 e menor atividade fagocítica.[21,22] Algumas cepas de *Aspergillus fumigatus* e de *A. flavus* produzem um inibidor do complemento que podem aumentar a patogenicidade pela subversão da geração de opsoninas e fatores quimiotáticos. O *A. fumigatus* produz a gliotoxina que apresenta, *in vitro*, atividade imunossupressora e antifagocítica. No entanto, a ação dessas toxinas sobre o ser humano é ainda desconhecida.[21,22]

Em quadros de candidíase mucocutânea crônica, alguns estudos têm demonstrado uma redução na resposta imune celular dirigida ao fungo e desregulação na produção de citocinas do padrão Th-1 como IL-2, IFN-γ e IL-12 que contribuem de maneira importante para a permanência da infecção.

Infecções parasitárias

A habilidade dos parasitas em sobreviver em hospedeiros vertebrados reflete adaptações evolutivas que permitem esses organismos resistirem ou se evadirem dos mesmos mecanismos do sistema imune. O sequestro anatômico é comumente observado com protozoários como Plasmodium sp. e *Toxoplasma gondii* que sobrevivem e replicam dentro das células e outros como *Entamoeba spp.* e *Trichinella sp.* que desenvolvem cistos resistentes aos efetores imunes. Protozoários e helmintos podem deprimir o sistema imune frente a antígenos heterólogos e aumentar a resposta imune Th-2 com consequente redução da resposta Th-1.

Na leishmaniose, a imunidade celular encontra-se comprometida, porém o tratamento normaliza a disfunção imune. Ratos infectados com *Leishmania major* apresentaram menor produção de IFN-γ por células T e ainda maior liberação de óxido nítrico por macrófagos quando comparados com o grupo não infectado.[28,29]

A variabilidade clínica da giardíase humana e da murina tem sido associada a fatores do parasita e/ou do hospedeiro, principalmente relacionados à resposta imune. Nos seres humanos, as infecções prolongadas com *Giardia duodenalis* foram associadas com hipogamaglobulinemia e desnutrição proteica. Em humanos, quadros de giardíase persistente têm sido associados a uma ativação deficiente de macrófagos e, consequentemente, retardo na eliminação do parasita.[28]

Estudos com crianças infectadas pelo *Tripanossoma cruzi* mostram valores aumentados de células NK e de monócitos, além de LB. No entanto, existem ativação irregular de LT nesses pacientes e frequência diminuída de células T regulatórias (CD4+ CD25 high), o que poderia contribuir para um descontrole na resposta imune. Além disso, algumas citocinas pró-inflamatórias como IFN-γ e TGF-β contribuem para o mecanismo de invasão celular do hospedeiro e atuam como fatores de crescimento para o protozoário.[30]

A infecção por *Schistosoma mansoni* é caracterizada por um predomínio da resposta imune Th2, com produção de IL-4 e IL-10 que comprometem a capacidade fagocítica e microbicida de macrófagos e a ativação de células T. Na coinfecção por *S. mansoni* e vírus da hepatite C (HCV), foi observado um aumento significativo nos níveis de IL-4 e de IL-10 séricas em comparação aos níveis encontrados em soros de pacientes infectados apenas com HCV. A esquistossomose parece regular negativamente as citocinas Th-1 e contribuir para a cronicidade da infecção pelo HCV nesses pacientes. Além disso, o *S. mansoni* no curso da infecção pode adquirir uma capa proteica proveniente da membrana celular do hospedeiro, mascarando seus antígenos e dificultando seu reconhecimento pelo sistema imune.[31]

O tratamento adequado dessas parasitoses reverte os transtornos imunológicos secundários (Quadro 36.5).

Quadro 36.5. Mecanismos de imunossupressão nas parasitoses.

Leishmaniose	Menor produção de IFN-γ por linfócitos
Giardíase	Hipogamaglobulinemia; menor ativação de monócitos
Chagas	Menor número de linfócitos T regulatórios; aumento na produção de TGF-β
Esquistossomose	Aumento na produção de IL-4 e IL-10 com redução da imunidade celular

Fonte: Adaptado de Romano CC, Grumach AS, Benard G, 2009.

Doenças hematológicas e linfoproliferativas

Malignidades que envolvem células B estão relacionadas a grande risco de ID secundária, principalmente leucemia linfocítica crônica (LLC) e mieloma múltiplo (MM), mais comuns nos adultos, e linfoma não Hodgkin, que acomete crianças e adultos. O transplante de células-tronco hematopoiéticas, independentemente da doença de base, é causa de ID secundária, em grande parte pelo condicionamento pré-transplante e medicamentos para prevenção ou tratamento da doença de enxerto contra hospedeiro.

Leucemia linfocítica crônica

Na LLC, anormalidades da função do sistema imunológico podem afetar até 85% dos pacientes.[46,47] As infecções mais comuns são as respiratórias e infecções do trato urinário (ITU). Nos pacientes sem imunossupressão, as infecções são bacterianas em 60%, virais em 25% e, menos comumente, em 7%, fúngicas. Os agentes mais frequentes em infecções respiratórias são *Staphylococcus aureus*, *Streptococcus pneumoniae* e *Hemophilus influenzae*; enquanto em unidade de terapia intensiva (UTI), é a *Escherichia coli*.[32,33]

A hipogamaglobulinemia é o principal fator de risco aumentado de infecções na LLC. O motivo para concentrações inadequadas de imunoglobulinas inclui geração de imunoglobulinas policlonais com função prejudicada e atividade anômala de células B-CD5; o *switch* de IgA e IgG anômalos pela relação alterada CD40-CD40L e redução de CD40L; supressão de plasmócitos CD95+ na medula óssea pela interação do CD95 ligante nas células B-CD5; inibição desproporcional por células T e tratamento mielosupressor iatrogênico.[32]

Uma concentração diminuída de pelo menos uma das principais classes de imunoglobulinas é encontrada em um estágio inicial da doença. Com maior duração ou progressão da doença, a deficiência de imunoglobulina estende-se a duas ou três classes.

Mieloma múltiplo

O MM é uma neoplasia dos plasmócitos da medula óssea que resulta em ID intensa. Houve um grande progresso no tratamento do mieloma, entretanto as infecções são causa de óbito em um de cada cinco indivíduos. O risco de adquirir infecção é maior nos primeiros 90 dias após o diagnóstico, com um terço dos indivíduos desenvolvendo infecção bacteriana grave, responsável por aproximadamente metade dos óbitos.[3] Em comparação a controles saudáveis, os pacientes com MM têm redução de anticorpos específicos para pneumococos, tétano, difteria, varicela, caxumba, sarampo e estafilococo alfatoxina. O risco de infecção é o mais alto no curso da quimioterapia, especialmente no período inicial da doença, mas também persiste na fase de platô. Infecções típicas em pacientes com MM acometem os tratos respiratório e urinário, complicações sépticas, pneumonia e meningite.[34]

Todos os mecanismos efetores da resposta imune podem estar envolvidos na ID secundária associada ao mieloma. Por exemplo, um aumento de paraproteínas monoclonais ineficientes e a inibição de LB policlonais pelos plasmócitos do MM causam hipogamaglobulinemia. Ainda, a proliferação de células neoplásicas na medula impede a hematopoese normal e determina a redução da produção de linfócitos funcionalmente ativos. Além da produção de anticorpos, é importante lembrar que os plasmócitos exercem regulação das funções imunes. Outros distúrbios são identificados em pacientes com MM: a quimiotaxia e a inflamação por neutrófilos são inibidas, facilitando infecções graves; menor replicação de clones de células T citotóxicas; redução de células Th17 e maior número de células T reguladoras. Outros mecanismos de regulação, como as citocinas, estão alterados no MM. Com relação à ID secundária consequente ao tratamento, as alterações da imunidade inata são cruciais, porém alguns medicamentos, como corticosteroides, são utilizados e afetam a imunidade celular.[3,34]

Transplante de células hematopoiéticas

As complicações infecciosas são uma das causas mais comuns de óbitos em pacientes após transplante de células hematopoiéticas ou transplante de órgãos sólidos.[35]

Esses procedimentos estão associados a um risco significativo de desenvolvimento de imunossupressão, que muitas vezes se sobrepõe à ID causada pela doença subjacente e pelo seu tratamento prévio.[23,32,35] A restauração do sistema imunológico pós-transplante é um dos mais importantes fatores que influenciam no prognóstico.[35]

Três períodos básicos que diferem por anormalidades do sistema imunológico e o espectro de infecções observadas pós-transplante são: a) fase I é a fase inicial (pré-enxerto), quando os principais fatores de risco são a neutropenia e a quebra de barreiras anatômicas (p. ex., mucosite gastrointestinal, presença de um cateter venoso) e inclui o tempo entre o transplante (dia 0) e o dia +30 pós-transplante; b) fase II inclui os dias +31 a +100, com ID celular e humoral, muitas vezes envolvendo o tratamento de doença do enxerto contra o hospedeiro; c) fase III, após o dia +100, quando as imunodeficiências humorais predominam e, muitas vezes, inclui a doença do enxerto contra o hospedeiro crônica e seu tratamento. A hipogamaglobulinemia em pacientes transplantados mostrou-se estar associada com risco significativo de complicações infecciosas, especialmente pneumonia, infecções por CMV, infecções por fungos invasivos e morte.[35,36]

Doenças autoimunes

Por um lado, manifestações de autoimunidade ocorrem em muitos EII. Por outro lado, algumas doenças autoimunes podem cursar com alterações imunológicas que deixam o indivíduo suscetível a quadros infecciosos. É o que ocorre, por exemplo, no lúpus eritematoso sistêmico, que pode cursar com deficiência de MBL, hipocomplementenemia, leucopenia, linfopenia, redução de IgM, diminuição de IL-2 e baixa resposta citotóxica de LT.[37] Um fator adicional que aumenta o risco de ID secundária nesses casos é o tratamento com medicamentos imunossupressores e anticorpos monoclonais.

Doenças com perda proteica

Enteropatia exsudativa ou perdedora de proteínas

A enteropatia exsudativa, também denominada "enteropatia perdedora de proteínas", é uma condição determinada pela perda excessiva de proteínas através do lúmen intestinal.[38] Quando essas perdas proteicas excedem as capacidades sintéticas do corpo, há uma redução nos níveis séricos de proteínas circulantes bem como consequências clínicas específicas.[39] Sua causa pode estar ligada a patologias primariamente intestinais (doenças inflamatórias intestinais, neoplasias gastrointestinais, doença celíaca, linfangiectasia intestinal) ou não intestinais (lúpus eritematoso sistêmico, sarcoidose, amiloidose, insuficiência cardíaca congestiva).

As proteínas séricas mais frequentemente envolvidas no curso da doença são: albumina; imunoglobulinas (IgM, IgA e IgG); fibrinogênio; lipoproteínas; alfa-1 antitripsina; transferrina; e ceruplasmina. Não foram estabelecidos valores de corte de hipoproteinemia para o diagnóstico da doença. A linfocitopenia (principalmente em LT CD4+ e CD45RA+ *naïve*) também pode ocorrer, particularmente no estabelecimento de obstrução linfática.[39]

A enteropatia exsudativa se manifesta principalmente com hipoproteinemia, edema generalizado e diarreia, mas também pode se apresentar com derrame pericárdico e pleural, desnutrição, anasarca, edema unilateral, edema macular com cegueira reversível e descolamento de retina.[38]

A perda de imunoglobulinas secundária ao aumento da permeabilidade intestinal e linfopenia secundária à obstrução linfática, isoladamente ou em combinação, pode ser responsável por infecções recorrentes e mimetizar uma imunodeficiência primária.[39]

Linfangiectasia intestinal

A linfangiectasia intestinal é uma doença rara, cujas prevalência e distribuição no mundo são desconhecidas. Caracteriza-se por ectasia difusa ou localizada nos vasos linfáticos intestinais, de causas primária ou secundária. Entre as causas primárias, quase 90% são de origem esporádica.[40] As causas secundárias incluem: volvo intestinal; doenças do tecido conjuntivo; sarcoidose; doenças inflamatórias intestinais; câncer; e anormalidades genéticas, como síndromes de Turner, von Recklinghausen, Noonan, Klippel-Trenaunay e Hennekam.[41,42]

Sua patogênese envolve a dilatação dos vasos linfáticos intestinais e o aumento da pressão intersticial, resultando na ruptura desses vasos e no extravasamento de fluido linfático para o lúmen intestinal. Consequentemente, há uma perda intestinal de albumina, gamaglobulina, linfócitos, eletrólitos e vitaminas lipossolúveis.[41]

Os sintomas da linfangiectasia intestinal são variáveis. O quadro clássico se caracteriza por edema bilateral ou unilateral de membros inferiores, diarreia ou esteatorreia intermitentes, dor abdominal, náuseas e vômitos, fadiga crônica, fraqueza, perda ou dificuldade em ganhar peso. Além disso, também podem ocorrer derrame pleural ou ascite.[40] As investigações laboratoriais geralmente mostram linfopenia e hipoalbuminemia.[41] Todavia, esses pacientes não costumam desenvolver infecções graves e/ou repetidas.[43]

Agentes terapêuticos

A imunodeficiência secundária iatrogênica pode ser causada por medicamentos usados para tratar várias condições inflamatórias, doenças autoimunes, doenças alérgicas, rejeição de transplantes, doença do enxerto contra o hospedeiro e malignidades. Esses medicamentos atuam em citocinas e células do sistema imunológico, podendo ser agrupadas em agentes imunossupressores (p. ex., corticosteroides, metotrexato, ciclosporina), inibidores de proteína quinase e agentes biológicos (p. ex., anticorpos anti-CD20) (Quadro 36.6).[1,44,45]

Os glicocorticoides são amplamente utilizados em razão de sua potente ação anti-inflamatória que resulta na redução dos sintomas em doenças autoimunes e alérgicas. A prednisona e a dexametasona são duas das medicações mais utilizadas nesse grupo. Sua ação imunossupressora é mediada por múltiplos mecanismos moleculares, como a inibição das vias NF-$\kappa\beta$, seguida pela supressão da ação pró-inflamatória de citocinas IL-1, IL-2, IL-6, TNF-α e IFN-γ e prostaglandinas. Além disso, glicocorticoides induzem anergia e apoptose de linfócitos, liberação de neutrófilos da medula óssea, que se traduz por linfopenia e neutrofilia. Além disso, os glicocorticoides reduzem a secreção de histamina, IgE, IL-4, IL-5 e outros mediadores de doença alérgica. Os benefícios anti-inflamatórios e antialérgicos estão relacionados ao risco aumentado de infecção por causa da imunossupressão, que é proporcional à dose e duração do tratamento. Infecções virais, bacterianas e fúngicas são comuns em tratamentos prolongados com glicocorticoides. Outros efeitos adversos associados a seu uso por longo período são catarata, osteoporose, supressão do eixo adrenal, hipertensão, síndrome de Cushing e diabetes *mellitus*. O uso de formas tópicas de glicocorticoides, como pomadas e *sprays* nasais e inalatórios, reduz significativamente o risco desses efeitos adversos por sua biodisponibilidade sistêmica mínima. No entanto, o uso indevido de tratamentos tópicos pode provocar eventos adversos mencionados.

(*Continua*)

Quadro 36.6. Efeitos de alguns medicamentos no sistema imune.

Medicamentos	Efeitos no sistema imune
Imunossupressores	
Glicocorticoides	Diminuição da resposta celular e anergia Diminuição das citocinas inflamatórias Diminuição da fagocitose Diminuição da quimiotaxia de fagócitos
Agentes citotóxicos (p. ex., metotrexato)	Citopenias Redução proliferação células T e B Redução resposta celular e de anticorpos
Inibidores da calcineurina	Diminuição da proliferação de células T Diminuição das citocinas inflamatórias Diminuição da ativação de células da imunidade inata
Inibidores da JAK	
Baricitinibe, Tofacitinibe, Upadacitinibe, Ruxolitinibe	Redução da resposta inflamatória Prejuízo da ativação de células T e B
Imunobiológicos	
Anti-TNF-α	Diminuição da expressão de TNF-α Indução apoptose celular
Anti-CD20	Linfopenia B Deficiência na produção de anticorpos
Inibidores de IL-1	Redução da resposta inflamatória Redução na síntese de citocinas Redução no estímulo e proliferação de células T e B
Inibidores de IL-6	Redução da resposta inflamatória Neutropenia Redução resposta imune inata e adaptativa

Fonte: Adaptado de Tuano KS, Seth N, Chinen J, 2021.

Os biológicos com tratamentos direcionados interferem significativamente com mecanismos da resposta do sistema imunológico. Os anticorpos anti-CD20 e os inibidores do TNF-α são alguns dos agentes biológicos mais prescritos. O rituximabe foi o primeiro anti-CD20 a ser desenvolvido para uso clínico. É indicado para tratar doenças autoimunes e neoplasias linfoides. Outros anticorpos monoclonais anti-CD20 foram desenvolvidos: veltuzumabe; ocrelizumabe; ofatumumabe; binutuzumabe; e ublituximabe. Vários estudos identificaram hipogamaglobulinemia e aumento do risco de infecções associadas ao uso de rituximabe.[25,45] Portanto, a avaliação de imunidade humoral antes do tratamento com um anti-CD20 é importante para descartar uma deficiência de anticorpos preexistentes. Antibióticos profiláticos e reposição de imunoglobulina humana devem ser considerados em pacientes com infecções recorrentes ou com grave prejuízo da imunidade humoral.

Quatro anticorpos monoclonais ligando TNF-α e um receptor de proteína de fusão antagonista de TNF-α foram aprovados para o tratamento da doença inflamatória intestinal, artrite reumatoide, espondilite anquilosante e psoríase. Uma grande preocupação com o uso desses agentes biológicos é o papel central do TNF-α na imunidade contra micobactérias. Para reduzir o risco de reativação da tuberculose e doença grave, aos pacientes que têm indicação de tratamento com inibidores de TNF-α é recomendada a realização de triagem para tuberculose latente antes de iniciar o tratamento, recebendo profilaxia se a triagem for positiva.

Outras drogas estão associadas a efeitos deletérios no sistema imunológico, porém não estão claramente relacionados à atividade farmacológica da molécula, por exemplo, medicamentos antiepiléticos, como fenitoína e carbamazepina, que podem causar deficiência de anticorpos.

Exposição ambiental

Alcoolismo

O uso crônico de álcool está associado a alterações significativas no sistema imunológico, predispondo a infecções virais, bacterianas e ao desenvolvimento de câncer. Em geral, alcoólatras são considerados imunossuprimidos e desenvolvem infecções graves cuja mortalidade é elevada.[46]

O principal quadro infeccioso relacionado é a pneumonia, complicando-se, por vezes, com sepse.[47] O consumo de álcool tem efeitos negativos em todos os tipos de infecções bacterianas pulmonares, como nas infecções por *Mycobacterium tuberculosis*, que podem evoluir com disseminação sistêmica.

O consumo crônico de álcool resulta em inflamação e gera um ciclo vicioso de regulação positiva da cascata inflamatória. Mesmo um único episódio de grande ingesta de alcoólica pode ter efeitos mensuráveis no sistema imunológico inato, induzindo um estado pró-inflamatório transitório nos primeiros 20 minutos após a ingestão, seguido por um estado anti-inflamatório 2 a 5 horas após a ingestão de álcool.[46] Entretanto, os efeitos desse consumo na quantidade de leucócitos na circulação periférica podem variar dependendo da quantidade, duração e padrão de consumo de álcool.[47]

Com relação aos mecanismos de ação do álcool no sistema imunológico, podem ocorrer alterações na imunidade inata e adaptativa. A leucopenia é comum em alcoólatras, juntamente com outras anormalidades hematológicas, incluindo linfopenia, anemia e trombocitopenia. Pode ocorrer prejuízo na hematopoiese, com alteração na produção de granulócitos na medula óssea por meio da interrupção da homeostase da granulopoiese e da resposta granulopoiética. A exposição ao álcool também prejudica as atividades funcionais dos granulócitos, prejudicando principalmente a capacidade de fagocitose dos neutrófilos. Uma característica marcante dos pacientes alcoólatras com sepse é que eles frequentemente apresentam granulocitopenia. Amostras de medula óssea de indivíduos exibem hipocelularidade com poucos granulócitos maduros.[47]

O álcool inibe ainda a função de apresentação de antígeno pelas células apresentadoras de antígenos, bem como sua capacidade de induzir a ativação de células T específicas. Ocorre um desbalanceamento da resposta Th2 em relação a Th1 e um aumento de células Th17 em pacientes com doença hepática alcoólica. Pode ocorrer também um aumento de IgA e uma diminuição relativa de anticorpos IgG.[46]

O uso crônico de álcool também promove inflamação no intestino delgado, cérebro, pulmões, lesões graves no fígado e outros órgãos, sugerindo que mecanismos comuns podem estar subjacentes aos efeitos pró-inflamatórios do álcool.[46] Pacientes com hepatopatias alcoólicas apresentam frequentemente infecções graves, que são a principal causa de morte nesses indivíduos.[47]

Evidências crescentes sugerem que o álcool pode modular a composição de organismos patogênicos e comensais nos microbiomas de intestino, cavidade oral, pele e outras superfícies mucosas. Essas alterações induzidas pelo álcool podem ter significado clínico porque a composição do microbioma envia importantes sinais patogênicos e homeostáticos para as funções da imunidade do hospedeiro. As alterações no microbioma intestinal podem contribuir para a inflamação na doença hepática alcoólica, bem como no câncer de fígado.[46]

A ingestão de álcool durante a gravidez pode afetar o sistema imunológico fetal e resultar em um risco aumentado de infecções e doenças em recém-nascidos e que podem persistir ao longo da vida. Os riscos de exposição ao álcool são ainda mais significativos para os recém-nascidos prematuros. Esse efeito foi mais significativo se o uso de álcool ocorreu no segundo trimestre da gravidez, momento em que o sistema imunológico neonatal está se desenvolvendo. Entre os efeitos indiretos do álcool no sistema imunológico, há o risco de parto prematuro, que por si só é um fator de risco para infecções. A sepse bacteriana de início precoce e a corioamnionite são mais frequentes nesses pacientes.[48]

Tabagismo

A exposição à fumaça do cigarro pode resultar em inúmeras doenças, incluindo doenças cardiovasculares, respiratórias e autoimunes, alergias, câncer e rejeição de transplantes.[49]

Fumar expõe diretamente o tecido epitelial a pelo menos 60 poderosos carcinógenos químicos com potencial para causar danos ao DNA, particularmente em laringe, brônquios e células epiteliais pulmonares. Entre os vários componentes da fumaça do cigarro, o alcatrão e a nicotina são os principais causadores de alterações imunológicas.[50]

A fumaça do cigarro atua, em nosso corpo, como uma faca de dois gumes: exacerba as respostas imunes patológicas promovendo a autoimunidade e atenua a função defensiva normal do sistema imunológico.[49]

Um dos primeiros impactos na imunidade causados pelo tabagismo é desencadear uma resposta inflamatória crônica nos pulmões, que também resulta no aumento da proliferação celular no epitélio pulmonar exposto, aumentando a transformação celular progressiva e a sobrevivência, o que pode resultar em células cancerígenas. Os macrófagos são considerados os principais atores da inflamação crônica.[50]

O tabagismo afeta a imunidade inata e a adaptativa. As células imunes adaptativas afetadas incluem principalmente os LT auxiliares (Th1/Th2/Th17), T reguladores CD4+CD25+ e TCD8+, as células B e os LT e LB de memória. As células imunes inatas afetadas pelo tabagismo são principalmente as células dendríticas, macrófagos e células NK.[49]

A fumaça do cigarro suprime ou diminui a atividade fagocítica dos neutrófilos e afeta quimiotaxia e sinalização celular. Também inibe a liberação de espécies reativas de oxigênio, comprometendo, assim, a morte de patógenos por neutrófilos e outras células da imunidade inata.[50]

Constatou-se que o tabagismo prejudica a função imunossupressora dos LT reguladores e causa desequilíbrio entre suas subpopulações, favorecendo a autoimunidade.[50]

Doenças genéticas

Síndrome de Down

A síndrome de Down (SD) é o diagnóstico genético mais comum. Um subconjunto de indivíduos com SD relata um aumento da frequência de infecções, autoimunidade, doenças autoinflamatórias e malignidades hematológicas.[51,52] Acredita-se que defeitos imunológicos nesses pacientes ocorrem como resultado da desregulação da expressão de genes localizados no cromossomo 21, em particular, genes relacionados ao interferon. A doença infecciosa mais comum na criança é a otite média de repetição, que geralmente melhora com a colocação de tubos de ventilação e resolve-se na adolescência.[53] Determinantes da ampla variabilidade de suscetibilidade a infecções incluem resposta imune anormal, arquitetura comprometida da linha média da face, alergia, inflamação e interações genéticas. Achados anatômicos na anatomia das vias aéreas superiores contribuem para o aumento do risco de infecções respiratórias: macroglossia, amígdalas e adenoides aumentadas e fenótipo facial com pequena hipofaringe que podem ocasionar disfunção da tuba auditiva. Crianças com SD podem apresentar timo menor e sofrer involução tímica prematura com função reduzida.[52] Muitos pacientes com SD apresentam hipogamaglobulinemia e diminuição do número de células B virgens e de memória em virtude de uma alta taxa de apoptose de células B. Os níveis de IgG na SD têm sido associados à enteropatia perdedora de proteínas (EPP) secundária à doença inflamatória intestinal.[1,52]

Síndrome de Turner (Monossomia XO)

A síndrome de Turner (ST) é uma doença genética caracterizada pela ausência total ou parcial de um cromossomo X. Uma baixa população de células T e B pode ser encontrada nessa síndrome, mas essas alterações não foram associadas a um risco aumentado de infecções frequentes, exceto para otites.[55] O linfedema de extremidades está associado à linfopenia e à hipogamaglobulinemia, geralmente leve a moderada. O fator de risco para otites recorrentes na ST está provavelmente relacionado às anormalidades estruturais do crânio e de ossos da face (orelhas de implantação baixa, aurículas em concha, canais auditivos externos estreitos, palato arqueado e micrognatia) e disfunção da trompa de Eustáquio.[5]

Enquanto as mulheres têm uma incidência dez vezes maior de doença autoimune (DA) em comparação com os homens, acredita-se que o risco em mulheres com ST seja ainda duplicado. Está associada a uma propensão para uma ampla variedade de doenças autoimunes que aumentam em incidência ao longo da vida.[55]

Tratamento

O manejo de um paciente com imunodeficiência secundária deve ser focado no tratamento da condição de base e, quando possível, na remoção do fator causador. Por exemplo, o tratamento bem-sucedido da enteropatia perdedora de proteínas restaura os níveis de imunoglobulina séricos.

Quando essa abordagem não é possível ou suficiente, algumas medidas podem ser importantes:

1) Reduzir o risco de contato com indivíduos potencialmente infectados. Evite lugares lotados.
2) Acompanhamento clínico periódico para diagnóstico imediato de infecções sistêmicas e invasivas.

3) Considerar a indicação de profilaxia antibiótica para reduzir o risco de infecções.
4) Considerar a reposição de imunoglobulina humana para pacientes com níveis séricos baixos de IgG, particularmente se há infecções repetidas. Seu uso pode estar indicado também como agente imunomodulador em algumas doenças autoimunes.
5) Imunizações para infecções por bactérias encapsuladas, como *S. pneumoniae*, *H. influenzae* e meningococos são indicadas em pacientes com risco de infecção invasiva, como foi demonstrado em pacientes que receberam implantes cocleares.
6) Evitar vacinas com micro-organismos vivos atenuados.

Considerações finais

As ID secundárias são mais comuns que as primárias, portanto devem sempre ser consideradas quando se inicia a investigação de erros inatos da imunidade. A AIDS, particularmente, apesar do avanço promovido pelo uso de antirretrovirais, não deve ser esquecida.

O uso de reposição de imunoglobulina e de antimicrobianos profiláticos está indicado em muitos casos, ainda que transitoriamente.

Referências bibliográficas

1. Tuano KS, Seth N, Chinen J. Secondary immunodeficiencies: an overview. Ann Allergy Asthma Immunol. 2021;127(6):617-26. doi: 10.1016/j.anai.2021.08.413.
2. Šedivá A, Milota T, Litzman J, Quinti I, Meyts I, Burns S, et al. Medical algorithm: diagnosis and management of antibody immunodeficiencies. Allergy. 2021;76:3841-4. doi: 10.1111/all.14961.
3. Allegra A, Tonacci A, Musolino C, Pioggia G and Gangemi S. Secondary immunodeficiency in hematological malignancies: focus on multiple myeloma and chronic lymphocytic leukemia. Front. Immunol. 2021;12:738915. doi: 10.3389/fimmu.2021.738915.
4. Chinen J, Shearer WT. Secondary immunodeficiencies, including HIV infection. J Allergy Clin Immunol. 2010;125(2 Suppl 2):S195-203. doi: 10.1016/j.jaci.2009.08.040.
5. Pastorino AC, Jacob CM. Imunodeficiências secundárias: noções gerais IN Grumach AS. Alergia e imunologia na criança e adolescente. 2. ed. Rio de Janeiro: Atheneu, 2009;707-7143.
6. Lopes LA; Weffort VRS; Patin RV; Dantas Filho S; Palma D. Avaliação do estado nutricional. In: Lopes FA, Campos Junior D (Eds.).Tratado de pediatria 2. ed. São Paulo: Manole, 2010;1605-21.
7. UNICEF. The State of Food Security and Nutrition in the Word 2021. [2023 Jun. 28]. Disponível em: https://data.unicef.org/resources/sofi-2021/.
8. Bourke CD, Berkley JA, Prendergast AJ. Immune dysfunction as a cause and consequence of malnutrition. Trends Immunol. 2016;37(6):386-98. doi: 10.1016/j.it.2016.04.003.
9. Rytter MJH, Kolte L, Briend A, Friis H, Christensen VB. The immune system in children with malnutrition – a systematic review. PLoS One. 2014;9(8). e105017. doi: 10.1371/journal.pone.0105017.
10. de Heredia FP, Gómez-Martínez S, Marcos A. Obesity, inflammation and the immune system. Proc Nutr Soc. 2012;71(2):332-8. doi: 10.1017/S0029665112000092.
11. Muscogiuri G, Pugliese G, Laudisio D, Castellucci B, Barrea L, Savastano S, Colao A. The impact of obesity on immune response to infection: plausible mechanisms and outcomes. Obes Rev. 2021;22(6):e13216. doi: 10.1111/obr.13216.
12. Fang X, Henao-Mejia J, Henrickson SE. Obesity and immune status in children. Curr Opin Pediatr. 2020;32(6):805-15. doi: 10.1097/MOP.0000000000000953.

13. Petersmann A, Müller-Wieland D, Müller UA, Landgraf R, Nauck M, Freckmann G, et al. Definition, classification and diagnosis of diabetes mellitus. Exp Clin Endocrinol Diabetes. 2019;127(S 01):S1-S7. doi: 10.1055/a-1018-9078.
14. Berbudi A, Rahmadika N, Tjahjadi AI, Ruslami R. Type 2 Diabetes and its impact on the immune system. Curr Diabetes Rev. 2020;16(5):442-9. doi: 10.2174/1573399815666191024085838. PMID: 31657690; PMCID: PMC7475801.
15. Dryden M, Baguneid M, Eckmann C, Corman S, Stephens J, Solem C, et al. Pathophysiology and burden of infection in patients with diabetes mellitus and peripheral vascular disease: focus on skin and soft-tissue infections. Clin Microbiol Infect. 2015;21(Suppl 2):S27-32. doi: 10.1016/j.cmi.2015.03.024.
16. Cohen G. Immune dysfunction in uremia 2020. Toxins. 2020;12(7):439. doi: 10.3390/toxins 12070439.
17. Cohen G, Vanholder R. Special issue: immune dysfunction in uremia. Toxins (Basel). 2021;19; 13(1):70. doi: 10.3390/toxins13010070.
18. Luo M, Xu L, Qian Z, Sun X. Infection-associated thymic atrophy. Front Immunol. 2021;12:652538. doi: 10.3389/fimmu.2021.652538. PMID: 34113341; PMCID: PMC8186317.
19. Gillespie SL, Chinen J, Paul ME, Shearer WT. Human immunodeficiency virus infection and acquired immunodeficiency syndrome. In: Rich RR, Fleisher TA, Shearer WT, Schroeder JR HW, Frew AJ, Weygand CM. Clinical immunology: principles and practice. 5. ed. Elsevier, 2019(39):545-60.e1.
20. Avota E, Gassert E, Schneider-Schaulies S. Measles virus-induced immunosuppression: from effectors to mechanisms. Med Microbiol Immunol. 2010;199(3):227-37. doi: 10.1007/s00430-010-0152-3.
21. Ward RA and Vyas JM. The first line of defense: effector pathways of anti-fungal innate immunity current opinion in microbiology. 2020;58:160-5.
22. Romano CC, Grumach AS, Benard G. Imunodeficiências secundárias a processos infecciosos. In: Grumach AS. Alergia e imunologia na criança e adolescente. 2. ed. Rio de Janeiro: Atheneu, 2009;715-28.
23. Kaplan B, Bonagura VR. Secondary hypogammaglobulinemia an increasingly recognized complication of treatment with immunomodulators and after solid organ transplantation. Immunol Allergy Clin N Am. 2019;39(1):31-47. doi: 10.1016/j.iac.2018.08.005.
24. Dhalla F, Misbah SA Secondary antibody deficiencies. Curr Opin Allergy Clin Immunol. 2015;15: 505-13.
25. Jahnz-RÓŻyk K, WiĘsik-Szewczyk E, RoliŃski J, Siedlar M, JĘdrzejczak W, Sydor W, et al. Secondary immunodeficiencies with predominant antibody deficiency: multidisciplinary perspectives of Polish experts. Cent Eur J Immunol. 2020;45(3):334-41. doi: 10.5114/ceji.2020.101265.
26. Ullmann AJ, Schmidt-Hieber M, Bertz H, et al. Infectious diseases in allogeneic haematopoietic stem cell transplantation: prevention and prophylaxis strategy guidelines 2016. Ann Hematol. 2016;95:1435-55.
27. Coulter C, Wood R, Robson J. Rubella infection in pregnancy. Commun Dis Intell. 1999;23:93-6.
28. Rubini NPM, Eyer-Silva WA. Imunodeficiências secundárias. In: Solé D, Rosário Filho NA, Rubini NPM. Compêndio de alergia e imunologia clínica. São Paulo: Editora dos Editores, 2022;567-75.
29. Al-Khalaifah HS. Major molecular factors related to *leishmania* pathogenicity. Front Immunol. 2022;13:847797. doi: 10.3389/fimmu.2022.847797.
30. Magalhães LMD, Gollob KJ, Zingales B, Dutra WO. Pathogen diversity, immunity, and the fate of infections: lessons learned from Trypanosoma cruzi human-host interactions. Lancet Microbe. 2022;3(9):e711-e22. doi: 10.1016/S2666-5247(21)00265-2.
31. Masamba P, Kappo AP. Immunological and biochemical interplay between cytokines, oxidative stress and schistosomiasis. Int J Mol Sci. 2021;22(13):7216. doi: 10.3390/ijms22137216.
32. Sánchez-Ramón S, Bermúdez A, González-Granado LI, Rodríguez-Gallego C, Sastre A, Soler-Palacín P, et al. Primary and secondary immunodeficiency diseases in oncohaematology: warning signs, diagnosis, and management frontiers in immunology. 2019;10:586. doi: 10.3389/fimmu.2019.00586.

33. Morrison VA. Infectious complications of chronic lymphocytic leukaemia: pathogenesis, spectrum of infection, preventive approaches. Best Pract Res Clin Haematol. 2010;23:145-53.
34. Blimark C, Holmberg E, Mellqvist UH, et al. Multiple myeloma and infections: a population-based study on 9253 multiple myeloma patients. Haematologica. 2015;100:107-13.
35. Greco R, Ciceri F, Noviello M, et al. Immune monitoring in allogeneic hematopoietic stem cell transplant recipients: a survey from the EBMT-CTIWP. Bone Marrow Transplant. 2018;3:1201-5.
36. Friman V, Winqvist O, Blimark C, Langerbeins P, Chapel H, Dhalla F. Secondary immunodeficiency in lymphoproliferative malignancies. Hematol Oncol. 2016;1-12. doi: 10.1002/hon.2323.
37. Sawada T, Fujimori D, Yamamoto Y. Systemic lupus erythematosus and immunodeficiency. Immunological Medicine. 2019;42(1):1-9. doi: 10.1080/25785826.2019.1628466.
38. Elli L, Topa M, Rimondi A. Protein-losing enteropathy. Curr Opin Gastroenterol. 2020;36(3):238-44. doi: 10.1097/MOG.0000000000000629.
39. Amiot A. Gastro-entéropathies exsudatives [Protein-losing enteropathy]. Rev Med Interne. 2015;36(7):467-73. French. doi: 10.1016/j.revmed.2014.12.001.
40. Alshikho MJ, Talas JM, Noureldine SI, Zazou S, Addas A, Kurabi H, et al. Intestinal lymphangiectasia: insights on management and literature review. Am J Case Rep. 2016;17:512-22. doi: 10.12659/ajcr.899636.
41. Lopez RN. and Day, A.S. Primary intestinal lymphangiectasia in children: a review. J Paediatr Child Health. 2020;56(11):1719-23. doi: 10.1111/jpc.14837.
42. Altın Z, Atabay Y, Özer S, Karakoyun M, Ekmekçi S, Yürekli EY, et al. Primary intestinal lymphangiectasia and a review of the current literature. Turk J Gastroenterol. 2018;29(6):714-6. doi: 10.5152/tjg.2018.18596.
43. Aroso GBCS, Cavalcante MNS, Ferro IMA. Linfangiectasia intestinal congênita: relato de caso. Resid Pediatr. 2019;9(3):305-308. doi: 10.25060/residpediatr-2019.
44. Axelrod H, Adams M. Biologic agents and secondary immune deficiency. Pediatr Clin N Am. 2019;66(5):1007-20. doi.org/10.1016/j.pcl.2019.06.009.
45. Tallantyre EC, Robertson NP, Jolles S. Secondary antibody deficiency in neurology. Curr Opin Allergy Clin Immunol. 2018;18:481-8. doi: 10.1097/ACI.0000000000000485.
46. Szabo G, Saha B. Alcohol's effect on host defense. Alcohol Res. 2015;37(2):159-70.
47. Shi X, DeLucia AL, Bao J, Zhang P. Alcohol abuse and disorder of granulopoiesis. Pharmacol Ther. 2019;198:206-19. doi: 10.1016/j.pharmthera.2019.03.001.
48. Gauthier TW. Prenatal alcohol exposure and the developing immune system. Alcohol Res. 2015;37(2):279-85.
49. Qiu F, Liang CL, Liu H, Zeng YQ, Hou S, Huang S, et al. Impacts of cigarette smoking on immune responsiveness: up and down or upside down? Oncotarget. 2017;8(1):268-84. doi: 10.18632/oncotarget.13613.
50. Yamaguchi NH. Smoking, immunity, and DNA damage. Transl Lung Cancer Res. 2019;8(Suppl 1):S3-S6. doi: 10.21037/tlcr.2019.03.02.
51. Ferrari M, Stagi S. Autoimmunity and genetic syndromes: a focus on down syndrome. Genes (Basel). 2021;12(2):268. doi: 10.3390/genes12020268.
52. Satgé D, Seidel MG. The pattern of malignancies in down syndrome and its potential context with the immune system. Front Immunol. 2018;9:3058. doi: 10.3389/fimmu.2018.03058.
53. Malle L, Bogunovic D. Down syndrome and type I interferon: not so simple. Curr Opin Immunol. 2021;72:196-205. doi: 10.1016/j.coi.2021.06.006.
54. Verstegen RHJ, Kusters MAA. Inborn errors of adaptive immunity in down syndrome. J Clin Immunol. 2020;40(6):791-806. doi: 10.1007/s10875-020-00805-7.
55. Kanakatti Shankar R. Immunological profile and autoimmunity in turner syndrome. Horm Res Paediatr. 2020;93(7-8):415-22. doi: 10.1159/000512904.

Parte 4

Avaliação do Sistema Imune

37

Avaliação Laboratorial da Imunidade Inata

Anete Sevciovic Grumach | Rosemeire Navickas Constantino da Silva | Tainá Mosca | Wilma Carvalho Neves Forte

Introdução

Neste capítulo, serão apresentadas as ferramentas laboratoriais para a avaliação de componentes da imunidade inata: fagócitos; células *natural-killers* (NK); eixo interferon-gama/interleucina-12; e sistema do complemento.

Avaliação de fagócitos

Os três tipos de fagócitos do ser humano (neutrófilos, células mononucleares e eosinófilos) podem apresentar alterações responsáveis por erros inatos da imunidade (EII). As alterações de neutrófilos, tanto numéricas como funcionais, são as mais descritas nessas doenças.

Número e aspecto dos neutrófilos

O número absoluto de neutrófilos pode estar diminuído em muitos EII e os valores obtidos pelo leucograma de sangue periférico devem sempre ser comparados aos valores de referência para a faixa etária.[1]

Os neutrófilos podem estar persistentemente diminuídos na neutropenia congênita. A neutropenia congênita se apresenta com valores abaixo de 1 mil neutrófilos/mm^3. Valores persistentemente abaixo de 500 neutrófilos/mm^3 são encontrados na neutropenia congênita grave ou na síndrome de Kostmann. O mielograma revela hipoplasia de células granulocíticas.[2]

Para a investigação de neutropenia cíclica, são necessários leucogramas seriados, que devem ser colhidos duas a três vezes por semana durante 6 semanas.[1] Os períodos de neutropenia, na maioria dos casos, ocorre a cada 28 dias, coincidindo com o aumento discreto de monócitos por razões não totalmente esclarecidas. Nos ciclos de neutropenia, no mielograma há displasia granulocítica e hiperplasia pró-mielocítica.[2]

Um esfregaço de sangue periférico em pacientes com albinismo oculocutâneo parcial pode revelar presença de grânulos gigantes em neutrófilos, vistos também no mielograma, e que são característicos da síndrome de Chédiak-Higashi.[2]

Portanto, o leucograma é o exame inicial e primordial para a avaliação dos fagócitos neutrofílicos.

Receptores de reconhecimento de patógenos

A expressão dos receptores de reconhecimento de patógenos (PRRs) na superfície de células fagocíticas é fundamental para a ingestão e posterior eliminação do agente invasor. Entre os principais receptores, encontram-se: receptores *Toll-like* (TLR); receptores para complemento; receptores para a porção Fc dos anticorpos (FcR); receptores de varredura (*scavenger receptor*); e receptores para manose.

A expressão de TLR pode ser mensurada por citometria de fluxo, utilizando-se anticorpos específicos, geralmente acoplados a fluorocromos. Há união dos anticorpos monoclonais aos receptores analisados; e a intensidade de fluorescência, o tamanho e a granulosidade da célula marcada podem ser determinados pelo citômetro de fluxo.[3-6]

Duas moléculas relevantes a serem investigadas são o CD64 e o CD68. Fagócitos mononucleares expressam a glicoproteína CD64 na superfície, que intermedeia a endocitose, a fagocitose, a toxicidade celular anticorpo-dependente, a liberação de citocinas e a geração de superóxido, sendo um importante marcador. O receptor CD68 também pode ser determinado por citometria de fluxo, sendo utilizado especialmente em pesquisas como triagem de expressões anormais de TLR.[1]

Adesão leucocitária

A deficiência de adesão leucocitária deve ser investigada quando há história de queda tardia do coto umbilical, presença de infecções especialmente por *Staphylococcus aureus,* além de leucocitose com neutrofilia persistente resultante da diminuição da migração transendotelial.

Pode ser analisada a β2-integrina por citometria de fluxo: antígeno-1 associado à função leucocitária (FLA-1), por meio de suas subunidades CD11a/CD18; Mac-1, gp165, 95kDa (CD11b/CD18); gp150, 95kDa (CD11c/CD18). Pode ainda ser feito sequenciamento genético do gene de CD18 localizado no cromossomo 21, codificador da β2-integrina.[7]

Quimiotaxia

Os fagócitos devem ser capazes de migrar em direção ao micro-organismo a ser combatido, ou seja, deve haver a quimiotaxia para que, posteriormente, ocorra a fagocitose. A quimiotaxia pode ser determinada em laboratório por diferentes técnicas, mais frequentemente são utilizadas câmaras de Boyden.[8-11]

Outras técnicas utilizam microplacas, câmara de Zigmond, câmara de Dunn, câmara de Insall e microchips, métodos baseados em tecnologia microfluídica. Todos esses métodos, de alguma forma, baseiam-se em fontes atraentes de fagócitos, como a ativação de complemento no soro, colocadas em dispositivos que formam um gradiente que pode induzir diretamente a quimiotaxia. O fator quimioatraente e os fagócitos ficam separados por uma barreira permeável à passagem dessas células, permitindo a determinação da distância de migração induzida.[12,13]

Fagocitose

Após a ligação do receptor à substância estranha, esta é internalizada e há formação do vacúolo fagocítico (fagossomo) que, a seguir, se funde ao lisossomo, formando o fagolisossomo. No interior desse vacúolo, a substância estranha é destruída por enzimas lisossômicas e por produtos do metabolismo do oxigênio e nitrogênio (explosão respiratória). A partir do metabolismo do oxigênio, são formadas espécies reativas do oxigênio como ânion superóxido (O^{2-}), peróxido de hidrogênio (H_2O_2) e ácido hipocloroso (HOCL). Pelo metabolismo do nitrogênio, é produzido óxido nítrico (NO). Esses metabólitos são radicais microbicidas importantes na etapa de digestão da fagocitose.[14-16]

Alguns indivíduos podem apresentar disfunções de algumas dessas etapas necessárias para que ocorra uma fagocitose eficaz e que podem ser avaliadas separadamente.

Etapa de ingestão da fagocitose

A etapa de internalização do patógeno pode ser avaliada por ensaios que quantificam a presença de vacúolos fagocíticos no citoplasma de fagócitos. Nesses ensaios, os fagócitos previamente isolados são colocados em placas de cultura de células, aguardando-se a adesão. Sequencialmente são disponibilizadas substâncias para que as células aderidas possam fagocitar. São utilizadas mais frequentemente partículas de zimosan, que é derivado do fungo *Sacharomyces cerevisiae*. Também podem ser utilizados micro-organismos vivos ou mortos, látex revestido por antígenos, hemácias de carneiro ou outros antígenos. Após um período determinado para que o fagócito internalize o antígeno disponibilizado, identifica-se a quantidade ou detecta-se a presença de vacúolos fagocíticos em um número fixo de células.[8-11]

Etapa de digestão da fagocitose

Para estudar a etapa de digestão da fagocitose avalia-se a ativação do metabolismo oxidativo.[17] Para tanto, são muito utilizados os testes do *Nitroblue Tetrazolium* (NBT) e da Di-hidro-rodamina (DHR). Esses ensaios avaliam a atividade da enzima NADPH-oxidase em neutrófilos do sangue periférico. O teste DHR determina a geração de peróxido de hidrogênio (H_2O_2), sendo a quantificação realizada por citometria de fluxo.[18] O NBT avalia, por meio do *burst* oxidativo, a redução do corante amarelo NBT, observando-se a presença de precipitado azul (formazana) no citoplasma em um número fixo de neutrófilos.[9] Ausência da redução de NBT e a diminuição da oxidação da DHR por neutrófilos estão presentes na doença granulomatosa crônica.

Avaliação das células *natural-killers*

As células *natural-killer* (NK) são células CD3–/CD56+/CD16+. Podem ser quantificadas por citometria de fluxo, identificando-se positividade aos anticorpos monoclonais anti-CD16 e anti-CD56. Há redução dessas células em muitos defeitos combinados de células T e B. Os valores devem ser comparados aos de curvas padrão por faixa etária.[1]

A presença de quantidades maiores ou menores de CD16 e CD56 permite a identificação das diferentes subpopulações de células NK, o que pode ser útil em alguns casos. As subpopulações de NK são:

1) $CD56^{bright}$/CD16–
2) $CD56^{bright}$/$CD16^{dim}$
3) $CD56^{dim}$/CD16–
4) $CD56^{dim}$/CD16+
5) CD56–/CD16+.

As células NK CD56^{bright} são eficientes na produção de interferon gama (IFN-γ) enquanto aquelas CD56^{dim} são mais responsáveis pela citotoxicidade. As células CD16+ estão relacionadas à citotoxicidade mediada por anticorpos. [19]

Ensaios funcionais são particularmente relevantes em pacientes com linfo-histiocitose hemofagocítica e naqueles com infecções virais repetidas e graves com número normal de células NK. A técnica tradicional envolve a análise de liberação de crômio radioativo a partir da lise de células-alvo incubadas com células NK. A avaliação por citometria de fluxo da expressão de CD107a tem sido utilizada como ensaio funcional, dispensando-se o uso de componentes radioativos (Capítulo 4 – Imunidade Adaptativa).[19]

Avaliação do eixo interferon-gama/interleucina-12

Células NK e T ativadas por interleucina (IL) 12 passam a sintetizar IFN-γ, motivo pelo qual essas citocinas são referidas como eixo IFN-γ/IL-12. Esse eixo tem importância fundamental na erradicação de micobactérias e de certos vírus.[20] Além disso, participa da defesa contra outros patógenos, como *Salmonella* spp., *Listeria* sp., protozoários e helmintos. Defeitos de interação entre citocinas e seus receptores ou nas vias de sinalização intracelular desse eixo podem impedir a defesa contra esses patógenos.

A IL-12 é sintetizada principalmente por monócitos, macrófagos e células dendríticas, em resposta a patógenos intracelulares e bactérias contendo lipopolissacarídeo. Receptores para IL-12 encontram-se na superfície de células NK, linfócitos T e B. A IL-12 tem importante atividade biológica na ativação de células NK, as quais atuam na defesa contra células neoplásicas e infectadas por vírus. É ainda um fator estimulador de células T, em especial de Th1.[21]

Após a união da IL-12 a seu receptor, há ativação da enzima janusquinase (JAK), predominando a ativação de JAK2, que ocasionafosforilação de transdutores de sinal ativador de transcrição (STAT), em especial STAT-4. Estes, após fosforilação e dimerização, translocam-se para o núcleo, onde ativam genes moduladores, culminado com a síntese de IFN-γ e diferenciação em Th1.

O IFN-γ é produzido principalmente por células NK, linfócitos Th1 e, em menor proporção, por T citotóxicos e T *natural killer* (NKT). Apresenta atividade antiviral, contra células neoplásicas em crescimento, além de ser potente ativador de toda a resposta imunológica, incluindo a fagocitose por fagócitos mononucleares, ação que permite erradicar patógenos intracelulares fagocitados.[21]

A IL-12 é uma citocina heterodimérica de 70/75 kDa (p70/p75), formada por duas cadeias glicosiladas de pesos moleculares 40 kDa (p40) e 30/35 kDa (p30/p35) unidas covalentemente por pontes dissulfeto.[22]

A IL-12 e o IFN-γ podem ser avaliados em soro ou em outros líquidos biológicos ou, mais frequentemente, em sobrenadante de cultura de células, em especial de fagócitos mononucleares do sangue periférico, após estimulação dessas células por mitógenos e antígenos. Podem ser dosados por método ELISA (ensaio de imunoabsorção enzimática), que permite a identificação da subunidade de IL-12 p70, fração biologicamente ativa da IL-12. Podem ser ainda mensurados por ELISPOT, que determina a quantidade de células produtoras da citocina ou por citometria de fluxo, quantificando essas citocinas.

Defeitos funcionais do eixo IL-12/IFN-γ que ocorrem na suscetibilidade mendeliana a micobactérias podem ser analisados *in vitro* quantificando-se IL-12 após estimulação de mononucleares periféricos com IFN-γ ou pela quantificação de IFN-γ após estímulo de linfócitos com IL-12.[1]

A infecção latente por *Mycobacterium tuberculosis*, que pode acometer pacientes com EII, pode ser confirmada por *interferon gamma release assay* (IGRA). Esse exame quantifica IFN-γ produzido por células do sangue periférico dos pacientes após estimulação induzida por mitógenos, especialmente por peptídeos do *M. tuberculosis* não presentes na vacina BCG. O paciente é considerado portador de *M. tuberculosis quando* apresentar quantidade de IFN-γ induzida por peptídeos do *M. tuberculosis* superior a um mínimo determinado para o teste (*cutoff* do teste). O IGRA, em comparação com o teste do *purified protein derivative* (PPD) utilizado como teste convencional para diagnóstico da tuberculose latente, apresenta maior sensibilidade em especial para pacientes imunocomprometidos.[23,24]

Podem ser analisados ainda os receptores de IFN-γ (IFN-γR1 ou IFN-γR2), assim como de STATs, pesquisando-se por sequenciamento genético as mutações que podem ocorrer nos genes que codificam esses receptores e transdutores de sinal.[25]

Sistema complemento

O sistema complemento desempenha um papel essencial em doenças crônicas, autoimunes e infecciosas. Atua como um dos principais mecanismos para que o reconhecimento de patógenos seja convertido em uma resposta imune efetiva. É formado por proteínas plasmáticas compondo um sistema, que pode ser ativado diretamente por patógenos ou indiretamente por anticorpos ligados a patógenos. Ocorre uma ativação sequencial e precisa, gerando uma cascata de reações que resulta em componentes ativos com várias funções efetoras. O complemento participa da quimiotaxia e fagocitose por meio da opsonização de patógenos, pode atuar na ativação e no recrutamento de células polimorfonucleares (PMNs) e macrófagos, pode participar na regulação de respostas de anticorpos, vasoconstrição, contração muscular lisa, aumento da permeabilidade dos vasos, agregação plaquetária e citólise.[26]

O sistema complemento tem sido muito mais estudado, diante de sua relevância crescente em várias doenças, contribuindo para determinar seu curso e sua gravidade. A avaliação do complemento tem sido útil para monitorar pacientes que fazem uso de medicamentos reguladores desse sistema. Indicação esta que vem aumentando a cada ano, diante dos vários medicamentos em desenvolvimento ou já em uso.[27-29]

A análise da atividade geral da cascata do complemento, quantitativa e qualitativa, e do perfil genético dos componentes individuais tem sido aprimorada com a implantação de novas técnicas mais sensíveis, específicas e práticas. Entretanto, muitos desses testes ainda não estão validados para uso na rotina laboratorial e uma parte dos laboratórios utiliza técnicas desenvolvidas *in house*.

As análises laboratoriais do sistema complemento apresentam uma característica que requer uma atenção maior, desde a coleta, centrifugação, armazenamento de amostras (–70 °C) e ensaio clínico. Como as proteínas que compõem o sistema complemento são termolábeis, o tempo de transporte e de manuseio em temperatura ambiente pode afetar a interpretação dos testes antigênicos e funcionais, produzindo resultados falso-positivos.

Frazer *et al.* apontaram o progresso dos últimos anos frente às padronizações e aos controles necessários dos testes de complemento e o quanto a melhoria da qualidade dos resultados desses ensaios vem ajudando na área clínica[30] (Figura 37.1).

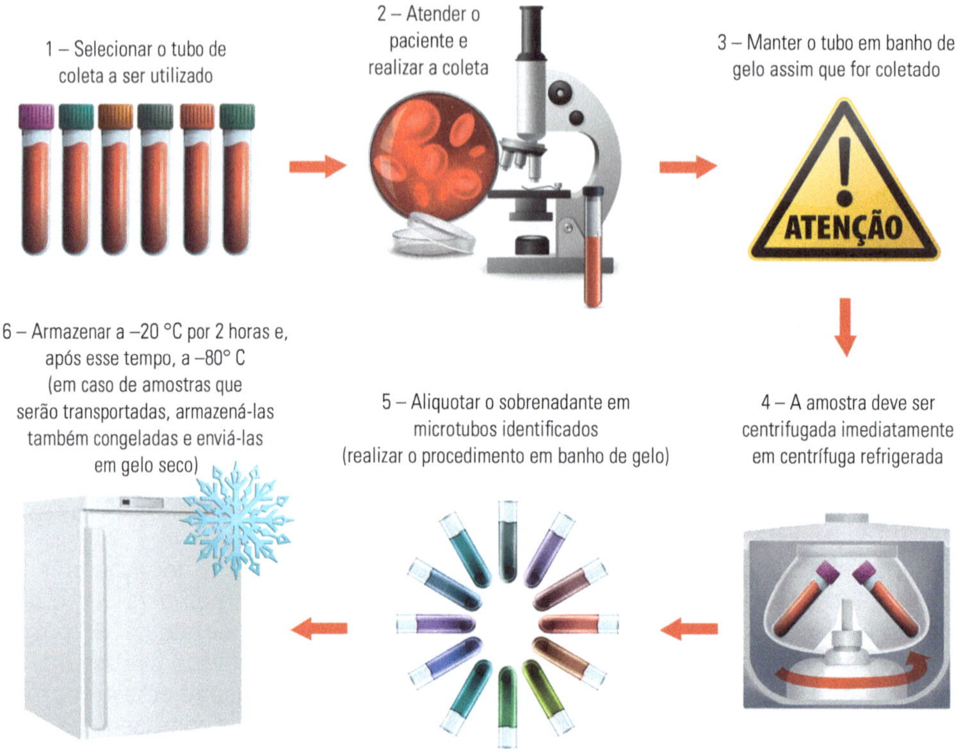

Figura 37.1. Rotina de coleta de amostras para avaliação do sistema complemento.
Fonte: Adaptada de Frazer-Abel A, Kirschfink M, Prohászka Z, 2021.

Exames funcionais de triagem do sistema complemento

Ensaio hemolítico da via clássica (CH50)

Esse é o método tradicional e inicial para avaliar a atividade total da via clássica do complemento. É um ensaio hemolítico que utiliza eritrócitos de ovelha/carneiro sensibilizados com anticorpos antieritrócitos, formando, assim, complexos imunes. Acrescenta-se um tampão que quela íons cálcio e magnésio para que as outras vias não sejam ativadas dessa forma e para que apenas a via clássica do complemento seja ativada. A incubação desse complexo com o soro a ser investigado, em diversas diluições, permite observar a lise celular decorrente da ativação.[31] Assim, com a realização simultânea de soros-padrão, é possível determinar a lise de 50% (CH50) ou 100% (CH100) das hemácias, a depender da padronização. A porcentagem de hemólise é determinada por espectrofotometria (Figuras 37.2 e 37.3).

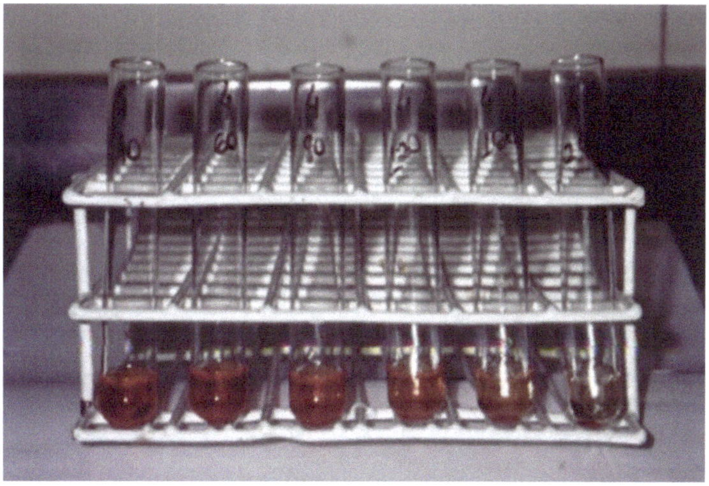

Figura 37.2. Ensaio hemolítico para ativação da via clássica do sistema complemento. Tubos com as diversas diluições mostrando aumento da hemólise da esquerda para a direita (1:40; 1:80; 1:120; 1:160; 1:240).

Fonte: Acervo da autoria.

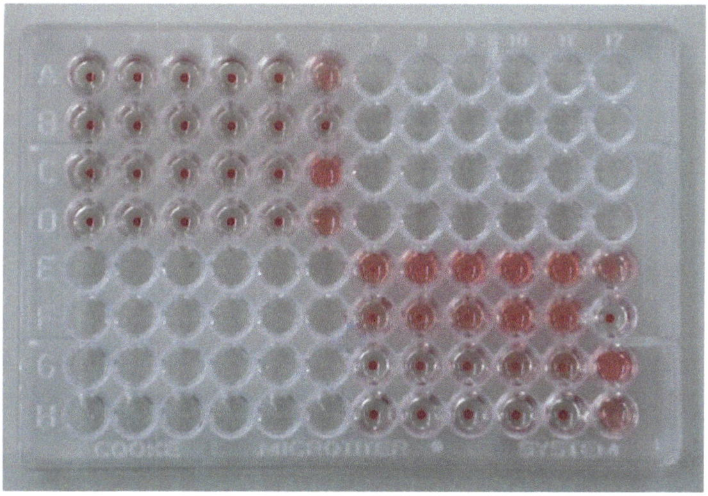

Figura 37.3. Ensaio hemolítico para ativação da via clássica do sistema complemento, em placas com 96 poços, com as diluições e soros-padrão.

Fonte: Acervo da autoria.

Ensaio hemolítico da via alternativa (AH50)

A via alternativa é ativada por polímeros (polissacárides) microbianos e não necessita de formação de imunocomplexos. O teste laboratorial de AH50 avalia a ativação da via alternativa, identificando depleção, deficiência ou consumo específico destes elementos.

O mesmo princípio do CH50 é utilizado para avaliar a via alternativa, exceto que são usados eritrócitos de coelho, galinha ou cobaia não revestidos, pois esses eritrócitos ativam espontaneamente a via alternativa. O método de via alternativa (AP50) é estabelecido com base na lise dos eritrócitos na presença de íons de magnésio (Mg++). O soro é incubado com esse tampão antes do ensaio para evitar a ativação das outras vias e o resultado é apresentado como AH50.[27]

A avaliação simultânea do CH50 e AH50 (Complemento Hemolítico Total) permite a identificação de anormalidades em vias específicas do sistema complemento. Dessa forma, podemos concluir:

- Valores baixos ou ausentes de CH50 e normais de AH50 sugerem alterações das proteínas que não são comuns às duas vias de ativação, no caso, C1qrs, C4 e C2.
- AH50 ausente ou reduzido, com CH50 normal, sugere deficiência ou consumo específico de componentes da via alternativa, fator B ou fator D. É importante ressaltar que esse ensaio não permite detectar a deficiência de properdina.
- AH50 e CH50 ausentes ou diminuídos sugerem deficiência em componentes da via comum terminal (C3, C5, C6, C7, C8, C9).

É possível avaliar a deficiência de uma proteína específica realizando ensaios hemolíticos, utilizando os componentes do sistema complemento purificados reconstituindo a atividade hemolítica. Por exemplo, em um soro deficiente de C6, a hemólise é obtida quando adicionamos o componente C6 purificado às amostras.

A avaliação da ativação das vias clássica e alternativa foi, também, desenvolvida por ensaios imunoenzimáticos (ELISA).[32,33] É importante ressaltar que os ensaios hemolíticos não conseguem identificar alterações nas vias das lectinas. Para esse fim, é necessário realizar o estudo individualizado pelo ELISA.

Mais recentemente, ensaios multiplex para componentes do complemento foram desenvolvidos e agora estão disponíveis comercialmente. A vantagem desses ensaios é que eles permitem a determinação simultânea de vários componentes, economizando tempo e volume de amostra, pois podem avaliar no mesmo *kit* a ativação das três vias individualmente, entretanto ainda com custo elevado para a rotina laboratorial. Nesses *kits*, as amostras são colocadas em poços revestidos com IgM (ativação da via clássica), manana IgM (ativação da via das lectinas) e lipopolissacarídeos (LPS) IgM (ativação da via alternativa). Assim, os fatores do complemento das amostras são capazes de ativar as diversas vias e os resultados são determinados pela detecção do complexo C5b-9.[34] Esses novos *kits* de imunoensaios, porém apresentam sensibilidade limitada quando os valores são muito reduzidos. Especificidade, sensibilidade e robustez para o diagnóstico clínico requerem equipamentos com leituras de cadeias fluorescentes.

Avaliação individualizada das proteínas do sistema complemento

O ensaio laboratorial indicado para a dosagem individualizada de proteínas do complemento depende da sua concentração sérica. Os níveis séricos de C3, C4, inibidor de C1, C1q, fator H e fator I, podem ser avaliados por imunodifusão radial. Nesse ensaio, também conhecido como "método de Mancini" (1965), ocorre uma reação de precipitação por deslocamento em um meio sólido (gel) para formar o imunocomplexo.[33] Essa imunoprecipitação fica visível na formação de um halo em torno do orifício; esse halo é medido e, utilizando-se curvas com amostras-padrão, obtém-se o valor correspondente da proteína na amostra (Figura 37.4).

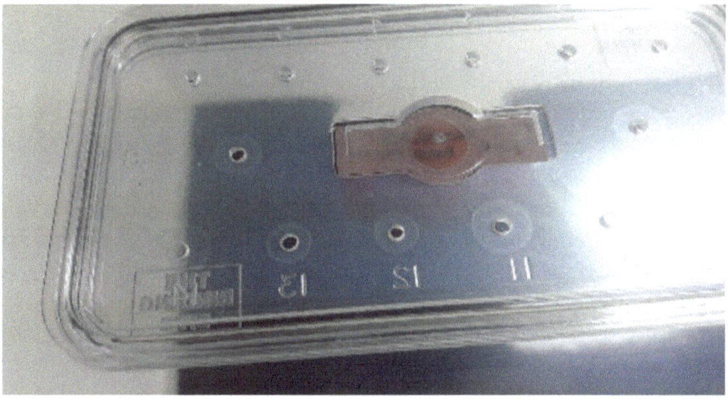

Figura 37.4. Dosagem de C4 por técnica de Imunodifusão Radial. A placa está recoberta com anticorpos anti-C4 e, no orifício, é inserido o soro do paciente. O halo de precipitação tem seu diâmetro medido e convertido em contrações a partir de amostras conhecidas de C4.

Fonte: Foto cedida pelo Laboratório de Imunologia Clínica do Centro Universitário Faculdade de Medicina do ABC (FMABC).

A turbidimetria e nefelometria foram estabelecidas com base na medida da dispersão de luz causada pela formação de complexos antígeno-anticorpo insolúveis. Têm sido também utilizadas para as dosagens de C3, C4 e inibidor de C1. A turbidez produzida pelos imunocomplexos é proporcional à concentração da proteína na amostra.

Os ensaios imunoenzimáticos (EIA) são utilizados para diversas proteínas do complemento, principalmente aquelas com concentrações reduzidas no plasma. A dosagem de C1q, properdina, fator H, fator I, fator D, C5, C5a, componentes de clivagem de C3 e as ficolinas 1, 2 e 3 são avaliados por EIA comerciais.

Para avaliação de C2, realizam-se ensaios de gel hemolítico utilizando-se eritrócitos de carneiro sensibilizados para a via clássica e eritrócitos de cobaia para a via alternativa. Esses eritrócitos-alvo são adicionados em um gel de agarose, o soro do paciente é, então, adicionado nos poços perfurados na agarose. Dessa forma, o soro se difunde no gel após incubação causando a lise celular. Essa técnica de hemólise em gel é rápida e muito útil para rastrear deficiências de complemento, entretanto não permite a quantificação.[36]

Como mencionado, a via das lectinas não pode ser analisada pelos ensaios hemolíticos. Realiza-se EIA para monitorar a ativação da via da MBL, e existem *kits* para avaliação da MBL, MASP-1 e MASP-2. Mais recentemente, para a avaliação das ficolinas.

Avaliação funcional de proteínas do sistema complemento

A ativação da via terminal do complemento pode ser monitorada pela quantificação de sC5b-9 na fase fluida, marcando-se com um anticorpo monoclonal (mAb) específico para um neoepítopo em C9, por meio de ensaio imunoenzimático. Esse epítopo é exposto em C9 quando há mudança na conformação de C9 junto ao complexo.[37]

A avaliação de C1-INH funcional é realizada, mais comumente por ensaio cromogênico, utilizando-se um *kit* comercial. O princípio do teste é estabelecido pela incubação do soro investigado (com a presença ou não do C1-INH) com o excesso do substrato C1-esterase que está presente no *kit*. Acrescenta-se um substrato artificial cromogênico

(C_2H_5CO-lys(e-Cbo)-Gly-Arg-pNA) que identificará a reação pela cor. Assim, a quantidade de cor produzida é inversamente proporcional à quantidade de C1-INH, podendo ser quantificada pelo espectrofotômetro.

Os autoanticorpos podem também ser avaliados, a exemplo do anti-C1q ou anti-C1-INH. Enquanto *kits* comerciais estão disponíveis para detecção de anti-C1q, há necessidade de desenvolver métodos *in house* para pesquisa de anti-C1-INH.[38]

Os fatores nefríticos C3 (C3NEFs) são um grupo de autoanticorpos que permitem a ativação contínua da via alternativa do complemento. Estão associados a uma série de doenças, incluindo nefropatias, lipodistrofia parcial e alterações retinianas, além de infecções. Pode ser avaliado por detecção de conversão C3 de fase fluida após incubação do soro do paciente com soro normal a 37 °C[39] ou por um ensaio hemolítico simples que utiliza eritrócitos de ovelha não sensibilizados. No entanto, esses ensaios funcionais podem ser inespecíficos. Outros tipos de métodos de EIA foram desenvolvidos nos quais uma C3 convertase é depositada em uma placa de microtitulação.[40] A padronização da análise de C3NeF ainda não está disponível de forma comercial.

Receptores de complemento

As proteínas do sistema complemento ligadas à membrana, como CD55, CD59 e proteína de membrana do receptor 1 (CR1/CD35) podem ser avaliadas por citometria de fluxo.[28]

Comentários finais

A maioria dos testes funcionais para avaliação de fagócitos e do complemento é realizada apenas em centros de pesquisa. Sendo assim, a padronização de valores esperados de acordo com a faixa etária são estabelecidos em cada laboratório. Recentemente, um programa de avaliação de qualidade para os ensaios de complemento (EQA) foi estabelecido, permitindo uma melhor padronização desses ensaios.[41]

Referências bibliográficas

1. Grumach AS, Goudouris ES. Erros inatos da imunidade: como diagnosticar? J Ped (Rio J). 2021;97 Suppl 1:S84-S90. doi: 10.1016/j.jped.2020.11.007.
2. Forte WCN. Investigação das Imunodeficiências primárias. In: Forte WCN. Imunologia do básico ao aplicado. 3. ed. São Paulo: Atheneu. 2015;263-72.
3. Kiefer J, Zeller J, Bogner B, Hörbrand IA, Lang F, Deiss E, et al. An unbiased flow cytometry-based approach to assess subset-specific circulating monocyte activation and cytokine profile in whole blood. Front Immunol. 2021;12:641224. doi: 10.3389/fimmu.2021.641224.
4. Shirk EN, Kral BG, Gama L. Toll-like receptor 2(bright) cells identify circulating monocytes in human and non-human primates. Cytometry A. 2017;91(4):364-71. doi: 10.1002/cyto.a.23098.
5. Lee JA, Spidlen J, Boyce K, Cai J, Crosbie N, Dalphin M, et al. MIFlowCyt: the minimum information about a flow cytometry experiment. Cytometry A. 2008;73(10):926-30. doi: 10.1002/cyto.a.20623.
6. Baumgarth N, Roederer M. A practical approach to multicolor flow cytometry for immunophenotyping. J Immunol Methods. 2000;243(1-2):77-97. doi: 10.1016/s0022-1759(00)00229-5.
7. Grumach AS, Condino Neto A. defeitos funcionais dos fagócitos. In: Gurmach AS. Alergia e imunologia na infância e na adolescência. 2. ed. São Paulo: Atheneu, 2009;629-43.
8. Mosca T, Forte WC. Comparative efficiency and impact on the activity of blood neutrophils isolated by percoll, ficoll and spontaneous sedimentation methods. Immunol Invest. 2016;45(1):29-37. doi: 10.3109/08820139.2015.1085393.

9. Forte WCN. Princípios dos métodos de avaliação laboratorial em imunologia. In: Forte WCN. Imunologia do básico ao aplicado. 3. ed. São Paulo: Atheneu, 2015;123-30.
10. Forte WCN, Almeida AR, Leão RC. Resposta fagocitária e atividade quimiotática em crianças eutróficas. Rev Hosp Clin Fac Med. São Paulo. 1990;45:256-9.
11. Forte WCN, Campos JVM, Leão RC. Non-specific immunological response in moderate malnutrition. Allergol Immunopathol. 1984;12(6):489-96.
12. Zhao W, Zhao H, Li M, Huang C. Microfluidic devices for neutrophil chemotaxis studies. J Transl Med. 2020;18(1):168. doi: 10.1186/s12967-020-02335-7.
13. Lokuta MA, Nuzzi PA, Huttenlocher A. Analysis of neutrophil polarization and chemotaxis. In: Quinn MT, DeLeo FR, Bokoch GM. Neutrophil methods and protocols. Humana Press Inc. 2007; 211-29.
14. Uribe-Querol E, Rosales C. Phagocytosis: our current understanding of a universal biological process. Front Immunol. 2020;11:1066. doi: 10.3389/fimmu.2020.01066.
15. Richards DM, Endres RG. How cells engulf: a review of theoretical approaches to phagocytosis. Rep Prog Phys. 2017;80(12):126601. doi: 10.1088/1361-6633/aa8730.
16. Underhill DM, Goodridge HS. Information processing during phagocytosis. Nat Rev Immunol. 2012;12(7):492-502. doi: 10.1038/nri3244.
17. Robinson JM. Phagocytic leukocytes and reactive oxygen species. Histochem Cell Biol. 2009;131(4):465-9. doi: 10.1007/s00418-009-0565-5.
18. Richardson MP, Ayliffe MJ, Helbert M, Davies EG. A simple flow cytometry assay using dihydrorhodamine for the measurement of the neutrophil respiratory burst in whole blood: comparison with the quantitative nitroblue tetrazolium test. J Immunol Methods. 1998;219(1-2):187-93. doi: 10.1016/s0022-1759(98)00136-7.
19. Rosenzweig SD, Kobrynski L, Fleisher TA. Laboratory evaluation of primary immunodeficiency disorders. In Sullivan KE, Stiehm ER (eds.). Stiehm's immune deficiencies – Inborn errors of immunity. 2. ed. Amsterdam: Elsevier; 2020;(4):115-31.
20. Lawrence TC, Flores JVF, Costa-Carvalho BT. Citocinas e o defeito microbicida de leucócitos. Rev bras alergia imunopatol. 2006;29(4):167-75.
21. Forte WCN. Citocinas. In: Forte WCN. Imunologia do básico ao aplicado. 3. ed. São Paulo: Atheneu, 2015;109-22.
22. Gee K, Guzzo C, Mat NFC, Ma W, Kumar A. The IL-12 family of cytokines in infection, inflammation and autoimmune disorders. Inflamm Allergy Drug Targets. 2009;8(1):40-52. doi: 10.2174/187152809787582507.
23. Siqueira RC, Oréfice F. Potencial do teste IGRA (Interferon Gama Release Assay) para o diagnóstico de tuberculose ocular. Revisão e análise comparativa com o teste tuberculínico cutâneo (PPD). Rev bras oftamol. 2019;78(3). doi: 10.5935/0034-7280.
24. Trajman A, Steffen RE, Menzies D. Interferon-gamma release assays versus tuberculin skin testing for the diagnosis of latent tuberculosis infection: an overview of the evidence. Pulm Med. 2013;2013:601737. doi: 10.1155/2013/601737.
25. Vasconcelos DM, Grumach AS. Defeitos do eixo interleicuna-12/23-Interferon-gama. In: Gurmach AS. Alergia e imunologia na infância e na adolescência. 2. ed. São Paulo: Atheneu, 2009;645-8.
26. Ling M, Murali M. Analysis of the complement system in the clinical immunology laboratory. Clin Lab Med. 2019;39(4):579-90. doi: 10.1016/j.cll.2019.07.006.
27. Ohtani K. Complement-related proteins and their measurements: the current status of clinical investigation. Nephron. 2020;144(1):7-12. doi: 10.1159/000512494.
28. Nilsson B, Ekdahl KN. Complement diagnostics: concepts, indications, and practical guidelines. Clin Dev Immunol. 2012;2012:962702. doi: 10.1155/2012/962702.
29. Ricklin D, Barratt-Due A, Mollnes TE. Complement in clinical medicine: clinical trials, case reports and therapy monitoring. Mol Immunol. 2017;89:10-21. doi: 10.1016/j.molimm.2017.05.013.
30. Frazer-Abel A, Kirschfink M, Prohászka Z. Expanding horizons in complement analysis and quality control. Front Immunol. 2021;12:697313. doi: 10.3389/fimmu.2021.697313.
31. Mayer MM. Complement and complement fixation. In: Kabat EA, Mayer MM (Eds.). Experimental immunochemistry. 2. ed. Springfield: Thomas, 1967;133-240.

32. Palarasah Y, Nielsen C, Sprogøe U, Christensen ML, Lillevang S, Madsen HO, et al. Novel assays to assess the functional capacity of the classical, the alternative and the lectin pathways of the complement system. *Clin Exp Immunol.* 164(3):388-95. doi: 10.1111/j.1365-2249.2011.04322.x.
33. Kirschfink M, Grumach AS. Alergia e imunologia na infância e na adolescência. São Paulo: Atheneu, 2008.
34. Seelen MA, Roos A, Wieslander J, Mollnes TE, Sjöholm AG, Wurzner R, Loos M, et al. Functional analysis of the classical, alternative, and MBL pathways of the complement system: standardization and validation of a simple ELISA. J Immunol Methods. 2005;296(1-2):187-98. doi: 10.1016/j.jim.2004.11.016.
35. Mancini G, Carbonara AO, Heremans JF. Immunochemical quantitation of antigens by single radial immunodiffusion. Immunochemistry. 1965;2(3):235-54. doi: 10.1016/0019-2791(65)90004-2.
36. Truedsson L, Sjöholm AG, Laurell AB. Screening for deficiencies in the classical and alternative pathways of complement by hemolysis in gel. Acta Pathol Microbiol Scand C. 1981;89(3):161-6. doi: 10.1111/j.1699-0463.1981.tb02680.x.
37. Bexborn F, Engberg AE, Sandholm K, Mollnes TE, Hong J, Nilsson Ekdahl K. Hirudin versus heparin for use in whole blood in vitro biocompatibility models. J Biomed Mater Res A. 2009;89(4):951-9. doi: 10.1002/jbm.a.32034.
38. Mahler M, van Schaarenburg RA, Trouw LA. Anti-C1q autoantibodies, novel tests, and clinical consequences. Front Immunol. 2013;4:117. doi: 10.3389/fimmu.2013.00117.
39. Peters DK, Martin A, Weinstein A, Cameron JS, Barratt TM, Ogg CS, et al. Complement studies in membrano-proliferative glomerulonephritis. Clin Exp Immunol. 1972;11(3):311-20.
40. Seino J, vd Wall Bake WL, van Es LA, Daha MR. A novel ELISA assay for the detection of C3 nephritic factor. J Immunol Methods. 1993;159(1-2):221-7. doi: 10.1016/0022-1759(93)90160-9.
41. Prohászka Z, Nilsson B, Frazer-Abel A, Kirschfink M. Complement analysis 2016: clinical indications, laboratory diagnostics and quality control. Immunobiology. 2016;221(11):1247-58. doi: 10.1016/j.imbio.2016.06.008.

38

Avaliação Laboratorial da Imunidade Adaptativa

Gesmar Rodrigues Silva Segundo

Introdução

A avaliação da imunidade adaptativa, tanto celular como humoral, é importante parte do estudo do sistema imunológico nos indivíduos e fundamental para o entendimento do seu funcionamento. Em pacientes com suspeita de erros inatos da imunidade (EII), a avaliação laboratorial normalmente é realizada em etapas, considerando-se o quadro clínico apresentado pelo paciente (Quadro 38.1).[1,2] Os testes imunológicos iniciais buscam estabelecer uma área deficiente do sistema imune que pode ser estudada de maneira mais aprofundada na tentativa de se aproximar de um diagnóstico definitivo.

Quadro 38.1. Avaliação laboratorial da imunidade adaptativa humoral e celular.

Tipos de imunidade adaptativa	Testes de triagem	Testes avançados
Imunidade humoral	• Círculos de excisão da cadeia *Kappa* (KRECs, do inglês *kappa-deleting excision circles*) • Níveis de imunoglobulinas séricas (IgG, IgA, IgM, IgE) • Níveis de anticorpos específicos • Número de células B por citometria de fluxo	• Resposta anticórpica após revacinação • Resposta anticórpica após neoantígeno • Subpopulações de células B
Imunidade Adaptativa	• Círculos de excisão de receptores de células T (TRECS, do inglês *T-cell receptor excision circles*) • Testes de hipersensibilidade cutânea tardia • Número de células T por citometria de fluxo	• Ensaios de proliferação com mitógenos e antígenos • Subpopulações de células T • Citometria de fluxo para marcadores de superfície e intracelulares • Citometria de fluxo ou outros ensaios de produção de citocinas (com e/ou sem ativação) • Citometria de fluxo para fosforilação de sinalizadores intermediários

Fonte: Adaptado de Sullivan KE, Stiehm ER, 2014; Oliveira JB, Fleisher TA, 2010.

Imunidade humoral

A imunidade humoral é aquela presente nos fluidos corporais e que pode ser transmitida por meio do soro de um indivíduo imunizado para outro não imunizado. A imunidade humoral é mediada por anticorpos secretados e sua função fisiológica é a defesa contra micro-organismos extracelulares e toxinas microbianas. Na prática, a avaliação da imunidade humoral consiste na avaliação quantitativa e qualitativa da resposta de anticorpos e das células B, responsáveis pela sua produção. Alterações da imunidade humoral podem resultar em uma deficiência quantitativa e/ou qualitativa dos anticorpos e representa o tipo de EII mais frequentemente observado nos registros de casos em todo o mundo.[3] Além disso, devemos considerar que erros inatos da imunidade (EII) classificados em outros grupos também podem cursar com alterações na produção de anticorpos. Sendo assim, a avaliação da imunidade humoral é mandatória nos casos de suspeita de algum tipo de EII.[4]

Avaliação quantitativa dos anticorpos

Os anticorpos são moléculas capazes de reconhecer estruturas moleculares estranhas ao organismo e constituem os principais mediadores da resposta humoral. A dosagem de imunoglobulinas é utilizada para a avaliação quantitativa das quatro principais classes de imunoglobulinas (IgG, IgA, IgM e IgE) de modo a detectar excesso ou deficiência de uma ou mais delas. Esse é um teste simples, realizado por técnica imunoenzimática (para valores muito baixos) ou imunoturbidimetria ou nefelometria, automatizada, utilizado para diagnosticar várias condições e doenças, primárias e secundárias, que podem afetar um ou mais isotipos de imunoglobulinas séricas. A análise dos níveis de anticorpos deve ser feita de forma criteriosa, utilizando-se valores de referência de acordo com a população e a idade.[5] A avaliação de acordo com a faixa etária é de extrema importância, pois reflete o desenvolvimento e a maturação do sistema imune que acontecem com o crescimento do indivíduo. Não existe um valor único para o diagnóstico de deficiência de imunoglobulinas, porém níveis de IgG menores que 300 mg/dL em adolescentes e adultos são indicativos da necessidade de reposição de imunoglobulinas. Níveis abaixo de dois desvios padrão (DP) para a idade indicam uma avaliação mais cuidadosa.[3] A Tabela 38.1 traz os valores de normalidade dos diferentes isotipos de imunoglobulinas em uma amostra da população brasileira, nas diferentes faixas etárias.[6]

A dosagem de subclasses de IgG é um teste adicional disponível, porém o encontro de uma deficiência de subclasses isoladamente ou mesmo em associação com a deficiência de IgA demandará estudos funcionais adicionais antes que se possa firmar um diagnóstico. Sendo assim, pela utilidade da informação gerada e pelo seu custo, opta-se por pular essa etapa de avaliação e ir direto para a avaliação funcional dos anticorpos quando o quadro clínico do paciente assim sugerir.[5]

Além dos quadros de EII, a redução dos níveis de anticorpos pode estar relacionada a: 1) fatores secundários que afetam a sua produção, como o uso de algumas drogas (p. ex., fenitoína, carbamazepina, imunossupressores); ou 2) condições que resultem em perda anormal de proteínas como na síndrome nefrótica, na enteropatia perdedora de proteínas ou, ainda, em grandes queimados.[6]

Por sua vez, níveis elevados de anticorpos também podem indicar doenças do sistema imunológico. Níveis elevados de IgM associados a valores normais ou reduzidos de IgA e IgG são observados em um grupo de imunodeficiências primárias conhecido por "síndrome de HiperIgM".[7] Um aumento significativo de IgE pode indicar a presença de outro grupo de imunodeficiências conhecidas por "síndromes da hiper-IgE".[3]

Tabela 38.1. Níveis séricos das Imunoglobulinas e subclasses de IgG em crianças normais.

3 a 6 m	IgG	IgA	IgM	IgG1	IgG2	IgG3	IgG4
Percentil 3	338	4	25	119	9	1	2
P10	338	4	29	147	10	3	2
P25	406	7	32	192	16	17	3
P50	491	16	38	249	32	22	6
P75	589	22	42	369	43	42	9
P97	698	27	52	426	58	55	12

6 a 9 m	IgG	IgA	IgM	IgG1	IgG2	IgG3	IgG4
Percentil 3	338	4	30	192	4	1	2
P10	365	7	35	239	9	3	2
P25	428	14	47	274	26	23	3
P50	540	30	61	319	43	33	5
P75	693	42	73	406	65	47	7
P97	764	73	86	436	82	59	11

9 a 12 m	IgG	IgA	IgM	IgG1	IgG2	IgG3	IgG4
Percentil 3	364	7	37	169	22	2	3
P10	425	7	44	231	30	2	3
P25	532	21	51	343	44	8	5
P50	711	38	59	412	55	25	6
P75	792	66	78	466	85	41	9
P97	918	83	87	543	112	65	13

12 a 18 m	IgG	IgA	IgM	IgG1	IgG2	IgG3	IgG4
Percentil 3	520	7	47	323	22	4	3
P10	586	7	54	349	22	7	3
P25	667	21	78	369	34	23	6
P50	746	48	99	483	83	25	7
P75	829	84	113	559	97	40	13
P97	875	130	138	643	128	52	16

18 a 24 m	IgG	IgA	IgM	IgG1	IgG2	IgG3	IgG4
Percentil 3	526	7	40	399	14	14	3
P10	586	7	67	439	28	15	5
P25	693	30	76	479	45	25	6
P50	820	55	103	499	62	33	11
P75	875	77	126	533	139	35	14
P97	951	149	154	543	208	49	16

4 a 4,9 a	IgG	IgA	IgM	IgG1	IgG2	IgG3	IgG4
Percentil 3	564	28	58	288	58	15	3
P10	616	40	64	423	72	33	4
P25	799	56	87	496	112	40	7
P50	892	85	103	599	167	50	12
P75	1.051	123	138	732	187	82	23
P97	1.318	215	176	857	247	118	67

5 a 5,9 a	IgG	IgA	IgM	IgG1	IgG2	IgG3	IgG4
Percentil 3	564	50	59	306	27	19	10
P10	616	64	74	410	37	22	11
P25	799	88	86	530	90	29	13
P50	892	124	114	628	151	53	20
P75	1.116	155	133	760	227	90	25
P97	1.318	191	166	834	242	140	30

6 a 7,9 a	IgG	IgA	IgM	IgG1	IgG2	IgG3	IgG4
Percentil 3	665	47	49	204	89	19	19
P10	680	66	54	347	102	26	22
P25	799	85	75	496	112	50	28
P50	892	127	86	597	173	62	38
P75	1.100	174	120	791	217	86	49
P97	1.465	267	218	1.065	261	110	63

8 a 9,9 a	IgG	IgA	IgM	IgG1	IgG2	IgG3	IgG4
Percentil 3	672	70	67	439	95	28	0
P10	680	98	69	482	112	28	10
P25	799	112	80	531	180	41	21
P50	892	153	91	619	189	65	43
P75	1.166	203	114	799	242	81	59
P97	1.537	311	139	917	331	105	75

10 a 11,9 a	IgG	IgA	IgM	IgG1	IgG2	IgG3	IgG4
Percentil 3	739	113	65	256	86	19	16
P10	793	150	76	467	112	24	22
P25	860	166	82	545	125	36	24
P50	923	192	103	661	218	65	45
P75	1.182	213	125	757	277	80	51
P97	1.475	248	134	844	368	104	66

(*Continua*)

Tabela 38.1. Níveis séricos das Imunoglobulinas e subclasses de IgG em crianças normais. (*Continuação*)

3 a 3,9 a	IgG	IgA	IgM	IgG1	IgG2	IgG3	IgG4
Percentil 3	513	29	43	169	18	1	5
P10	651	35	44	439	18	1	7
P25	773	51	73	504	27	12	10
P50	838	68	97	574	142	44	17
P75	951	118	120	689	198	63	22
P97	1.046	142	158	818	272	87	34

12 a 13,9 a	IgG	IgA	IgM	IgG1	IgG2	IgG3	IgG4
Percentil 3	680	113	46	252	106	21	8
P10	799	118	51	446	114	30	13
P25	923	134	77	554	135	40	22
P50	1.149	161	106	661	237	50	34
P75	1.301	199	126	751	309	66	61
P97	1.611	254	152	1.011	368	82	84

2 a 2,9 a	IgG	IgA	IgM	IgG1	IgG2	IgG3	IgG4
Percentil 3	540	11	43	350	37	10	7
P10	589	12	44	377	61	11	7
P25	737	22	73	415	79	23	8
P50	838	50	97	544	107	33	9
P75	932	98	114	592	137	48	11
P97	1.116	192	194	786	187	76	31

Adultos	IgG	IgA	IgM	IgG1	IgG2	IgG3	IgG4
Percentil 3	739	84	81	256	180	12	13
P10	793	99	92	256	192	29	23
P25	860	132	103	401	214	43	30
P50	986	179	124	579	266	55	45
P75	1.116	255	144	756	304	72	71
P97	1.390	354	167	877	372	92	78

a: anos de vida; m: meses de vida.
Fonte: Desenvolvida pela autoria.

A elevação policlonal de imunoglobulinas pode ser observada em algumas situações, como doenças infecciosas, quadros autoimunes como artrite reumatoide, lúpus eritematoso sistêmico e condições inflamatórias crônicas. O achado de níveis elevados de anticorpos de forma monoclonal pode ocorrer em doenças como mieloma múltiplo, linfomas, leucemia linfoide crônica e nas gamopatias monoclonais. Nessas situações, um clone dominante de células B, fora de controle, produz imunoglobulinas de forma exagerada, ocasionando a presença de anticorpos com uma única especificidade.[1]

Avaliação qualitativa dos anticorpos

A avaliação qualitativa dos anticorpos pode ser feita verificando-se os níveis de anticorpos específicos em resposta a determinado antígeno e/ou micro-organismo por meio uma infecção natural ou por imunização. A determinação da função dos anticorpos é de extrema importância para a avaliação da imunidade humoral, uma vez que alterações clinicamente significativas de anticorpos específicos podem estar presentes, mesmo com níveis normais de anticorpos totais. Além disso, respostas normais a imunizações podem ser encontradas em pacientes com níveis reduzidos de IgG total ou de subclasses de IgG, o que é tipicamente visto em pacientes com causas secundárias de hipogamaglobulinemia como medicamentos, perda de proteínas e desnutrição.[1]

A resposta anticórpica específica, além de confirmar a deficiência da produção de anticorpos *in vivo*, também representa um critério para a confirmação diagnóstica de EII. Uma maneira simples de avaliar os anticorpos específicos é a dosagem de anticorpos naturais específicos para grupos sanguíneos (iso-hemaglutininas) ou, ainda, a dosagem de anticorpos para imunizações prévias ou infecções documentadas.[8]

Quando existe a necessidade de uma avaliação mais aprofundada, pode ser realizada a avaliação *in vivo* da produção de anticorpos imunizando o paciente com um ou mais tipos de antígenos proteicos, o que representa uma avaliação da resposta humoral dependente de linfócitos T, sendo os toxoides tetânico e diftérico os mais utilizados. Também pode ser feita a avaliação de uma resposta humoral não dependente de células T utilizando-se antígenos polissacarídicos, por meio da aplicação da vacina pneumocócica 23 valente. Em ambas as situações, a análise da resposta vacinal é feita obtendo-se os níveis pré-vacinais e após 4 a 6 semanas da imunização.[8,9] Os níveis pós-vacinais de anticorpos específicos podem não se alterar ou mostrar apenas um discreto aumento se os níveis pré-vacinais forem já muito altos, particularmente na resposta aos antígenos polissacarídeos; no entanto, isso pode ocorrer também na resposta a antígenos proteicos. No caso da resposta a polissacarídeos, deve-se analisar a resposta dos sorotipos não conjugados, ausentes das vacinas pneumocócicas conjugadas, considerando-se normal uma resposta acima de 50% desses sorotipos em menores de 6 anos e, a partir dessa idade, essa taxa ultrapassa os 70%.[8]

Em pacientes recebendo a terapia de reposição de imunoglobulinas, a dosagem de anticorpos específicos produzida por eles é prejudicada uma vez que estão recebendo imunoglobulina, ou seja, anticorpos de fonte externa. Sendo assim, para avaliar pacientes nessa situação torna-se necessária a utilização de antígenos novos, que normalmente não circulam na população em geral, conhecidos por "neoantígenos", para os quais, portanto, a população em geral não é imunizada e não apresenta anticorpos específicos. Esse tipo de avaliação é realizado apenas em centros especializados e requer um protocolo de pesquisa como os desenvolvidos para o bacteriófago φX174, para as vacinas contra a raiva ou contra a cólera.[8,10]

Imunofenotipagem de células B por citometria de fluxo

O estudo da imunidade humoral inclui a quantificação de linfócitos B circulantes e a identificação de sua proporção em relação ao total dos linfócitos, por meio da citometria de fluxo. Essa avaliação permite o diagnóstico de formas congênitas de agamaglobulinemia, um grupo de doenças caracterizado pela ausência ou pela extrema redução dos níveis de células B CD19$^+$ ou CD20$^+$ circulantes como resultado de defeitos genéticos que produzem um bloqueio no seu processo de desenvolvimento.[10]

A verificação das subpopulações de linfócitos B tem sido utilizada para caracterizar e, possivelmente, classificar pacientes com imunodeficiência comum variável (IDCV) e outros que apresentam hipogamaglobulinemia. Existem diferentes padronizações para a obtenção desses diferentes estágios evolutivos das células B em razão dos múltiplos marcadores observados no processo de maturação e de diferenciação dessas células.[10,11] A Tabela 38.2 apresenta um exemplo dos marcadores dos estágios dos linfócitos B que podem ser estudados e esse painel é denominado "imunofenotipagem" ou simplesmente "fenotipagem de células B".[10,11] Em nosso meio, até o momento, não há disponibilidade desse teste em laboratórios comerciais de análises clínicas.

Tabela 38.2. Imunofenotipagem de células B. Em razão do grande número de receptores presentes em cada etapa evolutiva da célula B, existem diferentes conjuntos de marcadores para a realização desse tipo de estudo.

CD19+	Células B
CD19+ CD27+	Células B de memória
CD19+ CD27+ IgD+ IgM+	Células B de memória não *switched* ou de zona marginal
CD19+ CD27+ IgD– IgM+	Células B de memória IgM positivas
CD19+ CD27+ IgD– IgM–	Células B de memória pós-*switch* de classes
CD19+ CD38+ IgM+	Células B transicionais
CD19+ CD21–	Células B imaturas
CD19+ CD21+	Células B maduras
CD19+ CD38+ IgM–	Plasmablastos

Fonte: Desenvolvida pela autoria.

KRECS

Os KRECs são formados pela excisão de pedaços de DNA que se enovelam durante o processo de formação dos receptores de célula B (BCR, do inglês *B cell receptor*) que, por sua vez, caracteriza o desenvolvimento de linfócitos B. Cada célula B formada libera apenas 1 KREC e sua quantificação reflete a formação de diferentes clones de linfócitos B. Sendo assim, níveis reduzidos de KRECS sugerem o diagnóstico precoce de defeitos como a agamaglobulinemia ligada ao X (XLA, do inglês *X-linked agammaglobulinemia*) ou a forma autossômica recessiva, doenças causadas por mutações nos genes que codificam componentes do BCR ou seu precursor (pré-BCR), caracterizadas pela deficiência de células B e consequente redução dos níveis séricos de imunoglobulinas.[12]

Imunidade celular

A partir do surgimento da síndrome da imunodeficiência adquirida causada pelo vírus HIV (AIDS), a imunidade celular se tornou amplamente estudada, uma vez que o vírus ataca preferencialmente os linfócitos T CD4+, células-chave para a esse tipo de resposta imune. A imunidade celular é uma resposta imune adaptativa primeiramente mediada pelos linfócitos pequenos derivados do timo, conhecidos como "células T", podendo ser didaticamente divididas em linfócitos T auxiliares (ou *helper*) CD4+ e, ainda, células T assassinas (citotóxicas) CD8+. Os pacientes que apresentam algum tipo de deficiência da imunidade celular têm uma maior predisposição a infecções causadas por micro-organismos intracelulares e por patógenos não usuais, além de uma maior recorrência das infecções bacterianas sinopulmonares do que ocorre na população geral. Esse quadro é identificado na AIDS e nas imunodeficiências primárias combinadas de células T e B e nos vários tipos de imunodeficiências associadas a defeitos genéticos que comprometem a imunidade celular.[13] Portanto, a avaliação detalhada da imunidade celular é de extrema importância no estudo dos EII; entretanto, muitas técnicas ainda estão restritas a poucos laboratórios clínicos ou mesmo a laboratórios de pesquisa.

Um exame básico, de fácil acesso e extremamente importante para essa avaliação é o hemograma completo, no qual o número absoluto de linfócitos deve ser comparado com valores de referência por faixa etária. A linfopenia grave varia de menos de 3 mil linfócitos em lactentes a menos de 1 mil linfócitos em adultos, o que deve ser confirmado por repetidos testes, sempre se considerando o quadro clínico do paciente. Embora esse exame complementar simples possa dar uma ideia do total de linfócitos presentes na circulação sanguínea, devemos lembrar que os limites de normalidade são muito amplos e que, mesmo na ausência de linfócitos T, o número de linfócitos encontrados em um hemograma pode ser normal às custas de linfócitos B e células *natural-killers* (NK).

Avaliação quantitativa de linfócitos T

A avaliação quantitativa de populações de linfócitos T por citometria de fluxo é o teste inicial na avaliação da resposta celular. Num paciente com suspeita de alterações da imunidade celular é mandatório que se realize a avaliação quantitativa de células T CD4+ e T CD8+ pela citometria de fluxo e a utilização em sua interpretação de tabelas de referência apropriadas de acordo com a população estudada e por faixa etária.[13]

A imunodeficiência combinada grave (SCID, do inglês *severe combined immunodeficiency*) é uma doença extremamente grave que se caracteriza pela redução extrema ou ausência de linfócitos T circulantes, facilmente verificada por esse exame; entretanto, deve-se ressaltar que alguns pacientes com determinadas formas de SCID apresentam linfócitos circulantes praticamente dentro do normal, como será discutido posteriormente.[12] Outras imunodeficiências combinadas podem apresentar níveis bastante reduzidos somente de T CD4+ ou de T CD8+. Muitos pacientes com diagnóstico de IDCV apresentam ao longo da vida uma redução dos níveis de linfócitos T CD4+ e/ou CD8+ e devem ser monitorados, especialmente se surgirem novos sintomas ou infecções após controle adequado com a reposição de imunoglobulinas.[11] A Tabela 38.3 apresenta os valores de normalidade para linfócitos nas diferentes faixas etárias, incluindo também os valores para linfócitos B e células NK.[14]

Hipersensibilidade cutânea tardia

A hipersensibilidade tardia é o principal mecanismo de defesa contra vários patógenos intracelulares, o que inclui fungos, micobactérias e certos parasitas. As células T CD4+ têm papel-chave nesse padrão de hipersensibilidade, e alterações quantitativas ou qualitativas dessas células podem reduzir de forma significativa essa resposta. Uma das formas de se avaliar a hipersensibilidade tardia é a realização dos testes de hipersensibilidade cutânea tardia, que podem oferecer importantes informações na avaliação dos pacientes.[5]

Na suspeita de um defeito de resposta celular, podem ser realizados testes intradérmicos com antígenos aos quais a população em geral é normalmente exposta. Usualmente, as baterias para esses testes devem conter pelo menos quatro antígenos, sendo os mais comumente usados a candidina (diluição 1:100), a tricofitina (diluição 1:30 ou 1:100), o toxoide tetânico (concentração 0,2 Loeffler units/0,1 mL em 1:100) e o PPD (solução comercialmente disponível) injetados por via intradérmica, com volume de 0,1 mL. Os diâmetros de enduração são determinados em 24, 48 e 72 horas após a aplicação. Crianças, principalmente as menores de 2 anos, apresentam menor reatividade cutânea e não foram amplamente expostas aos antígenos, por isso têm maiores chances de apresentar testes negativos sem nenhuma implicação clínica. A expressão de reatividade do teste cutâneo de hipersensibilidade tardia requer capacidade para agrupar células em uma reação inflamatória característica, que pode ser prejudicada em pessoas com doenças crônicas debilitantes.[5]

Tabela 38.3. Valores de referência de linfócitos/mm³ em população brasileira saudável.

Células/mm³	Sangue de cordão (53)	0 a 3 meses (51)	3 a 6 meses (50)	6 a 12 meses (53)	1 a 2 anos (50)	2 a 6 anos (55)	6 a 12 anos (50)	12 a 18 anos (50)	Adultos (51)
Linfócitos	4260 (2.442-7.656)	5.380 (3.908-7.610)	5.670 (3.860-9.020)	5.510 (3.720-8.426)	4.845 (3.245-6.981)	3.210 (2.210-5.804)	2.645 (1.937-3.563)	2.355 (1.687-.2990)	2.030 (1.350-2.750)
CD3	1.565,4 (798,3-3.107,7)	3.410,9 (2.497,2-5.241,6)	3.350,4 (1.975,6-5.308,9)	3.322,6 (2.093,1-5.054,5)	3.105,7 (1.906,9-4.313,9)	2075,6 (1.498.,-3.815,7)	1.838,1 (1.260,4-2.610,1)	1.486.2 (1.088,1-2.087,9)	1.344,4 (849,1-1.963,3)
CD19	568,9 (279,6-1.220,7)	1.084,9 (531.,6-1.718,2)	1.795,3 (954,7-2.596,4)	1.381,5 (888,1-2.720)	1.122,7 (648,8-2.072,3)	640,9 (328,2-1.079,5)	385 (236,2-646,1)	355,4 (203-574,8)	237,5 (124,2-415,9)
CD3–/16+56+	667,5 (281,5-2.097,5)	502 (255,5-1.025,4)	379,5 (198,7-731)	415,6 (163,7-800,6)	317,9 (153-702,9)	268,3 (134,6-600,8)	241,1 (130,7-520,5)	228,3 (116,2-443,7)	235,7 (137-567,8)
CD4	1.140,3 (486,8-2.283,8)	2.281,1 (.1685,5-3.417,5)	2.248,4 (1.357,8-3.374,6)	2.065,2 (1.360,9-3.265,5)	1.619,9 (957,2-2.727,1)	1.177,8 (786,2-2.085,5)	858,4 (566,4-1.292,5)	847,3 (639,5-1.278,5)	812,9 (477,5-1.140,8)
CD8	433,5 (237,5-977,5)	876,9 (485,4-1.615,3)	880,6 (522,5-1.798,3)	1.108 (559,5-1.802,5)	1.029,9 (563,3-1.753,2)	730,1 (452,3-1.700,5)	629,3 (390,8-1.010,6)	486,6 (332-774,2)	418 (211,7-724,6)
CD4/45RA+/CCR7+	929,3 (427,6-1.849,3)	1.592,9 (825,5-2.535,9)	1.301,7 (529,5-2.578,5)	1.130 (366,2-2.100,3)	857,6 (290,8-1.634,8)	679,7 (286,8-1.275,5)	299,9 (103,1-651,2)	304,1 (112-579,9)	255 (107,7-497,5)
CD4/45RA-/CCR7+	67,5 (24,3-234,5)	321,4 (208,6-460,5)	295,7 (167,6-505,2)	247,1 (130,8-430,4)	232,6 (123,8-433,9)	235,4 (136,1-436,1)	156,8 (90,1-268,7)	238,9 (132,1-314,8)	246,1 (159,8-416,7)
CD4/45RA-/CCR7–	30,4 (14,1-84,7)	108,8 (59,8-199,6)	154,2 (69,7-273,4)	159,1 (73,7-293,7)	179,7 (59,9-335,4)	150 (86,3-262,6)	170,1 (96,9-310,9)	152 (76,7-298,6)	179,4 (107,6-276,7)
CD4/45RA+/CCR7–	57,4 (19,5-118,7)	142 (51,4-855,7)	289,2 (117,1-1.222,6)	515,1 (98,6-980,8)	286,5 (93,8-741,3)	166,4 (74-405,1)	127,1 (38,7-380,6)	96,8 (28,1-354,2)	35,2 (13,3-98,8)
CD8/45RA+/CCR7+	348,3 (181,4-774,8)	425,2 (192,8-850,9)	325,3 (93,6-719,8)	307,6 (55,6-582,5)	267,4 (101-565,7)	221,4 (71-538,2)	132,5 (34,8-281,7)	114,9 (37,8-248,5)	121,7 (50,3-247,5)
CD8/45RA-/CCR7+	18,2 (9,3-42,3)	70,7 (32,3-152,3)	40,3 (13,5-106)	29,9 (13,5-60,8)	26,9 (12,5-46,7)	15,9 (6,7-46,5)	13,7 (7,54-21,9)	11,8 (6,4-20,8)	14,7 (6-41)
CD8/45RA-/CCR7–	13,8 (6,3-332)	49,9 (181-595,6)	127,7 (35,9-553,5)	200,4 (513-652,3)	243,3 (76,2-564,8)	203,8 (76,5-563,8)	201,1 (102,3-339,8)	134,7 (61-241,3)	176 (76,4-341,5)
CD8/45RA+/CCR7–	47,1 (22,2-132,6)	140,2 (55,4-489,3)	313,4 (124-707,2)	450,3 (136,6-915,1)	405,3 (196,9-756,6)	248,5 (122,3-671,8)	262,5 (129,8-513,2)	203,2 (99,2-447,7)	95,8 (25,1-214,9)
CD4/38+	1049,2 (457,3-2.183,7)	2.129,4 (1.496,1-3.262,6)	1.883,1 (1.144,1-3.133,4)	1.604,6 (1.013-2.633)	1.022,5 (531,4-2.006,7)	795,1 (345,8-1.430,4)	422 (159-634,5)	344,6 (102,3-633,9)	211 (94,1-520)
CD4/25+	173,2 (86,9-395,1)	349,7 (246,5-529)	309,2 (238,2-485,3)	325,9 (203,3-534,7)	253,2 (0-394)	258,1 (103,5-411,2)	186,3 (0-311,6)	297,8 (169,4-432,6)	339,3 (236,7-681,1)
CD8/38+	379,3 (202,4-868,2)	821,1 (442,4-1.469,1)	767,4 (372,2-1.558,5)	730,5 (355,2-1.305,7)	467,3 (100,3-912,9)	272,7 (56,6-1.013,2)	127 (28,2-332,2)	81,5 (22,4-233,3)	47,4 (19,8-132)

Fonte: Adaptada de Moraes-Pinto MI *et al.*, 2014.

Considerando-se suas limitações, o teste de hipersensibilidade tardia apresenta uma correlação com a proliferação não específica estimulada por mitógenos ou com a estimulação por antígenos específicos realizadas *in vitro* e podem ser uma boa opção para a investigação inicial em razão das dificuldades de acesso aos ensaios funcionais *in vitro* para avaliar a atividade de células T.

Ensaios de proliferação com mitógenos e antígenos

A avaliação funcional direta dos linfócitos T pode ser realizada por meio da resposta proliferativa *in vitro* a mitógenos e/ou antígenos. Em ensaios de proliferação voltados para os linfócitos T utilizam-se mitógenos como a fito-hemaglutinina (PHA), a concavalina e/ou o anti-CD3, que promovem uma ativação policlonal dessas células; mas também há ensaios de proliferação que utilizam antígenos como o tétano, citomegalovírus, candidina, entre outros, e que verificam uma resposta clonal e mais específica de linfócitos T. Em ambos os casos, os ensaios são culturas de linfócitos acrescidas desses estímulos proliferativos, analisados de forma comparativa entre as células de um paciente e de um controle saudável, culturas estas coletadas sob as mesmas condições.[15,16]

Os ensaios de proliferação tradicionalmente têm sido feitos empregando-se a metodologia da timidina tritiada. À medida que os linfócitos T se dividem, após receberem um estímulo externo, incorporam a timidina tritiada adicionado ao meio de cultura, resultando em emissão radioativa que é quantificada. Diante dos riscos inerentes ao uso de material radioativo, outras técnicas alternativas têm substituído os ensaios com timidina tritiada, em especial aquelas que utilizam a citometria de fluxo. Nessa metodologia, as culturas de linfócitos recebem nucleotídeos detectados por sistemas específicos de fluorescência, sendo o CSFE (carboxifluoresceína-diacetato de succinil-ester) um sistema amplamente utilizado. Analisa-se a fluorescência emitida por esse composto à medida que os linfócitos se proliferam, após serem estimulados. Em geral, uma resposta proliferativa superior a 50% daquela obtida por um controle saudável indica um resultado normal. Os pacientes com alterações na imunidade celular apresentam uma resposta proliferativa diminuída aos estímulos utilizados. Entretanto, em alguns tipos de imunodeficiências primárias existe uma redução de atividade direcionada apenas a agentes específicos, como a redução da atividade específica para cândida encontrada em pacientes com candidíase mucocutânea crônica.[16,17]

Outra forma de estudar a resposta celular é a avaliação da produção de citocinas pelos linfócitos T, que ocorre espontaneamente ou em resposta a determinados estímulos como os mitógenos e/ou antígenos.

Receptores da célula T (TRECs, do inglês *T-cell receptor excision circles*)

Os TRECs são pequenos marcadores produzidos durante o desenvolvimento dos linfócitos T no timo. Durante a recombinação dos genes para a montagem dos receptores da célula T (TCR), segmentos de DNA são excisados, formando pequenos círculos denominados TRECs, que podem ser amplificados por reação em cadeia da polimerase (PCR, do inglês *polymerase chain reaction*). A sua quantidade no sangue periférico reflete diretamente a atividade tímica. Essa metodologia tem sido usada em diversos países para a realização da triagem neonatal para SCID, uma vez que o diagnóstico e o tratamento precoces resultam em desfechos melhores após o transplante de células-tronco hematopoiéticas, evitando infecções graves e constantes que acontecem precocemente nesse grupo de pacientes.[12,18] Recentemente, vem sendo testado um ensaio multiplex capaz de detectar TRECs e KRECs em uma mesma reação para triagem neonatal de imunodeficiências primárias.[12]

Imunofenotipagem de células T

Da mesma forma que descrito anteriormente em relação às células B, os linfócitos T CD4+ e CD8+ também apresentam diferentes marcadores em suas diversas etapas de maturação e diferenciação, o que pode nos ajudar no entendimento da fisiopatologia de diferentes doenças. O uso amplamente reconhecido da fenotipagem de subpopulações de células T é feito em situações nas quais existe a suspeita clínica de que um paciente tenha SCID, mas que apresente quantidades normais ou próximas do normal de células T CD4+ e CD8+. Parte desses pacientes com SCID apresenta linfócitos circulantes provenientes da mãe e que são computados normalmente pela citometria de fluxo.[14,18]

Em crianças, especialmente no 1° ano de vida, a grande maioria dos linfócitos é formada por células *naïve*, recém-emigradas do timo. Com o crescimento do indivíduo, acontece um aumento gradual no número de células efetoras e de memória. Nos pacientes com SCID que apresentam linfócitos dentro da normalidade ou próximo a ela, as células T identificadas são células de memória materna e não células T recém-emigradas do timo. Os principais conjuntos de marcadores das células T estão descritos na Tabela 38.3, utilizadas em um teste conhecido como "imunofenotipagem de células T". Nessa Tabela encontramos uma interessante fenotipagem de células T, cuja vantagem é ter sido amplamente estudada na população brasileira, com subpopulações de células T definidas como *naïve* (CD3+CD4+CD45RA+CD27+), de memória efetora (CD3+CD4+CD45RA-CD27+ e CD3+CD4+CD45RA-CD27-) e células efetoras (CD3+CD4+CD45RA+CD27-).[14]

Marcadores de superfície ou intracelulares de linfócitos T

Além dos marcadores de superfície utilizados para a caracterização das diferentes populações e subpopulações de linfócitos, muitas outras moléculas relevantes no processo de desenvolvimento e maturação dos linfócitos T podem ser avaliadas por meio de ensaios laboratoriais. Da mesma forma como é utilizada para a fenotipagem, a citometria de fluxo tem sido utilizada para a identificação dessas moléculas por meio de anticorpos de alta especificidade. O estudo de várias dessas moléculas em conjunto com o quadro clínico e avaliações laboratoriais prévias permite, muitas vezes, um diagnóstico definitivo do tipo de imunodeficiência primária presente. Por exemplo, em pacientes com SCID, cerca de 50% decorrem de mutações no gene que codifica a cadeia gama comum do receptor de interleucina (IL) 2 ou CD132, e a ausência desse receptor no ensaio por citometria de fluxo pode confirmar essa suspeita diagnóstica. Outros exemplos de doenças que podem ser diagnosticadas por meio de ensaios dessa natureza incluem os quadros de SCID em razão de alterações na expressão do receptor de IL7 (IL7R) ou das cadeias específicas de CD3 (CD3δ, CD3ε, CD3ζ), nos casos de deficiências combinadas de MHC classe I ou de classe II e, ainda, na síndrome de hiper-IgM ligada ao X, em que se estuda a expressão do CD40L (CD154) após a ativação dos linfócitos T.[13]

Nesse mesmo contexto, diversas moléculas intracelulares também podem ajudar no entendimento e no diagnóstico de pacientes com imunodeficiências primárias. Por exemplo, na síndrome de Wiskott-Aldrich, o estudo da expressão da proteína de Wiskott-Aldrich (WASp) revela sua ausência ou redução.[19] O mesmo ocorre na suspeita da deficiência de DOCK8, com a redução ou ausência de expressão de DOCK8;[20] e na síndrome de imunodesregulação, poliendocrinopatia e enteropatia ligada ao X (IPEX), em que existe a redução da expressão de FOXP3 nas células T CD4+ CD25+.[21] A linfo-histiocitose hemofagocítica familiar (FHL) tipo 2 e as síndromes linfoproliferativas ligadas ao X (XLP) tipos 1 e 2 são associadas, respectivamente, com a redução ou ausência da expressão de perforinas, da proteína intracelular associada ao SLAM (SAP) ou inibidor de apoptose ligado ao X (XIAP).[22]

Ensaios de fosforilação de sinalizadores intermediários

O sistema de sinalização intracelular é responsável pela ativação ou desativação celular e utiliza muitas moléculas para transmitir uma mensagem recebida pelos receptores na superfície celular até os fatores de transcrição responsáveis por levá-los até o núcleo da célula. Nesse caminho, a fosforilação e a desfosforilação de moléculas são processos que auxiliam na ativação e desativação destas. Recentemente, pesquisadores conseguiram identificar diferenças entre as moléculas fosforiladas e não fosforiladas, o que resultou na criação de anticorpos monoclonais específicos para o estado de fosforilação, o que hoje permite o estudo do processo de fosforilação para diversas substâncias.[22] Esses ensaios apenas se encontram disponíveis em laboratórios de pesquisa.

Um exemplo é a utilização desse ensaio em pacientes com mutações no gene STAT1, que podem resultar tanto em perda de função (LoF) como em ganho de função (GoF) dessa molécula. Pacientes com STAT1 GoF, em geral, apresentam história de candidíase mucocutânea crônica, doenças autoimunes e infecções recorrentes, e o estudo da fosforilação de STAT1 mostra um aumento quantitativo e na duração em comparação aos controles. Por sua vez, os quadros com perda de função apresentam uma suscetibilidade aumentada a infecções por micobactérias e o estudo da fosforilação de STAT1 mostra uma redução da atividade comparada com os controles.[22,23]

Em outro exemplo, pacientes com quadros suspeitos de síndrome de hiper-IgE autossômica dominante causado por mutações do gene STAT3 apresentam uma redução ou ausência de fosforilação da STAT3, o que, em conjunto com o quadro clínico, é altamente sugestivo deste diagnóstico.[22]

Esses testes de fosforilação também têm sido utilizados em pacientes com suspeita de síndrome de ativação da fosfatidilinositol-3-quinase (PI3K) que podem ser decorrentes de mutações nos genes *PIK3CD*, *PIK3R1* ou *PTEN* e que produzem um aumento da atividade dessa via e consequente aumento de fosforilação da proteína B quinase, também conhecida por Akt.[22]

Considerações finais

As avaliações da imunidade humoral e celular fazem parte da avaliação do sistema imune adaptativo e devem ser realizadas de acordo com a história clínica do indivíduo e de modo escalonado, para permitir um maior entendimento do que está acontecendo no sistema imune em investigação. Infelizmente, poucos laboratórios em alguns centros de referência estão aptos para fazer parte desses exames, o que torna a sua realização um grande desafio para o médico responsável e para os pacientes. Entretanto, a avaliação do sistema imune é essencial para que se possa estabelecer um diagnóstico, definir as melhores opções de tratamento e estimar o prognóstico dos pacientes.

Referências bibliográficas

1. Sullivan KE, Stiehm ER. Stiehm's immune deficiencies. London: Elsevier, 2014.
2. Oliveira JB, Fleisher TA. Laboratory evaluation of primary immunodeficiencies. J Allergy Clin Immunol. 2010;125(2 Suppl 2):S297-305. doi: 10.1016/j.jaci.2009.08.043.
3. Conley ME, Dobbs AK, Farmer DM, Kilic S, Paris K, Grigoriadou S, et al. Primary B cell immunodeficiencies: comparisons and contrasts. Annu Rev Immunol. 2009;27:199-227. doi: 10.1146/annurev.immunol.021908.132649.
4. Bousfiha A, Jeddane L, Picard C, Al-Herz W, Ailal F, Chatila T, et al. Human inborn errors of immunity: 2019 update of the iuis phenotypical classification. J Clin Immunol. 2020;40(1):66-81. doi: 10.1007/s10875-020-00758-x.

5. Bonilla FA, Khan DA, Ballas ZK, Chinen J, Frank MM, Hsu JT, et al. Practice parameter for the diagnosis and management of primary immunodeficiency. J Allergy Clin Immunol. 2015;136:1186-205. doi: 10.1016/j.jaci.2015.04.049.
6. Fujimura MD. Níveis séricos das subclasses de IgG em crianças normais e nefróticas [Tese de Doutorado]. São Paulo: Universidade São Paulo, 1991.
7. Winkelstein JA, Marino MC, Ochs H, Fuleihan R, Scholl PR, Geha R, et al. The X-linked hyper-IgM syndrome: clinical and immunologic features of 79 patients. Medicine (Baltimore). 2003;82:373-84. doi: 10.1097/01.md.0000100046.06009.b0.
8. Orange JS, Ballow M, Stiehm ER, Ballas ZK, Chinen J, De La Morena M, et al. Use and interpretation of diagnostic vaccination in primary immunodeficiency: a working group report of the Basic and Clinical Immunology Interest Section of the american academy of allergy, asthma & immunology. J Allergy Clin Immunol. 2012;130(3 Suppl):S1-24. doi: 10.1016/j.jaci.2012.07.002.
9. Paris K, Sorensen RU. Assessment and clinical interpretation of polysaccharide antibody responses. Ann Allergy Asthma Immunol. 2007;99:462-4. doi: 10.1016/S1081-1206(10)60572-8.
10. Kaminski DA, Wei C, Qian Y, Rosenberg AF, Sanz I. Advances in human B cell phenotypic profiling. Front Immunol. 2012;3:302. doi: 10.3389/fimmu.2012.00302.
11. Bonilla FA, Barlan I, Chapel H, Costa-Carvalho BT, Cunningham-Rundles C, de la Morena MT, et al. International consensus document (ICON): common variable immunodeficiency disorders. J Allergy Clin Immunol Pract. 2016;4:38-59. doi: 10.1016/j.jaip.2015.07.025.
12. Kanegae MP, Barreiros LA, Mazzucchelli JT, Hadachi SM, Guilhoto LM, Acquesta AL, et al. Neonatal screening for severe combined immunodeficiency in Brazil. J Pediatr (Rio J). 2016;92: 374-80. doi: 10.1016/j.jped.2015.10.006.
13. Oliveira JB, Notarangelo LD, Fleisher TA. Applications of flow cytometry for the study of primary immune deficiencies. Curr Opin Allergy Clin Immunol. 2008;8:499-509. doi: 10.1097/ACI.0b013e328312c790.
14. Moraes-Pinto MI, Ono E, Santos-Valente EC, Almeida LC, Andrade PR, Dinelli MI, et al. Lymphocyte subsets in human immunodeficiency virus-unexposed Brazilian individuals from birth to adulthood. Mem Inst Oswaldo Cruz. 2014;109:989-98. doi: 10.1590/0074-0276140182.
15. Stone KD, Feldman HA, Huisman C, Howlett C, Jabara HH, Bonilla FA. Analysis of in vitro lymphocyte proliferation as a screening tool for cellular immunodeficiency. Clin Immunol. 2009;131(1):41-9. doi: 10.1016/j.clim.2008.11.003.
16. Bonilla FA. Interpretation of lymphocyte proliferation tests. Ann Allergy Asthma Immunol. 2008;101:101-4. doi: 10.1016/S1081-1206(10)60842-3.
17. Stone KD, Feldman HA, Huisman C, Howlett C, Jabara HH, Bonilla FA. Analysis of in vitro lymphocyte proliferation as a screening tool for cellular immunodeficiency. Clin Immunol. 2009;131:41-9. doi: 10.1016/j.clim.2008.11.003.
18. Puck JM. Laboratory technology for population-based screening for severe combined immunodeficiency in neonates: the winner is T cell receptor excision circles. J Allergy Clin Immunol. 2012;129:607-16. doi: 10.1016/j.jaci.2012.01.032.
19. Jin Y, Mazza C, Christie JR, Giliani S, Fiorini M, Mella P, et al. Mutations of the wiskott-aldrich syndrome protein (WASP): hotspots, effect on transcription, and translation and phenotype/genotype correlation. Blood. 2004;104:4010-19. doi: 10.1182/blood-2003-05-1592.
20. Pai SY, de Boer H, Massaad MJ, Chatila TA, Keles S, Jabara HH, et al. Flow cytometry diagnosis of dedicator of cytokinesis 8 (DOCK8) deficiency. J Allergy Clin Immunol. 2014;134:221-3. doi: 10.1016/j.jaci.2014.02.023.
21. Heltzer ML, Choi JK, Ochs HD, Sullivan KE, Torgerson TR, Ernst LM. A potential screening tool for IPEX syndrome. Pediatr Dev Pathol. 2007;10:98-105. doi: 10.2350/06-07-0130.1.
22. Cabral-Marques O, Schimke LF, de Oliveira EB Jr, El Khawanky N, Ramos RN, Al-Ramadi BK, et al. Flow cytometry contributions for the diagnosis and immunopathological characterization of primary immunodeficiency diseases with immune dysregulation. Front Immunol. 2019;26;10:2742. doi: 10.3389/fimmu.2019.02742.
23. Depner M, Fuchs S, Raabe J, Frede N, Glocker C, Doffinger R, et al. The extended clinical phenotype of 26 patients with chronic mucocutaneous candidiasis due to gain-of-function mutations in STAT1. J Clin Immunol. 2016;36:73-84. doi: 10.1007/s10875-015-0214-9.

39

Triagem Neonatal para Erros Inatos da Imunidade

Carolina Cardoso de Mello Prando | Lucila Akune Barreiros | Stéfanne Maria Jeha Bortoletto

Introdução

Em saúde pública, triar significa identificar, em uma população assintomática, os indivíduos que estão sob risco de desenvolver determinada doença ou distúrbio e que se beneficiariam de investigação adicional, ação preventiva ou terapêutica imediatas.

Programa Nacional de Triagem Neonatal[1]

A história universal da triagem neonatal tem início na década de 1960, quando Robert Guthrie adaptou a técnica de detecção dos níveis plasmáticos de fenilalanina para a triagem de fenilcetonúria em recém-nascidos.[2] Na década de 1990, a espectrometria de massa em tandem revolucionou a triagem neonatal, possibilitando a detecção de mais de 40 doenças metabólicas em aproximadamente 2 minutos.[3]

Em 2008, o estado de Wisconsin, nos Estados Unidos, foi o primeiro lugar no mundo a iniciar a triagem neonatal visando o diagnóstico precoce de imunodeficiência combinada grave ou síndrome da imunodeficiência combinada grave (SCID, do inglês *severe combined immunodeficiency*) e linfopenias T por meio da quantificação de círculos de excisão de receptor de célula T (TRECs, do inglês *T-cell receptor excision circles*).[4] Após a implementação dos testes em Wisconsin e Massachusetts, a secretaria de saúde dos Estados Unidos determinou, em 2010, que o exame de TREC fosse incorporado à triagem neonatal.[5] A implementação desse teste para SCID naquele país foi finalizada em 2018 e atualmente faz parte da rotina de cuidados em saúde de todo bebê que nasce em território norte-americano.[6]

No Brasil, a triagem neonatal teve início em 1976, quando a Associação de Pais e Amigos dos Excepcionais (Apae) de São Paulo trouxe o exame para o país, sendo criado, pelo Ministério da Saúde, o Programa Nacional de Triagem Neonatal em 2001. Entre os anos de 2006 e 2014, o Programa Nacional de Triagem Neonatal expandiu a detecção de doenças triadas para seis enfermidades. Recentemente, em maio de 2021, foi sancionada a Lei n. 14.154, que amplia para 50 o número de doenças raras que passarão a ser detectadas pelo teste do pezinho no território brasileiro.[7] O processo para implantação dessa nova lei será realizado em cinco etapas, estando as imunodeficiências previstas para a quarta etapa. Enquanto isso, a rede pública do Distrito Federal e do estado de Minas Gerais já oferecem o exame de TREC e, na cidade de São Paulo, a rede oferece os exames de TREC e círculos de excisão da cadeia *Kappa* (KREC, do inglês *Kappa-deleting recombination excision circles*) aos seus recém-nascidos.

Além dos benefícios inquestionáveis à saúde da população brasileira, há que se considerar também o benefício econômico da implantação dos testes de TREC e KREC. Os custos de um tratamento tardio, que incluem cuidar das intercorrências infecciosas e potenciais sequelas, podem chegar a quatro vezes mais do que os custos do tratamento de um bebê que chega ao transplante de células-tronco hematopoiéticas livre de infecções e antes dos 3 meses e meio de vida.[8]

A inclusão das imunodeficiências primárias no Programa Nacional de Triagem Neonatal, por meio dos testes de quantificação de TREC e KREC, segue os preceitos adotados pela Organização Mundial da Saúde (OMS), propostos por James Wilson e Gunnar Jungner em 1968,[9] conforme listado a seguir:

1) A condição triada é um problema de saúde pública.
2) Deve existir tratamento para os pacientes identificados na triagem.
3) Instalações para o diagnóstico e o tratamento devem estar disponíveis.
4) Deve haver um estágio sintomático latente ou precoce reconhecível.
5) Deve existir um teste adequado para a triagem.
6) O teste deve ser aceitável pela população.
7) A história natural da doença, incluindo o desenvolvimento desde a fase latente até a fase declarada da doença, deve ser conhecida.
8) Deve haver uma política acordada sobre quem tratar como paciente.
9) O custo da descoberta de casos (incluindo diagnóstico e tratamento de pacientes diagnosticados) deve ser economicamente equilibrado em relação às despesas possíveis com cuidados médicos como um todo.
10) O processo para a descoberta de casos deve ser contínuo, com base em um programa de triagem.

Os exames de TREC e KREC

O desenvolvimento das células T no timo envolve a edição do DNA genômico do receptor da célula T (TCR, do inglês, *T-cell receptor*), processo também denominado "recombinação V(D)J", que permite a criação de células T com TCRs extremamente variados para o reconhecimento dos diferentes antígenos que possam entrar em contato com essas células ao longo da vida do indivíduo. São subprodutos dessa recombinação, pequenos círculos de DNA do lócus α do TCR, os chamados TRECs (Figura 39.1).[10] Esse pequeno DNA circular permanece no núcleo das células T e não se multiplica nas divisões celulares, ou seja, ele existe apenas no emigrante do timo original, podendo, portanto, ser utilizado como biomarcador do número de células emigrantes do timo em recém-nascidos.[10] Como o recém-nascido com SCID apresenta baixo número ou ausência de linfócitos T – independentemente da etiologia genética –, ele também apresenta menor quantidade de TRECs do que um recém-nascido saudável, sendo essa a lógica da utilização da quantificação de TREC para a triagem neonatal dos erros inatos da imunidade (EII) que cursam com déficit na produção de linfócitos T.

TRECs são fragmentos de DNA e, portanto, passíveis de identificação utilizando-se a reação em cadeia da polimerase (PCR, do inglês *polymerase chain reaction*) a partir de amostras de sangue seco sobre papel de filtro, corriqueiramente coletadas de sangue venoso obtido do calcanhar de recém-nascidos, no teste do pezinho.

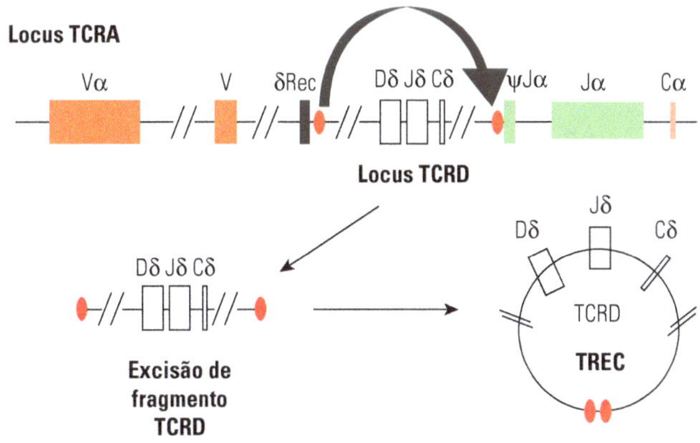

Figura 39.1. Representação ilustrativa da formação do círculo de excisão da célula T, o TREC. TCRA: *T-cell receptor alpha*; TCRD: *T-cell receptor delta*; V: variável; D: diversidade; J: juncional; C: constante (regiões dos genes do TCR); Rec: sequência sinal de recombinação para o TCRD. Em vermelho, o sinal de junção do círculo de excisão do receptor de célula T, que é a sequência de ácidos nucléicos reconhecida no exame de TREC.

Fonte: Adaptada de Currier and Puck, 2021.

Adicionalmente aos TRECs, é possível investigar a produção de células B virgens pela avaliação de KRECs, que são subprodutos da formação do receptor de antígenos de célula B (BCR, do inglês, *B-cell receptor*), que se originam por recombinação gênica, de maneira similar aos TRECs, e que também podem ser quantificados por PCR.

Em conjunto, a quantificação de TRECs e KRECs pode dar pistas sobre quais tipos celulares estão afetados em cada paciente, ajudando a direcionar a investigação geneticomolecular de um recém-nascido com suspeita de SCID. Além disso, os KRECs também podem ser utilizados como ferramenta de triagem de pacientes com defeitos específicos que resultam na ausência de linfócitos B, como a agamaglobulinemia ligada ao X.

Para a realização da triagem neonatal para linfopenias congênitas, uma amostra de sangue do recém-nascido deve ser coletada em papel filtro, em geral, ainda na maternidade. Além da quantificação de TRECs e KRECs, é utilizado um controle endógeno – em geral a beta-actina – para aferição da qualidade da amostra, conforme o fluxo apresentado na Figura 39.2.

Importante enfatizar que a quantificação de TRECs e KRECs foi estabelecida e validada como uma ferramenta para a triagem para recém-nascidos e não é recomendada para crianças mais velhas ou mesmo para adultos. Isso acontece porque, conforme o sistema imune do indivíduo se depara com diferentes antígenos, seus linfócitos passam por diversas expansões clonais e a quantidade de TRECs e KRECs, no sangue periférico, vai se diluindo, inviabilizando a investigação pela metodologia aqui exposta.

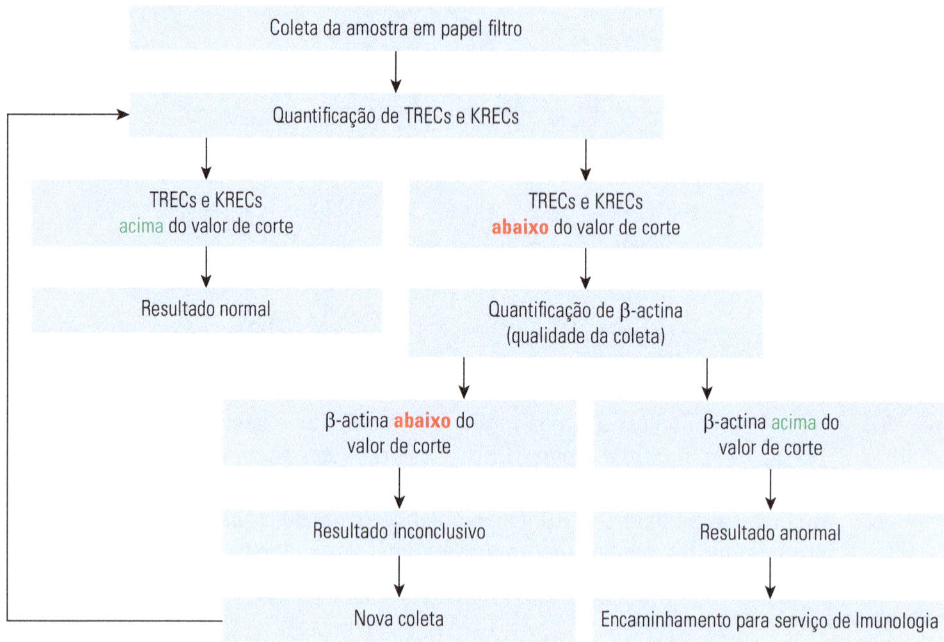

Figura 39.2. Fluxograma do processo de triagem neonatal para linfopenias congênitas.
Fonte: Desenvolvida pela autoria.

Resultados abaixo do valor de corte para TREC e/ou KREC

Considerando-se que a quantificação de TREC e KREC é utilizada como exame de triagem, valores abaixo dos estabelecidos para referência de corte, com beta-actina normal, dão início ao processo de investigação e confirmação diagnóstica.

É necessário entender quais são as condições do recém-nascido com o teste alterado. Recém-nascidos prematuros podem apresentar resultados alterados que se normalizam com o tempo, por conta de imaturidade do sistema imune.[11] Nesse caso, recomendam-se coleta de nova amostra e repetição do exame, que pode ser realizado periodicamente até se atingir o termo pela idade corrigida. Atenção também deve ser dada a recém-nascidos que apresentem malformações cardíacas congênitas cianóticas, em que há comprometimento do desenvolvimento do timo que, portanto, afeta o amadurecimento dos linfócitos T e a recombinação VDJ para a formação dos TCRs, podendo resultar em valores baixos de TREC.[12]

Outras causas secundárias de alterações no exame de triagem neonatal para EII já foram identificadas, como a leucemia juvenil mielomonocítica, quilotórax, hidropsia, sepse pós-natal e o uso de medicamentos imunossupressores pela mãe durante a gravidez.[13,14] Além disso, condições genéticas que cursam com linfopenia T também resultam em TREC alterado: trissomia do 21; síndrome CHARGE (coloboma, malformações cardíacas, atresia de cóanas, atraso do crescimento, anomalias genitais e de ouvidos); síndrome de DiGeorge; VACTREL (malformações vertebrais e cardíacas, fístula traqueosofágica, anomalias de rins e membros); ataxia telangectasia; trissomia do 18; síndrome de Jacobsen; CLOVES (lipomatose congênita, malformações vasculares, nevos epidérmico, escoliose);

síndrome de Nijmegen; síndrome de Fryns; síndrome de ectrodactilia e displasia ectodérmica; deficiência de EXTL3; defeito de Rac2; síndrome de Noonan; síndrome de Renpenning; síndrome de Barth; síndrome TAR; síndrome WHIM; deficiência de ADA2; e neutropenia congênita por mutação no gene *VPS45*.[15,16]

Idealmente, o teste de triagem neonatal deve estar vinculado a um programa, em que já exista um fluxo predeterminado para que se dê prosseguimento à investigação de casos com TREC e/ou KREC alterados, definindo-se, inclusive, os "positivos urgentes", com valores de TREC indetectáveis ou muito baixos, que seriam de alto risco para confirmação de diagnóstico de SCID.[10] Esses casos deveriam ter acesso imediato à confirmação diagnóstica e aos cuidados terapêuticos.

Seguindo-se um exame de triagem para imunodeficiência alterado, recomenda-se um hemograma completo – para avaliação do número total de linfócitos – e a contagem de subpopulações linfocitárias, incluindo linfócitos *naïve* e de memória T CD3+CD4+ e T CD3+CD8+, assim como linfócitos B e células NK.[10] É indicada, também, a dosagem de imunoglobulinas (IgM, IgG, IgA e IgE) uma vez que, na ausência de células T funcionais, mesmo que existam células B, os processos de troca de classe e de hipermutação somática das imunoglobulinas não seriam possíveis. A quantificação de células B ($CD19^+$) e a dosagem de imunoglobulinas são suficientes diante da suspeita de agamaglobulinemia, quando os KRECs estão baixos no exame de triagem. Devemos lembrar que, nesta fase, a maior parte da IgG circulante é de origem materna, transferida ao fim da gestação, e que a IgA pode estar ausente ou muito baixa sem que isso signifique doença. Portanto, é importante atenção aos valores de IgM sérica.

Eventualmente, com o estudo de subpopulações linfocitárias, testes de proliferação linfocitária ou verificação de enxerto de células T maternas podem ser necessários[10] para a confirmação de casos de SCID atípico (*leaky* SCID) ou de síndrome de Omenn. Essas são condições nas quais o indivíduo não apresenta intensa linfopenia, porém não existem células *naïve*, mas apenas células com perfil de memória, sejam elas provenientes da mãe e causadoras da doença do enxerto contra hospedeiro, ou do próprio indivíduo em razão de defeitos hipomórficos que permitem a formação de linfócitos disfuncionais, autorreativos.

Uma vez comprovado o diagnóstico de SCID, seja típica, seja atípica (critérios diagnósticos apresentados nos Capítulos 14 – Defeitos Graves Combinados de Células T e B; e 15 – Defeitos Menos Graves Combinados de Células T e B), o paciente deve ser encaminhado para o tratamento curativo disponível no Brasil, que é o transplante de células-tronco hematopoiéticas. Em alguns outros países, existe a opção de terapia gênica para defeitos específicos, como é o caso da SCID ligada ao X, causada por defeitos no gene *IL2RG*. Dados estadunidenses mostraram que pacientes que são identificados, diagnosticados e tratados até os 3 meses e meio de vida apresentam sobrevida de 95% após o transplante, enquanto em crianças transplantadas após os 3 meses e meio de vida e na presença de infecções, há uma queda na sobrevida para aproximadamente 50%.[17] Portanto, o diagnóstico precoce pela triagem neonatal universal é essencial para a sobrevivência dos pacientes com SCID.

No caso de recém-nascidos com valores normais de TREC, porém com KREC reduzido, confirmando-se o diagnóstico de agamaglobulinemia, as manifestações clínicas tendem a se iniciar por volta do 6º mês de vida, momento em que os anticorpos IgG maternos, transportados via placentária, se esgotaram,[18,19] havendo um tempo maior para se programarem o encaminhamento e o início do tratamento com reposição de imunoglobulina humana.

Referências bibliográficas

1. BRASIL. Programa Nacional de Triagem Neonatal [Internet]. 2022. [2023 Jun. 13]. Disponível em: https://www.gov.br/saude/pt-br/composicao/saes/sangue/programa-nacional-da-triagem-neonatal.
2. Levy HL. Robert Guthrie and the trials and tribulations of newborn screening. Int J Neonatal Screen. 2021;7(1):5. doi: 10.3390/ijns7010005.
3. Leão L, Aguiar M. Newborn screening: what pediatricians should know. J Pediatr (Rio J) [Internet]. 2008;84(7):80-90. doi: 10.2223/JPED.1790.
4. Baker MW, Laessig RH, Katcher ML, Routes JM, Grossman WJ, Verbsky J, et al. Implementing routine testing for severe combined immunodeficiency within wisconsin's newborn screening program. Public Health Rep. 2010;125:88-95. doi: 10.1177/00333549101250S211.
5. Jilkina O, Thompson JR, Kwan L, Van Caeseele P, Rockman-Greenberg C, Schroeder ML. Retrospective TREC testing of newborns with Severe Combined Immunodeficiency and other primary immunodeficiency diseases. Mol Genet Metab Rep. 2014;1(1):324-33. doi: 10.1016/j.ymgmr.2014.07.003.
6. Strand J, Gul KA, Erichsen HC, Lundman E, Berge MC, Trømborg AK, et al. Second-tier next generation sequencing integrated in nationwide newborn screening provides rapid molecular diagnostics of severe combined immunodeficiency. Front Immunol. 2020;11:1417. doi: 10.3389/fimmu.2020.01417.
7. Brasil. Lei n. 14.154, de 26 de maio de 2021. Brasília: Presidência da República; 2021. [2023 Jun. 13]. Disponível em: http://www.planalto.gov.br/ccivil_03/_ato2019-2022/2021/lei/L14154.htm.
8. Kanegae MPP, Barreiros LA, Mazzucchelli JTL, Hadachi SM, de Figueiredo Ferreira Guilhoto LM, Acquesta AL, et al. Neonatal screening for severe combined immunodeficiency in Brazil. J Pediatr (Rio J). 2016;92(4):374-80. doi: 10.1016/j.jped.2015.10.006.
9. Wilson JM, Jungner G, World Health Organization: Principles and practice of screening for disease. 1968. [2023 Jun. 13]. Disponível em: https://apps.who.int/iris/handle/10665/37650.
10. Currier R, Puck JM. SCID newborn screening: what we've learned. J Allergy Clin Immunol. 2021;147(2):417-26. doi: 10.1016/j.jaci.2020.10.020.
11. Remaschi G, Ricci S, Cortimiglia M, De Vitis E, Iannuzzi L, Boni L, et al. TREC and KREC in very preterm infants: reference values and effects of maternal and neonatal factors. J Matern Neonatal Med. 2021;34(23):3946-51. doi: 10.1080/14767058.2019.1702951.
12. Davey BT, Elder RW, Cloutier MM, Bennett N, Lee JH, Wang Z, et al. T-Cell receptor excision circles in newborns with congenital heart disease. J Pediatr. 2019;213:96-102.e2. doi: 10.1016/j.jpeds.2019.05.061.
13. Carol HA, Ochfeld EN, Ahmed A. In-utero exposure to immunosuppressive medications resulting in abnormal newborn screening for severe combined immunodeficiency: a case series on natural history and management. Immunol Res. 2022;70(5):561-5. doi: 10.1007/s12026-022-09297-6.
14. Göngrich C, Ekwall O, Sundin M, Brodszki N, Fasth A, Marits P, et al. First year of TREC-based national SCID screening in sweden. Int J Neonatal Screen. 2021;7(3):59. doi: 10.3390/ijns7030059.
15. Barreiros LA, Sousa JL, Geier C, Leiss-Piller A, Kanegae MPP, França TT, et al. SCID and other inborn errors of immunity with low TRECs – the brazilian experience. J Clin Immunol. 2022;42(6):1171-92. doi: 10.1007/s10875-022-01275-9.
16. Buchbinder D, Walter JE, Butte MJ, Chan W-Y, Chitty Lopez M, Dimitriades VR, et al. When screening for severe combined immunodeficiency (SCID) with t cell receptor excision circles is not SCID: a case-based review. J Clin Immunol. 2021;41(2):294-302. doi: 10.1007/s10875-020-00931-2.
17. Pai S-Y, Cowan MJ. Stem cell transplantation for primary immunodeficiency diseases. Curr Opin Allergy Clin Immunol. 2014;14(6):521-6. doi: 10.1097/ACI.0000000000000115.
18. Jacob CM, Castro APBM, Carnide EMG. Agamaglobulinemia. Rev Bras Alergia Imunopatol. 2005; 28(6):267-72.
19. Janeway CA, Travers P, Walport M, Shlomchik MJ. Imunobiologia: o sistema imuno na saúde e na doença. 6. ed. Artmed, 2007.

Exames Genéticos

Laire Schidlowski Ferreira | Carolina Cardoso de Mello Prando

Introdução

Os erros inatos da imunidade (EII) são um grupo heterogêneo de doenças genéticas que interferem na produção ou função de diferentes elementos do sistema imune, causando maior suscetibilidade a infecções graves, autoimunidade, inflamação, alergias e malignidades.[1] A diversidade de fenótipos converge para uma sobreposição das manifestações clínicas, o que pode dificultar o diagnóstico e, consequentemente, a indicação de tratamento. Assim, o estudo genético vem auxiliar nesse diagnóstico, podendo até modificar condutas já iniciadas. Além disso, permite que seja realizado o aconselhamento genético familiar.[2,3]

De acordo com a última atualização da International Union of Immunological Societies, o grupo de EII é constituído por 485 doenças, incluindo 55 novos defeitos genéticos definidos entre 2019 e 2022.[1] Isso demonstra que, nos últimos anos, o número de novos EII e genes relacionados vem crescendo. Essa evolução também se deve ao menor custo das técnicas de sequenciamento de exoma e genoma completo, além do aprimoramento das ferramentas de bioinformática, facilitando, assim, o seu uso na área da pesquisa e diagnóstico.[4]

É importante conhecer os exames genéticos disponíveis e que podem auxiliar no diagnóstico do paciente com EII, identificando as limitações e vantagens de cada técnica, o que permite guiar a escolha dos exames a serem solicitados.

Genética básica

Antes de detalhar os exames genéticos e sua importância para o diagnóstico dos EII, é necessário voltar nossa atenção aos conceitos básicos de genética, essenciais para melhor compreensão dos resultados e das limitações dos exames de biologia molecular. Isso também facilita o raciocínio em relação à hereditariedade e à genética dos EII.

Todas as informações estruturais e funcionais de um organismo estão armazenadas no DNA, molécula responsável por passar essas informações entre as gerações. Essa herança se dá por meio dos cromossomos, forma mais condensada da molécula de DNA. Herdamos 23 cromossomos maternos e 23 paternos, totalizando 46 cromossomos divididos em 22 pares de cromossomos autossômicos mais dois cromossomos sexuais (X e Y). Alterações nos cromossomas ou regiões subcromossômicas causam as cromossomopatias, e algumas delas podem associar-se a defeitos do sistema imune, por exemplo a síndrome de Down. No DNA estão localizados os genes, responsáveis por conter as informações para codificar as proteínas.[5]

Os genes são divididos em regiões de éxons, unidades utilizadas na tradução proteica, intercaladas com regiões de íntrons, que têm uma função estrutural, de transporte, de regulação de expressão e de *splicing* (remoção dos íntrons e união dos éxons após a transcrição).[6] Para a transcrição do RNA mensageiro (mRNA), os íntrons são eliminados por um processo de rearranjo denominado *splicing*, permanecendo apenas as informações dos éxons. A sequência do DNA e, consequentemente a do éxon, é formada por quatro nucleotídeos – adenina, guanina, citosina e timina –, que são lidos em tríades denominadas "códons". A posição de cada nucleotídeo dentro da sequência do gene é importante, pois cada códon corresponde a um aminoácido na estrutura da proteína.[5] Contudo, apesar de a sequência dos genes ser conservada entre os indivíduos, existem pequenas diferenças, denominadas "polimorfismos", que são comuns e responsáveis pela variabilidade fenotípica entre as pessoas e que podem estar relacionadas à predisposição para alguns fenótipos complexos mais comuns.[7] Por sua vez, variações presentes em menos de 1% da população são consideradas raras e denominadas "mutações".[8] São as variantes raras que procuramos para o diagnóstico genético dos EII.

Essas variações na sequência dos genes podem ter consequências importantes na estrutura (troca de aminoácidos, perda/ganho de uma parte) e/ou na perda ou ganho de função da proteína, constituindo-se, em geral, em mutações que produzem perda de função da proteína resultante (LOF, do inglês *loss of function*).[5,7] Algumas mutações, mais raras, resultam na produção de uma proteína com uma função diferente ou nova em relação à proteína original, são elas as mutações com ganho de função (GOF, do inglês *gain of function*). As variantes genéticas podem ser classificadas como:

a) **Perda de sentido (*missense*):** quando a mudança de nucleotídeo resulta na troca de um aminoácido na estrutura proteica.
b) **Sem sentido (*nonsense*):** quando a mudança de nucleotídeo(s) resulta na formação de um códon de parada, o qual encerra a produção da proteína de forma precoce.
c) ***Splicing*:** quando a variante está localizada na divisão entre o éxon e o intron, ocasionando um novo rearranjo do mRNA, podendo excluir um ou mais de seus éxons;
d) **Indel:** quando há a inserção ou deleção de um ou mais nucleotídeos. Conforme a quantidade de nucleotídeos afetados, isso pode alterar não apenas a formação do códon correspondente à variante, mas também dos subjacentes, tornando diferente, a partir daquele ponto, a sequência de aminoácidos da proteína. Esse tipo de variante pode ter tamanhos muito pequenos quando envolve um ou poucos nucleotídeos ou pode chegar a impactar uma região cromossômica inteira, afetando vários genes.[5,7]

Quando o polimorfismo ou mutação está presente nos dois cromossomos homólogos, isso quer dizer que está presente em homozigose. Contudo, quando está presente em apenas um cromossomo do par, dizemos que está em heterozigose. Assim, o homozigoto apresenta dois alelos iguais e o heterozigoto apresenta dois alelos diferentes para o mesmo gene. A presença de polimorfismo ou a mutação em um gene do cromossomo X em indivíduos masculinos (XY) é denominada "hemizigose".

Os padrões de herança das mutações são muito importantes, pois orientam a investigação diagnóstica. Doenças autossômicas são aquelas nas quais as mutações ocorrem nos cromossomas 1 a 22. São denominadas "dominantes" quando causadas por mutações em heterozigose, mas também em homozigose ou heterozigose composta. Por sua vez, doenças de herança autossômica recessiva só ocorrem por mutações em homozigose, hemizigose ou em heterozigose composta (duas mutações diferentes no mesmo gene, uma em cada cromossomo homologo).[5,7] As heranças autossômicas dominantes podem ser dominantes puras (pacientes homozigotos e heterozigotos têm o mesmo fenótipo); semidominantes (pacientes homozigotos ou heterozigotos compostos apresentam fenótipo mais grave do que os heterozigotos); codominantes (fenótipo se apresenta com duas mutações distintas, uma em cada alelo); ou herança dominante negativa (a proteína mutante interfere na função do alelo não mutado).

Técnicas de sequenciamento de DNA genômico

O sequenciamento do DNA genômico tem por objetivo identificar a sequência dos nucleotídeos que formam o nosso material genético. Dessa forma, é possível comparar a sequência do DNA do paciente com uma sequência referência e, assim, identificar a(s) variante(s) que possa(m) explicar o quadro clínico do indivíduo.

Ao se solicitar uma avaliação genética, é importante saber o que se está procurando, pois existem vários testes genéticos disponíveis com metodologias e objetivos diferentes, e com uma quantidade específica de genes ou regiões genômicas que podem ser investigadas.[9-11]

Entre as técnicas de sequenciamento, a de ***Sanger*** foi a primeira descrita e é amplamente utilizada. Trata-se de uma metodologia que consegue abranger apenas regiões pequenas, na maioria das vezes sendo feita éxon por éxon.[5,10] Dentro dos EII, muitas manifestações clínicas podem se sobrepor e, assim, ser relacionadas a mais de um gene candidato. Dessa forma, o sequenciamento de Sanger se torna um procedimento trabalhoso e com uma relação custo-benefício elevada. Apesar disso, a técnica é muito utilizada quando há apenas um gene candidato e para confirmar variantes encontradas em outros exames de sequenciamento em razão de sua maior especificidade. Além disso, pode ser utilizada para confirmar a presença da(s) variante(s) em familiares do paciente em que já se conhece o diagnóstico genético.[9,10]

Os sequenciamentos de nova geração (NGS) trouxeram uma nova perspectiva para os exames de sequenciamento, pois são técnicas mais automatizadas, que permitem um sequenciamento em paralelo de várias regiões genômicas. Ao longo dos anos, seu custo diminuiu consideravelmente, tornando os testes mais acessíveis para a utilização não apenas em pesquisa, mas também na prática clínica.[9,12] Essas técnicas de sequenciamento permitem a identificação de variantes de nucleotídeo único (SNV) ou aquelas que envolvem poucos pares de base e que afetam a sequência de nucleotídeos como já citado. Atualmente, com o avanço no campo da bioinformática e da análise de dados genômicos, também é possível identificar algumas variações estruturais denominadas "variações do número de cópias" (CNV),[13] outro tipo de variação indel. As CNVs são caracterizadas por deleções, inserções ou até duplicações no DNA com tamanho acima de 50 pares de base (pb).[14] CNVs já foram descritas como causa para EII em genes como *DOCK8*, *LRBA*, *DCK1*, *IL17R* e *NCF1*.[13,15]

Por meio das tecnologias de NGS, é possível realizar o sequenciamento completo do exoma ou do genoma, além do sequenciamento de painéis de genes. No sequenciamento completo de exoma (WES), são sequenciados paralelamente os éxons e uma pequena porção da região intrônica adjacente de quase todos os 22.000 genes do genoma humano. No sequenciamento completo do genoma (WGS), são sequenciados todos os éxons e íntrons. No **painel de genes** são definidos grupos específicos de genes a serem sequenciados. Assim, menos genes com seus éxons e regiões adjacentes de íntrons, por exemplo, um painel de genes para EII ou para alguns grupos de EII para uma específica manifestação clínica. O sequenciamento de WES e WGS são técnicas atualmente bastante utilizadas pelo campo da pesquisa, por conta do seu custo e por permitir a investigação, não apenas dos genes já reconhecidamente relacionados ao fenótipo, mas também auxiliando na descoberta de genes que possam causar determinado EII.[16] Nos últimos anos o número de genes associados aos EII vem aumentando consideravelmente e, só em 2022, foram adicionados mais 55 novos defeitos genéticos à classificação dos EII.[1] Isso se deve principalmente à ampla utilização de WES.[4]

A exploração irrestrita de variantes com a utilização de WES tem demonstrado a possibilidade de mudança no diagnóstico inicial, podendo ocorrer diagnóstico genético diferente do diagnóstico clínico prévio em até 50% dos casos.[2,15,17] Alguns laboratórios de análises clínicas realizam o WES, mas para diminuir o custo e o tempo de análise, realizam o sequenciamento apenas de grupos de genes que estejam associados à suspeita clínica.[18] Com a melhoria das ferramentas de bioinformática e a tendência à diminuição do preço, resultando em um custo similar ao do painel genético, o WES pode se tornar uma técnica cada vez mais acessível na prática clínica.[11,18]

Embora ainda se saiba muito pouco sobre os efeitos de variações em regiões intrônicas, mutações intrônicas patogênicas já foram relatadas em genes relacionados a EII, como *IKBKG*[19] e *DOCK8*,[20] validando a utilidade do WGS na investigação genética dessas doenças. Embora os avanços na área de bioinformática permitam hoje uma identificação mais confiável de CNVs por dados de WES,[13,15] as leituras obtidas na técnica de WGS são mais uniformes (apesar de menos profundas) ao longo da amostra, permitindo uma identificação mais clara e confiável de CNVs.[9,11,21,22] Grupos de pesquisa de EII já descreveram o uso de WGS para o diagnóstico de famílias em que não foi possível identificar o defeito por meio de outras técnicas, inclusive o WES.[11,21,22] Atualmente, o sequenciamento de genoma completo é mais utilizado em pesquisa pelo alto custo, grande volume de dados brutos a serem analisados e longo tempo para a análise, já que muitas variantes e regiões genômicas ainda precisam ser mais bem compreendidas.[9-11]

No painel de genes, é realizado o sequenciamento de uma lista predeterminada de genes e, dependendo do painel, é possível incluir regiões de íntrons. Uma das vantagens do painel é poder incluir regiões que não sejam contempladas ou que não tenham uma boa cobertura no sequenciamento completo do exoma.[9-18] Contudo, o número de genes associados aos EII vem aumentando cada vez mais rápido,[23] assim como em outros grupos de doenças genéticas, de tal forma que, muitas vezes, os painéis de genes comerciais podem acompanhar essas atualizações com mais dificuldade.

O resultado das técnicas de WES e WGS é constituído por milhares de variantes encontradas ao longo do genoma sequenciado quando comparado ao genoma referência. Os dados de sequenciamento de nova geração são ricos em informação e de análise complexa. Entre essas variantes, encontramos desde variações sinônimas, comuns, até aquelas que podem ser classificadas como patogênicas, ou seja, aquelas nas quais o impacto na proteína correspondente pode causar alguma doença.[9-24] São essas variações que procuramos ao analisar um sequenciamento de um paciente com suspeita de um EII ou qualquer outra desordem genética.

Para a classificação destas variantes, existe uma diretriz publicada pelo American College of Medical Genetics and Genomics (ACMG) em junção com a Association for Molecular Pathology.[8] Conforme essa recomendação, podemos classificar as variantes em cinco grupos:

a) Benignas.
b) Possivelmente benignas.
c) Significado incerto, mais conhecida pela sigla VUS.

d) Possivelmente patogênica.
e) Patogênica.

Para cada grupo de variante, existe uma lista de critérios a serem preenchidos. A diretriz sugere que variantes classificadas como possivelmente benignas, possivelmente patogênicas e, principalmente, VUS, sofram atualização ao longo do tempo conforme novos estudos sejam feitos e conhecimentos incorporados. Deve ser salientado que variantes do tipo VUS, segundo os critérios do ACMG, não podem ser usadas para critério diagnóstico.[8]

Microarranjo e MLPA

Dentro do campo dos EII, não só as variantes de base única ou deleções ou inserções pequenas podem ser a causa do fenótipo identificado. Cada vez mais a análise da CNV se faz importante para a completa análise e o diagnóstico de um EII, principalmente quando há suspeita de que o quadro clínico resulte de variações em mais de um gene, como é o caso de muitas síndromes. Inicialmente as CNVs eram mais vistas e estudadas nos EII associados a síndromes, como é o caso da deleção do 22q11 (síndrome de DiGeorge) e a deleção 11q (síndrome de Jacobsen).[25-27] Atualmente, já temos relatada, na literatura, a presença de CNVs em EII não correlacionadas a síndromes, como é o caso da deficiência de *DOCK8*, doença granulomatosa crônica autossômica recessiva com defeito em *NCF1*, deficiência de LRBA e agamaglobulinemia.[15,22,28]

As CNVs podem ser detectadas por sequenciamento de exoma/genoma completo por meio de novas ferramentas de análise de bioinformática, como já descrito.[9,11,13,21,22] Entretanto, existem outras técnicas específicas para a análise de CNVs que permitem obter resultados mais rapidamente e de forma menos complexa, como é o caso dos métodos baseados em microarranjo. Entre essas técnicas, a mais utilizadas na clínica são a hibridização genômica comparativa em microarranjos de DNA (CGH-array) e o SNP-array. Nesses métodos, o DNA do paciente e o de uma ou mais pessoas controles (sem patologia genética) são quebrados em muitos pedaços pequenos por uma reação enzimática e, depois, hibridizados com sondas presentes em um *chip*, as quais são complementares a várias regiões do genoma.

Como resultado, obtém-se a comparação do DNA do paciente com os controles, podendo-se observar principalmente perda e ganhos de regiões genômicas pela ligação desses DNAs nas sondas. O CGH-array pode ter variação de densidade, resolução e cobertura do DNA, o que impacta principalmente no tamanho mínimo de um CNV que pode ser detectado e a quantidade de áreas do DNA contemplada. No SNP-array, as sondas são complementares a regiões de SNPs presentes nas populações ao longo de todos os cromossomos. A escolha das técnicas de array como primeira opção na investigação genética deve ser considerada principalmente quando se suspeita que o fenótipo do paciente possa estar relacionado a defeitos em mais de um gene.[9,10]

Mais recentemente, outra metodologia para a detecção de CNV vem ganhando espaço, não só na pesquisa, mas também na prática clínica: a amplificação da sonda dependente de ligação multiplex, conhecida pela sigla MLPA. As sondas, nessa técnica, são divididas em duas partes constituídas pela região complementar à região de interesse do DNA: uma sequência complementar ao *primer* e uma sequência preenchedora, que permite que cada sonda tenha um tamanho distinto. Quando as duas partes da sonda se ligam ao DNA, uma enzima ligase une as duas partes e, quando juntas, são estendidas e copiadas em uma reação em cadeia de polimerase (PCR) multiplex com o uso de um primer universal. Ao final da reação de PCR, a eletroforese capilar separa os fragmentos amplificados por tamanho.

Quando comparado a um DNA referência, é possível identificar perdas e ganhos da área estudada.[29] Pela MLPA, é possível estudar até 60 regiões em uma única corrida e os *kits* disponíveis hoje podem avaliar desde uma região cromossômica até todos os éxons de um único gene. O método pode ser indicado para a detecção de novas CNVs ou quando já se tem o diagnóstico genético de CNV patogênica de um paciente e é preciso testar outros membros da família.[26,28,30] Além disso, a MLPA já é amplamente utilizada no caso de doenças como a deleção do 22q11, fornecendo um diagnóstico preciso, rápido e com boa relação custo-benefício.[26,27]

Referências bibliográficas

1. Tangye SG, Al-Herz W, Bousfiha A, Cunningham-Rundles C, Franco JL, Holland SM, et al. Human inborn errors of immunity: 2022 update on the classification from the international union of immunological societies expert committee. J Clin Immunol. 2022;24(0123456789). doi: 10.1007/s10875-022-01289-3.
2. Ripen AM, Chear CT, Baharin MF, Nallusamy R, Chan KC, Kassim A, et al. A single-center pilot study in Malaysia on the clinical utility of whole-exome sequencing for inborn errors of immunity. Clin Exp Immunol. 2021;12;206(2):119-28. [2023 Jun 12]. Disponível em: academic.oup.com/cei/article/206/2/119/6431219.
3. Maffucci P, Filion CA, Boisson B, Itan Y, Shang L, Casanova JL, et al. Genetic diagnosis using whole exome sequencing in common variable immunodeficiency. Front Immunol. 2016;7:220. doi: 10.3389/fimmu.2016.00220.
4. Tangye SG, Al-Herz W, Bousfiha A, Chatila T, Cunningham-Rundles C, Etzioni A, et al. Human inborn errors of immunity: 2019 update on the classification from the international union of immunological societies expert committee. J Clin Immunol. 2020;40(1):24-64. doi: 10.1007/s10875-019-00737-x.
5. Griffiths AJF, Doebley J, Peichel C, Wassarman DA. Introduction to genetic analysis. 12 ed. New York: WH Freeman and Company, 2020;816.
6. Chorev M, Carmel L. The function of introns. Front Genetics. 2012;3:55. doi: 10.3389/fgene.2012.00055.
7. Nussbaum RL, Mcinnes RR, Willard HF. Thompson & Thompson genética médica. 8. ed. Rio de Janeiro: Guanabara Koogan, 2016;400.
8. Richards S, Aziz N, Bale S, Bick D, Das S, Gastier-Foster J, et al. Standards and guidelines for the interpretation of sequence variants: a joint consensus recommendation of the american college of medical genetics and genomics and the association for molecular pathology. Genet Med. 2015;17(5):405-24. doi: 10.1038/gim.2015.30.
9. Chinn IK, Chan AY, Chen K, Chou J, Dorsey MJ, Hajjar J, et al. Diagnostic interpretation of genetic studies in patients with primary immunodeficiency diseases: a working group report of the primary immunodeficiency diseases committee of the american academy of allergy, asthma & immunology. J Allergy Clin Immunol. 2020;145(1):46-69. doi: 10.1016/j.jaci.2019.09.009.
10. Heimall JR, Hagin D, Hajjar J, Henrickson SE, Hernandez-Trujillo HS, Tan Y, et al. Use of genetic testing for primary immunodeficiency patients. J Clin Immunol. 2018;38(3):320-9. doi: 10.1007/s10875-018-0489-8.
11. Chinn IK, Orange JS. A 2020 update on the use of genetic testing for patients with primary immunodeficiency. Exp Rev Clin Immunol. 2020;16(9):897-909. doi: 10.1080/1744666X.2020.1814145.
12. Karimi E, Mahmoudian F, Reyes SOL, Bargir UA, Madkaikar M, Artac H, et al. Approach to genetic diagnosis of inborn errors of immunity through next-generation sequencing. Mol Immunol. 2021;137:57-66. doi: 10.1016/j.molimm.2021.06.018.

13. Samarakoon PS, Sorte HS, Kristiansen BE, Skodje T, Sheng Y, Tjønnfjord GE, et al. Identification of copy number variants from exome sequence data. BMC Genomics. 2014;15(1):1-11. doi: 10.1186/1471-2164-15-661.
14. Pös O, Radvanszky J, Styk J, Pös Z, Buglyó G, Kajsik M, et al. Copy number variation: methods and clinical applications. App Sci (Switzerland). 2021;11(2):1-16.
15. Stray-Pedersen A, Sorte HS, Samarakoon P, Gambin T, Chinn IK, Coban Akdemir ZH, et al. Primary immunodeficiency diseases: genomic approaches delineate heterogeneous mendelian disorders. J Allergy Clin Immunol. 2017;139(1):232-45. doi: 10.1016/j.jaci.2016.05.042.
16. Thaventhiran JED, Allen HL, Burren OS, Rae W, Greene D, Staples E, et al. Whole-genome sequencing of a sporadic primary immunodeficiency cohort. Nature. 2020;583(7814):90-5. [2023 Jun 12]. Disponível em: http://www.nature.com/articles/s41586-020-2265-1.
17. Okano T, Imai K, Naruto T, Okada S, Yamashita M, Yeh T wen, et al. Whole-exome sequencing-based approach for germline mutations in patients with inborn errors of immunity. J Clin Immunol. 2020;40(5):729-40. doi: 10.1007/s10875-020-00798-3.
18. Segundo GRS. Genetic-molecular characterization in the diagnosis of primary immunodeficiencies. J Pediatr (Rio J). 2021;97:S3-9. doi: 10.1016/j.jped.2020.09.007.
19. Boisson B, Honda Y, Ajiro M, Bustamante J, Bendavid M, Gennery AR, et al. Rescue of recurrent deep intronic mutation underlying cell type-dependent quantitative NEMO deficiency. J Clin Investig. 2019;129(2):583-97. doi: 10.1172/JCI124011.
20. Hagl B, Spielberger BD, Thoene S, Bonnal S, Mertes C, Winter C, et al. Somatic alterations compromised molecular diagnosis of DOCK8 hyper-IgE syndrome caused by a novel intronic splice site mutation. Sci Rep. 2018;8(1):1-10. doi: 10.1038/s41598-018-34953-z.
21. Jain A, Govindaraj GM, Edavazhippurath A, Faisal N, Bhoyar RC, Gupta V, et al. Whole genome sequencing identifies novel structural variant in a large Indian family affected with X-linked agammaglobulinemia. PLoS One. 2021;16(7):e0254407. doi: 10.1371/journal.pone.0254407.
22. Merico D, Pasternak Y, Zarrei M, Higginbotham EJ, Thiruvahindrapuram B, Scott O, et al. Homozygous duplication identified by whole genome sequencing causes LRBA deficiency. NPJ Gen Med. 2021;6(1):1-6. doi: 10.1038/s41525-021-00263-z.
23. Tangye SG, Al-Herz W, Bousfiha A, Cunningham-Rundles C, Franco JL, Holland SM, et al. The ever-increasing array of novel inborn errors of immunity: an interim update by the IUIS committee. J Clin Immunol. 2021;41(3):666-79. doi: 10.1007/s10875-021-00980-1.
24. Meyts I, Bosch B, Bolze A, Boisson B, Itan Y, Belkadi A, et al. Exome and genome sequencing for inborn errors of immunity. J Allergy Clin Immunol. 2016;138(4):957-69. doi: 10.1016/j.jaci.2016.08.003.
25. Huisman EJ, Brooimans AR, Mayer S, Joosten M, Bont L de. Patients with Chromosome 11q deletions are characterized by inborn errors of immunity involving both B and T Lymphocytes. J Clin Immunol. 2022;(0123456789). doi: 10.1007/s10875-022-01303-8.
26. Sgardioli IC, Monteiro FP, Fanti P, Vieira TP, Gil-Da-Silva-Lopes VL. Testing criteria for 22q11.2 deletion syndrome: preliminary results of a low cost strategy for public health. Orphanet J Rare Dis. 2019;14(1):1-8. doi: 10.1186/s13023-019-1098-1.
27. Pineda T, Zarante I, Paredes AC, Rozo JP, Reyes MC, Moreno-Niño OM. CNVs in the 22q11.2 Chromosomal Region Should Be an Early Suspect in Infants with Congenital Cardiac Disease. Clin Med Insights Cardiol. 2021;15:11795468211016870. doi: 10.1177/11795468211016870.
28. Tóth B, Pistár Z, Csorba G, Balogh I, Kovács T, Erdos M, et al. Novel dedicator of cytokinesis 8 mutations identified by multiplex ligation-dependent probe amplification. Eur J Haematol. 2013;91(4):369-75. doi: 10.1111/ejh.12173.
29. Schouten JP, McElgunn CJ, Waaijer R, Zwijnenburg D, Diepvens F, Pals G. Relative quantification of 40 nucleic acid sequences by multiplex ligation-dependent probe amplification. Nucleic Acids Res. 2002;30(12):57e-57. doi: 10.1093/nar/gnf056.
30. Tsuge I, Ito K, Ohye T, Kando N, Kondo Y, Nakajima Y, et al. Acute eosinophilic pneumonia occurring in a dedicator of cytokinesis 8 (DOCK8) deficient patient. Pediatr Pulmonol. 2014;49(3):52-5. doi: 10.1002/ppul.22814.

Parte 5

Medidas Terapêuticas

41

Terapia de Reposição de Imunoglobulina Policlonal

Regina Sumiko Watanabe Di Gesu | Giovanni Marcelo Siqueira Di Gesu | Helena Fleck Velasco | Renan Augusto Pereira

Introdução

Os erros inatos da imunidade (EII) compreendem um grupo crescente de doenças heterogêneas (atualmente, em torno de 480), causadas por mutações genéticas que provocam alterações no sistema imune.[1] Os indivíduos acometidos apresentam maior predisposição para apresentar infecções graves e/ou de repetição – que podem ocorrer por diversos micro-organismos (bactérias, vírus, fungos, protozoários) – além de doenças autoimunes, alergias, inflamação e/ou neoplasias hematopoiéticas ou de tecidos sólidos.[1,2]

Os anticorpos terapêuticos incluem imunoglobulinas policlonais isoladas de plasma humano regular ou de alta titulação, soros de animais imunizados e anticorpos monoclonais. Essa matriz de anticorpos terapêuticos é usada para a prevenção e o tratamento de muitas doenças infecciosas, imunodeficiências primárias e secundárias com prejuízo na produção de anticorpos. As imunoglobulinas humanas policlonais (IgHP) estão disponíveis para infusão intravenosa (IGIV) e infusão subcutânea (SCIG). Esses produtos são hemoderivados purificados produzidos a partir do plasma de milhares de doadores (15 mil a 60 mil).[3-6]

A administração de imunoglobulina humana tem sido indicada para o tratamento de uma ampla variedade de doenças autoimunes e inflamatórias, não apenas como terapia de reposição de anticorpos no controle dos processos infecciosos, mas também por sua atividade anti-inflamatória e imunomoduladora.[4,7,8]

Em 1952, o pediatra Ogden Brutton utilizou pela primeira vez a reposição de imunoglobulina subcutânea (IgSC) em dois irmãos com agamaglobulinemia que apresentavam infecções recorrentes e múltiplos episódios de sepse.[7] De 1950 a 1980, a IgSC foi substituída pela via intramuscular (IM).[7] A dor provocada pelo uso IM restringia o uso de doses maiores, comprometendo a eficácia. Em 1981, o uso da via intravenosa (IV) foi aprovado e os avanços na fabricação propiciaram o aparecimento de produtos cada vez mais seguros e melhor tolerados,[6,7] permitindo a administração de doses maiores e, assim, garantindo níveis séricos mais elevados de IgG.[6] Nos últimos anos, a IgSC e a imunoglobulina subcutânea facilitada (IgSCf) se tornaram boas alternativas não somente para pacientes com eventos adversos graves com a imunoglobulina policlonal intravenosa (IgIV) (anafilaxias, meningite asséptica, complicações renais e eventos, tromboembólicos), mas também para pacientes com preferência por essa via, sua posologia e nível de segurança.[10,11]

No Brasil, o uso da IgSC foi aprovado pela Agência Nacional de Vigilância Sanitária (Anvisa) em 2015. A IgSCf por hialuronidase está disponível na Europa desde 2013 e, no Brasil, desde 2018.[12] Apesar do uso mais frequente da IgSC nos países do hemisfério norte, no Brasil, a IgIV ainda é a mais utilizada.[5]

Indicações

A administração de IgHP utilizando as vias intravenosa (IV) ou SC é um dos fundamentos do tratamento dos EII que cursam com deficiência de anticorpos.[2,4,5,7,8,12,13] O Quadro 41.1 enumera as indicações clínicas aprovadas pela agência norte-americana Food and Drug Administration (FDA), no tratamento de outras doenças além dos EII.[4]

Quadro 41.1. Indicações clínicas de imunoglobulina humana intravenosa.

1. Tratamento das imunodeficiências primárias
2. Prevenção de infecções bacterianas em pacientes com hipogamaglobulinemia e infecções bacterianas recorrentes consequente à leucemia linfocítica crônica de células B
3. Prevenção de aneurisma arterial na doença de Kawasaki
4. Prevenção de infecções, pneumonites e doença aguda do enxerto contra o hospedeiro após transplante de células-tronco hematopoiéticas
5. Redução das infecções bacterianas graves em crianças infectadas por HIV
6. Aumento do número de plaquetas na púrpura trombocitopênica idiopática para prevenção ou controle de sangramento
7. Tratamento da polineuropatia desmielinizante inflamatória crônica e neuropatia motora multifocal

Fonte: Adaptado de Perez EE, Orange JS, Bonilla F, *et al.*, 2017.

Estudos clínicos demonstram que o uso de IgIV em pacientes com deficiências de anticorpos diminui a recorrência e a gravidade das infecções, diminui o número de internações hospitalares e a mortalidade, além de promover melhora da qualidade de vida dos pacientes.[9] As indicações da IgHP nos EII estão enumeradas no Quadro 41.2.

Quadro 41.2. Indicação de uso de imunoglobulina humana policlonal nos erros inatos da imunidade.

Imunodeficiências de células B:

- Agamaglobulinemia
- Imunodeficiência comum variável
- Síndromes Hiper IgM
- Deficiências predominantes de anticorpos que incluem um número crescente de desordens genéticas (DNA)
- Deficiências leves de células B – defeitos na produção de anticorpos contra antígenos polissacarídeos

Imunodeficiências combinadas:

- Imunodeficiência combinada grave não submetida ao transplante de células-tronco hematopoiéticas
- Imunodeficiência combinada com comprometimento leve de células T, sem indicação de transplante de células-tronco hematopoiéticas

Outras imunodeficiências primárias:

- Formas mais leves de imunodeficiências combinadas. Exemplo: mutações parcialmente funcionais nos genes ativadores de RAG 1 e 2
- Imunodeficiências combinadas associadas a características sindrômicas. Exemplo: síndrome de Wiskott-Aldrich
- Doenças de desregulação imunológica. Exemplo: deficiência de CD27

Fonte: Adaptado de Sriaroon P, Ballow M, 2015.

Mecanismo de ação e eficácia da IgHP nos EII

A indicação de IgIV nos EII tem por objetivo fornecer concentração adequada de anticorpos contra vários patógenos, a fim de assegurar uma imunidade passiva[8] e propiciar a prevenção de sepse, de pneumonia e de outras infecções bacterianas agudas graves. Todos os estudos adequadamente desenhados com IgIV no tratamento das imunodeficiências primárias (IDP) demonstram esses benefícios clínicos com a imunoglobulina humana policlonal licenciada nos Estados Unidos pela FDA.[9] A maioria desses estudos descreve as taxas de infecções antes e após uso de IgHP em determinado grupo de pacientes, uma vez que estudos controlados por placebo não são permitidos em portadores de imunodeficiências.[9]

Busse *et al.*[15] estudaram 50 pacientes portadores de imunodeficiência comum variável. Destes, 42 (84%) haviam apresentado pelo menos uma pneumonia antes de iniciar o uso de IgHP. Durante o tratamento com IgHP, apenas 11% dos pacientes apresentaram pneumonia bacteriana. O período médio de observação foi de 6,6 anos, demonstrando uma redução significativa da incidência de pneumonia após tratamento com IgHP.[15]

Estudos também demonstram outros benefícios para os pacientes tratados com IgHP, incluindo diminuição da incidência das infecções virais e bacterianas do trato respiratório superior e bronquite, redução no uso de antibióticos, menos internações hospitalares, melhora da função pulmonar e melhora do crescimento e da qualidade de vida.[9,16]

A IgHP apresenta vários efeitos anti-inflamatórios e imunomoduladores, por mecanismos complexos e não totalmente esclarecidos. Esses efeitos devem-se à ligação do componente Fc e Fab em diferentes células e mediadores solúveis.[8,12] Alguns exemplos do uso como imunomodulador da IgIV incluem o tratamento de desordens como a púrpura trombocitopênica idiopática, anemia hemolítica autoimune, doença de Kawasaki e, mais recentemente, a síndrome inflamatória multissistêmica associada à COVID-19.[4]

Apresentações e administração

No Brasil, as IgHP são disponíveis nas apresentações para uso intravenoso, subcutânea e subcutânea facilitada (Tabela 41.1). A apresentação disponibilizada pelo Sistema Único de Saúde (SUS) é a IgIV. Em casos especiais, nos quais a aplicação IV tenha desencadeado reações adversas graves (como anafilaxia), a apresentação SC pode ser solicitada junto à secretaria de saúde.

Diante da crise provocada pelo desabastecimento da IgHP no mercado brasileiro, decorrente da diminuição de doação de sangue consequente ao isolamento social provocado pela pandemia de Sars-Cov-2, em reunião da Diretoria Colegiada da Anvisa, em 15 de setembro de 2021, foram aprovadas regras específicas para a importação excepcional e temporária de IgHP sem registro no Brasil. Os lotes importados foram liberados para uso após avaliação do Instituto Nacional de Controle de Qualidade em Saúde (ICQS), nos termos da RDC 58/2010. Consequentemente, outros produtos têm sido utilizados em nosso país sem especificações técnicas que permitam incluí-los na tabela.

É fundamental, portanto, compreender que a IgHP não é um produto genérico, que os produtos diferem entre si, e que a troca frequente de produtos deve ser evitada uma vez que promove maior risco de efeitos adversos.

Tabela 41.1. Apresentações comerciais de imunoglobulina humana policlonal disponíveis no Brasil.

Nome comercial	Registro/fabricante	Açúcar	Concentração de IgA
Imunoglobulina humana policlonal de uso intravenoso*			
Blauimuno® imunoglobulina humana solução a 5%	Blau Farmacêutica S.A/Sanquin Plasma Products B.V.	Glicose	0,006 mg
Flebogamma DIF solução a 5%	Grifols Brasil, Ltda/Instituto Grifols, S.A.	D-sorbitol	< 0,05 mg/mL
Flebogamma DIF solução a 10%	Grifols Brasil, Ltda/Instituto Grifols, S.A.	D-sorbitol	< 0,1 mg/mL
Imunoglobulin® 50 mg/mL	Blau Farmacêutica S.A./Green Cross Corporation	Maltose	Não descrita
Imunoglobulina humana Hemobrás 50 mg/mL	Octapharma S.A/Octapharma AB/Octapharma Pharmazeutika Produktionsges M.B.H	Maltose	< 0,2 mg
Intratect® solução a 5%	Biotest Farmacêutica Ltda./Biotest AG	Não contém	< 0,9 mg/mL
Octagam 5%	Octapharma Brasil Ltda./Octapharma Pharmazeutika	Maltose	≤ 0,2 mg/mL
Pentaglobin® 50 mg/mL	Biotest Farmacêutica Ltda./Biotest AG	Glicose	6 mg/mL
Sandoglobulina® Privigen 100 mg/mL	CSL Behring Comércio de Produtos Farmacêuticos Ltda./CSL Behring AG	Não contém	< 0,025 mg/mL
Tegeline 50 mg/mL	LFB – Hemoderivados e Biotecnologia Ltda/LFB BIOMEDICAMENTS	Sacarose	17 mg/g
Imunoglobulina humana policlonal de uso subcutâneo			
Cuvitru solução injetável a 20%&	Takeda Pharma Ltda/Baxalta Belgium Manufacturing S.A	Não contém	0,28 mg/mL
Hizentra® 200 mg/mL*	CSL Behring Comércio de Produtos Farmacêuticos Ltda./CSL Behring AG	Não contém	< 0,05 mg/mL
Endoglobulin Kiovig® solução 10%*	Takeda	Não contém	< 0,14 mg/mL
Imunoglobulina humana policlonal de uso subcutâneo facilitada			
Hyqvia 100 mg/mL#	Takeda Pharma Ltda/Baxalta Belgium Manufacturing S.A.	Não contém	< 0,14 mg/mL

*IgIV e Hizentra e Kiovig por via SC – produtos liberados para uso pediátrico e adulto. &IgSC Cuvitru® – produto liberado para uso adulto e pediátrico a partir dos 2 anos de idade. #IgSCf – produto liberado para uso a partir de 12 anos de idade.

Fonte: Adaptada do *website* da Anvisa (https://consultas.anvisa.gov.br/#/medicamentos/q/?substancia=22497) e das bulas dos fabricantes.

Dose e administração da IgIV

A IgHP deve ser armazenada em temperatura entre 2 °C e 8 °C, não podendo ser mantida em congelador. Deve ser utilizada em temperatura ambiente, devendo ser retirada da geladeira antes da aplicação, o que diminui o risco de eventos adversos. Ainda, qualquer outra forma de aquecimento como o micro-ondas, por exemplo, não deve ser utilizada, pelo risco de desnaturação das proteínas.[8]

A dose da IgIV deve ser estabelecida de acordo com sua indicação, isto é, se para controle de infecção ou para supressão de processo inflamatório ou autoimune.[8] Para a reposição, a dose inicial indicada é de 400 a 600 mg/kg, com intervalos de 21 a 28 dias.[4-6,8] A dose deve ser individualizada de acordo com a evolução clínica e o controle dos quadros infecciosos; em especial, as infecções sinopulmonares, associadas ou não ao controle dos níveis de IgG. Logo, a dose ideal de IgHP deve ser a que mantém o paciente com as infecções controladas, e não necessariamente a que fornece determinado nível de IgG.[4,6,7,13] No entanto, estudos publicados demonstram que níveis mais elevados de IgG propiciam maior proteção contra as infecções.[6,17,18]

Em crianças, a dose deve ser ajustada de acordo com o crescimento e o ganho de peso. Em caso de doença infecciosa aguda (que aumenta o catabolismo de IgG), diarreia (pela perda proteica gastrointestinal) ou hiperesplenismo, o ajuste de doses deve ser considerado.[4,5] O intervalo entre as doses deve ser estabelecido de acordo com a resposta clínica e qualidade de vida do paciente. Se, ao receber IgIV a cada 28 dias, o paciente iniciar infecções ou mal-estar na semana anterior à infusão (o chamado efeito *wear-off*), o médico pode considerar diminuir o intervalo entre as doses ou substituir pelo produto de aplicação por via SC[4] para proporcionar níveis de imunoglobulina mais estáveis.[6]

Os níveis de IgG não necessitam ser controlados com frequência,[4] assim que valores estáveis de IgG sejam alcançados, em geral, após 3 a 6 meses de infusão.[13] A dose e o intervalo da IgHP também devem ser ajustados considerando-se a presença de comorbidades. Pacientes com imunodeficiência comum variável apresentando bronquiectasias, assim como portadores de agamaglobulinemia ligada ao X, podem necessitar de doses mais elevadas (entre 200 e 1200 mg/kg/mês) para controle das infecções, segundo estudo de Lucas *et al.*[18]

Pacientes com níveis iniciais de IgG menores que 200 mg/dL podem iniciar com doses mais elevadas (800 mg a 1000 mg/kg/dose) de IgIV,[4,13] administradas mais lentamente. Entretanto, recomenda-se cuidado especial nesses casos, pois alguns pacientes, como na imunodeficiência comum variável, podem apresentar infecção ou inflamação ativas, o que pode resultar em maior ocorrência de eventos adversos.[4] Do mesmo modo, pacientes com infecções pulmonares recorrentes podem necessitar de doses de IgIV maiores que 800 mg/kg, para melhor controle de doença pulmonar crônica, doença granulomatosa, doença pulmonar intersticial, bronquiolite obstrutiva e sinusite crônica.[4,5,8,13,16] Portanto, há uma dose inicial estabelecida que deve ser ajustada às condições clínicas do paciente.

Não existem evidências suficientes para a dose recomendada em pacientes obesos. Uma conduta razoável poderia ser calcular a dose inicial considerando-se o peso corporal ideal e, então, modificá-la de acordo com a resposta clínica do paciente.[8]

A dose de IgIV para imunomodulação é de 1 a 2 gramas/kg em dose única ou em 2 a 5 dias.[8,12] Em pacientes com maior risco de trombose e outras complicações, recomenda-se dividir a dose em vários dias consecutivos, não ultrapassando 500 mg/kg em 24 horas.[8] De modo geral, a dose utilizada nas doenças autoimunes é de 2 g/kg, dividida em doses de 400 mg/kg/dia em 5 dias. O suporte para o uso em pacientes com síndrome inflamatória multissistêmica associada à COVID-19 derivou de estudos em pacientes apresentando condições semelhantes (incluindo a doença de Kawasaki) e de estudos limitados a séries de casos, em uso associado ou não a outros medicamentos, como os corticosteroides.[19]

A reposição de IgHP é essencial em gestantes com defeitos na produção de anticorpos tanto para prevenir infecções como para garantir níveis adequados de IgG para o recém-nascido.[5,9,20] Estudos demonstram que o uso da IgHP é seguro na gestação, tanto por via IV como SC,[5,9] e as doses devem ser ajustadas considerando-se as manifestações clínicas, os níveis de IgG e o ganho de peso da gestante. A dose de IgHP deve ser aumentada em 20% a 30% no 3º trimestre, período em que a IgG materna é transferida para o feto.

A velocidade de infusão da IgIV deve ser lenta, principalmente nas primeiras administrações do paciente, e realizada com bomba de infusão, sempre que possível. Deve-se iniciar com 0,01 mL/kg/min (0,5 a 1 mg/kg/min), aumentando gradativamente (cada 15 a 30 minutos) para 0,02 mL/kg/min, 0,04 mL/kg/min, 0,06 mL/kg/min até 0,08 mL/kg/min (4 a 8 mg/kg/min, respectivamente para produtos a 5% e 10%). A infusão deve durar em torno de 3 a 6 horas.[7] Nas infusões subsequentes, sendo o mesmo produto, a velocidade de infusão pode ser aumentada a intervalos menores, de acordo com a tolerância do paciente. Em situações de maior dificuldade na aquisição das IgIV e de dispensação de fabricantes diferentes para um mesmo paciente, recomenda-se maior atenção no início de cada infusão. A presença de efeitos adversos pode variar de um produto para outro ou mesmo entre os lotes de um mesmo fabricante.[5]

A maioria dos pacientes que realizam a terapia de reposição de IgHP não necessita de pré-medicação.[8] Todavia, em especial naqueles que apresentaram reações adversas previamente, recomenda-se o uso de anti-histamínicos, corticosteroides ou anti-inflamatórios não esteroidais para reduzir sua incidência e a gravidade (Quadro 41.3).[3-5,8,12] A administração dessas medicações não costuma ser necessária no caso de administração de IgSC.

Quadro 41.3. Orientações de pré-medicação para prevenção de reações adversas com imunoglobulina humana intravenosa.

1. Pré-hidratação via oral ou com soro fisiológico 0,9% antes do início da IgIV, especialmente se fatores de risco como trombose e/ou comorbidades (nefropatia, diabetes *mellitus*, idade maior 65 anos, paraproteinemia, cardiopatia ou uso concomitante com medicamentos nefrotóxicos)
2. Analgésicos e anti-inflamatórios: administrar 30 minutos antes da IgIV
   - Paracetamol: crianças: 10 a 15 mg/kg (máximo de 500 mg) e adultos: 650 mg a 1000 mg, via oral
   - Ibuprofeno: crianças: 10 mg/kg (máximo de 400 mg) e adultos: 400 mg a 800 mg, via oral
3. Anti-histamínicos H1: administrar 30 minutos antes da IgIV
   - Difenidramina: crianças: 1 mg/kg (máximo de 50 mg) e adultos: 25 mg a 50 mg, via oral, intramuscular ou intravenosa
   - Maleato de dexclorfeniramina solução (1 mL/0,4 mg): crianças: 0,15 mg/kg/dia, a cada 6 horas, (máximo de 2 g/dose) e adultos: 2 mg, a cada 6 horas
   - Anti-histamínicos de 2ª geração: ajustar dose de acordo com medicamento
4. Corticosteroides: administrar 1 a 2 horas antes da IgIV, em caso de reação adversa grave na primeira infusão, como cefaleia
   - Prednisona ou prednisolona: crianças: 0,5 a 1 mg/kg (máximo de 40 mg) e adultos: 40 mg a 60 mg, via oral
   - Metilprednisolona: crianças 0,5 a 1 mg/kg (máximo de 40 mg) e adultos: 40 mg a 60 mg, intravenosa
   - Hidrocortisona: crianças: 2 mg/kg e adultos: 100 mg intravenosa

Fontes: Guo Y, Tian X, Wang X, *et al.*, 2018; Goudouris ES, Silva AMR, Ouricuri AL, *et al.*, 2017; Vitiello G, Emmi G, Silvestri E, *et al.*, 2019.

Diante de uma reação adversa à IgIV, a infusão deve ser interrompida durante 15 a 30 minutos e o paciente deve ser hidratado e medicado com sintomáticos. Após estabilização, a infusão deve ser retomada com velocidade mais lenta, seguida de aumento gradual de acordo com a evolução do paciente.[13]

A duração do tratamento com a IgHP para os pacientes em que os níveis de anticorpos são extremamente baixos ou com função imunológica muito prejudicada deve ser contínua, exceto se submetidos ao transplante de células-tronco hematopoiéticas (TCTH) com reconstituição de células B e células T do doador e restauração da função de anticorpos.[5,9]

Dose e administração da IgHP subcutânea

Tanto a IgIV como a IgSC podem ser efetivas e bem toleradas. A escolha deve ser individualizada para cada paciente de acordo com o desfecho clínico e qualidade de vida. Os produtos disponíveis para a via SC são, de modo geral, mais concentrados do que as de uso IV a fim de reduzir o volume a ser aplicado. Logo, 10 mL de IgIV a 10% corresponde a 5 mL de IgSC a 20%.[21] As IgSC podem ser administradas de três maneiras:

1) Infusões semanais em bomba de infusão.
2) *Rapid push* SC com seringa e agulha.
3) IgSC facilitada pela hialuronidase a cada 3 a 4 semanas.[21]

As principais vantagens da apresentação subcutânea em relação à IgIV são as reações sistêmicas e, embora alcance níveis séricos de IgG mais lentamente, a concentração se mantém mais estável.[4,5,10,13,21]

Em razão de suas características farmacocinéticas, a administração da IgSC pode ser diária, semanal ou quinzenal, sendo o intervalo de 14 dias o mais utilizado, desde que os níveis de IgG sérica sejam mantidos em valores adequados para o controle dos quadros infecciosos. A dose de início usual é de 100 a 150 mg/kg/semana para a maioria dos pacientes.[4,21] Para pacientes em uso de IgIV, a conversão para IgSC aplicada por bomba de infusão ou por *push* é obtida dividindo-se a dose intravenosa mensal em uso por dois (aplicação a cada 14 dias) ou por quatro (aplicação semanal). A aplicação subcutânea deve ser iniciada entre 1 e 2 semanas após a última infusão de IgIV.[4,5,10]

A IgSC pode ser aplicada no abdome, coxas, antebraços e regiões laterais do quadril, exceto para o produto com hialuronidase. O número de sítios depende do volume total a ser infundido. A taxa de infusão de IgSC deve ser de 10 a 35 mL/hora/sítio, com volumes de 15 a 40 mL/sítio.[4] A tolerância de volume é variável de acordo com o paciente, idade e experiência prévia com o produto. Alguns pacientes conseguem infundir volumes maiores, diminuindo o número de locais de aplicação e de agulhas. Para a maioria dos adultos, 40 mL a 50 mL são administrados em aproximadamente 2 horas usando dois sítios simultaneamente. A taxa de infusão máxima aprovada pela FDA é de 50 mL/hora administrada em vários sítios.[21] Alguns pacientes que necessitam de grandes volumes de IgSC podem optar por dividir o volume total em infusões separadas administradas em dias diferentes. Recomenda-se até oito sítios de infusão em paralelo, com cerca de 5 centímetros de distância entre si. Os sítios de infusão devem ser alterados a cada administração, e a velocidade de infusão na primeira administração não deve exceder 15 mL/hora/sítio, que pode ser aumentada para até 25 mL/hora/sítio nas infusões subsequentes. O local da administração deve ser higienizado com álcool 70% ou clorexidina. Não devem ser realizadas aplicações em áreas de infecção ou inflamação cutânea.[21,22]

A IgSCf é composta por imunoglobulina humana 10% e a hialuronidase humana recombinante (rHuPH20) que potencializa a dispersão e absorção da imunoglobulina, possibilitando administração de maiores volumes em um único sítio e para uso mensal.[22,23] A resistência da matriz extracelular à infusão de grande volume via subcutânea é atribuída parcialmente ao ácido hialurônico presente na hipoderme. A hialuronidase injetada subcutânea cliva o ácido hialurônico, que é novamente sintetizado em 24 a 48 horas, aumentando a permeabilidade do tecido subcutâneo. A hialuronidase humana recombinante é uma substância altamente purificada, solúvel e que tem se mostrado segura e eficaz no aumento da dispersão e absorção de fluidos e medicamentos utilizados por via subcutânea.[22,23] O tratamento de reposição com a IgSCf é o método mais recente de administração de IgHP e está liberado para uso a partir dos 12 anos de idade; entretanto, dados de vida real ainda são limitados, especialmente em relação aos aspectos práticos da substituição de outras apresentações em uso.[24]

A dose inicial recomendada para IgSCf é a mesma da IgIV, com intervalos de 3 a 4 semanas, em um ou mais sítios.[21] A administração da IgSCf apresenta algumas diferenças quando comparada com a IgSC, em especial pelo maior volume e possível desconforto no local da infusão. O paciente deve ser informado sobre o mecanismo de ação e possíveis efeitos colaterais locais. A escolha da bomba de infusão, o calibre da agulha, a taxa de infusão inicial e o ajuste do local de aplicação devem seguir as orientações do fabricante. Em caso de troca da IgIV para IgSCf, a primeira infusão da IgSCf deve ser administrada 1 semana após o último uso da IgIV. A troca da IgSC para IgSCf também mantém a dose inicial mensal ajustada para um intervalo de 3 ou 4 semanas. Há a possibilidade de aumento gradual da dose (*ramp up*), permitindo melhor adaptação do paciente ao maior volume infundido.[21,22]

Wiesik-Szewczyk *et al.*[24] avaliaram adultos com EII e demonstraram que a IgSCf se mostrou segura e eficaz utilizando abordagem personalizada quanto ao modo de transição e ao intervalo das aplicações. A maioria dos pacientes foi mantida com intervalo de 4 semanas, mas houve necessidade de manter aplicações a cada 2 ou 3 semanas em alguns casos. Os motivos para administração em intervalos menores foram: efeito *wear-off*, grandes volumes administrados com edema local persistente por mais de 3 dias, gestação e nível baixo de IgG apesar de 800 mg/kg a cada 4 semanas.

A segurança do uso de IgSCf na gestação e em lactantes ainda não foi estabelecida e sua indicação deve ser avaliada com cautela. É classificada como categoria "C" de risco na gravidez porque dados em animais e humanos são limitados. A dose deve ser ajustada de acordo com o ganho de peso da gestante, visando garantir níveis séricos adequados de IgG para transferência através da placenta.[4,21]

Reações adversas

As reações adversas à IgIV podem ser classificadas de acordo com:[25]

a) **Gravidade:** a maior parte das reações é leve e transitória. Reações mais graves incluem anafilaxias, eventos tromboembólicos, insuficiência renal ou hemólise.

b) **Órgão afetado:** podem afetar rins, pulmões, pele, sistema nervoso central, aparelho gastrointestinal, sistema hematopoiético ou múltiplos órgãos, dependendo da sua composição.

c) **Tempo de início:** reações imediatas ocorrem em até 6 horas após a infusão, e seu espectro varia desde cefaleia, febre e calafrios, anafilaxia ou eventos tromboembólicos. Reações tardias ocorrem desde horas a alguns dias após a infusão manifestando-se por cefaleia, meningite asséptica, insuficiência renal, hemólise, trombose venosa, infarto do miocárdio, isquemia cerebral transitória ou acidente vascular cerebral.

d) **Mecanismos:** as reações adversas podem ocorrer com ativação de complemento por componentes do produto (calicreínas ou fatores de coagulação), por anticorpos específicos, por proteínas ativas não IgG presentes no produto, reações relacionadas a excipientes (p. ex., sacarose) ou pela carga osmótica ou hídrica da infusão.

As reações adversas à IgIV são relatadas em 5% a 15% de todas as infusões e afetam de 20% a 50% dos indivíduos submetidos a essa modalidade de tratamento. Mais de 50% das reações ocorrem de forma imediata ou em poucas horas após a infusão. O risco de reações adversas correlaciona-se diretamente com a composição, dose de IgIV e velocidade de infusão.[3] Muitos dos efeitos adversos mais comuns são mais observados na primeira infusão, quando ocorre troca de fabricante do produto ou em pacientes com interrupção prolongada do tratamento. A maioria dos efeitos adversos é de leve intensidade (cefaleia, febre, calafrios e fadiga) e atribuída a excipientes e estabilizadores contidos nas preparações.[3]

Reações adversas graves são mais comuns em pacientes idosos em comparação a outras faixas etárias e geralmente são facilitadas por comorbidades preexistentes.[26] Nesse grupo, as reações mais comuns incluem cefaleia, mialgia, dorsalgia, náuseas, vômitos, erupções cutâneas, fadiga, mal-estar, taquicardia, eritema, rubor, febre, hipotensão ou hipertensão e sobrecarga de líquidos. Os efeitos adversos graves são incomuns e incluem urticária, cefaleia intensa, dispneia, prurido, eventos tromboembólicos e distúrbios hemolíticos. Outras reações graves e raras compreendem lesão pulmonar aguda relacionada à transfusão (TRALI), insuficiência renal aguda, anafilaxia mediada por anticorpos IgE ou IgG contra IgA (nas deficiências de IgA), arritmias, meningite asséptica, artrite, hepatite, derrame pleural ou outras manifestações dermatológicas.[27]

Menos de 1% dos pacientes podem ter uma reação tardia, incluindo insuficiência renal, infecção relacionada à transfusão e a distúrbios hematológicos ou neurológicos.

Outros fatores de risco para reações adversas à IgIV incluem os estados de hiperviscosidade (por desidratação ou por síndromes consequentes a crioglobulinas ou paraproteínas), disfunções renais, estímulos pró-trombóticos (doença inflamatória sistêmica) ou cateter venoso central. Em adultos, condições como a doença coronariana, hipertensão, tabagismo, dislipidemia, diabetes *mellitus*, idade superior a 65 anos, sepse, imobilidade e uso concomitante de estrógenos ou agentes nefrotóxicos podem concorrer para uma maior probabilidade de reações adversas.[27]

Os pacientes em tratamento com IgIV podem desenvolver reações anafiláticas ou reações semelhantes às anafiláticas (anafilaxia-símile), o que é extremamente raro (prevalência de 1 em 20 mil a 1 em 50 mil) e, quando ocorre, parece envolver a presença de anticorpos IgE ou IgG anti-IgA em indivíduos com níveis de IgA muito baixos ou ausentes. No entanto, o papel dos anticorpos anti-IgA nas anafilaxias de pacientes recebendo IgIV permanece controverso, pois alguns indivíduos com deficiência de IgA ou imunodeficiência comum variável que recebem esse tratamento não desenvolvem anafilaxia. Uma possível explicação para essas manifestações agudas seria a reação de IgE do doador contra um antígeno do receptor, o que é igualmente raro.[28]

O diagnóstico da anafilaxia é clínico e baseia-se no reconhecimento de uma reação sistêmica envolvendo urticária generalizada, prurido ou rubor, angioedema (frequentemente da face ou lábios), dificuldade respiratória, náuseas e vômitos e/ou hipotensão. Nesse caso, deve-se interromper imediatamente a infusão de IgIV e iniciar tratamento para anafilaxia (adrenalina IM). Se os sintomas forem leves, a infusão pode ser suspensa temporariamente e reiniciada a uma velocidade mais baixa, desde que o paciente retorne ao estado basal após o tratamento dos sintomas e de um período de observação. As reações anafilaxia-símile, como aquelas que incluem aperto no peito, sibilos ou dispneia, são mais comuns que a anafilaxia verdadeira e, como já aqui observado, essas reações são difíceis de distinguir da verdadeira anafilaxia em seu início. A ausência de hipotensão é um aspecto que pode auxiliar na diferenciação entre um mecanismo e o outro. Além disso, ao contrário da verdadeira anafilaxia, que pode se tornar mais grave após a reexposição ao antígeno, essas reações tendem a se tornar mais leves nas infusões seguintes.[26]

Outras reações como urticária, rubor, dor no peito ou lombar, náuseas e vômitos, sensação de morte iminente, taquicardia, taquipneia ou ansiedade súbita geralmente estão relacionadas à velocidade de infusão e quase sempre ocorrem no decorrer da infusão de IgIV.

A lesão pulmonar aguda relacionada à transfusão (TRALI) é um tipo de reação caracterizada pelo início súbito de insuficiência respiratória hipoxêmica durante ou logo após a infusão de IgIV. O mecanismo da reação nestes pacientes provavelmente envolve ativação de neutrófilos por anticorpos antileucócitos presentes na IgIV e/ou rápida ativação de complemento. Manifesta-se por desconforto respiratório agudo e edema pulmonar não cardiogênico dentro de 6 horas da infusão. A ausência de urticária e de sintomas gastrointestinais ajuda na diferenciação com um quadro anafilático. A radiografia de tórax mostra edema pulmonar bilateral difuso.[26]

A presença de dor ou de sintomas sistêmicos pode ser decorrente de reações flogísticas, incluindo sintomas inflamatórios generalizados que podem acompanhar o uso de IgIV, especialmente em pacientes com infecções agudas. Com frequência, esse tipo de reação surge em cenários que envolvem uma sinusite crônica ou uma infecção pulmonar. Os sintomas incluem febre, calafrios, *flushing*, mialgias, artralgias, mal-estar, náuseas, vômitos e/ou cefaleia. Esses sintomas podem ser minimizados com uma infusão mais lenta e com pré-medicação, empregando antipiréticos e/ou glicocorticoides. Os pacientes com EII devem sempre ser investigados e, se necessário, tratados com antibióticos apropriados antes de receberem a infusão de IgIV, mesmo que isso represente um pequeno atraso no tratamento.[26]

A cefaleia é um efeito adverso comum tanto em crianças como em adultos, podendo durar mais de 1 dia.[3,26,27] Para cefaleias imediatas, alguns cuidados preventivos podem auxiliar, como a administração mais lenta da IgIV, hidratação prévia e pré-medicação. Para controle da dor, podem ser utilizados os anti-inflamatórios não esteroidais e, naqueles com história prévia de enxaqueca, pode-se usar medicamentos mais específicos. Nos casos que não respondem às medidas anteriores, pode ser utilizada pré-medicação com prednisona ou hidrocortisona, tanto em crianças como em adultos.

A sobrecarga de volume circulatório associada à infusão é uma síndrome de edema pulmonar decorrente do excesso de volume ou de eletrólitos. É de ocorrência mais provável em pacientes com doença cardíaca ou renal preexistente.[3,19,26] Os sinais e sintomas incluem dispneia, ortopneia, cefaleia, taquicardia e/ou hipertensão. A diminuição da velocidade de infusão e o uso associado de diuréticos e de preparações mais concentradas (a 10%) e com menor conteúdo de eletrólitos estão indicados.

Reações envolvendo eventos tromboembólicos dependem de circunstâncias como dose e taxa de infusão da IgIV, doença de base e de fatores relacionados aos pacientes, como imobilidade. Essas reações podem surgir até alguns dias após as infusões. Algumas condições hereditárias favorecem um estado de hipercoagulabilidade e hiperviscosidade sanguínea, além de distúrbios adquiridos como malignidades, doenças autoimunes, idade avançada, uso de estrógenos, eventos tromboembólicos anteriores e imobilização.[3,27,29] O estado de hiperviscosidade pode ocorrer inclusive por componentes da própria IgIV, como açúcares, estabilizantes osmoticamente ativos e imunoglobulinas.[3] Cerca de 80% das tromboses, quando ocorrem, são de origem arterial, podendo resultar em síndrome coronariana aguda, infarto do miocárdio, isquemia cerebral transitória, acidente vascular cerebral, trombose venosa profunda e embolia pulmonar. Eventos arteriais tendem a ocorrer em algumas horas a poucos dias, enquanto eventos venosos podem ocorrer em dias a semanas após a infusão. O risco pode ser minimizado pela hidratação prévia e evitando-se imobilização prolongada nos dias subsequentes à infusão. Em pacientes de risco, deve-se evitar a administração de altas doses em um mesmo dia, administrando-se não mais que 500 mg/kg por dia, com baixa velocidade de infusão e preferindo-se produtos de baixa osmolaridade.[26]

Os danos renais agudos são complicações raras e estima-se que ocorram em menos de 1% das infusões de IgIV. São considerados fatores de risco a idade maior que 65 anos, doença renal crônica preexistente, diabetes *mellitus*, altas doses de IgIV, hipovolemia, uso concomitante de agentes nefrotóxicos e altos níveis de fator reumatoide.[25] As manifestações clínicas variam desde uma elevação assintomática de creatinina até a anúria e podem se resolver espontaneamente após alguns dias ou evoluir de forma permanente. Essas condições foram relacionadas às formulações de IgIV contendo sacarose e outros agentes estabilizantes. A hiponatremia é uma complicação rara e pode acometer indivíduos que apresentam uma insuficiência renal subjacente ou que desenvolvem insuficiência renal aguda pela infusão de IgIV. O mecanismo envolve a inabilidade do rim em lidar com a carga hídrica em um cenário de defeito subjacente de excretar líquido livre.[3,26,27]

A anemia hemolítica após a infusão de IgIV tem sido descrita e o mecanismo envolve a transferência passiva de anticorpos presentes na IgIV (isoaglutininas) que reagem com antígenos de hemácias, predominantemente do sistema ABO (anti-A e anti-B). Episódios repetidos de hemólise com infusões de IgIV podem resultar em anemia transitória com reticulocitose. Infusões em altas doses, sexo feminino, grupo sanguíneo não O e marcadores inflamatórios aumentados (velocidade de hemossedimentação (VHS)) são fatores de risco para hemólise, que se inicia geralmente entre 12 horas e 10 dias após a infusão de IgIV. Alguns fabricantes têm desenvolvido métodos para redução de até 90% de isoaglutininas presentes nos preparados de IgIV, sem perda de qualidade do produto. Quando possível, deve ser feita a substituição por IgSC, uma vez que a hemólise está associada, em sua maior parte, ao emprego de altas doses de IgIV. Se a anemia resultante de hemólise mediada por anticorpos anti-A ou anti-B for grave a ponto de requerer transfusão, esta deve ser realizada com glóbulos vermelhos tipo O, para evitar a possibilidade de produzir mais hemólise.

A neutropenia pode ser observada em alguns pacientes, como aqueles avaliados para TRALI ou para uma possível infecção. É importante lembrar que a neutropenia pode ser uma manifestação da imunodeficiência subjacente, e não uma complicação da IgIV. Na maioria dos casos, a neutropenia é transitória e não requer maiores tratamentos.

As reações adversas que podem surgir semanas a meses após a infusão de IgIV incluem reações dermatológicas, resposta vacinal prejudicada e risco teórico de infecção transmitida pela IgIV. Outras reações tardias diversas incluem casos de enterocolite necrosante em prematuros, ileíte em adultos, uveíte, hipotermia, hepatite não infecciosa e doença do soro com artrite.[26] São descritos casos de dermatites em pacientes que receberam altas doses de IgIV para doenças neurológicas, e costumam ocorrer em pacientes com doença dermatológica pré-existente. Eczema desidrótico, que surge 8 dias após a administração de IgIV, é uma apresentação usual. Alguns poucos casos de alopecia, eritema multiforme e exantema intertriginoso e flexural simétrico relacionado à droga (SDRIFE ou síndrome de Baboon) foram descritos.[27]

Algumas estratégias podem reduzir o risco de futuras reações[3,5,12,27] e incluem:

- Substituição da IgIV por IgSC.
- Uso de pré-medicação ou tratamento concomitante (anti-inflamatórios não esteroidais, anti-histamínicos, corticosteroides).
- Pré-hidratação com soro fisiológico.
- Diminuição da velocidade de infusão nos indivíduos que tenham apresentado uma reação anafilática anterior.
- Uso de produtos sem sódio e sem açúcar (insuficiência renal, cardiopatas, hipertensão diabetes).

Os eventos adversos à IgSC, em geral, são restritos aos locais de aplicação e manifestam-se por dor, edema, eritema e prurido, mais frequentes nas primeiras aplicações, com duração de 12 a 24 horas.[5,12]

Escolha entre as vias intravenosa e subcutânea

As IgIV, IgSC e IgSCf apresentam vantagens e desvantagens que devem ser consideradas para a escolha do melhor tratamento para um determinado paciente.[11] A IgSC é atraente para médicos e muitos pacientes em virtude do menor risco de eventos adversos sistêmicos e da relativa facilidade de administração, permitindo, inclusive, a autoaplicação. Entretanto, há pacientes que preferem a dose mensal de IgIV, especialmente se não apresentam dificuldades no acesso venoso, ou mesmo eventos adversos graves. A administração mensal em ambiente hospitalar possibilita maior controle clínico do paciente. A aplicação da IgSC por meio da autoadministração, por familiar ou profissional treinado possibilita maior autonomia do paciente e de sua família, porém maior frequência de aplicações, exceto se IgSCf. No Brasil, o uso domiciliar de IgSC fornecida pelo sistema de saúde suplementar não está perfeitamente regulamentado ao contrário do que ocorre em países do hemisfério norte, tornando-o, muitas vezes, menos interessante para os pacientes.[5]

O objetivo principal do uso da IgHP é fornecer proteção contra infecções e melhorar a qualidade de vida que tem sido demonstrado em todas as abordagens terapêuticas.[4,9,10] Logo, a escolha da via de administração da IgHP deve ser individualizada para cada paciente considerando a gravidade da doença (necessidade de nível IgG elevado e de forma rápida), viabilidade de acesso venoso, dose indicada, tolerabilidade à infusão prévia de IgHP, estilo de vida, idade e preferência do paciente ou dos responsáveis.[7]

Monitorização do paciente

Os pacientes devem ter avaliação clínica e laboratorial, com a finalidade de garantir o bom controle da doença, além de observar o aparecimento de complicações e possíveis efeitos colaterais decorrentes do tratamento.[26] Antes de iniciar o tratamento, devem ser realizados de rotina considerando-se as particularidades geográficas: hemograma completo; dosagem de IgA, IgG, IgM, IgE; avaliação da resposta a aplicação de vacinas; contagem de subpopulação de linfócitos (T, B e NK); teste de Coombs direto; provas de função renal e hepática; glicemia sérica em jejum; sorologias para HIV; hepatites virais; toxoplasmose; citomegalovírus; herpes simples e outras doenças.[8,12,13]

A presença de teste positivo de Coombs direto ou de hemólise é descrito em pacientes com uso de doses elevadas de IgHP durante 2 ou mais dias para tratamento de doenças autoimunes. Nesses casos, é indicado controlar os níveis de hemoglobina e Coombs direto antes de se administrarem as doses subsequentes.[8]

O nome do fabricante da IgHP deve ser anotado no prontuário do paciente a cada aplicação, assim como concentração/volume/frasco, dose prescrita, via de administração, lote, data de fabricação e validade.[8,27] Os eventos adversos relacionados à administração de IgHP devem ser notificados pelo médico prescritor ou mesmo pelo próprio paciente ou responsáveis, no site do Sistema de Notificações para a Vigilância Sanitária, NOTIVISA – www8.anvisa.gov.br/notivisa/frmlogin.asp.[7] As notificações desses eventos também podem ser feitas no serviço de atendimento ao consumidor (SAC) das empresas fabricantes.

No SUS, é obrigatória a utilização de um Termo de Consentimento Informado para imunoglobulina humana.[9] Em outros serviços, é fortemente indicado o preenchimento deste documento, que deve obedecer aos protocolos de cada instituição.

Comentários finais

É indubitável a importância do uso de IgHP no tratamento dos pacientes com erros inatos da imunidade. Todas as vias de administração demonstram eficácia no controle das infecções e diminuição das internações hospitalares. É importante o acompanhamento do imunologista para garantir o melhor tratamento, evitando efeitos adversos, personalizando a dose e a via de infusão. As escolhas terapêuticas devem sempre utilizar as melhores evidências científicas em conjunto com o desejo dos pacientes e seus familiares.

Referências bibliográficas

1. Tangye SG, Al-Herz W, Bousfiha A, et al. Human inborn errors of immunity: 2022 update on the classification from the international union of immunological societies expert committee [published online ahead of print, 2022 Jun 24]. J Clin Immunol. 2022;1-35. doi: 10.1007/s10875-022-01289-3.
2. Nordin J, Solis L, Prévolt J, Mahlaoui N, Chapel H, Sanchez-Ramón S, et al. The PID principles of care: where are we now? A global status report base on the PD life index. Front Immunol. 12: 780140. doi: 10,3389/fimmu.2021.780140.
3. Guo Y, Tian X, Wang X, Xiao Z. Adverse effects of immunoglobulin therapy. Front Immunol. 2018;9:1299. doi: 10.3389/fimmu.2018.01299.
4. Perez EE, Orange JS, Bonilla F, Chinen J, Chinn IK, Dorsey M, et al. Update on the use of immunoglobulin in human disease: a review of evidence. J Allergy Clin Immunol. 2017;139:S1-46. doi: 10.1016/j.jaci.2016.09.023.
5. Goudouris ES, Silva AMR, Ouricuri AL, Grumach AS, Condino-Neto A, Costa-Carvalho BT, et al. II Brazilian consensus on the use of human immunoglobulin in patients with primary immunodeficiencies. Einstein (São Paulo). 2017;15(1):1-16. doi: 10.1590/S1679-45082017AE3844.
6. Ballow M. Intravenous IgG replacement in PIDD: dose and clinical expectations. Immunol Allergy Clin N Am. 2012. doi: 10.1016/j.iac.2012.06.007.
7. Wasserman RL. Personalized therapy immunoglobulin replacement for antibody deficiency. Immunol Allergy Clin N Am. 2019;39:95-111. doi: 10.1016/j.iac.2018.08.001.
8. Vitiello G, Emmi G, Silvestri E, Di Scala G, Palterer B, Parronchi P. Intravenous immunoglobulin therapy: a snapshot for the internist. Intern Emerg Med. 2019;14(7):1041-9. doi: 10.1007/s11739-019-02150-z.
9. Sriaroon P, Ballow M. Immunoglobulin replacement therapy for primary immunodeficiency. Immunol Allergy Clin N Am. 2015;35(4): 713-730. doi: 10.1016/j.iac.2015.07.006.
10. Jolles S, Orange JS, Gardulf A, Stein MR, Shapiro R, Borte M, et al. Current treatment options with immunoglobulin G for the individualization of care in patients with primary immunodeficiency disease. British Society for Immunology. Clin Exp Immunol. 2014;179:146-160. doi: 10.1111/cei.12485.
11. Shapiro R. Subcutaneous immunoglobulin matching treatments with patient needs. Immunol Allergy Clin N Am. 2012. [2023 Jun. 12]. Disponível em: doi.org/10.1016/j.iac.2012.06.008.
12. Condino-Neto A, Goudouris ES. Imunoglobulina humana policlonal. In: Solé D, Rosário Filho NA, Rubini NPM (Ed). Compêndio de alergia e imunologia clínica: do básico à prática clínica. São Paulo: Editora dos Editores, 2022;733-739. [2023 Jun 12]. Disponível em: https://www.scielo.br/j/eins/a/YkdwTg3JVVTjzHB49mNVWdC/?format=pdf&lang=pt.
13. Condino-Neto A, Costa-Carvalho BT, Grumach AS, King A, Bezrodnik L, Oleastro M, et al. Guidelines for the use of human immunoglobulin therapy in patients with primary immunodeficiencies in Latin America. Allergol Immunopathol (Madr). 2014;42(3):245-60. doi: 10.1016/j.aller.2012.09.006.

14. Orange JS, Hossny EM, Weiler CR, Ballow M, Berger M, Bonilla FA, et al. Use of intravenous immunoglobulin in human disease: a review of evidence by members of the primary immunodeficiency committee of the american academy of allergy, asthma and immunology. J Allergy Clin Immunol. 2006;117:S525-53. doi: 10.1016/j.jaci.2006.01.015.
15. Busse PJ, Razvi S, Cunningham-Rundles C. Efficacy of intravenous immunoglobulin in the prevention of pneumonia in patients with common variable Immunodeficiency. J Allergy Clin Immunol. 2002;109:1001-4. doi: 10.1067/mai.2002.124999.
16. Rider NL, Kutac C, Hajjar J, Scalchunes C, Seeborg FO, Boyle M, et al. Health-related quality of life in adult patients with common variable immunodeficiency disorders and impact of treatment. J Clin Immunol. 2017;37:461-475. doi: 10.1007/s10875-017-0404-8.
17. Orange JS, Belohradsky BH, Berger M, Borte M, Hagan J, Jolles S, et al Evaluation of correlation between dose and clinical outcomes in subcutaneous immunoglobulin replacement therapy. Clin Exp Immunol. 2012;169:172-81. doi: 10.1111/j.1365-2249.2012.04594.x.
18. Lucas M, Lee M, Lortan J, Lopez-Granados E, Misbah S, Chapel H. Infection outcomes in patients with common variable immunodeficiency disorders: relationship to immunoglobulin therapy over 22 years. J Allergy Clin Immunol. 2010;125:1354-60. doi: 10.1016/j.jaci.2010.02.040.
19. Son MBF, Murray N, Friedman K, Young CC, Newhams MM, Feldstein LR, et al. Multisystem inflammatory syndrome in children – initial therapy and outcomes. N Engl J Med. 2021;385(1):23-34. doi: 10.1056/NEJMoa2102605.
20. Egawa M, Kanegane H, Imai K, Morio T, Miyasaka N. Intravenous immunoglobulin (IVIG) efficiency in women with common variable immunodeficiency (CVID) decreases significantly during pregnancy. J Matern Fetal Neonatal Med. 2018;32(18):3092-6. doi: 10.1080/14767058.2018.1455824.
21. Skoda-Smith S, Torgerson TR, Ochs HD. Subcutaneous immunoglobulin replacement therapy in the treatment of patients with primary immunodeficiency disease. Ther Clin Risk Manag. 2010;6:1. doi: 10.1057/rm.2009.17.
22. Wasserman RL, Melamed I, Stein MR, GuptaS, Puck J, Engl W, et al. Recombinant human hyaluronidase-facilitated subcutaneous infusion of human immunoglobulins for primary immunodeficiency. J Allergy Clin Immunol. 2012;130:951-7. doi: 10.1016/j.jaci.2012.06.021.
23. Stein MR. Enzyme-facilitated subcutaneous IgG: changing the paradigm of IgG therapy. Immunol Allergy Clin N Am. 2012. doi: 10.1016/j.iac.2012.06.009.
24. Wiesik-Szewczyk E, Sołdacki D, Paczek L, Jahnz-Różyk K. Facilitated subcutaneous immunoglobulin replacement therapy in clinical practice: a two center, long-term retrospective observation in adults with primary immunodeficiencies. Front Immunol. 2020;11:981. doi: 10.3389/fimmu.2020.0098.
25. Stiehm ER. Adverse effects of human immunoglobulin therapy. Transfus Med Rev. 2013;27(3):171-8. doi: 10.1016/j.tmrv.2013.05.004.
26. Siegel J. The product: all intravenous immunoglobulins are not equivalent. Pharmacotherapy. 2005;25(11 Pt 2):78S-84S. doi: 10.1592/phco.2005.25.11part2.78S.
27. Stiehm ER. Adverse effects of human immunoglobulin therapy. Transfus Med Rev. 2013;27(3):171-8. doi: 10.1016/j.tmrv.2013.05.004.
28. Williams SJ, Gupta S. Anaphylaxis to IVIG. Arch Immunol Ther Exp (Warsz). 2017;65(1):11-19. doi: 10.1007/s00005-016-0410-1.
29. Dalakas MC. High-dose intravenous immunoglobulin and serum viscosity: risk of precipitating thromboembolic events. Neurology. 1994;44(2):223-6. doi: 10.1212/wnl.44.2.223.

42

Quimioprofilaxia

Maria Isabel Valdomir Nadaf | Líllian Sanchez Lacerda Moraes | Olga Akiko Takano

Introdução

A quimioprofilaxia em pacientes suspeitos ou com diagnóstico de erro inato da imunidade (EII) é uma medida terapêutica para a prevenção de infecções decorrentes da suscetibilidade aumentada a patógenos comuns e/ou oportunistas e para evitar ou minimizar o desenvolvimento de doença nos indivíduos com algumas dessas condições genéticas.

Ainda que durante a investigação diagnóstica a quimioprofilaxia pode ser direcionada aos patógenos mais comuns para a idade do paciente, segundo o histórico de infecções e exames laboratoriais alterados, também pode ser utilizada como medida de controle de determinadas infecções em pacientes cujo diagnóstico não tenha ainda um tratamento curativo e preciso para o defeito imunológico apresentado.

O progresso na imunologia básica e clínica nas últimas três a quatro décadas facilitou não apenas a detecção aprimorada de EII, mas também o aumento no número de doenças descritas. Os tipos mais graves de EII apresentam infecções microbianas e virais com risco de morte muito precocemente. O reconhecimento imediato e o diagnóstico definitivo permitem a implementação de profilaxia e terapia apropriadas e, mais importante, restauração imunológica corretiva empregando-se o transplante de células-tronco hematopoiéticas (TCTH).[1]

Na prática clínica, a quimioprofilaxia é um recurso terapêutico em pacientes com EII que cursam com infecções recorrentes ou de elevada gravidade, seja de maneira contínua, seja de maneira intermitente. Para essa decisão, faz-se necessário considerar:

1) A classificação da doença do paciente em uma das dez categorias de EII da União Internacional de Sociedades Imunológicas (IUIS), que as agrupa de acordo com o setor do sistema imunológico prioritariamente comprometido e suas principais manifestações clínicas e infecciosas.[2]
2) Escolha da droga ou das drogas para uma quimioprofilaxia personalizada, com objetivo de prevenção de infecções com risco de morte e de caráter urgente ou reduzir o número e gravidade das infecções para melhorar a qualidade de vida do paciente.
3) O conhecimento do espectro antimicrobiano da droga escolhida e respectivos dose, intervalo e tempo de uso, considerando-se o risco de resistência bacteriana.

Na Tabela 42.1, estão listados alguns exemplos de quimioprofilaxia usados em EII.[3,4]

Tabela 42.1. Quimioprofilaxia utilizada nos EII de acordo com o agente infeccioso que se deseja prevenir.

Patógeno	Droga/dose	Esquema alternativo
Pneumocystis jirovecii	Sulfametoxazol-trimetoprima (SXT-TMP): • Lactentes > 4 semanas de idade e crianças: 5 mg/kg/dia divididos em 2 doses 3 vezes/semana (com base na TMP, máximo 160 mg/dia) • Adultos e adolescentes com função renal normal: com base na TMP 80 mg/diário ou 160 mg diário ou 160 mg 3 vezes/semana	Dapsona: • Lactentes e crianças: 2 mg/kg/dia diário 1 vez/dia (máximo: 100 mg/dia) • Adultos: 100 mg 1 vez/dia ou 50 mg 2 vezes/dia Pentamidina: • Crianças < 5 anos: 9 mg/kg (máximo: 300 mg/dose) inalação por nebulização a cada 4 semanas • Crianças > 5 anos, adolescentes e adultos: 300 mg inalação por nebulização a cada 4 semanas
Staphylococcus spp., Gram-negativos	SXT-TMP • Lactentes > 4 semanas de idade e crianças: 5 mg/kg/dia divididos em 2 doses diárias (com base na TMP, máximo 160 mg/dia) • Adultos e adolescentes: com base na TMP 160 mg diários	Amoxicilina:* • Crianças: 10 a 20 mg/kg/dia em dose única ou divididas em 2 vezes (máximo: 875 mg/dia) • Adolescentes e adultos: 875 mg Ciprofloxacino:*# • Crianças: 10 mg/kg/dose 2 vezes/dia (máximo: 500 mg) • Adultos: 500 mg Amoxicilina e clavulanato:* • Crianças: 20 mg/kg/dia em dose única ou divididos em 2 vezes (máximo: 875 mg/dia com base na amoxicilina) • Adolescentes e adultos: 875 mg (com base na amoxicilina)
Mycoplasma spp., *Streptococcus* spp.	Azitromicina • Crianças: 5 a 10 mg/kg/dose oral 3 vezes/semana (máximo: 250 mg) • Adolescentes e adultos: 250 mg oral 3 vezes/semana	
Micobacteriose atípica	Azitromicina • Crianças: 20 mg/kg/dose oral 1 vez/semana (dose máxima de 1.200 mg/semana; podem ser dados até 600 mg 2 vezes/semana se causar náuseas em doses altas) • Adolescentes e adultos: 1.200 mg 1 vez/semana (ou 600 mg 2 vezes/semana se náuseas)	
Aspergillus spp.	Itraconazol: • Crianças: 5 mg/kg/dia oral (máximo: 200 mg) • Adolescentes e adultos: 200 mg oral diário	Voriconazol:*^ • ≤ 50 kg: 8 mg/kg/dose oral 2 vezes/dia (máximo por dose: 350 mg) • > 50 kg: 4 mg/kg/dose oral 2 vezes/dia (máximo por dose: 200 mg)

(*Continua*)

Tabela 42.1. Quimioprofilaxia utilizada nos EII de acordo com o agente infeccioso que se deseja prevenir. (*Continuação*)

Patógeno	Droga/dose	Esquema alternativo
Candida spp.	Fluconazol: • Crianças: 6 mg/kg oral diário (máximo: 400 mg) • Adolescentes e adultos: 400 mg oral diário	
HSV/VZV	Aciclovir: • Crianças < 40 kg: 250 a 600 mg/m^2/dose oral, 4 vezes/dia • Crianças > 40 kg: 800 mg, oral, 4 vezes/dia • Adultos: 800 mg oral, 2 vezes/dia	
CMV	Valganciclovir: • Crianças 1 mês a 16 anos: dose oral (mg) = 7 × superfície de área corporal × *clearence* de creatinina • Adolescentes ≥ 17 anos e adultos com função renal normal: 900 mg oral 1 vez/dia	
Neisseria meningitidis§ (meningococo)	até 6 meses – SXT-TMP, 5 mg/kg/dia, 1 vez/dia (para cobrir *E. coli*) Amoxicilina 20 mg/kg/dia, 2 vezes Ou Penicilina V oral • 6 meses a 1 ano – 125 mg, 2 vezes/dia • 2 a 5 anos – 250 mg/dia, 2 vezes/dia, máximo 500 mg/dia • > 5 anos – 250 mg/dia, 2 vezes/dia, máximo 525 mg/dia se < 7 anos, caso contrário, máximo 700 mg/dia Ou Penicilina G benzatina IM • Crianças ≤ 27 kg 600.000 UI a cada 21 ou 28 dias • Adultos 1.200.000 UI a cada 21 ou 28 dias	Azitromicina • 6 mg/kg, dose oral, 1 vez/dia (até 250 mg/dia)

CMV: citomegalovírus; HSV: herpesvírus simples; spp.: espécies; VZV: vírus varicela-zóster.

*Sem preferência, varia de acordo com o perfil de sensibilidade local; #Considerar sempre os riscos de eventos adversos musculoesqueléticos em crianças; ^Requer monitorização dos níveis da substância.

Fonte: Adaptada de Segundo e Condino-Neto, 2021,[3,4] Freeman e Holland 2020,[8] Potter *et al.*, 1990,[10] Ram *et al.*, 2010[16] e Price *et al.*, 2006.[17]

Até o presente momento, a quimioprofilaxia está mais bem estabelecida em pacientes com imunodeficiência combinada grave (SCID);[5-7] doença granulomatosa crônica (DGC)[8] e deficiências de complemento.[8-10] Segundo Rossouw *et al.*,[1] o tratamento antimicrobiano preventivo é indicado para todos os pacientes com imunodeficiência combinada (CID), com deficiência da via terminal do complemento, alteração no número ou função anormal de neutrófilos e em pacientes com deficiências graves de anticorpos se o tratamento com imunoglobulina não for capaz de controlar a frequência de infecções recorrentes. O antibiótico de escolha é sulfametoxazol-trimetoprima (5 mg/kg de TMP), uma vez ao dia, ou fenoximetilpenicilina (125 mg, 2 vezes ao dia, para menores de 5 anos, ou 250 mg, 2 vezes ao dia, para maiores de 5 anos) em pacientes com síndrome de Wiskott-Aldrich (WAS), após esplenectomia ou em pacientes com deficiências da via terminal do complemento.

SCID

Em crianças com infecções desde os primeiros meses de vida, deve-se pensar em SCID, condição associada a quadros infecciosos graves por diversos tipos de agentes infecciosos (bactérias, fungos e vírus) e que pode ter evolução rápida para o óbito. A quimioprofilaxia em crianças suspeitas ou com diagnóstico de SCID deve ser adotada em caráter emergencial junto a outras medidas gerais (apresentadas nos Capítulos 50 – Manejo Inicial do Paciente com EII; e 52 – Cuidados Pré e Pós-Transplante de Células-Tronco Hematopoéticas).

Lactentes com SCID e história familiar e/ou diagnóstico por triagem neonatal apresentaram menor taxa de infecção, comprovando o impacto do uso de quimioprofilaxia até a realização de TCTH, segundo Dorsey *et al.*[5] Recentemente, dois estudos[5,6] com base em opinião de especialistas sugerem drogas profiláticas direcionadas para os micro-organismos mais encontrados em pacientes com SCID (Tabela 42.2). Ogando *et al.*[14] publicaram um consenso que propõe a abordagem em pacientes com SCID e a experiência latino-americana é considerada.

Adicionalmente, a partir de 1 mês de vida, durante a temporada de vírus sincicial respiratório (VSR), deve-se administrar o palivizumabe 15 mg/kg 1 vez/mês, via intramuscular (IM) (máximo de 5 aplicações).[5,6,10,11] No Brasil, a aplicação é realizada em épocas diferentes, segundo as regiões: Norte – janeiro a junho; Nordeste/Centro-Oeste/Sudeste – fevereiro a julho; Sul – março a agosto.[11]

No Brasil, por causa da elevada prevalência de tuberculose (TB), a vacina bacilo de Calmette-Guérin (BCG, do inglês *Mycobacterium bovis*) é indicada desde o nascimento e complicações como BCGíte e/ou infecção disseminada por BCG (BCGose) podem ser o primeiro sinal de alerta para SCID e outros EII. Hassanzad *et al.*[12] realizaram uma minirrevisão da literatura, sem delimitação de tempo de publicação, e, além do SCID, os EII mais relacionados à disseminação de BCG foram: suscetibilidade mendeliana a infecções micobacterianas (MSMD); DGC; síndrome de DiGeorge, imunodeficiência comum variável (IDCV), defeitos de NF-kB *essential modulator* (NEMO), defeitos de tirosinaquinase 2 (TYK2). Sendo assim, o tratamento precoce dessas complicações deve ser considerado não somente no contexto da SCID. Em virtude da resistência intrínseca do BCG à pirazinamida, o tratamento é extrapolado da experiência com o tratamento da *Mycobacterium tuberculosis* resistente à pirazinamida (PZA)[13], droga que, portanto, deve ser evitada no tratamento de crianças com complicações da vacina BCG.[12-14]

Para infecções pulmonares e extrapulmonares pelo *M. bovis*, o tratamento consiste em 2 meses de isoniazida (INH), rifampicina (RMP) e etambutol (EMB) administrados diariamente, seguidos por 7 meses de INH e RMP. A duração da terapia para doenças pulmonares e extrapulmonares deve ser de 9 meses; embora a duração ideal para meningite tuberculosa não tenha sido estabelecida, alguns especialistas recomendam pelo menos

Tabela 42.2. Antimicrobianos profiláticos sugeridos para pacientes com imunodeficiência combinada grave enquanto aguardam terapia definitiva.

Patógeno	Droga	Início	Dose	Observações
Pneumocystis jirovecii	Sulfametoxazol-trimetoprima (SXT-TMP)[¥]	1 mês	5 mg/kg/dia de TMP 2 vezes/dia, VO	Monitorizar bilirrubina e hemograma
	Pentamidina		4 mg/kg/dose a cada 2 semanas, IV	Se < 30 dias e de alto risco; fazer 1 dose e reavaliar em 2 semanas
	Atovaquona		30 mg/kg, 1 vez/dia	Checar se bilirrubinas < 2 vezes o limite superior. Monitorizar TGO, TGP e bilirrubinas a cada 2 a 4 semanas
Herpesvírus simples (HSV) e vírus varicela--zóster (VZV)	Aciclovir	Ao diagnóstico	20 mg/kg/dose 3 vezes/dia, VO	Começar imediatamente apenas se o risco de HSV for identificado; não dar em adição ao valganciclovir
Citomegalovírus (CMV)	Valganciclovir	Ao diagnóstico	16 mg/kg, 1 vez/dia, VO	Começar imediatamente apenas se houver indicações clínicas, como alterações do exame físico ou hepáticas Se a mãe CMV IgG+, iniciar valganciclovir até obter 4 exames negativos de PCR para CMV semanal e interromper, desde que o bebê permaneça bem e com resultados negativos de PCR para CMV Pode-se optar por não tratar se a mãe for CMV negativa e o bebê permanecer saudável
Infecções fúngicas	Fluconazol	Ao diagnóstico	3 ou 6 mg/kg/dia, VO, *RN – 3 mg/kg/dose, IV, 2 vezes/semana	Garantir testes de função hepáticas normais antes de iniciar e acompanhar RN – Iniciar nas primeiras 48 a 72 horas após o nascimento

ALT: alanina aminotransferase; AST: aspartato aminotransferase; CMV: citomegalovírus; HSV: herpesvírus simples; RN: recém-nascido; SXT-TMP: sulfametoxazol-trimetoprima; VZV: vírus varicela-zóster (VVZ); VO: via oral; IV: (via) intravenosa; PCR: reação em cadeia de polimerase.

¥Ácido folínico 1,25 mg diário, 2 vezes/semana, para minimizar a neutropenia por SXT-TMP; *Sazonal segundo regiões do Brasil.

Fonte: Adaptada de Dorsey *et al.*, 2021[6] e Thakar *et al.*, 2017.[7]

12 meses para esses casos. O esquema de tratamento para BCGose deve ser mais agressivo, envolvendo pelo menos quatro medicamentos antituberculose (anti-TB), mais um agente adicional, como quinolona, aminoglicosídeo ou claritromicina, até a recuperação completa, seguido de esquema profilático de duas drogas[12,13,15,18] (Quadro 42.1).

Pacientes com CID requerem tratamento adicional com antifúngico (fluconazol 3 mg/kg, 1 vez ao dia) e com antiviral (aciclovir 20 mg/kg/dose, 4 vezes ao dia).

Quadro 42.1. Profilaxia e orientação terapêutica para infecção por BCG em erros inatos da imunidade.

Vacina BCG	Conduta	Droga
Sem alterações no local da injeção de BCG e sem sinais de BCGíte	Observação cuidadosa	
Alterações locais no local da injeção de BCG	O tratamento anti-TB deve ser iniciado e continuado até completa reconstituição imunológica após TCTH	INH + RMP
BCGíte com envolvimento de linfonodos regionais	Tratamento anti-TB com pelo menos esquema triplo, seguido de tratamento profilático de longo prazo, de duas drogas, como acima	INH + RMP + EMB
BCGose	Tratamento anti-TB com quatro ou mais medicamentos, até que o paciente se recupere totalmente, seguido de esquema com duas drogas, até que a reconstituição imunológica completa após o TCTH seja alcançado	INH + RMP + EMB + droga adicional:¥ quinolona ou aminoglicosídeo ou claritromicina

anti-TB: antituberculose; BCG: bacilo de Calmette-Guérin; EMB: etambutol 25 mg/kg/dia (doses conforme Manual de Vigilância Epidemiológica de Eventos Adversos Pós-Vacinação);[18] INH: isoniazida 10 mg/kg/dia (máximo 400 mg); RMP: rifampicina 10 mg/kg/dia; TCTH: transplante de células-tronco hematopoéticas.

¥Utilizar dose terapêutica da(s) droga(s) escolhida(s)

Fonte: Adaptado de Hassanzad *et al.*, 2019[12] e Bernatowska *et al.*, 2007.[15]

Doença granulomatosa crônica

Os pilares da terapia inicial da doença granulomatosa crônica (DGC) são a profilaxia antibacteriana e antifúngica (Tabela 42.1) e, segundo alguns autores, o interferon gama (IFN-γ) por via subcutânea (SC). Estudos demonstraram que a profilaxia com SXT-TMP reduz a taxa de infecção bacteriana grave de uma infecção por ano para uma infecção a cada 4 anos. Calculamos habitualmente a dose pela trimetoprima (de 6 a 8 mg/kg/dia, máximo de 160 mg, divididos em duas doses). O SXT-TMP é o antimicrobiano profilático ideal na DGC, pois tem atividade contra a maioria dos *S. aureus* adquiridos na comunidade, Nocardia spp. e bactérias Gram-negativas. Em indivíduos com colite, o metronidazol é frequentemente associado, quer por sua atividade antibacteriana, quer por sua atividade anti-inflamatória. As fluoroquinolonas são frequentemente adicionadas para aumentar a cobertura de Gram-negativos no caso de colite recorrente.[8]

No caso de BCGose, a administração de IFN-γ (50 $\mu g/m^3$ 3 vezes/semana) é proposta, além dos medicamentos anti-TB, não somente no tratamento de pacientes com DGC, assim como também no daqueles com MSMD.

Pacientes com DGC devem receber itraconazol (100 mg/dia para menores de 13 anos ou com peso inferior a 50 kg, ou 200 mg/dia para pacientes com 13 anos ou mais, ou 50 quilos ou mais) ou posaconazol, se disponível.

Deficiências de complemento

A profilaxia com antibióticos em pacientes com deficiências de complemento visa proteger da infecção por micro-organismos encapsulados, incluindo meningococos, *S. pneumoniae* e *H. influenzae* b. Além da vacinação, a profilaxia antibiótica contra essas infecções é outro pilar da terapia que é mais bem indicada para pacientes que apresentam infecções recorrentes apesar de adequadamente vacinados.[9,16]

A profilaxia contínua fundamenta-se em estudo prospectivo com duração de 2 a 4 anos, em 40 pacientes sul-africanos com deficiência homozigótica de C6, em área onde a meningite meningocócica do grupo B era endêmica.[10] Os pacientes com infecções recorrentes (duas ou mais infecções por *N. meningitidis*) que receberam doses mensais de penicilina G benzatina foram protegidos de infecção subsequente por meningococo em comparação àqueles que não receberam penicilina. Pacientes com deficiência de C6 sem infecção meningocócica ou com apenas um episódio e que receberam profilaxia antibiótica também tiveram significativamente menos infecções.[9,10,16] A profilaxia antibiótica pode ser feita com amoxicilina (Tabela 42.1), penicilina oral ou penicilina injetável aplicada a cada 21 ou 28 dias em pacientes com dificuldade de adesão à medicação.[8,16,17]

Imunodeficiências humorais

Pacientes com hipogamaglobulinemia leve, deficiência seletiva de imunoglobulina A (IgA) ou deficiência de subclasse de IgG, que não estão recebendo imunoglobulina, podem necessitar de antibióticos apenas durante certas épocas do ano (p. ex., durante o inverno) ou apenas por alguns anos.[3]

Pacientes com deficiências mais graves de anticorpos como a IDCV em tratamento com imunoglobulina podem ter uma taxa elevada de infecções bacterianas cronicamente ou em certas épocas do ano (p. ex., durante o inverno) e podem se beneficiar da profilaxia antibiótica. Um ensaio randomizado em pacientes com deficiência primária de anticorpos demonstrou que a profilaxia com azitromicina reduziu significativamente a taxa de exacerbações pulmonares e hospitalizações em comparação com os pacientes tratados com placebo, sem eventos adversos relacionados ao medicamento ou aumento na resistência bacteriana aos macrolídeos.[3]

Outros EII

A profilaxia antimicrobiana para outros defeitos de neutrófilos é bem menos definida. As infecções por deficiência de adesão de leucócitos tipo 1 (LAD-1) ocorrem tipicamente na boca, pele e trato respiratório. Os patógenos incluem flora oral (anaeróbios, estreptococos), *S. aureus* e bacilos Gram-negativos, mas, em geral, não fungos. A gengivite crônica geralmente ocasiona a perda de todos os dentes na adolescência. Os regimes profiláticos, como amoxicilina/clavulanato, cobrem bem os anaeróbios, cocos Gram-positivos e os bastonetes Gram-negativos. As fluoroquinolonas também são frequentemente consideradas.[8]

Considerações finais

Há necessidade de mais estudos controlados de estratégias ideais de prevenção de infecções em EII para o estabelecimento de diretrizes de quimioprofilaxia em EII. No entanto, é difícil estabelecer estratégia única de quimioprofilaxia para os dez grupos de EII, em decorrência da variabilidade da expressão fenotípica de cada uma das doenças conhecidas. Os tipos de patógenos envolvidos nos processos infecciosos recorrentes variam conforme o defeito genético na imunidade apresentado pelo paciente e que determina essa suscetibilidade.

Na falta de guias padronizados, a escolha racional da quimioprofilaxia para portadores de EII deve ser centrada na história clínica e no tipo de infecções apresentadas pelo paciente, no defeito imunológico suspeito, nas alterações laboratoriais, no conhecimento sobre o espectro da infecção esperado e na experiência do profissional.

Referências bibliográficas

1. Rossouw TM, Theron AJ, Anderson R. Practical approach to diagnosis and management of primary immunodeficiency diseases. S Afr Fam Pract. 2018;60(5):42-9. doi: 10.4102/safp.v60i5.4914.
2. Tangye SG, Al-Herz W, Bousfiha A, Chatila T, Cunningham-Rundles C, Etzioni A, et al. Human inborn errors of immunity: 2019 update on the classification from the international union of immunological societies expert committee. J Clin Immunol. 2020;40(1):24-64. doi: 10.1007/s10875-019-00737-x.
3. Segundo GRS, Condino-Neto A. Treatment of patients with immunodeficiency: medication, gene therapy, and transplantation. J Ped (Rio J). 2021;S17-S23. doi: 10.1016/j.jped.2020.10.005.
4. Bonilla FA, Khan DA, Ballas ZK, Chinen J, Frank MM, Hsu JT, et al. Practice parameter for the diagnosis and management of primary immunodeficiency. Journal of Allergy and Clinical Immunology. 2015;136(5):1186-205.
5. ASCIA-TAPID – Australasian Society of Clinical Immunology and Allergy/Transplantation and Primary Immunodeficiency, ANZCHOG – Australian & New Zealand Children Haematology/Oncology Group. ASCIA-TAPID Consensus Guideline – Diagnosis, Management and Transplantation of SCID in Australia and New Zealand; 2019. [2023 Jun 7]. Disponível em: https://www.allergy.org.au/hp/papers/ascia-guidelines-scid-tapid.
6. Dorsey MJ, Wright NAM, Chaimowitz NS, Dávila Saldaña BJ, Miller H, Keller MD, et al. Infections in infants with SCID: isolation, infection screening, and prophylaxis in PIDTC Centers. J Clin Immunol. 2021;41(1):38-50. doi: 10.1007/s10875-020-00865-9.
7. Thakar MS, Hintermeyer MK, Gries MG, Routes JM, Verbsky JW. A practical approach to newborn screening for severe combined immunodeficiency using the T cell receptor excision circle assay. Front Immunol. 2017;8:1470. doi: 10.3389/fimmu.2017.01470.
8. Freeman AF, Holland SM. Prevention and management of infections. In: Stiehm ER, Sullivan KE (eds). Stiehm's Immune Deficiencies. London: Elsevier. 2. ed. 2020:1113-28.
9. Brodzsky N, Frazer-Abel A, Grumach AS, Kirschfink M, Litzman J, Perez E, et al. European society for immunodeficiencies (ESID) and european reference network on rare primary immunodeficiency, autoinflammatory and autoimmune diseases (ERN RITA) complement guideline: deficiencies, diagnosis, and management. J Clin Immunol. 2020;40(4):576-91. doi: 10.1007/s10875-020-00754-1.
10. Potter PC, Frasch CE, van der Sande WJ, Cooper RC, Patel Y, Orren A. Prophylaxis against Neisseria meningitidis infections and antibody responses in patients with deficiency of the sixth component of complement. J Infect Dis. 1990;161(5):932-7. doi: 10.1093/infdis/161.5.932.
11. BRASIL. Ministério da Saúde. Secretaria de Atenção à Saúde. Secretaria de Ciência, Tecnologia e Insumos Estratégicos. Portaria conjunta n. 23, de 3 de outubro de 2018. [2020 Jun 7]. Disponível em: http://conitec.gov.br/images/Protocolos/Protocolo_Uso/ProtocoloUso_Palivizumabe.pdf.
12. Hassanzad M, Valinejadi A, Darougar S, Hashemitari SK, Velayati AA. Disseminated bacille calmette-guérin infection at a glance: a mini review of the literature. Adv Respir Med. 2019;87(4):239-42. doi: 10.5603/ARM.2019.0040.
13. Lan Z, Bastos M, Menzies, D. Treatment of human disease due to mycobacterium bovis: a systematic review. Eur Respir J. 2016;48(5):1500-3.
14. Ogando JCB, Gaytán AP, Becerra JCA, Cardona AA, Bezrodnik L, Borzutzky A, et al. Latin American consensus on the supportive management of patients with severe combined immunodeficiency. J Allergy Clin Immunol. 2019;144(4):897-905. doi: 10.1016/j.jaci.2019.08.002.

15. Bernatowska E, Wolska-Kuśnierz B, Pac M, Kurenko-Deptuch M, Pietrucha B, Zwolska Z, et al. Risk of BCG infection in primary immunodeficiency children. Proposal of diagnostic, prophylactic and therapeutic guidelines for disseminated BCG based on experience in the Department of Immunology, Children's Memorial Health Institute in Warsaw between 1980-2006. Centr Eur J Immunol. 2007;32(4):221-5.
16. Ram S, Lewis LA, Rice PA. Infections of people with complement deficiencies and patients who have undergone splenectomy. Clin Microbiol Rev. 2010;23(4):740-80. doi: 10.1128/CMR.00048-09.
17. Price VE, Dutta S, Blanchette VS, Butchart S, Kirby M, Langer JC, et al. The prevention and treatment of bacterial infections in children with asplenia or hyposplenia: practice considerations at the Hospital for Sick Children, Toronto. Pediatr Blood Cancer. 2006;46(5):597-603. doi: 10.1002/pbc.20477.
18. Brasil. Ministério da Saúde. Secretaria de Vigilância em Saúde. Departamento de Imunizações e Doenças Transmissíveis. Manual de vigilância epidemiológica de eventos adversos pós-vacinação. Brasília: Ministério da Saúde. 4. ed. atual. 2021:340. [2023 Jun. 7]. Disponível em: https://www.gov.br/saude/pt-br/centrais-de-conteudo/publicacoes/publicacoes-svs/vacinacao-imunizacao-pni/manual_eventos-_adversos_pos_vacinacao_4ed_atualizada.pdf/view.

43

Vacinação

Alessandra Miramontes Lima | Fátima Rodrigues Fernandes | Renan Augusto Pereira

Introdução

Erros inatos da imunidade (EII) e as imunodeficiências secundárias apresentam risco aumentado de infecções que, quando ocorrem, são potencialmente graves.[1,2]

As principais estratégias de manejo dos EII consistem na prevenção de infecções por meio da reposição de imunoglobulina humana nos defeitos de produção de anticorpos, indicação de antimicrobianos profiláticos e vacinação contra doenças preveníveis.[3]

Por meio da imunização do próprio indivíduo imunodeficiente e/ou dos conviventes, é possível proteger esses pacientes de infecções imunopreveníveis ou, ao menos, reduzir o risco de complicações mais graves e o óbito. Entretanto, a depender do grau do comprometimento imunológico, as vacinas poderão ter suas recomendações alteradas quanto ao uso habitual em pessoas imunocompetentes, tanto em relação às indicações e contraindicações como ao esquema de doses. Isso significa que algumas vacinas podem ser contraindicadas; outras, indicadas com critérios diferenciados; e outras, ainda, indicadas em maior número de doses, nos pacientes e/ou em seus contatos.[4]

Neste capítulo, serão abordados fatores que resultam no comprometimento do sistema imunológico, inatos ou adquiridos, que interferem na resposta às imunizações, podendo ocasionar resposta imune insuficiente ou mesmo risco na exposição a determinadas vacinas.

Dois aspectos devem sempre ser considerados ao se indicarem imunizações nesse grupo de pacientes: a segurança; e a eficácia da vacina em questão.

É importante ressaltar que a quase totalidade das recomendações em relação à imunização de pacientes com EII ou em imunossupressão se baseia em relatos de casos e riscos teóricos, uma vez que não há estudos extensos de segurança e eficácia para todas as vacinas nessas condições. Isso resulta da raridade dessas doenças, da variabilidade de vacinas disponíveis em diversas regiões do mundo e da falta de consenso entre os protocolos referentes aos EII.[1-4]

Segurança da vacinação em pessoas imunocomprometidas

Vacinas são categorizadas como vivas (contêm agentes vivos atenuados) ou inativadas (contêm toxoides ou outras proteínas purificadas, polissacárides purificados, conjugados de proteínas e polissacárides, vírus inativados ou partículas virais).

Apesar de limitadas, evidências científicas indicam que, de forma geral, vacinas inativadas podem ser administradas com segurança na população imunocomprometida.[1-4] Dependendo do grau de imunossupressão, a resposta humoral poderá ser inferior à indicada para proteção adequada e doses extras poderão ser necessárias.

Em alguns indivíduos imunocomprometidos, as vacinas vivas atenuadas podem causar graves eventos adversos. Cuidados especiais devem ser tomados na indicação para os contatos próximos e, principalmente, para os pacientes, dependendo do tipo e do grau de comprometimento do sistema imunológico.[5] É importante distinguir as contraindicações com base em evidências e aquelas com base em considerações teóricas – como a contraindicação da vacina oral contra a poliomielite (VOP) em pacientes com imunodeficiências combinadas graves (SCID, do inglês *severe combined immunodeficiency*) e agamaglobulinemia ligada ao X, por relatos de casos de paralisia pós-vacinal.[6,7]

Ainda, havia a hipótese de que a estimulação antigênica vacinal pudesse atuar como gatilho no desenvolvimento de autoimunidade ou de doenças inflamatórias, entretanto os estudos não confirmaram esse efeito com a vacinação contra sarampo, caxumba e rubéola (SCR) ou contra difteria, tétano e coqueluche acelular (DTPa), DT, toxoide tetânico ou, mesmo, contra influenza, hepatite B, hepatite A e papilomavírus humano (HPV). As evidências foram incapazes de atribuir relação de associação entre vacinas e início ou exacerbação de esclerose múltipla, lúpus eritematoso sistêmico, artrite reumatoide e artrite idiopática juvenil.[8]

Contraindicações e precauções em pacientes com EII ou imunossuprimidos

De modo geral, as vacinas de patógenos vivos (vírus e bactérias) atenuados são contraindicadas nos pacientes imunossuprimidos. No entanto, dependendo do risco de o paciente adoecer consequentemente à infecção natural e levando-se também em consideração o grau de imunossupressão, essas vacinas poderão ser recomendadas após análise criteriosa e individualizada.[3]

Na avaliação de risco, podemos considerar o estado de imunossupressão como:[1,2]

- **Alta suscetibilidade:**
  - Imunodeficiência combinada grave (SCID)
  - Agamaglobulinemia
  - Defeitos da imunidade inata/fagócitos (DGC)
  - Quimioterapia para câncer
  - Transplante de órgãos sólidos
  - Infecção pelo HIV (células $TCD4^+ < 200$)
  - Corticoterapia $\geq$ 20 mg/dia ou 2 mg/kg por $\geq$ 14 dias
  - Uso de imunomoduladores (anti-TNF)
- **Leve/moderada suscetibilidade**
  - Deficiência leve de anticorpos
  - Deficiência de complemento
  - Doenças autoimunes e autoinflamatórias
  - Distúrbios com desregulação imunológica
  - Infecção por HIV assintomática (células $TCD4^+$: 200-499)
  - Corticosteroideterapia em baixas doses
  - Uso de metotrexato (MTX) $\leq$ 0,4 mg/kg/semana

Pacientes em uso de corticosteroides são considerados imunossuprimidos quando fazem uso de altas doses de prednisona (dose $\geq$ 20 mg/dia ou $\geq$ 2 mg/kg/dia ou equivalente) por período maior que 14 dias. Nesse caso, deve-se evitar a administração de vacinas vivas atenuadas por até 1 mês após a interrupção do tratamento.[2]

Pacientes com imunodeficiência humoral que necessitam de reposição de imunoglobulinas não costumam apresentar resposta vacinal adequada. Entretanto, nem sempre os produtos recebidos apresentam concentrações apropriadas de anticorpos para alguns agentes, como o vírus da influenza ou da raiva. Assim sendo, quando há risco epidemiológico relevante, o uso de algumas vacinas está indicado, ainda que a resposta seja duvidosa e desde que não haja risco de efeitos adversos.[9]

Pacientes com defeitos de imunodesregulação em uso de drogas imunossupressoras, como o micofenolato de mofetila, tacrolimo ou ciclosporina, podem receber as vacinas de agentes inativados, com uma resposta vacinal adequada, se realizadas entre 2 e 4 semanas antes do início do tratamento. Vacinas vivas estão contraindicadas nos casos em que são utilizadas altas doses desses medicamentos e devem ser administradas de 1 a 3 meses após a suspensão da droga. Se doses menores forem utilizadas, pode-se considerar a vacinação contra SCR e varicela. Pacientes em uso de colchicina não apresentam contraindicações vacinais.[2,10]

Pacientes em uso de imunobiológicos têm recomendações específicas, de acordo com cada droga utilizada. De modo geral, vacinas inativadas não apresentam contraindicações e devem ser realizadas 2 a 4 semanas antes do início do tratamento ou na metade do intervalo entre as aplicações para uma melhor resposta vacinal. Vacinas de vírus vivos atenuados devem ser administradas idealmente 4 a 6 semanas antes do início do tratamento. A segurança da vacinação após a suspensão do tratamento varia de acordo com o imunobiológico em questão (desde 4 semanas, como em alguns inibidores de janusquinase (JAK), até 32 meses, como no Anti-C5, eculizumabe)[2,10] (Tabela 43.1).

Tabela 43.1. Intervalo recomendado entre última dose do imunobiológico e vacinas de vírus vivos.

Sirolimo (Rapamicina)	3 meses após última dose (Obs.: Verificar células $TCD4^+$ e $CD19^+$ antes de vacinar)
Adalimumabe	3 meses após última dose
Infliximabe	3 meses após última dose
Etanercepte	2 meses após última dose
Canaquinumabe	2 meses após última dose
Tocilizumabe	3 meses após última dose
Abatacepte	3 meses após última dose
Rituximabe	12 meses após última dose e após $CD19^+$ reestabelecido
Eculizumabe	32 meses após última dose
Baricitinibe	1 mês após última dose
Tofacitinibe	2 meses após última dose

Fonte: Desenvolvida pela autoria.

Eficácia e eficiência das vacinas

Poucas são as evidências quanto à eficácia das vacinas em imunocomprometidos. A eficiência costuma ser medida por meio de títulos de anticorpos, mas essa avaliação não determina a atividade anticórpica funcional. Estudos funcionais ou de avidez seriam mais preditivos de proteção. Alguns estudos demonstraram eficácia na vacinação contra pneumococo em pacientes com anemia falciforme; na vacinação contra influenza em HIV e transplantados; e com a vacina de varicela em transplantados renais e hepáticos.[2]

Recomendações de imunização nos EII

Imunodeficiências combinadas

Para os pacientes com suspeita de imunodeficiências combinadas, ou seja, com defeitos de células T e B, todas as vacinas inativadas podem ser administradas como parte da avaliação da resposta imune – quando isso se fizer necessário –, mas habitualmente não há resposta apropriada. Todas as vacinas vivas e atenuadas, como bacilo Calmette-Guerin (BCG), VOP, contra rotavírus, vacina tríplice viral SCR e contra varicela e febre amarela (FA), estão contraindicadas.[1-5]

A implementação da triagem neonatal para SCID em alguns estados do Brasil permite a identificação precoce de casos de linfopenias graves; entre elas, os casos de SCID e de síndrome da deleção do 22q11 (ou DiGeorge). O ideal é que recém-nascidos com valores de TREC alterados na triagem neonatal não recebam BCG até que exames confirmatórios sejam realizados para descartar quaisquer imunodeficiências combinadas, mas essa recomendação ainda não é oficial no Brasil.[11-13]

Pacientes com SCID e DiGeorge completo com contagem de linfócitos $CD3^+ \leq 500$ células/mm^3 e outras imunodeficiências como síndrome de Wiskott-Aldrich, doença linfoproliferativa ligada ao X ou heranças familiares que predispõem a linfo-histiocitose hemofagocítica devem evitar todas as vacinas vivas.[1-5]

Nos defeitos parciais de células T (deleção do 22q11, síndrome de Wiskott-Aldrich) é recomendado que a indicação de vacina para SCR e varicela seja individualizada a depender da avaliação imunológica. A recomendação é que esses pacientes podem receber SCR e varicela se todos os seguintes critérios forem satisfeitos:

1) Células T CD4 $\geq 500/mm^3$ (com variações de acordo com a faixa etária entre 1 e 6 anos – CD4 $\geq 1000/mm^3$ e menores de 1 ano CD4 $\geq 1500/mm^3$).
2) Células T CD8 ≥ 200 células/mm^3 e
3) Resposta normal a mitógenos.[1-5]

Em pacientes submetidos a transplante de células-tronco hematopoiéticas (TCTH) sem reconstituição completa ou em uso de imunossupressores, as vacinas de micro-organismos vivos não são recomendadas. Entretanto, poderão ser indicadas posteriormente após reconstituição plena, levando-se em consideração riscos e benefícios individuais. A determinação da competência imune após TCTH em crianças com SCID depende da avaliação da subpopulação de linfócitos (CD3, CD4, CD8, CD19 ou CD20, CD16/56), da proliferação de linfócitos e da produção de anticorpos contra antígenos vacinais (p. ex., contra tétano).[4]

As vacinas inativadas podem ser usadas em pacientes com imunodeficiência combinada (IDC), embora a efetividade seja dependente do grau de comprometimento imunológico. De forma geral, as vacinas inativadas devem ser administradas antes da reposição de imunoglobulina, a fim de permitir uma avaliação mais assertiva da resposta vacinal.[3]

As vacinas contra *Haemophilus influenzae B* (Hib), pneumocócica e meningocócica são fortemente recomendadas neste grupo de pacientes, pois podem elicitar respostas T independentes. Vacinas sazonais para influenza também são recomendadas por terem um baixo risco e potencial proteção imunológica adicional.[1-5]

Defeitos da imunidade humoral

1) *Defeitos menores de anticorpos (deficiência seletiva de IgA e deficiência de anticorpo específico)*

Nos casos de deficiência seletiva de IgA, todas as vacinas do Programa de Imunização Nacional (PNI) com exceção da VOP e rotavírus podem ser aplicadas em razão do risco de excreção prolongada do vírus vacinal. A vacina de FA deve ser considerada em situações de elevado risco epidemiológico. Nos pacientes com deficiência de anticorpo específico, está recomendada a vacina conjugada pneumocócica 13-valente (PCV13). Em crianças maiores de 2 anos, a vacina pneumocócica não conjugada a proteínas (PPV23) deve ser administrada após 8 semanas, com reforço após 5 anos.[1-5]

2) *Defeitos maiores de anticorpos, imunodeficiência comum variável-IDCV e agamaglobulinemia*

Nesses pacientes, as vacinas inativadas são seguras e podem ser administradas previamente à indicação de reposição de imunoglobulina humana e utilizadas como forma de avaliação de produção de anticorpos. Entretanto, a resposta protetora é muito variável. Vacinas de vírus vivos atenuados, inclusive VOP, não devem ser administradas. Nesses casos, estão especialmente indicadas vacinas contra influenza e pneumocócica.[1-5,14,15]

Defeitos da sinalização de receptores *toll-like* e do eixo interleucina 12/interferon-γ

Pacientes com estes distúrbios apresentam comprometimento na geração e sinalização de citocinas, na ativação celular e na inflamação, além de uma diminuição nas respostas da imunidade adaptativa. As vacinas inativadas podem ser usadas de acordo com o calendário de rotina, sem recomendações específicas. As vacinas bacterianas e virais vivas atenuadas requerem cautela, sobretudo a BCG, já que esse grupo de pacientes tem risco de infecções disseminadas por micobactérias. Vacinas de vírus vivos atenuados parecem ser seguras e eficazes, apesar de existirem poucos estudos avaliando a vacinação nesses pacientes.[4]

Defeitos de fagócitos (neutropenias, doença granulomatosa crônica, defeitos de adesão leucocitária)

Pacientes com deficiência de número ou função de fagócitos apresentam maior susceptibilidade para infecções fúngicas (*Candida* spp. e *Aspergillus* spp.) e por bactérias (*S. aureus, Serratia marcescens, Burkholderia* spp. e *Nocardia* spp.), além de infecções respiratórias e cutâneas com predisposição à formação de abcessos profundos. Embora a proteção para a maioria dos patógenos envolvidos nessas infecções não esteja contemplada em vacinas, a vacinação continua sendo muito importante nesse grupo de pacientes.[1-3]

As vacinas virais atenuadas como a FA e SCR exigem mais cautela na indicação. Não foram relatados casos de infecção por vacinas virais vivas nessas condições, devendo-se avaliar o risco epidemiológico. De modo geral, parecem ser seguras e eficazes nos casos de pacientes com neutropenia cíclica e doença granulomatosa crônica (DGC). Entretanto, podem causar reações graves pela cepa vacinal em casos de defeitos de adesão leucocitária (LAD) ou nos defeitos de liberação dos grânulos citotóxicos, como na síndrome de Chediak-Higashi.[8]

Vacinas bacterianas atenuadas também devem ser recomendadas com cautela nesse grupo de pacientes. Especial cuidado deve ser tomado em pacientes com DGC: diversos relatos demonstram complicações com a BCG e *Salmonella enterica* linhagem Ty21a, muitos anos após a vacinação. Por isso, essas vacinas estão categoricamente contraindicadas nesses casos. Em nosso meio, a vacina BCG é aplicada como rotina no período neonatal. Uma vez que até o momento não dispomos de métodos de triagem neonatal para DGC, essa recomendação é importante para os casos que tenham história familiar de DGC.[5]

Defeitos com imunodesregulação e síndromes autoinflamatórias

Geralmente, não há restrições ao uso de vacinas em pacientes com erros inatos da imunidade com desregulação imune, exceto quando há comprometimento importante na imunidade humoral e/ou celular. Nesses casos, seguem-se as recomendações mencionadas anteriormente. O uso de vacinas em pacientes com doenças autoinflamatórias ainda é motivo de controvérsias. A princípio, não haveria risco de infecção pelas vacinas vivas e atenuadas, nem prejuízo da resposta às diferentes vacinas. Entretanto, há relatos de desencadeamento de inflamação local ou sistêmica após imunizações. Mais estudos são necessários sobre a resposta vacinal e desencadeamento de sintomas nesse grupo de pacientes.[10,16]

Defeitos do complemento

Todos os defeitos de componentes do complemento cursam com suscetibilidade a infecções por germes encapsulados, em maior ou menor grau. Os defeitos da via clássica e da lectina, principalmente aqueles que envolvem os componentes iniciais (C1, C2 e C4), estão associados a infecções respiratórias recorrentes, sobretudo otite média aguda. Pacientes com defeitos nas vias alternativa e terminal são susceptíveis a infecções invasivas por germes encapsulados (*Streptococcus pneumoniae, Haemphilus influenzae* e *Neisseria meningitidis*).

Em pacientes com defeitos do complemento, todas as vacinas indicadas em calendário estão indicadas, com ênfase nas vacinas para Hib, pneumocócica e meningocócica, que são fortemente recomendadas. Nenhuma vacina está contraindicada nesse grupo de pacientes.[17]

A PCV13 é recomendada de acordo com a idade e o *status* vacinal:[1-4,8]

- **Pacientes de 2 a 5 anos:** uma dose de PCV13 em crianças que receberam três doses de PCV10; duas doses de PVC13 se receberem esquema incompleto (duas doses ou menos de PCV7 ou PCV13) antes dos 2 anos.
- **Pacientes de 6 a 18 anos e adultos com defeitos da via clássica, alternativa ou deficiência grave da lectina que não tenham recebido PCV13:** uma dose PCV13. Para pacientes que receberam a PPSV23, a PCV13 deve ser administrada 1 ano após a PPSV23.

- Pacientes acima de 2 anos com defeitos da via clássica, alternativa ou deficiência importante de MBL, devem receber PPSV23 8 semanas após PCV13 e um reforço com PPSV23 a cada 5 anos.

A resposta vacinal de pacientes com defeitos da via alternativa e terminal parece estar prejudicada, de acordo com relatos que estudaram a resposta vacinal polissacáride, sendo recomendados reforços a cada 3 a 5 anos. A imunogenicidade da vacina conjugada é maior, mas ainda inferior quando comparada à de outros grupos com risco de infecção invasiva (como no caso das asplenias). O mesmo deve ser considerado para as vacinas contra Hib e pneumococos, principalmente em pacientes com defeitos de C3, a principal opsonina do sistema.[17]

A vacina meningocócica conjugada (ACWY) deve ser administrada da seguinte forma:[1-4,8]

- Em menores de 2 anos, devem-se administrar quatro doses (aos 2, 4, 6 e 12 meses de idade), com reforço a cada 5 anos.
- Entre 2 e 54 anos, devem-se administrar duas doses, com intervalo de 2 meses entre elas, com reforço a cada 5 anos.

Não há, até o momento, recomendações específicas a respeito da vacina menigocóccica B,[18] mas é preciso ter em mente que os pacientes com defeitos do complemento, particularmente da via terminal, apresentam suscetibilidade a infecções por Neisseria spp.[17]

Defeitos associados à falência de medula óssea

As vacinas a serem contraindicadas e especialmente indicadas dependem do acometimento imunológico encontrado e devem seguir as recomendações dos grupos de defeitos combinados ou de fagócitos na maioria das vezes.

Fenocópias de erros inatos da imunidade

Pacientes com fenocópias de EII apresentam as mesmas restrições que os defeitos primários que mimetizam. Por exemplo, pacientes com autoanticorpos contra interferon gama (IFN-γ) se comportam como os defeitos com susceptibilidade a micobactérias e não devem receber vacinas vivas e atenuadas.[19]

Essas recomendações por grupo de EII estão resumidas no Quadro 43.1.

Vacinas indicadas ou contraindicadas em conviventes de indivíduos imunocomprometidos

Deve-se ter atenção especial à vacinação de conviventes de pacientes imunodeprimidos, além dos profissionais da saúde e cuidadores que têm contato direto com esses pacientes (em casos de pacientes em *home care* ou institucionalizados). Recomenda-se, nessa população, vacinação com a SCR, DTpa, influenza, varicela-zóster e FA (conforme programa estadual), a fim de se reduzir o risco de transmissão dessas doenças aos pacientes.[4]

Atualmente, a vacinação contra a COVID-19 para os conviventes deve seguir as recomendações vigentes, sendo, até o momento, indicadas duas doses e um reforço adicional de imunizante diferente do aplicado nas doses iniciais. Indivíduos que receberam a

Quadro 43.1. Vacinas contraindicadas e vacinas especialmente indicadas nos diferentes grupos de EII.

Grupo de EII	Vacinas contraindicadas	Vacinas especialmente indicadas*
Defeitos combinados	Todas as vacinas vivas/atenuadas Atenção especial à não aplicação da BCG Em defeitos menos graves, os pacientes podem receber a tríplice viral e a vacina contra varicela	Vacinas conjugadas contra Hib, pneumococo, meningococo e inativada contra influenza e varicela-zóster (em maiores de 18 anos) estão especialmente indicadas Importante, no entanto, considerar a capacidade de resposta imunológica ao indicar vacinas
Defeitos leves na produção de anticorpos	Vacinas contra o rotavírus e oral contra a pólio Vacina contra a febre amarela deve ser considerada em situações epidemiológicas de risco	Vacinas (conjugadas) contra pneumococo e vacinas contra influenza
Defeitos graves na produção de anticorpos	Vacinas de vírus vivos e atenuados	Vacinas (conjugadas) contra pneumococo e vacinas contra influenza
Defeitos da imunidade inata – com suscetibilidade a infecções por micobactérias	BCG	
Defeitos da imunidade inata com suscetibilidade a infecções por vírus	Vacinas de vírus vivo e atenuado	Vacinas inativadas contra varicela-zóster e influenza
Defeitos da imunidade inata com suscetibilidade a infecções bacterianas		Vacinas conjugadas contra Hemófilos influenza tipo B (Hib), pneumococo, meningococo
Defeitos de fagócitos	BCG Vacinas de vírus vivo e atenuado em pacientes com defeito de adesão leucocitária	
Defeitos com desregulação imune e doenças autoinflamatórias	Não há, mas podem desencadear descompensações do quadro de base, particularmente no caso das vacinas vivas e atenuadas	
Defeitos do complemento	Não há	Vacinas conjugadas contra Hib, pneumococo, meningococo

*Vacinas contra a COVID-19 estão indicadas em todos os grupos.

Fonte: Desenvolvido pela autoria.

Coronavac® poderão receber o reforço com doses das vacinas da Pfizer, da Janssen ou da AstraZeneca. Já indivíduos que receberam a vacina da Pfizer receberão dose de reforço da vacina da AstraZeneca ou da Janssen. Para aqueles que foram vacinas primariamente com a AstraZeneca, a dose adicional é feita com a vacina da Pfizer.[20]

Os profissionais da saúde devem estar com todas as vacinas atualizadas, conforme recomendações da NR32, independentemente da área de atuação e do *status* imunológico de seus pacientes. A vacina contra a hepatite B e a realização de sorologia após o término do esquema de doses são obrigatórias para todos dessa categoria profissional.[4]

Com relação a vacinas de vírus vivos atenuados:[4]

- A VOP está contraindicada para os conviventes de imunodeprimidos, pelo risco de transmissão do vírus vacinal e o possível desenvolvimento de poliomielite nesses pacientes. Após a administração da VOP, já foi detectada excreção viral nas fezes por até 5 semanas. Portanto, os contactantes devem receber a vacina inativada contra a poliomielite (VIP).
- Crianças conviventes de pacientes imunocomprometidos podem receber a vacina oral rotavírus, uma vez que o benefício de proteger o convivente do vírus selvagem é superior ao possível risco de doença pelo vírus vacinal. Adultos com imunodeficiências primárias devem evitar, por até 4 semanas, trocar as fraldas de crianças que receberam a vacina rotavírus.

As vacinas atenuadas para FA, SCR, varicela e herpes-zoster mostraram-se seguras para aplicação em conviventes de imunodeprimidos. Em caso de lesões cutâneas típicas após a aplicação da vacina contra varicela, deve-se evitar o contato com os indivíduos imunocomprometidos por 1 semana, pelo risco teórico de transmissão do vírus vacinal.[4]

Situações específicas

Raiva

Em caso de exposição possível, de risco, a vacina contra raiva deve ser feita em qualquer erro inato da imunidade, exceto nos defeitos combinados de células T e B graves. Em caso de reposição de imunoglobulina ou defeitos importantes na produção de anticorpos, o paciente deve receber a imunoglobulina específica.[2]

Herpes-zóster

A vacina recombinante contra varicela-zóster (não viva) foi aprovada para uso em pessoas acima de 50 anos de idade nos Estados Unidos em 2017. Desde 2021 ela está aprovada para uso em maiores de 18 anos com defeitos imunológicos associados a maior risco de infecção por esse vírus, principalmente em pacientes com defeitos da imunidade celular e/ou de células NK. Nesses pacientes, as duas doses podem ser aplicadas com intervalo de 1 a 2 meses.

COVID-19

A vacinação contra o SARS-CoV-2 avançou de forma inédita durante a pandemia da COVID-19, demonstrando que a vacinação em massa é a medida mais efetiva para o controle das doenças infecciosas, sendo a principal estratégia de saúde pública para conter a propagação da doença.

No Brasil, as vacinas contra a COVID-19 disponíveis e aprovadas utilizam três tecnologias:

- **Vírus inativado:** tecnologia empregada na preparação da vacina CoronaVac® (parceria entre a companhia farmacêutica chinesa Sinovac e o Instituto Butantan). O método que utiliza o vírus SARS-Cov-2 inativado tem as vantagens de produzir uma vacina segura e estável, além de ser uma tecnologia já conhecida que possibilitou um rápido desenvolvimento da vacina.

- **Vetor viral:** método empregado nas vacinas desenvolvidas por meio de parceria entre a companhia farmacêutica AstraZeneca, Universidade de Oxford e Fundação Osvaldo Cruz (Fiocruz), que utiliza um vetor de adenovírus atenuado de chipanzé modificado. Na vacina da Janssen (Johnson & Johnson), utiliza-se dose única de vetor recombinante de adenovírus.
- **RNA mensageiro (mRNA):** método utilizado pela Pfizer-BioNTech com nanopartículas lipídicas de RNAm.

Os eventos adversos (EA) observados durante os estudos clínicos dessas vacinas foram, na maioria dos casos, leves ou moderados, independentemente da tecnologia empregada.

Há praticamente um consenso entre *experts* em relação à recomendação favorável das vacinas contra COVID-19 em pacientes considerados de risco elevado para evolução grave da doença,[20] uma vez que estudos sobre a segurança das vacinas demonstraram que seus benefícios superam os riscos da doença.

Estudos observacionais documentaram que pacientes imunocomprometidos (neoplasias de órgão sólidos e hematológicas, transplantados de órgãos sólidos em uso de imunossupressores, portadores de HIV, imunodeficiências primárias e autoimunidade) tinham maior risco de apresentar formas graves da COVID-19.[21] Essa população passou a integrar os grupos de risco para evolução grave da doença; consequentemente, foram adotadas medidas de priorização nas campanhas de vacinação, resultando em uma alta cobertura vacinal nesse grupo de pacientes.

Apesar da crescente literatura a respeito das vacinas contra a COVID-19, são escassas as publicações a respeito da segurança e da tolerabilidade dessas vacinas em pacientes imunocomprometidos, em uso de terapias imunobiológicas e em reposição de imunoglobulina. Poucos estudos pré-comercialização foram realizados nesse grupo de pacientes. Todavia, estudos de vida real vêm trazendo informações importantes e demonstrando segurança e eficácia das vacinas.

- **Segurança:** independentemente da tecnologia empregada, as vacinas em geral, são bem toleradas, com reações adversas locais sendo mais reportadas, assim como na população geral. Já na segunda dose da vacina, houve relatos de febre e adenomegalia axilar unilateral. Não houve nenhum relato de evento adverso grave ou permanente.
- **Eficácia:** a presença de anticorpos neutralizantes traz proteção contra a doença como foi demonstrado em estudos *in vitro* e *in vivo*, porém a duração da proteção humoral ainda é desconhecida, com estudos sugerindo uma resposta persistente por meio do domínio de ligação ao receptor de célula B; a imunidade celular se desenvolve mais tardiamente e tende a manter proteção por anos.

  As publicações que se referem a pacientes imunocomprometidos são, em sua maioria, advindas de estudos observacionais e série de casos. Enquanto relatos trazem informações a respeito da redução da imunogenicidade das vacinas contra COVID-19 em pacientes imunocomprometidos, estudos de séries de casos demonstraram haver resposta anticórpica e de células T com as vacinas de RNAm.

  Estudos conduzidos em pacientes com transplante de órgãos sólidos em uso de imunossupressores e pacientes submetidos a transplante de medula óssea demonstraram redução da resposta anticórpica, o que traz apreensão em relação à imunogenicidade e eficácia das vacinas nesse subgrupo de pacientes.[22] Esses achados culminaram com a sugestão de uma dose adicional de vacina com tecnologia diferente da utilizada nas primeiras doses.[22]

A maior parte dos estudos avalia a população de pacientes imunossuprimidos pós-transplantes e portadores de imunodeficiências secundárias, sendo exíguos os estudos na população de EII.[23]

Em uma revisão sistemática realizada por Galmiche *et al.*,[24] observa-se que apenas dois estudos foram conduzidos em pacientes com EII, em sua maioria com imunodeficiência humoral. Trinta e um estudos abordaram pacientes com doenças inflamatórias imunomediadas (p. ex., artrite reumatoide, doença inflamatória intestinal e esclerose múltipla).

Hagin *et al.*, em Israel,[25] acompanharam uma pequena coorte de 26 pacientes adultos com EII, que receberam a vacina de RNAm da Pfizer-BioNTech. Os achados demonstram que a maioria dos pacientes apresenta resposta positiva à vacina, com níveis significativos de anticorpos neutralizantes, reposta imune celular ou ambos. De acordo com o estudo, com exceção dos pacientes com agamaglobulinemia ligada ao X (XLA), cerca de 80% dos pacientes produziram anticorpos anti-proteína S. Também foram detectados anticorpos neutralizantes anti-RBD. A avaliação da resposta celular demonstrou que 19 de 26 pacientes (73%) apresentaram secreção de IL-2 e IFN-γ, inclusive em pacientes com XLA.

Entre os fatores de risco para baixa resposta anticórpica, encontram-se a idade avançada e o uso de terapia imunossupressora e de agentes biológicos com ação nas células B.

Em relação à resposta celular, 73,1% dos pacientes tiveram resposta positiva ao peptídeo-S, incluindo pacientes com XLA. Não foi identificada uma característica imunofenotípica em comum aos não respondedores, apenas uma inversão da relação CD4/CD8.[25]

Outro estudo também conduzido em Israel por Abo-Helo *et al.* em pacientes com IDCV,[26] em reposição regular de imunoglobulina humana e que receberam duas doses da vacina da Pfizer, observou que 73,3% do grupo estudado apresentou resposta anticórpica após 2 semanas da vacinação e que essa resposta era dependente da quantidade de células B.

- **Efeito da dose adicional da vacina:** após a terceira dose da vacina em transplantados, a taxa de não respondedores foi menor quando comparada à taxa dos que receberam placebo; com a administração da quarta dose, 50% dos não respondedores apresentaram resposta anticórpica adequada.

A despeito de poucas evidências em relação às vacinas contra a COVID-19 em pacientes com EII, a recomendação das sociedades médicas e de especialistas é que sejam administradas em pacientes com EII ou com imunossupressão secundária,[27] uma vez que o risco de evolução grave e de óbito pela doença supera o risco de eventuais eventos adversos, que até o momento não se mostraram diferentes daquelas observados na população em geral.

Considerações finais

O desenvolvimento de imunizações para infecções ocasionadas por vírus e bactérias representa o maior avanço de saúde para a humanidade, com a erradicação e o controle de diversas doenças. Apesar dos benefícios indiscutíveis das imunizações rotineiras para a população em geral, quando se trata de pacientes com comprometimento do sistema imunológico, seja por EII, seja por uso de medicações ou condições que resultem na imunossupressão, deve-se ter cautela e individualizar a indicação de imunização com ponderação entre segurança e benefícios.

As populações imunocomprometidas são consideradas de risco quando administradas vacinas de patógenos vivos atenuados (vírus e bactérias) em razão da possibilidade de disseminação do micro-organismo atenuado envolvido, com potencial infecção grave ou, até mesmo, fatal. Os conviventes (contactantes domiciliares, cuidadores, familiares, vizinhos, professores) são vetores potenciais de vírus vacinais, podendo existir transmissão horizontal da infecção para crianças ou adultos imunocomprometidos. Por esse motivo, esse grupo necessita de orientação diferenciada quanto à vacinação, especialmente quando se trata de vacinas com agentes vivos.

Atenção especial deve ser dada à imunização com BCG, que tem sua indicação compulsória no período neonatal em nosso país e está relacionada a complicações e disseminação de *Mycobacterium bovis* em pacientes com SCID, ocasionando o risco de morte por infecção disseminada e comprometendo o prognóstico e a recuperação após o transplante. Portanto, enquanto não for disponibilizada uma vacina mais segura e eficaz contra a tuberculose, o adiamento da vacina BCG deve ser considerado diante da suspeita de um erro inato da imunidade. A triagem neonatal para SCID tem um papel essencial nessas situações. Infelizmente, outras condições que também apresentam risco de disseminação da cepa vacinal, como a DGC, não têm métodos viáveis de triagem populacional, necessitando de suspeição por parte dos médicos em casos de história familiar positiva.

Referências bibliográficas

1. Principi N, Esposito S. Vaccine use in primary immunodeficiency disorders. Vaccine. 2014;32(30): 3725-31. doi: 10.1016/j.vaccine.2014.05.022.
2. Rubin LG. 2013 IDSA clinical practice guideline for vaccination of the immunocompromised host. Infect Dis Soc Amer. 2014;58(3)309-31. doi: 10.1093/cid/cit816.
3. Sobh A, Bonilla FA. Vaccination in primary immunodeficiency disorders. J Allergy Clin Immunol Pract. 2016;4(6):1066-75. doi: 10.1016/j.jaip.2016.09.012.
4. Shearer WT, Fleisher TA, Buckley RH, Ballas Z, Ballow M, Blaese RM, et al. Recommendations for live viral and bacterial vaccines in immunodeficient patients and their close contacts. J Allergy Clin Immunol. 2014;133:961-6. doi: 10.1016/j.jaci.2013.11.043.
5. Martire B, Azzari C, Badolato R, Canessa C, Cirillo E, Gallo V, et al. Vaccination in immunocompromised host: recommendations of italian primary immunodeficiency network centers (IPINET). Vaccine. 2018;36(24):3541-54. doi: 10.1016/j.vaccine.2018.01.061.
6. Trimble R, Atkins J, Quigg TC, Burns CC, Wallace GS, Tomas M, et al. Vaccine-associated paralytic poliomyelitis and BCG-osis in an immunodeficiency syndrome. MMWR Morb Mortal Wkly Rep. 2014;63(33):721-4.
7. Galal NM, Meshaal S, ElHawary R, Nasr E, Bassiouni L, Ashghar H, et al. Poliovirus excretion following vaccination with live poliovirus vaccine in patients with primary immunodeficiency disorders: clinicians' perspectives in the endgame plan for polio erradication. BMC Res Notes. 2018;11(1):717. doi: 10.1186/s13104-018-3822-7.
8. Bonilla FA. Update: vaccines in primary immunodeficiency. J Allergy Clin Immunol. 2018;141(2):474-81. doi: 10.1016/j.jaci.2017.12.980.
9. Squire JD, Joshi AY. Safety of COVID-19 vaccination in immunedeficient patients receiving supplemental immunoglobulin therapies. J Clin Immunol. 2021;41(7):1527-30. doi: 10.1007/s10875-021-01101-8.
10. Signa S, Cerinic CM, Toniolo E, Bustaffa M, D'alessandro M, Volpi S, et al. OP0260 – Vaccination safety and coverage in an italian cohort of autoinflammatory diseases. Ann Rheumatic Dis. 2019; 78(suppl2):211.
11. Mazzucchelli JT, Bonfim C, Castro GG, Condino-Neto AA, Costa NM, Cunha L, et al. Severe combined immunodefciency in Brazil: management, prognosis, and BCG-associated complications. J Investig Allergol Clin Immunol. 2014;24(3):184-91.

12. Nunes-Santos CJ, Rosenzweig SD. Bacille Calmette-Guerin complications in newly described primary immunodeficiency diseases: 2010-2017. Front Immunol. 2018;9:1423. doi: 10.3389/fimmu.2018.01423.
13. Marciano BE, Huang CY, Joshi G, Rezaei N, Carvalho BC, Allwood Z, et al. BCG vaccination in patients with severe combined immunodefciency: complications, risks, and vaccination policies. J Allergy Clin Immunol. 2014;133:1142-8. doi: 10.1016/j.jaci.2014.02.028.
14. Sorensen RU, Wall LA. Influenza immunization in patients with common variable immunodeficiency. J Allergy Clin Immunol. 2018;142(6):1759-61. doi: 10.1016/j.jaci.2018.10.013.
15. Gardulf A, Abolhassani H, Gustafson R, Eriksson LE, Hammarstrom L. Predictive markers for humoral influenza vaccine response in patients with common variable immunodeficiency. J Allergy Clin Immunol. 2018;142(6):1922-31 e2. doi: 10.1016/j.jaci.2018.02.052.
16. Jaeger VK, Hoffman HM, van der Poll T, Tilson H, Seibert J, Speziale A, et al. Safety of vaccinations in patients with cryopyrin-associated periodic syndromes: a prospective registry-based study. Rheumatology. (Oxford). 2017;56(9):1484-91. doi: 10.1093/rheumatology/kex185.
17. Brodszki N, Frazer-Abel A, Grumach AS, Kirschfink M, Litzman J, Perez E, et al. European society for immunodeficiencies (ESID) and european reference network on rare primary immunodeficiency, autoinflammatory and autoimmune diseases (ERN RITA) complement guideline: deficiencies, diagnosis, and management. J Clin Immunol. 2020;40(4):576-91. doi: 10.1007/s10875-020-00754-1.
18. Martinón-Torres F, Bernatowska E, Shcherbina A, Esposito S, Szenborn L, Marti MC, et al. Meningococcal B vaccine immunogenicity in children with defects in complement and splenic function. Pediatrics. 2018;142(3):e20174250. doi: 10.1542/peds.2017-4250.
19. Dai YS, Liang MG, Gellis SE, et al. Characteristics of mycobacterial infection in patients with immunodeficiency and nuclear factor-kappa B essential modulator mutation, with or without ectodermal dysplasia. J Am Acad Dermatol. 2004;51(5):718-22. doi:10.1016/j.jaad.2004.05.032.
20. Duly K, Farraye FA, Shubha B. COVID-19 vaccine use in immunocompromised patients: a commentary on evidence and recommendations. Am J Healh Syst Pharma. 2022;79(2):63-71. doi: 10.1093/ajhp/zxab344.
21. Ambrosini J, Blanco JL, Urueña JM, Davies MA, Sued O, Marcos MA, et al. Overview of SARS-CoV2 infection in adults living with HIV. Lancet. 2021;8:e-294-305. doi: 10.1016/S2352-3018(21)00070-9.
22. Azzolini E, Pozzi C, Germagnoli L, Oresta B, Carriglio, Calleri M, et al. mRNA COVID-19 vaccine booster fosters B- and T-cell responses in immunocompromised patients. Life Sci Alliance. 2022;5(6):1-13:e202201381. doi: 10.26508/lsa.202201381.
23. Luxi N, Giovanazzi A, Caouano A, Crisafullia S, Cutroneo PM, Fantini MP, et al. COVID-19 vaccination in pregnacy, pediatrics, immunocompromised patients, and persons with history of allergy or prior SARS-COV2 infection: overview of current recommendations and pre-and-post-marketing evidence for vaccine efficacy and safety. Drug Saf. 2021;44(12):1247-69. doi: 10.1007/s40264-021-01131-6.
24. Galmiche S, Luong Nguyen LB, Tartour E, de Lamballerie X, Wittkop L, Loubet P, et al. Immunological and clinical efficacy of COVID-19 vaccines in immunocompromised populations: a systematic review. Clin Microbiol Infect. 2022;28(2):163-77. doi: 10.1016/j.cmi.2021.09.036.
25. Hagin D, Tal Freund, Navon M, Halperin T, Adir D, Marom R, et al. Immunogenicity of pfizer-biontech COVID-19 vaccine in patients with inborn errors of immunity. J Allergy Clin Immunol. 2021;148(3):739-49. doi: 10.1016/j.jaci.2021.05.029.
26. Nizar A-H, Muhammad ESG, Panasoff MC, Cohen S. Specific antibody response of patients with common variable immunodeficiency to BT162b2 coronavirus disease 2019 vaccination. Ann Allergy Asthma Immunol. 2021;127:496-511. doi: 10.1016/j.anai.2021.07.021.
27. BRASIL. Associação Brasileira de Alergia e Imunologia. Departamento Científico de Imunobiológicos da ASBAI 2021-2022. Recomendações de vacinação para COVID-19 em pacientes em uso de medicamentos imunobiológicos. São Paulo. ASBAI; março de 2021. [2023 Jun. 07]. Disponível em: 2021-03-22-Imunobiológicos_COVID-19_PAPEL-CARTA.pdf (asbai.org.br).

44

Citocinas e Enzimas Recombinantes

Carolina Sanchez Aranda | Rafaela Rola Leite Guimarães | Luiza Salvador Schmid | Cristina Frias Sartorelli de Toledo Piz

Introdução

As citocinas são polipeptídios ou glicoproteínas extracelulares hidrossolúveis produzidas geralmente em resposta ao estímulo antigênico e que funcionam como um mensageiro químico para a regulação do sistema imunológico adaptativo e inato.

Historicamente, algumas citocinas foram denominadas interleucinas (IL) por serem produzidas por leucócitos e agir em outros leucócitos. Apesar de estudos posteriores mostrarem que as IL podem atuar e ser produzidas por outras células além dos leucócitos, a nomenclatura foi mantida por questões de padronização.

As enzimas são proteínas que catalisam reações químicas que ocorrem em seres vivos. Elas aceleram a velocidade das reações, o que contribui para o metabolismo. Sem as enzimas, muitas reações seriam extremamente lentas. Durante a reação, as enzimas não mudam sua composição e não são consumidas. Assim, elas podem participar várias vezes do mesmo tipo de reação, em um intervalo de tempo pequeno.

Diante do avanço no conhecimento sobre os erros inatos da imunidade (EII), o uso terapêutico de citocinas e enzimas para algumas doenças imunológicas tornou-se uma realidade. Este capítulo tem como objetivos relembrar os mecanismos de ação principais de algumas citocinas e indicar seu uso terapêutico. Anticorpos monoclonais, direcionados para muitas dessas citocinas e indicados em manifestações de desregulação imunológica, são tema do Capítulo 45 – Anticorpos Monoclonais.

Interferon tipo I

Os interferons (IFNs) são uma grande família de citocinas com capacidade de induzir atividades celulares essenciais para respostas imunes inatas e adaptativas contra vírus e outros patógenos. São divididos em três classes: tipo I interferon alfa e beta (IFN-α e IFN-β); tipo II interferon gama (IFN-γ) e tipo III interferon lambda (IFN-λ).

Os IFNs tipo I (IFN-I) são citocinas estruturalmente similares, codificados por um único agrupamento (*cluster*) gênico no cromossomo 9, representados principalmente pelos IFN-α e IFN-β.[1-4] Sua principal ação se refere à indução da resposta imunológica a infecções virais.[1-3] Virtualmente todas as células humanas são capazes de sintetizar IFN-I, no entanto as células dendríticas plasmocitoides apresentam maior habilidade para produzi-los.[4]

Frente a uma infecção viral, a síntese de IFN-I ocorre habitualmente em resposta ao estímulo de receptores de reconhecimento de padrão (PRRs). Estrategicamente localizados na superfície celular e nos compartimentos endossômicos, receptores como *Toll-like* (TLR) 4 e outros TLRs são capazes de reconhecer ácidos nucleicos virais.[1,2] A partir dessa ligação, inicia-se a via de sinalização com a ativação de fatores de transcrição da família IRF com consequente indução da expressão dos genes de IFN-I.[5-8]

Uma vez secretados, os IFN-I ligam-se a um receptor heterodimérico transmembrana denominado "receptor IFN-alfa" (IFNAR), desencadeando a ativação de duas vias de sinalização. Na via primeiramente descrita (canônica), ocorre a ligação com IFNAR e consequente ativação das proteínas janusquinase JAK-1 e tirosinaquinase 2 TYK-2, que induzem a fosforilação e a transcrição dos fatores citoplasmáticos transdutores de sinal e ativadores de transcrição 1 (STAT-1 e 2), ao mesmo tempo que outras citocinas se ligam e estimulam GAS (do inglês *gama-activated sequence*). A via não canônica implica a ativação de STAT3,4,5, (MAPKs, do inglês *mitogen activated protein kinases*) e (mTOR, do inglês *mammalian arget of rapamycin*).[9-11]

Ao fim dos processos de sinalização, ambas as vias (canônica e não canônica) ocasionam a ativação de centenas de ISGs (do inglês *IFN-stimulated genes*) que, com atuação de forma autócrina e parácrina, estabelecem um estado antiviral tanto na célula infectada como nas células vizinhas. Os ISGs codificam proteínas que atuam na replicação viral, assim como na degradação de ácidos nucléicos virais e alteração de seu metabolismo lipídico.[4,9-11] São capazes ainda de estimular as vias apoptóticas dependente de p53 ou do retículo endoplasmático, resultando na morte das células infectadas.[3,11]

Além da indução do estado celular antiviral, os IFN-I são capazes de atuar na resposta celular inata pelo aumento da expressão de MHC e moléculas coestimuladoras e ativação de células *natural-killers* (NK). Interferem ainda na resposta imunológica adaptativa, com promoção do desenvolvimento de respostas de célula T e B antígeno-específicas de alta afinidade e memória imunológica, estimulando células TCD4+ na sua habilidade de auxiliar células B na produção de anticorpos e induzindo a sobrevida e a expansão clonal de células TCD8+. Essas ações conferem especificidade e qualidade à resposta imunitária.[8]

Ademais, o estímulo prolongado da produção de IFN-I induzido, por exemplo, por infecções virais crônicas, pode ter efeitos deletérios para o hospedeiro. A produção de citocinas imunossupressoras como IL-10 e a indução da expressão de ligantes para morte celular programada (PDL-1) e de apoptose (TRAIL) causaram a morte de células T e de células epiteliais.[12-14] Por sua vez, as funções imunoestimulantes que geram uma melhora na apresentação de antígenos virais podem resultar em autorreconhecimento e autoimunidade e têm sido associadas a muitas doenças autoimunes como miosite, artrite reumatoide, lúpus eritematoso sistêmico, síndrome de Sjögren e esclerose sistêmica.[14-16]

Tendo por base as ações demonstradas pelos IFN-I, sua utilização terapêutica tem sido amplamente indicada. Dois IFN-α sintéticos, IFNα-2a e IFNα-2b, têm sido utilizados como coadjuvantes no tratamento de alguns tipos de infecções virais crônicas como hepatites C e B, papilomatose respiratória recorrente, condiloma acuminado, assim como em neoplasias do tecido hematopoiético (leucemia mieloide crônica, tricoleucemia) e tumores sólidos (sarcoma de Kaposi, melanoma maligno, carcinoma renal). Geralmente, são utilizados em conjugação com polietilenoglicol (PEG) ou albumina para melhorar a eficácia pelo aumento da solubilidade e diminuição de antigenicidade, proteólise e depuração renal. A dose habitualmente recomendada para adultos é de 3 a 6 milhões de unidades. Em crianças, a dose usual é de 50 mil UI/Kg, diariamente ou 1 a 3 vezes por semana. A via de administração é intramuscular (IM) ou subcutânea (SC).[17-22]

O IFN-β é uma citocina com uma ampla gama de propriedades anti-inflamatórias. As formas recombinantes dessa molécula, IFNβ-1a e IFNβ-1b, podem ser administradas por via IM ou SC para o tratamento de formas recorrentes de esclerose múltipla.[23]

Interferon gama (IFN-γ)

O IFN-γ é uma citocina pleiotrópica que regula centenas de genes relacionados a moléculas de sinalização inflamatória, apoptose, reguladores do ciclo celular e ativadores transcricionais, além de desempenhar um papel crítico nas respostas imunes inata e adaptativa.[24,25] É o único membro da família do IFN tipo II e tem estrutura e funções diferentes dos outros tipos de IFNs, com uma infinidade de ações, tanto na defesa do hospedeiro como na regulação imunológica, incluindo atividade antiviral, antimicrobiana, pró-apoptótica, antiproliferativa e antitumoral. A ausência de IFN-γ ou seu receptor está associada a condições autoinflamatórias e doenças autoimunes, além da suscetibilidade a infecções por micobactérias.[26]

O IFN-γ é secretado predominantemente por linfócitos TCD4+ tipo 1 (Th1), linfócitos TCD8+ e células NK e, em menor grau, pelos linfócitos B e células apresentadoras de antígenos (APC).[25] Sua expressão é induzida por mitógenos e citocinas, como IL-12, IL-15, IL-18 e INF tipo I. Entre suas principais funções estão: indução da resposta Th1 para morte de patógenos intracelulares; recrutamento de neutrófilos e aumento do *burst* oxidativo; aumento da expressão de MHC II nas APC; ativação das células NK (com aumento da citotoxicidade) e das respostas imunes mediadas por células.[27]

O IFN-γ1b (Actimmune®), uma forma geneticamente modificada de IFN-γ humano, foi aprovado nos Estados Unidos para tratamento profilático da doença granulomatosa crônica (DGC) e osteopetrose maligna.[24] Sua aplicação como agente imunoterápico contra o câncer é uma perspectiva crescente.

A terapia com IFN-γ na DGC pode aumentar a capacidade oxidativa e a produção intracelular de óxido nítrico nos neutrófilos. Em ensaios clínicos, o IFN-γ1b reduziu a frequência e a gravidade de infecções graves em pacientes com DGC.[24,27] Um estudo que avaliou o uso IFN-γ1b subcutâneo, três vezes por semana, em 76 pacientes com DGC, acompanhados por 9 anos, concluiu que a profilaxia com IFN-γ na DGC parece ser eficaz e bem tolerada por um período prolongado.[28] O IFN-γ1b está disponível como solução, em frascos de 100 μg (0,5 mL). A dose habitual para adultos é de 50 μg/m² e, em crianças pequenas, 1,5 μg/kg/dose, por via SC, três vezes por semana.[29] Os efeitos colaterais mais comuns são sintomas semelhantes aos da gripe (febre, fadiga, mialgia), erupção cutânea e reação no local da injeção.[27]

Estudos clínicos demostraram que terapia adjuvante com IFN-γ1b pode ser útil e bem tolerada em pacientes com microbacteriose pulmonar atípica, particularmente MAC (do inglês *Mycobacterium avium*), e pacientes com doenças que promovem suscetibilidade mendeliana a micobactérias.[30,31]

O IFN-γ é conhecido por desempenhar uma função fundamental na vigilância imunológica do câncer, estimulando a imunidade antitumoral e promovendo o reconhecimento e a eliminação do tumor. Estudos mostraram uma alta correlação entre a produção de IFN-γ e a regressão de tumores.[32,33] A imunoterapia com IFN-γ recombinante foi associada à sobrevida de pacientes em vários tipos de câncer. No entanto, evidências crescentes sugerem que o IFN-γ também pode ter importantes e significativos papéis pró-tumorais, contribuindo para o escape tumoral por meio de seus efeitos regulatórios.[34] Assim, ainda são necessários mais estudos sobre o contexto imunológico que envolve o microambiente tumoral e a identificação de biomarcadores úteis para distinguir os pacientes que se beneficiarão do tratamento.[25-35]

Fatores estimuladores de colônias

A diferenciação e a proliferação de algumas células hematopoiéticas e mostraram-se dependente de glicoproteínas específicas, os fatores estimuladores de colônias (CSF, do inglês *colony-stimulating factors*). Os fatores estimuladores de colônia foram reconhecidos inicialmente pela sua capacidade em estimular a expansão de células hematopoiéticas em colônias amplas em sistema de cultura de tecidos.[36] Essas glicoproteínas pertencem à família das citocinas e são produzidas por células estromais e macrófagos na medula óssea e por células endoteliais, células T e macrófagos ativados em sítios de infecção. Essas citocinas promovem o crescimento e a diferenciação das células progenitoras da medula óssea e são essenciais no processo de maturação de hemácias, granulócitos, monócitos e linfócitos.[2]

Os principais exemplos de CSF incluem:

a) O fator estimulador de colônia de granulócito-monócito (GM-CSF, do inglês *granulocyte-macrophage colony-stimulating factor*).
b) O fator estimulador de colônia de granulócitos (G-CSF, do inglês *granulocyte colony-stimulating factor*).
c) O fator estimulador de colônia de monócitos (M-CSF, do inglês *macrophage colony-stimulating factor*).
d) Interleucina-3 (IL-3).

A eritropoietina e a trombopoietina também são conhecidas como fatores estimuladores de colônias.[1] O desenvolvimento das principais linhagens de células sanguíneas é dependente dessas citocinas, além da importante participação em processos infecciosos e/ou inflamatórios.[37,38]

O G-CSF é uma citocina produzida por células T ativadas, macrófagos e células endoteliais nos sítios de infecção e atua na medula óssea na regulação da sobrevivência dos neutrófilos, aumentado sua produção e substituindo os neutrófilos consumidos pelo processo inflamatório.[2,38,39] Essa glicoproteína, descrita há mais de 20 anos, é comumente utilizada para tratar neutropenias.[40]

O GM-CSF, também conhecido como CSF2, é produzido pelas células T e macrófagos ativados e, em menores quantidades, por células endoteliais e fibroblastos.[2,38] Essa citocina desempenha um papel importante na indução de uma ampla gama de funções efetoras em muitas células da linhagem imune, incluindo estimulação da proliferação e ativação de monócitos/macrófagos, células dendríticas (DC), células T, neutrófilos e células B.[36,41] A expressão de GM-CSF é induzida por citocinas pró-inflamatórias, como IL-1α, IL-1β, TNF-α e IL-12, enquanto IL-4, IFN-γ e IL-10 suprimem sua ação.[42-45]

O GM-CSF, identificado inicialmente como fator de crescimento hematopoiético, tem demonstrado desempenhar papéis importantes na regulação de populações de células mieloides maduras sob condições homeostáticas e inflamatórias.[46] O GM-CSF e o G-CSF são utilizados em protocolos de tratamento oncológico para encurtar os períodos de neutropenia e trombocitopenia após quimioterapia ou transplante de medula óssea autólogo.[47-50] Além disso, a administração *in vivo* de anticorpo neutralizante anti-GM-CSF durante os estágios iniciais nessas condições preveniu ou melhorou a inflamação associada à autoimunidade.[50-52]

O M-CSF, também conhecido como CSF1, é importante na homeostase dos macrófagos. O M-CSF é constitutivamente produzido por uma variedade de células, incluindo células endoteliais, fibroblastos, osteoblastos, músculo liso e macrófagos e direciona a produção de monócitos-macrófagos a partir de células precursoras existentes na medula óssea.[46] Aumento nos níveis circulantes de M-CSF foi relatado em doenças como câncer, doenças inflamatórias e autoimunes.[53] O desenvolvimento placentário também aumenta os níveis de M-CSF na circulação.[54]

A IL-3, assim como os outros fatores estimuladores de colônia, é membro da família de citocinas tipo II. A principal fonte celular dessa citocina são as células T e mastócitos. É responsável por induzir a maturação de todas as linhagens hematopoiéticas a partir dos precursores mieloides na medula óssea.[36]

Os receptores para os vários CSF são bastante distintos e expressos em diferentes populações mieloides. O receptor GM-CSF (GM-CSFR) é expresso em monócitos, macrófagos, eosinófilos e neutrófilos; o receptor M-CSF (CSF1R; também conhecido como FMS) em monócitos e macrófagos; o receptor G-CSF (G-CSFR) em neutrófilos; e o receptor de IL-3 (IL-3R) em monócitos, macrófagos, eosinófilos, basófilos, células dendríticas plasmocitoides e mastócitos.[37] Os fatores estimuladores de colônias são pleiotrópicos, mas cada um tem seu papel biológico único. Todos os CSFs controlam o número de células mieloides, porém cada um com um nível de especificidade em relação às suas células-alvo e aos seus efeitos. O uso de inibidores de CSF tem sido indicado no tratamento de patologias autoimunes e/ou inflamatórias, incluindo artrite reumatoide e esclerose múltipla.[37,50]

Enzimas recombinantes

As enzimas são grandes moléculas biológicas responsáveis pelos milhares de processos metabólicos que sustentam a vida. Podem acelerar a reação e reduzir a energia de ativação necessária para iniciar a reação. Sem elas, a maioria das reações não ocorreria com a eficiência adequada. A maioria das enzimas é de proteínas, embora algumas moléculas de RNA catalíticas tenham sido identificadas. A atividade enzimática também pode ser afetada por outras moléculas.

A terapia de reposição enzimática (TRE) é um tratamento médico que substitui uma enzima deficiente ou ausente no corpo.[1] Isso é feito fornecendo-se ao paciente uma infusão parenteral de uma solução contendo a enzima.[1] A TRE não corrige o defeito genético subjacente, mas aumenta a concentração da enzima que falta ao paciente.[53] A TRE está disponível para algumas doenças de depósito lisossômico: doença de Gaucher; doença de Fabry; MPS I; MPS II (síndrome de Hunter); MPS VI; e doença de Pompe.[53] A TRE também tem sido usada para tratar pacientes com EII, em especial na imunodeficiência combinada grave (SCID) resultante de uma deficiência de adenosina deaminase (ADA-SCID).[54]

A ADA é uma enzima de limpeza do metabolismo das purinas codificada pelo gene ADA. Sua deficiência ocasiona um tipo de SCID em humanos. Numerosas mutações deletérias que ocorrem no gene ADA foram encontradas em pacientes com linfopenia (T– B– NK–), reforçando, assim, a importância do metabolismo funcional das purinas para o desenvolvimento do sistema imunológico.[55]

A TRE na ADA-SCID permite restaurar a atividade da ADA e reconstituir a imunidade protetora, enquanto não se realiza o tratamento definitivo, o transplante de células-tronco hematopoiéticas (TCTH) ou terapia gênica (TG).[56]

Adagen® (*Pegademase bovine*) foi uma das enzimas de substituição da ADA utilizada. Revcovi® (elapegademase-lvlr) é a enzima ADA recombinante atualmente indicada em pessoas com ADA-SCID. Pode ser usada em bebês, crianças e adultos. Destina-se a diminuir os níveis séricos de dAXP, melhorar a atividade da ADA em todo o corpo e aumentar o número de linfócitos no sangue. A dose semanal inicial de Revcovi é de 0,4 mg/kg de peso corporal ideal, dividida em duas doses (0,2 mg/kg, duas vezes por semana), por via intramuscular, por no mínimo 12 a 24 semanas até que a reconstituição imunológica seja alcançada. Depois disso, a dose pode ser ajustada gradualmente para baixo de maneira a manter a atividade de ADA acima de 30 mmol/h/L, nível dAXP abaixo de 0,02 mmol/L e/ou para manter a reconstituição imunológica com base na avaliação clínica do paciente.[57]

Interleucina 2 e novas terapias

A IL-2 foi descoberta nos anos 1970 como um fator de crescimento autócrino para células T cultivadas, sendo a primeira citocina a ser clonada em 1983.[58] A partir de então, seu papel na geração, proliferação, sobrevida de células T efetoras e de memória foi rapidamente estabelecido em humanos e ratos.

No entanto, nos anos 1980, muito se questionou o dogma de que a principal, ou a única, função de IL-2 era a de estimular as respostas efetoras de células T. Estudos demonstraram que as células T de pacientes com doenças autoimunes sob estímulo *in vitro* produziam menos IL-2 que as de indivíduos saudáveis.[59,60] Observou-se ainda que ratos *knockout* de IL-2 ou de seu receptor (IL-2R) desenvolviam diversas manifestações de autoimunidade com linfoproliferação, mas não a esperada imunodeficiência.[61-63] A partir disso, a função de IL-2 foi extensivamente analisada e comprovou-se seu papel na regulação das respostas imunológicas e na manutenção da tolerância periférica, uma vez que cumpre funções tanto estimuladoras como reguladoras das respostas imunes.[64]

Em condições de repouso e de equilíbrio, a IL-2 é produzida em pequenas quantidades, principalmente por linfócitos TCD4+ ativados em órgãos linfoides secundários. No entanto, durante a resposta imunológica, sua produção é amplificada e a IL-2 é produzida em grandes quantidades por células TCD4+ e TCD8+ e, em menor parcela, por DC e células NK, mas não por células T reguladoras (Treg). É consumida por células TCD4+, TCD8+ e Treg, além de células NK e células linfoides inatas (ILCs).[64-66] Essas células são estimuladas por IL-2 após sua ligação às diversas formas de seus receptores (IL-2R): monomérica IL-2Rα (CD25); dimérica: IL-2Rβ (CD122); trimérica: IL-2Rα (CD25), IL-2Rβ (CD122).[1,2]

A ligação de IL-2 aos receptores diméricos e triméricos dá início à cascata de sinalização que também é ativada pela ligação ao receptor IL-2Rα (CD25) de células dendríticas. A via de sinalização ocorre, então, por três vias – JAK-STAT, PIK3 e MAPK – e resulta na transcrição de genes que contribuem para a ação biológica fundamental de IL-2 para homeostase.

O direcionamento da ativação de diferentes subpopulações de células T, efetoras ou reguladoras, é influenciado pela quantidade de IL-2 a que essas células são expostas, assim como pela cinética de expressão de IL-2R nelas. Células T convencionais apresentam pequena quantidade de IL-2Rβ e necessitam de exposição breve a altas doses de IL-2 para seu desenvolvimento. Esse tipo de estímulo ocasiona a proliferação e a diferenciação de células T ativadas por antígeno, indução da proteína antiapoptótica Bcl-2, progressão do ciclo celular por meio da síntese de ciclinas e degradação do inibidor de ciclo celular p27. A IL-2 atua ainda aumentando a produção de citocinas efetoras como IFN gama e IL-4 por células T, além de estimular a proliferação e diferenciação de células NK e células B.[1,2]

As células Treg, por sua vez, apresentam altos índices de IL-2R, sendo sensíveis à exposição persistente a baixas doses de IL-2, absorvem a maioria da IL-2, privando outros tipos celulares desse fator de crescimento, o que resulta na redução da proliferação e na diferenciação de outras células IL-2 dependentes.[1,2,67,68] A IL-2 é necessária para a sobrevida para a função supressora de células T Foxp3+ e, possivelmente, para sua geração no timo,[69,70] além de atuar sobre mediadores do efeito supressor de Treg como o CTLA4.[71,72] Além disso, células como FOXP3+ T reguladoras (Treg) exercem imunossupressão dominante para controlar células T e B autorreativas.

O esclarecimento do duplo papel de IL-2 na homeostase tem sido útil para o desenvolvimento de medicamentos para controlar respostas imunitárias prejudiciais assim como para estimular a defesa contra tumores. Seu papel no estímulo e na proliferação de células T e NK e na geração de células efetoras de memória ocasionou estudos clínicos para avaliar a habilidade de altas doses de IL-2 estimularem a resposta antitumoral em pacientes com diversos tipos de câncer.[73] No entanto, o sucesso de IL-2 como imunoterapia para câncer foi limitado pela toxicidade causada pelas altas doses que foram necessárias. Atualmente, o uso de IL-2 recombinante (Proleukin®) em altas doses (entre 6 e 10 MUI/semana) é uma terapia aprovada para formas avançadas e metastáticas de câncer renal e melanoma.[1]

Por outro lado, a importância da IL-2 sobre a vida das células Treg tem sido explorada em diversos estudos sobre o uso dessa citocina para o tratamento de doenças autoimunes, autoinflamatórias, assim como condições em que se faça necessária a modulação do sistema imunológico, como nos casos de reação a transplantes.[74] Foi demonstrado que o uso de IL-2 em baixas doses (1 × 106 UI/dia a 1,5 x 106 U/dia) gera um aumento de duas a cinco vezes na expansão basal de Tregs correlacionado com melhora clínica em pacientes com vasculite induzida pelo vírus da hepatite C,[75] doença do enxerto contra o hospedeiro crônica,[76] lúpus eritematoso sistêmico (SLE) e diabetes *mellitus* do tipo I.[77]

A partir desses resultados, o uso de IL-2 em baixas doses associadas ou não a outras drogas como a rapamicina tem sido alvo de diversas pesquisas que se encontram, na sua maioria, em fases I e II e incluem pacientes com artrite reumatoide, síndrome de SJögren, arterite de Takayasu, psoríase, alopecia areata e esclerose lateral amiotrófica.[78]

Em pessoas saudáveis, a IL-2 regula de forma harmoniosa as ações de células T efetoras e Tregs. Ao longo dos anos, o conhecimento das ações dessa citocina sobre as diferentes populações celulares tem sido a base para o desenvolvimento de novas estratégias terapêuticas para pacientes que sofrem das diversas patologias resultantes da quebra desse equilíbrio.

No Quadro 44.1, há um resumo do uso terapêutico de citocinas e enzimas recombinantes.

Quadro 44.1. Uso terapêutico de citocinas e enzimas.

Citocina/ enzima	Medicamentos	Indicações clínicas
IFN-α	Interferon alfa-2a recombinante (Baluferon-A®)	Hepatites C e B crônicas
	Interferon alfa-2b recombinante (Heberon®)	Papilomatose respiratória recorrente Condiloma acuminado
	Interferon peguilado alfa-2a (Pegasys®)	Neoplasias do tecido hematopoiético (leucemia mieloide crônica tricoleucemia)
	Interferon peguilado alfa-2b (Pegintron®)	Tumores sólidos (sarcoma de Kaposi, melanoma maligno, carcinoma renal)
IFN-β	Interferon β-1a (Avonex®; Rebif®)	Esclerose múltipla
	Interferon β-1b (Betaseron®)	
IFN-γ	Interferon γ-1b (Actimmune)	Tratamento profilático da DGC
		Osteopetrose maligna; MSMD
G-CSF	Filgrastim (Fiprima®; Neupogen®; Zarzio®)	Neutropenia provocada pela quimioterapia
	Lenogastrim (Granuloyte®)	Tratamento adjuvante na quimioterapia (paliativo ou profilático)
		TCTH- mobilização de células-tronco hematopoiéticas (CTH) para o sangue periférico
		Neutropenia crônica grave (neutropenia congênita grave, neutropenia cíclica ou neutropenia idiopática)
		Neutropenia persistente em pacientes com infecção avançada por HIV
ADA	Elapegademase-lvlr (Revcovi)	ADA-SCID
IL-2	IL-2 recombinante (Proleukin)	Câncer de células renais
		Melanoma

ADA-SCID: imunodeficiência combinada grave por defeito na produção de adenosina deaminase; G-CSF: fator estimulador de colônia de granulócitos; IL-2: interleucina 2; MSMD: suscetibilidade mendeliana a miconactérias; TCTH: transplante de células-tronco hematopoiéticas.

Fonte: Desenvolvido pela autoria.

Referências bibliográficas

1. Murphy K, Weaver C. Janeway's immunobiology. 9. Ed. Philadelphia: Elsevier, 2022;924.
2. Abbas AA, Lichtman AH, Pillai S. Cellular and molecular immunology. 10. Ed. New York: Elsevier, 2021;600.
3. McNab F, Mayer-Barber K, Sher A, Wack A, O'Garra A. Type I interferons in infectious disease. Nat ver Immunol. 2015;15:87-103. doi: 10.1038/nri3787.
4. Reizis B. Plasmocytoid dendric cells: development, regulation, and function. Immunity. 2019;50:15-22. doi: 10.1016/j.immuni.2018.12.027.
5. Kawai T, Akira S. Toll-like receptor and RIG-I-like receptor signaling. Ann NY Acad Sci. 2008;1143:1-20. doi: 10.1196/annals.1443.020.
6. Negishi H, Taniguchi T, Yanai H. The interferon (IFN) class of cytokines and IFN regulatory factor (IRF) transcription factor family. Cold Spring Harb Perspect Biol. 2018;10:a028423. doi: 10.1101/cshperspect.a028423.
7. Schreiber G. The molecular basis for differential type I interferon signaling. J Biol Chem. 2017;292(18): 7285-94. doi: 10.1074/jbc.R116.774562.

8. Carty M, Guy C, Bowie AG. Detection of viral infections by innate immunity. Bioch Pharmacol. 2021;183:114316. doi: 10.1016/j.bcp.2020.114316.
9. Platanias LC. Mechanisms of type-I- and type-II-interferon-mediated signalling. NverRev Immunol. 2005;5:375-86. doi: 10.1038/nri1604.
10. Stark GR, Darnell-Jr JE. The JAK-STAT pathway at twenty. Immunity. 2012;36:503-14. doi: 10.1016/j.immuni.2012.03.013.
11. Bohmer FD, Friedrich K. Protein tyrosine phosphatases as wardens of STAT signaling. JAKSTAT 2014;3(1):e28087. doi: 10.4161/jkst.28087.
12. Teles RM, Graeber TG, Krutzik SR, Montoya D, Schenk M, Lee DJ, et al. Type I interferon suppresses type II interferon-triggered human anti-mycobacterial responses. Science. 2013;339:1448-53. doi: 10.1126/science.1233665.
13. Schneider WM, Chevillotte MD, Rice CM. Interferon-stimulated genes: a complex web of host defense. Ann Rev Immunol. 2014;32:513-54. doi: 10.1146/annurev-immunol-032713-120231.
14. Suprunenko T, Hofer MJ. Complexities of type I interferon biology: lessons from LCMV. Viruses. 2019;11(2):172. doi: 10.3390/v11020172.
15. Arakura F, Hida S, Ichikawa E, Yajima C, Nakajima S, Saida T, et al. Genetic control directed toward spontaneous IFN-alpha/IFN-beta responses and downstream IFN-gamma expression influences the pathogenesis of a murine psoriasis-like skin disease. J Immunol. 2007;179(5):3249-57. doi: 10.4049/jimmunol.179.5.3249.
16. Crow MK, Olferiev M, Kirou KA. Type I interferons in autoimmune diseases.vernu Rev Pathol. 2019;14:369-93. doi: 10.1146/annurev-pathol-020117-043952.
17. Hall JC, Rosen A. Type I interferons: crucial participants in disease amplification in autoimmunver. Nat Rev Rheumatol. 2010;6:40-9. doi: 10.1038/nrrheum.2009.237.
18. Gough DJ, Messina NL, Clarke CJ, Johnstone RW, Levy DE. Constitutive type I interferon modulates homeostatic balance through tonic signaling. Immunity. 2012;36(2):166-74. doi: 10.1016/j.immuni.2012.01.011.
19. Lukhele S, Boukhaled GM, Brooks DG. Type I interferon signaling, regulation and gene stimulationirushronic vírus infection. Semin Immunol. 2019;43:101277. doi: 10.1016/j.smim.2019.05.001.
20. Gallagher TQ, Derkay CS. Pharmacotherapy of recurrent respiratory papillomatosis: an expert opinion. Expert Opin Pharmacother. 2009;10(4):645-55. doi: 10.1517/14656560902793530.
21. Patel A, Orban N. Infantile recurrent respiratory papillomatois: review of adjuvant therapies. J Laryngol Otol. 2021;135(11):958-63. doi: 10.1017/S0022215121002322.
22. Ministério da Saúde. Nota Técnica n. 222/2013. Disponível em: https://www.gov.br. Mic–osoft Word - alfainterferona 2b (www.gov.br). Acessado em junho de 2022.
23. Kieseier BC. The mechanism of action of interferon-β in relapsing multiple sclerosis. CNS Drugs. 2011;25(6):491-502. [2023 Jun 5]. Disponível em: http://link.springer.com/10.2165/11591110-000000000-00000.
24. Miller CH, Maher SG, Young HA. clinical use of interferon-gamma. Ann N Y Acad Sci. 2009;1182: 69-79. doi: 10.1111/j.1749-6632.2009.05069.x.
25. Castro F, Cardoso AP, Gonçalves RM, Serre K, Oliveira MJ. Interferon-gamma at the crossroads of tumor immune surveillance or evasion. Front Immunol. 2018;9:1-19. doi: 10.3389/fimmu.2018.00847.
26. Schroder K, Hertzog PJ, Ravasi T, Hume DA. Interferon-γ: an overview of signals, mechanisms and functions. J Leuk Biol. 2004;75(2):163-89. doi: 10.1189/jlb.0603252.
27. Pestka S, Krause CD, Walter MR. Interferons, interferon-like cytokines, and their receptors. Immunol Rev. 2004;202:8-32. doi: 10.1111/j.0105-2896.2004.00204.x.
28. Marciano BE, Wesley R, De Carlo ES, Anderson VL, Barnhart LA, Darnell D, et al. Long-term interferon-γ therapy for patients with chronic granulomatous disease. Clin Infect Dis. 2004;39(5):692-9. doi: 10.1086/422993.
29. Vignesh P, Rawat A, Singh S. An update on the use of immunomodulators in primary immunodeficiencies. Clin Rev Allergy Immunol. 2017;52(2):287-303. doi: 10.1007/s12016-016-8591-2.

30. Milanés-Virelles MT, García-García I, Santos-Herrera Y, Valdés-Quintana M, Valenzuela-Silva CM, Jiménez-Madrigal G, et al. Adjuvant interferon gamma in patients with pulmonary atypical mycobacteriosis: a randomized, double-blind, placebo-controlled study. BMC Infect Dis. 2008;8:1-13. doi: 10.1186/1471-2334-8-17.

31. Gocher AM, Workman CJ, Vignali DAA. Interferon-γ: teammate or opponent in the tumour microenvironment? Nat Rev Immunol. 2021;0123456789. doi: 10.1038/s41577-021-00566-3.

32. Ni L, Lu J. Interferon gamma in cancer immunotherapy. Cancer Med. 2018;7(9):4509-16. doi: 10.1002/cam4.1700.

33. Zaidi MR. The interferon-gamma paradox in cancer. J Interf Cytok Res. 2019;39(1):30-8. doi: 10.1089/jir.2018.0087.

34. Burgess AW, Camakaris J, Metcalf D. Purification and properties of colony-stimulating factor from mouse lung-conditioned medium. J Biol Chem. 1977;252:1998-2003.

35. Yu HH, Yang YH, Chiang BL. Chronic granulomatous disease: a comprehensive review. Clin Rev Allergy Immunol. 2021;61(2):101-13. doi: 10.1007/s12016-020-08800-x.

36. Hamilton JA, Cook AD, Tak PP. Anti-colony-stimulating factor therapies for inflammatory and autoimmune diseases. Nat Rev Drug Discov. 2016;16:53-70. doi: 10.1038/nrd.2016.231.

37. Begley CG, Lopez AF, Nicola NA, Warren DJ, Vadas MA, Sanderson CJ, et al. Purified colony-stimulating factors enhance the survival of human neutrophils and eosinophils in vitro: a rapid and sensitive microassay for colony-stimulating factors. Blood. 1986;68:162-6.

38. Hu B, Yasui K. Effects of colony-stimulating factors (CSFs) on neutrophil apoptosis: possible roles at inflammations site. Int J Hematol. 1997;66:179-88. doi: 10.1016/s0925-5710(97)00589-6.

39. Burgess AW, Metcalf D. Characterization of a serum factor stimulating the differentiation of myelomonocytic leukemic cells. Int J Cancer. 1980;26:647-54. doi: 10.1002/ijc.2910260517.

40. Williamson DJ, Begley CG, Vadas MA, Metcalf D. The detection and initial characterization of colony-stimulating factors in synovial fluid. Clin Exp Immunol. 1988;72:67-73.

41. Lukens JR, Barr MJ, Chaplin DD, Chi H, Kanneganti TD. Inflammasome-derived IL-1β regulates the production of GM-CSF by CD4(+) T cells and γδ T cells. J Immunol. 2012;188:3107-15. doi: 10.4049/jimmunol.1103308.

42. El-Behi M, Ciric B, Dai H, Yan Y, Cullimore M, Safavi F, et al. The encephalitogenicity of T(H)17 cells is dependent on IL-1- and IL-23-induced production of the cytokine GM-CSF. Nat Immunol. 2011;12:568-75. doi: 10.1038/ni.2031.

43. Ozawa H, Aiba S, Nakagawa, Tagami H. Interferon-gamma and interleukin-10 inhibit antigen presentation by Langerhans cells for T helper type 1 cells by suppressing their CD80 (B7-1) expression. Eur J Immunol. 1996;26:648-52.

44. Sagawa K, Mochizuki M, Sugita S, Nagai K, Sudo T, Itoh K. Suppression by IL-10 and IL-4 of cytokine production induced by two-way autologous mixed lymphocyte reaction. Cytokine. 1996;8:501-6. doi: 10.1006/cyto.1996.0068.

45. Hamilton JA. Colony-stimulating factors in inflammation and autoimmunity. Nat Rev Immunol. 2008;8:533-44. doi: 10.1038/nri2356.

46. Aapro MS, Bohlius J, Cameron DA, Dal Lago L, Donnelly JP, Kearney N, et al. 2010 update of EORTC guidelines for the use of granulocyte-colony stimulating factor to reduce the incidence of chemotherapy-induced febrile neutropenia in adult patients with lymphoproliferative disorders and solid tumours. Eur J Cancer. 2011;47:8-32. doi: 10.1016/j.ejca.2010.10.013.

47. Goa KL, Bryson HM. Recombinant granulocyte-macrophage colony-stimulating factor (rGM-CSF): na appraisal of its pharmacoeconomic status in neutropenia associated with chemotherapy and autologous boné marrow transplant. Pharmacoeconomics. 1994;5:56-77. doi: 10.2165/00019053-199405010-00008.

48. Elias AD, Ayash L, Tepler I, Wheeler C, Schwartz G, Mazanet R, et al. The use of G-CSF or GM-CSF mobilized peripheral blood progenitor cells (PBPC) alone orto augment marrow as hematologic support of single or multiple cycle high-dose chemotherapy. J Hematother. 1993;2:377-82. doi: 10.1089/scd.1.1993.2.377.

49. Sonderegger I, Iezzi G, Maier R, Schmitz N, Kurrer M, Kopf M. GM-CSF mediates autoimmunity by enhancing IL-6-dependent Th17 cell development and survival. J Exp Med. 2008;205:2281-94. doi: 10.1084/jem.20071119.
50. Bischof RJ, Zafiropoulos D, Hamilton JA, Campbell IK. Exacerbation of acute inflammatory arthritis by the colony-stimulating factors CSF-1 and granulocyte macrophage (GM)-CSF: evidence of macrophage infiltration and local proliferation. Clin Exp Immunol. 2000;119:361-7. doi: 10.1046/j.1365-2249.2000.01125.x.
51. Pollard JW, Bartocci A, Arceci R, Orlofsky A, Ladner MB, Stanley ER. Apparent role of the macrophage growth factor, CSF-1, in placental development. Nature. 1987;330:484-6. doi: 10.1038/330484a0.
52. Ries M. Enzyme replacement therapy and beyond-in memoriam Roscoe O. Brady, M.D. (1923-2016). J Inher Metab Dis. 2017;40(3):343-56. doi: 10.1007/s10545-017-0032-8.
53. Booth C, Hershfield M, Notarangelo L, Buckley R, Hoenig M, Mahlaoui N, et al. Management options for adenosine deaminase deficiency; proceedings of the EBMT satellite workshop (Hamburg, March 2006). Clin Immunol. 2007;123(2):139-47. doi: 10.1016/j.clim.2006.12.009.
54. Bradford KL, Moretti FA, Carbonaro-Sarracino DA, Gaspar HB, Kohn DB. Adenosine deaminase (ADA)-deficient severe combined immune deficiency (SCID): molecular pathogenesis and clinical manifestations. J Clin Immunol. 2017;37(7):626-37. doi: 10.1007/s10875-017-0433-3.
55. Reinhardt B, Habib O, Shaw KL, Garabedian E, Carbonaro-Sarracino DA, Terrazas D, et al. Long-term outcomes after gene therapy for adenosine severe combined immune deficiency. Blood. 2007;123(15):1304-1316. doi: 10.1182/blood.2020010260.
56. Murguia-Favela L, Min W, Loves R, Leon-Ponte M, Grunebaum E. Comparison of elapegademase and pegademase in ADA-deficient patients and mice. Clin Expl mmunol. 2020;200(2):176-84. doi: 10.1111/cei.13420.
57. Taniguchi T, Matsui H, Fujita T, Takaoka C, Kashima N, Yoshimoto R, Hamuro J. Structure and expression of a cloned cDNA for human interleukin-2. Nature. 1983;302:305-310. doi: 10.1038/302305a0.
58. Dauphinée MJ, Kipper SB, Wofsy D, Talal N. Interleukin 2 deficiency is a common feature of autoimmune mice. J Immunol. 1981;127:2483-87.
59. Alcocer-Varela J, Alarcón-Segovia D. Decreased production of and response to interleukin-2 by cultured lymphocytes from patients with systemic lúpus erythematosus. J Clin Invest. 1982;69:1388-92. doi: 10.1172/jci110579.
60. Sadlack B, Merz H, Schorle H, Schimpl A, Feller AC, Horak I. Ulcerative colitis-like disease in mice with a disrupted interleukin-2 gene. Cell. 1993;75:253-61. doi: 10.1016/0092-8674(93)80067-o.
61. Suzuki H, Kundig TM, Furlonger C, Wakeham A,Timms E, Matsuyama T, et al. Deregulated T cell activation and autoimmunity in mice lacking interleukin-2 receptor beta. Science. 1995;268:1472-6. doi: 10.1126/science.7770771.
62. Willerford DM, Chen J, Ferry A, Davidson L. Interleukin-2 receptor chain regulates the size and content of the peripheral lymphoid compartment. Immunity. 1995;3:521-530.
63. Abbas AK, Trotta E, Simeonov DR, Marson A, Bluestone J. Revisiting IL-2: Biology and therapeutic prospects. Sci Immunol. 2018;3:1-8. doi: 10.1126/sciimmunol.aat1482.
64. Boyman O, Sprent J. The role of interleukin-2 during homeostasis and activation of the immune system. Nat Rev Immunol. 2012;12:180-90. doi: 10.1038/nri3156.
65. Yu A, Snowhite I, Vendrame F, Rosenzwajg M, Klatzmann D, Pugliese A, et al. Selective IL-2 responsiveness of regulatory T cells through multiple intrinsic mechanisms supports the use of low-dose IL-2 therapy in type-1 diabetes. Diabetes. 2015;64:2172-83. doi: 10.2337/db14-1322.
66. Tang Q, Adams JY, Penaranda C, Melli C.K, Piaggio E, Gouroudis E, et al. Central role of defective interleukin-2 production in the triggering of islet autoimmune destruction. Immunity. 2008;28(5):687-97. doi: 10.1016/j.immuni.2008.03.016.
67. Fontenot JD, Rasmussen JP, Gavin MA, Rudensky AY. A function for interleukin 2 in Foxp3-expressing regulatory T cells. Nat Immunol. 2005;6:1142-51. doi: 10.1038/ni1263.
68. Knoechel B, Lohr J, Kahn E, Bluestone JA, Abbas AK. Sequential development of interleukin 2-dependent effector and regulatory T cells in response to endogenous systemic antigen. J Exp Med. 2005;202:1375-86. doi: 10.1084/jem.20050855.

69. Barron L, Dooms H, Hoyer KK, Kuswanto W, Hofmann J, O'Gorman WE, et al. Cutting edge: Mechanismsof IL-2-dependent maintenance of functional regulatory T cells. J Immunol. 2010;185: 6426-6430. doi: 10.4049/jimmunol.0903940.
70. Liu ZM, Gerner Y, Van Panhuys N, Levine AG, Rudensky AY, Germain RN. Immune homeostasis enforced by co-localized effector and regulatory T cells. Nature. 2015;528:225-30. doi: 10.1038/nature16169.
71. Rosemberg SA. IL-2: the first effective immunotherapy for human cancer. J Immunol. 2014;192:5451-58. doi: 10.4049/jimmunol.1490019.
72. Moorman CD, Sohn SJ, Phee H. Emerging therapeutics for immune tolerance: tolerogenic vaccines, T cell therapy, and IL-2 therapy. Front. Immunol. 2021;12:657768. doi: 10.3389/fimmu.2021.657768.
73. Saadoun D, Rosenzwajg M, Joly F, Six A, Carrat F, Thibault V, et al. Regulatory T-cell responses to low-dose interleukin-2 in HCV-induced vasculitis. N Engl J Med. 2011;365:2067-77. doi: 10.1056/NEJMoa1105143.
74. Koreth J, Matsuoka K, Kim HT, McDonough SM, Bindra B, Alyea EP, et al. Interleukin-2 and regulatory T cells in graft-versus-host disease. N Engl J Med. 2011;365:2055-66. doi: 10.1056/NEJMoa1108188.
75. Klatzmann D, Abbas AK. The promise of low-dose interleukin-2 therapy autoimmune and inflammatory diseases. Nat Rev Immunol. 2015;15:283-94. doi: 10.1038/nri3823.
76. Graßhoff H, Comdühr S, Monne LR, Müller A, Lamprecht P, Riemekasten G, et al. Low-dose il-2 therapy in autoimmune and rheumatic diseases. Front Immunol. 2021;12(648408):1-13. doi: 10.3389/fimmu.2021.648408.
77. Spangler JB, Tomala J, Luka VC, Jude KM, Dog S, Ring AM, et al. Antibodies to interleukin-2 elicit selective T cell subset potentiation through distinct conformational mechanisms. Immunity. 2015;42:815-25. doi: 10.1016/j.immuni.2015.04.015.
78. Shanafelt AB, Lin Y, Shanafelt MC, Forte P, Dubois-Stringfellow N, Carter C, et al. A T-cell-selective interleukin 2 mute exhibits potent antitumor activity and is well tolerated in vivo. Nat Biotechnol. 2000;18:1197-202. doi: 10.1038/81199.

45

Anticorpos Monoclonais

Danielli Christinni Bichuetti Silva Diniz | Camila Teles Machado Pereira | Fernanda Patini Furlan | Leila Vieira Borges Trancoso Neves

Introdução

Nos últimos anos, o notável avanço na compreensão molecular e genética dos erros inatos da imunidade (EII) permitiu não só a expansão crescente no número de doenças reconhecidas, como também o entendimento de vias de sinalização e metabólicas cruciais para o controle das respostas imunológicas e inflamatórias. Esse conhecimento, aliado aos avanços na engenharia molecular nas indústrias de biotecnologia e farmacêutica, pavimentou a descoberta e o desenvolvimento de terapias direcionadas a modular as vias intracelulares cuja função encontra-se aumentada ou diminuída como resultado de um defeito genético específico. Esse novo conceito de abordagens terapêuticas, conhecidas como "terapia–alvo" ou "terapia de precisão", é uma área recém-descoberta na Medicina.[1] Entre os novos medicamentos utilizados nessa terapêutica, destacam-se os anticorpos monoclonais (mAbs), desenvolvidos a partir de um clone de células B purificado, e as proteínas de fusão, que consistem na ligação da fração constante (Fc) de imunoglobulina (geralmente oriunda de uma IgG1) a algum receptor ou proteína recombinante direcionada ao alvo biológico em questão.[2] Os agentes desenvolvidos são alvo-específicos e seu modo de ação geralmente é bem definido imunologicamente, possibilitando antecipar potenciais efeitos colaterais, como complicações infecciosas específicas.[1]

A cada momento, novos medicamentos estão sendo aprovados para uso em pacientes com EII.[2] Neste capítulo, os principais agentes indicados em EII e disponíveis no mercado atual foram didaticamente divididos em grupos de acordo com o mecanismo de ação. O Quadro 45.1 resume as principais informações sobre esses imunobiológicos.

Quadro 45.1. Anticorpos monoclonais, seus nomes comerciais, alvos, tecnologia envolvida e vias de administração.

Droga	Nome comercial	Alvo	Tecnologia	Via de administração
Terapia anticitocina				
Etanercepte	Enbrel®	TNF-α	Proteína de fusão com receptor recombinante de TNF-α	SC
Infliximabe	Remicade®	TNF-α	Monoclonal anti-TNF-α	IV
Adalilumabe	Humira®	TNF-α	Monoclonal anti-TNF-α	SC
Anakinra	Kineret®	IL-1	Proteína de fusão com antagonista recombinante do receptor de IL-1	SC

(*Continua*)

Quadro 45.1. Anticorpos monoclonais, seus nomes comerciais, alvos, tecnologia envolvida e vias de administração. (*Continuação*)

Droga	Nome comercial	Alvo	Tecnologia	Via de administração
Terapia anticitocina				
Canakinumabe	Illaris®	IL-1β	Monoclonal anti-IL-1β	SC
Rilonacepte	Arcalyst®	IL-1	Proteína de fusão dimérica com domínio extracelular do receptor de IL-1 e a proteína acessória do receptor de IL-1	SC
Tocilizumabe	Actembra®	IL-6	Monoclonal anti-IL-6	IV e SC
Secuquinumabe	Cosentryx®	IL-17A	Monoclonal anti-IL-17A	SC
Ixiquizumabe	Taltz®	IL-17	Monoclonal anti-IL-17	SC
Brodalizumabe	Kyntheum®	Receptor A da IL-17	Monoclonal anti-IL17RA	SC
Ustequinumabe	Stelara®	Subunidade p40	Monoclonal anti-p40 e IL-12/IL-23	SC
Tadekinig-alfa	–	IL-18BP	Monoclonal anti-IL18	SC
Anifrolumabe	Saphnelo®	Receptor de Interferon α/β	Monoclonal anti-IFN-α/βR	IV
Sifalimumabe	–	IFN-α	Monoclonal anti-IFN-α	IV
Rontalizumabe	–	IFN-α	Monoclonal anti-IFN-α	IV e SC
Emapalumabe	Gamifant®	IFN-γ	Monoclonal anti-IFN-γ	IV
Terapia monoclonais antiadesivas				
Natalizumabe	Tysabri®	VCAM-1	Monoclonal anti-VCAM-1	IV
Terapia monoclonais no bloqueio e na ativação de células T				
Abatacepte	Orencia®	CTLA-4	Proteína de fusão com CTLA-4 recombinante	IV e SC
Belatacepte	Nulojix®	CTLA-4	Proteína de fusão com CTLA-4 recombinante	IV
Terapia monoclonal de depleção de células B				
Rituximabe	Mabthera®	CD20	Monoclonal anti-CD20	IV
Ocrelizumabe	Ocrevus®	CD20	Monoclonal anti-CD20	IV
Ofatumumabe	Arzerra® Kesimpta®	CD20	Monoclonal anti-CD20	IV
Epratuzumabe	–	CD22	Monoclonal anti-CD22	SC
Belimumabe	Benlysta®	BLyS	Monoclonal anti-BLyS	IV
Atacicepte	–	TACI	Proteína de fusão dimérica com BLyS e APRIL	SC
Outras terapias monoclonais				
Eculizumabe	Soliris®	C5	Monoclonal anti-C5	IV
Daratumumabe	Darzalex®	CD38	Monoclonal anti-CD38	IV
Alemtuzumabe	Lemtrada®	CD52	Monoclonal anti-CD52	IV
Lanadelumabe	Takhzyro®	Calicreína	Monoclonal anti-calicreína	SC
Tixagevimabe+ cilgavimabe	Evusheld®	SARS-CoV-2	Monoclonal anti-*spike*	IM

IV: intravenoso; SC: subcutâneo; IM: intramuscular; TNF: fator de necrose tumoral; IFN: interferon; IL: interleucina.

Fonte: Desenvolvido pela autoria.

Terapias anticitocinas

Antifator de necrose tumoral alfa (etanercepte, infliximabe, adalimumabe)

Terapias antifator de necrose tumoral (TNF) vêm sendo usadas em algumas doenças autoimunes ou inflamatórias, com bons resultados, para as quais,[3] o infliximabe, o etarnecepte e o adalimumabe são os fármacos mais frequentemente utilizados. O infliximabe é um anticorpo monoclonal quimérico que se liga às formas solúveis do TNF alfa (TNF-α) (monomérica e trimérica) e, em menor extensão, na sua forma transmembrana,[3] cujo intervalo de aplicação e a dose (em geral 5 mg/kg) podem variar conforme a patologia em tratamento. Semelhante ao infliximabe, o etanercepte (proteína de fusão humana recombinante do TNFR2) se liga às formas solúveis e transmembrana do TNF-α, impedindo a interação com o seu receptor.[3] A dose preconizada é de 50 mg/kg a cada semana em adultos e 0,8 mg/kg semanalmente em pediatria. Já o adalimumabe, é um anticorpo monoclonal IgG1 humanizado que bloqueia a ligação do TNF-α ao seu receptor[3] e que tem a posologia variável, conforme a faixa etária e a doença em tratamento.

São indicados por bula, no tratamento da artrite reumatoide (AR), espondilite anquilosante, artrite psoriásica e na psoríase em placa. O adalimumabe também é utilizado no tratamento de espondiloartrite axial grave, hidradenite supurativa, uveíte e doença inflamatória intestinal, sendo esta última também uma indicação do infliximabe. Em geral, a resposta clínica é observada até 12 semanas após o início da terapia.

Há dados em literatura do uso das terapias anti-TNF-α nos EII, na vasculopatia associada ao gene do interferon da infância, síndrome CANDLE, síndromes PRAAS (síndromes autoinflamatórias associadas ao proteassoma, síndrome PAPA (acrônimo para artrite piogénica, pioderma gangrenoso e acne) e síndrome de Blau, com respostas limitadas.[4] Em uma série de casos de pacientes com deficiência de adenosina deaminase 2 (DADA2) e achados de vasculite, foi evidenciado algum benefício clínico com o uso do anti-TNF.[5] Na poliarterite nodosa-símile, em paciente com diagnóstico provável de DADA2, foi observada resposta clínica satisfatória.[6] O infliximabe reduziu sintomas e formação de granulomas não caseosos em pacientes com imunodeficiência comum variável (IDCV).[7] Esse medicamento também mostrou benefício no tratamento da colite da doença granulomatosa crônica (DGC), porém com incremento na taxa de infecção, especialmente fúngica.[8] Com o etanercepte, houve redução na frequência e na gravidade das exacerbações na síndrome periódica associada ao receptor de TNF (TRAPS, do inglês *tumor necrosis factor-receptor associated periodic syndrome*).[9]

O golimumabe e certolizumabe são outras terapias que modulam a inflamação mediada pelo TNF-α, com eficácia comprovada na psoríase, doença inflamatória intestinal, espondilite anquilosante (golimumabe) e AR (certolizumabe).[3]

Cefaleia, *rash* cutâneo, anemia, aumento de aminotransferases, infecções e, mais comumente, reações no local de aplicação são eventos adversos, compartilhados por essas terapias.[3]

Antagonistas de interleucina 1 (anakinra, canaquinumabe, rilonacepte)

Atualmente, temos três drogas disponíveis que bloqueiam a atividade da interleucina 1 (IL-1): anakinra, canaquinumabe e rilonacepte.[4]

O anakinra é uma proteína de fusão ligada ao antagonista do receptor de IL-1 recombinante, que, primeiramente, foi proposta para uso na AR. Com o crescente reconhecimento do papel da IL-1 na fisiopatologia das doenças autoinflamatórias, foi evidenciada sua eficácia nas criopirinopatias (síndromes periódicas associadas à criopirina [CAPS], do inglês *cryopyrin-associated periodic syndrome*). Atualmente, a indicação em bula existe para as criopironapatias, AR, febre familiar do mediterrâneo (FFM), COVID-19 com comprometimento respiratório grave e doença de Still. Estudos observacionais sobre o uso do anakinra em pacientes na síndrome da hiperimunoglobulinemia D (HIDS) mostraram redução significativa na duração e na gravidade das crises.[10] Há também descrição de resposta adequada no tratamento da linfo-histiocitose hemofagocítica refratária.[11] O esquema terapêutico no CAPS (a partir de 8 meses de idade em pacientes com pelo menos 10 kg de peso) consiste em uma dose inicial de 1 a 2 mg/kg/dia, seguida de aumento da dose nos casos graves até 8 mg/kg/dia (em média, 3 a 4 mg/kg/dia). Já na FFM, a dose para paciente com peso a partir de 50 kg é de 100 mg/dia e, naqueles com peso inferior, de 1 a 2 mg/kg/dia.

O canaquinumabe é um anticorpo monoclonal anti-IL-1β. Seu uso clínico está liberado em bula a partir de 2 anos de idade, para CAPS, TRAPS, FFM e HIDS/deficiência da mevalonatoquinase (MKD). Um ensaio clínico recentemente publicado (CLUSTER) mostrou redução no número de exacerbações e impacto positivo na qualidade de vida em FFM, TRAPS e MKD.[12] No TRAPS, assim como na FFM e no HIDS/MKD, a posologia é de 2 mg/kg para pacientes com peso igual ou inferior a 40 kg e de 150 mg, naqueles com 40 kg ou mais, a cada 4 semanas.

Já o rilonacepte é uma proteína de fusão Fc-IgG com dois receptores extracelulares para IL-1. Seu uso tem sido bem descrito para pacientes com CAPS, a partir de 12 anos, com bons resultados. Um ensaio clínico avaliou sua eficácia e tolerabilidade na FFM, e mais da metade dos pacientes respondeu ao tratamento, apesar de não haver redução na duração das crises.[7] A sua dose inicial é de 320 mg, seguida de aplicações subsequentes de 160 mg, semanalmente.

Os eventos adversos relatados com maior frequência foram infecções e reações no local da injeção.[13]

Antirreceptor de interleucina 6 (tocilizumabe)

O tocilizumabe é um anticorpo monoclonal antirreceptor de IL-6 humanizado que se liga tanto ao receptor solúvel como à porção transmembrana da IL-6, inibindo a ligação dessa interleucina, sem aumentar sua meia-vida.[14] É importante ressaltar que, apesar de outros membros da família IL-6 (fator inibitório de leucemia, fator neurotrófico ciliar, oncostatina M, IL-11 e cardiotropina-1) compartilharem esse receptor, o tocilizumabe promove o bloqueio da ligação da IL-6, sem bloquear a sinalização das outras citocinas da família. Além disso, também pode ter efeito em manifestações de autoimunidade em razão do bloqueio de IL-6 na função TH17.[14]

Terapias capazes de antagonizar o receptor de IL-6 (IL-6R) podem reduzir a secreção de IL-17 e melhorar a desregulação imune, aumentando a diferenciação de células T reguladoras. Diante disso, antagonistas de IL-6R podem inibir a superativação da via de sinalização STAT3 e ser usados para tratar pacientes com ganho de função do STAT3.[15] Na literatura, há descrição do uso do tocilizumabe no ganho de função do STAT3 com manifestação de artrite e esclerodermia-símile não responsivas ao uso de imunossupressor, assim como em outras manifestações autoimunes (hepatite autoimune, linfoproliferação, enteropatia e doença pulmonar intersticial). No entanto, algumas delas necessitaram da associação do tocilizumabe com um inibidor da janusquinase (JAK) para alcançar uma completa remissão do quadro.[16] O efeito, em geral, é rápido, sendo percebido nas primeiras 2 a 4 semanas de uso.[14]

O tocilizumabe, no Brasil, está aprovado em bula para uso no tratamento de AR, artrite idiopática juvenil poliarticular ou sistêmica e arterite de células gigantes, em pacientes a partir de 2 anos de idade. Na administração intravenosa (IV), em adultos, a dose recomendada é de 8 mg/kg a cada 4 semanas e, na subcutânea (SC), de 162 mg, semanalmente. Na faixa etária pediátrica, a dose é variável conforme a patologia em tratamento. A dose para tratamento do ganho de função do STAT3 não está definida em literatura; no entanto, um recente relato de caso demonstrou o uso de 8 mg/kg a cada 2 semanas em paciente com 16 anos de idade e peso inferior a 30 kg.[15]

Dados de segurança e de tolerabilidade evidenciam que reações no local da aplicação, assim como processos infecciosos (vias aéreas superiores, cutâneas, herpes simples e zóster) foram os eventos adversos mais comuns, seguidos das manifestações gastrointestinais (úlceras/lesões aftosas em cavidade oral, dor abdominal, gastrite, estomatite, úlcera gástrica). Não houve aumento de gravidade ou risco infeccioso com a exposição continuada do tocilizumabe.[14] Outras alterações como reações de hipersensibilidade, aumento de enzimas hepáticas ou de bilirrubinas de forma dissociada, neutropenia transitória (sem correlação com aumento no número de infecções), trombocitopenia e alteração do perfil lipídico foram observadas em alguns pacientes.[14]

Anti-interleucina 17 (secuquinumabe, ixequizumabe, brodalumabe)

A IL-17 é uma citocina pró-inflamatória envolvida na patogênese de várias doenças imunomediadas, de modo que o seu bloqueio é um alvo terapêutico promissor. Secuquinumabe, ixequizumabe e brodalumabe são mAbs cujo alvo são o IL-17A e o IL-17R.[17]

O secuquinumabe age inibindo a ligação e, consequentemente, a interação da IL-17A com o seu receptor (IL-17R). A dose preconizada é de 150 mg (artrite psoriásica e espondilite anquilosante) a 300 mg (psoríase em placas), via SC, nas semanas 0, 1, 2 e 3 e, então, mensalmente a partir da semana 4. O ixequizumabe é um anticorpo monoclonal humanizado de IgG4 que se liga seletivamente à IL-17A, inibindo a ligação com o seu receptor. Um esquema terapêutico de 160 mg na semana 0, seguido de 80 mg nas semanas 2, 4, 6, 8, 10 e 12, e, então, 80 mg a cada 4 semanas, é preconizado em bula. Por fim, o brodalumabe é um anticorpo monoclonal humanizado de IgG2, que atua bloqueando o IL-17RA (receptor A), resultando no bloqueio de múltiplas citocinas IL-17.[17] A posologia recomendada é de 210 mg nas semanas 0, 1 e 2, seguida de 210 mg a cada 2 semanas.

O uso dos anti-IL-17 está muito bem estabelecido na literatura para o tratamento de psoríase e artrite psoriásica, assim como de espondilite anquilosante e espondiloartrite axial, no caso do secuquinimabe. Tanto o secuquinumabe como o ixequizumabe estão liberados para uso no Brasil, com as indicações anteriormente mencionadas. Vem sendo avaliada a eficácia do anti-IL-17 na deficiência de adesão leucocitária (LAD) em que níveis de IL-17A e IL-23 mRNA são significativamente aumentados no tecido periodontal. Em modelo animal, o uso de anti-IL-17A revelou eficácia satisfatória na prevenção da perda óssea e inibiu a progressão da doença periodontal no LAD-1. Em modelos murinos com síndrome linfoproliferativa autoimune (ALPS), a terapia com o anti-IL-17 foi eficaz em melhorar as manifestações de autoimunidade, podendo ser uma terapia promissora para esta doença.[18] Apesar de cada um dos anti-IL-17 ter efeitos colaterais específicos, as infecções de via aérea superior e nasofaringite são efeitos comuns para todas essas medicações. Outros efeitos compartilhados por elas são: reações alérgicas; diarreia; herpes oral; conjuntivite; aumento de enzimas hepáticas; doença inflamatória intestinal; e neutropenia.[17]

Proteína de ligação à interleucina 18 (tadekinig alfa)

A atividade da IL-18 é regulada por uma proteína de ligação (IL-18 BP) que, ao se combinar a essa citocina, adquire um *status* inativo. Com base nisso, uma proteína de ligação recombinante humana (tadekinig alfa) foi desenvolvida com o objetivo de se combinar à IL-18, bloqueando a ativação do receptor. Dessa forma, doenças cuja biodisponibilidade da IL-18 ativa é importante no mecanismo de ação seriam indicações para o uso desse medicamento.[19]

Um ensaio clínico de fase III está em andamento (ClinicalTrials.gov, identificador: NCT03113760) para avaliar a eficácia e a segurança do tadekinig em pacientes pediátricos com mutações em NLRC4, causando síndrome de ativação macrofágica (NLRC4-MAS), e na deficiência de inibidor de apoptose ligado ao X (XIAP – por mutação no gene BIRC4). O seu papel parece ser bastante promissor no tratamento dessas duas doenças.[20] Um ensaio clínico de fase II que avaliou o perfil de segurança e eficácia do tadekinig alfa em pacientes com doença de Still do adulto mostrou um bom perfil de segurança e sinais precoces de eficácia clínica e laboratorial. A maioria dos eventos adversos foi leve e melhorou com a suspensão da medicação.[19]

Anti-p40 (ustequinumabe)

O ustequinumabe é um anticorpo monoclonal IgG1 kappa completamente humano que reconhece e bloqueia a subunidade proteica p40 compartilhada pelas citocinas IL-12 e IL-23, interrompendo, portanto, as vias de Th1 e Th17, centrais na fisiopatologia de doenças autoimunes e inflamatórias crônicas como a psoríase. Os estudos de fase III PHOENIX 1 e PHOENIX 2 somaram quase 2 mil pacientes e mostraram resultados clínicos significativos na psoríase moderada a grave. Os eventos adversos são considerados leves na sua maioria, incluindo reações no local da injeção, sendo que a incidência de infecções graves e malignidades tem sido baixa até o momento. A dose preconizada é de 45 mg, via SC, nas semanas 0 e 4 e, então, a cada 12 semanas. A dose de 90 mg pode ser usada em pacientes com peso maior que 100 kg, nos mesmos intervalos de tempo.[21]

O uso do ustequinumabe em outros distúrbios inflamatórios com forte assinatura das vias de Th1 e Th7 tem sido testado. Algumas séries de casos mostraram efeito benéfico no tratamento da dermatite atópica (DA) grave, o que não foi reproduzido em estudos duplos-cegos controlados por placebo.[22] É provável que a dose utilizada para DA tenha sido insuficiente, já que a magnitude da inflamação sistêmica é maior do que na psoríase. Um relato de caso de um paciente com LAD-1 tratado com ustequinumabe mostrou melhora dramática da doença periodontal e resolução da úlcera sacral refratária.[23] Em uma revisão sistemática, o ustequinumabe mostrou-se eficaz em induzir remissão clínica e melhora em pacientes com doença de Crohn moderada a grave, revelando-se uma opção terapêutica para pacientes que não respondem aos antagonistas de TNF-α.[21]

Anti-interferon (IFN) α e β (anifrolumabe, sifalimumabe e rontalizumabe)

A família de interferons do tipo I inclui 13 subtipos de IFN alfa (IFN-α), IFN beta (IFN-β), IFN delta (IFN-δ), IFN épsilon (IFN-ε), IFN kappa (IFN-κ) e IFN ômega (IFN-ω) que se ligam ao mesmo receptor heterodimérico, IFNAR (receptor de IFN-α), composto pelas subunidades IFNAR1 e IFNAR2. A formação desse complexo desencadeia a sinalização celular com a transcrição de múltiplos genes estimulados por IFN e a produção de proteínas pró-inflamatórias e imunomoduladoras envolvidas na resposta imune inata do hospedeiro à infecção viral. Além disso, induzem a célula a produzir mais IFN tipo I e, assim, autoamplificar a resposta.[24]

Em doenças autoimunes com polimorfismos genéticos e assinatura gênica de IFN do tipo I proeminente, como lúpus eritematoso sistêmico (LES) e esclerose sistêmica, as terapias de 1ª linha (imunossupressores, corticoterapia, antimaláricos) podem ter eficácia limitada e produzir efeitos colaterais deletérios.[25] Medicamentos direcionados à via do IFN do tipo I fornecem um benefício terapêutico nesses casos.[26]

Anticorpos com especificidade apenas para IFN-α foram testados em estudos clínicos de fase II em pacientes com LES moderado a grave. Sifalimumabe, um anticorpo monoclonal IgG1 kappa totalmente humano, que neutraliza a maioria dos subtipos de IFN-α, atendeu aos desfechos primários e secundários, porém com efeitos modestos. Rontalizumabe, um anticorpo monoclonal humanizado que neutraliza todos os subtipos de IFN-α, por sua vez, não atendeu aos desfechos propostos, apesar de mostrar potencial benefício em um subconjunto de pacientes com baixa assinatura de IFN.[27]

Maior eficácia em adultos com LES moderado a grave tem sido demonstrada em ensaios de fase II e III com o anifrolumabe, um anticorpo monoclonal IgG1 kappa totalmente humano que se liga à subunidade 1 do IFNAR (IFNAR1), impedindo a sinalização por todos os subtipos de IFN do tipo I.[26] O medicamento demonstra promover inibição sustentada da assinatura de IFN tipo I, com redução significativa da atividade da doença, da necessidade de corticosteroides e da gravidade da doença de pele, surgindo como uma abordagem terapêutica promissora e inovadora para pacientes com LES cuja doença não responde às terapias mais tradicionais.[25,26] A posologia recomendada é de 300 mg por infusão intravenosa a cada 4 semanas.[27] Encontra-se em andamento um estudo de fase II em pacientes com nefrite lúpica.[25] Os eventos adversos mais comuns consistem em artralgia, diarreia, infecções do trato respiratório superior (principalmente nasofaringite), do trato urinário, reações de hipersensibilidade e reações infusionais (cefaleia, náuseas, vômitos e fadiga), a maioria de intensidade leve a moderada. É preciso atentar para um risco aumentado de infecção por herpes-zóster, principalmente nos pacientes em uso concomitante de imunossupressores.[25,26]

Anti-interferon gama (IFN-γ) (emapalumabe)

O emapalumabe é um anticorpo monoclonal IgG1 totalmente humano que se liga com alta afinidade ao IFN gama (IFN-γ) livre e ao IFN-γ ligado ao receptor. Foi aprovado em 2018 pela agência norte-americana Food and Drug Administration (FDA) para uso em pacientes adultos e pediátricos (incluindo recém-nascidos) com linfo-histiocitose hemofagocítica (HLH) refratária, recorrente ou progressiva.[28,29]

Várias citocinas envolvidas na patogênese de HLH foram identificadas, incluindo IFN-γ, IL-2, TNF-α, IL-6, IL-18 e IL-33, mas evidências clínicas e experimentais crescentes sugerem que o IFN-γ desempenha um papel central. A neutralização de IFN-γ oferece uma abordagem inovadora e potencialmente menos tóxica para o controle de HLH. Os resultados dos estudos de fase II e III demonstram que o emapalumabe é uma opção terapêutica segura e eficaz em pacientes com HLH primária com resposta insatisfatória ou que não toleram a terapia convencional. A maioria dos eventos adversos foi leve e atribuível à reativação ou piora da doença, condições coexistentes e efeitos tóxicos de drogas coadministradas. Além disso, o fármaco não foi associado a nenhuma toxicidade orgânica ou à mielossupressão.[29] Antes do início do seu uso, os pacientes devem ser avaliados para infecção latente por tuberculose e, durante toda a duração do tratamento, recomenda-se que recebam profilaxia para *Pneumocystis jirovecii* e para varicela-zoster.[28]

O esquema de tratamento caracteriza-se por uma dose inicial intravenosa de 1 mg/kg a cada 3 dias, podendo ser aumentada progressivamente até 10 mg/kg, com base na resposta clínica e laboratorial. Concomitantemente, administra-se dexametasona, na dose de 5 a 10 mg/m^2/dia, que pode ser reduzida com o tempo. Encontra-se em andamento um estudo multicêntrico em adultos com HLH secundária.[28]

Terapias monoclonais antiadesivas

Anti-integrinas (natalizumabe)

O natalizumabe é um anticorpo monoclonal recombinante humanizado com ação na inflamação tecidual. Pertence a uma classe de inibidores seletivos de moléculas de adesão, ligando-se à subunidade α4 das integrinas α4β1 e α4β7, expressas na superfície de leucócitos mononucleares.[30]

Na esclerose múltipla (EM), a migração de linfócitos através da barreira hematoencefálica é considerada um importante evento inicial na formação de lesões inflamatórias no cérebro e na medula espinhal resultando em desmielinização e perda axonal.[31,32] A demanda por [63]tratamentos mais eficazes para a EM recidivante conduziu os ensaios clínicos com o natalizumabe, com aprovação em 2004 para EM remitente-recorrente (EMRR).[30,31] Em 2005, no entanto, um evento adverso grave e imprevisto – leucoencefalopatia multifocal progressiva (LMP) – foi identificado como uma complicação da terapia em alguns pacientes e a comercialização foi imediatamente suspensa. Diante disso, foi iniciado um monitoramento de todos os pacientes tratados e o risco geral de LMP pós-comercialização foi estimado em 2,13 casos/1.000 pacientes, considerado aceitável frente aos benefícios terapêuticos, tendo sido retomado o seu uso em 2006.[31] A dose utilizada é de 300 mg, via endovenosa (EV), a cada 4 semanas. No estudo pivotal de fase III, os eventos adversos significativamente mais comuns no grupo do natalizumabe foram fadiga e reação alérgica. A reação à infusão mais comum foi cefaleia.[30] O natalizumabe não tem se mostrado eficaz nas formas primariamente progressiva (EMPP) ou secundariamente progressiva (EMSP) da esclerose múltipla. Na população pediátrica, na qual o número de casos estudados é limitado, o tratamento não foi aprovado.[31]

Terapias monoclonais no bloqueio e ativação de células T

CTLA-4-Fc-IgG1 (abatacepte e belatacepte)

Duas moléculas foram desenvolvidas a partir da fusão do domínio extracelular de antígeno 4 citotóxico associado a linfócitos T (CTLA4) e da porção Fc de imunoglobulina humana G (IgG) 1 (CTLA4-Fc-IgG1), abatacepte e belatacepte. Ambos têm se mostrado eficazes no controle da desregulação imunológica e de condições relacionadas vistas em alguns transtornos imunológicos.[33]

O CTLA4 (também definido como CD152) é um regulador imunológico inibitório crucial para manter a função das células T reguladoras (Treg) e promover autotolerância e homeostase imunológica. Essa molécula é expressa constitutivamente na superfície das células Treg FOXP3+ e é também induzida em células T convencionais.[1] Ao competir com o receptor coestimulatório CD28, CTLA4 se liga a um de dois ligantes diferentes, CD80 ou CD86, na superfície de células apresentadoras de antígeno (APCs) e impede a ativação e a proliferação de células T mediada pelas APCs.[34] A proteína âncora tipo bege responsiva a lipopolissacarídeos (LRBA, do inglês *LPS-responsive beige-like anchor protein*) é uma proteína citosólica expressa em muitos tecidos que regula o tráfego de vesículas intracelulares e que também está envolvida na endocitose de receptores ativados por ligantes. Quando a LRBA está presente, a proteína CTLA-4 nos endossomos de células T pode ser reciclada de volta à membrana plasmática; e quando ausente, CTLA-4 será direcionada à degradação lisossomal e sua expressão em células Treg e T convencionais ativadas é significativamente diminuída.[35,36] A interação funcional das proteínas LRBA e CTLA-4 pode explicar as semelhanças fenotípicas entre as duas doenças causadas por suas deficiências: susceptibilidade a infecções e distúrbios provocados por desregulação imunológica (autoimunidade e linfoproliferação).[4,36]

Abatacepte e belatacepte servem como substitutos para a perda funcional de CTLA-4, tanto na haploinsuficiência de CTLA-4 como na deficiência de LRBA, e funcionam *in vivo* como inibidores da ativação de células T.[33] Vários autores vêm relatando uma boa resposta do tratamento com abatacepte em pacientes com as deficiências de CTLA-4 e de LRBA no que diz respeito ao melhor controle das desordens autoimunes (p. ex., anemia hemolítica Coombs-positiva, trombocitopenia autoimune), da diarreia crônica (com ou sem enteropatia comprovada), da doença pulmonar intersticial linfocítica, e da linfoproliferação em órgãos como pulmões e sistema nervoso central.[36,37] Estudos futuros são necessários para avaliar diferentes doses do abatacepte no tratamento dessas doenças, analisar se a substituição precoce de CTLA-4-Fc em uma dose suficiente pode prevenir o início da doença e/ou progressão da doença e/ou seu agravamento, assim como recolher dados sobre a aplicação a longo prazo e estudos de segurança.[37] Um ensaio clínico com esses objetivos, denominado ABACHAI, foi recentemente registrado (EudraCT n. 2019-000972-40; DRKS n. DRKS00017736). Um biomarcador da atividade da doença e resposta ao tratamento com abatacepte tem sido sugerido por um grupo de estudo sobre o uso da droga na deficiência de LRBA: títulos persistentemente altos de células T auxiliares foliculares circulantes podem sugerir resistência aos efeitos do CTLA-4-Fc.[38]

Até que mais dados estejam disponíveis, sugere-se que os níveis sanguíneos de vírus Epstein-Barr (EBV) e citomegalovírus sejam cuidadosamente monitorizados durante o uso do abatacepte, visto que já foi descrita a perda de controle sobre vírus oncogênicos ocasionando a viremia associada ao vírus ou malignidades em pacientes selecionados.[37] Efeitos colaterais dessas drogas estão relacionados à sua atividade imunossupressora e incluem reativação de infecção viral (EBV), infecções recorrentes do trato respiratório e agranulocitose.[4]

No Brasil, até o presente momento, o abatacepte apresenta aprovação em bula para administração EV ou SC no tratamento da AR e artrite idiopática poliarticular juvenil moderadas a graves, a partir dos 6 anos de idade; e o belatacepte, para administração EV no tratamento da rejeição do transplante renal em maiores de 18 anos.

Embora o uso de terapias direcionadas como abatacepte e belatacepte nas deficiências de CTLA-4 e LRBA pareça um método promissor e de 1ª linha em controlar as manifestações de desregulação imunológica, a possibilidade de reativação viral e do desenvolvimento de malignidades durante o tratamento pode ser uma limitação para seu uso por longo período de tempo.[4]

Terapias monoclonais na depleção de células B

Anti-CD20 (rituximabe)

O rituximabe é um anticorpo monoclonal quimérico dirigido contra a proteína de superfície celular CD20 que se faz presente especificamente nas células B nos seus estágios de desenvolvimento e diferenciação que compreendem desde as células pré-B imaturas na medula óssea às células B circulantes maduras, preservando células B progenitoras, células pró-B e células plasmáticas.[39] É composto pela imunoglobulina humana G 1 glicosilada contendo sequências de região variável das cadeias pesada e leve de murino e sequências de região constante kappa humana. As terapias monoclonais que têm como alvo as células B estão focadas na eliminação ou na redução dessas células circulantes e de seus precursores, responsáveis pela produção de autoanticorpos patogênicos. O rituximabe, após se ligar ao seu receptor transmembrana, assim como outras terapias depletoras de células B, facilita a morte celular da célula-alvo por meio de quatro principais mecanismos: citoxicidade celular dependente de anticorpo; citotoxicidade dependente de complemento; fagocitose celular dependente de anticorpo; e indução de morte celular programada via ativação da caspase.[40]

Esse medicamento encontra aprovação pela FDA para o tratamento de pacientes com neoplasias de células B CD20+, como linfoma não Hodgkin, leucemia linfocítica crônica e leucemia aguda de células B maduras, e para a AR refratária ao tratamento com anti-TNF. Pela Agência Europeia de Medicamentos (EMA), a essas indicações, acrescentam-se distúrbios inflamatórios de pequenos vasos como a poliangeíte microscópica e a poliangeíte granulomatosa, e o pênfigo vulgaris nas suas formas moderada a grave. No Brasil, o fármaco tem aprovação em bula para todas as indicações aqui mencionadas, com exceção da leucemia aguda de células B maduras e do pênfigo vulgaris.[41-43]

Nas últimas duas décadas, seu uso vem se expandindo progressivamente, incluindo no rol de indicações *off-label* uma série de outras doenças autoimunes (p. ex., EM, LES, encefalite autoimune, miastenia gravis), síndromes linfoproliferativas relacionadas ao EBV, associadas ao transplante de medula óssea e manifestações não infecciosas dos EII.[44] Vários estudos relataram o uso bem-sucedido de rituximabe para o tratamento de doenças autoimunes e manifestações linfoproliferativas não malignas associadas a EII, em particular a IDCV.[45] A púrpura trombocitopênica imune, a anemia hemolítica autoimune e a neutropenia autoimune são as principais doenças autoimunes na IDCV e podem, inclusive, ser a primeira evidência de desregulação imunológica precedendo a ocorrência de infecções recorrentes e de hipogamaglobulinemia.[44] Desde o primeiro uso do rituximabe para citopenias autoimunes relacionada à IDCV, em 2004, vários casos descreveram altas taxas de resposta (até 90%), porém também com recaídas significativas (até 78%).[45] A falha do tratamento com rituximabe está frequentemente ligada à capacidade do medicamento de esgotar apenas as células B em maturação enquanto poupa a produção de anticorpos por plasmócitos de vida longa que sustentam o fenômeno autoimune.[16] Um estudo retrospectivo multicêntrico de 2011 que investigou o resultado a longo prazo do rituximabe em pacientes com citopenias autoimunes na dose de 375 mg/m^2, uma vez por semana, por 4 semanas, demonstrou uma taxa de resposta inicial geral de 84%, incluindo 74% de respostas consideradas completas e persistência de reposta acima de 12 meses em 59% dos pacientes.[46] Dessa forma, o rituximabe vem sendo considerado uma opção terapêutica para citopenias autoimunes relacionadas à IDCV, em particular no subconjunto de pacientes que não pode se submeter aos tratamentos de 1ª e 2ª linhas (glicocorticoides +/- imunoglobulina intravenosa em altas doses e esplenectomia, respectivamente).[44]

A eficácia clínica do rituximabe também foi investigada na doença pulmonar intersticial linfocítica granulomatosa (GLILD) em pacientes com IDCV ou IDCV-símile. Um estudo recente sugeriu que a combinação de rituximabe com azatioprina ou com micofenolato de mofetila ofereceu vantagens em relação a outros tratamentos no que diz respeito à tolerância, à segurança e à eficácia, produzindo remissão sustentada na maioria dos pacientes, independentemente da presença ou da ausência de defeitos monogênicos.[47]

Há ainda uma série de casos e relatos de casos sobre a eficácia do rituximabe em outras manifestações imunomediadas complexas da IDCV como a doença linfoproliferativa associada ao EBV na IDCV monogênica por deficiência de CD27 e por haploinsuficiência de NF-κB1 e lesões granulomatosas não GLILD. Mostrou-se eficaz também em casos únicos de vasculite associada ao anticorpo anticitoplasma de neutrófilos (ANCA), arterite de Takayasu, granuloma renal, granuloma intracraniano, hiperplasia do tecido linfoide associada ao brônquio e em lesões inflamatórias cerebelares em pacientes com IDCV.[44]

Os resultados de uma ampla gama de estudos mostraram que o rituximabe é uma abordagem terapêutica bem tolerada, com mínimos efeitos colaterais. Como as células-tronco hematopoiéticas não expressam CD20, um curso de tratamento é seguido por repovoamento de células B do sangue periférico começando geralmente dentro de 6 a 9 meses.[48] No entanto, um subconjunto de indivíduos tratados com rituximabe, especialmente pacientes com LES ou vasculites primárias, desenvolvem deficiência de células B prolongada e hipogamaglobulinemia grave, necessitando de reposição de imunoglobulina humana a longo prazo. Sugere-se, pois, que a dosagem dos níveis séricos de imunoglobulinas e, preferencialmente, também a contagem de células CD19 periféricas sejam realizadas antes da primeira infusão e acompanhadas regularmente, a fim de se detectarem precocemente os casos de hipogamaglobulinemia secundária. Outra complicação muito rara da terapia com rituximabe, por mecanismo não elucidado, é a leucoencefalopatia multifocal progressiva. Fatores de risco propostos até o momento seriam dose cumulativa do rituximabe e linfopenia de CD4+ grave em pacientes com malignidades hematológicas.[49]

Outras moléculas anti-CD20 (ofatumumabe, obinutuzumabe e ocrelizumabe) foram desenvolvidas depois e são atualmente alternativas ao rituximabe no tratamento de leucemia linfocítica crônica, linfoma folicular e EM.

Anti-CD22 (epratuzumabe)

O epratuzumabe é um anticorpo monoclonal totalmente humanizado anti-CD22. Essa molécula é expressa em células B maduras, mas não em células plasmáticas ou células B de memória, e modula a ativação e migração das células B agindo como um correceptor inibitório do receptor de células B.[50] Esse medicamento está sendo testado em citopenias refratárias em pacientes com LES e pode se tornar mais uma droga a ser usada nos EII com citopenias associadas.[16]

Anti-BLyS (belimumabe)

O belimumabe é um anticorpo monoclonal totalmente humanizado contra o fator de ativação de células B (BlyS) – também conhecido como "fator de ativação de células B da família do fator de necrose tumoral" (BAFF). É um dos representantes das terapias mais direcionadas contra as células B, atuando exclusivamente entre a fase de maturação da célula B imatura e *naïve*. Esse medicamento completou os ensaios de fase III para o tratamento de citopenias sanguíneas em pacientes com LES com sucesso e tem aprovação pela FDA para seu uso nessa doença com autoanticorpos presentes.[51] Ainda não foi testado em EII.

Anti-TACI (atacicepte)

O atacicepte é uma proteína de fusão recombinante humana composta pela imunoglobulina humana G1 e pelo receptor solúvel TACI, que bloqueia a ação de BlyS e do ligante indutor de proliferação A (APRIL). É mais uma promissora terapia dirigida contra as células B, com atuação mais direcionada (assim como o belimumabe), em investigação em pacientes com LES.[51]

Outros monoclonais

Anti-C5 (eculizumabe)

É um anticorpo monoclonal dirigido contra a fração C5 do complemento que ocorre normalmente como consequência da ativação do componente central C3 da via do complemento. Ao se ligar ao C5, inibe sua ativação, prevenindo a sua quebra em C5a e C5b convertase, resultando na inibição completa da atividade final do complemento.[52] Uma indesejada ativação do sistema complemento no hospedeiro/células próprias é regulada por um grupo de proteínas de superfície como CD55 (DAF, do inglês *decay accelerating factor*), CD46 e CD59, que protegem as células hematopoéticas, endoteliais e epiteliais de um dano causado pelo complemento.[53] O CD55 é um regulador negativo da C3 e C5 convertase, mediada pela clivagem da ativação de C3 e C5. O eculizumabe é o primeiro e único tratamento para inibição da via terminal do complemento aprovado pela FDA para tratamento de doenças com hiperativação do sistema complemento, como a hemoglobinúria paroxística noturna, síndrome hemolítica urêmica atípica, miastenia *gravis* generalizada refratária e doença do espectro da neuromielite óptica. A principal complicação inclui o aumento no risco de infecção por bactérias encapsuladas, especialmente *Neisseriae meningitidis*, em decorrência da possível indução de consumo e deficiência de C3.[54]

Anti-CD38 (daratumumabe)

É um anticorpo monoclonal IgG1 κappa anti-CD38, uma glicoproteína de membrana com diversas funções, expressa na superfície de células plasmáticas e plasmoblastos. Com aprovação recente, tornou-se o principal medicamento no tratamento de pacientes com mieloma múltiplo, cujas células têm a expressão aumentada de CD38. Vários ensaios e experiências de vida real demonstraram sua eficácia e segurança nessa doença.[55] Para outras indicações, até o momento, existem apenas relatos de casos de eficácia, como na anemia hemolítica autoimune pós-transplante.[56]

Anti-CD52 (alemtuzumabe)

É um anticorpo monoclonal humanizado de imunoglobulina G1 (IgG1) recombinante direcionado contra antígenos de superfície CD52, um pequeno glicosilfosfatidilinositol (12 aminoácidos) GPI-proteína ancorada de função indefinida. O CD52 é expresso na membrana dos leucócitos (em altos níveis em linfócitos T e B e em baixos níveis em linfócitos NK, monócitos, macrófagos, eosinófilos e monócitos derivados de células dendríticas do sangue periférico) durante o processo de diferenciação, enquanto está ausente nas membranas de precursores hematopoiéticos. As funções biológicas do CD52 incluem adesão celular, proliferação, coestimulação e migração de linfócitos T, além de atividades regulatórias sobre os linfócitos T efetores.[57] Poucos minutos após a infusão, o alemtuzumabe promove a depleção de células $CD52^+$, por meio de citólise mediada por células dependentes de anticorpos e citólise dependente de complemento, e induz apoptose dependente de caspase.

O alemtuzumabe é aprovado no tratamento da EM recidivante. Uma série de autores relatou o benefício do alemtuzumabe no tratamento da HLH refratária, resultando em melhora da sobrevida dos pacientes transplantados. Atualmente, encontra-se sob investigação em pacientes com HLH primária.[58] Entre as reações adversas, foi observado maior risco de infecções, doenças autoimunes secundárias e risco aumentado de doenças cardiovasculares/trombóticas graves.[59] O pré-tratamento profilático com heparina de baixo peso molecular pode ser considerado em alguns pacientes.[60]

Anticalicreína (lanadelumabe)

É um anticorpo monoclonal totalmente humanizado que se liga à calicreína plasmática e inibe-a, prevenindo a clivagem do cininogênio de alto peso molecular e a formação da bradicinina.[61] Não ocorre inibição do sistema cinina-calicreína tecidual que mantém níveis de bradicinina para importantes papéis fisiológicos e na função cardiovascular.[2] Em pacientes com angioedema hereditário (AEH) tipos 1 e 2, a inibição insuficiente de C1 na cascata cinina-calicreína ocasiona uma desregulação da calicreína plasmática, resultando em uma produção descontrolada de bradicinina, um potente vasodilatador. Está indicada, portanto, para profilaxia de longo prazo em pacientes com AEH por deficiência de C1-INH, acima de 12 anos de idade na dose de 300 mg por via SC a cada 2 semanas. Em pacientes estáveis, sem crises de angioedema, essa mesma dose poderá ser administrada a cada 4 semanas.[62] Além de ser eficaz na redução do número de crises, apresenta um bom perfil de segurança. A maioria dos eventos adversos relatados ocorre no sítio de injeção (dor local), além de haver tonturas.[61]

mAbs anti-SARS-CoV-2

Assim como aconteceu com as novas tecnologias para a produção de vacinas, o desenvolvimento de mAbs contra agentes infecciosos foi impulsionado pela pandemia da COVID-19. Anticorpos monoclonais contra a proteína *spike* do SARS-CoV-2 foram desenvolvidos e, inicialmente, mostraram-se eficazes no tratamento da infecção por este vírus. Na tentativa de melhorar sua eficácia, foram desenvolvidos alguns produtos combinando mais de um tipo de anticorpo.

No entanto, sua eficácia difere entre as variantes do SARS-CoV-2. A produção de sotrovimabe e das combinações de bamlanivimabe + etesivimabe e casirivimabe + imdevimabe foi suspensa, pois se demonstrou *in vitro* uma substancial redução da suscetibilidade da variante ômicron do SARS-CoV-2 a esses produtos.[63]

O bebtelovimabe, com atividade demonstrada contra a variante ômicron, ainda está em uso nos Estados Unidos e é indicado no tratamento de pacientes de elevado risco para COVID-19 grave com quadros leves a moderados da doença, não hospitalizados. Esse produto não se encontra disponível até o momento no Brasil.[63]

A combinação de tixagevimabe + cilgavimabe (Evusheld®, disponível no Brasil) também demostrou manter atividade contra as primeiras subvariantes da variante ômicron e estava indicada como profilaxia pré-exposição (uma dose a cada 6 meses) em pacientes de elevado risco, particularmente os imunossuprimidos, incluindo pacientes com erros inatos da imunidade.[64] Estaria indicada especialmente naqueles com defeitos combinados, da imunidade celular ou com desregulação imune que possa envolver a produção de anticorpos contra IFN do tipo I, com defeitos da imunidade inata (com suscetibilidade a vírus). Haviam estudos em andamento avaliando o uso desse medicamento no tratamento precoce de pacientes de risco com infecção pelo SARS-CoV-2,[65] no entanto, sua indicação foi suspensa, pois não se mostrou eficaz para novas subvariantes da ômicron.[66]

Ainda não há mAbs liberados para uso como profilaxia após exposição.

Fundamental compreender que a eficácia desse tipo de medicamento deve ser monitorada frequentemente, acompanhando-se o surgimento de novas variantes do SARS-CoV-2.

Referências bibliográficas

1. Kolukısa B, Barış S. Primary immune regulatory disorders and targeted therapies. Turk J Hematol. 2021;38:1-14. doi: 10.4274/tjh.galenos.2021.2020.0724.
2. Solé D, Sano F, Rosario NA, Antila MA, Aranda CS, Chong-Neto HJ, et al. Guia prático de atualização: medicamentos biológicos no tratamento da asma, doenças alérgicas e imunodeficiências. Arq Asma Alerg Imunol. 2019;3(3):207-58.
3. Jang DI, Lee AH, Shin HY, Song HR, Park JH, Kang TB, et al. the role of tumor necrosis factor alpha (TNF-α) in autoimmune disease and current TNF-α inhibitors in therapeutics. Int J Mol Sci. 2021;22(5):2719. doi: 10.3390/ijms22052719.
4. Delmonte OM, Notarangelo LD. Targeted therapy with biologicals and small molecules in primary immunodeficiencies. Med Princ Pract. 2020;29(2):101-12. doi: 10.1159/000503997.
5. Nanthapisal S, Murphy C, Omoyinmi E, Hong Y, Standing A, Berg S, et al. deficiency of adenosine deaminase type 2: a description of phenotype and genotype in fifteen cases. Arthritis Rheumatol. 2016;68(9):2314-22. doi: 10.1002/art.39699.
6. Jain A, Misra DP, Sharma A, Wakhlu A, Agarwal V, Negi VS. Vasculitis and vasculitis-like manifestations in monogenic autoinflammatory syndromes. Rheumatol Int. 2018;38(1):13-24. doi: 10.1007/s00296-017-3839-6.
7. Hashkes PJ, Spalding SJ, Giannini EH, Huang B, Johnson A, Park G, et al. Rilonacept para febre familiar mediterrânea resistente ou intolerante à colchicina: um estudo randomizado. Ann Intern Med. 2012;157(8):533-41. doi: 10.7326/0003-4819-157-8-201210160-00003.
8. Uzel G, Orange JS, Poliak N, Marciano BE, Heller T, Holland SM. Complications of tumor necrosis factor-α blockade in chronic granulomatous disease-related colitis. Clin Infect Dis. 2010;51(12):1429-34. doi: 10.1086/657308.
9. Bulua AC, Mogul DB, Aksentijevich I, Singh H, He DY, Muenz LR, et al. Efficacy of etanercept in the tumor necrosis factor receptor-associated periodic syndrome: a prospective, open-label, dose-escalation study. Arthritis Rheum. 2012;64(3):908-13. doi: 10.1002/art.33416.
10. Bodar EJ, Kuijk LM, Drenth JPH, van der Meer JWM, Simon A, Frenkel J. O tratamento com anakinra sob demanda é eficaz na deficiência de mevalonato quinase. Ann Rheum Dis. 2011;70(12):2155-8. doi: 10.1136/ard.2011.149922.
11. Perez E. future of therapy for inborn errors of immunity. Clin Rev Allergy Immunol. 2022;12:1-15. doi: 10.1007/s12016-021-08916-8.
12. Lachmann HJ, Lauwerys B, Miettunen P, Kallinich T, Jansson A, Rosner I, et al. Canakinumab improves patient-reported outcomes in children and adults with autoinflammatory recurrent fever syndromes: results from the CLUSTER trial. Clin Exp Rheumatol. 2021;39(Suppl 132)(5):51-8.
13. De Benedetti F, Gattorno M, Anton J, Ben-Chetrit E, Frenkel J, Hoffman HM, et al. Canakinumab for the treatment of autoinflammatory recurrent fever syndromes. N Engl J Med. 2018;378(20):1908-19. doi: 10.1056/NEJMoa1706314.
14. Jones G, Ding C. Tocilizumab: a review of its safety and efficacy in rheumatoid arthritis. Clin Med Insights Arthritis Musculoskelet Disord. 2010;3:81-9. doi: 10.4137/CMAMD.S4864.
15. Wang W, Liu L, Hui X, Wang Y, Ying W, Zhou Q, et al. Efficacy of tocilizumab therapy in a patient with severe pancytopenia associated with a STAT3 gain-of-function mutation. BMC Immunol. 2021;22(1):19. doi: 10.1186/s12865-021-00411-1.
16. Delmonte OM, Castagnoli R, Calzoni E, Notarangelo LD. Inborn errors of immunity with immune dysregulation: from bench to bedside. Front Pediatr. 2019;7:353. doi: 10.3389/fped.2019.00353.
17. Berry SPD, Dossou C, Kashif A, Sharifinejad N, Azizi G, Hamedifar H, et al. The role of IL-17 and anti-IL-17 agents in the immunopathogenesis and management of autoimmune and inflammatory diseases. Int Immunopharmacol. 2022;102:108402. doi: 10.1016/j.intimp.2021.108402.

18. Vignesh P, Rawat A, Singh S. An update on the use of immunomodulators in primary immunodeficiencies. Clin Rev Allergy Immunol. 2017;52(2):287-303. doi: 10.1007/s12016-016-8591-2.
19. Gabay C, Fautrel B, Rech J, Spertini F, Feist E, Kötter I, et al. Open-label, multicentre, dose-escalating phase II clinical trial on the safety and efficacy of tadekinig alfa (IL-18BP) in adult-onset still's disease. Ann Rheum Dis. 2018;77(6):840-7. doi: 10.1136/annrheumdis-2017-212608.
20. Wegehaupt O, Wustrau K, Lehmberg K, Ehl S. Cell Versus cytokine – directed therapies for hemophagocytic lymphohistiocytosis (HLH) in inborn errors of immunity. Front Immunol. 2020;11:808. doi: 10.3389/fimmu.2020.00808.
21. O'Neill JL, Kalb RE. Ustekinumab in the therapy of chronic plaque psoriasis. Biologics. 2009;3: 159-168.
22. Khattri S, Brunner PM, Garcet S, Finney R, Cohen SR, Oliva M, et al. Efficacy and safety of ustekinumab treatment in adults with moderate-to-severe atopic dermatitis. Exp Dermatol. 2017; 26(1):28-35. doi: 10.1111/exd.13112.
23. Moutsopoulos NM, Zerbe CS, Wild T, Dutzan N, Branchley L, DiPasquale G, et al. Interleukin-12 and Interleukin-23 blockade in leukocyte adhesion deficiency type 1. N Engl J Med. 2017;376(12):1141-6. doi: 10.1056/NEJMoa1612197.
24. Riggs JM, Hanna RN, Rajan B, Zerrouki K, Karnell JL, Sagar D, et al. Characterisation of anifrolumab, a fully human anti-interferon receptor antagonist antibody for the treatment of systemic lupus erythematosus. Lupus Sci Med. 2018;5:e000261. doi: 10.1136/lupus-2018-000261.
25. Tummala R, Abreu G, Pineda L, Michaels MA, Kalyani RN, Furie RA, et al. Safety profile of anifrolumab in patients with active SLE: an integrated analysis of phase II and III trials. Lupus Sci Med. 2021;8:e000464. doi: 10.1136/lupus-2020-000464.
26. Morand EF, Furie R, Tanaka Y, Bruce IN, Askanase AD, Richez C, et al. Trial of anifrolumab in active systemic lupus erythematosus. N Engl J Med. 2020;382:211-21. doi: 10.1056/NEJMoa1912196.
27. Crow MK. Type I interferon in the pathogenesis of lupus. J Immunol. 2014; 192(12): 5459-68. doi: 10.4049/jimmunol.1002795.
28. Vallurupalli M, Berliner N. Emapalumab for the treatment of relapsed/refractory hemophagocytic lymphohistiocytosis. Blood. 2019;134(21):1783-6. doi: 10.1182/blood.2019002289.
29. Locatelli F, Jordan MB, Allen C, Cesaro S, Rizzari C, Rao A, et al. Emapalumab in children with primary hemophagocytic lymphohistiocytosis. N Eng J Med. 2020;382:1811-22. doi: 10.1056/NEJMoa1911326.
30. Polman CH, O'Connor PW, Havrdova E, Hutchinson M, Kappos L, Miller DH, et al. A randomized, placebo-controlled trial of natalizumab for relapsing multiple sclerosis. N Engl J Med. 2006; 354:899-910. doi: 10.1056/NEJMoa044397.
31. Rudick R, Polman C, Clifford D, Miller D, Steinman L. Natalizumab: bench to bedside and beyond. JAMA Neurol. 2013;70(2):172-82. doi: 10.1001/jamaneurol.2013.598.
32. Noseworthy JH, Kirkpatrick P. Natalizumab. Nat Rev Drug Discov. 2005;4(2):101-2. doi: 10.1038/nrd1637.
33. Herrero-Beaumont G, Calatrava MJM, Castañeda S. Abatacept mechanism of action: concordance with its clinical profile. Reumatol Clin. 2012;8(2):78-83. doi: 10.1016/j.reuma.2011.08.002.
34. Krummel MF, Allison JP. Pillars article: CD28 and CTLA-4 have opposing effects on the response of T cells to stimulation. J Immunol. 2011;18:3459-65.
35. Wang JW, Howson J, Haller E, Kerr WG. Identification of a novel lipopolysaccharide-inducible gene with key features of both A kinase anchor proteins and chs1/beige proteins. J Immunol. 2001;166:4586-95. doi: 10.4049/jimmunol.166.7.4586.
36. Lo B, Zhang K, Lu W, Zheng L, Zhang Q, Kanellopoulou C, et al. Autoimmune disease. Patients with LRBA deficiency show CTLA4 loss and immune dysregulation responsive to abatacept therapy. Science. 2015;349:436-40. doi: 10.1126/science.aaa1663.
37. Egg D, Rump IC, Mitsuiki N, Rojas-Restrepo J, Maccari ME, Schwab C, et al. Therapeutic options for CTLA-4 insufficiency. J Allergy Clin Immunol. 2022;149(2):736-46. doi: 10.1016/j.jaci.2021.04.039.

38. Kiykim A, Ogulur I, Dursun E, Charbonnier LM, Nain E, Cekic S, et al. Abatacept as a long-term targeted therapy for LRBA deficiency. J Allergy Clin Immunol Pract. 2019;7(8):2790-800. doi: 10.1016/j.jaip.2019.06.011.
39. Feugier P. A review of rituximab, the first anti-CD20 monoclonal antibody used in the treatment of B non-Hodgkin's lymphomas. Future Oncol. 2015;11(9):1327-42. doi: 10.2217/fon.15.57.
40. Bergantini L, d'Alessandro M, Cameli P, Vietri L, Vagaggini C, Perrone A, et al. Effects of rituximab therapy on B cell differentiation and depletion. Clin Rheumatol. 2020;39(5):1415-21. doi: 10.1007/s10067-020-04996-7.
41. Barmettler S, Ong MS, Farmer JR, Choi H, Walter J. Association of immunoglobulin levels, infectious risk, and mortality with rituximab and hypogammaglobulinemia. JAMA Netw Open. 2018;1(7):e184169. doi: 10.1001/jamanetworkopen.2018.4169.
42. Audia S, Samson M, Guy J, Janikashvili N, Fraszczak J, Trad M, et al. Immunologic effects of rituximab on the human spleen in immune thrombocytopenia. Blood. 2011;118(16):4394-400. doi: 10.1182/blood-2011-03-344051.
43. Zanella A, Barcellini W. Treatment of autoimmune hemolytic anemias. Haematologica. 2014;99(10):1547-54. doi: 10.3324/haematol.2014.114561.
44. Pecoraro A, Crescenzi L, Galdiero MR, Marone G, Rivellese F, Rossi FW, et al. Immunosuppressive therapy with rituximab in common variable immunodeficiency. Clin Mol Allergy. 2019;17:9. doi: 10.1186/s12948-019-0113-3.
45. Zian Z, Berry SPD, Bahmaie N, Ghotbi D, Kashif A, Madkaikar M, et al. The clinical efficacy of rituximab administration in autoimmunity disorders, primary immunodeficiency diseases and malignancies. Int Immunopharmacol. 2021;95:107565. doi: 10.1016/j.intimp.2021.107565.
46. Gobert D, Bussel JB, Cunningham-Rundles C, Galicier L, Dechartres A, Berezne A, et al. Efficacy and safety of rituximab in common variable immunodeficiency-associated immune cytopenias: a retrospective multicentre study on 33 patients. Br J Haematol. 2011;155(4):498-508. doi: 10.1111/j.1365-2141.2011.08880.x.
47. Verbsky JW, Hintermeyer MK, Simpson PM, Feng M, Barbeau J, Rao N, et al. Rituximab and antimetabolite treatment of granulomatous and lymphocytic interstitial lung disease in common variable immunodeficiency. J Allergy Clin Immunol. 2021;147(2):704-12. doi: 10.1016/j.jaci.2020.07.021.
48. Kaplan B, Kopyltsova Y, Khokhar A, Lam F, Bonagura V. Rituximab and immune deficiency: case series and review of the literature. J Allergy Clin Immunol Pract. 2014;2(5):594-600. doi: 10.1016/j.jaip.2014.06.003.
49. Focosi D, Tuccori M, Maggi F. Progressive multifocal leukoencephalopathy and anti-CD20 monoclonal antibodies: what do we know after 20 years of rituximab. Rev Med Virol. 2019;29(6):e2077. doi: 10.1002/rmv.2077.
50. Clowse MEB, Wallace DJ, Furie RA, Petri MA, Pike MC, Leszczyński P, et al. Efficacy and safety of epratuzumab in moderately to severely active systemic lupus erythematosus. Arthritis Rheumatol. 2017;69:362-75. doi: 10.1002/art.39856.
51. Bag-Ozbek A, Hui-Yuen JS. emerging B-cell therapies in systemic lupus erythematosus. Ther Clin Risk Manag. 2021;17:39-54. doi: 10.2147/TCRM.S252592.
52. Ozen A, Comrie WA, Ardy RC, Conde CD, Dalgic B, Beser ÖF, et al. CD55 deficiency, early-onset protein-losing enteropathy, and thrombosis. N Engl J Med. 2017;377(1):52-61. doi: 10.1056/NEJMoa1615887.
53. Elvington M, Liszewski MK, Atkinson JP. Evolution of the complement system: from defense of the single cell to guardian of the intravascular space. Immunol Rev. 2016;274(1):9-15. doi: 10.1111/imr.12474.
54. Ladhani SN, Campbell H, Lucidarme J, Gray S, Parikh S, Willerton L, et al. Invasive meningococcal disease in patients with complement deficiencies: a case series (2008-2017). BMC Infect Dis. 2019;19(1):522. doi: 10.1186/s12879-019-4146-5.
55. Kobayashi H, Tsushima T, Terao T, Abe Y, Miura D, Narita K, et al. Evaluation of the safety and efficacy of daratumumab outside of clinical trials. Int J Hematol. 2019;109(6):665-72. doi: 10.1007/s12185-019-02648-4.

56. Schuetz C, Hoenig M, Moshous D, Weinstock C, Castelle M, Bendavid M, et al. Daratumumab in life-threatening autoimmune hemolytic anemia following hematopoietic stem cell transplantation. Blood Adv. 2018;9;2(19):2550. doi: 10.1182/bloodadvances.2018020883.
57. Bandala-Sanchez E, Bediaga NG, Naselli G, Neale AM, Harrison LC. Siglec-10 expression is up-regulated in activated human CD4+ T cells. Hum Immunol. 2020;81(2-3):101-4. doi: 10.1016/j.humimm.2020.01.009.
58. Marsh RA, Allen CE, McClain KL, Weinstein JL, Kanter J, Skiles J, et al. Salvage therapy of refractory hemophagocytic lymphohistiocytosis with alemtuzumab. Pediatr Blood Cancer. 2013;60(1): 101-9. doi: 10.1002/pbc.24188.
59. Baker D, Herrod SS, Alvarez-Gonzalez C, Giovannoni G, Schmierer K. Interpreting lymphocyte reconstitution data from the pivotal phase 3 trials of alemtuzumab. JAMA Neurol. 2017;74(8):961-9. doi: 10.1001/jamaneurol.2017.0676.
60. Libertinova J, Meluzinova E, Nema E, Rockova P, Elisak M, Petrzalka M, et al. Elevated D-dimer as an immediate response to alemtuzumab treatment. Mult Scler. 2021;27(1):151-4. doi: 10.1177/1352458520904277.
61. Banerji A, Riedl MA, Bernstein JA, Cicardi M, Longhurst HJ, Zuraw BL, et al. Effect of lanadelumab compared with placebo on prevention of hereditary angioedema attacks: a randomized clinical trial. JAMA. 2018;320(20):2108-21. doi: 10.1001/jama.2018.16773.
62. Perego F, Wu MA, Valerieva A, Caccia S, Suffritti C, Zanichelli A, et al. Current and emerging biologics for the treatment of hereditary angioedema. Expert Opin Biol Ther. 2019;19(6):517-26. doi: 10.1080/14712598.2019.1595581.
63. NIH. COVID-19 Treatment Guidelines. Anti-SARS-CoV-2 Monoclonal Antibodies. [2023 Jun. 2]. Disponível em: https://www.covid19treatmentguidelines.nih.gov/therapies/anti-sars-cov-2-antibody-products/anti-sars-cov-2-monoclonal-antibodies/.
64. Kotton CN. Belt and suspenders: vaccines and tixagevimab/cilgavimab for prevention of COVID-19 in immunocompromised patients. Ann Intern Med. 2022;175(6):892-4. doi: 10.7326/M22-1026.
65. Montgomery H, Hobbs FDR, Padilla F, Arbetter D, Templeton A, Seegobin S, et al. Efficacy and safety of intramuscular administration of tixagevimab-cilgavimab for early outpatient treatment of COVID-19 (TACKLE): a phase 3, randomised, double-blind, placebo-controlled trial. Lancet Respir Med. 2022;10(10):985-96. doi: 10.1016/S2213-2600(22)00180-1.
66. Patel P, Twentyman E, Koumans E, et al. Information for Persons Who Are Immunocompromised Regarding Prevention and Treatment of SARS-CoV-2 Infection in the Context of Currently Circulating Omicron Sublineages — United States, January 2023. MMWR Morb Mortal Wkly Rep 2023; 72:128-131. DOI: http://dx.doi.org/10.15585/mmwr.mm7205e3

46

Pequenas Moléculas e Inibidores de Pontos de Controle (*Checkpoint Inhibitors*)

Fernanda Gontijo Minafra | Rhaianny Gomes de Souza Mariano | Luciana Araújo Oliveira Cunha

Introdução

Nas últimas décadas, grandes progressos da ciência e da tecnologia permitiram o desenvolvimento de muitos medicamentos com ação no sistema imunológico, entre estes, imunobiológicos e pequenas moléculas. Esses novos medicamentos são usados no contexto da Medicina de precisão, modulando vias intracelulares alteradas por defeitos genéticos, que podem ser ou não primários.[1]

Os biológicos são medicamentos de estrutura complexa que derivam de células vivas ou são obtidos por meio de processos biológicos e incluem hemoderivados, anticorpos monoclonais, proteínas de fusão, vacinas e citocinas, abordados em outros capítulos.[2]

As pequenas moléculas são produtos de baixo peso molecular, menos complexas, não imunogênicas e obtidas por meio de processos químicos que envolvem um custo menor em sua produção.[2] São capazes de penetrar nas células e modular outras proteínas. Entre elas, estão os medicamentos inibidores de quinases de proteínas, ou seja, pequenas moléculas que interferem na atividade de enzimas que promovem fosforilação de proteínas.[3]

Há 20 anos, três artigos mudaram a imunoterapia do câncer. As equipes coordenadas por James Allison e Tasuko Honjo cristalizaram as descobertas fundamentais dos papéis do antígeno 4 associado com linfócito T citotóxico (da sigla em inglês, CTLA-4) e da proteína de morte celular programada 1 (PD-1) na imunossupressão.[4-6] Esses artigos pavimentaram as bases da moderna imunoterapia do câncer e conquistaram, para seus autores, um prêmio Nobel conjunto em 2018.[7] Os inibidores de pontos de controle imunológicos são anticorpos monoclonais ou proteínas de fusão que bloqueiam moléculas-chave na regulação do sistema imune. A imunoterapia usando inibidores de pontos de controle imunológicos (*checkpoint inhibitors*) revolucionou o campo da Oncologia, tendo sido inicialmente direcionada para as células T, mas as células *natural killers* (NK) também têm surgido como alvo.[8]

Inicialmente, esses novos medicamentos foram utilizados no tratamento de diversas doenças malignas, autoimunes e inflamatórias. Progressivamente, vêm sendo incorporados ao arsenal terapêutico dos erros inatos da imunidade (EII), tanto no contexto da Medicina de precisão (modulando vias imunológicas alteradas por defeitos genéticos primários) como no tratamento de manifestações autoimunes, inflamatórias e malignas que acometem muitos pacientes com EII. No entanto, ensaios clínicos controlados em pacientes com EII não são facilmente realizados, o que dificulta a aprovação dessas novas medicações nesses casos.

Pequenas moléculas (antagonistas de quinases de proteínas)

A fosforilação reversível de proteínas é um dos mais importantes mecanismos de controle da atividade de proteínas em seres vivos, inclusive nas vias de sinalização e ativação do sistema imunológico. Quinases de proteínas (*protein kinases*) são centenas de enzimas que promovem a fosforilação de outras proteínas.[3]

Diversos anticorpos monoclonais e pequenas moléculas capazes de inibir diferentes quinases de proteínas começaram a ser pesquisados nas últimas décadas, particularmente para o tratamento de malignidades.[3]

Pequenas moléculas com atividade inibitória de quinases de proteínas que vêm sendo utilizadas no tratamento de EII são os inibidores da JAK (iJAK) e, mais recentemente, inibidores da PI3Kδ.[1]

Inibidores da JAK

A via JAK-STAT é responsável pela transdução de sinal de várias citocinas. Pelo menos 57 citocinas se ligam a receptores de citocinas das famílias I e II que modulam diversos processos imunológicos por meio da sinalização pela via JAK-STAT[3] (Figura 46.1).

A descoberta de erros inatos da imunidade envolvendo defeitos genéticos envolvendo essa via, assim como a identificação de mutações somáticas em genes dessa via em pacientes com doenças mieloproliferativas estimulou o desenvolvimento de medicamentos imunomoduladores.[3]

Foram desenvolvidos nos últimos anos diferentes medicamentos, inicialmente com atividade inibitória não seletiva (1ª geração) e, a seguir, com inibição mais seletiva de proteínas da via JAK-STAT (Figura 46.1).

Os iJAk têm sido aprovados para o tratamento de doenças mieloproliferativas, linfomas, leucemias; e para muitas doenças autoimunes/inflamatíras como lúpus eritematoso sistêmico, colite ulcerativa, artrite reumatoide, artrite idiopática juvenil, artrite psoriásica, espondilite anquilosante, policitemia vera, vitiligo e dermatite atópica (nestas duas últimas doenças, também em uso tópico). O ruxolitinibe está indicado para o tratamento da doença de enxerto contra hospedeiro.[3,10]

Inibidores da JAK (ruxolitinibe, baricitinibe) têm sido utilizados no tratamento de pacientes com desregulação imune por mutações com ganho de função de STAT1 e de STAT3,[1] assim como naqueles com mutações com ganho de função em STAT5b e JAK1 e haploinsuficiência de SCS1.[10] Tofacitinibe foi utilizado na síndrome CANDLE (doença autoinflamatória com dermatose neutrofílica, lipodistrofia e febre)[12] e em outras interferonopatias como SAVI, COPA, POLA1, DNASE2, USP18, ganho de função de STAT2. O uso na síndrome de Aicardi-Goutieres foi tentado, mas não mostrou resultados satisfatórios.[10]

Infecções, inclusive oportunistas, são os principais efeitos adversos dos iJAK de 1ª geração e ocorrem em incidência semelhante àquela de outros medicamentos utilizados com a mesma finalidade. No entanto, a ocorrência de herpes-zóster parece ser maior com o iJAK.[3] Anemia, leucopenia, trombocitopenia, hiperlipidemia, elevação de enzimas hepáticas também podem ocorrer, mais com os iJAK de 1ª geração. O risco de desenvolvimento de malignidades ainda precisa ser determinado, assim como a possível interferência na homeostase óssea e no crescimento em crianças.[10]

Há muitas questões ainda a ser resolvidas quanto ao uso dessas pequenas moléculas nos EII como quando indicá-las, doses a serem recomendadas, particularmente em crianças, possíveis efeitos adversos e como monitorá-los.[10]

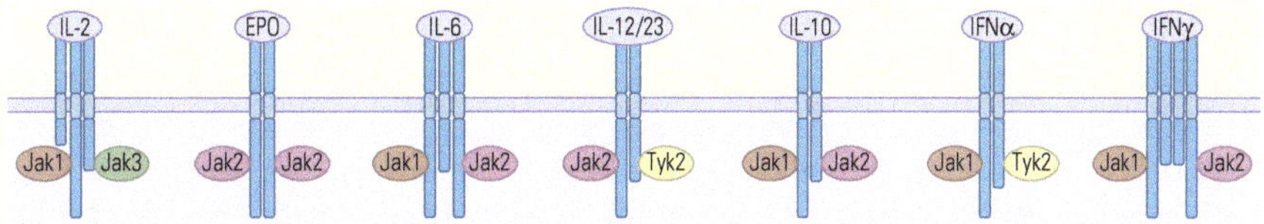

	IL-2	EPO	IL-6	IL-12/23	IL-10	IFNα	IFNγ
Família do receptor	Cadeia γ comum Il-2	EPO, cadeia β comum	GP130	IL-12	IL-10	IFN tipo I	IFN tipo II
Citocinas	IL-2, IL-4, IL-7, IL-9, IL-15, IL-21	IL-5, EPO, TPO, G-CSF, GM-CSF	IL-6, IL-11, IL-27, OSM, LIF, CNTF	IL-21, IL-23	IL-10, IL-19, IL-20, IL-22, IFNγ	IFNα, IFNβ	IFNγ
Ações	Proliferação e sobrevida de células T Maturação linfoide Diferenciação de células T e NK Função de célula Treg Memória de célula T Função de célula B	Hematopoiese • hemácias, plaquetas, • Neutrófilos e linfócitos Produção de plaquetas Crescimento	Resposta de fase aguda Diferenciação e crescimento de linfócitos Reabsorção óssea Metabolismo lipídico Função efetora de linfócitos	Imunidade inata Diferenciação de células Th17 Função efetora de linfócitos	Redução proliferação Th1 Redução atividade APC Respostas antivirais Produção de defensinas	Resposta antiviral Imunidade anti tumores	Imunidade antimicrobiana Respostas antivirais Ativação macrofágica Diferenciação de células T Função efetora de linfócitos
Tipo de iJAK	Atividade inibitória						
Pan inibidores – não seletivos delgocitinibe gusacitinibe oclacitinibe* peficitinibe tofacitinibe*							
Seletivos para JAK1 e 2 baricitinibe* cerdulatinibe momelotinibe ruxolitinibe* deuruxolitinibe							
Seletivo para JAK1 abrocitinibe filgotinibe itacitinibe solcitinibe upadacitinibe* ARQ-252							
Seletivos para JAK2 fedratinibe gandotinibe pacritinibe							
Seletivos para JAK1 e TYK2 brepocitinibe							
Seletivos para JAK3 ritlecitinibe							
Seletivos para TYK2 deucravacitinibe							

*Disponíveis no Brasil atualmente.

Figura 46.1. Citocinas, suas famílias de receptores e suas moléculas de sinalização (JAK 1, JAK2, JAK3 e TYK2), e inibidores da JAK segundo sua capacidade inibitória.

Fonte: Modificada de Lawrence, 2023[3] e Liu, 2021.[9]

Inibidores da PI3Kδ

A quinase *phospatidylinositol* (PI3K) que se apresenta em quatro isoformas (α, β, γ e δ) é uma enzima que faz parte de vias de sinalização relacionadas ao crescimento e à sobrevida celular. As isoformas α e β são expressas em muitos tipos celulares, enquanto as isoformas γ e δ são expressas primariamente em células hematopoiéticas. Nas células T, a PI3K é recrutada após a ativação do complexo TCR, promovendo fosforilação de bifosfato fosfatidilinositol (PIP2) gerando PIP3. Algumas quinases que contêm um domínio PH podem se ligar à membrana celular apenas quando PIP3 é gerado, uma delas é a PDK1 que fosforila e ativa outra quinase, a AKT que, por sua vez, ativa mTOR (*mechanistic target of rapamycin*) que controla a síntese de proteínas e o crescimento celular.[3,11]

Os inibidores de PI3K são potentes inibidores da ativação de linfócitos e medicamentos como idelalisibe, duvelisibe e copanlisibe são aprovados para o tratamento de linfomas e leucemia linfocítica crônica. O leniolisibe, outro inibidor da PI3K, está sendo proposto para o tratamento da APDS (*activated PI3Kδ syndrome*)[3] e foi incluído como prioridade de avaliação pela agência norte-americana Food and Drug Administration (FDA), em 2022.

Inibidores da Btk

A Btk é uma das quinases com domínio PH capaz de se ligar à membrana celular quando PIP3 é gerado; nesse caso, em células B. Sua ativação está relacionada à sinalização para proliferação, maturação e sobrevida de células preB.[11]

Ibrutinibe foi o primeiro inibidor de Btk aprovado para o tratamento de linfomas, leucemias e doença do enxerto contra o hospedeiro crônica. Depois dele, zanubrutinibe, tirabrutinibe e acalabrutinibe também foram aprovados, sendo o fenebrutibine se demonstrado eficaz também para a artrite reumatoide. Outros inibidores da Btk (evobrutinibe, branebrutinibe, rilzabrutinibe) têm sido desenvolvidos e estão em estudos para o tratamento de malignidades e doenças autoimunes.[3] Ibrutinibe tem sido indicado para citopenias autoimunes.[12]

Inibidores de pontos de controle (*checkpoint inhibitors*)

Inibidores de pontos de controle com ação em linfócitos T

A grande família das moléculas coestimulatórias desempenha um papel crucial na resposta imune. Essas moléculas modulam a sinalização dos receptores de linfócitos T (TCRs) pelas cascatas de fosforilação. Alguns dos membros coinibidores dessa família como PD-1 e CTLA-4 já constituem alvos aprovados no tratamento do câncer e, desde 2011, abriram uma nova área na terapia antitumoral.[13]

A ativação das células T depende da interação do TCR com um peptídeo apresentado por uma célula apresentadora de antígenos (APC), como as células dendríticas, via moléculas de classe I ou classe II do complexo maior de histocompatibildade (MHC), que se ligam a CD8 e CD4, respectivamente. Essa ativação de células também depende de um ambiente de citocinas adequado e de um segundo sinal para ser efetivo.[13]

Nos linfócitos T imaturos, a interação isolada entre o TCR e os peptídeos apresentados pelas APCs via MHC, sem um segundo sinal, resulta em um estado anérgico. Somente linfócitos T de memória podem ser ativados pelo simples reconhecimento de um complexo peptídico pelo MHC.[13]

As diversas e cada vez mais conhecidas, tanto em número como em função, moléculas coestimulatórias (CD28, CD80, CD86, CD40, OX40, CD137, entre outras) resultam na ativação de várias vias de sinalização ocasionando um aumento na produção de citocinas, como a IL2, que dão suporte à ativação dos linfócitos T.

Durante a ativação dos linfócitos T, receptores inibitórios como CTLA-4, PD-1 são também induzidos para limitar a hiperestimulação após o encontro com o antígeno, resultando em um retorno ao estágio de repouso.[13] Os principais inibidores de pontos de controle dos linfócitos T são apresentados na Figura 46.2, entre eles, o Lag-3, Tim-3. Tigit e Vista.

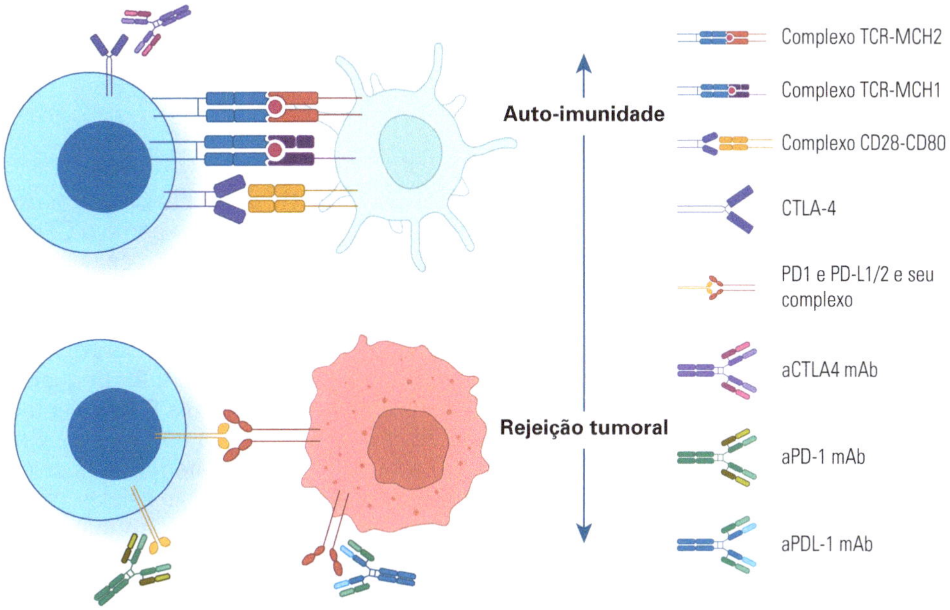

Figura 46.2. Principais inibidores de pontos de controle imunológicos.
Fonte: Adaptada de Kroemer G, Zitvogel L, 2021.[7]

O sistema de modulação CD28/CTLA-4

O CTLA-4 representa o paradigma para o controle regulatório inibidor. O seu engajamento diminui a amplitude da resposta dos linfócitos T pela inibição da coestimulação pelo CD28, com o qual ele divide os ligantes CD80 e CD86. O CD28 é um importante coestimulador. O acoplamento do CD28 amplifica a sinalização do TCR, quando o TCR é ligado ao peptídeo cognato do MHC. Entretanto, o CTLA-4 tem uma afinidade muito maior tanto pelo CD80 quanto pelo CD86, quando comparado com o CD28. Desse modo, a expressão das células T ativadas é amortecida pela competição com o CD28 e por uma depleção de CD80 e CD86.[14] O engajamento do CTLA-4 inibe a proliferação dos linfócitos T e a produção de IL-2.[13] O papel central do CTLA-4 na indução da tolerância é demonstrado, de modo dramático, pela rapidamente fatal hiperativação imunológica em modelo animal modificado geneticamente com CTLA-4 ausente (*knock-out*).[15]

Em razão do fato de CD80 e CD86 serem expressos em APCs, como as células dendríticas, mas não em células tumorais não hematológicas, a supressão do CTLA-4 na imunidade tumoral parece residir primariamente nos órgãos linfoides secundários, onde ocorre a ativação das células T, em vez do microambiente do tumor. Além disso, o CTLA-4 é expresso predominantemente em linfócitos T CD4 (auxiliar) e não em CD8 (citotóxico). Portanto, a resposta tumoral em pacientes tratados com inibidor de CTLA-4 ocorre indiretamente pela ativação do CD4, embora alguns estudos sugiram uma inibição direta nos receptores de CD8.[14]

Apesar da percepção convencional de que o CTLA-4 aja precocemente na ativação das células T nos tecidos linfoides secundários, enquanto o PD-1 inibe a execução efetora da resposta T em tecidos e tumores, essa distinção não é absoluta. Além do seu papel de amortecimento das células T efetoras, o CTLA-4 desempenha um papel importante na condução da função supressora das células T reguladoras (Tregs). Os Tregs inibem amplamente a resposta T efetora e estão tipicamente concentrados nos tecidos tumorais, supondo-se que inibam localmente a imunidade antitumoral. O bloqueio do CTLA-4 pode afetar a resposta imunológica intratumoral pela inativação dos Tregs infiltrantes do tumor.[14]

PD-1

A ligante 1 da morte celular programada ou CD279 (PD1, do inglês *programed cell death ligand 1*) é um membro da superfamília das imunoglobulinas, assim como o CTLA-4, mas se expressa mais amplamente que este, podendo ser encontrada em células T, B e NK ativadas, e por um tempo maior (6 a 12 horas, comparado com 1 hora para o CTLA-4). O PD-1 é uma proteína de ponto de verificação nas células T. Normalmente, age como um tipo de interruptor que impede que as células T ataquem outras células do corpo. A PD-1 conecta-se à ligante da morte celular programada 1 e 2 (PD-L1 e PD-L2). Enquanto a PD-L1 também interage com CD80 e a PD-L2 interage com a molécula B de orientação repulsiva, (RGMb, do inglês *repulsive guidance molecule B*). Quando o PD-1 está ligado a outra proteína chamada PD-L1, ajuda a impedir que as células T matem outras células, incluindo células cancerígenas. A PD-L1 é expressa por células tumorais e células imunes, enquanto a PD-L2 é somente expressa em células dendríticas e tecidos normais. Todas essas interações transmitem sinais inibitórios.[13] O sistema de modulação PD-1 apresenta semelhanças e diferenças com o CTLA-4. De modo similar ao CTLA-4, estão ausentes em células *naïve* e células T de memória e são expressas no engajamento do TCR.

O bloqueio do PD-1 ocorre predominantemente no microambiente do tumor, onde os seus ligantes são comumente expressos por células tumorais e por infiltrados leucocitários. Esse mecanismo reflete seu importante papel fisiológico no dano aos tecidos vizinhos durante a resposta das células T às infecções. Além disso, os linfócitos infiltrantes tumorais exibem normalmente níveis elevados de PD-1 e são considerados esgotados em virtude da estimulação crônica das células tumorais, o que é parcialmente reversível pelo bloqueio da PD-1.[14] Alguns medicamentos anticancerígenos, denominados "inibidores de *checkpoint* imunológico", são usados para bloquear o PD-1. Quando essa proteína é bloqueada, os "freios" do sistema imunológico são liberados e a capacidade das células T de matar células cancerígenas aumenta.[14]

Outros receptores de coinibidores de linfócitos T em estudo

Gene 3 de ativação de linfócitos (LAG-3/CD223, do inglês lymphocyte activation gene 3*)*

É encontrado em células T ativadas, células B, células NK e células dendríticas plasmocitoides. O seu ligante conhecido é o MHC de classe II e a principal hipótese do seu mecanismo de ação consiste na inibição competitiva entre o antígeno e o CD4-TCR. Parece ter ações específicas em CD8 e é frequentemente expresso em CD8 também em linfócitos infiltrantes de tumor (TILs). Ratos com deficiência de LAG-3 conseguem manter-se normais em estado de repouso, mas fazem expansão T descontrolada quando desafiados com antígeno ou enterotoxina B estafilocócica.[13]

Domínios de mucina e imunoglobulina de células T (TIM-3, do inglês T-cell immunoglobulin domain and mucin domain*)*

TIM-3 é expressa por células T ativadas, células NK e monócitos. A maior parte dos TILs coexpressa PD-1 e TIM-3, e essa dupla expressão parece bloquear a sua funcionalidade. A TIM-3 liga-se a Galectin-9, molécula de adesão celular relacionada com antígeno de carcinoembriogênico 1 (CEACAM1, do inglês *carcinoembryonic antigen related cell adhesion molecule*), caixa de grupo de alta mobilidade 1 (HMBG1, do inglês *high mobility group box 1*) e serina fosfatidil. Alguns ligantes da TIM-3 (galectina-9 e HMBG1) são induzidos em condições inflamatórias, enquanto a expressão TIM-3 é impulsionada por interferon beta (IFN-β) e interleucina (IL) 27, sugerindo um papel do TIM-3 em condições inflamatórias.[13]

Supressor de imunoglobulina contendo domínio V de ativação de células T (VISTA, do inglês V-domain Ig-containing suppressor of T-cell activation*)*

Homóloga da PD-1, essa molécula é um membro da família de proteínas CD28 e tem demonstrado agir como ligante coinibitório das células apresentadoras de antígenos, que suprime a resposta das células T (proliferação e produção de citocinas) e induz a expressão de Foxp3. VISTA é predominantemente expressa no compartimento hematopoiético com expressão mais elevada na linhagem mieloide.[13] Funcionalmente, o bloqueio de VISTA atenua o crescimento do tumor, em especial quando combinado com vacinas de câncer.[16]

Esses estudos iniciais são relativamente limitados em escopo e uma análise mais abrangente da expressão de VISTA em vários tipos de tumores humanos se justifica. Além disso, a eficácia relativa do bloqueio de VISTA em comparação ao bloqueio de PD-1 ou de CTLA-4 aguarda o desenvolvimento de reagentes adequados, mas como é o caso das outras micromoléculas discutidas acima, a noção de que a expressão de VISTA até agora parece ser seletiva para o compartimento mieloide de tumores sugere a possibilidade de efeitos clínicos distintos daqueles mediados pelos anticorpos de bloqueio de ponto de controle atualmente disponíveis, bem como o potencial de benefício aditivo ou sinérgico.[14]

Domínio de (TIGIT) área inibidora de imunoglobulina e imunotirosina de células T (ITIM) (TIGIT, do inglês T cell immunoglobulin and immuno tyrosine inhibitory motif (ITIM) domain (TIGIT)*)*

TIGIT foi inicialmente identificado a partir da busca genômica por estruturas comuns aos receptores regulatórios, incluindo uma área conservada (ITIM). Estudos iniciais sugeriam que a função da TIGIT diminuiria a secreção de IL-12 e simultaneamente aumentaria os níveis de IL-10, pela transmissão de um sinal negativo para as células dendríticas. Estudos mais recentes mostram as funções de TIGIT como um ponto de controle imune para a regulação negativa tanto em ratos como em humanos. O bloqueio de TIGIT por um anticorpo monoclonal específico mostra eficácia em modelos virais e tumorais quando PD-L1 E TIGIT são bloqueados simultaneamente.[14]

B7-H3 (CD276)

B7-H3 (CD276) foi inicialmente identificada usando uma abordagem de bioinformática na qual bases de dados do genoma humano foram consultadas para sequências com homologia a membros da família B7 previamente identificados. É uma proteína transmembrana tipo I com um domínio variável e constante único. O RNAm do B7-H3 é amplamente expresso em tecidos normais, mas a expressão da proteína é mais restrita e controlada por mecanismos pós-transcricionais. O entendimento da biologia da B7-H7 é complicado pelo fato de ela ser expressa em células imunes e não imunes. Em células imunes, parece executar um padrão estimulatório; por sua vez, a diminuição da sua expressão está relacionada com a inibição da produção de interferon gama pelas células T. Sendo assim, a B7-H3 pode ser considerada não um ponto de controle clássico, mas um receptor coestimulatório análogo ao CD28. Alguns estudos sugerem um modelo alternativo no qual a B7-H3 modula para baixo a ativação de células T.[14] A proteína B7-H3 é expressa excessivamente em múltiplos tumores e um anticorpo monoclonal com a finalidade de aumentar a citotoxicidade por células mediadas por anticorpos foi desenvolvido.[17] Esse anticorpo não está sendo testado como inibidor de ponto de controle, mas como um anticorpo de alvo tumoral tradicional, como o rituximabe.

Indoleamina 2-3 dioxigenase (IDO)

Apesar de a IDO não ser um ponto de controle no sentido clássico, várias vias inibitórias mediadas por super expressão de IDO em muitos tipos de tumor desempenham um papel importante na diminuição da imunidade antitumoral. A IDO é responsável pela quebra do triptofano e as células T precisam de níveis adequados de triptofano para sobrevivência e função efetora. A deficiência de triptofano causada pela super expressão de IDO resulta em tolerância das células e perda da função efetora e promove a diferenciação de células T imaturas em Tregs. Além disso, em uma pequena população de tumores associados a células dendríticas, a expressão de IDO permite a supressão da célula T efetora. Inibidores da via de IDO e pequenas moléculas inibidoras enzimáticas de IDO1 têm sido testados com evidência de ação antitumoral.[14]

Inibidores de pontos de controle com ação em células NK

As células NK constituem 15% dos linfócitos circulantes. Descobertas nos anos 1970, essas células têm sido associadas ao ataque às células alogênicas e autólogas infectadas por micro-organismos ou transformadas malignamente. As células NK têm atividade citotóxica antitumoral sem sensibilização prévia e produção de citocinas, bem como de quimiocinas que regulam várias respostas imunes. Avanços recentes sugerem que a função das células NK não é restrita a matar células malignamente transformadas ou infectadas por vírus. Elas desempenham um papel circunstancial afetando atores da imunidade adaptativa como as células dendríticas e os linfócitos T, direta e indiretamente, expandindo seus domínios funcionais. Os subtipos das células NK apresentam grande diferença em citotoxicidade, produção de citocinas e capacidade de endereçamento.[8]

As células NK representam uma população de células inatas com papéis bem documentados na infecção e na imunidade tumoral. Como os linfócitos CD8 ativados, as células NK medeiam a apoptose de células-alvo pela secreção de grânulos pré-formados contendo perforinas e granzimas. Entretanto, de modo diverso das células T CD8, as células NK não reconhecem peptídeos únicos no contexto clássico das moléculas de MHC-I.[14] Tanto os receptores ativadores como os inibidores de NK são expressos na superfície celular contribuindo para a execução das funções realizadas por elas. Receptores inibidores específicos para antígenos MHC de classe I regulam finamente a citotoxicidade mediada por NK e a produção de linfocinas. O sinal inibitório do receptor específico do MHC-I é fundamental para as células-alvo hematopoiéticas escaparem da destruição pelas células NK. Esses receptores inibitórios que reconhecem o MHC-I constituem três famílias de MHC-I: receptores de células NK semelhantes à imunoglobulina (KIRs, do inglês *killer cell immunoglobulin-like receptors*), receptores de leucócitos semelhantes a imunoglobulinas (LIRs, do inglês *leukocyte immunoglobulin-like receptors*) e células NK de grupo 2A (NKG2A, do inglês *Natural Killer group 2 A*).[8,18]

Inibidores de NK específicos para MHC-1

As células NK não destroem as células autólogas por meio dos inibidores específicos dos receptores MHC-1, como KIRs, NG2A e CD94. A ativação resulta em uma interrupção transitória das vias de ativação. Esses receptores carregam uma partícula inibitória, no seu citoplasma denominada "partícula inibidora do imunorreceptor baseada em tirosina"/ *immunoreceptor tyrosine-based inhibition motif* (ITIM), que já foi discutido parcialmente nos pontos de controle dos linfócitos T.

KIRs

As KIRs constituem uma família poligênica e polimorfa, incluindo seis receptores inibitórios que reconhecem epítopos comuns que definem as variantes alélicas das moléculas de HLA-I e seis epítopos ativadores, cuja especificidade ligante permanece indefinida. A perda de reconhecimento próprio das células NK tem sido amplamente aplicada na terapia da leucemia no transplante de células-tronco alogênicas. Nesse contexto, a funcionalidade das células NK é mantida ao longo da reconstituição por células HLA-I derivadas do doador e células NK não compatíveis (reativas) KIR-ligantes (alorreativas) reduzem o risco de recaída em doentes com leucemia mieloide aguda e mieloma múltiplo. Recentemente, a expansão das células NK adaptativas em resposta à reativação do citomegalovírus (CMV) no transplante de células-tronco foi associada a menor incidência de recidiva de leucemia.

LIRs

As LIRs ou ILTS (*immunoglobulin like transcript*), como as KIRs, pertencem à superfamília das imunoglobulinas e consistem em receptores tanto ativadores, como inibidores.[19] Numerosas células (NK, T, B e células mieloides, incluindo macrófagos e células dendríticas) expressam esses receptores. LIRB1 (ILT2) e LIRB2 (ILT4) reconhecem o antígeno de histocompatibilidade classe I (HLH-1 ou HAG-L) como seu principal ligante, ocasionando a tolerância imunológica. A interação HAG-1-ILT2 pode inibir a função imune de células NK, T e B, sendo considerado um alvo potencial.[20]

NKG2A e CD94

NKG2A (também conhecido como CD159) e CD94 são receptores heterodímeros inibitórios da família das lecitinas tipo C, que reconhecem a molécula não clássica de MHC-1, HLA-E, como ligante. Aproximadamente 50% das células NK no sangue periférico expressam CD94/NKG2A. A ligação do NKG2A e do CD94 ao HLA-E expressa em células normais suprime a sinalização de ativação impedindo a destruição de células normais. As células tumorais exibem maior expressão de HLA-E para evitar a sua destruição pelas células NK.

Referências bibliográficas

1. Perez E. future of therapy for inborn errors of immunity. Clinic Rev Allerg Immunol. 2022;63,75-89. doi: 10.1007/s12016-021-08916-8.
2. Makurvet FD. Biologics vs. small molecules: drug costs and patient access. Medicine in Drug Discovery. 2021;9:100075. doi: 10.1016/j.medidd.2020.100075.
3. Lawrence A, Gadina M, Schwartzberg PL, O'Shea J. Protein Kinase Antagonists. In: Rich RR, Fleischer TA, Schroeder HW, Weyand CM, Corry D, Puck J (eds). Clinical immunology – Principles and Practice. Philadelphia: Elsevier. 6. ed. 2023;87:1080-8.
4. Krummel MF, Allison J. CD28 and CTLA-4 have opposing effects on the response of T ceils to Stimulation. 1995;182:459-65. doi: 10.1084/jem.182.2.459.
5. van Elsas A, Hurwitz AA, Allison JP. Combination immunotherapy of B16 melanoma using anti--cytotoxic T lymphocyte-associated antigen 4 (CTLA-4) and granulocyte/macrophage colony-stimulating factor (GM-CSF)-producing vaccines induces rejection of subcutaneous and metastatic tumors accompanied. J Exp Med. 1999;190(3):355-66. doi: 10.1084/jem.190.3.355.
6. Freeman GJ, Long AJ, Iwai Y, Bourque K, Chernova T, Nishimura H, et al. Engagement of the PD-1 immunoinhibitory receptor by a novel B7 family member leads to negative regulation of lymphocyte activation. J Exp Med. 2000;192(7):1027-34. doi: 10.1084/jem.192.7.1027.
7. Kroemer G, Zitvogel L. Immune checkpoint inhibitors. J Exp Med. 2021;218(3):1-3. doi: 10.1084/jem.20201979.
8. Khan M, Arooj S, Wang H. NK cell-based immune checkpoint inhibition. Front Immunol. 2020;11:167. doi: 10.3389/fimmu.2020.00167.
9. Liu C, Kieltyka J, Fleischmann R, Gadina M, O'Shea JJ. A decade of JAK inhibitors: what have we learned and what may be the future? Arthritis Rheumatol. 2021;73(12):2166-78. doi: 10.1002/art.41906.
10. Hadjadj J, Frémond ML, Neven B. Emerging place of JAK inhibitors in the treatment of inborn errors of immunity. Front Immunol. 2021;12:717388. doi: 10.3389/fimmu.2021.717388.
11. Immune receptors and signal transduction. In: Abbas AK, Lichtman AH, Pillai S. Cellular and Molecular Immunology. Philadelphia: Elsevier. 10. ed. 2022;(7).
12. Delmonte OM, Castagnoli R, Calzoni E, Notarangelo LD. Inborn errors of immunity with immune dysregulation: from bench to bedside. Front Pediatr. 2019;7:353. doi: 10.3389/fped.2019.00353.
13. Granier C, De Guillebon E, Blanc C, Roussel H, Badoual C, Colin E, et al. Mechanisms of action and rationale for the use of checkpoint inhibitors in cancer. ESMO Open. 2017;2(2):1-8. doi: 10.1136/esmoopen-2017-000213.
14. Topalian SL, Drake CG, Pardoll DM. Immune checkpoint blockade: a common denominator approach to cancer therapy. Cancer Cell. 2015;27(4):450-61. doi: 10.1016/j.ccell.2015.03.001.
15. Tivol EA, Borriello F, Schweitzer AN, Lynch WP, Bluestone JA, Sharpe AH. Loss of CTLA-4 leads to massive lymphoproliferation and fatal multiorgan tissue destruction, revealing a critical negative regulatory role of CTLA-4. Immunity. 1995;3(5):541-7. doi: 10.1016/1074-7613(95)90125-6.
16. Wang L, Rubinstein R, Lines JL, Wasiuk A, Ahonem C, Guo Y, et al. VISTA, a novel mouse Ig superfamily ligand that negatively regulates T cell responses. J Exp Med. 2011;208(3):577-92. doi: 10.1084/jem.20100619.
17. Loo D, Alderson RF, Chen FZ, Huang L, Zhang W, Gorlatov S, et al. Development of an Fc-enhanced anti-B7-H3 monoclonal antibody with potent antitumor activity. Clin Cancer Res. 2012;18(14):3834-45. doi: 10.1158/1078-0432.CCR-12-0715.
18. Muntasell A, Ochoa MC, Cordeiro L, Berraondo P, Cerio ALD, Cabo M, et al. Targeting NK-cell checkpoints for cancer immunotherapy. Curr Opin Immunol. 2017;45:73-81. doi: 10.1016/j.coi.2017.01.003.
19. Zhang FF, Zheng JK, Kang XL, Deng M, Lu Z, Kim J, Zhang C. Inhibitory leukocyte immunoglobulin-like receptors in cancer development. Sci China Life Sci. 2015;58(12):1216-25. doi: 10.1007/s11427-015-4925-1.
20. Lin A, Yan WH. Heterogeneity of HLA-G expression in cancers: facing the challenges. Front Immunol. 2018;9:1-12. doi: 10.3389/fimmu.2018.02164.

47

Transplante de Células-Tronco Hematopoiéticas

Rafaella Ribas Muratori | Carmem Maria Sales Bonfim

Introdução

O transplante de células-tronco hematopoiéticas (TCTH) tem sua história entrelaçada ao tratamento dos erros inatos da imunidade (EII). Em 1968, os primeiros transplantes bem-sucedidos no mundo foram realizados em crianças com imunodeficiências combinadas graves (SCID, do inglês *severe combined immunodeficiency*) e síndrome de Wiskott-Aldrich (SWA). Uma excelente revisão sobre os fundamentos do TCTH e os resultados iniciais desse procedimento nos pacientes portadores de EII foi publicada por Morena e Gatti.[1]

Ao longo dessas cinco décadas, mais de 400 tipos de EII foram diagnosticados e os resultados do TCTH melhoraram de maneira significativa. Os avanços recentes na ampliação do diagnóstico molecular dos EII e na compreensão do processo do transplante permitiram que muitos pacientes com EII não clássicas fossem transplantados com sucesso. Algumas indicações são absolutas e consideradas emergências, como é o caso de pacientes com SCID, porém, em outras imunodeficiências, o transplante deve ser discutido caso a caso com um centro experiente nessa modalidade de tratamento. As indicações de TCTH mais frequentes neste grupo de pacientes estão descritas no Quadro 47.1. Independentemente do diagnóstico, quando indicado, o TCTH deve ser realizado precocemente antes que ocorram sequelas graves em órgãos-alvo.[2-4]

Quadro 47.1. Principais indicações de TCTH em EII.

I) Imunodeficiências combinadas de células T e B
- Imunodeficiência combinada grave (SCID)
- Síndromes hiper-IgM (CD40/CD40L)
- Deficiência MHC-II
- Deficiência ZAP 70
- Deficiência DOCK8

II) Imunodeficiências combinadas associadas a características sindrômicas
- Síndrome de Wiskott-Aldrich
- Hipoplasia cartilagem-cabelo
- Ataxia-telangectasia
- Síndromes hiper-IgE (STAT3)
- Deficiência de PNP
- Síndrome de Griscelli

(Continua)

Quadro 47.1. Principais indicações de TCTH em EII. (*Continuação*)

III) Doenças com desregulação imune
- Chédiak-Higashi
- Linfo-histiocitose hemofagocítica
- IPEX

IV) Doenças dos fagócitos
- Doença granulomatosa crônica
- Neutropenia congênita
- Deficiência da adesão leucocitária
- Síndrome de Shwachman-Diamond

V) Defeitos da imunidade inata
- Deficiência de CARD9
- Deficiência do receptor de IFN gama

CARD9: *caspase recruitment domain-containing protein 9*; IPEX: síndrome de desregulação imune, poliendocrinopatia, enteropatia ligada ao X; IFN: interferon; PNP: *purine nucleoside phosphorylase*.

Fonte: Desenvolvido pela autoria.

A terapia gênica é outra modalidade de tratamento indicada para pacientes com EII. Vetores virais são utilizados para inserir o material genético que está faltando nas células-tronco hematopoiéticas (CTH) autólogas. Após a manipulação dessas CTH, elas são reinfundidas no paciente, corrigindo o defeito genético (Figura 47.1). Nas últimas décadas, várias imunodeficiências foram tratadas com sucesso como a SCID, a SWA, a doença granulomatosa crônica e a deficiência de adesão leucocitária (mais detalhes no Capítulo 49 – Terapia Gênica). Apesar dos avanços na eficácia e na segurança, esse procedimento ainda é extremamente caro e o TCTH segue como a única terapia curativa de caráter não experimental.[4,5]

Neste capítulo, será abordado o TCTH como modalidade terapêutica nos pacientes com EII.

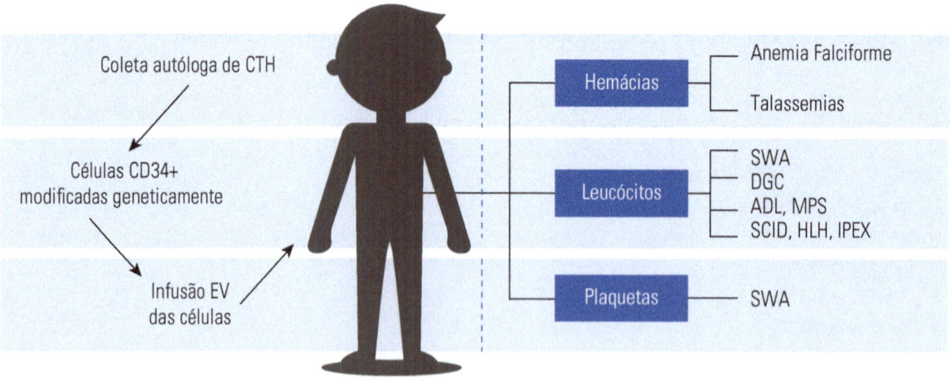

Figura 47.1. Terapia gênica – procedimento e indicações. ADL: Adrenoleucodistrofia; CTH: células-tronco hematopoiéticas; DGC: doença granulomatosa crônica; EV: (via) endovenosa; HLH: linfo-histiocitose hemofagocítica; IPEX: síndrome de desregulação imune, poliendocrinopatia, enteropatia ligada ao X; MPS: Mucopolissacaridose; SCID: imunodeficiência combinada grave; SWA: síndrome de Wiskott-Aldrich.

Fonte: Desenvolvida pela autoria.

Fases do transplante

TCTH é um procedimento no qual a medula óssea doente de um paciente é substituída pelas CTH de um doador sadio. As CTH podem restaurar a hematopoiese normal, diferenciar-se em várias linhagens e reconstituir o sistema imunológico. O TCTH é um procedimento complexo, composto de várias fases e os resultados do tratamento dependem de condições clínicas do paciente, doença de base, presença de comorbidades, disponibilidade de doadores, tipo de transplante e complicações precoces e tardias.

Os TCTH podem ser divididos em alogênicos e autólogos. Nos transplantes alogênicos, utiliza-se um doador encontrado dentro do âmbito familiar ou um doador não aparentado. As fontes de CTH podem ser encontradas dentro da medula óssea, do sangue de cordão umbilical ou no sangue periférico. O transplante autólogo utiliza as CTH do próprio paciente e, nos pacientes com EII, é geralmente empregado para a terapia gênica.[5,6] Na Figura 47.2, descrevemos as principais fases do TCTH alogênico.

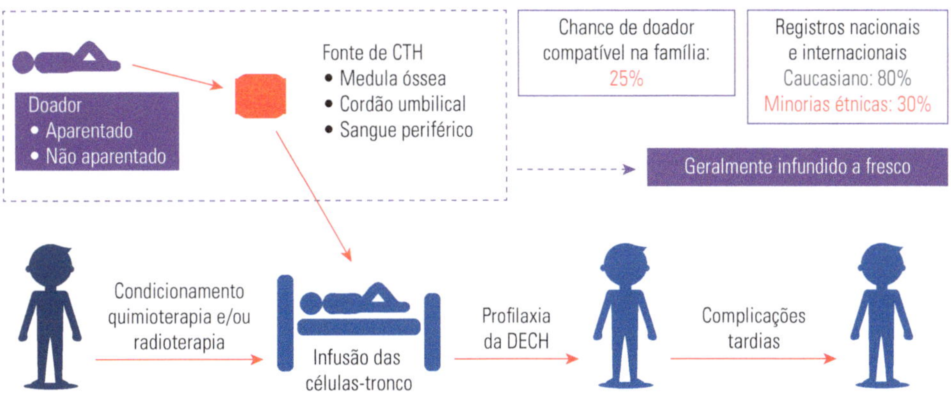

Figura 47.2. Fases do TCTH alogênico. CTH: células-tronco hematopoiéticas; DECH: doença do enxerto contra hospedeiro.

Fonte: Desenvolvida pela autoria.

Seleção de doadores

A avaliação de histocompatibilidade compreende os *loci* HLA A, B, C, DR, DQ e DP. Os genes do sistema maior de histocompatibilidade (MHC) são expressos de forma codominante, como herança mendeliana, e a probabilidade estatística de dois irmãos serem HLA idênticos (ou seja, 100% compatíveis) é de 25%. O melhor doador é sempre um irmão não afetado HLA-compatível. Quando não encontramos doadores compatíveis dentro do âmbito familiar, iniciamos a busca de doadores não aparentados (NAP) no Registro Brasileiro de Doadores Voluntários de Medula Óssea (Redome – http://redome.inca.gov.br) ou nos bancos internacionais.

Atualmente, existem cerca de 39 milhões de doadores voluntários em registros ao redor do mundo e mais de 800 mil unidades de sangue de cordão umbilical armazenadas, sendo a probabilidade de se encontrar um doador compatível variável (30% a 90%) entre os diversos grupos étnicos.[7,8] O Redome é considerado o terceiro maior registro de doadores no mundo com mais de 5 milhões de doadores voluntários e 13 bancos públicos de sangue de cordão umbilical. Na ausência de um doador compatível, podemos utilizar um doador haploidêntico, ou seja, que compartilha apenas um haplótipo com o paciente. Geralmente, os doadores haploidênticos estão amplamente disponíveis (pais, irmãos, tios, primos). A escolha do doador deve levar em consideração fatores como a disponibilidade imediata, o grau de compatibilidade, sexo, idade, tipagem ABO, *status* sorológico CMV, entre outros.[9]

Regimes de condicionamento

Exceção feita aos pacientes com SCID com irmãos compatíveis, todos os outros pacientes portadores de EII precisam receber algum tipo de regime de condicionamento antes da infusão das células do doador. O objetivo desse regime é criar um espaço físico para garantir a pega do enxerto (mieloablação) e, ao mesmo tempo, tornar o paciente incapaz de rejeitar o enxerto (imunossupressão). A escolha do tipo de condicionamento dependerá das condições clínicas do paciente, da doença de base e do tipo de transplante (aparentado, não aparentado ou haploidêntico). O objetivo final do condicionamento é prover o regime menos tóxico possível, a curto e longo prazo e, ao mesmo tempo, promover a cura da doença de base.[2,4]

Os regimes mais utilizados são os recomendados pelo grupo European Society for Blood and Marrow Transplantation/European Society for Immune Deficiencies (EBMT/ESID) e divididos em dois subgrupos: mieloablativo; e de intensidade reduzida.[2] Os condicionamentos mieloablativos utilizam agentes alquilantes com ou sem o uso de irradiação corporal total (ICT) e, por isso, não permitem a recuperação hematológica autóloga. Essa quimioterapia mais agressiva é responsável por um período de pancitopenia prolongada e toxicidade gastrointestinal. Os condicionamentos de intensidade reduzida permitem uma mielossupressão reversível, reduzem a toxicidade relacionada ao tratamento, porém com uma maior incidência de quimerismo misto, o que pode não ser ideal dependendo da doença que está sendo tratada. Existem vários regimes de intensidade reduzida com excelentes resultados principalmente naqueles pacientes que chegam ao transplante muito enfermos.[2,10] As complicações precoces e tardias mais frequentes pós-TCTH estão descritas na Figura 47.3.

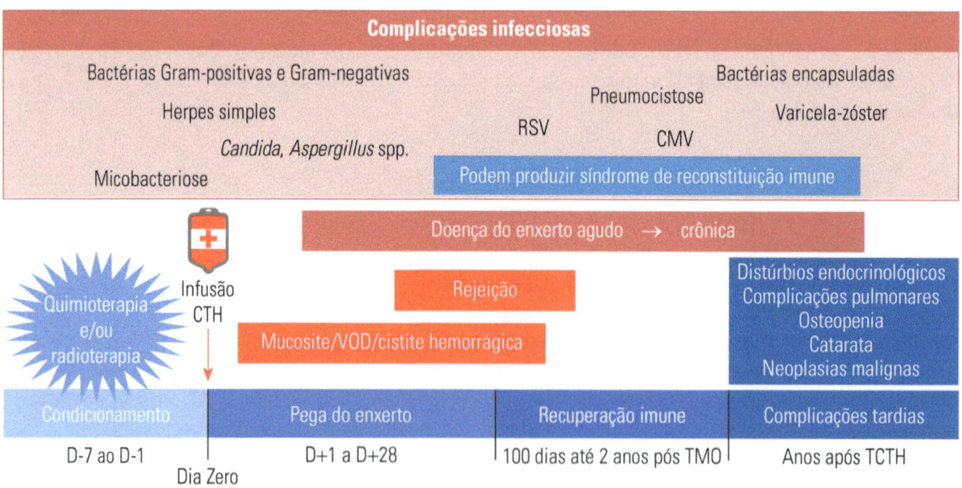

Figura 47.3. Principais complicações precoces e tardias após o TCTH. CMV: citomegalovírus; CTH: células-tronco hematopoiéticas; RSV: vírus sincicial respiratório; TCTH: transplante de células-tronco hematopoiéticas; TMO: transplante de medula óssea; VOD: doença veno-oculsiva hepática.

Fonte: Desenvolvida pela autoria.

Infusão das células-tronco hematopoiéticas

A medula óssea é coletada por meio de múltiplas punções na crista ilíaca posterossuperior, geralmente sob anestesia geral; e o volume retirado do doador é de aproximadamente 15 a 20 mL/kg de peso do receptor. O sangue de cordão umbilical é coletado ao nascimento, sem riscos para o recém-nascido e o material é criopreservado e estocado nos bancos de doadores. A coleta de CTH de sangue periférico é realizada em doadores adultos após um estímulo com fatores de crescimento. Apesar de apresentarem maior facilidade para os doadores, as CTH de sangue periférico estão associadas a um risco maior de doença do enxerto contra o hospedeiro e devem ser evitadas em pacientes com doenças não malignas.[9]

Após a infusão das CTH, a recuperação hematológica ocorre em torno de 3 a 4 semanas e dependerá da fonte de células utilizada. A pega do enxerto é definida pela presença de neutrófilos acima de 500/μL e plaquetas acima de 20.000/μL (nos transplantes mieloablativos). A confirmação da pega se baseia na análise dos marcadores genéticos do doador usados para a determinação do quimerismo.[9,11]

Profilaxia para a doença do enxerto contra o hospedeiro

A doença do enxerto contra hospedeiro (DECH) é a maior causa de morbimortalidade após o TCTH. Afeta de maneira considerável a qualidade de vida do paciente, aumentando o risco de infecções e de complicações precoces e tardias. Vários fatores de risco estão relacionados a um aumento do risco de DECH como: o uso de doadores com incompatibilidade ou não aparentados; uso de doadores do sexo feminino para receptores do sexo masculino; aloimunização prévia (gravidez, transfusões); e uso de CTH do sangue periférico. A DECH pode ser dividida em aguda ou crônica de acordo com a fisiopatologia e órgãos envolvidos. O tratamento de 1ª linha é realizado com corticosteroide e, na ausência de resposta, outras drogas podem ser utilizadas.

A profilaxia da DECH é geralmente realizada com inibidores de calcineurina (ciclosporina ou tacrolimo) e metotrexate.[12,13] Outra modalidade de profilaxia envolve a depleção *in vitro* das células T no enxerto. A retirada dessas células utiliza métodos sofisticados e caros que envolvem a seleção de células CD34+ ou, mais recentemente, a depleção seletiva de células TCRαβ+. Apesar de muito efetivas, essas técnicas são indisponíveis na maioria dos países do mundo.

Na última década, o uso da ciclofosfamida pós-infusão do enxerto (PTCy) permitiu o uso de doadores haploidênticos sem a necessidade de técnicas especiais. A PTCy depleta, de forma seletiva, as células alorreativas do doador, ao mesmo tempo que preserva as CTH e células T de memória, permitindo a recuperação imunológica e ampliando o acesso ao TCTH haploidêntico a diversos países com recursos limitados.[9,14]

Resultados dos transplantes de células-tronco hematopoiéticas nos erros inatos da imunidade

Imunodeficiência combinada grave (SCID)

A SCID é considerada uma emergência médica e o TCTH é a única opção terapêutica disponível na maioria dos países do mundo.[3,4,15] Após o diagnóstico, um centro de transplante com experiência deve ser contatado imediatamente para iniciar a busca de um doador aparentado ou não aparentado. No Brasil, é frequente que os lactentes cheguem para ser transplantados mais velhos, com BCGite disseminada, infecções graves e desnutrição.[16] O tratamento de suporte, enquanto o paciente aguarda o transplante, é essencial e discutido em outros capítulos deste livro (Capítulos 14 – Defeitos Graves Combinados de Células T e B; e 50 – Manejo inicial do paciente com EII).

Os resultados após o TCTH aparentado compatível são excelentes, com uma sobrevida próxima de 100% e rápida recuperação imunológica. Raramente, esses pacientes precisam receber algum regime de condicionamento ou profilaxia da DECH. Mesmo na presença de quimerismo misto, as células do doador podem migrar para o timo e produzir células T por muitas décadas. Os pacientes que não apresentarem recuperação de células B do doador podem necessitar de reposição de imunoglobulina humana definitiva.[3,15]

Recentemente, o grupo de estudos europeu mostrou os resultados de 338 pacientes com diagnóstico genético confirmado de SCID transplantados entre 2006 e 2014. A sobrevida global (SG) em 2 anos foi melhor nos que receberam transplantes de doadores compatíveis quando comparados aos doadores NAP ou aparentados com incompatibilidade (90%, 77%, 70%; respectivamente, $p < 0,001$). Na análise multivariada, a presença de infecções prévias e o uso de doadores aparentados com incompatibilidade foram os fatores associados a menores SG e sobrevida livre de eventos (SLE). Nesse trabalho, 152 pacientes foram avaliados em relação à recuperação imunológica e 73 estão vivos, sem necessidade de reposição de imunoglobulinas. Os fatores relacionados a uma melhor recuperação imunológica foram:

1) SCID com mutações em IL2R, JAK3, IL-7R.
2) Uso de regimes mieloablativos.
3) Uso de doadores compatíveis.
4) Presença de células CD4 *naïve* acima de 500/μL 1 ano após transplante.[3]

A presença de infecções no momento do TCTH sempre foi associada a uma pior sobrevida.[4,9,15] No estudo do grupo europeu, a SG dos pacientes transplantados com infecção ativa foi de 73% comparada com 87% nos pacientes não infectados ($p < 0,001$).[3] A SG e a SLE também não foram influenciadas pela idade dos pacientes, ao contrário de estudos prévios.[15] No estudo brasileiro, um total de 67 SCID foram transplantados, a maioria acima de 6 meses de idade e sem diagnóstico genético prévio. A SG nesse grupo foi de 68%, inferior àquela reportada nos estudos internacionais.[16] O grupo brasileiro também publicou os resultados em 34 pacientes com SCID que receberam um TCTH haploidêntico e a SG aos 2 anos foi de 64%.[14] A demora no diagnóstico resultando no encaminhamento tardio associado à falta de leitos especializados para a realização do transplante e a dificuldade em encontrar um doador compatível podem justificar essa pior sobrevida.[14,16]

Recentemente, foi estabelecido um programa para a realização da triagem neonatal em todas as maternidades do Sistema Único de Saúde (SUS) na cidade de São Paulo. O diagnóstico precoce antes do aparecimento de infecções graves e o encaminhamento imediato para um serviço de transplante podem mudar drasticamente a sobrevida desses pacientes nos próximos anos. A decisão para realizar o TCTH neonatal dependerá das condições clínicas do bebê e da necessidade de utilizar ou não quimioterapia nos regimes de condicionamento. Nesta situação, alguns centros optam por postergar o TCTH para depois dos 3 meses de vida em virtude da alta variabilidade na farmacocinética de drogas em recém-nascidos bem como da toxicidade relacionada a essas medicações.[17,18]

O diagnóstico molecular é muito importante. De acordo com as mutações encontradas, podemos orientar a reposição enzimática nos SCID-ADA ou reduzir a intensidade dos regimes de condicionamento nos pacientes com mutações em *DCLRE1C* (Artemis), deficiência de ácido desoxirribonucleico (DNA) ligase 4 e deficiência de Cernunnos-XLF, diminuindo o risco de complicações tardias. Na presença de mutações hipomórficas/síndrome de Omenn, pode ser necessário utilizar imunossupressão para controle da infiltração e do dano tecidual das células T autólogas. Sempre que clinicamente possível, os pacientes com síndrome de Omenn devem receber um regime de condicionamento mieloablativo.[2,19,20]

Resultados do transplante de células-tronco hematopoiéticas nas outras imunodeficiências combinadas

Síndrome de Wiskott-Aldrich (SWA)

A SWA é uma doença rara, de herança ligada ao cromossoma X e caracterizada por infecções de repetição, eczema, trombocitopenia com plaquetas pequenas, doenças autoimunes e malignidades hematológicas. O escore clínico pode auxiliar na decisão terapêutica do TCTH.[21] Um escore igual ou maior que três é considerado uma SWA "clássica" e o TCTH está formalmente indicado. Esses pacientes geralmente apresentam infecções de repetição, eczema moderado ou grave, doenças autoimunes ou câncer.[21-23] Dois grandes estudos multicêntricos foram publicados recentemente envolvendo o PIDTC (do inglês *Pediatric Immune Deficiency Treatment Consortium*) e o grupo de trabalho de erros inatos do EBMT.[22,23] No primeiro estudo, foram analisados 129 pacientes com uma mediana de idade de 1,2 anos e transplantados entre 2005 e 2015. Com um seguimento de 4,5 anos, a SG foi de 91%, sendo significativamente melhor nos pacientes transplantados com idade abaixo de 5 anos comparados àqueles com 5 anos ou mais (94% *vs.* 66%; p = 0,0008).[22] O estudo do grupo europeu incluiu 197 pacientes transplantados entre 2006 e 2017. A SG foi excelente (90%), não havendo diferença em relação ao tipo de doador ou à época do transplante.[23]

A SWA afeta as três linhagens hematopoiéticas, e a normalização dos níveis plaquetários e a redução do risco de autoimunidade pós-transplante estão diretamente relacionadas a um quimerismo completo do doador. Para que isso ocorra, o regime mieloablativo é indicado para todos os pacientes em boas condições clínicas.[2,9,22,23]

Na América Latina, revisamos recentemente os dados dos pacientes com SWA transplantados entre 1992 e 2021 (informação pessoal do autor). Um total de 166 pacientes (52% em Curitiba), com uma mediana de idade de 2 anos, foram transplantados no Brasil, México, Chile, Colômbia, Argentina, Peru e Costa Rica. Com um seguimento mediano de 5 anos, a SG foi excelente para todos os tipos de doadores (aparentados compatíveis: 93%; não aparentados: 79% e haploidênticos: 85%; p = 0,23) e foi ainda melhor para os pacientes que receberam medula óssea quando comparados ao sangue de cordão umbilical (92% *vs.* 75%; p = 0,01).

Doença granulomatosa crônica

A doença granulomatosa crônica (DGC) é rara, herdada de maneira autossômica recessiva ou ligada ao X, e o TCTH é o único tratamento com perspectiva de cura. O maior estudo realizado até o momento incluiu 712 pacientes (11% acima de 18 anos) transplantados entre 1993 e 2018. A mediana de idade ao transplante foi de 7 anos e a SG e SLE aos 3 anos foi de 86% e 76%, respectivamente. Pacientes mais velhos transplantados com doadores incompatíveis tiveram uma pior sobrevida e um aumento da DECH crônica.[24]

No Brasil, os resultados dos TCTH melhoraram após o uso de condicionamentos de toxicidade reduzida propostos pelo grupo europeu (EBMT/ESID). Dos 24 pacientes transplantados até 2015, a maioria recebeu esse tipo de condicionamento (71%) e a SG em 5 anos foi de 80%, similar àquela reportada na literatura internacional.[16] No entanto, os resultados após o transplante haploidêntico não foram bons em decorrência dos altos índices de rejeição e DECH.[14]

Com base na literatura internacional e nos dados brasileiros, pacientes com DGC e história de infecções graves ou recorrentes e/ou doença inflamatória devem ser encaminhados para o transplante, sobretudo se tiverem doadores aparentados ou não aparentados totalmente compatíveis. As infecções identificadas antes do TCTH devem ser tratadas agressivamente. O TCTH nos pacientes com doadores incompatíveis está associado a um risco aumentado de rejeição ou de DECH e a indicação de transplante deve ser feita caso a caso.[2,14,16,24]

Linfo-histiocitose hemofagocítica

A linfo-histiocitose hemofagocítica (HLH) familiar é uma doença grave, herdada de maneira autossômica recessiva e, geralmente, caracterizada por um curso clínico fulminante em pacientes menores de 2 anos de idade. O TCTH é o único tratamento com possibilidade de cura para esses pacientes que apresentam risco aumentado de complicações pré e pós-transplante, pelo uso prévio de medicações citotóxicas, pelo próprio dano tecidual causado pela doença e a grande susceptibilidade às infecções. Um estudo recente incluiu 261 pacientes transplantados entre 2005 e 2018 e comparou a SG e a SLE após quatro tipos diferentes de regimes de condicionamento. Não houve diferença na SG de acordo com os tipos de condicionamento, porém os pacientes que receberam uma combinação de fludarabina e melfalano tiveram um maior risco de rejeição (42%). Os autores sugerem que esse regime deva ser evitado e propõem que seja utilizada uma combinação de fludarabina, melfalano e tiotepa (rejeição de 15% e SG de 75%). Ainda que quimerismos mais altos sejam sempre desejáveis, a presença de quimerismo misto é comum, sendo capaz de prover o controle da doença na maioria dos pacientes que alcançam quimerismo de células T acima de 20% a 30%.[25]

Agranulocitose congênita

A agranulocitose congênita é caracterizada por uma contagem absoluta de neutrófilos abaixo de 500/μL no sangue periférico e uma parada de maturação de precursores mieloides na medula óssea. Esses pacientes costumam apresentar infecções graves desde o nascimento e têm uma predisposição para o desenvolvimento de mielodisplasia e leucemias. Apesar de o tratamento de suporte com fatores de crescimento (G-CSF) e com antibióticos de amplo espectro ter melhorado a sobrevida, o TCTH é o único tratamento com perspectiva de cura. O TCTH é formalmente indicado nos pacientes que não respondem a doses elevadas de G-CSF (acima de 8 μg/kg/dia) ou naqueles que evoluem para um quadro de mielodisplasia ou leucemia aguda. Algumas mutações no gene ELANE (Gly185Arg) estão relacionadas a um maior risco de leucemias e esses pacientes devem ser considerados para o TCTH. Os pacientes transplantados sem evolução para leucemia têm uma SG em torno de 89%, com resultados superiores naqueles que têm doadores aparentados compatíveis e que receberam um transplante mieloablativo.[26]

Deficiência do CD40L (HIPER-IGM)

O TCTH pode ser curativo em pacientes com deficiência de CD40L. Um estudo colaborativo (PIDTC/EBMT/ESID) recente mostrou os resultados de 130 pacientes transplantados em 36 centros ao redor do mundo. A SG foi melhor nos pacientes com idade inferior a 10 anos, transplantados após o ano 2000 e sem sequelas graves pré-TCTH (principalmente a colangite esclerosante). A SLE também foi melhor naqueles transplantados precocemente, nos que tinham irmãos compatíveis e naqueles que receberam um condicionamento mieloablativo com medula óssea como fonte de CTH.[27]

Transplante de células-tronco hematopoiéticas em adolescentes e adultos jovens

Historicamente, adolescentes e adultos com EII eram raramente submetidos ao TCTH, pois chegavam ao transplante com sequelas decorrentes das complicações pós-infecciosas, resultando em lesões de órgão-alvo que aumentavam a mortalidade precoce, com pouco benefício desse procedimento. Atualmente, os resultados do TCTH melhoraram de maneira significativa graças a um melhor entendimento da história natural da doença, seleção adequada do paciente e avanços na prática do transplante.[28] Em pacientes com idades mais avançadas e com disfunção de órgãos-alvo, regimes de intensidade reduzida são indicados para limitar a toxicidade relacionada à terapia.[2,28,29] Em relação aos resultados, a maior coorte atual avaliou 329 pacientes, demonstrando uma SG em 1 ano de 78%. É importante ressaltar que a presença de comorbidades graves associadas à imunodeficiência impactou negativamente a SG desses pacientes, o que reforça a orientação de encaminhamento precoce para melhorar os desfechos.[29]

Novas imunodeficiências

Com a ampliação do diagnóstico molecular, novas imunodeficiências estão sendo identificadas e, atualmente, o maior desafio é decidir quais pacientes, como e quando devem ser transplantados. Slatter e Gennery mostraram algumas estratégias de tratamento para novas imunodeficiências (haploinsuficiência de CTLA4, IPEX, defeitos em DOCK8, LRBA, PI3K-delta, STAT1 entre outras) e sugerem que a indicação de TCTH tenha como base o fenótipo clínico, e não apenas o resultado do estudo genético.[30]

Considerações finais

Transplante de células-tronco hematopoiéticas na América Latina e Brasil

Na América Latina, o primeiro paciente com EII foi transplantado na Costa Rica, em 1985.[31] Esse lactente recebeu um transplante haploidêntico com o diagnóstico de SCID aos 3 meses de vida. Ele apresentou uma recuperação imunológica completa, porém faleceu aos 33 anos de idade por complicações do tratamento de um linfoma (informação pessoal do Dr. Anders Fasth dada a uma das autoras).

No Brasil, os primeiros transplantes em EII foram realizados em 1990 (paciente com diagnóstico de síndrome de Chédiak-Higashi) e em 1992 (paciente com SWA)[16]. O primeiro consenso do grupo de TCTH pediátrico da Sociedade Brasileira de Transplante de Medula Óssea (TMO), com as indicações de transplantes para todas as doenças, foi publicado em 2021.[32]

Um grande investimento em educação médica e uma maior interação entre os imunologistas e os transplantadores permitiram que vários desafios fossem vencidos. No entanto, ainda é preciso enfatizar a importância do encaminhamento precoce, aumentar o número de leitos de transplante especializados e conseguir que os custos desse procedimento sejam adequadamente cobertos pelo SUS. A introdução da triagem neonatal permitirá a identificação mais precoce dos pacientes e a realização dos transplantes antes que infecções graves aconteçam, aumentando de maneira significativa a sobrevida desses pacientes.

Referências bibliográficas

1. de la Morena MT, Gatti RA. A history of bone marrow transplantation. Hematol Oncol Clin North Am. 2011;25(1):1-15. doi: 10.1016/j.hoc.2010.11.001.
2. Lankester AC, Albert MH, Booth C, Gennery AR, Güngör T, Hönig M, et al. EBMT/ESID inborn errors working party guidelines for hematopoietic stem cell transplantation for inborn errors of immunity. Bone Marrow Transplant. 2021;56(9):2052-62. doi: 10.1038/s41409-021-01378-8.
3. Lankester AC, Neven B, Mahlaoui N, von Asmuth EGJ, Courteille V, Alligon M, et al. Hematopoietic cell transplantation in severe combined immunodeficiency: the SCETIDE 2006-2014 European cohort. J Allergy Clin Immunol. 2022;149(5):1744-1754.e8. doi: 10.1016/j.jaci.2021.10.017.
4. Booth C, Silva J, Veys P. Stem cell transplantation for the treatment of immunodeficiency in children: current status and hopes for the future. Expert Rev Clin Immunol. 2016;12(7):713-23. doi: 10.1586/1744666X.2016.1150177.
5. Kohn LA, Kohn DB. Gene therapies for primary immune deficiencies. Front Immunol. 2021;12: 648951. doi: 10.3389/fimmu.2021.648951.
6. Khaddour K, Hana CK, Mewawalla P. Hematopoietic stem cell transplantation. In: StatPearls [Internet]. Treasure Island (FL): StatPearls Publishing; 2023.
7. Gragert L, Eapen M, Williams E, Freeman J, Spellman S, Baitty R, et al. HLA match likelihoods for hematopoietic stem-cell grafts in the U.S. registry. N Engl J Med. 2014;371(4):339-48. doi: 10.1056/NEJMsa1311707.
8. Nunes K, Aguiar VRC, Silva M, Sena AC, de Oliveira DCM, Dinardo CL, et al. How ancestry influences the chances of finding unrelated donors: an investigation in admixed brazilians. Front Immunol. 2020;11:584950. doi: 10.3389/fimmu.2020.584950.
9. Carreras E, Dufour C, Mohty M, Kröger N (ed). The EBMT handbook: hematopoietic stem cell transplantation and cellular therapies [Internet]. Cham: Springer International Publishing, 2019. [2023 Jun. 1]. Disponível em: http://link.springer.com/10.1007/978-3-030-02278-5.
10. Lum SH, Hoenig M, Gennery AR, Slatter MA. Conditioning regimens for hematopoietic cell transplantation in primary immunodeficiency. Curr Allergy Asthma Rep. 2019;19(11):52. doi: 10.1007/s11882-019-0883-1.
11. Zimmerman C, Shenoy S. Chimerism in the realm of hematopoietic stem cell transplantation for non-malignant disorders-a perspective. Front Immunol. 2020;11:1791. doi: 10.3389/fimmu.2020.01791.
12. Zeiser R, Blazar BR. Acute graft-versus-host disease – biologic process, prevention, and therapy. N Engl J Med. 2017;377(22):2167-79. doi: 10.1056/NEJMra1609337.
13. Saidu NEB, Bonini C, Dickinson A, Grce M, Inngjerdingen M, Koehl U, et al. New approaches for the treatment of chronic graft-versus-host disease: current status and future directions. Front Immunol. 2020;11:578314. doi: 10.3389/fimmu.2020.578314.
14. Fernandes JF, Nichele S, Arcuri LJ, Ribeiro L, Zamperlini-Netto G, Loth G, et al. Outcomes after haploidentical stem cell transplantation with post-transplantation cyclophosphamide in patients with primary immunodeficiency diseases. Biol Blood Marrow Transplant. 2020;26(10):1923-9. doi: 10.1016/j.bbmt.2020.07.003.
15. Pai SY, Logan BR, Griffith LM, Buckley RH, Parrott RE, Dvorak CC, et al. Transplantation outcomes for severe combined immunodeficiency, 2000-2009. N Engl J Med. 2014;371(5):434-46. doi: 10.1056/NEJMoa1401177.

16. Fernandes JF, Nichele S, Daudt LE, Tavares RB, Seber A, Kerbauy FR, et al. Transplantation of hematopoietic stem cells for primary immunodeficiencies in brazil: challenges in treating rare diseases in developing countries. J Clin Immunol. 2018;38(8):917-26. doi: 10.1007/s10875-018-0564-1.
17. Thakar MS, Hintermeyer MK, Gries MG, Routes JM, Verbsky JW. A practical approach to newborn screening for severe combined immunodeficiency using the t cell receptor excision circle assay. Front Immunol. 2017;8:1470. doi: 10.3389/fimmu.2017.01470.
18. Dorsey MJ, Dvorak CC, Cowan MJ, Puck JM. Treatment of infants identified as having severe combined immunodeficiency by means of newborn screening. J Allergy Clin Immunol. 2017;139(3):733-42. doi: 10.1016/j.jaci.2017.01.005.
19. Schuetz C, Neven B, Dvorak CC, Leroy S, Ege MJ, Pannicke U, et al. SCID patients with ARTEMIS vs RAG deficiencies following HCT: increased risk of late toxicity in ARTEMIS-deficient SCID. Blood. 2014;123(2):281-9. doi: 10.1182/blood-2013-01-476432.
20. Abd Hamid IJ, Slatter MA, McKendrick F, Pearce MS, Gennery AR. Long-term health outcome and quality of life post-hsct for IL7Rα-, Artemis-, RAG1-and RAG2-Deficient Severe Combined Immunodeficiency: a Single Center Report. J Clin Immunol. 2018;38(6):727-32. doi: 10.1007/s10875-018-0540-9.
21. Cavannaugh C, Ochs HD, Buchbinder D. Diagnosis and clinical management of Wiskott-Aldrich syndrome: current and emerging techniques. Expert Rev Clin Immunol. 2022;18(6):609-23. doi: 10.1080/1744666X.2022.2074400.
22. Burroughs LM, Petrovic A, Brazauskas R, Liu X, Griffith LM, Ochs HD, et al. Excellent outcomes following hematopoietic cell transplantation for Wiskott-Aldrich syndrome: a PIDTC report. Blood. 2020;135(23):2094-105. doi: 10.1182/blood.2019002939.
23. Albert MH, Slatter MA, Gennery AR, Güngör T, Bakunina K, Markovitch B, et al. Hematopoietic stem cell transplantation for Wiskott-Aldrich syndrome: an EBMT inborn errors working party analysis. Blood. 2022;139(13):2066-79. doi: 10.1182/blood.2021014687.
24. Chiesa R, Wang J, Blok HJ, Hazelaar S, Neven B, Moshous D, et al. Hematopoietic cell transplantation in chronic granulomatous disease: a study of 712 children and adults. Blood. 2020; 136(10):1201-11. doi: 10.1182/blood.2020005590.
25. Marsh RA, Hebert K, Kim S, Dvorak CC, Aquino VM, Baker KS, et al. Comparison of hematopoietic cell transplant conditioning regimens for hemophagocytic lymphohistiocytosis disorders. J Allergy Clin Immunol. 2022;149(3):1097-1104.e2. doi: 10.1016/j.jaci.2021.07.031.
26. Connelly JA, Choi SW, Levine JE. Hematopoietic stem cell transplantation for severe congenital neutropenia. Curr Opin Hematol. 2012;19(1):44-51. doi: 10.1097/MOH.0b013e32834da96e.
27. Ferrua F, Galimberti S, Courteille V, Slatter MA, Booth C, Moshous D, et al. Hematopoietic stem cell transplantation for CD40 ligand deficiency: results from an EBMT/ESID-IEWP-SCETIDE-PIDTC study. J Allergy Clin Immunol. 2019;143(6):2238-53. doi: 10.1016/j.jaci.2018.12.1010.
28. Burns SO, Morris EC. How I use allogeneic HSCT for adults with inborn errors of immunity. Blood. 2021;138(18):1666-76. doi: 10.1182/blood.2020008187.
29. Albert MH, Sirait T, Eikema DJ, Bakunina K, Wehr C, Suarez F, et al. Hematopoietic stem cell transplantation for adolescents and adults with inborn errors of immunity, an EBMT IEWP study. Blood. 2022 Mar 28;blood.2022015506. doi: 10.1182/blood.2022015506.
30. Slatter MA, Gennery AR. Hematopoietic cell transplantation in primary immunodeficiency – conventional and emerging indications. Expert Rev Clin Immunol. 2018;14(2):103-14. doi: 10.1080/1744666X.2018.1424627.
31. Fasth A. Osteopetrosis – more than only a disease of the bone. Am J Hematol. 2009;84(8):469-70. doi: 10.1002/ajh.21454.
32. Fernandes FJ, Bonfim C. Hematopoietic stem cell transplantation for inborn errors of immunity. Journal Of Bone Marrow Transplantation and Cellular Therapy. 2021;2(4):104-8. doi: 10.46765/2675-374X.2021v2n4p146.

48

Transplante de Timo

Helena Fleck Velasco | Ellen de Oliveira Dantas

Introdução

O timo é um órgão essencial para o desenvolvimento e maturação das células T. É nos timócitos que ocorre o processo de rearranjo dos genes do receptor das células T (TCR), garantindo um grande repertório de TCR que propicia diversidade no reconhecimento de antígenos. Desse modo, erros inatos da imunidade (EII) que cursam com atimia apresentam redução ou ausência de linfócitos T circulantes acarretando uma imunodeficiência combinada.[1]

O transplante de timo surgiu há aproximadamente 25 anos, como um possível tratamento para doenças com defeitos de célula T decorrentes de atimia.[1,2] Essa técnica tem demonstrado bons resultados gerando produção de células T antígeno-específicas e produção de anticorpos funcionais, o que gera uma melhora considerável na resposta imunológica.[1] Infelizmente, apesar dos bons resultados, atualmente o transplante de timo é realizado em somente dois centros, Duke University Hospital, nos Estados Unidos, e Great Ormond Street Hospital, na Inglaterra.[3]

Indicações

Esse tratamento está indicado para pacientes com atimia congênita, que são: pacientes com síndrome de Di George Completa (que pode ser causada por deleção do 22q11.2, deficiência de TBX1, deficiência de TBX2, mutação *CHD7*), síndrome CHARGE (do inglês, *Coloboma, Heart disease, Atresia of the choanae, Retarded growth and mental development, Genital anomalies and Ear malformations and hearing loss*), diabetes gestacional mal controlada, entre outras causas genéticas não definidas; e pacientes com perda de função da FOXN1 (do inglês, *winged helix* – deficiência de hélice alada).[4,5]

Para serem elegíveis ao transplante de timo, os pacientes necessitam cumprir os critérios de atimia:

1) Número de célula T CD3 < 50 células/mm^3 ou número de células T *naïve* (CD45RA+ CD62L+) < 50 células/mm^3 e ausência de resposta a estímulo com fito-hemaglutinina.

   OU

2) Síndrome de Di George atípica (fenótipo de síndrome de Omenn (SO)): expansão de células T oligoclonais com menos de 5% de células T *naïve* (CD45RA+ CD62L+).

Avaliação e preparo dos candidatos

Assim como em situações de transplante de células-tronco hematopoiéticas, as morbidades, a história de infecções e as sequelas pulmonares influenciam diretamente no sucesso do tratamento, sendo necessário avaliar e tratar essas condições antes da realização do transplante. Consequente à imunodeficiência grave, pacientes devem receber profilaxia e tratamentos direcionados (Quadro 48.1).

Quadro 48.1. Tratamentos e profilaxia do paciente pré-transplante.

1. Isolamento protetivo
2. Vacinas: evitar vacinas de vírus vivos; outras vacinas dificilmente causarão dano e sua aplicação deve ser considerada individualmente em cada caso, tanto do ponto de vista de segurança como do de eficácia Em caso de ter recebido BCG: iniciar tratamento para infecção por *Mycobacterium bovis (isoniazida, rifampicina, etambutol)* Familiares do paciente devem evitar receber vacina contra rotavírus e poliovírus
3. Profilaxias: Sulfametoxazol/trimetropim Fluconazol/Itraconazol Antiviral, se disponível
4. Reposição de imunoglobulina humana
5. Suspender aleitamento materno em caso de mãe CMV-positiva
6. Transfusões de sangue devem ser realizadas com produtos livres de CMV, irradiados e filtrados (leucorreduzidos)
7. Varicela Em caso de contato, usar imunoglobulina hiperimune específica Em caso de doença, tratar com aciclovir para evitar disseminação da infecção

CMV: citomegalovírus.
Fonte: Adaptada de Rivers L, Gaspar HB, 2015.[6]

No caso de pacientes com cardiopatia grave, é essencial a correção de defeitos cardíacos que afetam a perfusão para que os enxertos de timo implantados não sofram pela baixa perfusão.[4]

Raramente o defeito da célula T é significativo o suficiente para causar uma falha na produção de anticorpos que pode exigir terapia de reposição de imunoglobulina.

Não existe necessidade de encontrar um doador compatível por complexo maior de histocompatibilidade (MHC), pois os receptores demonstram hiporresponsividade às células transplantadas em culturas mistas de linfócitos,[7] mas deve haver compatibilidade de grupo sanguíneo. Apesar da falta de correspondência MHC entre o doador de timo e o receptor, o sistema imunológico reconstituído apresenta tolerância em relação ao doador de timo.

Pacientes com síndrome de Di George e fenótipo de SO apresentam expansões clonais de células T que lhes conferem números próximos da normalidade dessas células, porém não estas são efetivas na proteção contra infecções. Nesses casos, é indicado tratamento com ciclosporina e/ou corticosteroide.[8,9]

É interessante que o paciente seja testado para citomegalovírus (CMV) e vírus Epstein-Barr (EBV) por reação em cadeia da polimerase (PCR), com o intuito de avaliar o risco de doença proliferativa após o transplante. Os receptores devem receber 3 doses de 2 mg/kg de timoglobulina imediatamente antes do transplante.[4,9]

Preparação do tecido tímico

O tecido tímico é removido durante cirurgias para correção de cardiopatias congênitas. Para o transplante tímico, são escolhidos apenas os timos de crianças menores de 9 meses e cujos pais tenham assinado um termo de consentimento livre e esclarecido. A idade do doador é importante, pois crianças mais velhas têm mais chance de contato prévio com vírus como CMV, EBV e herpesvírus 6, o que pode ser letal para o receptor do tecido por sua imunodeficiência celular.[9] Além disso, timos de crianças mais velhas apresentam consistência mais fibrosa, tornando mais difícil seu fatiamento.[10] Os timos são cortados em fatias de 15 mm por 0,5 mm a 1 mm de espessura e colocados em meio de cultura em uma estufa de CO_2 a 37 °C onde permanecem, trocando-se o meio de cultura a cada 12 a 21 dias.[4,10] A lavagem do timo é realizada por meio de técnica de gotejamento, que auxilia a eliminação dos timócitos do doador, possivelmente reduzindo o risco de doença do enxerto contra hospedeiro.[11] É essencial manter a esterilidade das culturas. Isso é feito realizando-se testes para excluir contaminações por fungos, micoplasma e bactérias, além de assegurar o manuseio sempre asséptico das amostras.[9]

Transplante

Após o período de cultura, as finas fatias de tecido tímico são implantadas entre os músculos quadríceps do receptor. Entre doador e receptor, deve haver compatibilidade quanto aos grupos sanguíneos, porém não necessariamente entre os genes do MHC. O tecido tímico implantado é rapidamente vascularizado. Células T provenientes da medula óssea chegam ao timo e em 2 meses já ocorre timopoiese. Linfócitos T no sangue periférico são detectados aproximadamente 4 meses após o transplante, enquanto células T *naïve* emigrantes do timo aparecem após 7 a 8 meses.[8,12]

Resultados

Por intermédio do transplante de timo, a correção do defeito imunológico torna-se possível para pacientes portadores de imunodeficiência celular grave decorrente de atimia. A sobrevida é de aproximadamente 75% e observa-se que as principais causas de mortalidade são decorrentes de infecções contraídas antes do transplante.[13,14]

Os pacientes transplantados geralmente adquirem um repertório adequado de células T, porém, em número absoluto, a contagem é menor do que a esperada para cada idade. A despeito da linfopenia, ocorre melhora significativa das infecções recorrentes a partir do 6º mês após o transplante e medidas profiláticas podem ser descontinuadas progressivamente. Após um período de aproximadamente 2 anos, a reposição de imunoglobulina pode ser descontinuada, caso tenha sido mantida, e a resposta vacinal costuma ser adequada, tanto a antígenos proteicos quanto aos polissacarídeos.[8]

Na ausência de compatibilidade do complexo MHC, os mecanismos de seleção positiva e negativa após um transplante de timo não são completamente elucidados. Aproximadamente um terço dos pacientes transplantados desenvolverá doenças autoimunes, principalmente citopenias e tireoidite, ainda que ocorra tolerância à maioria dos antígenos próprios e ao doador.[7,8,12,15] Reação enxerto contra hospedeiro é descrita em até 2% dos casos.[16]

Ao contrário do bom prognóstico quanto à correção do defeito imunológico, os pacientes transplantados com síndrome de Di George completa continuam a apresentar hipoparatireoidismo, que está presente na quase totalidade dos casos, assim como mantém-se a necessidade de suplementação de cálcio e suscetibilidade à hipocalcemia. Na deficiência de FOXN1, o transplante não corrige a alopecia e a distrofia ungueal que são decorrentes de atividade intrínseca da enzima nas células epiteliais.[17]

É importante ressaltar que o atraso na indicação do transplante compromete o prognóstico do tratamento, pois infecções virais preexistentes podem predispor a complicações inflamatórias durante a reconstituição tímica.[8,16] Dessa forma, todo esforço deve ser feito na melhora do diagnóstico precoce.

Considerações finais

A otimização do diagnóstico dos EII ocasiona um próximo desafio constituído pela ampliação do acesso dos pacientes ao tratamento preconizado e por uma menor incidência de complicações autoimunes e inflamatórias.

Enquanto temos protocolos bem estabelecidos para criopreservação de células da medula óssea e do sangue de cordão, a técnica adequada para o tecido tímico ainda não está bem estabelecida. O uso de timo criopreservado traria a perspectiva de usarmos tecidos tímicos com compatibilidade MHC, com resultados potencialmente ainda melhores e possibilidade de mais centros oferecerem o tratamento, beneficiando mais pacientes ao redor do mundo.[3] Estudos em modelos animais têm demostrado que o transplante após o descongelamento evolui com timopoiese e reconstituição adequada de células T.[18]

Ainda em modelos animais, a indução de células-tronco pluripotentes tem sido usada com sucesso na formação de tecido tímico compatível com desenvolvimento de células T *in vivo* após transplante. A longo prazo, estudos estão sendo conduzidos para a criação de timos artificiais por meio de bioengenharia.[19]

Os recentes avanços no sequenciamento genético e a implementação cada vez maior de testes de triagem neonatal para imunodeficiências combinadas graves (SCID, do inglês *severe combined immunodeficiency*) ao redor do mundo contribuem para o diagnóstico precoce de pacientes com atimia congênita e linfopenia, com consequente aumento do número de pacientes que potencialmente poderiam ser curados com transplante de timo.[8,20] Conforme aumenta o número de doenças incluídas no grupo dos EII, é importante identificar o comprometimento da função tímica para cada nova mutação relacionada à atimia congênita, para que se estabeleça a elegibilidade para o transplante de timo.[21] Esperamos que novos centros capacitados com tecnologia e infraestrutura para o procedimento sejam implantados.

Referências bibliográficas

1. Davis EG, McLaughlin TM, Watson TJ, Buckley RH, Schiff SE, Hale LP, et al. Normalization of the peripheral blood t cell receptor V beta repertoire after cultured postnatal human thymic transplantation in DiGeorge syndrome. J Clin Immunol. 1997;17(2):167-75.
2. Markert ML, Kostyu DD, Ward FE, McLaughflin TM, Watson TJ, Buckley RH, et al. Successful formation of a chimeric human thymus allograft following transplantation of cultured postnatal human thymus. J Immunol 1997;158:998-1005.
3. Kreins AY, Bonfanti P, Davies EG. Current and future therapeutic approaches for thymic stromal cell defects. Front Immunol. 2021;12:655354. doi: 10.3389/fimmu.2021.655354.
4. Kreins AY, Davies EG. Replacing defective thymus function. Cur Opin. 2020;20(6):541-8.

5. Markert ML, Marques JG, Neven B, Devlin BH, McCarthy EA, Chinn IK, et al. First use of thymus transplantation therapy for FOXN1 deficiency (nude/SCID): a report of 2 cases. Blood. 2011;117:688-96. doi: 10.1182/blood-2010-06-292490.
6. Rivers L, Gaspar HB. Severe combined immunodeficiency: recent developments and guidance on clinical management. Arch Dis Child. 2015;100(7):667-72.
7. Chinn IK, Devlin BH, Li YJ, Markert ML. Long-term tolerance to allogeneic thymus transplants in complete DiGeorge anomaly. Clin Immunol. 2008;126:277-281.
8. Davies EG, Cheung M, Gilmour K, Maimaris J, Curry J, Furmansky A, et al. Thymus transplantation for complete DiGeorge syndrome: European experience. J Allergy Clin Immunol. 2017;140:1660-70.e16.
9. Markert ML, Alexieff MJ, Li J, Sarzotti M, Ozaki DA, Devlin BH, et al. Postnatal thymus transplantation with immunosuppression as treatment for DiGeorge syndrome. Blood. 2004;104(8):2574-81.
10. Markert ML, Devlin BH, McCarthy EA. Thymus transplantation. Clin Immunol. 2010;135(2):236-46.
11. Flores KG, Li J, Sempowski GD, Haynes BF, Hale LP. Analysis of the human thymic perivascular space during aging. J Clin Investig. 1999;104(8):1031-9.
12. Markert ML, Devlin BH, Alexieff MJ, Li J, McCarthy EA, Gupton SE, et al. Review of 54 patients with complete DiGeorge anomaly enrolled in protocols for thymus transplantation: outcome of 44 consecutive transplants. Blood. 2007;109(10):4539-47. doi: 10.1182/blood-2006-10-048652.
13. Markert ML, Marques JG, Neven B, Devlin BH, McCarthy EA, Chinn IK, et al. First use of thymus transplantation therapy for FOXN1 deficiency (nude/SCID): a report of 2 cases. Blood. 2011;117(2):688-96. doi: 10.1182/blood-2010-06-292490.
14. Rota IA, Dhalla F. FOXN1 deficient nude severe combined immunodeficiency. Orphanet J Rare Dis. 2017;12(1):6. doi: 10.1186/s13023-016-0557-1.
15. Kreins AY, Junghanns F, Mifsud W, Somana K, Sebire N, Rampling D, et al. Correction of both immunodeficiency and hypoparathyroidism by thymus transplantation in complete DiGeorge syndrome. Am J Transplant. 2020;20(5):1447-50. doi: 10.1111/ajt.15668.
16. Markert ML, Gupton SE, McCarthy EA. Experience with cultured thymus tissue in 105 children. J Allergy Clin Immunol. 2022;149(2):747-57. doi: 10.1016/j.jaci.2021.06.028.
17. Romano R, Palamaro L, Fusco A, Giardino G, Gallo V, Del Vecchio L, et al. FOXN1: a master regulator gene of thymic epithelial development program. Front Immunol. 2013;4:187. doi: 10.3389/fimmu.2013.00187.
18. Ross S, Cheung M, Lau CI, Sebire N, Burch M, Kilbride P, et al. Transplanted human thymus slices induce and support T-cell development in mice after cryopreservation. Eur J Immunol. 2018;48(4):716-9. doi: 10.1002/eji.201747193.
19. Bredenkamp N, Jin X, Liu D, O'Neill KE, Manley NR, Blackburn CC. Construction of a functional thymic microenvironment from pluripotent stem cells for the induction of central tolerance. Regen Med. 2015;10(3):317-29. doi: 10.2217/rme.15.8.
20. Puck JM. Newborn screening for severe combined immunodeficiency and T-cell lymphopenia. Immunol Rev. 2019;287(1):241-52. doi: 10.1111/imr.12729.
21. Shichkin VP, Antica M. Thymus regeneration and future challenges. Stem Cell Rev Rep. 2020;16(2):239-50. doi: 10.1007/s12015-020-09955-y.

49

Terapia Gênica

Carolina Sanchez Aranda | Allan Chiaratti de Oliveira | Vânia D'Almeida

Introdução

O transplante de células-tronco hematopoiéticas (TCTH) ainda é a primeira opção de tratamento curativo indicado para alguns erros inatos da imunidade (EII), entretanto seu sucesso depende da disponibilidade de um doador compatível não aparentado ou entre os familiares (HLA [do inglês, *Human Leukocyte Antigen* – antígeno leucocitário humano] genoidêntico/haploidêntico), assim como da idade à época do procedimento. Um sucesso maior tem sido obtido quando o TCTH é realizado entre os 6 meses os 3 anos de idade, no caso das imunodeficiências combinadas graves.

A utilização de TCTH autólogas modificadas por terapia gênica (TG) vem sendo estudada como uma alternativa promissora.[1,2] A modificação genética de células autólogas também minimiza os riscos da doença do enxerto contra o hospedeiro, uma das principais causas de morbidade e mortalidade após o TCTH alogênico.

O aprimoramento das ferramentas de sequenciamento de nova geração, facilitando o sequenciamento do exoma e do genoma, contribuiu significantemente para o diagnóstico dos EII, permitindo a identificação e a caracterização de novas variantes genéticas.[3] Com isso, a inspeção completa da sequência do ácido desoxirribonucleico (DNA) constitui uma oportunidade de diagnosticar distúrbios genéticos e preparar o caminho para a TG.[4]

Esse recurso terapêutico é de especial interesse para países em desenvolvimento e com grande variabilidade genética como o Brasil, onde se verifica, frequentemente, dificuldade para encontrar um doador perfeitamente compatível para o TCTH.

Terapia gênica

Entende-se por TG a modificação da expressão ou a correção de genes disfuncionais associados a doenças, por meio de vetores responsáveis por realizar essa ação. Os vírus são os principais vetores aplicados nos protocolos aprovados e em desenvolvimento para TG em decorrência de sua capacidade natural de infectar células e de integrar seu material genético nas células hospedeiras.[5]

Define-se como transgene o material genético transferido de um organismo a outro por via natural ou por manipulação genética. A escolha do vetor viral aplicado nos diferentes protocolos de TG é dependente do tropismo do vírus pelos órgãos e tecidos-alvo; do tamanho do transgene que será incorporado ao vetor; do tipo celular que será alvo do tratamento, no que se refere à sua capacidade replicativa (células replicativas ou estacionárias); do tipo de interação necessária com o genoma hospedeiro (integrativa ou não integrativa); e do tipo de expressão necessária do transgene para atingir sua finalidade terapêutica (transitória ou a longo prazo).[5]

Os principais vírus estudados para o tratamento genético de TCTH são os retrovírus e os lentivírus.[6] Os retrovírus são vírus de RNA de fita simples, esféricos e envelopados que apresentam a capacidade de transcrição reversa e integração do seu material genético no genoma das células hospedeiras. As vantagens da sua utilização são a capacidade de incorporação de grandes segmentos transgênicos (9 kb a 12 kb) e a promoção de expressão prolongada do transgene pelas células transfectadas. Entretanto, apresentam preferência por incorporação de seu material genético em regiões do genoma ricas em proto-oncogenes, o que favorece o desenvolvimento de neoplasias, por um mecanismo reconhecido como mutagênese insercional.[5]

Os novos vetores lentivirais utilizados têm perfis de integração mais seguros, reduzindo a possibilidade de mutagênese insercional. Outras características distintivas dos vetores lentivirais, em relação aos retrovírus inicialmente utilizados nos protocolos de TG, são a sua capacidade de transfectar tanto células em divisão como células estacionárias, sua capacidade de acomodar genes grandes (até 8 kb) e a capacidade de promover expressão do transgene em longo prazo.[5,7] Com isso, oferecem um perfil de biossegurança aprimorado juntamente com maior eficiência.[3]

Uma classe específica de vetores lentivirais não integradores anula completamente o risco de mutagênese insercional e pode promover atividade persistente do transgene em células estacionárias ou atividade transitória do transgene em células em divisão. A aplicação dessa classe de vetores no tratamento dos EII pode ser realizada para protocolos de edição gênica, como moldes para recombinação homóloga sítio-específica.[8]

Os vetores virais podem ser construídos com a finalidade de adição gênica, edição gênica ou silenciamento gênico.

Nos protocolos de adição gênica, uma cópia funcionante de um gene de interesse é incorporado a um vetor viral com capacidade de integração do seu material genético, de modo inespecífico, ao genoma da célula alvo. Uma vez integrado, esse gene terapêutico passa a ser expresso nas células transfectadas, recuperando a função celular deficiente nas células doentes. Essa modalidade de TG não modifica o gene selvagem mutado e pode ser aplicado para doenças em que as mutações anulam ou reduzem significativamente a expressão gênica.[9]

Alternativamente, a função de um gene mutado pode ser recuperada por edição gênica. A fundamentação biológica dos protocolos de edição gênica envolve a indução de uma quebra na dupla fita do DNA e o desencadeamento dos mecanismos celulares endógenos de correção dessas quebras, por exemplo, o reparo direcionado por homologia. Quando ocorre uma quebra na dupla fita do DNA e existe uma fita molde homóloga à sequência de DNA danificada, a recombinação dessas fitas garante que nenhuma informação genética seja perdida no ponto de quebra.[10] (Figura 49.1)

Nos protocolos de edição gênica, são utilizadas diferentes nucleases projetadas para reconhecer regiões de interesse terapêutico no genoma humano e promover a quebra da dupla fita de DNA nessas regiões, como as nucleases de dedo de zinco (ZNF), nucleases efetoras semelhantes a ativadores de transcrição (TALEN) e, o mais promissor desses sistemas, o sistema CRISPR/Cas9, que utiliza uma endonuclease (Cas9) direcionada por aglomerados de pequenas sequências palindrômicas regularmente interespaçadas (CRISPR, do inglês *clustered regularly interspaced short palindromic repeats*). Diferentemente das endonucleases ZNF e TALEN, menos seletivas, em que o reconhecimento do ponto de quebra se faz por interação entre proteínas e a sequência do DNA, o sistema CRISPR/Cas9 induz a quebra na dupla fita do DNA a partir da complementaridade entre uma sequência de 23 nucleotídeos guia na CRISPR e o alvo genético.[11]

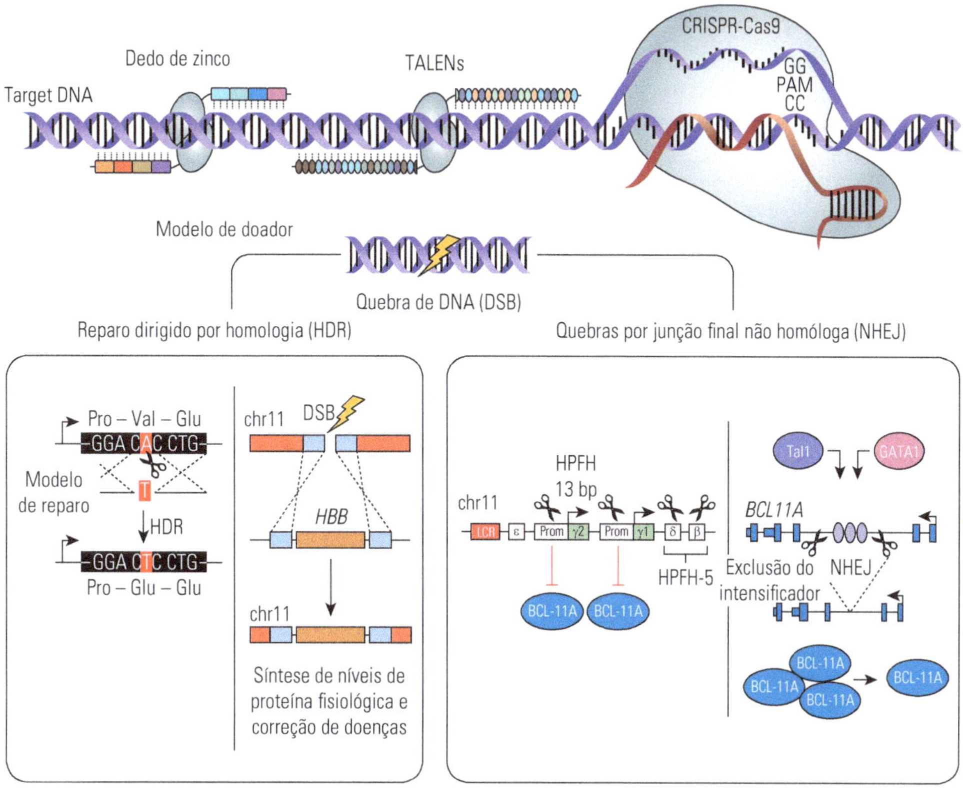

Figura 49.1. Técnicas de edição de genes para terapia gênica.

Fonte: Adaptada de Ferrari G, Thrasher AJ, Aiuti A, 2021.[19]

Para a edição gênica, além da indução da quebra da dupla fita do DNA, uma sequência que codifique um produto gênico funcionante é fornecida como molde para a recombinação homóloga. Neste processo, é excluído o segmento gênico que contém a variante patogênica e incorporada uma sequência funcional nesse lócus.

Tanto a adição gênica como a edição gênica são estratégias promissoras no tratamento de doenças em que ocorre a perda da função dos genes. Entretanto, diversas doenças humanas, incluindo diversos EII, são decorrentes de mutações que promovem ganho de função. Define-se como uma mutação de ganho de função aquela em que o produto gênico modificado adquire uma nova função molecular ou um padrão de expressão gênica diferente do alelo selvagem. Embora esses genes também possam ser editados para recuperar a sua função normal, outra possibilidade de tratamento para esse grupo de doenças seria o silenciamento gênico.

A CRISPR/Cas9 pode também ser utilizada para essa modalidade terapêutica. Uma vez induzida a quebra da dupla fita de DNA, e não havendo uma fita molde para a recombinação homóloga, é desencadeado um mecanismo diferente de correção de quebra do DNA, denominado "união de extremidade não homóloga", que envolve pequenas inserções e deleções de segmentos de dois a seis nucleotídeos (*indels*) que geralmente resultam em uma mutação *frameshift* (mudança de quadro) e em terminação da leitura, com consequente inativação gênica.[12]

Terapia gênica para os erros inatos da imunidade

Os primeiros estudos clínicos de TG com vetores retrovirais no contexto dos EII foram conduzidos nos anos de 1980 e interrompidos por efeitos colaterais graves. O acompanhamento dos pacientes com imunodeficiência combinada grave ligada ao cromossomo X (IDCG-X, do inglês SCID: *severe combined immunodeficiency*) ou síndrome de Wiskott-Aldrich (SWA) recrutados para TG apontou risco aumentado para desenvolvimento de leucemias agudas.[13,14] Também usando vetores retrovirais, a TG para doença granulomatosa crônica ligada ao cromossomo X (DGC-X), por deficiência de GP91PHOX, associou-se à síndrome mielodisplásica revelada no acompanhamento dos pacientes.[15] Curiosamente, o uso de vetores retrovirais para o tratamento da imunodeficiência combinada grave por deficiência de adenosina deaminase (IDCG-ADA) demonstrou-se segura, sem descrição de casos de malignidades secundárias, tornando-se o primeiro protocolo comercial de TG para um EII.[16]

O uso de um vetor retroviral modificado (retrovírus autoinativado), com deleção das regiões retrovirais regulatórias da expressão do transgene, aplicado para o tratamento da DGC-X, não induziu transformação maligna nos 5 anos de acompanhamento das nove crianças recrutadas para o estudo.[17] De modo análogo, a aplicação de vetores lentivirais para o tratamento da DGC-X não se associou ao desenvolvimento de desregulação clonal.[18]

Com esses novos vetores, ensaios clínicos estão em andamento para o tratamento de IDCG-ADA, IDCG-X, DGC-X e SWA, e estudos pré-clínicos em andamento para vários outros EII como a síndrome linfoproliferativa ligada ao X (SLP-X), a deficiência de perforina, a doença granulomatosa crônica autossômica recessiva (DGC-AR) e a imunodeficiência combinada grave associada à deficiência dos genes *RAG* (do inglês *recombination-activating genes*) (IDCG-RAG – imunodeficiência combinada grave por genes RAG).[3]

Em alguns EII, o defeito pode ser restrito ao compartimento de células T ou subconjuntos de linfócitos como nas células T reguladoras. Portanto, é possível que a manipulação genética de células T autólogas seja suficiente para controlar as manifestações clínicas da doença. Essa abordagem foi investigada em modelos pré-clínicos da síndrome da desregulação imunológica, poliendocrinopatia e enteropatia ligada ao cromossomo X (DIPE-X, do inglês IPEX: *immune dysregulation, polyendocrinopathy, enteropathy, X-linked*), da SLP-X (XLP, do inglês *X-linked lymphoproliferative disease*), da DP, da deficiência no Munc 13-4 e da deficiência do ligante CD40.

A TG com células T tem um perfil de segurança estabelecido com centenas de pacientes tratados até o momento para malignidades hematológicas em ensaios de imunoterapia, sem relatos de eventos transformacionais. Para as formas de linfo-histiocitose hemofagocítica (LHH), associadas à deficiência de perforina e ao defeito de Munc 13-4, a terapia com células T pode atuar como uma ponte para o transplante, permitindo a remissão da LHH enquanto se procura de um doador adequado para TCTH.[19]

No que concerne à edição gênica, algumas meganucleases projetadas já foram utilizadas na clivagem de dois genes humanos diferentes, *XPC* e *RAG1*.[20]

Novas oportunidades terapêuticas

À medida que se conhecem com mais detalhes a estrutura e a função dos genes e o modo como as variantes patogênicas interferem na sua função, novas possibilidades de resgate da função celular dos produtos gênicos alterados podem ser incorporadas aos possíveis arsenais terapêuticos, inclusive sem manipulação do DNA das células.

Neste contexto, a possibilidade de atuar no processamento (*exon skipping*) e na tradução (*readthrough*) da molécula do RNA mensageiro (mRNA) pode oferecer outras possibilidades terapêuticas para os EII.

É possível interferir no processamento do mRNA promovendo-se a remoção de um éxon que contém a variante patogênica e que corrompe a função da proteína codificada. O RNA inicialmente transcrito tem, em sua estrutura, a sequência dos íntrons e éxons que compõem o gene. No seu processo de maturação, ocorre a retirada dos íntrons, mantendo apenas a sequência dos éxons no mRNA maduro, em um processo conhecido como *splicing*.

A técnica conhecida por *exon skipping* é a utilização de um oligonucleotídeo antissense (OAS) que se ligará ao sítio de mutação no RNA pré-mensageiro, promovendo a retirada do éxon mutado ligado ao OAS da estrutura do mRNA. Na síntese proteica, será produzida uma proteína modificada e funcional.[21]

A terapia de *readthrough* baseia-se no uso de pequenas moléculas que permitem que os códons de terminação prematuros em quadros de leitura aberta de mRNA sejam mal interpretados pela maquinaria de tradução, permitindo, assim, a geração de proteínas potencialmente funcionais de comprimento total a partir de mRNA carregando mutações sem sentido.[4]

O avanço do conhecimento sobre a genética está possibilitando que os diferentes campos da saúde consigam atuar no diagnóstico e no tratamento de diferentes condições. Os EII contemplam um grupo de doenças que está se beneficiando em diferentes aspectos com o desenvolvimento da biologia molecular, o que pode modificar, em um futuro próximo, o manejo e o prognóstico dessas doenças.

Referências bibliográficas

1. Fischer A, Notarangelo LD, Neven B, Cavazzana M, Puck JM. Severe combined immunodeficiencies and related disorders. Nat Rev Dis Primers. 2015;1:15061. doi: 10.1038/nrdp.2015.61.
2. Kohn DB, Kuo CY. New frontiers in the therapy of primary immunodeficiency: from gene addition to gene editing. J Allergy Clin Immunol. 2017;139(3):726-32. doi: 10.1016/j.jaci.2017.01.007.
3. Booth C, Romano R, Roncarolo MG, Thrasher AJ. Gene therapy for primary immunodeficiency. Hum Mol Genet. 2019;28(R1):R15-R23. doi: 10.1093/hmg/ddz170.
4. Borgatti M, Altamura E, Salvatori F, D'Aversa E, Altamura N. Screening readthrough compounds to suppress nonsense mutations: possible application to beta-thalassemia. J Clin Med. 2020; 9(2):289. doi: 10.3390/jcm9020289.
5. Zhao Z, Anselmo AC, Mitragotri S. Viral vector-based gene therapies in the clinic. Bioeng Transl Med. 2022;7(1):e10258. doi: 10.1002/btm2.10258.
6. Finer M, Glorioso J. A brief account of viral vectors and their promise for gene therapy. Gene Ther. 2017;24(1):1-2. doi: 10.1038/gt.2016.71.
7. Perez E. Future of therapy for inborn errors of immunity. Clin Rev Allergy Immunol. 2022;63(1):1-15. doi: 10.1007/s12016-021-08916-8.
8. Gurumoorthy N, Nordin F, Tye GJ, Zaman WSWK, Ng MH. Non-integrating lentiviral vectors in clinical applications: a glance through. Biomedicines. 2022;10(1):107. doi: 10.3390/biomedicines10010107.
9. Wang D, Gao G. State-of-the-art human gene therapy: part II. Gene therapy strategies and clinical applications. Discov Med. 2014;18(98):151-61.
10. Ray U, Raghavan SC. Understanding the DNA double-strand break repair and its therapeutic implications. DNA Repair (Amst). 2021;106:103177. doi: 10.1016/j.dnarep.2021.103177.
11. Zhang ZY, Thrasher AJ, Zhang F. Gene therapy and genome editing for primary immunodeficiency diseases. Genes Dis. 2020;7(1):38-51. doi: 10.1016/j.gendis.2019.07.007.
12. Keeler AM, ElMallah MK, Flotte TR. Gene therapy 2017: progress and future directions. Clin Transl Sci. 2017;10(4):242-8. doi: 10.1111/cts.12466.

13. Howe SJ, Mansour MR, Schwarzwaelder K, Bartholomae C, Hubank M, Kempski H, et al. Insertional mutagenesis combined with acquired somatic mutations causes leukemogenesis following gene therapy of SCID-X1 patients. J Clin Invest. 2008;118(9):3143-50. doi: 10.1172/JCI35798.
14. Braun CJ, Boztug K, Paruzynski A, Witzel M, Schwarzer A, Rothe M, et al. Gene therapy for wiskott-aldrich syndrome-long-term efficacy and genotoxicity. Sci Transl Med. 2014;6(227):227ra33. doi: 10.1126/scitranslmed.3007280.
15. Stein S, Ott MG, Schultze-Strasser S, Jauch A, Burwinkel B, Kinner A, et al. Genomic instability and myelodysplasia with monosomy 7 consequent to EVI1 activation after gene therapy for chronic granulomatous disease. Nat Med. 2010;16(2):198-204. doi: 10.1038/nm.2088.
16. Kohn DB, Hershfield MS, Puck JM, Aiuti A, Blincoe A, Gaspar HB, et al. Consensus approach for the management of severe combined immune deficiency caused by adenosine deaminase deficiency. J Allergy Clin Immunol. 2019;143(3):852-63. doi: 10.1016/j.jaci.2018.08.024.
17. Hacein-Bey-Abina S, Pai SY, Gaspar HB, Armant M, Berry CC, Blanche S, et al. A modified gamma-retrovirus vector for X-linked severe combined immunodeficiency. N Engl J Med. 2014;371(15):1407-17. doi: 10.1056/NEJMoa1404588.
18. Kohn DB, Booth C, Kang EM, Pai SY, Shaw KL, Santilli G, et al. Lentiviral gene therapy for X-linked chronic granulomatous disease. Nat Med. 2020;26(2):200-6. doi: 10.1038/s41591-019-0735-5.
19. Ferrari G, Thrasher AJ, Aiuti A. Gene therapy using haematopoietic stem and progenitor cells. Nat Rev Genet. 2021;22(4):216-34. doi: 10.1038/s41576-020-00298-5.
20. Arnould S, Perez C, Cabaniols JP, Smith J, Gouble A, Grizot S, et al. Engineered I-CreI derivatives cleaving sequences from the human XPC gene can induce highly efficient gene correction in mammalian cells. J Mol Biol. 2007;371(1):49-65. doi: 10.1016/j.jmb.2007.04.079.
21. Yokota T, Duddy W, Echigoya Y, Kolski H. Exon skipping for nonsense mutations in Duchenne muscular dystrophy: too many mutations, too few patients? Expert Opin Biol Ther. 2012;12(9):1141-52. doi: 10.1517/14712598.2012.693469.

Parte 6

Manejo Além dos Medicamentos

50

Manejo Inicial do Paciente com Erros Inatos da Imunidade

Lillian Sanchez Lacerda Moraes | Maria Isabel Valdomir Nadaf | Olga Akiko Takano

Introdução

Considerando que os erros inatos da imunidade (EII) são um grupo crescente de mais de 480 doenças que afetam de modo diversificado o desenvolvimento e/ou a função do sistema imunológico, é tarefa difícil abarcar em um capítulo detalhes do manejo de cada uma das doenças. As estratégias para o manejo devem considerar que a maioria dos pacientes com EII apresenta infecções recorrentes ou crônicas e alguns podem apresentar retardo de crescimento, atopia grave, autoinflamação, autoimunidade e/ou malignidades.[1] Desse modo, o manejo adequado inclui a triagem personalizada para fatores de risco conhecidos, farmacoterapia direcionada com uso de agentes-alvo e consideração de terapias curativas, como transplante de células-tronco hematopoiéticas ou terapia gênica.[2]

Os pacientes suspeitos de EII precisam ser encaminhados para avaliação por um imunologista clínico e necessitam de abordagem por equipe multiprofissional incluindo hematologista, reumatologista, pneumologista, fisioterapeuta, dentista e nutricionista, entre outros.[3] Não há, no entanto, diretrizes baseadas em evidências para atendimento clínico padronizado para pacientes com EII.

A suspeição de imunodeficiência combinada grave (SCID) é uma condição de emergência pediátrica, que requer uma estratégia de gerenciamento do tempo entre o diagnóstico e o tratamento definitivo.[3] Por conta disso, ela é utilizada aqui como protótipo para descrever o manejo inicial, principalmente nesse momento em que a ampliação da triagem neonatal foi aprovada em nosso país, contemplando a contagem de TREC. Em países onde a triagem neonatal não está universalmente disponível, o diagnóstico tardio é a regra, com graves consequências para os pacientes e suas famílias.

Um consenso latino-americano foi elaborado para o tratamento de suporte de pacientes com SCID,[3] padronizando os cuidados clínicos de suporte nesses pacientes, desde o diagnóstico até o tratamento definitivo, reduzindo a carga da doença e, por fim, melhorando o prognóstico. O tratamento de suporte fornecido durante o período de espera pelo tratamento curativo é fundamental para atingir condições ideais pré-transplante e melhorar a sobrevida. As medidas devem ser implementadas a partir do momento em que o diagnóstico de SCID é considerado. O transplante de células-tronco hematopoiéticas (TCTH) e a terapia gênica são os únicos tratamentos curativos disponíveis, e os fatores prognósticos mais conhecidos para o sucesso são a idade no diagnóstico, a idade no TCTH e as comorbidades que se desenvolvem entre o diagnóstico e o TCTH.[3]

É desafiador para a maioria das famílias, diante de uma criança aparentemente saudável, receber orientações decorrentes da suspeita de uma deficiência grave do sistema imune. No entanto, as orientações antecipadas e a educação para a prevenção de infecções são essenciais. Algumas recomendações são rotineiras e fundamentais, como higiene correta das mãos, exposição limitada a visitantes e afastamento de qualquer pessoa doente. Os bebês podem permanecer em casa até o TCTH, desde que a situação social seja adequada.[4]

As medidas de suporte para pacientes com SCID são classificadas em 10 domínios temáticos principais (Figura 50.1).[3]

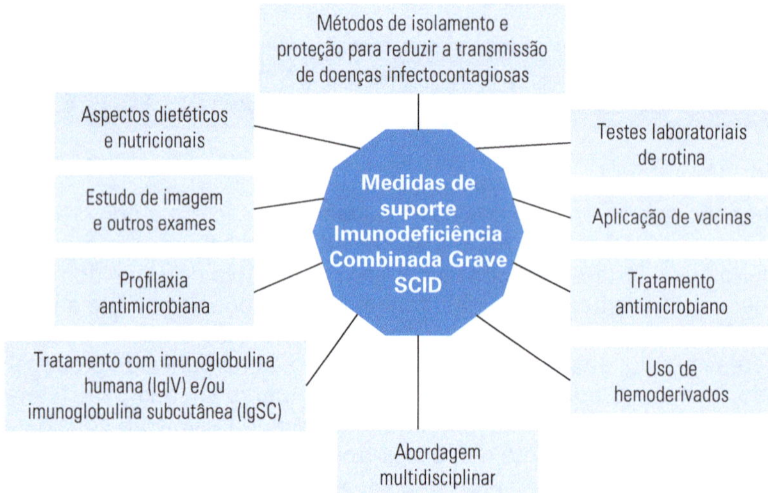

Figura 50.1. Classificação de medidas de suporte para pacientes com imunodeficiência grave (SCID) em 10 domínios temáticos com base nas principais características clínicas.

Fonte: Adaptada de Ogando JCB, Gaytán AP, Becerra JCA *et al.*, 2019.

A seguir, apresentamos um resumo das principais medidas de cuidado para pacientes com SCID que podem ser aplicadas para outros EII, dependendo da gravidade clínica:[2-5]

1) **Métodos de isolamento e proteção para reduzir a transmissão de doenças infectocontagiosas**
   - Em qualquer forma grave de EII, suspeita ou confirmada, medidas de isolamento devem ser implementadas para evitar que o paciente contraia infecções potencialmente fatais. Isso é particularmente importante para pacientes que podem ser candidatos ao TCTH para melhora da sobrevida pós-transplante. Pacientes com formas graves de EII, como SCID, enquanto aguardam o TCTH, podem permanecer em casa se o ambiente domiciliar for apropriado; caso contrário, devem permanecer hospitalizados em isolamento. O clínico deve pesar os riscos e benefícios do ambiente hospitalar *versus* o ambiente domiciliar, considerando a situação social da família e a facilidade de acesso ao hospital, caso haja intercorrências. Se a criança for mantida em casa, os cuidadores devem receber treinamento sobre práticas seguras de isolamento. As crianças não devem ser levadas em passeios públicos. As hospitalizações/visitas clínicas devem ser planejadas para evitar que o paciente fique sentado em salas de espera junto a outros pacientes.

- Antes do TCTH, serão necessárias várias análises e investigações médicas. Se o centro terciário mais próximo não oferecer TCTH para SCID, o paciente deve ser encaminhado precocemente, planejando a transferência para a data disponível no centro transplantador.
- Se uma criança com SCID precisar de internação hospitalar, deve permanecer em quarto com leito único e seguir as diretrizes de isolamento reverso, idealmente em sala com pressão positiva e filtração de partículas de ar de alta eficiência (HEPA), quando disponíveis.
- Os membros da equipe de saúde, incluindo a equipe de limpeza, que entram no ambiente em que está a criança devem estar saudáveis e não apresentar herpes cutâneo ativo.
- Os exames devem ser realizados dentro do isolamento sempre que possível.
- A crianças com SCID podem permanecer fora do hospital se não precisarem de cuidados intensivos, desde que o ambiente doméstico seja considerado adequado pela equipe médica responsável.
- Devem ser tomadas medidas para limitar o contato com membros da família; por exemplo, irmãos com infecções ativas, como infecção do trato respiratório superior ou herpes cutâneo ativo. Evitar locais públicos, creches e limitar o contato com crianças pequenas.
- Pacientes, cuidadores e membros da família devem ser orientados sobre as formas de diminuir a transmissão de infecções. O grau de precaução depende da gravidade do EII suspeito ou diagnosticado. Uma correta lavagem das mãos é medida fundamental. Cuidadores e pais do paciente com formas moderadas a graves de EII que trabalham, utilizam transporte público etc. são incentivados a trocar de roupa e a lavar as mãos antes de interagir com o paciente quando retornaram para casa. O número de convidados/visitantes da casa deve ser limitado e aqueles que têm permissão para visitar devem estar saudáveis e ter imunizações em dia.
- Os conviventes dos pacientes com EII devem receber vacinas especiais e receber preferencialmente vacinas inativadas.
- Como os pacientes com EII podem ter respostas insatisfatórias às vacinas, os pacientes e suas famílias devem tomar precauções adicionais em viagens. Em certos locais, será necessário beber ou usar na lavagem dos alimentos apenas água mineral e evitar comer alimentos mal cozidos. Profilaxia medicamentosa pode ser indicada e é fundamental que todos os viajantes imunocomprometidos tenham um plano de tratamento de emergência.
- As mães que amamentam ou desejam amamentar devem ter o estado sorológico para o citomegalovírus (CMV) verificado. O exame do CMV no pré-natal, geralmente realizado no 1° trimestre, é inadequado para a tomada de decisão em virtude do risco de soroconversão no final da gravidez.
- O paciente com suspeita de SCID deve ser testado para CMV com urgência, por reação em cadeia da polimerase em tempo real (RT-PCR).
- Se a mãe estiver amamentando, o aleitamento materno deve ser interrompido até que os resultados da mãe e do paciente estejam disponíveis. A mãe pode continuar a extrair leite, para que possa retomar a amamentação, caso esta seja liberada posteriormente.
- Independentemente do resultado do RT-PCR para CMV do paciente, se a mãe não demonstrar exposição anterior (IgG e IgM são negativos e PCR para CMV negativo), a amamentação pode ser reiniciada.

- Se a mãe for CMV-positiva (IgM e/ou IgG) e o paciente apresentar RT-PCR para CMV negativo, a amamentação não deve ser reiniciada.
- Se a mãe for CMV-positiva (IgM e/ou IgG) e o bebê apresentar RT-PCR para CMV positivo, a amamentação deve ser incentivada/reiniciada.
- As famílias devem ser avisadas que o CMV também pode ser transmitido pela saliva e outras secreções, portanto elas devem tomar cuidado para evitar a transmissão acidental (p. ex., chupetas).

2) Aspectos dietéticos e nutricionais
- Monitorar a altura, o peso e o perímetro cefálico regularmente. Recém-nascidos (RN) com SCID podem apresentar atraso de crescimento e diarreia. Um bom estado nutricional é vital antes do TCTH. Esse controle é fundamental para pacientes com qualquer EII.
- Em caso de suspensão da amamentação, a alimentação deve ser fornecida com fórmula adequada e preparada em condições estéreis.
- Um plano nutricional intensivo deve ser estabelecido considerando-se nutrição parenteral total ou mista ou nutrição por sonda orogástrica/nasogástrica, quando indicada, nos diversos EII. A fórmula ideal a ser administrada inicialmente pode ser a aquela apropriada para a idade e, em casos específicos, será selecionada alguma fórmula especializada.
- Deve-se evitar armazenar alimentos nos quartos dos pacientes.
- Alimentos crus ou mal lavados devem ser evitados.
- Em caso de doenças com plaquetopenia, alimentos mais consistentes devem ser ingeridos com cuidado.

3) Testes laboratoriais de rotina
- Exames laboratoriais que devem ser solicitados para todos os pacientes com suspeita de SCID são os seguintes: subpopulações de linfócitos; imunoglobulinas; carga viral para CMV e vírus do Epstein-Barr (EBV); e outros exames mais específicos abordados na Parte 4 deste livro: Avaliação do Sistema Imune (Capítulos 37 – Avaliação Laboratorial da Imunidade Inata, 38 – Avaliação Laboratorial da Imunidade Adaptativa, 39 – Triagem Neonatal para Erros Inatos da Imunidade, e 40 – Exames Genéticos).
- Após o diagnóstico inicial, testes imunológicos não precisam ser monitorados regularmente, a menos que haja uma mudança no quadro clínico.
- A tipagem urgente do antígeno leucocitário humano (HLA) para o paciente, pais e irmãos deve ser realizada o mais cedo possível, assim que firmado o diagnóstico de SCID.
- Limitar a coleta de exames pode ser importante em muitos casos para prevenir a anemia iatrogênica.
- Dependendo do tipo de EII, os exames de rotina variam muito, por exemplo, doenças com desregulação imune e endocrinopatias demandam acompanhamento regular de dosagem de hormônios e glicemia. Pacientes em uso de imunoglobulina humana demandam controle periódico de níveis de IgG, assim como função hepática e renal.

4) Estudos de imagem e outros exames
- Exames de imagem como radiografia de tórax e tomografia computadorizada de tórax são importantes em muitos casos.
- Exames radiológicos devem ser evitados em pacientes com diagnóstico de EII que envolvem radiossensibilidade, como a ataxia telangiectasia.

- Triagens auditiva e visual devem ser realizadas.
- Aspirado de medula óssea deve ser realizado em pacientes com suspeita de disgenesia reticular ou outros defeitos que envolvam alterações em medula óssea.
- O sequenciamento genético dos pais deve ser oferecido a famílias de crianças com diagnóstico de EII para confirmar a fase variante (cis/trans) e auxiliar na interpretação da patogenicidade. Todas as famílias testadas devem receber aconselhamento genético, apresentando-se a elas os resultados dos testes e as possíveis implicações clínicas e de hereditariedade.
- Outros exames complementares (ver Capítulos 37 a 40).

5) Aplicação de vacinas

- É fundamental esclarecer pacientes e familiares sobre os benefícios e riscos da vacinação. Os pacientes com EII podem se beneficiar significativamente da imunidade de rebanho e, portanto, a vacinação de todos os conviventes é altamente encorajada. Vacinas vivas são contraindicadas (BCG, sarampo, caxumba, rubéola, rotavírus, varicela) em pacientes com formas moderadas a graves de EII, mas recomenda-se que membros saudáveis da família e contatos próximos sejam vacinados para fornecer proteção secundária. A imunização de pacientes com EII e conviventes é abordada no Capítulo 43 – Vacinação.

6) Profilaxia antimicrobiana

- O uso profilático de antimicrobianos visa reduzir a frequência e gravidade das infecções causadas por bactérias, vírus e fungos, na dependência do defeito imunológico do paciente. Pacientes com SCID devem receber esquemas de quimioprofilaxia com múltiplos medicamentos (ver Capítulo 42 – Quimioprofilaxia). Pacientes com doença granulomatosa crônica devem receber sulfametoxazol + trimetoprima e itraconazol regularmente. Nas deficiências de complemento, a profilaxia com amoxicilina pode ser prescrita.

7) Tratamento antimicrobiano

- Diante da suspeita de um processo infeccioso, o tratamento antimicrobiano empírico de amplo espectro, muitas vezes abrangendo bactérias Gram-positivas e gram-negativas, micobactérias, fungos e vírus, deve ser iniciado precocemente. Em muitas ocasiões, a identificação do agente por culturas e exames diretos não é possível. O tipo de agente infeccioso provável varia de acordo com a localização da infecção e o tipo de defeito imunológico.

8) Tratamento com imunoglobulina humana (IVIg) e/ou imunoglobulina subcutânea (SCIg)

- A reposição de imunoglobulina humana deve ser iniciada imediatamente em todos os pacientes com SCID e em pacientes com comprometimento relevante da produção de anticorpos (ver Capítulo 41 – Terapia de Reposição de Imunoglobulina Policlonal).

9) Uso de hemoderivados

- Pacientes com suspeita ou diagnóstico de imunodeficiência de células T não devem receber sangue ou componentes do sangue que possam conter linfócitos viáveis em virtude do risco da doença enxerto contra o hospedeiro. Quaisquer hemoderivados celulares administrados a esses pacientes devem ser irradiados, filtrados e negativos para CMV.

10) Abordagem multidisciplinar

- A manutenção da saúde em pacientes com EII inclui cuidados dentários, audiológicos e oftalmológicos, apoio psicossocial e familiar e investigação de complicações, distúrbios inflamatórios e medicações.

10a) Atendimento odontológico

- Certas formas de EII trazem riscos de doenças dentárias, incluindo cáries, periodontite e perda dentária. A função dos granulócitos é particularmente essencial para a saúde bucal; consequentemente, defeitos funcionais nos neutrófilos, bem como nas células T CD4 e Th17, colocam os pacientes em risco elevado de doença dentária. Visitas odontológicas de rotina pelo menos duas vezes por ano são essenciais para pacientes com EII. A profilaxia antibiótica geralmente não é necessária para o tratamento odontológico de rotina dos pacientes com EII.
- Os dentes, gengivas e língua devem ser escovados após cada refeição. Uso de goma de mascar sem açúcar pode ser benéfico. O fio dental também deve ser utilizado, pelo menos uma vez por dia. Escovas de dente elétricas são recomendadas. Bebidas açucaradas devem ser evitadas. Deve-se usar creme dental fluoretado e, para pacientes susceptíveis a cáries, deve-se considerar a prescrição de creme dental fluoretado em altas doses. Radiografias dentárias de rotina devem ser evitadas em pacientes com formas de EII associadas à radiossensibilidade, incluindo ataxia telangiectasia, deficiência de Artemis e distúrbios relacionados.

10b) Cuidado audiológico

- Todos os pacientes com EII devem passar por triagem audiológica basal e fazer testes mais sofisticados na dependência de seu diagnóstico, exposições e sintomas. A perda auditiva é um risco potencial para muitos pacientes com EII consequente a infecções ou por toxicidade de medicamentos. O citomegalovírus é um risco em pacientes com imunodeficiência celular e uma das principais causas de perda auditiva. A deficiência de adenosina desaminase foi associada a um risco elevado de perda auditiva neurossensorial após transplante de medula óssea. Os distúrbios autoinflamatórios como a síndrome de Muckle-Wells e o distúrbio inflamatório multissistêmico de início neonatal (NOMID) apresentam elevado risco de perda auditiva, que pode ser parcialmente reversível com terapia apropriada. Um estudo revelou que 38% de um grupo de crianças com agamaglobulinemia autossômica recessiva ou ligada ao X ou imunodeficiência comum variável tinham perda auditiva.[6]

10c) Avaliação oftalmológica

- Todos os pacientes com EII devem ser submetidos a exames oftalmológicos basais, com testes adicionais dependendo de sua doença, exposições e sintomas. As infecções com herpesvírus (citomegalovírus, herpesvírus simples 1 e 2, e vírus varicela-zóster) podem causar retinite e/ou uveíte. A toxoplasmose pode causar coriorretinite. A coriorretinite bacteriana ou fúngica também pode ocorrer no contexto de infecções disseminadas.
- Manifestações infecciosas e não infecciosas (autoimunes, principalmente) podem requerer uso de medicamentos que apresentem efeitos adversos visuais e o monitoramento oftalmológico é fundamental nestas situações.

10d) Apoio familiar e psicossocial

- A integração social de indivíduos com EII é desejada, mas muitas vezes é um desafio em razão de doenças frequentes, hospitalização e consequente isolamento, além da preocupação com a possibilidade de infecções.
- Problemas cognitivos, neurológicos e de desenvolvimento neuropsicomotor podem estar associados a alguns EII, como a deficiência de adenosina

desaminase, síndrome de DiGeorge, síndrome de Chédiak-Higashi, ataxia telangiectasia, síndrome de Nijmegen e muitas outras doenças.

- São úteis e especialmente necessários em alguns casos: grupos de apoio aos pacientes; associações de pacientes; assistência social; psicoterapia; fisioterapia; e terapia ocupacional. Os pacientes e seus familiares devem ser encaminhados precocemente a estes serviços
- O custo do tratamento, incluindo transporte para as unidades de saúde e medicamentos, pode ser muito elevado e impraticável para muitas famílias. Atendimento por assistentes sociais auxilia na obtenção de auxílios previstos em lei.

Considerações finais

O manejo inicial do paciente com suspeita ou diagnóstico de um EII deve buscar principalmente a prevenção de infecções decorrente do contato com outras pessoas, como pais, cuidadores, familiares e até mesmo os membros da equipe que cuidarão do paciente. A imunização dos conviventes é particularmente importante.

O prognóstico e a sobrevida dos pacientes com EII após o TCTH são melhores quando este é realizado em idade precoce e sem comorbidades ou infecções ativas no momento do procedimento.

As medidas de suporte são fundamentais para melhorar a qualidade de vida e a sobrevida de pacientes com EII, principalmente para aquelas doenças que ainda não dispõem de um tratamento curativo definitivo.

Referências bibliográficas

1. Tangye SG, Al-Herz W, Bousfiha A, Chatila T, Cunningham-Rundles C, Etzioni A, et al. Human inborn errors of immunity: 2019 update on the classification from the international union of immunological societies expert committee. J Clin Immunol. 2020;40(1):24-64. doi: 10.1007/s10875-019-00737-x.
2. Demir DD, Asnaashari K, Rezaei N, Özen A. management of inborn errors of immunity in the genomic era. Turk Arch Pediatr. 2022;57(2):132-45. doi: 10.5152/TurkArchPediatr.2022.22033.
3. Ogando JCB, Gaytán AP, Becerra JCA, Cardona AA, Bezrodnik L, Borzutzky A, et al. Latin American Consensus on the Supportive Management of Patients with Severe Combined Immunodeficiency. J Allergy Clin Immunol. 2019;144(4):897-905. doi: 10.1016/j.jaci.2019.08.002.
4. Thakar MS, Hintermeyer MK, Gries MG, Routes JM, Verbsky JW. A practical approach to newborn screening for severe combined immunodeficiency using the T cell receptor excision circle assay. Front Immunol. 2017;8:1470. doi: 10.3389/fimmu.2017.01470.
5. Australasian Society of Clinical Immunology and Allergy/Transplantation and Primary Immunodeficiency, Australian & New Zealand Children Haematology/Oncology Group. ASCIA-TAPID Consensus Guideline – diagnosis, management and transplantation of SCID in Australia and New Zealand; 2019. [2023 Mai. 30]. Disponível em: https://www.allergy.org.au/hp/papers/ascia-guidelines-scid-tapid.
6. Berlucchi M, Soresina A, Redaelli De Zinis LO, et al. Sensorineural hearing loss in primary antibody deficiency disorders. J Pediatr. 2008;153(2):293-6. doi: 10.1016/j.jpeds.2008.03.008.

Aconselhamento Genético

Rachel Sayuri Honjo Kawahira | Diogo Cordeiro de Queiroz Soares

Introdução

Na prática da Imunologia Clínica, o profissional especialista se deparará com várias doenças genéticas monogênicas, como aquelas incluídas nos erros inatos da imunidade.

Além da investigação diagnóstica, que muitas vezes depende da suspeita clínica, com posteriores solicitação e interpretação de testes genéticos, o imunologista deve ter conhecimentos básicos sobre aconselhamento genético. Em situações mais complexas ou quando o profissional necessitar de auxílio para avançar na investigação ou para interpretar um exame de maneira a decidir a conduta mais apropriada, a interação com um médico geneticista e, até mesmo, o encaminhamento do paciente podem ser necessários.

A Sociedade Americana de Conselheiros Genéticos (NSGC, do inglês *National Society of Genetic Counselors*) define o aconselhamento genético como "o processo de ajudar as pessoas a compreenderem e se adaptarem às implicações médicas, psicológicas e familiares das contribuições genéticas à doença".[1] Por esse motivo, o aconselhamento genético inicia-se com o diagnóstico de uma doença com determinação genética e inclui a interpretação de dados médicos e familiares para se determinar o risco de ocorrência ou de recorrência de determinada condição em membros de uma família. Com o correto diagnóstico, é possível orientar o paciente e sua família sobre opções de testagem, manejo, padrão de herança, prevenção de complicações, recursos terapêuticos e pesquisas acerca da doença. O aconselhamento genético deve auxiliar o paciente a tomar decisões informadas e ajudá-lo na adaptação ao risco ou condição.[1]

É importante ressaltar que dois aspectos que forma as bases atuais do aconselhamento genético são a não diretividade e o respeito à autonomia do paciente e/ou do casal. As características de cada família devem ser respeitadas, por exemplo, em relação a crenças/valores religiosos e grau de instrução. A comunicação é um dos pilares dessa prática, que exige adaptação ao nível de entendimento da família, treinamento técnico, vínculo com o consulente, respeito, ética e, acima de tudo, empatia.[2,3]

Heredograma

Uma das ferramentas essenciais, para não dizer imprescindível, para o aconselhamento genético é o heredograma (em inglês, *pedigree*). Idealmente, deve ser realizado junto a ambos os genitores, no caso de pacientes pediátricos, ou junto a parentes que conheçam a maior parte da família, uma vez que se recomenda o mapeamento de pelo menos três gerações.

O heredograma pode ser desenhado manualmente, com ou sem auxílio de réguas, ou por meio de *websites* ou programas específicos destinados a esse fim. Nessa última modalidade, há a vantagem de integração com dados de laboratório e de pesquisa, por exemplo.

A Figura 51.1 mostra um heredograma no qual são utilizados símbolos padronizados internacionalmente, o que permite a leitura por vários usuários. A Figura 51.2 demonstra os principais símbolos utilizados de acordo com as últimas diretrizes internacionais.[4] O paciente é indicado por uma seta, sendo denominado "caso índice" ou "probando". Entretanto, em algumas situações, a pessoa que vem à sessão de aconselhamento genético não é afetada por nenhuma condição, mas tem um parente afetado, quando, então, é denominada "consulente" (p. ex., na situação, não tão incomum na prática clínica, de uma pessoa com antecedente de um irmão ou tio com doença genética desejando saber o risco de manifestar a doença ou risco de ocorrência em sua própria prole).[4]

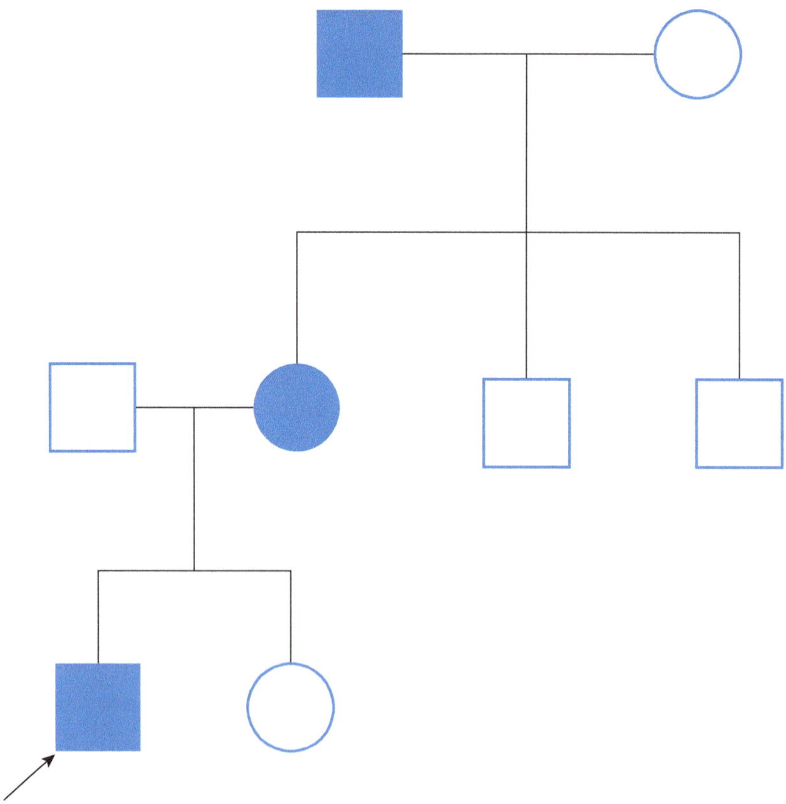

Figura 51.1. Exemplo de heredograma de três gerações mostrando que, além do probando, sua mãe e seu avô materno são afetados.

Fonte: Desenvolvida pela autoria.

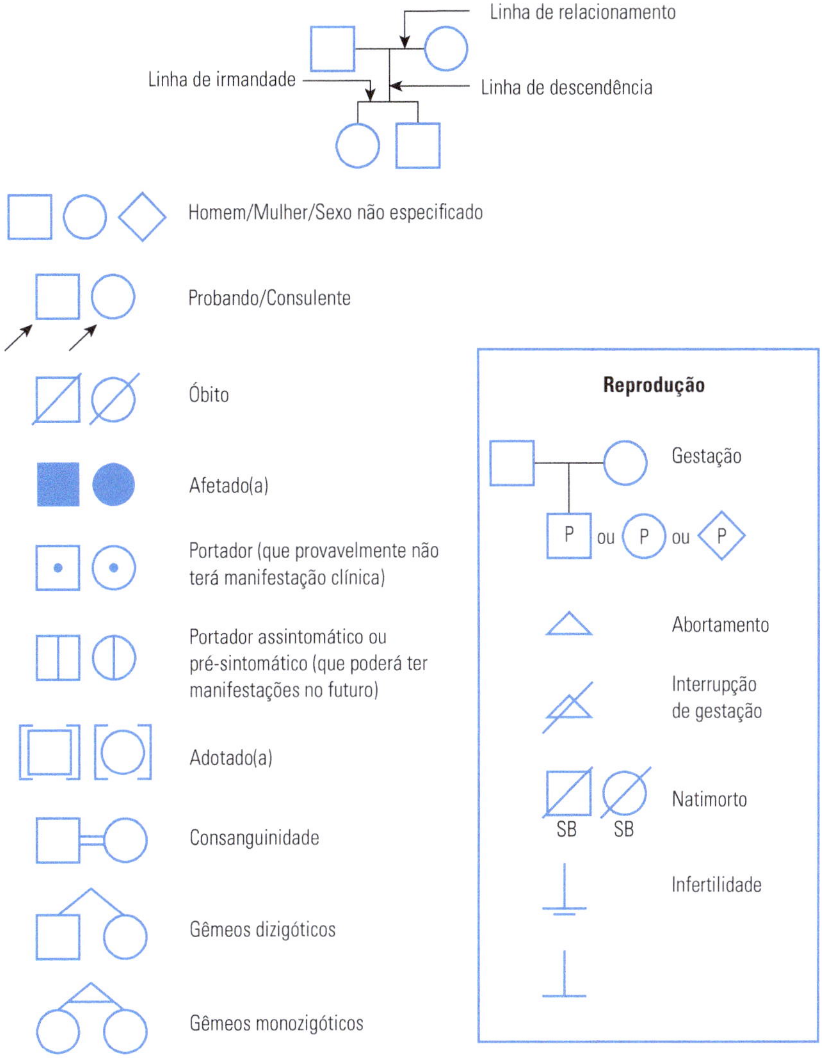

Figura 51.2. Principais símbolos utilizados na construção do heredograma.
Fonte: Adaptada de PDQ Cancer Genetics Editorial Board, 2002.

Padrões de herança

As doenças genéticas monogênicas apresentam determinados padrões de herança que podem ser simplificadamente divididos entre clássicos e não clássicos.[3]

Entre os de herança clássicos (Quadro 51.1), encontram-se os padrões autossômico dominante (AD), autossômico recessivo (AR), ligado ao X (XL) – que, por sua vez, pode ser dominante ou recessivo. Os padrões de herança não clássicos incluem a herança mitocondrial, dissomia uniparental, *imprinting* genômico e doenças de expansão. Há ainda situações nas quais o mosaicismo pode produzir nuances desafiadoras ao aconselhamento genético.[3]

Quadro 51.1. Principais características dos padrões de herança clássicos.

Padrões de herança	Características
Autossômico dominante	Homens e mulheres afetados em iguais proporções Indivíduos afetados em múltiplas gerações Transmissão por indivíduos de ambos os sexos
Autossômico recessivo	Homens e mulheres afetados em iguais proporções Indivíduos afetados geralmente em uma única geração Genitores podem ter parentesco (consanguíneos)
Ligado ao X dominante	Homens e mulheres afetados, mas em geral com excesso de mulheres Mulheres afetadas menos gravemente que os homens Homens afetados podem transmitir a doença para suas filhas, mas não para seus filhos
Ligado ao X recessivo	Geralmente somente homens afetados Transmitido por mulheres na maioria das vezes não afetadas Homens não transmitem a doença para seus filhos homens
Ligado ao Y	Apenas homens afetados Homens afetados transmitem para seus filhos homens

Fonte: Adaptado de Turnpenny PD, Sian E, 2017.

Deve-se lembrar que alterações imunológicas podem estar associadas a várias características sindrômicas em um distúrbio cromossômico. Dessa forma, o risco de recorrência na família dependerá da existência de rearranjos balanceados em um dos genitores e/ou alterações de número de cópias semelhantes, mas com penetrância incompleta, fenômeno explicado mais adiante no texto.

Outra situação que pode ser encontrada pelo imunologista é a dúvida sobre a possibilidade de recorrência de doenças multifatoriais, a exemplo das doenças autoimunes ou das alergias. Muito tem se pesquisado nessa área e novos conhecimentos, como escore de risco poligênico, poderão modificar de maneira contundente a forma de se estimarem riscos e testagens genéticas mais específicas para este grupo de doenças. Enquanto ainda aguardamos esses avanços, os riscos de recorrência para doenças multifatoriais são empíricos, com base em dados de estudos populacionais.

Expressividade/penetrância

"Expressividade" e "penetrância" são dois conceitos fundamentais quando se estudam as doenças genéticas. Esses conceitos devem estar claros para o profissional que realiza o aconselhamento genético para que possa transmiti-los para a família de forma apropriada.

As características clínicas de algumas doenças genéticas autossômicas dominantes podem variar de modo significativo entre um paciente e outro, muitas vezes dentro de uma mesma família. Quando isso ocorre, dizemos que a doença apresenta "expressividade variável".[3]

Quando um indivíduo é assintomático e não apresenta nenhuma característica clínica da doença, apesar de ter comprovadamente uma variante patogênica no gene relacionado, estamos frente a uma doença com "penetrância incompleta" ou "penetrância reduzida".[3] Deve-se sempre ter cautela, pois o conhecimento de que uma doença apresenta essa característica se traduz na quase obrigatoriedade de se realizarem exames moleculares para se determinar o *status* de um genitor como afetado ou não, exceto nas situações em que ele é obrigatoriamente portador de uma variante, após análise do heredograma (Figura 51.3).

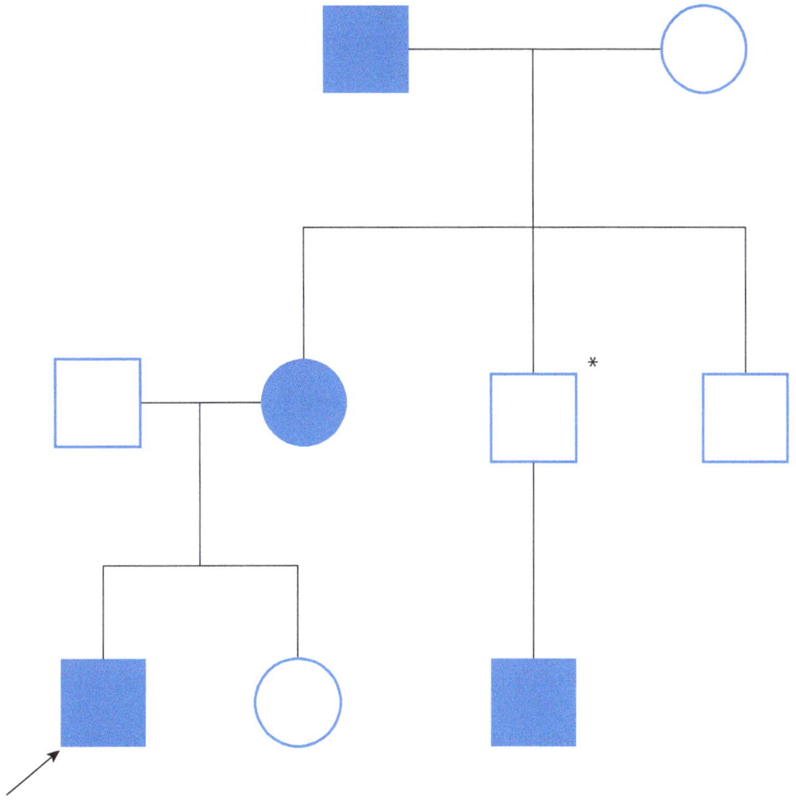

Figura 51.3. Exemplo de heredograma de uma doença de herança autossômica dominante demonstrando penetrância incompleta – o tio materno do probando, sinalizado por um asterisco, deve apresentar obrigatoriamente a variante responsável pela doença, pois seu pai e filho são afetados.

Fonte: Desenvolvida pela autoria.

Testes genéticos em menores de idade

Em 2015, a Sociedade Americana de Genética Humana (ASHG, do inglês *American Society of Human Genetics*) atualizou as diretrizes para testagem genética em menores.[6] Não há dúvidas em relação a testes genéticos utilizados de forma assertiva na investigação diagnóstica de crianças sintomáticas. Entretanto, há a recomendação de se adiar a testagem de indivíduos assintomáticos se o resultado do exame não muda o manejo clínico nem indica estratégias de prevenção.[5] Um exemplo de mudança de conduta são os casos de síndromes de predisposição hereditária ao câncer, nas quais há chance de ocorrência de câncer mesmo na infância e, por esse motivo, crianças assintomáticas são testadas. Quando a finalidade do teste genético o conhecimento do *status* de "portador" (em inglês *carrier*) e terá utilidade para o aconselhamento genético reprodutivo do indivíduo no futuro, recomenda-se adiar a realização desse teste para que, na idade adulta, o próprio indivíduo decida se e quando será testado, respeitando-se sua autonomia.[5]

No caso de exames de triagem neonatal, como há benefício em se diagnosticarem precocemente doenças tratáveis para pronto início de medidas terapêuticas e prevenção de complicações, os testes genéticos podem ser realizados. No entanto, deve-se ter cautela para não se utilizar um teste de triagem para se excluir uma suspeita diagnóstica posteriormente, uma vez que os relatos de variantes encontradas em testes de *screening* e de diagnóstico são diferentes.

Aconselhamento pré e pós-teste

É prática comum, na Genética Médica, a realização de aconselhamento genético antes e após a realização de testes genéticos.[7]

O aconselhamento pré-teste deve abordar a indicação, limitações, acessibilidade, tempo para resultado, tipos de resultados, implicações para outros membros da família, achados secundários, taxa diagnóstica e possibilidade de ser inconclusivo ou exigir complementação com outros exames ou testes de outros membros da família.[7] Frente a essa complexidade, os laboratórios, muitas vezes, exigem que o paciente (ou seu responsável) assine um termo de consentimento informando, inclusive, os dados de contato do médico solicitante. Alguns laboratórios optam pela prática de enviar o resultado apenas ao médico solicitante, uma vez que o laudo de um exame genético pode ser complexo, conter muitas informações técnicas e causar ansiedade caso não corretamente interpretado.

Pelos motivos expostos, é necessária a realização do aconselhamento pós-peste, na qual o profissional habilitado pode ter a chance de explicar à família os achados do laudo, a história natural, risco de ocorrência/recorrência da condição, estratégias de manejo e prevenção e indicação de outros membros da família que poderiam se beneficiar de aconselhamento genético.[7]

As alterações encontradas em vários dos exames genéticos são atualmente classificadas em cinco tipos,[8] de acordo com o grau de evidência de benignidade ou patogenicidade (Quadro 51.2) e, não raro, pode haver discordância entre laboratórios ou analistas nessa classificação. As variantes de significado incerto (VUS, do inglês *variants of uncertain significance*) trazem à lembrança que a Medicina não se constitui em uma ciência exata e que a Genética é um campo com um amplo potencial de crescimento do conhecimento nos próximos anos, com a expectativa de diminuirmos o "incerto" e aumentarmos os conhecimentos necessários para a ampla adesão à Medicina de precisão.

Quadro 51.2. Classificação das variantes segundo o American College of Medical Genetics and Genomics.[8]

Benigna
Provavelmente benigna
Variante de significado incerto (VUS)
Provavelmente patogênica
Patogênica

Fonte: Adaptado de Richards S, Aziz N, Bale S, *et al.*, 2015.

Referências bibliográficas

1. National Society of Genetic Counselors' Definition Task Force, Resta R, Biesecker BB, Bennett RL, Blum S, Hahn SE, et al. A new definition of genetic counseling: National Society of Genetic Counselors' Task Force report. J Genet Couns. 2006;15(2):77-83. doi: 10.1007/s10897-005-9014-3.
2. Pina-Neto JM. Aconselhamento genético. J Pediatria. 2008;84(4 suppl):S20-S26. doi.org/10.1590/S0021-75572008000500004.
3. Turnpenny PD, Sian E. Emery's elements of medical genetics. 15. ed. New York: Elsevier, 2017; 416 p.
4. Bennett RL, French KS, Resta RG, Doyle DL. Standardized human pedigree nomenclature: update and assessment of the recommendations of the National Society of Genetic Counselors. J Genet Couns. 2008;17(5):424-33. doi: 10.1007/s10897-008-9169-9.
5. PDQ Cancer Genetics Editorial Board. Cancer Genetics Risk Assessment and Counseling (PDQ®): Health Professional Version. In: PDQ Cancer Information Summaries. Bethesda (MD): National Cancer Institute (US); 2002. [2023 Mai. 24]. Disponível em: https://www.ncbi.nlm.nih.gov/books/NBK65817/.
6. Botkin JR, Belmont JW, Berg JS, Berkman BE, Bombard Y, Holm IA, et al. Points to consider: ethical, legal, and psychosocial implications of genetic testing in children and adolescents. [published correction appears in Am J Hum Genet. 2015;97(3):501]. Am J Hum Genet. 2015;97(1):6-21. doi: 10.1016/j.ajhg.2015.05.022.
7. Kääriäinen H, Hierala M, Kristoffersson U, Nippert I, Rantanen E, Sequeiros J, et al. Recommendations for Genetic Counseling Related to Genetic Testing. EuroGenTest. [2023 Mai. 24]. Disponível em: https://sfmg.se/download/externadokument/publikationer/guidelines_of_GC_final.pdf.
8. Richards S, Aziz N, Bale S, Bick D, Das S, Gastier-Foster J, et al. Standards and guidelines for the interpretation of sequence variants: a joint consensus recommendation of the American College of Medical Genetics and Genomics and the Association for Molecular Pathology. Genet Med. 2015;17(5):405-423. doi: 10.1038/gim.2015.30.

52

Cuidados Pré e Pós-Transplante de Células-Tronco Hematopoiéticas

Juliana Folloni Fernandes

Introdução

O transplante de células-tronco hematopoiéticas (TCTH) é uma alternativa curativa de tratamento para muitos erros inatos da imunidade (EII). O sucesso do tratamento está ligado a uma grande variedade de fatores, incluindo o tipo de doença, o tipo de doador encontrado e a proposta de tratamento. Além desses, um dos fatores com maior impacto no resultado do tratamento é a condição clínica que o paciente apresenta no início do transplante.[1,2] O paciente que inicia o tratamento livre de infecções ativas ou de complicações da doença de base tem uma chance muito maior de alcançar um bom resultado do TCTH. Por isso, é muito importante o manejo desses pacientes nesse período no intuito de prevenir e tratar complicações antes do início do transplante propriamente dito.

Neste capítulo, abordaremos os pontos mais importantes no cuidado do paciente pré e pós-TCTH. Como são muito variados os tipos de EII que podem ser tratados com TCTH, o cuidado desses pacientes dependerá da doença de base apresentada. Assim, o foco será nas recomendações para os pacientes com imunodeficiência combinada grave (SCID), a indicação mais clássica e urgente de TCTH nos EII.

Cuidados do paciente com imunodeficiência combinada grave pré-transplante de células-tronco hematopoiéticas

Medidas ambientais

Há não muito tempo, na edição de 2004 do livro de referência em imunodeficiências editado por Stiehm, Ochs e Winkelstein, *Immunologic Disorders in Infants and Children*, recomendava-se que as crianças com suspeita de SCID fossem colocadas em ambiente "estéril" e em isolamento reverso até o *status* imunológico ser esclarecido e, se o diagnóstico fosse confirmado, recomendava-se manter essas medidas até o tratamento definitivo. Também foi orientada a ingesta de alimentos e líquidos estéreis e considerou-se o uso de antibióticos não absorvíveis para descontaminação do trato gastrointestinal.[3] Com o tempo, essas regras rígidas foram revistas, principalmente após o início da triagem neonatal (NBS, do inglês *newborn screening*) para SCID, pois nem todos os centros de referência têm leitos hospitalares vagos suficientes para internar e isolar todos os pacientes suspeitos.

Em uma pesquisa realizada pelo grupo de estudos de TCTH em EII (PIDTC), nos Estados Unidos, com 42 centros de referência do país, entre outubro de 2017 e janeiro de 2018, 31% dos centros acompanhavam os pacientes com hospitalização desde o diagnóstico, 17%, mantinham os pacientes em acompanhamento ambulatorial e 52% dos centros adotavam conduta variável de acordo com o diagnóstico do paciente. Entre os centros que orientavam a internação, a maioria recomendava alguma forma de isolamento reverso e uso de equipamentos de proteção, como máscara, aventais e luvas; alguns até indicavam quartos com pressão positiva. A maioria dos centros restringia os cuidadores a duas pessoas. A autorização de visitantes (incluindo irmãos) variou entre os centros. Entre aqueles que acompanham o paciente ambulatorialmente, alguns centros o mantinham em sua própria residência e outros, em casas de apoio ligadas ao hospital ou em acomodações próximas.[4] Assim, não houve uma orientação uniforme relativa a esses cuidados.

Na América Latina (AL), condições sociais, ambientais e demográficas adicionam uma dificuldade maior ao cuidado desses pacientes. Nenhum país na AL até hoje implementou o diagnóstico universal por NBS, sendo os pacientes, na maioria das vezes, diagnosticados após o aparecimento de sintomas.[5] Em 2019, um grupo de especialistas da AL publicou um documento para o tratamento de suporte das SCID, recomendando que os pacientes fossem conduzidos sob internação hospitalar, permanecessem em quartos individuais e com medidas de proteção reversa. Os pacientes com boas condições clínicas acompanhados ambulatorialmente deveriam ter em seus domicílios: água potável; eletricidade; sistema de esgoto; e meios fáceis de comunicação (telefone e telefones celulares). O cuidado deveria ser restrito a um ou dois membros da família, sem contato com outras crianças, além de haver restrição a visitas.

Em resumo, hospitalizados ou não, pacientes com EII devem ser protegidos ao máximo contra a exposição desnecessária a infecções. Deve-se evitar o contato com pessoas apresentando sinais de infecção respiratória e/ou de outros agentes infecciosos. Infelizmente, em nosso país, os recursos limitados e a escassez de leitos para o transplante de pacientes com EII atrasa ainda mais o seu tratamento definitivo e, apesar de todas as recomendações, a maioria dos pacientes não consegue permanecer isolado adequadamente e sem exposição aos diferentes micro-organismos.

Profilaxia antimicrobiana e reposição de imunoglobulina humana (Ig)

Enquanto as práticas de isolamento variam substancialmente entre os centros e países, a profilaxia antimicrobiana é feita de forma um pouco mais uniforme. No estudo do PIDTC, todos os centros instituíam profilaxia contra *Pneumocystis jirovecii* (PJP) com sulfametoxazol-trimetoprima, 98% iniciavam reposição de imunoglobulina e 79% iniciavam profilaxia antifúngica (com medicamentos variados); enquanto a profilaxia antiviral (herpesvírus simples) era feita com aciclovir em 45% dos centros. A monitorização de infecção pelo citomegalovírus (CMV) pelo teste de reação em cadeia da polimerase (PCR) também foi feita pela maioria dos centros do PIDTC.[4] No artigo de consenso publicado por especialistas da AL, a profilaxia contra PJP com sulfametoxazol-trimetoprima também foi recomendada, com início após 2 semanas de vida, se a bilirrubina estiver normal. Também foi recomendada a profilaxia antifúngica com itraconazol ou fluconazol. Para pacientes que receberam a vacina BCG, a profilaxia de complicações é recomendada com agentes antimicobacterianos (exceto pirazinamida) e, em pacientes com BCGite, o tratamento deve ser estabelecido com quatro drogas (rifampicina, etambutol, isoniazida e claritromicina). A pirazinamida deve ser evitada como parte do tratamento antimicobacteriano, pois o *Mycobacterium bovis* é intrinsicamente resistente a essa droga.[5] A reposição de imunoglobulina humana (por via intravenosa ou subcutânea) deve ser iniciada assim que possível (Tabela 52.1).

Tabela 52.1. Profilaxias medicamentosas recomendadas para IDCG pré-TCTH.

Profilaxia medicamentosa recomendada	Primary Immune Deficiency Transplant Consortium (EUA)	Consenso Latino-Americano
Reposição de imunoglobulina (Ig) humana (IV ou SC)	400 a 600 mg/kg a cada 4 semanas (IV); 100 a 150 mg/kg/semana (SC) Iniciar com algumas semanas de vida Manter IgG > 800 mg/dL	IVIG dose 400 a 600 mg/kg/dia a cada 3 a 4 semanas SCIG dose 100 a 200 mg/kg/dia a cada 1 a 2 semanas Iniciar imediatamente Monitorar dosagem de IgG sérica para adaptar a dose
Profilaxia para *Pneumocistis jirovecii*/ sulfametoxazol-trimetoprim	2,5 mg/kg TMP 2 vezes/dia, 2 vezes/semana Iniciar quando > 30 dias Monitorar bilirrubina e hemograma	Profilaxia contra bactérias e *Pneumocystis jirovecii* deve ser administrada com TMP/SMX A profilaxia com TMP/SMX pode começar após 2 semanas de vida, verificar se bilirrubinas normais para o início
Valganciclovir/profilaxia para citomegalovírus	Valganciclovir 16 mg/kg a cada 12 horas Iniciar se indicação clínica até resultado de sorologia de CMV materna. Se a mãe for CMV IgG+, iniciar valganciclovir e fazer controle de PCR para CMV Manter até 4 PCRs negativos Manter monitoramento com PCR	–
Aciclovir/profilaxia para HSV	Aciclovir 12,5 mg/kg VO a cada 12 horas Iniciar se for identificado risco de HSV; não associar quando estiver usando valganciclovir	–
Fluconazol/profilaxia antifúngica	3 ou 6 mg/kg/dia VO 2 vezes/dia; verificar a dose para lactentes com menos de 30 dias Verificar enzimas hepáticas antes do início	Todos os pacientes devem receber profilaxia antifúngica com itraconazol (10 mg/kg/dia) ou fluconazol (dose de ataque, 12 mg/kg/dia, seguida de 6 mg/kg/dia) diariamente
Palivizumab	Conforme protocolo institucional Durante o período de transmissão de vírus sincicial respiratório	–
BCG/BCGite	–	Pacientes vacinados com BCG (independentemente da sintomatologia) devem receber drogas antimicobacterianas O uso de pirazinamida deve ser evitado como parte do tratamento antimicobacteriano para BCG (*Mycobacterium bovis*) em virtude da resistência intrínseca do micro-organismo Os pacientes que desenvolverem BCGite devem receber rifampicina, etambutol, isoniazida e claritromicina

BCG: bacilo Calmette-Guerin; CMV: citomegalovírus; HSV: herpesvírus simples; IgG: imunoglobulina G; IV: intravenosa; SC: subcutânea; SMX: sulfametoxazol; TMP: trimetoprim; PCR: reação em cadeia da polimerase.

Fonte: Desenvolvida pela autoria.

Amamentação

Nos estudos internacionais, a maioria dos profissionais recomenda que mães que tenham IgG positiva para CMV não amamentem ao seio. Um estudo retrospectivo, feito no Reino Unido, mostrou uma incidência muito maior de infecção e doença por CMV nas crianças com SCID que eram amamentadas. Porém, alguns estudos posteriores menores não mostraram essa diferença. Com os métodos mais sensíveis de detecção da replicação viral e com o aparecimento de novas drogas para profilaxia e tratamento do CMV, mais e maiores estudos são necessários para melhor definição da conduta mais adequada a ser tomada. No estudo do PIDTC, as recomendações dos especialistas foram as seguintes: deve-se descontinuar a amamentação de lactentes com suspeita de SCID até o *status* sorológico da mãe para o CMV ser conhecido; deve-se fazer *screening* de infecção com PCR para CMV em sangue e urina. Alguns centros consideram usar valganciclovir até os resultados desses exames. O *screening* com PCR para CMV deve ser mantido semanalmente, por 4 semanas. Mantendo-se negativo, deve-se seguir o monitoramento a cada 3 semanas. Qualquer CMV positivo indica necessidade de tratamento com ganciclovir ou com outra droga efetiva para CMV e de planejamento de transferência para o centro transplantador com maior urgência.[4] No estudo com centros da América Latina, os especialistas também recomendam suspender a amamentação até se conhecer o *status* sorológico materno e descontinuá-la se a mãe tiver sorologia positiva.[5] No Brasil, não existe uma recomendação formal e, na medida do possível, deve-se tentar seguir as recomendações internacionais. Porém, em famílias de muito baixa renda, deve-se considerar o risco-benefício de parar a amamentação em relação ao risco nutricional dessa medida, levando-se em conta a disponibilidade de fórmulas infantis adequadas para alimentação dos lactentes.

Vacinação

Pacientes com SCID podem apresentar infecções por vírus vivos atenuados de algumas vacinas (varicela, sarampo, caxumba, rubéola, febre amarela, rotavírus, além da vacina da poliomielite oral) e, portanto, essas vacinas são contraindicadas. As vacinas contendo vírus inativado não oferecem risco, porém os pacientes com SCID não são capazes de produzir a resposta vacinal adequada, e sua aplicação pode produzir uma falsa impressão de proteção. Dessa maneira, nenhuma vacina tem sido recomendada aos pacientes com SCID antes do tratamento específico (TCTH ou terapia gênica).

Crianças com suspeita ou confirmação diagnóstica de SCID não devem ter contato próximo com pessoas vacinadas com a vacina da poliomielite oral. Deve-se evitar também o contato com quem recebeu outras vacinas de vírus vivos atenuados.

Pacientes com SCID também devem receber a profilaxia com palivizumabe na época de transmissão do vírus sincicial respiratório.

A vacina da BCG é uma questão de suma relevância nesses pacientes. A maioria dos países desenvolvidos já não aplica a vacina da BCG de rotina. Na América Latina, com a exceção do Equador, todos os países aplicam essa vacina a todos os recém-nascidos.[5] A recomendação unânime dos especialistas que tratam pacientes com EII é que a BCG deve ser contraindicada em qualquer paciente com suspeita ou diagnóstico de SCID. Em um estudo brasileiro com 70 pacientes com SCID, 60 haviam recebido a vacina da BCG antes do diagnóstico. Destes, 65% tiveram complicações ligadas à vacina e 74% apresentaram disseminação.[6] Mesmo após o transplante, a BCG aplicada ao nascimento continua a contribuir para a maior morbimortalidade do transplante, sendo que os pacientes podem evoluir com formas disseminadas e graves da doença (pelo *Mycobacterium bovis*), com febre e outras manifestações que podem se prolongar por até 2 a 3 anos após o TCTH.

Suporte nutricional

Na prática clínica, muitos pacientes diagnosticados com SCID já se apresentam com problemas nutricionais, como baixo ganho de peso e, às vezes, até desnutrição. Um estudo no Canadá mostrou um aumento do gasto energético em repouso nesses pacientes, associando-se a um baixo ganho de peso e à necessidade aumentada de aporte energético.[7] Alguns pacientes podem se apresentar com um quadro inicialmente diagnosticado como alergia alimentar (geralmente à proteína do leite) e não é infrequente já estarem com dieta desse alimento. Existem relatos de diagnóstico de SCID com quadro de diarreia e desnutrição associados à vacina do rotavirus.[8]

Há poucos trabalhos na literatura avaliando o estado nutricional de pacientes com EII, particularmente seu perfil nutricional antes de TCTH. Em um estudo em Melbourne, com 27 pacientes com EII pré-transplante, 33% apresentaram *z-score* de peso e/ou altura ≤ −2 desvios padrão (DP), 40% necessitaram de suporte nutricional antes do transplante (33% receberam nutrição enteral e 7%, parenteral).[9] Assim, todo paciente deve ser avaliado e seguido por nutricionistas com o intuito de preservar e/ou melhorar seu estado nutricional até o momento do transplante.

Suporte transfusional

A transfusão de derivados sanguíneos contendo linfócitos viáveis em pacientes com SCID pode produzir reações graves como a doença do enxerto contra hospedeiro (DECH) transfusional. Assim, as transfusões devem ser feitas sempre com produtos irradiados e filtrados ou leucodepletados.

Outra complicação que pode estar associada a produtos sanguíneos é a transmissão do citomegalovírus.[10] Embora a leucodepleção reduza significantemente a chance de transmissão do CMV, a única maneira de prevenir totalmente essa infecção é com produtos de doadores CMV-negativos. No entanto, em nosso país, os bancos de sangue não fazem de rotina a sorologia de CMV dos doadores de sangue.

Cuidados pós-TCTH

A imunodeficiência combinada grave é a indicação mais frequente e precisa de TCTH nos EII. Com o início da triagem neonatal, a incidência da SCID nos Estados Unidos da América passou de 1:100.000 para 1:58.000 de nascidos vivos.[11,12] No Brasil, a triagem neonatal para SCID já é realizada como projeto-piloto em alguns estados e, na cidade de São Paulo, nas maternidades do Sistema Único de Saúde (SUS) desde fevereiro de 2021. Considerando que a sobrevida pós-TCTH nesses pacientes pode variar de 70% a 90% (especialmente melhor nos pacientes transplantados em menor idade e sem infecção), espera-se um contingente maior de pacientes com SCID sobrevivendo após TCTH. Assim, além da "sobrevida", outros aspectos importantes a serem monitorados pós-TCTH incluem: reconstituição imunológica (prevenção de infecções); vacinação; complicações da quimioterapia de condicionamento e de imunossupressores; crescimento e desenvolvimento; e qualidade de vida. Para pacientes com SCID, o regime de quimioterapia de preparação para o TCTH pode variar. Alguns pacientes podem ser transplantados sem imunossupressão prévia, enquanto outros receberão esquemas mais tóxicos, dependendo do seu tipo genético e estado clínico e da compatibilidade do doador encontrado. Assim, os efeitos a longo prazo podem ter riscos variáveis. O defeito genético associado à SCID é importante para o seguimento, pois alguns genes têm particularidades importantes, com necessidade de abordagem específica.

Reconstituição imunológica e prevenção de infecções

A velocidade e o padrão da reconstituição imunológica após o TCTH podem variar significativamente com base no tipo genético da SCID, do tipo de enxerto utilizado (medula óssea, células-tronco periféricas ou sangue de cordão umbilical), do tipo de regime de condicionamento e das complicações apresentadas (como a DECH). A reconstituição do sistema imunológico é crucial para reduzir a morbimortalidade tardia, protegendo contra infecções oportunistas e outras infecções graves, e do aparecimento de manifestações de autoimunidade. O número de linfócitos (T, B e NK) deve ser monitorado e, se possível, sua função, assim como o quimerismo (avaliação da porcentagem de células do doador no sangue). Ainda, se possível, as subpopulações de linfócitos e granulócitos no quimerismo também poderiam ser avaliados. A imunofenotipagem das células T deve preferencialmente ser completa, com determinação do número de linfócitos *naïve* (CD45RA) e de memória (CD45RO), além da pesquisa de emigrantes recentes do timo (CD45RA/CD31 ou TREC). Além do número, pode-se avaliar a função (proliferação de linfócitos) e o repertório dos receptores dos linfócitos T. A recuperação de linfócitos B e de produção de anticorpos (recuperação humoral) também é influenciada pelo tipo genético da SCID e pelo uso ou não de terapia de condicionamento. A avaliação da recuperação de linfócitos B é feita pela citometria de fluxo com marcação de CD19 e/ou CD20 e dosagem de imunoglobulinas (principalmente IgA e IgM, já que a IgG pode refletir as infusões de imunoglobulina).[13]

A duração da profilaxia antimicrobiana para pacientes com SCID após TCTH depende da reconstituição imunológica e do histórico de doenças infecciosas pré e pós-transplante. O risco do desenvolvimento de infecções bacterianas, fúngicas ou virais pós-TCTH é maior nos 2 primeiros anos após o transplante, porém alguns pacientes com atraso da recuperação imunológica ou com complicações como DECH crônica podem manter esse risco por tempo mais prolongado. Em pacientes que desenvolveram DECH crônica, o maior risco é de infecções graves por bactérias encapsuladas (*N. meningitidis, H. influenzae* e *S. pneumoniae*) pelo defeito na opsonização. Nesses pacientes, é recomendada a profilaxia contra esses agentes (com penicilina oral ou amoxicilina) até a recuperação imunológica e/ou término da imunossupressão.[14] A profilaxia contra PJP deve ser continuada até a contagem de CD4 atingir > 200 células/uL (o que, por vezes, pode demorar 2 anos ou mais), ou além desse período se houver deficiência funcional ou uso prolongado de imunossupressores.[13] A profilaxia contra herpes simples (HVS) e varicela-zóster (VZV) é feita com aciclovir e, geralmente, é mantida até 1 ano após o transplante. Lesões de reativação de VZV são mais comumente observadas nos 2 a 3 meses após a interrupção da profilaxia. Os fatores de risco para infecções fúngicas invasivas (IFI) incluem neutropenia prolongada, mucosite, catéter de longa permanência e uso prolongado de antibióticos e corticosteroides. Pacientes que não desenvolveram IFI antes ou durante o TCTH mantêm indicação de profilaxia antifúngica com fluconazol até 75 dias após o transplante. Para pacientes que tenham desenvolvido IFI, a profilaxia secundária para fungos filamentosos, mais comumente feita com voriconazol, deve ser mantida até a recuperação imunológica adequada.[14]

A DECH crônica tem uma influência negativa na função imunológica por efeitos no timo e baço, além da necessidade de imunossupressão mais prolongada para seu tratamento. Muitos pacientes com DECH crônica precisarão de profilaxia antimicrobiana e de profilaxia contra infecção por fungos filamentosos por tempo mais prolongado.

Reposição de imunoglobulina humana

O paciente com IDCG deve receber reposição de imunoglobulina humana (Ig IV ou SC) até conseguir produzir adequadamente anticorpos após o TCTH. Alguns pacientes podem continuar necessitando de reposição de imunoglobulina por longos períodos. A reposição deve ser feita com dose e intervalo adequados para atingir níveis mínimos de IgG de 800 mg/dL. Essas recomendações foram feitas com base nas recomendações aplicadas em pacientes que recebem Ig para diagnóstico de agamaglobulinemia.[13,15] Já foi descrito desenvolvimento tardio de bronquiectasias em pacientes que mantêm níveis baixos de IgG e infecções recorrentes.[15]

Vacinação

A maioria dos receptores de TCTH perde a imunidade a vários patógenos logo nos primeiros meses após o transplante, independentemente do doador ou receptor terem sido vacinados. Particularmente nos pacientes com SCID, esse cuidado é ainda mais importante, pois eles não receberam e/ou não tinham a capacidade imunológica para responder às vacinas. A resposta às vacinas em pacientes transplantados é geralmente menor que em indivíduos saudáveis da mesma idade durante os primeiros meses ou anos após o transplante, porém há melhora ao longo do tempo para se se aproximar do normal, 2 a 3 anos após o procedimento. Apesar de a resposta vacinal ser melhor após a recuperação imunológica completa subsequente ao TCTH, algumas vacinas já podem induzir resposta mesmo após 3 meses do transplante. Assim, algumas sociedades médicas recomendam iniciar a vacinação (especialmente contra pneumococo) já a partir de 3 meses após o TCTH.[16]

Particularmente nos pacientes com SCID (e alguns outros EII), a necessidade de reposição de Ig pode ser um marcador de que ainda não são capazes de estabelecer uma resposta vacinal adequada às vacinas inativadas. Assim, apesar de as vacinas não serem contraindicadas enquanto o paciente recebe IG, a maioria dos especialistas orienta aguardar ao menos 3 meses após a parada da reposição de Ig e obterem-se marcadores de recuperação imunológica (linfócitos B > 200/μL, linfócitos TCD4+ > 200/μL, e IgA > 6 mg/dL) para iniciar o esquema de revacinação.[17] Outros autores sugerem aguardar até 11 meses após a suspensão da reposição de Ig, propondo que esse intervalo permitirá a degradação suficiente dos anticorpos recebidos que podem interferir na replicação viral, essencial para a resposta vacinal feita com vírus atenuados.[17] A resposta às vacinas pode ser verificada com sorologias pós-vacinais (títulos de anticorpos contra Hib, pneumococo, toxoide tetânico e anti-Hbs). As vacinas de vírus vivos atenuados são recomendadas, segundo a maioria dos estudos, somente 2 anos após o TCTH.

A Tabela 52.2 traz um resumo das recomendações sobre tempo e intervalos para administração de vacinas específicas para pacientes submetidos a TCTH. Em alguns pacientes com SCID (particularmente nos defeitos de IL2RG e JAK3), é descrito aparecimento de verrugas frequentes após TCTH, secundárias à infecção pelo papilomavírus humano (HPV). A vacina contra o HPV, embora recomendada para todos os pacientes, pode ser particularmente importante nesses tipos genéticos.[18] A vacina contra COVID-19 é recomendada com início 6 meses após o transplante, observando-se a idade mínima recomendada no momento da aplicação. As vacinas BCG, contra rotavírus e contra pólio oral (VOP) são contraindicadas pós-TCTH. Contactantes de pacientes pós-TCTH que receberam a VOP não devem ter contato com o paciente por pelo menos 4 semanas após a aplicação da vacina.

Tabela 52.2. Programa de revacinação pós-transplante (recomendações do consenso da SBTMO publicadas em 2021).[24]

Vacina	Início	Doses	Intervalo	Comentários
Vacinas inativadas				
PCV10 ou PCV13	3 a 4 meses	3	1 mês	Se DECH crônica, pode receber 4ª dose
PPV23	12 meses	1	> 8 sem após PCV	crianças > 2 anos
Hib	3 a 4 meses	3	1 mês	
DTP-Hib	6 meses	3	1 mês	
MCV	6 meses	2	1 mês	
DTaP	6 meses	3	1 a 2 meses	
VIP	6 meses	3	1 a 2 meses	
INF	6 meses	1	anual	2 doses se menor de 9 anos ou DECH crônica
HBV	6 meses	3	0 a 1 a 6 meses	
HAV	6 a 12 meses	2	6 meses	
HPV	6 a 12 meses	3	0 a 2 a 8 meses	a partir de 9 anos
Vacinas atenuadas				
SCR	24 meses	1	1 mês	2 doses em crianças, não fazer se DECH crônica
Varicela	24 meses	1	1 mês	2 doses em crianças, não fazer se DECH crônica
FA	24 meses	1		> 9 meses, não fazer se DECH crônica
Zóster	Contraindicada			

DTaP: tríplice (difteria-tétano-coqueluche) acelular; DTP-Hib: vacina teravalente; FA; febre amarela; HAV: hepatite A; HBV: hepatite B; Hib: vacina contra *Haemophilus influenzae* tipo b; HPV: papilomavírus humano; INF: influenza; MCV: vacina meningocócica conjugada; PCV: vacina pneumocócica conjugada; PPV23: vacina pneumocócica 23-valente; SCR: sarampo-caxumba-rubéola; VIP: vacina inativada contra poliomielite; DECH: doença do enxerto contra hospedeiro.

Fonte: Adaptada de Maiolino MG, Carlesse F, Ramos JF, 2021.

Prevenção e monitoramento de efeitos tardios pós-transplante de células-tronco hematopoiéticas

A quimioterapia e/ou a radioterapia de condicionamento para o TCTH podem ocasionar complicações tardias em órgãos importantes como pulmões, fígado, sistema nervoso central (SNC) e sistema endocrinológico. Nos lactentes muito jovens e nos recém-nascidos diagnosticados pela triagem neonatal ou com história familiar, os efeitos tóxicos do condicionamento podem ser ainda maiores.[19] A Sociedade Brasileira de Transplante de Medula Óssea (SBTMO), junto com sociedades norte-americanas, europeias e asiáticas, publicou um consenso internacional para avaliação de efeitos tardios para todos os sobreviventes de TCTH.[20]

Além das complicações ligadas ou decorrentes do próprio procedimento de TCTH, alguns tipos genéticos de SCID também têm características particulares, como as mutações associadas a defeitos de reparo de DNA (deficiência de Artemis, de DNA-ligase IV, de Cernunnos e Síndrome de Nijmegen). Esses pacientes, além do defeito imunológico, podem ter manifestações em outros órgãos, incluindo graus variáveis de microcefalia e de comprometimento neurocognitivo. Além disso, apresentam maior sensibilidade à radiação ionizante e a agentes alquilantes. Nos pacientes com SCID com mutação de *DCLRE1C* (Artemis), já foi descrita uma redução da sobrevida, além de comprometimento significante do crescimento, anomalias dentárias, alterações endocrinológicas, insuficiência pancreática e fibrose pulmonar.[21] Comprometimento neurocognitivo e deficiência auditiva também já foram descritos em pacientes com deficiência de ADA e disgenesia reticular.[13,22,23]

Crescimento, nutrição e desenvolvimento

Todos os pacientes devem ter monitoramento de peso e altura no mínimo uma vez por ano. Em casos de maior risco (necessidade contínua de suporte nutricional, evidência de crescimento lento e/ou desvio da curva de crescimento), esse monitoramento deve ser mais frequente. Pelo maior risco de distúrbios cognitivos e psiquiátricos, é recomendada a realização de testes neuropsicológicos assim que a criança possa colaborar, e o encaminhamento para terapias de suporte deve ser precoce.

Outros órgãos acometidos

A disfunção da tireoide é uma complicação comum em pacientes que receberam condicionamento à base de medicamentos alquilantes. Assim, deve-se monitorar anualmente a função tireoidiana (TSH, T4 livre). Pacientes com disfunção identificada devem ser acompanhados por um endocrinologista. A função gonadal e a fertilidade também podem ser prejudicadas pelo tratamento e devem ser monitoradas. Os pacientes com déficit de crescimento devem ser encaminhados para acompanhamento endocrinológico e não há restrição ao uso de hormônio de crescimento quando indicado. O metabolismo ósseo também deve ser monitorado para identificar o aparecimento de osteopenia/osteoporose e osteonecrose/necrose avascular; principalmente causados pelo uso prologado de corticoterapia. Problemas pulmonares não são incomuns. Alguns pacientes já podem apresentar antes do transplante alterações pulmonares (p. ex., bronquiectasias) relacionadas a infecções anteriores ao TCTH; outros podem desenvolver complicações ligadas ao uso de alquilantes ou ao aparecimento de manifestações da DECH crônica. Recomenda-se monitoramento com espirometria ou prova de função pulmonar anualmente assim que o paciente for capaz de colaborar com a realização do exame. A tomografia computadorizada também pode ser realizada em alguns casos, a depender das manifestações clínicas. Problemas cardiovasculares podem incluir hipertensão arterial e dislipidemia, principalmente pelo uso de imunossupressores como inibidores de calcineurina e sirolimo. Deve-se reforçar frequentemente o aconselhamento sobre estilo de vida saudável (exercício físico regular, controle de peso e prevenção do tabagismo).[13]

Referências bibliográficas

1. Fernandes JF, Nichele S, Daudt LE, Tavares RB, Seber A, Kerbauy FR, et al. Transplantation of hematopoietic stem cells for primary immunodeficiencies in Brazil: challenges in treating rare diseases in developing Countries. J Clin Immunol. 2018;38(8):917-26. doi: 10.1007/s10875-018-0564-1.
2. Pai SY, Logan BR, Griffith LM, Buckley RH, Parrott RE, Dvorak CC, et al. Transplantation outcomes for severe combined immunodeficiency, 2000-2009. N Engl J Med. 2014;371(5):434-46. doi: 10.1056/NEJMoa1401177.
3. Stiehm ER, Ochs HD, Wilkenstein JA (eds). Immunologic disorders in infants and children. 5. ed. Philadelphia: Saunders, 2004; 1.536 p.

4. Dorsey MJ, Wright NAM, Chaimowitz NS, Dávila Saldaña BJ, Miller H, Keller MD, et al. Infections in infants with SCID: isolation, infection screening, and prophylaxis in PIDTC centers. J Clin Immunol. 2021;41(1):38-50. doi: 10.1007/s10875-020-00865-9.
5. Ogando JCB, Gaytán AP, Becerra JCA, Cardona AÁ, Bezrodnik L, Borzutzky A, et al. Latin American consensus on the supportive management of patients with severe combined immunodeficiency. J Allergy Clin Immunol. 2019;144(4):897-905. doi: 10.1016/j.jaci.2019.08.002.
6. Mazzucchelli JT, Bonfim C, Castro GG, Condino-Neto AA, Costa NM, Cunha L, et al. Severe combined immunodeficiency in Brazil: management, prognosis, and BCG-associated complications. J Investig Allergol Clin Immunol. 2014;24(3):184-91.
7. Barron MA, Makhija M, Hagen LE, Pencharz P, Grunebaum E, Roifman CM. Increased resting energy expenditure is associated with failure to thrive in infants with severe combined immunodeficiency. J Pediatr. 2011;159(4):628-32.e1. doi: 10.1016/j.jpeds.2011.03.041.
8. Patil NC, Hertel PM, Estes MK, de la Morena M, Petru AM, Noroski LM, et al. Vaccine-acquired rotavirus in infants with severe combined immunodeficiency. N Engl J Med. 2010;362(4):314-9. doi: 10.11604/pamj.2021.39.56.26419.
9. Zemrani B, Yap JK, Van Dort B, Evans V, Bartle J, Shandley D, et al. Nutritional challenges in children with primary immunodeficiencies undergoing hematopoietic stem cell transplant. Clin Nutr. 2020;39(9):2832-41. doi: 10.1016/j.clnu.2019.12.015.
10. Gajewski JL, Johnson VV, Sandler SG, Sayegh A, Klumpp TR. A review of transfusion practice before, during, and after hematopoietic progenitor cell transplantation. Blood. 2008;112(8):3036-47. doi: 10.1182/blood-2007-10-118372.
11. Michniacki TF, Seth D, Secord E. Severe combined immunodeficiency: a review for neonatal clinicians. Neoreviews. 2019;20(6):e326-e335. doi: 10.1542/neo.20-6-e326.
12. Kwan A, Abraham RS, Currier R, Brower A, Andruszewski K, Abbott JK, et al. Newborn screening for combined immunodeficiency in 11 programs in the United States. JAMA. 2014;312:729-38. doi: 10.1001/jama.2014.9132.
13. Heimall J, Buckley RH, Puck J, Fleisher TA, Gennery AR, Haddad E, et al. Recommendations for screening and management of late effects in patients with severe combined immunodeficiency after allogenic hematopoietic cell transplantation: a consensus statement from the second pediatric blood and marrow transplant consortium international conference on late effects after pediatric HCT. Biol Blood Marrow Transplant. 2017;23(8):1229-40. doi: 10.1016/j.bbmt.2017.04.026.
14. Griffith LM, Cowan MJ, Notarangelo LD, Puck JM, Buckley RH, Candotti F, et al. Improving cellular therapy for primary immune deficiency diseases: recognition, diagnosis, and management. J Allergy Clin Immunol. 2009;124(6):1152-60.e12. doi: 10.1016/j.jaci.2009.10.022.
15. Buckley RH, Win CM, Sajaroff E, Parrot RE, Sajaroff E, Sarzotti-Kelsoe M. Post-transplantation B cell function in different molecular types of SCID. J Clin Immunol. 2013; 33:96-110. doi: 10.1007/s10875-012-9797-6.
16. Cordonnier C, Einarsdottir S, Cesaro S, Blasi RD, Mikulska M, Rieger C, et al. Vaccination of haemopoietic stem cell transplant recipients: guidelines of the 2017 European Conference on Infections in Leukaemia (ECIL 7). Lancet Infect Dis. 2019;19(6):e200-e212. doi: 10.1016/S1473-3099(18)30600-5.
17. Carpenter PA, Englund JA. How I vaccinate blood and marrow transplant recipientes. Blood. 2016;127(23):2824-32. doi: 10.1182/blood-2015-12-550475.
18. Neven B, Leroy S, Decaluwe H, Le Deist F, Picard C, Moshous D, et al. Long term outcome after hematopoietic stem cell transplantation of a single center cohort of 90 patients with severe combined immunodeficiency. Blood. 2009;113:4114-412. doi: 10.1182/blood-2008-09-177923.
19. Allewelt H, El-Khorazaty J, Mendizabal A, Taskindoust M, martin PL, Prasad V, et al. Late effects post umbilical cord blood transplant in very young children after busulfan based, myeloablative conditioning. Biol Blood Marrow Transplant. 2016;22:(9)1627-35. doi: 10.1016/j.bbmt.2016.05.024.
20. Majhail NS, Rizzo JD, Lee SJ, Lee SJ, Van Lint MT, Burns LJ, et al. Recommended screening and preventive practices for long-term survivors after hematopoietic cell transplantation: joint recommendations of the European Group for Blood and Marrow Transplantation, the Center for International Blood and Marrow Transplant Research, and the American Society of Blood

and Marrow Transplantation. Biol Blood Marrow Transplant. 2012;18(3): 348-71. doi: 10.1016/j.bbmt.2005.09.012.

21. Schuetz C, Neven B, Dvorak CC, Leroy S, Ege MJ, Pannicke U, et al. SCID patients with ARTEMIS vs RAG deficiencies following HCT: increased risk of late toxicity in ARTEMIS deficient SCID. Blood. 2014;123:(2)281-9. doi: 10.1182/blood-2013-01-476432.

22. Titman P, Pink E, Skucek E, O´Hanlon K, Cole TJ, Gaspar J, et al. Cognitive and behavioral abnormalities in children after hematopoietic stem cell transplantation for severe congenital immunodeficiencies. Blood. 2008;112:(9)3907-13. doi: 10.1182/blood-2008-04-151332.

23. Albuquerque W, Gaspar HB. Bilateral sensorineural deafness in adenosine deaminase-deficient severe combined immunodeficiency. J Pediatr. 2004;144:(2)278-80. doi: 10.1016/j.jpeds.2003.10.055.

24. Maiolino MG, Carlesse F, Ramos JF. Prevention and treatment of infectious complications post HSCT. J Bone Marrow Transpl Cell Ther. 2021:2(1):197-217. doi: 10.46765/2675-374X.2021v4n1p197-217.

53

Abordagem Multiprofissional dos Erros Inatos da Imunidade

Fabíola Scancetti Tavares | Cláudia França Cavalcante Valente | Ana Cristina Sidrim de Carvalho | Nádia Dias Gruezo

Introdução

O diagnóstico de erros inatos da imunidade (EII) tem crescido significativamente nos últimos anos. As imunodeficiências primárias (IDP) ou, mais recentemente, EII manifestam-se por suscetibilidade aumentada a infecções, autoimunidade, doenças autoinflamatórias e malignidades. No geral, são consideradas doenças raras, podendo a prevalência global ser de 1:1.000 a 1:5.000 indivíduos. São condições crônicas complexas, graves e que podem ser fatais.[1,2]

A linha do tempo na evolução natural dos pacientes portadores de EII tem como característica marcante o desenvolvimento de morbidades, ilustrado na Figura 53.1. A natureza multidimensional dos pacientes com EII é semelhante àquela de quaisquer seres humanos, portanto requer práticas profissionais multidisciplinares e interdisciplinares.[3] Na realidade atual, a abordagem multidisciplinar, com foco na interdisciplinaridade, tornou-se uma necessidade real para a adequada assistência a portadores de alterações no sistema imunitário.

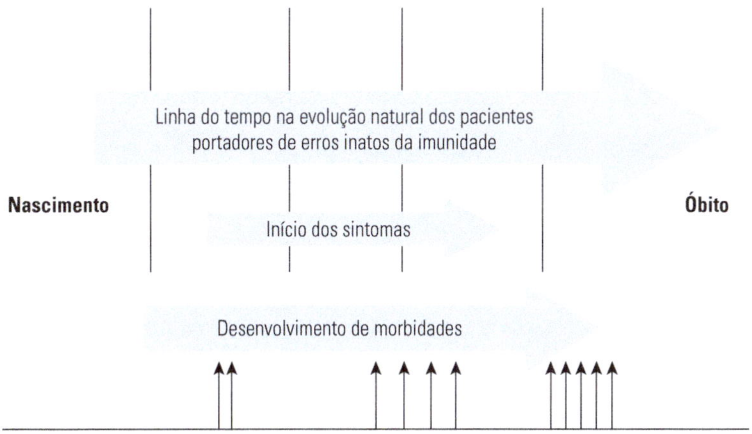

Figura 53.1. Linha do tempo na evolução natural dos pacientes portadores de erros inatos da imunidade.

Fonte: Adaptada de Scherer MDA, Pires DEP, Rémy J, 2013.

O sucesso da abordagem dos indivíduos com EII não depende apenas das ferramentas robustas de diagnóstico e terapêutica. Muitas vezes, o emprego das tecnologias leves representa um divisor de águas para a melhoria da qualidade de vida dos portadores de condições crônicas e complexas de saúde, seja durante uma internação, seja durante atendimentos ambulatoriais.[4] Nesse contexto, a excelência do cuidado exige a interdisciplinaridade como premissa. A clínica ampliada e o autocuidado com apoio trazem a visão do indivíduo como protagonista de sua condição de saúde.[2,5]

Neste capítulo, versamos sobre aspectos da abordagem multidisciplinar dos EII que vivenciamos na prática em um contexto que deve priorizar o cuidado centrado no indivíduo.[6]

Consulta multidisciplinar

Na experiência de prática diária das autoras, as consultas multidisciplinares são planejadas de modo a envolver não só o maior número de componentes da rede de apoio do paciente (cuidadores, avós, padrinhos, vizinhos), como também o maior número de representantes da equipe de referência para o atendimento. O Quadro 53.1 exemplifica alguns profissionais participantes das consultas multidisciplinares a pacientes portadores de EII. Quando não for possível contar com uma equipe completa, recomenda-se minimamente a presença de um representante da área médica, um da enfermagem, um da psicologia e um do serviço social. Destaca-se o papel do profissional de Enfermagem como elo entre os membros da equipe e como ponto de referência para pacientes e respectivos apoiadores.

Quadro 53.1. Profissionais envolvidos nas consultas multidisciplinares de portadores de erros inatos da imunidade.

Enfermagem
Especialidades médicas de interesse para o paciente em questão (p. ex., Alergia e Imunologia, Hematologia, Neurologia, Nefrologia)
Fonoaudiologia
Nutrição
Odontologia
Pedagogia
Profissionais de reabilitação – fisiatra, fisioterapeuta e terapeuta ocupacional
Psicologia
Serviço social

Fonte: Desenvolvido pela autoria.

Na proposta atual, as consultas multidisciplinares compreendem diferentes momentos, conforme detalhado no Quadro 53.2. A interação entre a equipe multidisciplinar é o ponto alto dessa atividade e o benefício dos pacientes é notório. Em hospitais, as equipes multidisciplinares podem necessitar de reuniões diárias e o pacto de produtividade com o gestor local não pode basear-se unicamente em número de atendimentos.[5]

Quadro 53.2. Momentos da consulta multidisciplinar e seus respectivos atores.

Momentos	Atores
1. Eleição do paciente a ser beneficiado pelo atendimento multidisciplinar	Equipe de referência
2. Discussão conjunta, em que cada membro da equipe apresenta o paciente conforme seu ponto de vista Discussão de questões clínicas e teóricas. Eleição de pontos de investimento para a consulta multidisciplinar	Equipe de referência
3. Atendimento multidisciplinar propriamente dito	Equipe de referência Paciente e rede de apoio
4. Avaliação do atendimento e elaboração do projeto terapêutico/plano de ações	Equipe de referência
5. Revisita ao plano de ações	Equipe de referência Paciente e rede de apoio

Fonte: Adaptado de Ministério da Saúde (Brasil), 2009. Disponível em: https://bvsms.saude.gov.br/bvs/publicacoes/clinica_ampliada_compartilhada.pdf.

Em 2014, uma publicação multidisciplinar de médicos, enfermeiros e organizações de pacientes, com participação da International Patient Organisation for Primary Immunodeficiencies (IPOPI), estabeleceu seis princípios básicos para o cuidado dos EII, demonstrados na Figura 53.2. Esses princípios foram revisados. Elaborou-se uma ferramenta em forma de questionário, que possibilita o monitoramento dos cuidados de saúde para os EII e que poderá ser exemplo para outras doenças raras e complexas. Os dados de cada país são inseridos em uma plataforma mundial e atualizados regularmente. A avaliação inicial demonstra que, apesar de todo o arsenal diagnóstico e terapêutico para a condução dos EII, a disponibilidade e o acesso ainda são muito desiguais em todo o mundo.[7-10]

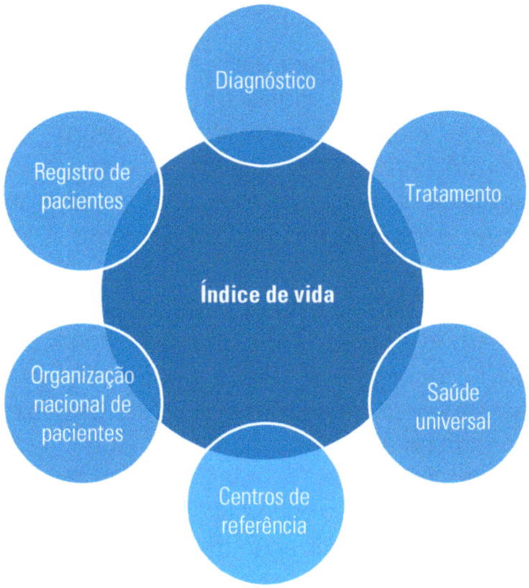
Diagnóstico
Registro de pacientes
Tratamento
Índice de vida
Organização nacional de pacientes
Saúde universal
Centros de referência

Figura 53.2. Índice de vida de pacientes com erros inatos da imunidade (*PID Life Index*).
Fonte: Adaptada de Solís L, *et al.*, 2022.

Questionários específicos para avaliação da qualidade de vida de pessoas que vivem com EII estão sendo desenvolvidos com o apoio da IPOPI. Um exemplo é o IgBoT-35, aplicado inicialmente em 10 países, em 395 pacientes em infusão regular de imunoglobulina. O instrumento permite avaliar melhor as necessidades dos pacientes e suas preferências, sendo possível diminuir o impacto do tratamento ao longo de sua vida.[11]

Aspectos nutricionais dos pacientes com EII

A estreita relação entre a desnutrição e as doenças crônicas exerce, reconhecidamente, um impacto na evolução clínica e no êxito do tratamento e, portanto, a importância da determinação precoce do risco de desnutrição neste público.

Diante da ausência de consenso quanto ao padrão-ouro de avaliação nutricional para crianças e adolescentes com EII, recomenda-se a combinação de diferentes métodos subjetivos e objetivos de avaliação nutricional, a saber: história, exame físico, como componentes subjetivos; medidas corporais e laboratoriais, como componentes objetivos da avaliação.[12] A avaliação das curvas de crescimento pode ajudar na investigação dos EII e dos mecanismos que afetam o crescimento.[13]

A restrição severa da ingestão de proteínas e de calorias resulta em metabolismo celular inadequado que afeta todas as funções do corpo, incluindo a resposta do sistema imunológico.[14]

Alterações do aporte calórico podem acontecer por simples baixa ingesta de nutrientes ou por transtornos da deglutição decorrentes da alteração neurológica motora, como na ataxia-telangiectasia.[15,16] Em outros EII, pode haver significativa má absorção de nutrientes relacionada a processo inflamatório do trato digestivo (doença inflamatória), de natureza infecciosa, alérgica ou, ainda, por disfunção pancreática.[15]

A alimentação saudável, com base em alimentos minimamente processados, deve ser estimulada e instituída durante todo o acompanhamento. Ademais, o consumo de alimentos processados e ultraprocessados deve ser desestimulado. Para tanto, ações educacionais devem ser implementadas durante os atendimentos ambulatoriais e durante as hospitalizações.

A dieta neutropênica (evita-se qualquer alimento cru ou não completamente cozido), antes adotada para os pacientes submetidos a transplante de células-tronco hematopoiéticas, deve ser substituída por diretrizes e orientações de manuseio e práticas de higienização segura dos alimentos.[17] Além da falta de evidências científicas para o uso da dieta neutropênica, esta implica restrições alimentares importantes, podendo interferir na resposta ao tratamento e no estado nutricional do paciente, com sofrimento psicológico e piora na sua qualidade de vida.

O suporte nutricional consiste em um conjunto de procedimentos terapêuticos para manutenção ou recuperação do estado nutricional do paciente por meio da nutrição parenteral, enteral ou terapia nutricional oral (TNO). Adaptações e/ou modificações na dieta podem ocorrer quando na presença de sintomas do trato gastrointestinal (TGI). A nutrição enteral pode ser recomendada para aqueles indivíduos que não ingerem calorias suficientes para garantir uma nutrição adequada, aqueles que apresentam dificuldades de deglutição ou risco de broncoaspiração, como os indivíduos com ataxia-telangiectasia.[14,16,18] Não há dados científicos que sustentem a utilização de suplementos alimentares, uma vez que a alimentação saudável e equilibrada deve ser priorizada.[14]

Uma atenção especial deve ser dada para a água. Os protozoários *Giardia spp.* e *Cryptosporidium spp.* apresentam oocistos resistentes ao tratamento habitual da água e podem causar sérias morbidades em indivíduos portadores de EII. O uso do cloro na água não é o suficiente para inativar os oocistos de *Cryptosporidium parvum*. Somente o calor, com a fervura da água por 1 minuto é capaz de inativar mais de 90% dos oocistos.[19]

A triagem nutricional e a avaliação do estado nutricional são dois importantes passos no processo do cuidado nutricional. A identificação precoce da condição nutricional do paciente com EII é, de modo inegável, a melhor maneira de se determinarem a natureza e a extensão de prováveis problemas e, com isso, traçar um plano de cuidado que possa resolvê-los ou mesmo preveni-los. O envolvimento da família, incluindo discussões iniciais sobre alimentação por sonda, e da equipe multidisciplinar pode ajudar os pacientes a alcançar um melhor crescimento e melhorar o prognóstico.[20]

Aspectos inerentes à reabilitação de pacientes com EII

Alterações neurológicas, como a ataxia e o atraso no desenvolvimento neuropsicomotor, podem ocorrer em muitos EII. A equipe multidisciplinar de reabilitação é primordial no tratamento da deficiência motora na ataxia-telangiectasia, por exemplo, e pode melhorar e auxiliar na preservação da capacidade funcional dos pacientes. Entre as abordagens técnicas que podem ser utilizadas pelas equipes de fisioterapia e de terapia ocupacional para o tratamento desses pacientes, podemos citar a adaptação e a recuperação do sistema neuromusculoesquelético, prescrição de dispositivos auxiliares para as atividades de vida diárias como órteses e cadeiras de rodas, dispositivos para auxiliar na locomoção e tecnologias assistivas para auxiliar o uso do computador ou equipamentos de comunicação eletrônica, dentre outros.[18,21]

O fonoaudiólogo poderá auxiliar no tratamento e melhora da qualidade de vida dos pacientes que apresentarem distúrbios da deglutição, da linguagem e de audição.[15,18] A perda auditiva é um risco potencial para muitos pacientes com EII consequente a infecções ou à toxicidade por medicamentos. Assim, além do acompanhamento médico, fazem-se necessários seguimento e avaliação das queixas, além de triagem audiológica inicial e realização de testes adicionais dependendo de sua doença de base, exposições e sintomas.[22,23]

De acordo com as diretrizes atuais da European Respiratory Society (ERS), a reabilitação pulmonar deve ser oferecida em pacientes com dificuldade respiratória.[24]

Aspectos inerentes à odontologia de pacientes com erros inatos da imunidade

Pacientes com função imunológica comprometida estão predispostos a uma variedade de doenças sistêmicas e orais.[25] Um amplo espectro de manifestações faciais, orais e dentárias pode estar presente em crianças com imunodeficiências combinadas. Os achados mais frequentes envolvendo a mucosa oral são candidíase e ulceração aftosa, além de predisposição para doença periodontal. O mecanismo subjacente a essa associação pode estar relacionado à desregulação da produção de citocina, com envolvimento de fator de necrose tumoral (TNF) e de interleucina-1 (IL-1).[26] A predisposição à invasão bacteriana, à desregulação de citocinas, ao processo inflamatório tecidual e à necrose provoca lesões orais de início precoce e periodontite.

Por sua vez, anormalidades do desenvolvimento, doença periodontal e lesões orais devem alertar os dentistas para a possibilidade de uma doença subjacente do sistema imunológico.[26]

Uma tarefa importante para dentistas é ser capaz de diferenciar as alterações que sinalizam doença sistêmica daquelas que aparecem sem relação com um grave problema de saúde concomitante.

Visitas odontológicas de rotina são essenciais para pacientes com EII. Deve-se notar que radiografias odontológicas de rotina devem ser evitadas nos pacientes com formas de EII associadas à radiossensibilidade, como ataxia telangiectasia, síndrome de quebras de Nijmegen e deficiência de Artemis.[22]

Aspectos psicossociais dos pacientes com erros inatos de imunidade

Os EII demandam tratamento por toda a vida, cuidados médicos complexos e atenção constante, bem como a necessidade de se lidar com os sintomas e limitações causadas por eles. A evolução da doença e o tratamento, muitas vezes, causam mudanças significativas na rotina, na dinâmica familiar e na saúde mental, especialmente quando se trata de crianças e adolescentes.[27,28]

Os estudos em psicologia da saúde mostram que as crianças com doenças crônicas apresentam elevado risco emocional e comportamental, bem como pior qualidade de vida se comparadas a crianças saudáveis. Embora haja poucos estudos que avaliem o impacto psicossocial em pessoas com EII, em decorrência da grande quantidade de comorbidades associadas e da consequente dificuldade de generalização, é relevante que sejam abordadas sistematicamente as questões de saúde mental nessa população, visando uma melhoria do seu bem-estar e funcionamento global.[29,30]

Os impactos do diagnóstico de EII são diversos e abrangem não só o paciente, mas também seus familiares. O adoecimento aumenta a quantidade de idas às consultas multidisciplinares, o tempo dedicado aos cuidados e a submissão a procedimentos invasivos; restringe a participação do paciente em contextos sociais (escola, parques, *shoppings*, festas); e intensifica as angústias e os medos relacionados à piora da saúde.[29,31]

Em pesquisa com cuidadores familiares de crianças com EII, identificou-se sobrecarga materna, haja vista ser a mãe quem, histórica e socialmente, assume essa responsabilidade de cuidados. Além disso, ressaltam-se a preocupação constante dessas mães quanto à saúde dos filhos, realizando cuidados preventivos, e suas angústias frente às incertezas do adoecimento.

Destacam-se também o custo financeiro associado às diversas idas ao hospital e a necessidade de se ausentar do trabalho para acompanhar a criança. A equipe multidisciplinar, nesses casos, pode contribuir de forma a conciliar diversas consultas para uma mesma data; acionar a rede de apoio para revezamento nos cuidados; organizar, em conjunto com a família, o plano terapêutico e os cuidados ao paciente; além de auxiliá-los no acesso aos direitos legais previstos pelo Estado.[31]

A grande quantidade de demandas diárias referentes ao adoecimento submete a criança e sua família a significativo estresse. Medo, preocupação e angústia frente às incertezas do adoecimento e do tratamento podem ser eliciados nesse processo. Para lidar com tantos desafios do tratamento, pessoas com EII e seus familiares precisam de diversas estratégias de enfrentamento. O termo enfrentamento ou *coping* é bem utilizado na Psicologia para nomear o conjunto de estratégias cognitivas e comportamentais utilizadas pelo indivíduo para manejar ou para se adaptar às circunstâncias adversas ou estressantes (demandas externas ou internas) que são percebidas como excedentes a seus recursos pessoais.[32] Essas estratégias adotadas pela criança ou pelos seus responsáveis nem sempre são funcionais e, assim, podem dificultar o processo de adaptação ao adoecimento e o tratamento.[29] Além disso, as reações dos cuidadores frente ao aumento de demandas com o adoecimento podem influenciar a adaptação e os comportamentos da criança; dessa forma, um enfrentamento parental disfuncional, a dificuldade na resolução de problemas pelos responsáveis, a dinâmica familiar e a falta de suporte social estão associados a dificuldades comportamentais e de adaptação de crianças face ao tratamento, bem como a pior adesão ao tratamento.[14,33]

O uso de entrevistas com os principais cuidadores da criança auxilia no acesso às necessidades das famílias tanto em âmbito hospitalar como no domiciliar, identificando os principais e específicos problemas que podem ser minimizados com intervenções apropriadas.[34] O uso de instrumentos, escalas e questionários também pode colaborar para a melhor compreensão dos aspectos psicossociais do adoecimento com EII. As crianças com EII apresentam maior dificuldade psicológica, respostas emocionais como ansiedade e depressão, bem como comportamentos não colaborativos, quando comparadas a um grupo normativo, em razão do estresse que enfrentam relacionado ao adoecimento.[28,34]

Considerações finais

A pluralidade de manifestações clínicas dos EII cria a necessidade, nos portadores dessas condições crônicas e complexas de saúde, de assistência multidisciplinar desde o momento do diagnóstico. Notadamente, vem crescendo o interesse quanto a esse tema. A prática da clínica ampliada, com o compartilhamento de saberes e poderes, beneficia tanto os pacientes como a equipe de referência.

A condução multidisciplinar vem mostrando impacto positivo em várias situações, destacando-se aquelas relacionadas à adesão ao tratamento. A equipe não precisa ser grande, mas precisa dispor de ferramentas para as intervenções necessárias, tendo em vista sempre a qualidade de vida dos indivíduos assistidos e de suas famílias.

A abordagem multidisciplinar dos EII é uma ferramenta valiosa em toda a rede assistencial, seja em ambulatório, seja em enfermaria, ou mesmo em unidades de terapia intensiva.

Referências bibliográficas

1. Tangye SG, Al-Herz W, Bousfiha A, Chatila T, Cunningham-Rundles C, Etzioni A, et al. Human inborn errors of immunity: 2019 update on the classification from the international union of immunological societies expert committee. J Clin Immunol. 2020;40(1):24-64. doi: 10.1007/s10875-019-00737-x.
2. Lamb CC, Wang Y, Lyytinen K. Shared decision making: does a physician's decision-making style affect patient participation in treatment choices for primary immunodeficiency? J Eval Clin Pract. 2019;25:1102-10. doi: 10.1111/jep.13162.
3. Scherer MDA, Pires DEP, Rémy J. A construção da interdisciplinaridade no trabalho da equipe de saúde da família. Cien Saúde Colet. 2013;18(11):3203-12.
4. Mendes EV. As redes de atenção à saúde. Cien Saúde Colet. 2010;15(5):2297-305.
5. Ministério da Saúde (Brasil). Política nacional de humanização da atenção e gestão do SUS. Clínica ampliada e compartilhada. Brasília; 2009. [2023 Mai. 24]. Disponível em: https://bvsms.saude.gov.br/bvs/publicacoes/clinica_ampliada_compartilhada.pdf.
6. Souza RR, Vieira MG, Lima Júnior CJF. A rede de atenção integral à saúde da criança no Distrito Federal, Brasil. Cien Saúde Colet. 2019;24(6):2075-84.
7. Chapel H, Prevot J, Gaspar HB, Español T, Bonilla FA, Solis L, et al. Primary immune deficiencies – principles of care. Front immunol. 2014;5:627. doi: 103389/fimmu.201400627.

8. Nordin J, Solís L, Prévot J, Mahlaoui N, Chapel H, Sánchez-Ramón S, et al. The PID principles of care: where are we now? A global status report based on the PID life index. Front Immunol. 2021;12:780140. doi: 10.3389/fimmu.2021.780140.
9. Solís L, Nordin J, Prevot J, Mahlaoui N, Sánchez-Ramón S, Ali A, et al. The PID life index: an interactive tool to measure the status of the PID healthcare environment in any given country. Orphanet J Rare Dis. 2022;17(1):11. doi: 10.1186/s13023-021-02161-0.
10. PID Life Index – IPOPI. [2023 mai 29]. Disponível em: https://pidlifeindex.ipopi.org.
11. Jones GL, Williams K, Edmondson-Jones M, Prevot J, Drabwell J, Solis L, et al. The development of a new questionnaire to measure the burden of immunoglobulin treatment in patients with primary immunodeficiencies: the IgBoT-35. Patient Prefer Adherence. 2020;14:1567-1584. doi: 10.2147/PPA.S234669.
12. Green CK, Teague EE. Pediatric nutrition assessment. Nutr Clin Pract. 2016;32(1):40-51.
13. Goudouris ES, Segundo GR, Poli C. Repercussions of inborn errors of immunity on growth. J Pediatr (Rio J). 2019;95:S49-S58.
14. Immune Deficiency Foundation. Patient and family handbook for primary immunodeficiency diseases. 6. ed., 2019. Immune Deficiency Foundation, USA. [2023 Mai. 24]. Disponível em: https://primaryimmune.org/sites/default/files/publications.
15. Picard C, Bobby Gaspar H, Al-Herz W, Bousfiha A, Casanova JL, Chatila T, et al. International Union of Immunological Societies: 2017 Primary Immunodeficiency Diseases Committee report on inborn errors of immunity. J Clin Immunol. 2018;38:96-128.
16. Ross LJ, Capra S, Baguley B, Sinclair K, Munro K, Lewindon P, et al. Nutritional status of patients with ataxia-telangiectasia: a case for early and ongoing nutrition support and intervention. J Paediatr Child Health. 2015;51:802-7.
17. Sonbol MB, Jain T, Firwana B, Hilal T, Deleon T, Murad A, et al. Neutropenic diets to prevent cancer infections: updated systematic review and meta-analysis. BMJ Support Palliat Care. 2019;9:425-33. doi: 10.1136/bmjspcare-2018-001742.
18. van Os NJH, Haaxma CA, van der Flier M, Merkus PJFM, van Deuren M, de Groot IJM, et al. Ataxia-telangiectasia: recommendations for multidisciplinary treatment. Dev Med Child Neurol. 2017;59(7):680-9. doi: 10.1111/dmcn.13424.
19. Duhain GLMC, Minnaar A, Buys EM. Effect of chlorine, blanching, freezing, and microwave heating on cryptosporidium parvum viability inoculated on green peppers. J Food Prot. 2012;75(5):936-941. doi: 10.4315/0362-028X.JFP-11-367.
20. Kyle UG, Shekerdemian LS, Coss-Bu JA. Growth failure and nutrition considerations in chronic childhood wasting diseases. Nutr Clin Pract. 2015;30:227-38. doi: 10.1177/0884533614555234.
21. Marsden J, Harris C. Cerebellar ataxia: pathophysiology and rehabilitation. Clin Rehab. 2011;25(3):195-216. doi: 10.1177/0269215510382495.
22. Demir DD, Asnaashari K, Rezaei N, Özen A. Management of inborn errors of immunity in the genomic era. Turk Arch Pediatr. 2022;57(2):132-45. doi: 10.5152/TurkArchPediatr.2022.22033.
23. Heath J, Lehman E, Saunders EFH, Craig, T. Anxiety and depression in adults with primary immunodeficiency: how much do these patients experience and how much do they attribute to their primary immunodeficiency? Allergy Asthma Proc. 2016;37(5):409-15. doi: 10.2500/aap.2016.37.3977.
24. Hanitsch L, Baumann U, Boztug K, Burkhard-Meier U, Fasshauer M, Habermehl P, et al. Treatment and management of primary antibody deficiency: German interdisciplinary evidence-based consensus guideline. Eur J Immunol. 2020;50:1432-46. doi: 10.1002/eji.202048713.
25. Peacock ME, Arce RM, Cutler CW. Periodontal and other oral manifestations of immunodeficiency diseases. Oral Dis. 2017;23(7):866-88. doi: 10.1111/odi.12584.
26. Szczawinska-Poplonyk A, Gerreth K, Breborowicz A, Borysewicz-Lewicka M. Oral manifestations of primary immune deficiencies in children. Oral Surg Oral Med Oral Pathol Oral Radiol Endod. 2009;108(3):e9-20. doi: 10.1016/j.tripleo.2009.03.049.
27. Brede KK, Wandel M, Wiig I, von der Lippe C. Primary immunodeficiency diseases and gastrointestinal distress: Coping strategies and dietary experiences to relieve symptoms. Qual Health Res. 2021;31(2):361-72. doi: 10.1177/1049732320967908.

28. Piazza-Waggoner C, Adams CD, Muchant D, Wilson NW, Hogan MB. Coping and adjustment in children with primary immunodeficiency disorders and kidney diseases: the role of illness severity. Child Health Care. 2008;37(3):210-24. doi: 10.1080/02739610802151555.
29. Piazza-Waggoner C, Adams CD, Muchant D, Wilson N. Hogan MB. Children with primary immunodeficiency disorders: family functioning, coping strategies, and behavioral functioning. Child Health Care. 2006;35(3):191-208. doi: 10.1207/s15326888chc3503_1.
30. Abolhassani H, Aghamohammadi A, Pourjabbar S, Sadaghiani MS, Nikayin S, Rabiee A, et al. Psychiatric aspects of primary immunodeficiency diseases: the parental study. Iran J Allergy, Asthma Immunol. 2013;176-81.
31. West MGDLN, Vasconcelos MGLD, Coriolano-Marinus MWDL, Araújo ECD. Demandas de cuidados vivenciadas por cuidadores familiares de crianças com imunodeficiência primária. Rev Bras Enferm. 2020;73:1-8. doi: 10.1590/0034-7167-2018-0795.
32. Lazarus RS, Folkman S. Stress, appraisal, and coping. Washington: Springer, 1984.
33. Yoo J, Halley MC, Lown EA, Yank V, Ort K, Cowan MJ, et al. Supporting caregivers during hematopoietic cell transplantation for children with primary immunodeficiency disorders. J Allergy Clin Immunol. 2019;143(6):2271-78. doi: 10.1016/j.jaci.2018.10.017.
34. Zebracki K, Palermo TM, Hostoffer R, Duff K, Drotar D. Health-related quality of life of children with primary immunodeficiency disease: a comparison study. Ann Allergy Asthma Immunol, 2004;93(6):557-61. doi: 10.1016/S1081-1206(10)61263-X.
35. Salvador MDS, Gomes GC, Oliveira PKD, Gomes VLDO, Busanello J, Xavier DM. Estratégias de famílias no cuidado a crianças portadoras de doenças crônicas. Text Context Nursing. 2015; 24(3):662-9. doi: 10.1590/0104-07072015000300014.

Índice Remissivo

Obs.: números em *itálico* indicam figuras; números em **negrito** indicam quadros e tabelas.

A

B

C

D

E

F

G

H

K

L

M

O

P

Q

R

S

T

U